全国卫生专业技术资格考试（中初级）辅导用书

# 护理学（中级）应试指南

HULIXUE（ZHONGJI）YINGSHI ZHINAN

于 洋 王冬冬 主编

中国科学技术出版社
·北 京·

贵州科技出版社
·贵 阳·

图书在版编目（CIP）数据

护理学（中级）应试指南 / 于洋，王冬冬主编. --
贵阳 : 贵州科技出版社 ; 北京 : 中国科学技术出版社，
2018.12（2019.10重印）
ISBN 978-7-5532-0738-4

Ⅰ. ①护… Ⅱ. ①于… ②王… Ⅲ. ①护理学－资格
考试－自学参考资料 Ⅳ. ①R47

中国版本图书馆CIP数据核字(2018)第285978号

策划编辑 张 晶
责任编辑 胡仕军 张 晶
装帧设计 石 猴
责任印制 马宇晨

出 版 中国科学技术出版社 贵州科技出版社
发 行 中国科学技术出版社有限公司发行部
地 址 北京市海淀区中关村南大街16号
邮 编 100081
发行电话 010-62173865
传 真 010-62173081
网 址 http://www.cspbooks.com.cn

开 本 787mm × 1092mm 1/16
字 数 1125千字
印 张 46.5
版 次 2018年10月第1版
印 次 2019年10月第2次印刷
印 刷 三河市荣展印务有限公司
书 号 ISBN 978-7-5532-0738-4
定 价 119.00元

# 编者名单


主　编　于　洋　王冬冬

副主编　徐锦江　惠春影　王思源　张　杨

编　者　（以姓氏笔画为序）

于　洋　王　丹　王　建　王　剑

王冬冬　王思源　王维维　兰丽坤

刘　羽　李　娜　李　影　杨雪薇

吴丹丹　张　杨　张云杰　陈　艳

陈　静　陈凤敏　金光辉　金志莉

周晓平　赵　佳　赵　欣　赵俊玲

姚红月　钱江南　徐锦江　高　艳

高　晶　栾　宁　龚晓菊　常　贺

常　罡　惠春影　魏　巍

秘　书　王天一　韩鲁鲁

# 内容提要

本书是全国卫生专业技术资格考试（中初级）辅导用书。全书按照最新考试大纲的要求，紧紧围绕我国护理学（中级）资格考试的考核目标，在深入总结历年考试命题规律后精心编写而成。本书在编写结构上分为复习指南及应试指南（正文）两个部分。复习指南对各单元的知识点进行了分析，提示考生在复习时需要重点掌握的内容。正文部分紧扣考试大纲，考点明确，对常考和可能会考的重要知识点以波浪线和黑体字的形式标注，既考虑到知识点的全面性，又突出重点难点，便于考生全面掌握，对复习应考有很大的帮助。本书内容全面，重点突出，条理清晰，简明易懂，准确把握了考试的命题方向，是复习应考的必备辅导书。

# 序

以2000年原人事部和原卫生部下发《关于加强卫生专业技术职务评聘工作的通知》为标志，我国正式建立了政府宏观管理、个人自主申请、社会合理评价、单位自主聘任的卫生技术专业人员管理体制，并全面推行全国卫生专业技术资格考试制度，卫生系列医、药、护、技各专业的中、初级专业技术资格逐步实行以了以考代评和与执业准入制度并轨的考试制度。随后，有关政府部门相继颁布了一系列配套政策，进一步明确了卫生专业技术资格考试的相关政策。从那时起，卫生专业技术资格考试就实行全国统一组织、统一考试时间、统一考试大纲、统一考试命题、统一合格标准的考试制度。广大考生通过考试取得专业技术资格，表明自己已具备担任卫生系列医、药、护、技相应级别专业技术职务的水平和能力，医院根据工作需要，从获得资格证书的人员中择优聘任。这一考试制度实施近二十年来，为推动我国卫生技术专业人员管理的规范化以及医疗人才的选拔发挥了巨大作用，有力地保证了我国医疗卫生事业的健康发展。

一年一度的全国卫生专业技术资格考试，已经成为我国医药卫生领域各专业、各门类考生检验自己学习成果和专业水平的重要平台。如何取得满意的成绩，顺利通过考试，成为成千上万考生最为关心的事情。

中国科学技术出版社医学考试辅导书策划团队，多年来一直秉承“一切以考生为中心”的理念，充分利用自身在医学教育领域的优势，凭借自己十几年的医学考试辅导书出版经验，继承他们在策划出版原“军医版护考书”时的优良传统，不断钻研考试规律，组织经验丰富的专家教授，精心策划编写了“中科小红砖”系列全国卫生专业技术资格考试（中初级）辅导书。自2017年推出以来，受到考生朋友的赞许和信赖，在市场上也获得了较好的口碑，已经帮助无数的卫生工作者顺利实现了自己的梦想。

尤其值得一提的是，“中科小红砖”系列辅导书的编著者都是全国各大医疗教学单位具有丰富临床和教学经验的一线专家教授，为了帮助广大考生提高复习应考效率，他们以最新考试大纲为根本依据，根据自己多年经验的积累，透彻分析历年真题命题规律和高频考点，针对卫生专业资格考试知识点繁多、覆盖面广泛的特点，参考国内外权威教科书和相关文献，将考试大纲要求的各知识点与学科的系统性紧紧结合起来，在切合考试实情、题型全面、解析详细的基础上，突出重点和难点，非常有利于考生从整体上把握和巩固知识点，不但便于考生的理解和记忆，而且非常有助于考生强化模拟，提高答题技巧，灵活应对考试，从而达到举一反三、触类旁通的良好学习效果，这无疑对广大考生突破考试堡垒，快速过关取胜具有很大帮助。

强大的编者队伍和优秀的编辑出版团队，保证了“中科小红砖”系列辅导书的优良品质。因此，我愿意向广大考生推荐这套书。希望中国科学技术出版社医学考试编辑团队认真总结历年的经验，广泛地听取考生的反映，不断创新，推出更加适应考生需求的辅导用书。

愿广大考生快速突破，都能顺利通过考试。

原卫生部副部长

# 出版说明

由中国科学技术出版社策划出版的“全国卫生专业技术资格（中初级）考试系列辅导用书”（即大家熟知的“中科小红砖”）若干年前一经推出，即受到广大考生的一致好评，市场反应热烈。为精益求精、再接再厉，更好地为广大考生服务，我们再一次组织专家对近几年的考试特点进行了全面分析、总结，并结合各专业最新考试大纲，在上一版的基础上进行了系统全面的修订。

本版主要修订了以下几方面的内容：

（1）紧密结合考试实际，增加了一些新知识点、重点、难点的内容及其试题比例，同时也增加了新题型比例，如部分专业增加了图题的比例及案例分析题的比例，弃除了一些陈旧的、过时的试题。

（2）对前一版试题进行了进一步核对和审定，提高了试题的质量及准确性。

（3）加强了解析部分的内容，除个别专业外，基本达到了100%全解析，并使解析更加清晰明了、贴近题意。

（4）根据考生反映和要求，对需求量较大的专业增加了新品种辅导书。

本套丛书涵盖了临床、护理、口腔、药学、检验等学科的100多个专业，分为8个系列：《应试指南》系列、《模拟试卷（纸质版）》系列、《模拟试卷（网络版）》系列、《考前冲刺》系列、《同步练习》系列、《单科一次过（纸质版）》系列、《单科一次过（网络版）》系列、《充电包》系列。

**▲《应试指南》系列** 涵盖了临床、护理、药学、检验的近40个考试专业。内容根据相应专业考试大纲的要求编写，将本专业基础知识内容进行浓缩精编，并针对应试需求，对重要的知识点及考点予以重点讲述并加以强调，内容全面、精练，重点突出，适合考生全面复习时使用。

**▲《模拟试卷（纸质版）》系列** 是针对考生人数较多的专业出版的。这个系列的突出特点是编写贴近真实考试的出题思路及出题方向，试题质量高，题型全面，题量丰富。题后附有答案及全面解析，可使考生通过做题强化对重要知识点的理解及记忆。

**▲《模拟试卷（网络版）》系列** 特点是专业全面，除包含考生数量较多的专业外，还满足了考生数量较少专业考生的需求。同时，针对有些专业采用人机对话考试形式的情况，采用了真实考试的人机对话界面，高度仿真，考生可提前感受与适应考试的真实环境，从而有助于提高考试通过率。

**▲《考前冲刺》系列** 在全面分析了历年考题的基础上，精选了部分经典试题编写而成，可作为考生考前冲刺时练习使用。

**▲《同步练习》系列** 与《应试指南》系列相对应，精选了部分经典试题，供考生进行针对性的巩固训练，目的是使考生在复习理论知识的同时，通过做同步练习题，加深对易考知识点的理解。

**▲《单科一次过（纸质版）》系列** 是专为单科知识薄弱的考生及上一年度单科未通过的考生准备的，分为知识点串讲、试题精选和模拟试卷三部分。

**▲《单科一次过（网络版）》系列** 是新增加的一个系列，为单科的模拟试卷，主要是为适应广大考生的实际需求，供上一年度单科未通过的考生练习使用。

**▲《充电包》系列** 是专为参加护理学专业初级资格考试的考生准备的，紧紧围绕应试需求，准确把握考试精髓，覆盖面广，重点突出，精选试题的考点选择均紧扣最新考试的特点，针对性强。附赠的网络学习卡内包含视频及模拟试卷，采用真实考试的人机对话界面，使考生复习更加便捷。

“中科小红砖”系列考试辅导用书是我社教考编辑团队在从事医学考试用书出版近十年的基础上策划出版的，编者均为具有丰富考试辅导经验并从事一线教学的专家、教授，对考点的把握准确，试题的仿真度非常高，针对性非常强。在编写过程中，专家们不辞辛苦，进行了大量的研究、总结工作，并广泛查阅相关文献和资料，付出了大量心血，感谢全体专家们的创造性工作！

由于编写及出版的时间紧、任务重，书中的不足之处，敬请读者不吝指出，以便下一版改正。

中国科学技术出版社

# 目录

# 第 1 部分

## 内科护理学

# 第 1 单元　呼吸系统疾病病人的护理

【复习指南】本单元内容难度不大，包括概论、急性呼吸道感染、慢性支气管炎、慢性阻塞性肺气肿、支气管哮喘、慢性肺源性心脏病、支气管扩张、肺炎、肺结核、肺脓肿、原发性支气管肺癌、自发性气胸、呼吸衰竭和呼吸系统疾病病人常用诊疗技术及护理。需要熟练掌握各种呼吸系统疾病的临床表现及护理措施，辅助检查和治疗要点掌握即可，部分疾病如慢性肺源性心脏病需熟练掌握，其他知识点作为了解。

## 一、概论

### （一）呼吸系统的结构功能与疾病的关系

1. 呼吸道　以环状软骨为界分为上、下呼吸道。上呼吸道由鼻、咽、喉组成。下呼吸道为环状软骨以下气管和支气管。临床上将吸气状态下直径小于 2mm 的细支气管称为小气道。

呼吸道的组织结构：气管和支气管壁的组织结构主要由黏膜、黏膜下层和外膜层构成。黏膜表层由纤毛柱状上皮细胞构成，具有清除呼吸道内分泌物和异物的作用。黏膜下层含有黏液腺和黏液浆液腺。外膜由软骨、结缔组织和平滑肌构成。气道平滑肌的舒缩受神经和体液因素影响，为决定气道阻力的重要因素。

2. 肺　肺泡是气体交换的场所。肺泡内表面的上皮细胞包括Ⅰ型细胞和Ⅱ型细胞。Ⅰ型细胞是肺泡与毛细血管间进行气体交换的场所，覆盖肺泡总面积的 95%。Ⅱ型细胞可分泌表面活性物质，降低肺泡表面张力，防止肺泡萎陷。急性呼吸窘迫综合征的发病与肺泡表面活性物质缺乏有关。肺泡巨噬细胞可吞噬进入肺泡的微生物，并生成及释放多种细胞因子。肺间质是指肺泡上皮与血管内皮之间、终末气道上皮以外的支持组织，包括血管及淋巴组织。肺间质在肺内起着十分重要的支撑作用。

3. 肺的血液供应　肺有双重血液供应，包括肺循环和支气管循环。

4. 胸膜腔和胸膜腔内压　胸膜腔是由胸膜围成的密闭的潜在性腔隙。胸膜腔的脏层与壁层之间仅有少量浆液起润滑作用。正常人的胸膜腔内压为负压。

5. 肺的呼吸功能　呼吸系统通过肺通气与肺换气两个过程完成。

（1）肺通气：是指肺与外环境之间的气体交换。临床常用以下指标来衡量肺的通气功能。

①每分通气量：每分钟进入或排出呼吸器官的总气量称为每分通气量（$MV$ 或 $VE$），为潮气量（$VT$）与呼吸频率（$f$）的乘积，即 $MV/VE = VT \times f$。

②肺泡通气量：**肺泡通气量（$VA$）**是指每分钟进入肺泡进行气体交换的气量，又称**有效通气量**，即 $VA =（VT - VD）\times f$。$VD$ 为生理无效腔或死腔通气量，是肺泡无效腔与解剖无效腔之和。正常的**肺泡通气量**是维持**动脉血二氧化碳分压（$PaO_2$）**的基本条件。

（2）肺换气：是指肺泡与肺毛细血管血液之间通过呼吸膜以弥散方式进行的气体交换。肺换气功能障碍是造成低氧血症的常见原因。

6. 呼吸系统的防御功能　主要包括气道的防御作用、气道－肺泡的防御作用、肺泡的防御作用。呼吸系统的防御功能可因受到理化刺激、气管插管或气管切开等因素的影响而降低，从而为病原体入侵创造条件。

7. 呼吸的调节　机体可通过呼吸中枢、神经反射和化学反射完成对呼吸的调节。**基本呼吸**

节律产生于延髓，而**呼吸调整中枢**位于**脑桥**，发挥限制吸气、促使吸气向呼气转换的作用。呼吸的神经反射调节主要包括肺牵张反射、呼吸肌本体反射及感受器引起的呼吸反射。呼吸的化学性调节主要是指动脉血或脑脊液中 $O_2$、$CO_2$ 和 $H^+$ 对呼吸的调节作用。缺氧对呼吸的兴奋作用是通过**外周化学感受器**，尤其是颈动脉体来实现的。$CO_2$ 对中枢和外周化学感受器都有作用。

（二）护理评估

1. 病史　患病及治疗经过、心理－社会资料、生活史与家族史。

2. 身体评估　全身状态评估、皮肤及淋巴结评估、头颈部评估、胸部评估、腹部及四肢评估。

3. 实验室及其他检查　血常规、痰液检查、动脉血气分析、影像学检查、纤维支气管镜和胸腔镜、肺功能检查。

（1）肺活量（VC）：也称慢肺活量，是尽力吸气后缓慢而完全呼出的最大气量。

（2）残气量（RV）：是补呼气后，肺内不能被呼出的残留气量。正常成年男性约为1500ml，女性约为1000ml。

（3）肺总容量（TLC）：深吸气后肺内所能容纳的总气量，由肺活量和残气量组成。正常成年男性约为5000ml，女性约为3500ml。

（4）用力肺活量（FVC）：是指尽力最大吸气后，尽力尽快呼气所能呼出的最大气量。临床上常用第1秒用力呼气容积（$FEV_1$）、$FEV_1$ 占其预计值的百分比（用 $FEV_1$/FVC% 或 $FEV_1$% 表示）和 $FEV_1$ 与 FVC 之比评价肺的通气功能。

（三）常见症状体征的护理措施

1. 咳嗽与咳痰

咳嗽是因咳嗽感受器受到刺激引起的一种呈突然爆发性的呼气运动，以清除气道分泌物。咳嗽反射减弱或消失可引起肺不张和肺部感染，甚至因窒息而死亡。但过于频繁且剧烈的咳嗽会引起病人不适。咳嗽分为干性咳嗽和湿性咳嗽2类。干性咳嗽是指无痰或痰量甚少的咳嗽，常见于咽炎及急性支气管炎、早期肺癌等疾病。湿性咳嗽伴有咳痰，常见于慢性支气管炎及支气管扩张症。

咳痰是借助支气管黏膜上皮的纤毛运动、支气管平滑肌的收缩及咳嗽反射，将呼吸道分泌物经口腔排出体外的动作。护理人员应评估咳嗽发生的急缓、性质、出现及持续时间、有无咳嗽无效或不能咳嗽。突然出现的干性或刺激性咳嗽多是急性上、下呼吸道感染初期的表现，或与异物吸入、过敏有关。较重的干咳常见于咳嗽变异型哮喘、咽炎、气管异物、胸膜炎、支气管肿瘤、服用血管紧张素转化酶抑制药和胃食管反流等。慢性肺间质病变，尤其是各种原因所致的肺间质纤维化常表现为持续性干咳。**犬吠样**咳嗽见于**会厌、喉部**疾病或**异物**吸入。**金属音调**咳嗽见于**纵隔肿瘤**、**主动脉瘤**或**支气管肺癌**压迫气管。嘶哑性咳嗽多见于喉炎、喉结核、喉癌和喉返神经麻痹等。咳嗽变异型哮喘常在夜间咳嗽，慢性支气管炎、支气管扩张症病人往往在清晨起床或夜间刚躺下时咳嗽加剧，并咳出较多的痰液。

护理人员还需评估痰液的颜色、性质、量、气味和有无肉眼可见的异物等。慢性咳嗽伴咳痰常见于慢性支气管炎、支气管扩张症、肺脓肿和空洞型肺结核等。痰液颜色改变常有重要意义，黄绿色脓痰常见感染。肺结核、肺癌、肺梗死出血时痰液呈红色或红棕色。肺炎球菌肺炎痰色为铁锈色。阿米巴肺脓肿痰液呈红褐色或巧克力色。急性肺水肿咳红色泡沫痰。克雷伯杆菌肺炎咳砖红色胶冻样痰。痰有恶臭味是厌氧菌感染的特征。将24小时痰量超

100ml 定为大量痰。

（1）护理问题：清理呼吸道无效与呼吸道分泌物过多、痰液黏稠、意识障碍等导致咳嗽无效、不能或不敢咳嗽有关。

（2）护理措施

①病情观察：密切观察咳嗽、咳痰情况，详细记录痰液的颜色、量和性质。

②环境与休息：为病人提供安静、舒适的病室环境，保持室内空气清新、温湿度适宜。病人保持舒适体位，采取坐位或半坐位有助于改善呼吸和咳嗽排痰。

③饮食：给予足够热量的饮食，增加蛋白质和维生素的摄入，避免油腻、辛辣刺激的食物。如病人无心、肾功能障碍应给予充足的水分，使每天饮水量达到 1.5 ～ 2L，以促进排痰。

④促进有效排痰：包括深呼吸、咳嗽、胸部叩击、体位引流和机械吸痰等一组胸部物理治疗措施。

2. 肺源性呼吸困难　呼吸困难是指呼吸时有异常的不舒适感，病人主观上感到空气不足、呼吸费力，可有呼吸频率、节律的改变及辅助呼吸肌参与呼吸运动等体征。呼吸困难可分为 3 种类型：①吸气性呼吸困难。吸气时呼吸困难显著，与大气道的狭窄和梗阻有关，多见于喉头水肿、喉气管炎症、肿瘤或异物引起的上呼吸道机械性梗阻。②**呼气性呼吸困难**。表现为呼气费力及呼气时间延长，常伴哮鸣音，与支气管痉挛、狭窄和肺组织弹性减弱有关，多见于**支气管哮喘**和**慢性阻塞性肺疾病**。③混合性呼吸困难。是由于肺部病变广泛使呼吸面积减少影响了换气功能所致，吸气与呼气均感费力，呼吸频率增快、变浅，常伴有呼吸音减弱或消失，临床常见于重症肺结核、广泛性肺纤维化、重症肺炎、大量胸腔积液和气胸等。

（1）护理问题：清理呼吸道无效，与呼吸系统疾病导致痰液黏稠有关。

（2）护理措施

①判断呼吸困难类型并动态评估病人呼吸困难的严重程度。

②保持病室的环境安静、温湿度适宜，室内避免湿度过高及存在过敏原。

③协助病人清除呼吸道分泌物及异物，指导病人正确使用支气管扩张药，及时缓解支气管痉挛造成的呼吸困难，必要时需建立人工气道以保证气道通畅。

④氧疗：根据呼吸困难类型和严重程度，进行合理氧疗或机械通气。密切观察氧疗的效果及不良反应，记录吸氧方式（鼻导管、面罩、呼吸机），吸入高浓度氧或纯氧一般不超过 **24 小时**。

3. 咯血　是指喉及喉以下呼吸道及肺组织的血管破裂导致的出血并经咳嗽动作从口腔而出。咯血主要由呼吸系统疾病引起，也见于循环系统及其他系统疾病。根据咯血量将咯血分为**痰中带血**、**少量咯血**（每日＜ 100ml）、**中等量咯血**（每日 100 ～ 500ml）和**大量咯血**（每日＞ 500ml，或 1 次＞ 300ml）。咯血的并发症有窒息、失血性休克、肺不张、肺部感染等。窒息是咯血直接致死的主要原因，应立刻识别并抢救。窒息发生时，病人可表现为咯血突然减少或中止，表情紧张或惊恐，大汗淋漓，继而出现发绀、呼吸音减弱、全身抽搐，甚至心搏、呼吸停止而死亡，护士应保持高度警惕。

## 二、急性呼吸道感染

### （一）急性上呼吸道感染

急性上呼吸道感染是鼻腔、咽或喉部急性炎症的总称。

1. 病因及发病机制　急性上呼吸道感染有70%～80%由**病毒**引起，20%～30%由细菌感染引起。

2. 临床表现

（1）普通感冒：以鼻咽部卡他症状为主要临床表现，好发于冬春季节。起病急，初期出现咳嗽、咽干、咽痒，继而出现鼻塞、喷嚏、流涕，2～3天后清水样鼻涕变稠，可伴呼吸不畅、咽痛、流泪、头痛、声嘶，如引起咽鼓管炎可出现听力减退。病人一般无发热及全身症状，严重者有发热、轻度恶寒和头痛等。如无并发症一般于5～7天后痊愈。查体可见鼻腔黏膜及咽部充血、水肿。

（2）急性病毒性咽炎：多发于冬春季节，常由鼻病毒、腺病毒、副流感病毒和呼吸道合胞病毒等引起。临床表现为咽部发痒和烧灼感，咽痛不明显，腺病毒感染时可伴有眼结膜炎。查体可见咽部明显充血、水肿，颌下淋巴结肿大、触痛。

（3）急性病毒性喉炎：由鼻病毒、流感病毒、副流感病毒和腺病毒等所致。以声音嘶哑、咳嗽伴咽喉疼痛为特征。查体可见喉部水肿、充血、局部淋巴结轻度肿大伴触痛，可闻及喉部喘息声。

（4）急性疱疹性咽峡炎：主要由柯萨奇病毒A所致，多见于儿童，夏季好发。临床表现为明显咽痛、发热，病程约为1周。查体可见咽部充血，软腭、咽及扁桃体表面有疱疹及浅溃疡，周围红晕。

（5）急性咽结膜炎：常由游泳传播，为腺病毒和柯萨奇病毒等引起，儿童多见，病程4～6天。临床表现有发热、咽痛、畏光、流泪等。查体可见咽部及结膜明显充血。

（6）急性咽-扁桃体炎：多由溶血性链球菌引起。起病急，有明显咽痛、恶寒、发热，体温可达39℃以上。查体可见咽部明显充血，扁桃体肿大、充血，表面有脓性分泌物，颌下淋巴结肿大伴压痛。

急性上呼吸道感染可并发**急性鼻窦炎、中耳炎、气管-支气管炎等**。如感染溶血性链球菌，则可并发**风湿热、肾小球肾炎**，也有少数病人并发**病毒性心肌炎**。

3. 护理措施

（1）病情观察：观察生命体征及主要症状。

（2）环境和休息：注意休息，保持室内空气流通、温湿度适宜。

（3）饮食：选择清淡易消化的食物，发热者应适当增加饮水量。

（4）口腔护理：漱口或按时给予口腔护理，以预防口腔感染。

（5）防止交叉感染：注意隔离病人，减少探视，以避免交叉感染。

（6）用药护理：遵医嘱用药，且注意观察药物的不良反应。

（二）急性气管-支气管炎

急性气管-支气管炎是气管-支气管黏膜的急性炎症性疾病。

1. 病因及发病机制　病毒或细菌感染是本病最常见的病因。过度劳累和受凉是常见诱因。

2. 临床表现　临床主要表现为咳嗽和咳痰。起病较急，先有急性上呼吸道感染症状，继之出现咳嗽、咳痰，2～3天痰量增多，转为脓性痰。全身症状一般较轻，少数可演变为慢性支气管炎。两肺呼吸音粗，可闻及散在干湿啰音，支气管痉挛时可闻及哮鸣音。

3. 护理措施　见“咳嗽与咳痰”的护理。

## 三、慢性支气管炎及慢性阻塞性肺疾病

### （一）慢性支气管炎

慢性支气管炎（简称慢支）是气管、支气管黏膜及其周围组织的慢性非特异性炎症。临床上以**咳嗽、咳痰**为主要症状。每年发病持续 3 个月，连续 2 年或 2 年以上，排除具有咳嗽、咳痰、喘息症状的其他疾病即可诊断为慢性支气管炎。

1. 病因及发病机制　本病为多种因素长期相互作用的结果。

（1）有害气体和有害颗粒：香烟、粉尘、刺激性气体等。

（2）感染因素：病毒、支原体、细菌等感染。

（3）其他因素：免疫、年龄和气候等都是慢性支气管炎发生发展的相关因素。

2. 临床表现

（1）症状：咳嗽、咳痰，或伴有喘息。

①咳嗽：晨间咳嗽明显。

②咳痰：痰液呈**白色黏液**和**浆液泡沫性痰**。

③喘息或气急：喘息性支气管炎患者喘息明显，部分可能合并支气管哮喘。

（2）体征：早期多无异常，急性发作期可于肺底及背部闻及干湿啰音、哮鸣音，呼气时间延长。

（3）并发症：阻塞性肺气肿、支气管肺炎、支气管扩张症等。

3. 辅助检查

（1）X 线检查：反复发作者可于双肺下野见肺纹理增粗、紊乱。

（2）呼吸功能检查：早期无异常，小气道阻塞时流量明显降低。

（3）血液检查：细菌感染时可见白细胞及中性粒细胞数值增高。

（4）痰液检查：可培养出致病菌。

4. 治疗

（1）急性加重期的治疗：①**控制感染**可选用喹诺酮类、大环内酯类、β- 内酰胺类等抗生素，或根据药敏试验结果选择抗生素。②祛痰镇咳。③解痉平喘药可用于平喘。

（2）缓解期的治疗：①戒烟，并避免有害气体和其他有害颗粒的吸入。②中医中药及免疫调节药的应用。

5. 护理措施

（1）保持呼吸道通畅：指导病人有效的咳嗽，应用祛痰药等促进痰液有效排出。

（2）饮食护理：给予高蛋白、高热量、高维生素、低脂、易消化的饮食，日饮水量不少于 1500ml。

（3）减少急性发作：预防感冒、戒烟等。

### （二）慢性阻塞性肺疾病

慢性阻塞性肺疾病（COPD）是一种具有气流受限特征的可以预防和治疗的疾病，**气流受限不完全可逆，呈进行性发展**。COPD 主要累及肺，也可引起肺外的不良反应。当慢性支气管炎和（或）肺气肿病人肺功能检查出现**气流受限**并且**不能完全可逆**时，则诊断为 COPD。

1. 病因及发病机制　确切的病因尚不清楚，其危险因素包括个体易感因素及环境因素。

（1）吸烟。

（2）职业粉尘和化学物质。

（3）空气污染。

（4）感染因素：感染是 COPD 发生发展的重要因素之一。

（5）蛋白酶 - 抗蛋白酶失衡。

（6）氧化应激：有许多研究表明，COPD 病人的氧化应激增加。

（7）炎症机制：COPD 的特征性改变就是气道、肺实质及肺血管的慢性炎症。

（8）其他：如自主神经功能失调、营养不良、气温变化等。

2. 临床表现

（1）症状

①慢性咳嗽：晨起明显。

②咳痰：多为白色黏液或浆液性泡沫痰，感染时咳脓痰。

③气短或呼吸困难：气短仅早期劳累时出现，之后逐渐加重是 COPD 的标志性症状。

④喘息和胸闷。

⑤其他：如食欲缺乏、体重下降等。

（2）早期可无异常，疾病进展可有以下体征：视诊为桶状胸，呼吸浅快，严重者呈缩唇呼吸。触诊语颤减弱。叩诊呈**过清音**，心浊音界缩小，肺下界和肝浊音界下降。听诊双肺呼吸音减弱、呼气延长，可闻及湿啰音和（或）干啰音。

根据病人的症状和体征的变化，COPD 的病程可以分为：①急性加重期，是指在疾病发展过程中，短期内出现咳嗽、咳痰、气短和（或）喘息加重、痰量增多；②稳定期，是指病人咳嗽、咳痰、气短等症状稳定或较轻。

3. 辅助检查

（1）肺功能检查：可确诊 COPD。

① $FEV_1/FVC$ 是评价气流受限的敏感指标。$FEV_1$ 占预计值的百分数是评估 COPD 严重程度的指标，吸入支气管扩张药后 $FEV_1/FVC < 70\%$ 及 $FEV_1 < 80\%$ 预计值者，可确定为不能完全可逆的气流受限。

②肺总量（TLC）、功能残气量（FRC）和残气量（RV）增高，肺活量（VC）减低，一氧化碳弥散量（$DL_{co}$）及其与肺泡通气量（VA）比值下降，对诊断有参考价值。

（2）胸部 X 线检查：特异性不高。

（3）血气检查：可判断呼吸衰竭的类型和程度。

（4）其他：COPD 并发细菌感染时可见外周血白细胞增高，核左移；进行痰液细菌培养可能检出病原菌。

4. 治疗

（1）稳定期治疗

①教育与管理：戒烟是最有效的措施。

②支气管舒张药：短效按需应用，长效规律应用。

③祛痰药。

④糖皮质激素：规律性吸入糖皮质激素可减少急性发作频率，提高生活质量。

⑤长期家庭氧疗：家族氧疗的指征有 $PaO_2$ < 55mmHg 或 $SaO_2$ < 88%，有或没有高碳酸血症；$PaO_2$ 55 ～ 70mmHg 或 $SaO_2$ < 89%，并有肺动脉高压、心力衰竭、水肿或红细胞增多症。采用鼻导管方式吸氧，每分钟氧流量为 1 ～ 2L，每日吸氧持续时间 > 15 小时。使 $PaO_2$ > 60mmHg 和（或）$SaO_2$ 达到 90%。

⑥夜间无创机械通气。

（2）急性加重期治疗

①支气管扩张药：同稳定期治疗。

②**低流量吸氧**：一般吸入氧浓度为 25% ～ 29%，避免吸入氧浓度过高而引起二氧化碳麻醉现象，加重呼吸衰竭。

③控制感染：结合病原菌的种类进行抗生素治疗。

④糖皮质激素：急性加重期病人可连续用药 5 ～ 7 天。

⑤祛痰药：溴己新 8 ～ 16mg，每日 3 次；或盐酸氨溴索 30mg，每日 3 次。

5. 护理问题、护理措施

（1）气体交换受损：与气道阻塞、分泌物过多、通气不足、呼吸肌疲劳等有关。

①休息与活动：给予病人舒适体位，急性加重期病人应卧床休息，极重度病人宜给予身体前倾位。

②病情观察：观察呼吸困难、咳嗽、咳痰的程度，监测血气分析及酸碱平衡。

③氧疗护理：倡导长期家庭氧疗。

④用药护理：遵医嘱应用抗生素、支气管舒张药和祛痰药等。

⑤呼吸功能锻炼：指导病人进行**缩唇呼吸**、**膈式或腹式呼吸**，以改善呼吸功能。

（2）清理呼吸道无效：与分泌物增多而黏稠不易咳出有关。

①保持呼吸道通畅：给予雾化吸入等措施湿化气道，痰液不易咳出者可叩背以促进有效排痰。

②用药护理：注意观察药物疗效和不良反应。

③病情观察：密切观察痰液的颜色、性质及量，观察呼吸是否顺畅。

（3）焦虑：与健康状况的改变、病情危重、经济状况有关。

去除产生焦虑的原因，帮助病人树立信心，指导病人放松技巧、分散注意力，减轻焦虑。

## 四、支气管哮喘

支气管哮喘（简称哮喘）是由多种细胞（如嗜酸粒细胞、肥大细胞、T淋巴细胞、中性粒细胞、气道上皮细胞等）和细胞组分参与的气道慢性炎症性疾病。这种慢性炎症与气道高反应性相关，可出现可逆性气流受限，并引起反复发作性的喘息、气急、胸闷或咳嗽等症状，病人大多可自行或治疗后缓解。

（一）病因及发病机制

1. 病因　与多基因遗传有关，受遗传因素和环境因素双重影响。环境因素包括：①吸入性变应原，如尘螨、花粉等。②感染，如细菌、病毒等。③食物，如海产品及蛋白类。④药物，如普萘洛尔（心得安）、阿司匹林。⑤其他，如气候改变、运动、妊娠等。

2. 发病机制　哮喘的发病机制不完全清楚，可概括为免疫－炎症机制、神经机制和气道高反应性及其相互作用。根据变应原吸入后哮喘发生的时间，可分为速发型哮喘反应（IAR），即吸入变应原的同时立即发生反应，15～30分钟达高峰，2小时逐渐恢复正常；迟发型哮喘反应（LAR），即在吸入变应原6小时左右发作，持续时间长，症状重，常呈持续性哮喘表现；双相型哮喘反应（OAR），临床存在的非典型表现的哮喘。支气管哮喘与β－肾上腺素受体功能低下和迷走神经张力亢进有关。气道高反应性（AHR）表现为气道对各种刺激因子出现过强或过早的收缩反应，是哮喘发病的另一个重要因素。

（二）临床表现

1. 症状　发作性呼气性呼吸困难伴哮鸣音，严重者呈被迫坐位或端坐呼吸伴阵发性胸闷和咳嗽。在夜间及凌晨发作和加重，可在数分钟内发作，持续数小时至数天，应用支气管扩张药后或自行缓解。

2. 体征　发作时双肺可闻及广泛的哮鸣音，呼气音延长。但严重哮喘发作时，哮鸣音可不出现。

3. 并发症　发作时可并发气胸、纵隔气肿、肺不张。长期反复发作和感染可并发慢性支气管炎（简称慢支）、肺气肿、肺纤维化和肺源性心脏病。

（三）辅助检查

1. 痰液检查　痰涂片嗜酸性粒细胞增多。

2. 呼吸功能检查

（1）通气功能检测：发作时呈阻塞性通气功能改变，呼气流速指标显著下降，**$FEV_1$、$FEV_1$/FVC和呼气流量峰值（PEF）均减少**。用力肺活量减少，残气量、功能残气量和肺总量增加。缓解期上述通气功能指标逐渐恢复。病变迁延、反复发作者，其通气功能可逐渐下降。

（2）支气管激发试验：用于测定气道反应性，使用吸入激发药后如$FEV_1$下降≥20%为激发试验阳性。

（3）支气管舒张试验：用于测定气道的可逆性，舒张试验阳性诊断标准。①$FEV_1$较用药前增加≥12%且绝对值增加≥200ml。②PEF较治疗前每分钟增加60ml或≥20%。

（4）PEF及其变异率测定：哮喘发作时PEF下降，昼夜PEF变异率≥20%，则符合气道可逆性改变的特点。

3. 动脉血气分析　严重发作时可有$PaO_2$降低，出现呼吸性酸中毒或合并代谢性酸中毒。

4. 胸部X线检查　哮喘发作时双肺透亮度增加，合并感染时肺纹理增加或见炎性浸润阴影。

5. 特异性变应原的检测　结合病史测定变应原指标有助于病因诊断和预防反复发作。

（四）诊断

1. 诊断标准

（1）反复发作喘息、气急、胸闷或咳嗽，多与接触变应原、冷空气、物理或化学性刺激、病毒性上呼吸道感染和运动等有关。

（2）发作时在双肺可闻及散在或弥漫性以呼气相为主的哮鸣音，呼气相延长。

（3）上述症状可经治疗缓解或自行缓解。

（4）排除其他疾病所引起的喘息、气急、胸闷或咳嗽。

（5）临床表现不典型者（如无明显喘息或体征）至少应有下列3项中的1项：①支气

管激发试验或运动试验阳性。②支气管舒张试验阳性。③昼夜 PEF 变异率≥ 20%。

符合上述 1 ～ 4 条或 4、5 条者，可以诊断为支气管哮喘。

2. 分期及控制水平分级

（1）急性发作期：是指气促、咳嗽、胸闷等症状突然发生或加重，常有呼吸困难，以呼气流量降低为特征，常因接触变应原等刺激或治疗不当所致，应对病情做出正确评估并给予及时有效的紧急治疗。

（2）非急性发作期：对非急性发作期病人进行长期评估哮喘的控制水平是可靠的严重性评估方法，对治疗的指导意义更大。

（五）治疗

1. 脱离变应原　脱离变应原是防治哮喘最主要的方法。

2. 药物治疗

（1）糖皮质激素：可吸入、口服和静脉给药，其中吸入治疗是目前推荐长期抗感染治疗哮喘的最常用方法。

（2）$\beta_2$ 肾上腺素受体激动药：包括短效 $\beta_2$ 受体激动药，如沙丁胺醇、特布他林，其作用时间 4 ～ 6 小时。长效 $\beta_2$ 受体激动药，如沙美特罗、福莫特罗，其作用时间 10 ～ 12 小时。缓释型及控释型 $\beta_2$ 受体激动药，疗效维持时间较长，用于防治反复发作性哮喘。

（3）白三烯（LT）调节剂：通常口服给药，可抗炎并扩张支气管平滑肌。

（4）茶碱类：可扩张支气管平滑肌，同时还可强心、利尿、扩张冠状动脉、兴奋呼吸中枢，是目前控制哮喘症状的有效药物。

（5）抗胆碱药：可扩张支气管及减少痰液。

3. 急性发作期的治疗

（1）轻度：每天定时吸入糖皮质激素，出现症状时可间断吸入短效 $\beta_2$ 受体激动药。效果不佳时可加服 $\beta_2$ 受体激动药控释片或小量茶碱控释片。

（2）中度：吸入倍氯米松每日 500 ～ 1000μg，吸入 $\beta_2$ 受体激动药或联合抗胆碱药吸入，或口服长效 $\beta_2$ 受体激动药。若不能缓解，可持续雾化吸入 $\beta_2$ 受体激动药或口服糖皮质激素，必要时静脉注射氨茶碱。

（3）重度至危重度：持续雾化吸入 $\beta_2$ 受体激动药，或合用抗胆碱药，或静脉滴注氨茶碱、沙丁胺醇，加服 LT 拮抗药，静脉滴注糖皮质激素。

4. 长期治疗方案　根据哮喘病情控制分级制订治疗方案。

5. 免疫疗法　特异性免疫疗法又称脱敏疗法。非特异性疗法如注射卡介苗、转移因子等生物制品。

（六）护理措施及依据

1. 气体交换受损

（1）环境与体位：尽快脱离变应原，提供舒适体位以减少体力消耗。

（2）饮食护理：提供清淡、易消化、足够热量的饮食，避免食用易过敏的食物及食品添加剂，戒烟、酒。

（3）口腔与皮肤护理：哮喘发作的病人出汗较多，护士应给予温水擦浴并保持皮肤及口腔清洁。

（4）缓解紧张情绪：护理人员要给予病人心理疏导和安慰。

（5）用药护理：观察药物疗效和不良反应。

①糖皮质激素：吸入药物时病人可出现声音嘶哑、咽部不适和口腔念珠菌感染，病人吸药后应及时漱口。口服用药应于饭后服用，以免刺激胃肠道。

② $\beta_2$ 受体激动药：不宜长期、规律、单一、大量使用，以免出现耐药性。应观察用药过程史有无心悸、骨骼肌震颤、低血钾等不良反应。

③茶碱类：注射时间宜在 10 分钟以上，以防中毒症状发生。

④其他：抗胆碱药吸入后，少数病人可有口苦或口干感。酮替芬有镇静、头晕、口干、嗜睡等不良反应。白三烯调节剂的主要不良反应是轻微的胃肠道症状，少数有皮疹、血管性水肿、转氨酶升高，停药后可恢复。

（6）氧疗护理：**重症哮喘**病人常伴有不同程度的低氧血症，应遵医嘱给予**鼻导管或面罩吸氧**，流量为每分钟 **1 ～ 3L**，吸氧浓度**不超过 40%**。吸入的氧气应尽量温暖湿润，以免气道痉挛。监测动脉血气分析，如哮喘严重发作，病人出现神志改变，$PaO_2 < 60mmHg$，$PaCO_2 > 50mmHg$ 时，应准备进行机械通气。

（7）病情观察：观察病人有无鼻咽痒、喷嚏等发作前驱症状。哮喘发作时，观察病人意识状态、呼吸频率，有无辅助呼吸肌参与呼吸运动。监测呼吸音、哮鸣音变化及动脉血气分析和肺功能情况，并做好机械通气的准备工作。

2. 清理呼吸道无效

（1）促进排痰：定时给予蒸汽或氧气雾化吸入，指导病人进行有效咳嗽，协助叩背吸痰。

（2）补充水分：哮喘急性发作时，应鼓励病人每日饮水 2500 ～ 3000ml。重症者应建立静脉通道，遵医嘱及时、充分补液，纠正水、电解质和酸碱平衡紊乱。

（3）病情观察：观察病人咳嗽情况、痰液性状和量。

3. 知识缺乏　缺乏正确使用定量雾化吸入器用药的相关知识。

## 五、慢性肺源性心脏病

### （一）病因及发病机制

1. 病因

（1）**慢性阻塞性肺疾病**：最多见，占 **80% ～ 90%**。

（2）胸廓运动障碍性疾病：较少见。

（3）肺血管疾病：慢性血栓栓塞性肺动脉高压、肺小动脉炎等发展为慢性肺心病。

（4）其他：原发性肺泡通气不足及先天性口咽畸形、睡眠呼吸暂停等发展成慢性肺心病。

2. 发病机制　肺功能和结构的不可逆改变是先决条件。发生反复的气道感染和低氧血症，使肺血管阻力增加，肺动脉血管的结构重塑，产生肺动脉高压。肺动脉高压形成的相关因素有以下几点。

（1）肺血管阻力增高的功能性因素：**缺氧、二氧化碳潴留**和呼吸性酸中毒导致**肺血管收缩、痉挛**。缺氧是形成**肺动脉高压的最重要因素**。另外，高碳酸血症时，$H^+$ 产生增多，使血管对缺氧的敏感性增强，致肺动脉压增高。

（2）肺血管阻力增加的解剖学因素：主要原因如下。①肺血管炎症。②肺泡毛细血管造成管腔狭窄或闭塞。③肺血管重塑。④血栓形成。

（3）血容量增多和血液黏稠度：血液黏稠度增加和血容量增多，可使肺动脉压进一步升高。肺循环阻力增加时，右心发挥代偿作用，导致右心室肥大。缺氧和高碳酸血症可导致重要器官，如脑、肝、肾、胃肠及内分泌系统、血液系统的病理改变，导致多器官的功能损伤。

（二）临床表现

逐步出现肺、心功能衰竭及其他器官损伤的表现，可分为代偿期与失代偿期。

1. 肺、心功能代偿期

（1）症状：咳嗽，咳痰，气促，活动耐力下降。

（2）体征：发绀、肺气肿及右心室肥大的体征，心音遥远，部分病人可有颈静脉充盈。

2. 肺及心功能失代偿期

（1）呼吸衰竭：症状为呼吸困难加重，夜间为甚，常有头痛、失眠、食欲缺乏、白天嗜睡，甚至出现表情淡漠、神志恍惚、谵妄等**肺性脑病**的表现。体征为明显发绀、球结膜充血、水肿，皮肤潮红、多汗，严重时有颅内压升高的表现。

（2）右心衰竭：症状为呼吸困难、心悸、腹胀等。体征为发绀、心率加快、颈静脉怒张、肝颈静脉回流征阳性、收缩期甚至舒张期杂音、肺水肿、全心衰竭的体征。

3. 并发症　肺性脑病、电解质及酸碱平衡紊乱、心律失常、休克、消化道出血和弥散性血管内凝血等。

（三）辅助检查

1. X 线检查　除原有肺、胸基础疾病及急性肺部感染的特征外，尚有肺动脉高压症：右下肺动脉干扩张，其横径≥ 15mm，其横径与气管横径比值≥ 1.07；肺动脉段明显突出或其高度≥ 3mm；中央动脉扩张，外周血管纤细，形成“残根”征，右心室肥大征。

2. 心电图检查　主要表现有电轴右偏、肺性 P 波，也可见右束支传导阻滞及低电压图形。

3. 超声心动图检查　右心室流出道内径≥ 30mm、右心室内径≥ 20mm、右心室前壁厚度≥ 5mm、左右心室内径比值＜ 2、右肺动脉内径或肺动脉干及右心房肥大等，可诊断为慢性肺心病。

4. 血气分析　慢性肺心病失代偿期可出现低氧血症或合并高碳酸血症。

5. 血液检查　红细胞及血红蛋白可升高，合并感染时白细胞总数及中性粒细胞增加，一部分病人可有肝肾功能的改变。

6. 其他　肺功能检查对早期或缓解期慢性肺心病病人有意义。痰细菌学检查可指导抗生素的选用。

（四）治疗

1. 急性加重期

（1）控制感染：参考痰细菌培养及药敏试验选择抗生素。

（2）氧疗：保持呼吸道通畅，给予鼻导管或面罩给氧，以纠正缺氧和二氧化碳潴留。

（3）控制心力衰竭：慢性肺心病病人抗感染治疗无效者，可适当短期使用小剂量利尿药、正性肌力药或血管扩张药。其中洋地黄类药物使用剂量宜小，代谢宜快。

（4）血管扩张药：可使肺动脉扩张，减低肺动脉高压，减轻右心负荷。

（5）抗凝治疗：应用普通肝素或低分子肝素。

2. 缓解期　采用中西医结合的综合治疗措施，增强免疫功能，祛除诱发因素。进行长期家庭氧疗、调节免疫功能和营养疗法等。

（五）护理问题、护理措施

1. 气体交换受损　与肺血管阻力增高引起肺淤血、肺血管收缩导致肺血流量减少有关。护理措施参见“肺源性呼吸困难”的护理。

2. 清理呼吸道无效　与呼吸道感染、痰多而黏稠有关。护理措施参见“咳嗽与咳痰”的护理。

3. 活动无耐力　与心、肺功能减退有关。

（1）休息与活动：心肺功能失代偿期绝对卧床休息，代偿期应量力而行，鼓励病人进行呼吸功能锻炼。

（2）病情观察：观察病人的生命体征及意识状态，注意有无发绀和呼吸困难及其严重程度。定期监测动脉血气分析，观察有无右心衰竭及神志改变等。

4. 体液过多　与心排血量减少、肾血流灌注量减少有关。

（1）皮肤护理：注意观察全身水肿情况、有无压疮发生。

（2）饮食护理：给予高纤维素、易消化清淡饮食，防止因腹压增高而加重呼吸困难。水肿病人限制钠水摄入，每日钠盐＜3g、水分＜500ml、蛋白质 1.0 ～ 1.5g/kg、糖类≤ 60%。

（3）用药护理：①对二氧化碳潴留、呼吸道分泌物多的重症病人慎用镇静药、麻醉药、催眠药，必须使用时应注意观察是否有抑制呼吸和咳嗽反射减弱的情况。②使用利尿药后注意血钾及血氯浓度。③使用洋地黄类药物时，应注意观察有无洋地黄中毒。④应用血管扩张药时，避免引起低血压。⑤使用抗生素时，注意观察用药效果及不良反应。

5. 潜在并发症　肺性脑病。

（1）休息和安全：病人绝对卧床休息，床档保护，专人护理。

（2）吸氧护理：持续**低流量、低浓度**给氧，氧流量每分钟 **1 ～ 2L**，浓度 **25% ～ 29%**。防止高浓度吸氧抑制呼吸，加重缺氧和二氧化碳潴留。

（3）用药护理：遵医嘱应用呼吸兴奋药。

（4）病情观察：定期监测动脉血气分析，密切观察病情变化，出现**头痛、烦躁不安、表情淡漠、神志恍惚、精神错乱、嗜睡和昏迷**等症状时及时处理。

## 六、支气管扩张症

支气管扩张症是由于急、慢性呼吸道感染和支气管阻塞后，反复发生支气管炎症，致使支气管壁结构破坏，引起的支气管异常和持久性扩张。临床特点为慢性咳嗽、咳大量脓痰和（或）反复咯血。

（一）病因及发病机制

支气管扩张症的主要病因是支气管 - 肺组织感染和支气管阻塞，两者相互影响促使支气管扩张的发生和发展。支气管壁血管增生的同时伴有支气管动脉和肺动脉终末支的扩张和吻合，形成小血管瘤咯血而易导致咯血，最终引起肺的通气和换气功能障碍。

（二）临床表现

1. 症状

（1）慢性咳嗽、大量脓痰：常发生于早上和晚间，每日少于10ml为轻度，10～150ml为中度，多于150ml为重度。急性感染时，每日咳痰量可达数百毫升，呈黄绿色，静置后分层：上层为泡沫，中层为浑浊黏液；下层为坏死组织沉淀物。

（2）反复咯血：干性支气管扩张症病人以反复咯血为唯一症状。

（3）反复肺部感染：可发生同一肺段迁延不愈。

（4）慢性感染中毒症状：可出现发热、乏力、食欲缺乏、消瘦等。

2. 体征　早期无异常肺部体征，继发感染时，于下胸部及肺部可闻及固定而持久的局限性粗湿啰音，偶可闻及哮鸣音，部分病人伴有杵状指（趾）。

（三）辅助检查

1. 胸部影像学检查　高分辨CT是支气管扩张症的主要诊断方法。

2. 纤维支气管镜检查　可局部灌洗并进行细菌学和细胞学检查。

（四）诊断要点

根据**慢性咳嗽**、**大量脓痰**、**反复咯血**的临床表现和肺部反复感染等病史，胸部**CT显示支气管扩张症**的影像学改变，可明确诊断。

（五）治疗

1. 控制感染　出现急性感染征象需应用抗生素。

2. 改善气流受限　应用支气管舒张药以改善气流受限。

3. 清除气道分泌物　使用祛痰药物、振动、叩背、体位引流和雾化吸入等方法清除呼吸道分泌物。

4. 外科治疗　如病变为局限性支气管扩张且经充分的内科治疗后仍反复发作者，非手术治疗不能缓解的反复大咯血且病变局限者，可通过外科手术切除病变组织。

（六）护理问题、护理措施

1. 清理呼吸道无效　与痰多黏稠和无效咳嗽有关。

（1）休息和环境：病情严重或急性感染者应卧床休息，保持室内空气流通，维持适宜的温湿度，注意保暖。

（2）饮食护理：给予高热量、高蛋白质、富含维生素饮食，少食多餐；鼓励病人每天饮水1500ml以上以利于排痰。

（3）用药护理：按医嘱使用抗生素、祛痰药和支气管扩张药，掌握药物的疗效、使用方法和不良反应。

（4）体位引流：利用重力作用促使呼吸道分泌物流入气管、支气管而排出体外。

（5）病情观察：观察痰液的颜色、性质、量、气味和与体位的关系，记录24小时痰液排出量，观察咯血及缺氧情况。

2. 潜在并发症　大咯血、窒息。

（1）休息与卧位：小量咯血者静卧休息，大量咯血者绝对卧床休息，**患侧卧位**，既防止病灶向健侧扩散，同时有利于健侧肺的通气功能。

（2）饮食护理：大量咯血者应禁食，小量咯血者宜进少量温、凉流质饮食；多饮水，多食富含纤维素的食物，避免腹压增加而再度咯血。

（3）对症护理：安排专人护理并安慰病人。

（4）保持呼吸道通畅：痰液黏稠无力咳出者，可经鼻腔吸痰。重症病人吸痰前后应适当高浓度吸氧。咯血时轻轻拍击健侧背部，避免屏气，以免导致窒息。

（5）用药护理：①垂体后叶素可收缩小动脉，减少肺血流量。忌用于冠心病、高血压病人及孕妇。静脉滴注时速度宜慢，以免引起不良反应。②应用镇静药和镇咳药后，应注意观察呼吸中枢和咳嗽反射受抑制情况。

（6）窒息的抢救：大咯血及意识不清的病人，应于床旁备好急救设备，病人一旦出现窒息征象，立即取**头低足高45°俯卧位**，面向一侧，轻拍背部，**迅速排出在气道和口咽部的血块**，必要时用吸痰管进行负压吸引。给予高浓度吸氧，做好气管插管或气管切开的准备与配合工作，以解除呼吸道阻塞。

（7）病情观察：密切观察病人咯血的量、颜色、性质及出血的速度，生命体征及意识状态。注意病人有无窒息、阻塞性肺不张、肺部感染及休克等表现。

## 七、肺炎

肺炎是指终末气道、肺泡和肺间质的炎症，可由多种病因引起，如感染、理化因素、免疫损伤等。

### （一）肺炎球菌肺炎

肺炎球菌肺炎又称肺炎链球菌肺炎，是**肺炎链球菌**引起的肺炎，居社区获得性肺炎的**首位**，占**半数以上**。本病冬春季多见，可借助飞沫传播，病人多为无基础疾病的青壮年及老年人，男性多见。起病急骤，以高热、寒战、咳嗽、血痰和胸痛为特征。感染后可获得特异性免疫。

1. 病因及发病机制　当机体防御功能下降或有免疫缺陷时，肺炎链球菌可由上呼吸道进入下呼吸道而致病。首先引起肺泡壁水肿，迅速出现白细胞、红细胞及纤维蛋白渗出，可累及几个肺段或整个肺叶，因病变开始于肺的外周，致渗出性胸膜炎。

2. 临床表现

（1）症状：发病前常因受凉等诱因，多有上呼吸道感染的前驱症状。以急性起病，寒战、高热、全身肌肉酸痛为特征。病人体温呈稽留热，可伴患侧胸痛并放射至肩部或腹部，24～48小时后可呈铁锈色痰。

（2）体征：病人呈急性病容，鼻翼扇动，面颊绯红，口角和鼻周有单纯疱疹，严重者可有发绀、心动过速、心律失常。患侧呼吸运动减弱，**叩诊音稍浊**，听诊可有**呼吸音减弱**及**胸膜摩擦音**。肺实变期有**典型实变体征**，消散期可闻及**湿啰音**。自然病程1～2周，起病5～10天体温可自行骤降或逐渐消退。应用有效抗菌药物后，体温于1～3天内恢复正常。

（3）并发症：已少见，严重感染时可发生感染性休克、胸膜炎、脓胸、肺脓肿、脑膜炎和关节炎等。

3. 辅助检查

（1）血常规：白细胞及中性粒细胞增高，细胞内可见中毒颗粒。

（2）细菌学检查：痰培养24～48小时可确定病原体。

（3）X线检查：X线表现常呈多样性，可呈**斑片状**或**大片状实变阴影**，好发于右肺上叶、双肺下叶，在病变区可见多发性蜂窝状小脓肿，叶间隙下坠。一般起病3～4周后才完全消散。

4. 诊断　**寒战**、**高热**、**胸痛**、**咳铁锈色痰**、**肺实变体征**可初步诊断。**病原菌检测**可确诊。

5. 治疗

（1）抗感染治疗：抗生素首选青霉素 G，过敏或耐药者可用红霉素。抗生素**用药 5 ～ 7 天**，或**热退后 3 天停药**，或由静脉用药改为口服，维持数日。

（2）对症及支持治疗：卧床休息，补充足够热量、蛋白质和维生素，多饮水或给予静脉补液，维持水、电解质平衡。剧烈胸痛者，给予少量镇痛药，禁用抑制呼吸的镇静药。

（3）并发症治疗：如 3 天后体温不降或降后复升，应考虑肺炎链球菌的肺外感染或其他疾病存在的可能性，如**脓胸**、**心包炎**、**关节炎**等，密切观察病情变化，注意**防治感染性休克**。

6. 护理诊断（问题）、措施及依据

（1）体温过高　与肺部感染有关。

①病情观察：监测并记录生命体征。

②休息与环境：高热病人应卧床休息，病室保持安静，温、湿度适宜。

③饮食：高热量、高蛋白及高维生素的流质或半流质食物，鼓励病人多饮水。

④高热护理：可采用**物理降温**措施，以**逐渐降温**为宜，**防止虚脱**。必要时遵医嘱使用退热药及补液，心脏病或老年人应避免补液过快而导致急性肺水肿。

⑤口腔护理：防止继发感染。

⑥用药护理：观察抗生素疗效和不良反应。

（2）清理呼吸道无效　与气道分泌物多、痰液黏稠、胸痛、咳嗽无力等有关。参见“咳嗽与咳痰”的护理。

（3）并发症：感染性休克。

①病情监测：监测生命体征，特别是观察**血压下降**、**脉压变小**等，必要时进行心电监护。同时监测精神和意识状态，皮肤、黏膜、出入量及血气分析等指标的改变。

②感染性休克抢救配合：立即给予病人**仰卧中凹位，头胸部抬高约 20°，下肢抬高约 30°**。给予中、高流量吸氧，维持 $PaO_2$ ＞ 60mmHg，改善缺氧状况。快速建立两条静脉通道，遵医嘱补液，必要时留置导尿以监测每小时尿量；根据中心静脉压调解输液速度。如病人口唇红润、肢端温暖、收缩压＞ 90mmHg、每小时尿量＞ 30ml 以上则提示血容量基本补足。如血容量已补足，每小时尿量仍＜ 20ml，尿比重＜ 1.018，应警惕急性肾衰竭的发生。遵医嘱输入多巴胺等血管活性药物以保证重要器官的血液供应，改善微循环；有明显酸中毒时可静脉滴注 5% 碳酸氢钠；联用广谱抗菌药物时，应注意药物疗效和不良反应。

（二）支原体肺炎

支原体肺炎是由肺炎支原体引起的呼吸道和肺部的急性炎症病变。经呼吸道传播，容易造成家庭内及封闭的集体人群如幼儿园成员间的传播。

1. 病因及发病机制　肺炎支原体可经口、鼻分泌物在空气中传播。

2. 临床表现　临床表现起初无症状，继而出现咳嗽、发热、头痛、咽痛、乏力、肌痛等症状。发作性干咳，逐渐加重，夜间明显，痰液为黏痰或血丝痰，可有胸痛。体温通常为 37.8 ～ 38.5℃，可持续 2 ～ 3 周。肺部体征不明显，与肺部病变程度常不相称。

3. 辅助检查　血清肺炎支原体 IgM 抗体阳性。X 线检查呈多种形态的浸润影，节段性分布，以肺下野多见。病变可于 3 ～ 4 周后自行消散。

4. 治疗　本病为自限性疾病，部分病例不经治疗可自愈。家庭中发病应注意呼吸道隔离，避免传播。首选药物为**大环内酯类抗生素**，可给予**红霉素**每日 1.5 ～ 2g，分 3 ～ 4 次口服，**疗程 2 ～ 3 周**，早期使用可减轻症状和缩短病程；也可选用阿奇霉素或喹诺酮类抗生素。剧烈呛咳者，可适当给予镇咳药。

5. 护理措施　参见“肺炎球菌肺炎”的护理。

（三）军团菌肺炎

军团菌肺炎是由革兰阴性的嗜肺军团杆菌引起的一种以肺炎为主的全身性疾病。

1. 病因及发病机制　军团菌存在于水和土壤中，可经供水系统、空调或雾化吸入进入呼吸道引起感染，偶尔可呈小暴发流行。肺部病变可表现为化脓性支气管炎或大叶性肺炎，伴有小的脓肿形成。

2. 临床表现　典型患者常为亚急性起病，疲乏无力、肌痛、畏寒、发热，经过 2 ～ 10 天潜伏期后急骤起病，表现为高热、寒战、头痛、胸痛，咳嗽加剧，咳黏痰带少量血丝。早期消化道症状明显，半数病人有腹痛、腹泻与呕吐，神经病症也较常见，如焦虑、神志迟钝、谵妄，重者可发生呼吸衰竭。

3. 辅助检查　X 线片显示片状肺泡浸润，继而肺实变，尤多见于下叶，单侧或双侧。肺部病变的吸收慢，在临床治疗有效时，其 X 线片显示病变仍呈进展状态，为其 X 线片特征之一。支气管抽吸物、胸液、支气管肺泡灌洗液做 Giemsa 染色可查见细胞内的军团杆菌。

4. 治疗　目前治疗军团菌肺炎首选**红霉素**，每日 1 ～ 2g，分 4 次口服，或静脉滴注，待病情缓解后改为口服，**疗程通常为 2 ～ 3 周**。也可加用利福平，每日 10mg/kg，1 次口服。

5. 护理措施　参见“肺炎球菌肺炎”护理措施。

（四）革兰阴性杆菌肺炎

革兰阴性杆菌肺炎常见于克雷伯杆菌（又称肺炎杆菌）、铜绿假单胞菌、流感嗜血杆菌等感染，其中克雷伯杆菌是主要致病菌，其共同点是肺实变或病变融合，易形成多发性脓肿。

1. 病因及发病机制　机体免疫力低下时，肺炎克雷伯杆菌经呼吸道吸入肺内而感染。感染途径一部分来自病人自身，或外源性感染源经手、飞沫或污染的器械而传播。老年人，有严重基础疾病、营养不良者易感。秋冬季节是该病高发季节，常发生于上呼吸道感染之后等症状。

2. 临床表现　肺炎杆菌肺炎起病急骤，常有咳嗽、胸痛、呼吸困难、寒战和高热等症状。典型痰液为黏稠血性、黏液样或胶冻样痰。铜绿假单胞菌肺炎病人多数表现为中等程度发热、咳嗽，咳出大量脓性痰。流感嗜血杆菌肺炎往往在慢性肺部疾病基础上继发感染，起病多缓慢，表现为发热、原有咳嗽加剧、咳脓痰或痰中带血，严重者可出现气急、呼吸衰竭。

3. 辅助检查　白细胞及中性粒细胞计数均增高。胸部 X 线片的典型表现为肺叶实变，尤其是右上叶实变伴叶间隙下坠，常伴有脓肿形成。

4. 治疗　早期合理使用抗生素是治愈的关键。给予敏感抗生素联合用药，静脉滴注给药。给予营养支持、补充水分、痰液引流。

（1）肺炎杆菌肺炎：头孢菌素类和氨基糖苷类是目前治疗肺炎杆菌肺炎的首选药物。

（2）铜绿假单胞菌肺炎：有效的抗菌药物有 β- 内酰胺类、氨基糖苷类和喹诺酮类。

（3）流感嗜血杆菌肺炎：可选择第二、三代头孢菌素如头孢克洛或头孢曲松等，或氨苄西林及β- 内酰胺酶抑制药的复合制剂。新型大环内酯类抗生素如阿奇霉素、克拉霉素等也有效。

5. 护理措施　参见“肺炎球菌肺炎”护理措施。

## 八、肺结核

肺结核是结核分枝杆菌引起的肺部慢性传染性疾病。结核病是全球流行的传染性疾病之一。

### （一）病因及发病机制

1. 结核分枝杆菌　结核分枝杆菌具有抗酸性、生长缓慢、抵抗力强等特点。**飞沫传播**是肺结核最主要的传播途径。传染源主要是痰中带菌的肺结核病人，尤其是未经治疗者。传染性的大小取决于痰内细菌量的多少，**痰涂片检查阳性者属于大量排菌，痰涂片阴性而仅痰培养阳性者属于微量排菌**。与病人密切接触者可因吸入细菌而感染。

2. 肺结核的发生与发展

（1）人体感染后的反应：结核菌进入人体后，可发生两种主要反应。

①免疫反应：人体对结核菌的免疫力有非特异性免疫力和特异性免疫力两种，特异性免疫力强于非特异性免疫力。机体免疫力强可防止发病或使病变趋于局限，当机体免疫力低下时易患结核病。

②Ⅳ型变态反应：又称迟发性变态反应。在结核菌侵入人体后**4～8周**，机体组织对结核菌及其代谢产物可发生**Ⅳ型变态反应**。此时如用结核菌素做皮肤试验，可呈阳性反应。

（2）原发感染与继发感染

①原发感染：是指机体首次感染结核分枝杆菌。

②继发感染：是指初次感染后再次感染结核分枝杆菌，多为内源性复发，也可以受分枝杆菌的再感染导致外源性重染。

3. 结核病的基本病理　病理改变为渗出、增生（结核结节形成）和干酪样坏死。渗出性病变常发生于结核炎症的早期或病灶恶化时。增生性病变典型的改变是结核结节，多发生于恢复阶段。干酪样坏死病变常发生于机体抵抗力降低、菌量过多、变态反应过于强烈时，易形成空洞，其内含有大量结核菌，肉眼下见病灶呈黄灰色，质松而脆，状似干酪。

### （二）临床表现

1. 症状

（1）全身症状：最常见，多为长期午后低热。

（2）呼吸系统症状

①咳嗽、咳痰：是肺结核最常见症状。多为干咳或咳少量白色黏液痰。合并细菌感染时痰液呈脓性，合并厌氧菌感染时咳大量脓臭痰。

②咯血：以少量咯血多见。

③胸痛：炎症波及壁层胸膜时可引起胸痛，且随呼吸运动和咳嗽加重。

④呼吸困难：当病变广泛及大量胸腔积液时可有呼吸困难。

2. 体征　因病变范围和性质而异。病变范围小可无异常体征。渗出性病变范围较大或干酪样坏死时可有肺实变体征。

3. 并发症　可并发自发性气胸、脓气胸、支气管扩张症、慢性肺源性心脏病、肺外结核。

（三）辅助检查

1. **痰结核分枝杆菌检查** 是**确诊**肺结核**最特异**的方法，也是**制订化疗方案**和**考核疗效**的重要依据。应收集病人深部痰液并连续多次送检。

2. 影像学检查 **X线胸片**可以**早期发现**肺结核，用于**诊断、分型、指导治疗及了解病情变化**。胸部CT检查能发现微小或隐蔽性病变，了解病变范围及进行肺部病变鉴别。

3. 结核菌素试验 即PPD试验，通常取0.1ml（5U）结核菌素，在左前臂屈侧做皮内注射，注射48～72小时后测量皮肤硬结的横径和纵径，得出平均直径=（横径+纵径）/2。硬结直径≤4mm为阴性（-）；5～9mm为弱阳性（+）；10～19mm为阳性（++）；≥20mm或虽<20mm但局部出现水疱、坏死或淋巴管炎为强阳性（+++）。结核菌素试验对婴幼儿的诊断价值较成人为大。结核菌素试验阴性除提示没有结核菌感染外，还见于初染结核菌4～8周内，机体变态反应尚未充分建立；机体免疫功能低下或受抑制时，结核菌素反应也可暂时消失，病情好转后结核菌素试验又会转为阳性反应。

4. 纤维支气管镜检查 对支气管结核的诊断有重要价值。也可取肺内病灶进行活检，提供病理学诊断。

（四）诊断

根据结核病的症状和体征、肺结核接触史，结合胸部X线检查及痰结核分枝杆菌检查多可做出诊断。新的分类标准将结核病分为6种类型。

1. 原发型肺结核 也称初染结核，包括原发综合征及胸内淋巴结结核，多见于**儿童青少年**及从**边远山区、农村初进城市的成人**。

2. 血行播散型肺结核 包括急性、亚急性和慢性3种类型。多见于婴幼儿和青少年，成人也可发生，系由病变中结核杆菌侵入血管所致。

3. 继发型肺结核 包括浸润型肺结核、纤维空洞型肺结核和干酪样肺炎等。其中，**浸润型肺结核**为肺结核中**最常见的一种**。

4. 结核性胸膜炎 包括结核性干性胸膜炎、结核性渗出性胸膜炎、结核性脓胸，以结核性渗出性胸膜炎最常见。

5. 其他肺外结核 按部位和脏器命名，如骨关节结核、肾结核、肠结核等。

6. 菌阴肺结核 即3次痰涂片及1次培养阴性的肺结核。

（五）治疗

1. 肺结核化学治疗 化学治疗的主要作用在于迅速杀死病灶中大量繁殖的结核分枝杆菌，使病人由传染性转为非传染性，最终达到治愈的目的。化学治疗的原则为**早期**、**联合**、**适量**、**规律**和**全程**治疗。整个化疗方案分强化和巩固两个阶段。

（1）早期：即一旦发现和确诊结核后立即进行化学治疗。

（2）联合：联合使用2种以上药物。

（3）适量：是指严格遵照适当的药物剂量用药，以免产生耐药性及不良反应。

（4）规律：严格按化疗方案的规定用药。

（5）全程：是指病人必须按治疗方案，坚持完成规定疗程。

2. 常用抗结核药物 抗结核药物依据其抗菌能力分为杀菌药与抑菌药。抗结核药物有其不同的不良反应，如异烟肼的不良反应为周围神经炎及肝损伤；利福平的不良反应为肝损伤及过敏反应；链霉素的不良反应为听力损伤及肾损伤；吡嗪酰胺常见的不良反应为胃肠道不适、肝损伤、高尿酸血症、关节痛；乙胺丁醇的不良反应为视神经炎。

3. 化学治疗方案　整个化疗分为强化期和巩固期。强化期的目的是有效杀灭繁殖菌，迅速控制病情，巩固期的目的是杀灭生长缓慢的结核菌，减少复发。总疗程 6 ～ 8 个月，其中初治为强化期 2 个月、巩固期 4 个月，复治为强化期 2 个月、巩固期 4 ～ 6 个月。

4. 对症治疗　中毒症状重的病人，可短期加用糖皮质激素。咯血量较少时，给予病人患侧卧位休息，消除紧张，口服止血药。中等或大量咯血时应严格卧床休息，取患侧卧位，保证气道通畅，注意防止窒息，并配血备用。大量咯血病人可用垂体后叶素，也可经支气管镜局部止血或插入球囊导管进行压迫止血。咯血窒息是致死的主要原因，需严加防范和紧急抢救。

5. 手术治疗　经合理化学治疗无效、多重耐药的厚壁空洞、大块干酪灶、结核性脓胸、支气管胸膜瘘和大咯血非手术治疗无效者可考虑手术治疗。

（六）护理问题、护理措施

1. 知识缺乏　缺乏结核病治疗的相关知识。

（1）指导病人坚持用药：①护士反复向病人及其家属强调化疗的重要性及意义；②介绍化疗药物的用法、疗程、不良反应，督促不要自行停药，大部分不良反应经相应处理可以消除。

（2）正确留取痰标本：初诊病人应留 3 份痰标本（即时痰、清晨痰和夜间痰），夜间无痰者，应在留取清晨痰后 2 ～ 3 小时再留 1 份。复诊病人应每次送检 2 份痰标本（夜间痰和清晨痰）。

（3）合理休息：症状较重时应卧床休息。恢复期可适当增加户外活动。有效抗结核治疗 4 周以上且痰涂片证实无传染性或传染性极低的病人，应恢复正常的家庭和社会生活。

2. 营养失调　低于机体需要量与机体消耗增加、食欲缺乏有关。

（1）制订膳食计划：宜给予高热量、高蛋白、富含维生素的易消化饮食。

（2）增进食欲。

（3）监测体重：每周测体重 1 次。

3. 潜在并发症　大咯血、窒息。护理措施详见“支气管扩张症”的护理。

## 九、肺脓肿

肺脓肿是由多种病原菌引起的肺组织坏死性病变，形成包含坏死物或液化坏死物的脓腔。临床特征为**高热**、**咳嗽**和**咳大量脓臭痰**。

（一）病因及发病机制

**急性肺脓肿的主要病原体是细菌**，常为上呼吸道和口腔内的定植菌，包括厌氧、需氧和兼性厌氧菌，**厌氧菌感染占主要地位**，致病菌有核粒梭形杆菌、消化球菌等。根据不同病因和感染途径，肺脓肿可分为以下 3 种类型：

1. 吸入性肺脓肿　是临床上最多见的类型。多由厌氧菌，经口、鼻、咽吸入而致病，因解剖因素以右侧肺脓肿多见。

2. 继发性肺脓肿　可继发细菌性肺炎、支气管扩张症、空洞型肺结核、支气管囊肿等。支气管异物堵塞是导致小儿肺脓肿的重要因素。

3. 血源性肺脓肿　菌血症的病原菌、脓栓经血行播散到肺，引起小血管栓塞从而形成肺脓肿。

（二）临床表现

1. 症状　发病急骤，畏寒、高热，体温达 39 ～ 40℃，伴有咳嗽、咳少量黏液痰或黏液脓性痰，发病 10 ～ 14 天后突然咳大量脓臭痰及坏死组织，典型痰液呈黄绿色、脓性，有时带血，**大量痰液**静置后可**分为 3 层**，**腥臭痰**多系**厌氧菌感染**所致。**每日咳痰量可达 300 ～ 500ml**，约 1/3 的病人有不同程度的咯血，多为脓血痰。咳出大量脓痰后，全身症状随之好转，数周内逐渐恢复正常。炎症累及胸膜可引起患侧胸痛。导致脓气胸时可表现为突发性胸痛、气急。慢性肺脓肿病人还有贫血、消瘦等慢性消耗症状。

2. 体征　肺部体征与肺脓肿的大小、部位有关。肺脓肿早期，体格检查发现与肺炎相似，当脓肿形成时，所累及的肺野可闻及空瓮音或空洞性呼吸音。病变累及胸膜时有胸膜摩擦音或胸腔积液体征。慢性肺脓肿常有杵状指（趾）、贫血和消瘦。血源性肺脓肿体征多为阴性。

（三）辅助检查

1. 血常规　白细胞计数增高，可达（20 ～ 30）$\times 10^9$/L，慢性肺脓肿病人血白细胞可稍高或正常，红细胞和血红蛋白减少。

2. 细菌学检查　深部痰液细菌培养可帮助寻找致病菌。

3. 影像学检查　X 线胸片早期可见大片浓密模糊浸润阴影，边缘不清或团片状浓密阴影。脓肿形成、脓液排出后，可见圆形透亮区及液平面。CT 能更准确定位及发现体积较小的脓肿。

4. 纤维支气管镜检查　有助于明确病因、病原学诊断及治疗。

（四）治疗

主要治疗措施是**抗生素治疗**和**痰液引流**。

1. 抗生素治疗　根据病因或细菌药物敏感试验结果选择有效抗生素。厌氧菌多对青霉素治疗敏感。过敏者可用林可霉素、克林霉素等药物。静脉滴注给药，治疗应持续 8 ～ 12 周。血源性肺脓肿多为葡萄球菌或链球菌感染，可选用耐 β- 内酰胺酶的青霉素或头孢菌素。

2. 脓液引流　可用祛痰药、雾化吸入、体位引流。

3. 手术治疗　**手术适应证**：肺脓肿**病程超过 3 个月**，经内科治疗病变未见明显吸收，并有**反复感染**或**脓腔过大（直径＞ 5cm）不易吸收者**；大咯血**内科治疗无效**或危及生命的病人；并发支气管胸膜瘘或脓胸经抽吸、冲洗治疗效果不佳的病人及怀疑肿瘤阻塞时。

（五）护理问题、护理措施

1. 体温过高　与肺组织感染、坏死有关。护理措施参见“肺炎球菌肺炎”。

2. 清理呼吸道无效　与痰液黏稠、聚积且位置较深有关。

（1）病情观察：密切观测体温及痰量、颜色、性质、气味。有无咯血及窒息危险。

（2）休息与环境：高热及全身症状重者应卧床休息并保持室内空气流通。

（3）饮食：给予高蛋白的清淡、易消化饮食，并鼓励病人多饮水以稀释痰液。

（4）咳嗽、咳痰的护理：鼓励病人进行有效的咳嗽，协助病人变换体位并进行体位引流，具体方法参见“支气管扩张症”。明显呼吸困难、高热、咯血期间不宜行体位引流。必要时给予经纤维支气管镜行脓液吸引及冲洗。

（5）口腔护理：应协助病人于晨起、饭后、体位引流后、临睡前漱口，必要时进行口腔护理。

（6）用药护理：用药期间要密切观察药物疗效及不良反应。

3. 营养失调　低于机体需要量与肺部感染导致机体消耗增加有关。护理措施参见“肺结核”。

## 十、原发性支气管肺癌

原发性支气管肺癌（简称肺癌）为起源于支气管黏膜或腺体的恶性肿瘤。

### （一）病因及发病机制

肺癌的病因和发病机制尚未明确，一般认为与下列因素有关：

1. 吸烟　是肺癌死亡率进行性增加的首要原因。

2. 职业致癌因子　如石棉、铬、砷、镍、煤焦油、铍、镭、铀等放射物质衰变时产生的氡和氡子气，微波辐射等。

3. 空气污染

4. 电离辐射　主要为大剂量电离辐射。

5. 饮食与营养　较少食用含 β 胡萝卜素的蔬菜和水果，肺癌发生的危险性升高。

6. 遗传和基因改变　许多基因与肺癌易感性有关。

7. 其他　结核病被美国癌症学会列为肺癌的发病因素之一。

### （二）病理和分类

1. 按解剖学部位分类　中央型肺癌、周围型肺癌。**中央型**肺癌中以**鳞癌**和**小细胞癌**多见，**周围型**肺癌中以**腺癌**多见。

2. 按组织病理学分类　非小细胞肺癌（鳞癌、腺癌、大细胞癌、腺鳞癌、类癌、肉瘤样癌、唾液腺型癌等）、小细胞肺癌。现国际上惯用 **TNM 分期**（由国际抗癌联盟提出，T 指原发肿瘤，N 指淋巴结，M 指远处转移）。

### （三）临床表现

多数病人在就诊时已有症状，仅 5% ～ 15% 的病人无症状。临床表现与肿瘤所在部位、大小、类型、发展阶段、有无并发症或转移有密切关系。

1. 原发肿瘤引起的症状和体征

（1）**咳嗽：**为**早期**症状，表现为无痰或少痰的**刺激性干咳**。当肿瘤引起支气管狭窄时，咳嗽加重，多为持续性，呈**高调金属音性**咳嗽或**刺激性呛咳**。继发感染时，痰量增多，呈黏液脓性。**细支气管－肺泡细胞癌**时咳**大量黏液痰**。

（2）咳痰或咯血：多见于中央型肺癌。

（3）气短或喘鸣。

（4）发热：阻塞性肺炎及肿瘤组织坏死都可引起发热。

（5）体重下降：晚期表现为恶病质。

2. 肺外胸内扩展引起的症状和体征　①胸痛。②声音嘶哑。③吞咽困难。④胸腔积液。⑤腔静脉阻塞综合征：由上腔静脉被附近肿大的转移性淋巴结压迫或右上肺的原发性肺癌侵犯，以及腔静脉内癌栓阻塞静脉回流引起，表现为头颈部水肿，颈静脉扩张，在前胸壁可见扩张的静脉侧支循环。病人常主诉领口进行性变紧。⑥霍纳综合征：肺尖部的肺癌又称肺上沟瘤，易压迫颈部交感神经，引起病侧眼睑下垂、瞳孔缩小、眼球内陷、同侧额部与胸壁少汗或无汗。

3. 胸外转移引起的症状和体征

（1）转移至中枢神经系统：可引起颅内高压症状。

（2）转移至骨骼：引起骨痛和病理性骨折。

（3）转移至腹部：转移到肝、胰腺，可引起肝区疼痛、胰腺炎症状、阻塞性黄疸。

（4）转移至淋巴结：锁骨上淋巴结是肺癌转移的常见部位，可无症状。

4. 胸外表现　是指肺癌非转移性胸外表现。常见表现有肥大性肺性骨关节病引起的杵状指（趾）和肥大性骨关节病、促肾上腺皮质激素增高。男性乳房发育、增生性骨关节病、低钙、低渗等。类癌综合征出现皮肤、心血管、胃肠道和呼吸功能异常。高钙血症出现嗜睡、厌食、恶心、呕吐等。

（四）辅助检查

1. 胸部 X 线检查　是发现肺癌的**最基本**方法，通过透视或正侧位胸片发现块状阴影，配合 CT 检查明确病灶。

（1）中央型肺癌：肿瘤发生于总支气管、叶和段支气管，出现支气管阻塞征象，继发感染时可出现阻塞性肺炎和肺脓肿等征象。

（2）周围型肺癌：早期为局限性小斑片状阴影，也可呈结节状、球状或网状阴影。肿块周边可有毛刺、切迹和分叶。

（3）细支气管 - 肺泡细胞癌：有结节型和弥漫型两种表现。结节型与周围型肺癌类似。弥漫型为两肺大小不等的结节状播散病灶，随病情发展，可见肺炎样片状影或支气管充气征。

2. CT 检查　早期识别肿瘤有无侵犯邻近器官。

3.MRI 检查

4. 正电子发射体层显像（PET）　用于肺癌及淋巴结转移的定性诊断。

5. **纤维支气管镜检查**　对**诊断**、**明确手术指征**与**方式**有帮助，经支气管镜肺活检可提高周围型肺癌的诊断率。

6. 癌脱落细胞检查　3 次以上的系列痰标本可使中央型肺癌的诊断率提高到 80%，周围型肺癌的诊断率达 50%。

7. 其他　如纵隔镜检查、胸腔镜检查、穿刺活检等。

（五）诊断

根据肺癌的**症状**、**体征**、**影像学检查**特点，及时进行**细胞学及纤维支气管镜查**，**80%～90%** 的病人可确诊。

（六）治疗

1. 非小细胞肺癌（NSCLC）

（1）局限性病变

①手术：可耐受手术的Ⅰ、Ⅱ期病人首选手术治疗。Ⅲ a 期病人若其年龄、心肺功能和解剖位置合适，也可考虑手术。术前化疗（新辅助化疗）可使不能手术者降级而能够手术。

②根治性放疗：Ⅲ a 期及拒绝或不能耐受手术的Ⅰ、Ⅱ期病人均可考虑根治性放疗。

③根治性综合治疗：对产生霍纳综合征的肺上沟瘤可采用放疗和手术联合治疗。对于部分Ⅲ期病人可选择手术加放疗、新辅助放化疗加手术等治疗。

（2）播散性病变：70% 不能手术的 NSCLC 病人的预后较差，可根据行动状态评分，适当选择化疗、放疗、支持治疗、靶向治疗等。

2. **小细胞肺癌（SCLC）　以化疗为主**的综合治疗以延长病人生存期。

3. 生物反应调节剂　如干扰素、转移因子等，能增加机体对化疗和放疗的耐受性，作为辅助治疗，提高疗效。

4. 中医中药治疗　在巩固、促进、恢复机体功能中起到辅助作用。

（七）护理问题、护理措施

1. 恐惧

（1）加强沟通：了解病人的心理状态，建立良好的护患关系，调整病人的情绪，使病人以积极的心态面对疾病。

（2）讨论病情：引导病人面对现实，积极配合检查及治疗。

（3）心理与社会支持：应通过多种途径给病人及家属提供心理与社会支持。

2. 疼痛　与癌细胞浸润、肿瘤压迫或转移有关。

（1）疼痛的观察。

（2）避免加重疼痛因素。

（3）心理护理：找出适宜的减轻疼痛的方法，做好病人的心理护理，分散注意力，调整好病人的情绪和行为。

（4）用药护理：①疼痛明显，及早建议使用有效的镇痛药物，尽量口服给药，有需要时应按时给药，而不是在疼痛发作时再给药。②根据病人的需要遵循 WHO 推荐的按阶梯由小到大给药。③注意观察用药的效果及不良反应，当所制订的用药方案已不能有效镇痛时，应及时通知医生重新调整镇痛方案。轻度疼痛可用非阿片类镇痛药 ± 辅助药物；中度疼痛可用弱阿片类 ± 非阿片类镇痛药 ± 辅助药物；重度疼痛可用强阿片类 ± 非阿片类镇痛药 ± 辅助药物。

（5）病人自控镇痛：经由静脉、皮下或椎管内连续性输注镇痛药，病人可自行间歇性给药。护士应指导病人掌握操作方法。

3. 营养失调　给予高蛋白、高热量、高维生素、易消化的避免产气的食物，少量多餐。病情危重者可采取喂食、鼻饲等方法增加病人的摄入量。对进食不能满足机体需要的病人，可通过静脉给予高营养制剂。

4. 潜在并发症　化疗药物不良反应。护理措施参见“急性白血病”。

（八）预后

肺癌的预后取决于早发现、早诊断、早治疗。隐性肺癌早期治疗可获痊愈。一般认为鳞癌预后较好，腺癌次之，**小细胞未分化癌最差**。

## 十一、自发性气胸

自发性气胸是指肺组织及脏层胸膜的自发破裂，或靠近肺表面的肺大疱、细小气肿疱自发破裂，使肺及支气管内气体进入胸膜腔所致的气胸，可分为原发性和继发性，原发性气胸发生于无基础肺疾病的健康人，继发性气胸发生于有基础疾病的病人。

（一）病因与发病机制

1. 继发性自发性气胸　由于肺结核、慢性阻塞性肺疾病等肺部基础疾病可引起细支气管的不完全阻塞，形成肺大疱破裂。

2. 原发性自发性气胸　多见于瘦高体形的男性青壮年，可能与吸烟、瘦高体形、非特异性炎症瘢痕或先天性弹力纤维发育不良有关。抬举重物、用力过猛、剧咳、屏气甚至大笑等可成为促使气胸发生的诱因。

（二）临床表现

1. 症状

（1）胸痛：部分病人可能有**抬举重物、用力过猛**、大笑等诱因存在，多数病人发生在正常活动或安静休息时，病人**突感一侧针刺样或刀割样胸痛**，持续时间较短，继之出现**胸闷、呼吸困难**。

（2）呼吸困难：严重程度与有无肺基础疾病及肺功能状态、气胸发生速度、胸膜腔内积气量及压力 3 个因素有关。

2. 体征　少量气胸时体征不明显。大量气胸时，出现呼吸困难，呼吸频率增快，发绀，患侧胸部膨隆，气管向健侧移位，肋间隙增宽，语颤减弱。叩诊闻及清音或鼓音，心浊音界缩小或消失，右侧气胸时肝浊音界下降。患侧呼吸音减弱或消失，左侧气胸或并发纵隔气肿时可在左心缘处闻及与心脏搏动一致的气泡破裂音，称为 Hamman 征。液气胸时，可闻及胸内振水声。血气胸如失血量过多或张力性气胸发生循环障碍时，可发生休克。

（三）辅助检查

1. X 线胸片检查　是**诊断气胸**的重要方法，典型表现为被压缩肺边缘呈外凸弧形线状阴影，称为气胸线，线外透亮度增强，无肺纹理。合并积液或积血时，可见气液平面。

2. 胸部 CT　表现为胸膜腔内极低密度气体影，伴有肺组织不同程度的萎缩改变。

（四）治疗

1. 非手术治疗　适用于稳定型小量闭合性气胸，具体方法包括严格卧床休息、给氧、酌情给予镇静和镇痛等药物、积极治疗肺基础疾病。经面罩每分钟吸入 10L 的氧，每次 20 ～ 30 分钟，每日 2 次，应避免长时间吸入而发生氧中毒，治疗过程中需密切观察病情，尤其在气胸发生后 24 ～ 48 小时内。

2. 排气疗法

（1）胸腔穿刺排气：选择患侧锁骨中线外侧第 2 肋间为穿刺点（局限性气胸除外），胸腔内气体较多时，1 次抽气量不宜超过 1000ml，每天或隔天抽气 1 次。张力性气胸病人需立即进行胸腔穿刺排气。

（2）胸腔闭式引流：对于呼吸困难明显、肺压缩程度较大的不稳定型气胸病人，应尽早行胸腔闭式引流。插管部位一般取锁骨中线外侧第 2 肋间或腋前线第 4 ～ 5 肋间（局限性气胸和有胸腔积液的病人需经 X 线定位）。

3. 化学性胸膜固定术　对于肺功能欠佳，不宜手术治疗气胸反复发生的病人，可于胸腔内注入硬化剂产生无菌性胸膜炎症，胸膜腔闭合，达到预防气胸复发的目的。

4. 手术治疗　对于长期气胸、张力性气胸引流失败、复发性气胸、双侧自发性气胸、血气胸可经胸腔镜行直视下粘连带烙断术，也可开胸行破口修补术、肺大疱结扎术或肺叶肺段切除术。

5. 并发症及处理　气胸病人常见的并发症包括纵隔气肿、血气胸及脓气胸、皮下气肿，根据临床情况给予相应处理。

（五）护理问题、护理措施

潜在并发症：严重缺氧、循环衰竭。

1. 休息与卧位　急性自发性气胸病人应绝对卧床休息，血压平稳者取半坐位。

2. 给氧　选择适当的给氧方式和吸入氧流量，使病人 $SaO_2 > 90\%$。非手术治疗的病人，给予高浓度吸氧。

3. 病情观察　密切观察病人的呼吸频率、治疗后反应、患侧呼吸音。

4. 心理支持　与病人进行良好的沟通并进行心理疏导。

5. 排气治疗病人的护理　做好胸腔抽气或胸腔闭式引流的准备和配合工作。

## 十二、呼吸衰竭

呼吸衰竭（简称呼衰）是指各种原因引起的肺通气和（或）换气功能严重障碍，以致在静息状态下不能维持足够的气体交换，导致低氧血症伴（或不伴）高碳酸血症，进而引起一系列病理生理改变和相应临床表现的综合征。

（一）病因及发病机制

1. 病因　①气道阻塞性病变：COPD、重症哮喘。②肺组织病变：严重肺炎、肺水肿、肺气肿。③肺血管疾病：肺栓塞。④胸廓与胸膜病变：胸廓畸形、连枷胸。⑤神经肌肉病变：脑血管疾病、重症肌无力。

2. 发病机制

（1）低氧血症及高碳酸血症的发生机制：各种病因通过肺泡通气不足、弥散障碍、肺泡通气 / 血流比例失调、肺内动 – 静脉解剖分流增加和氧耗量增加使通气和（或）换气过程发生障碍，导致呼吸衰竭。

①**肺通气不足**。

②**弥散障碍**。

③**肺泡通气 / 血流比例失调**：正常人安静时约为 0.8。

④**肺内动 – 静脉解剖分流增加**。

⑤**氧耗量增加**。

（2）低氧血症和高碳酸血症对机体的影响

①对中枢神经系统的影响：急性缺氧可引起头痛、烦躁不安、谵妄、抽搐；慢性缺氧时症状出现缓慢。

$CO_2$ 轻度增加时，间接引起皮质兴奋，病人出现精神兴奋、失眠、烦躁不安等。这种由缺氧和 $CO_2$ 潴留导致的神经精神障碍综合征称为**肺性脑病**，又称 **$CO_2$ 麻醉**。

②对循环系统的影响：缺氧和 $CO_2$ 潴留均可引起反射性心率加快、心肌收缩力增强、心排血量增加。严重缺氧和 $CO_2$ 潴留可直接抑制心血管中枢，造成心脏活动受抑和血管扩张、血压下降、心律失常、心室颤动或心脏骤停。

③对呼吸的影响：缺氧和 $CO_2$ 潴留对呼吸的影响既有兴奋作用又有抑制作用。当 $PaO_2 <$ 60mmHg，反射性兴奋呼吸中枢。当 $PaCO_2 <$ 30mmHg，呼吸中枢受抑制。$CO_2$ 浓度增加时，通气量明显增加，但当 $PaCO_2 >$ 80mmHg 时，会对呼吸中枢产生抑制和麻痹，通气量下降，此时呼吸运动主要靠**缺氧**的反射性呼吸**兴奋**作用维持。

④对消化系统和肾功能的影响：严重缺氧可使胃黏膜屏障作用降低。而 $CO_2$ 潴留可使胃酸分泌增加，缺氧还可直接或间接损伤肝细胞，也可使肾血流量减少，导致肾功能不全。

⑤对酸碱平衡和电解质的影响：严重缺氧可引起代谢性酸中毒及高钾血症。慢性 $CO_2$ 潴留时可造成低氯血症。$PaCO_2$ 增高（> 45mmHg）可使 pH 下降，导致呼吸性酸中毒。

（二）分类

1. 按动脉血气分析分类

（1）**Ⅰ型呼吸衰竭**：又称**缺氧性呼吸衰竭**，只有缺氧，无 $CO_2$ 潴留。血气分析特点：**$PaO_2$ < 60mmHg，$PaCO_2$ 降低或正常**，见于**换气功能障碍**（能气 / 血流比例失调、弥散功能损害和肺动 – 静脉分流）疾病。

（2）**Ⅱ型呼吸衰竭**：又称**高碳酸性呼吸衰竭**，既有缺氧，又有 $CO_2$ 潴留。血气分析特点：**$PaO_2$ < 60mmHg，$PaCO_2$ > 50mmHg**，系**肺泡通气不足**所致。

2. 按发病急缓分类　①急性呼吸衰竭。②慢性呼吸衰竭。

3. 按发病机制分类　①泵衰竭：以Ⅱ型呼吸衰竭表现为主。②肺衰竭：由肺组织及肺血管病变或气道阻塞引起，可表现Ⅰ型或Ⅱ型呼吸衰竭。

（三）临床表现

除呼吸衰竭原发病的症状、体征外，主要为缺氧和 $CO_2$ 潴留所致的呼吸困难和多脏器功能障碍。

1. **呼吸困难**　急性呼吸衰竭**早期表现**为呼吸频率增加，可出现三凹征。慢性呼吸衰竭表现为呼吸费力伴呼气延长，严重时呼吸浅快，并发 $CO_2$ 麻痹时浅慢呼吸及潮式呼吸。

2. **发绀**　是缺氧的**典型**表现。出现口唇、指甲和舌发绀，但贫血病人不明显。

3. 精神 – 神经症状　急性呼衰可迅速出现精神症状。慢性呼吸衰竭随着 $PaCO_2$ 升高，表现为先兴奋后抑制症状。$CO_2$ 潴留加重时可导致肺性脑病。

4. 循环系统表现　多数病人心动过速，严重缺氧和酸中毒，并可引起周围循环衰竭、心律失常甚至心脏骤停。$CO_2$ 潴留者出现**体表静脉充盈**、**皮肤潮红**、**温暖多汗**、**血压升高**。慢性呼吸衰竭并发肺心病时可出现体循环淤血等右心衰竭表现。病人因脑血管扩张常有**搏动性头痛**。

5. 消化和泌尿系统表现　可出现尿量减少、应激性溃疡。

（四）辅助检查

1. 动脉血气分析　$PaCO_2$ < 60mmHg，伴或不伴 $PaCO_2$ > 50mmHg，pH 可正常或降低。

2. 影像学检查　X 线胸片、胸部 CT 和放射性核素肺通气 / 灌注扫描等可协助分析呼衰的原因。

3. 其他检查　纤维支气管镜检查可以明确大气道情况并取病理。肺功能的检测能判断通气功能障碍的性质及是否合并有换气功能障碍，并对通气和换气功能障碍的严重程度进行判断。

（五）治疗

1. 保持呼吸道通畅　这是纠正缺氧和 $CO_2$ 潴留的最重要措施。

（1）清除呼吸道分泌物及异物。

（2）昏迷病人用仰头提颏法开放气道。

（3）缓解支气管痉挛。

（4）建立人工气道：可采用简易人工气道或气管内导管（气管插管和气管切开）建立

人工气道。

2. 氧疗原则　**Ⅰ型呼吸衰竭可给予较高浓度（＞35%）吸氧。Ⅱ型呼吸衰竭应给予低浓度（＜35%）持续吸氧**。急性呼吸衰竭的给氧原则：在保证 $PaO_2$ 迅速提高到 60mmHg 或 $SaO_2$ 达到 90% 以上的前提下，尽量降低吸氧浓度。

3. 增加通气量、减少 $CO_2$ 潴留

（1）呼吸兴奋药：必须在保持气道通畅的前提下使用。脑缺氧、脑水肿未纠正而出现频繁抽搐者慎用。不可突然停药，主要用于以中枢抑制为主所致的呼吸衰竭，不宜用于以换气功能障碍为主所致的呼吸衰竭。

（2）机械通气：对于呼吸衰竭严重而不能有效地改善缺氧和 $CO_2$ 潴留时，需考虑机械通气。

4. 抗感染

5. 纠正酸碱平衡失调

6. 病因治疗　对因治疗是呼衰治疗的根本所在。

7. 重要脏器功能的监测与支持　重症病人需转入 ICU 进行积极抢救和监测，预防和治疗多器官功能障碍综合征的发生。

（六）护理问题、护理措施

1. 潜在并发症　重要器官缺氧性损伤。

（1）体位、休息与活动：呼吸衰竭的病人一般取半卧位或坐位，ALI/ARDS 病人在必要时可采用俯卧位辅助通气，以改善氧合。

（2）给氧：Ⅰ型呼吸衰竭和 ARDS 病人需吸入较高浓度氧气，使 $PaO_2$ 迅速提高到 60mmHg 或 $SaO_2$ ＞ 90%。Ⅱ型呼吸衰竭的病人一般在 $PaO_2$ ＜ 60mmHg 时才开始氧疗，应予低浓度（＜ 35%）持续给氧，使 $PaO_2$ 控制在 60mmHg 或 $SaO_2$ 在 90% 或略高。

①给氧方法：常用的给氧方法有鼻导管、鼻塞和面罩给氧。应用鼻导管每分钟氧流量不能＞ 7L，以免刺激鼻黏膜。使用普通面罩以每分钟 5 ～ 8L 的氧流量适用于低氧血症比较严重的Ⅰ型呼衰和 ARDS 病人。

②效果观察：根据动脉血气分析结果和病人的临床表现，及时调整吸氧流量或浓度观察吸氧后呼吸困难是否缓解、发绀有无减轻、心率是否减慢。如果意识障碍加深或呼吸过度表浅、缓慢，可能为 $CO_2$ 潴留加重。

③注意事项：氧疗时应注意保持吸入氧气的湿化及用氧安全。

（3）促进有效通气：指导Ⅱ型呼吸衰竭的病人进行缩唇呼吸，减少肺内残气量，增加有效通气量，改善通气功能。

（4）用药护理：按医嘱及时使用呼吸兴奋药等药物并注意观察不良反应。

（5）心理支持：对建立人工气道和使用机械通气的病人，应经常巡视，给予心理支持。

（6）病情监测：呼吸衰竭和 ARDS 病人应监测呼吸状况、缺氧及 $CO_2$ 潴留情况、循环状况、意识状况及神经精神症状、液体平衡状态、实验检查结果等。

（7）配合抢救：发现病情恶化时需及时配合抢救，赢得抢救时机，提高抢救成功率。

2. 清理呼吸道无效　与呼吸道感染、分泌物过多或黏稠、咳嗽无力及大量液体和蛋白质漏入肺泡有关。

（1）保持呼吸道通畅，促进痰液引流：指导并协助病人进行有效的咳嗽、咳痰。定时给予翻身、叩背。对病情严重、意识不清的病人进行机械吸痰。

（2）痰的观察与记录：观察并记录痰液的色、质、量、味。

（3）应用抗生素的护理：按医嘱正确使用抗生素，观察药物的疗效与不良反应。

## 十三、呼吸系统疾病病人常用诊疗技术及护理措施

### （一）胸腔穿刺术

胸腔穿刺术是自胸腔内抽取积液或积气的操作。

1. 适应证　①胸腔积液性质不明者，抽取积液检查，协助病因诊断。②腔内大量积液或气胸者，排除积液或积气。③恶性胸腔积液需胸腔内注入药物或进行脓胸抽脓灌洗治疗。

2. 禁忌证　①病情重危未稳时。②有严重出血倾向。③严重肺结核、肺气肿、大咯血。

3. 术中配合与护理

（1）病情观察：穿刺过程中应密切观察病人的脉搏、面色等变化，以判定病人对穿刺的耐受性。如病人有任何不适，应减慢或立即停止抽吸。抽吸时，若病人突然感觉头晕、心悸、冷汗、面色苍白、脉细、四肢发凉，提示病人可能出现“胸膜反应”，应立即停止抽吸，使病人平卧，密切观察血压，必要时按医嘱皮下注射 0.1% 肾上腺素 0.5ml。

（2）抽液抽气量：首次排液量不宜超过 700ml，抽气量不宜超过 1000ml，以后每次抽吸量不应超过 1000ml。如治疗需要，抽液抽气后可注射药物。

4. 操作后护理　①记录穿刺的时间、抽液抽气量、胸腔积液的颜色及病人在术中的状态。②监测病人穿刺后的反应，观察病人的脉搏和呼吸状况、观察穿刺部位，如有异常及时通知医生。③嘱病人静卧，24 小时后方可洗澡。④鼓励病人深呼吸，促进肺膨胀。

### （二）纤维支气管镜检查术

纤维支气管镜检查是利用光学纤维内镜对气管支气管管腔进行的检查。可在直视下行活检或刷检、钳取异物、吸引或清除阻塞物，并可做支气管肺泡灌洗，行细胞学或液体成分的分析。同时还可注入药物，或切除气管内腔的良性肿瘤等。

1. 适应证

（1）因不明的咯血需明确病因及出血部位，或需局部止血治疗者。

（2）胸部 X 线片显示占位改变或阴影而致肺不张、阻塞性肺炎、支气管狭窄或阻塞、疑为异物或肿瘤的病人。

（3）用于清除呼吸道黏稠的分泌物、黏液栓或异物。

（4）因不明的喉返神经麻痹、膈神经麻痹或上腔静脉阻塞。

（5）行支气管肺泡用药及灌洗等治疗，引导气管导管，进行经鼻气管插管。

2. 禁忌证

（1）肺功能严重损伤，重度低氧血症，不能耐受检查者。

（2）严重心功能不全、高血压或心律失常者。

（3）全身状态极度衰竭，严重肝、肾功能不全者。

（4）凝血机制障碍者。

（5）近期上呼吸道感染或高热、哮喘发作或大咯血者。

（6）有主动脉瘤破裂危险者。

（7）对麻醉药过敏，不能用其他药物代替者。

操作过程中护士应密切观察病人的生命体征和反应，按医生指示经纤维支气管镜滴入麻醉剂做黏膜表面麻醉，并根据需要配合医生做好吸引、灌洗、活检、治疗等相关操作。

3. 操作后护理

（1）病情观察：密切观察病人有无发热、胸痛、呼吸困难，观察分泌物的颜色和特征。告知病人术后数小时内，特别是活检后会有少量咯血及痰中带血。对咯血者应注意避免窒息的发生。

（2）避免误吸：术后 2 小时内禁食禁水。麻醉作用消失、咳嗽和呕吐反射恢复后可进温凉流质或半流质饮食。进食前试验小口喝水，无呛咳再进食。

（3）减少咽喉部刺激：术后数小时内避免吸烟、谈话和咳嗽。

（三）采集动脉血和血气分析

动脉血标本采集是自动脉抽取血标本的方法。常用的动脉血有股动脉、桡动脉。

（1）适应证：①各种原因的呼吸功能障碍病人。②可能酸碱平衡紊乱。③要监测有创血压。④各种动脉内介入治疗或检查。

（2）禁忌证：①穿刺部位有感染为绝对禁忌证。②有明显出血倾向的病人为相对禁忌证。

（3）护理：①严格执行查对制度和无菌操作原则。②桡动脉穿刺点为前臂掌侧腕关节上 2cm、动脉搏动明显处；股动脉穿刺点在腹股沟股动脉搏动明显处。穿刺时，病人取仰卧位，下肢伸直略外展外旋，以充分暴露穿刺部位。新生儿宜选择桡动脉穿刺，因股动脉穿刺垂直进针时易伤及髋关节。③拔针后局部用无菌纱布或沙袋加压止血，以免出血或形成血肿。④血气分析标本必须与空气隔绝，立即送检。⑤有出血倾向者慎用动脉穿刺法采集动脉血标本。

（4）血气分析测定标本采集的基本要求：①合理的采血部位（桡动脉、股动脉、肱动脉）。②严格地隔绝空气，在海平面大气压（101.3kPa ≈ 760mmHg）、安静状态下，采集肝素抗凝血。③标本采集后立即送检，若血标本不能及时送检，应将其保存在 4℃环境中，但不得超过 2 小时。④吸氧者若病情允许应停止吸氧，30 分钟后再采血送检，否则应标记给氧浓度与流量。

## 第 2 单元　循环系统疾病病人的护理

【复习指南】循环系统这一单元为历年考试的重点和难点章节，包括概述，心力衰竭，心律失常，心脏瓣膜疾病，冠状动脉粥样硬化性心脏病，心脏骤停与心源性猝死，原发性高血压，病毒性心肌炎，循环系统疾病病人常用诊疗技术。应熟练掌握各种循环系统疾病的临床表现及护理措施，对于辅助检查和治疗要点掌握即可。

### 一、概述

1. 循环系统的结构与功能

（1）心脏的解剖：心脏是一个中空的肌性器官，形似倒置的、前后略扁的圆锥体，约本人拳头大小；心脏位于胸腔的中纵隔内，约 2/3 位于身体正中线的左侧，1/3 位于身体正中线的右侧。心尖朝向左前下方，心底朝向右后上方。心脏被心间隔及房室瓣分成 4 个心腔，即左心房、左心室、右心房、右心室。左心房、左心室之间的瓣膜称为二尖瓣，右心房、右心室之间的瓣膜称为三尖瓣；位于左心室和主动脉瓣之间的瓣膜称为主动脉瓣，位于右心室和肺动脉之间的瓣膜称为肺动脉瓣。心壁可分为3层，内层为心内膜，中层为心肌，外层为心外膜，即心包的脏层，紧贴于心脏表面，与心包壁层之间形成1个间隙称心包腔，腔内含少量积液，在心脏收缩和舒张时起润滑作用。

（2）心脏的传导：包括窦房结、结间束、房室结、希氏束，左右束支及其分支的浦肯野纤维网。心脏传导系统的细胞均能发出冲动（自律性），窦房结的自律性最高，为正常人的心脏起搏点。

（3）心脏的血供：心脏的血液供应来自左右冠状动脉，起源于主动脉根部，其大分支分布于心肌表面，小分支进入心肌，经毛细血管网汇集成心肌静脉，最后形成冠状静脉窦汇入右心房。

（4）心脏血管：循环系统的血管分为动脉、毛细血管和静脉3类（表1-1）。

**表1-1　心脏血管的类型和功能**

| 血管类型 | 主要功能 |
| --- | --- |
| 动脉 | 具有张力和弹性，能在各种血管活性物质的作用下收缩和舒张，改变外周血管阻力，又称阻力血管 |
| 毛细血管 | 连接小静脉和小动脉，是血液和组织进行物质交换的场所；提供氧、激素、酶、维生素和其他营养物质。运走代谢产物和二氧化碳，又称功能血管 |
| 静脉 | 将血液从组织汇入心脏，又称容量血管 |

（5）调节血液循环的神经体液因素

①调节循环系统的神经：主要包括交感神经和副交感神经。

②调节循环系统的体液因素：激素、电解质和一些代谢产物。

2. 循环系统疾病的常见症状

（1）心源性呼吸困难：是指呼吸时病人感到空气不足，憋气，呼吸费力。

主要临床表现为：劳累性呼吸困难，是左心衰竭最早出现的症状，通常在体力活动时发生或加重，休息后缓解或消失，引起呼吸困难的体力活动主要包括上楼、步行、吃饭、讲话、穿衣、洗漱等；夜间阵发性呼吸困难，是左心衰竭最典型的呼吸困难，通常发生在夜间平卧时，主要由于平卧导致横膈高位，肺活量减少，夜间迷走神经张力增高所致；端坐呼吸，是左心衰竭最严重的并发症，病人主要变现为不能够平卧，采取被迫体位，如坐位或半卧位，主要因其抬高上身减少回心血量使横膈下降，有利于缓解呼吸困难。

（2）心源性水肿：首先出现在身体**最低垂**的部位，称为凹陷性水肿。如卧床病人的骶部、会阴和阴囊。非卧床病人的足踝部、胫前等。

（3）心悸：是指病人自觉心跳，或有心慌伴有心前区不适。常见的病因有心律失常，如心动过速、心动过缓、期前收缩、心房扑动、心房颤动。各种器质性心脏病和全身疾病。

（4）胸痛：几种常见胸痛的特点比较见表1-2。

表 1-2　几种常见胸痛的特点比较

| 疾病 | 胸痛特点 |
| --- | --- |
| 心绞痛 | 多位于胸骨后，呈阵发性压榨样疼痛，于体力活动或情绪激动时诱发，休息或含服硝酸甘油后可缓解 |
| 急性心肌梗死 | 疼痛多无明显诱因，症状较重，持续时间长，伴心律、血压改变。含服硝酸甘油多不能缓解 |
| 急性主动脉夹层 | 出现在心前区或胸骨后撕裂样剧痛灼烧感，可向背部放射 |
| 急性心包炎 | 疼痛可因呼吸或咳嗽而加重，呈刺痛，持续时间长 |
| 心血管神经症 | 心前区针刺样疼痛，部位常不固定，与体力活动无关，且多在休息时发生，伴神经衰弱症状 |

3. 病人的评估　评估病人的一般状态，包括生命体征、皮肤黏膜、心肺功能、各种辅助检查的完成情况；评估病人的既往病史，包括患病经过、治疗经过、目前状况。评估病人的心理状态，性格特征，社会支持系统，以及生活史与家族史。

## 二、心力衰竭

1. 病因　包括原发性心肌损伤和心脏负荷过重。

（1）原发性心肌损伤：**糖尿病心肌病**最为常见。

（2）心脏负荷过重

①前负荷（容量负荷）过重：心脏瓣膜关闭不全，房间隔缺损，动脉导管未闭，慢性贫血，甲状腺功能亢进。

②后负荷（压力负荷）过重：高血压，瓣膜狭窄，肺动脉高压，肺栓塞。

2. 诱因

（1）**感染**：呼吸道感染是最常见、最重要的诱因。

（2）心律失常：**心房颤动**是诱发心力衰竭的重要原因。

（3）生理或心理压力过大：如劳累过度，情绪激动，精神过于紧张。

（4）妊娠或分娩。

（5）血容量增加：如钠盐摄入过多。

（6）其他：治疗不当（如不恰当地应用洋地黄药物）；风湿性心脏瓣膜病出现风湿活动；合并甲状腺功能亢进或贫血。

3. 心功能分级

（1）Ⅰ级：病人患有心脏病，但平时一般活动不引起疲乏、心悸、呼吸困难、心绞痛等症状。

（2）Ⅱ级：体力活动轻度受限。休息时无自觉症状，但平时一般活动可以出现上述症状，休息后很快缓解。

（3）Ⅲ级：体力活动明显受限。休息时无症状，低于平日一般活动量时即可引起上述症状，休息较长时间后症状方可缓解。

（4）Ⅳ级：不能从事任何体力活动。休息时亦有心力衰竭症状，体力活动后加重。

4. 临床表现

（1）慢性心力衰竭

①左心衰竭

a. 症状：程度不同的呼吸困难；咳嗽、咳痰、咯血；疲倦、乏力、头晕、心悸；尿少及肾损伤症状，严重左心衰竭时血液进行再分配，肾血流量明显减少，尿少。

b. 体征：肺部湿啰音，肺动脉瓣听诊区第二心音亢进及舒张期奔马律。

②右心衰竭

a. 症状：消化道症状，如腹胀、食欲缺乏、恶心呕吐是右心衰竭最常见的症状。劳力性呼吸困难，右心衰竭有明显的体循环淤血时可出现呼吸困难。

b. 体征

水肿：首先出现在身体最低垂的部位，常为凹陷性和对称性，严重时可现胸腔积液，均由于体静脉压力增高所致。

颈静脉怒张：颈静脉搏动增强，充盈，为右心衰竭最主要体征。肝颈静脉反流征则更具特征性。

肝大：持续慢性右心衰竭可导致心源性肝硬化。晚期可发生腹水、黄疸、肝功能损害。

心脏体征：除了原有心脏病的固有体征外，可出现三尖瓣关闭不全的反流性杂音。

③全心衰竭：右心衰竭继发于左心衰竭而形成全心衰竭，因右心心排血量减少，阵发性呼吸困难等肺淤血症状有所减轻。

（2）急性心力衰竭（以急性左心衰竭最为常见）

①症状：病情发展极为迅速。表现为病人突发严重呼吸困难，呼吸频率可达每分钟30～40次，强迫端坐位，频繁咳嗽，咳大量粉红色泡沫样痰；面色灰白或发绀，大汗，皮肤湿冷，有窒息感，极度恐惧，烦躁不安。早期血压可一度升高，随后下降。

②体征：听诊双肺满布湿啰音和哮鸣音，心率加快，心尖部第一心音减弱，可闻及舒张期奔马律，肺动脉瓣第二心音亢进。

5. 辅助检查

（1）X线：**Kerley B线**是肺野外侧清晰可见的水平线状影，是肺小叶间隔内积液的表现，是慢性肺淤血的特征性表现；急性肺泡性肺水肿时肺门呈蝴蝶状，肺野可见大片融合阴影。

（2）超声心动图：射血分数（EF值）可反映心脏收缩功能，**正常值＞50%**。

（3）有创血流动力学检查：计算心脏指数（CI）及肺小动脉楔压（PCWP），可反映左心衰竭时心功能。正常CI＞2.5L/（min·$m^2$），PCWP＜12mmHg。

6. 治疗　①病因治疗：控制基本病因，消除诱因，如积极选用适当抗生素控制感染。②减轻心脏负荷。

急性左心衰竭的治疗如下。

（1）体位：急性左心衰竭时取坐位，双腿下垂，减少静脉回心血量。

（2）镇静：吗啡3～5mg静脉推注，其具有舒张小动脉和静脉的作用，以减轻心脏的负荷。老年人可减少剂量，或改为肌内注射。

（3）吸氧：高流量吸氧。

（4）减少心脏负荷：快速呋塞米 20 ～ 40mg，应用血管扩张药如硝普钠或硝酸甘油，如有血压低者，可与多巴胺和多巴酚丁胺合用。

（5）强心药：快速洋地黄制剂如毛花苷 C 适用于有**快速心房颤动**伴急性左心衰竭者，禁用于**重度二尖瓣狭窄**伴窦性心律者。如病人近 1 ～ 2 周内曾用过洋地黄制剂应小心中毒。

（6）平喘：氨茶碱 0.25mg 稀释后缓慢静脉推注，除可以解除支气管痉挛，还可直接兴奋心肌，并可扩张外周静脉和利尿。

7. 护理措施

（1）休息与活动：减少机体耗氧，减轻心脏负担；病人取半卧位或端坐位安静休息，限制活动量，尽量减少活动中的疲劳。

（2）给氧：给予氧气吸入，根据缺氧程度，调节氧流量。

（3）呼吸状况监测：监测呼吸困难程度，发绀情况，肺部啰音的变化。血氧饱和度血气分析，以判断疗效和病情进展。

（4）静脉滴注：控制静脉滴注速度，避免诱发心力衰竭。

（5）饮食护理：记录液体量、食盐量，每日食盐量＜ 5g，禁食含钠过高食品，限制总热量，少食多餐，避免过饱。

（6）应用血管扩张药；注意监测血压。

（7）皮肤护理。

（8）应用利尿药的护理：正确应用利尿药。

（9）应用洋地黄的护理

①洋地黄中毒的临床表现：各种心律失常，如室早二联律、房性期前收缩、房室传导阻滞；胃肠道反应，如食欲缺乏、恶心、呕吐；神经系统症状，如头痛、视物模糊、倦怠、黄视、绿视、复视。

②洋地黄中毒的处理：立即停药；停排钾利尿药，血钾低时应补充钾盐，可口服或静脉补充氯化钾；快速性心律失常可用利多卡因或苯妥英钠，缓慢型心律失常如房室传导阻滞可静脉推注阿托品，必要时安装临时心脏起搏器。一般禁用电复律，因易致心室颤动。

## 三、心律失常

心脏传导系统是由能够形成和传导心电冲动的特殊心肌组成的，包括窦房结、结间束、房室结、希氏束、左右束支和浦肯野纤维。窦房结是心脏正常心律的起搏点。心律失常是指心脏冲动的起源部位、频率、节律、传导速度与激动次序的异常。

### （一）窦性心律失常

正常窦性心律的冲动起源于窦房结，其频率为每分钟 60 ～ 100 次。心电图显示窦性心律的 P 波在Ⅰ、Ⅱ、aVF 导联直立，aVR 导联倒置，P-R 间期 0.12 ～ 0.20 秒。

1. 窦性心动过速　成人窦性心律的频率超过每分钟 100 次，称为窦性心动过速，其频率大多在每分钟 100 ～ 150 次。

健康人常在吸烟，饮茶、咖啡、酒，剧烈运动或情绪激动等情况下发生；某些病理状态，如发热、甲状腺功能亢进、贫血、心肌缺血、心力衰竭、休克及应用肾上腺素、阿托品等药物时亦常引起窦性心动过速。窦性心动过速通常逐渐开始与终止，病人一般只表现为心悸。

窦性心动过速应针对病因和去除诱发因素，必要时可应用 β 受体阻滞药如普萘洛尔（心得安）减慢心率。

2. 窦性心动过缓　成人窦性心律的频率低于每分钟 60 次，称为窦性心动过缓，常同时伴发窦性心律失常（不同 P-P 间期的差异大于 0.12 秒）。常见于健康青年人、运动员与睡眠状态；也可见于颅内疾病、严重缺氧、甲状腺功能减退、阻塞性黄疸、服用洋地黄及抗心律失常药物，如β受体阻滞药、胺碘酮、钙通道阻滞药等。在窦房结病变、急性下壁心肌梗死等器质性心脏病中亦常见窦性心动过缓。窦性心动过缓多无自觉症状，当心率过分缓慢，出现心排血量不足，病人可有胸闷、头晕，甚至晕厥等症状。

无症状的窦性心动过缓通常不必治疗。如因心率过慢而出现症状者则可用阿托品、麻黄碱或异丙肾上腺素等药物，症状不能缓解者可考虑心脏起搏治疗。

3. 病态窦房结综合征　简称病窦综合征，是由窦房结病变导致功能障碍，产生多种心律失常的综合表现。常见为冠心病、心肌病、心肌炎、风湿性心脏瓣膜病、先天性心脏病等，淀粉样变性、纤维化与退行性变、某些感染、甲状腺功能减退等均可损害窦房结。轻者为发作性头晕、黑矇、乏力、心悸、心绞痛等心、脑供血不足的症状，重者可出现阿 - 斯综合征。

心电图特点包括：①持续而显著的窦性心动过缓。②窦性停搏与窦房传导阻滞。③窦房传导阻滞与房室传导阻滞并存。④心动过缓 - 心动过速综合征（慢 - 快综合征），是指心动过缓与房性快速性心律失常（如房性心动过速、心房扑动、心房颤动）交替发作。⑤房室交界区性逸搏心律等。

无症状者应做密切观察，不必治疗；有症状者应选择起搏器治疗。应用起搏器治疗后，病人仍有心动过速发作，则可同时应用抗心律失常的药物。

（二）期前收缩

期前收缩是指由于窦房结以外的异位起搏点过早发出冲动控制心脏收缩。期前收缩可将期前收缩分为房性、房室交界性、室性 3 类，其中以室性期前收缩最为常见。

1. 病因　生理性常见于健康人过度疲劳、情绪紧张、吸烟过多、饮酒等。病理性见于冠心病、风湿性心脏病、心肌炎等。药物、电解质紊乱也可引起各种类型的期前收缩。

2. 临床表现　偶发的期前收缩病人可有漏跳感。频发或连续出现期前收缩时可出现心悸、胸闷、憋气、乏力、心绞痛等症状。临床听诊心律失常，期前收缩的第一心音常增强，而第二心音相对减弱甚至消失。

3. 心电图检查

（1）房性期前收缩：① P 波提前发生，形态与窦性 P 波不同，P-R 间期大于 0.12 秒。② QRS 波群形态正常，如伴室内差异性传导 QRS 波可宽大畸形。③代偿间歇不完全。

（2）房室交界性期前收缩：①提前出现的 QRS-T 波群，形态基本相同。②逆行 P 波型可出现在 QRS 波群之前、之后或埋没于 QRS 波群之内。③代偿间歇多完全。

（3）室性期前收缩：①宽大畸形的 QRS 波群提前出现，时限超过 0.12 秒，其前无 P 波。② ST-T 与主波方向相反。③代偿间歇完全。

4. 治疗

（1）病因治疗：积极治疗原发病，解除诱因。

（2）无明显症状者：通常无须药物治疗，如有明显症状，不同类型的期前收缩可选用不同的药物。房性、交界性期前收缩可选用普罗帕酮、β受体阻滞药等药物。室性期前收缩

常选用 β 受体阻滞药、美西律、普罗帕酮、莫雷西嗪等。急性心肌梗死急性期伴发室性期前收缩可早期应用 β 受体阻滞药。

（三）阵发性心动过速

阵发性心动过速由 3 个或 3 个以上连续发生的期前收缩形成，是一种快速而规律的异位心律。分为房性、房室交界区性和室性心动过速。房性与房室交界区性阵发性心动过速在临床上统称为室上性心动过速，简称室上速。室性心动过速简称室速。

1. 病因

（1）室上性心动过速：可发生在无明显器质性心脏病的病人，也可见于风湿性心脏病、冠心病、甲状腺功能亢进症、洋地黄中毒等病人。

（2）室性心动过速：多见于各种器质性心脏病的病人，最常见于冠心病的急性心肌梗死病人，其他如心力衰竭、心脏瓣膜疾病、心肌病、电解质紊乱等，也有个别发生于无器质性心脏病者。

2. 临床表现

（1）室上性心动过速的临床特点为突然发作、突然终止，发作时病人可感心悸、头晕、胸闷、心绞痛，甚至发生心力衰竭、休克。可持续数秒、数小时甚至数日，症状轻重取决于发作时的心率及持续时间。听诊心室率可达每分钟 150 ～ 250 次，大多心律绝对规则，心尖部第一心音强度恒定。

（2）非持续性室速的病人通常无症状。持续性室速常伴明显血流动力学障碍，临床上可出现心绞痛、呼吸困难、少尿、低血压、晕厥、休克甚至猝死。听诊心率多在每分钟 140 ～ 220 次，心律轻度不规则，第一、二心音分裂，收缩期血压可随心搏变化而变化。

3. 心电图检查

（1）室上性心动过速：①心率每分钟 150 ～ 250 次，节律规则。② QRS 波形态及时限正常。③逆行 P 波常埋藏于 QRS 波群内或位于其终末部分。④起始突然，通常由一个期前收缩触发。

（2）室性心动过速：① 3 个或 3 个以上的室性期前收缩连续出现。② QRS 波形态畸形，时限大于 0.12 秒，有继发性 ST-T 段改变，其方向常与 QRS 波群主波方向相反。③心室率通常为每分钟 100 ～ 250 次，心律一般规则。④多数情况下房室分离。⑤常可见到心室夺获或室性融合波。⑥一般发作是突然开始。

4. 治疗

（1）室上性心动过速：①刺激迷走神经。②抗心律失常药物，首选维拉帕米。③升压药，如去氧肾上腺素、甲氧明、间羟胺等。④洋地黄类，如毛花苷 C 静脉注射。⑤对于药物治疗无效或不适于药物治疗者，可采用经食管心房起搏、经静脉心房或心室超速起搏及程序刺激。⑥以上方法无效可采用同步直流电复律术。预防发作可选用维拉帕米、普罗帕酮等药物。对于长期频繁发作，且症状较重者建议行导管射频消融术。

（2）室性心动过速：无器质性心脏病者发生非持续性短暂室速治疗同室性期前收缩；持续性室速发作应给予治疗。

终止室速的发作：首选利多卡因或普鲁卡因胺静脉注射后静脉持续滴注，首次剂量为 50 ～ 100mg，必要时 5 ～ 10 分钟后重复。发作控制后应继续用利多卡因静脉滴注可防复发，维持量每分钟 1 ～ 4mg。其他药物可选用普罗帕酮、胺碘酮等。如病人已发生低血压、休克、心绞痛、脑部血流灌注不足等危急表现时，应迅速施行同步直流电复律术。洋地黄中毒引起的室速，不宜用电复律，首选苯妥英钠静脉注射，并补充钾盐。

（四）扑动与颤动

当自发性异位搏动的频率超过心动过速的范围时，形成扑动或颤动。根据异位搏动起源的部位不同可分为心房扑动与颤动、心室扑动与颤动。心房颤动是仅次于期前收缩的常见心律失常，远较心房扑动多见。心室扑动与颤动是最危重的心律失常。

1. 病因　心房扑动与颤动的病因基本相同，绝大多数见于器质性心脏疾病人，最常见于风湿性心脏病二尖瓣狭窄、冠心病、心肌病及甲状腺功能亢进、洋地黄中毒。心室扑动与颤动常为器质性心脏病及其他疾病病人临终前发生的心律失常，临床多见于急性心肌梗死、心肌病、严重低血钾、洋地黄中毒及胺碘酮、奎尼丁中毒等。

2. 临床表现

（1）心房扑动与颤动：其临床症状取决于心室率的快慢，如心室率不快者可无任何症状。心室率快者则可有心悸、胸闷、头晕、乏力、心绞痛等症状。心房扑动者听诊时心律规则，亦不规则。心房颤动者体检第一心音强弱变化不定，心律绝对不规则，心室率快时有脉搏短绌发生。另外，心房颤动是心力衰竭的最常见诱因之一，还易引起心房内附壁血栓的形成，部分血栓脱落可引起体循环动脉栓塞，常见脑栓塞、肢体动脉栓塞、视网膜动脉栓塞等。

（2）心室扑动与颤动：其临床表现无差别。一旦发生，病人迅速出现意识丧失、抽搐，继之呼吸停顿甚至死亡。听诊心音消失、脉搏触不到、血压也无法测到。

3. 心电图检查

（1）心房扑动：① P 波消失，代之以每分钟 250 ～ 350 次的心房率、间隔均匀、形状相似的锯齿状 F 波，扑动波之间的等电位线消失。② F 波与 QRS 波群成某种固定的比例，最常见的比例为 2∶1 房室传导，有时比例关系不固定，则引起心室律不规则。③ QRS 波形态一般正常，伴有室内差异性传导或原有束传导阻滞者 QRS 波群可增宽、变形。

（2）心房颤动：① P 波消失，代之以每分钟 350 ～ 600 次小而不规则的基线波动，间隔不均匀，形态、振幅均变化不定的 F 波。② QRS 波群间隔绝对不规则，心室率通常在每分钟 100 ～ 160 次。③ QRS 波形态一般正常，伴有室内差异性传导或原有束支传导阻滞者 QRS 波群可增宽、变形。

（3）心室扑动：心电图为匀齐、大而规则的正弦波图形，其频率为每分钟 150 ～ 300 次、难以区分 QRS-T 波群。

（4）心室颤动：心电图为形态、频率及振幅极不规则的波动，其频率为每分钟 150 ～ 500 次，QRS 波群，ST 段及 T 波无法辨认。

4. 治疗

（1）心房扑动：应针对原发病进行治疗。转复心房扑动最有效的办法为同步直流电复律术。普罗帕酮、胺碘酮对转复及预防房扑复发有一定的疗效。钙通道阻滞药如维拉帕米对控制房扑心室率亦有效，但目前对单纯控制房扑的心室率仍首选洋地黄类制剂。部分病人可行导管消融术以求根治。

（2）心房颤动：除积极治疗原发病外，对阵发性心房颤动，如持续时间短、发作频繁、自觉症状不明显者无须特殊治疗；对发作时间长、频率高、发作时症状明显者，可给予洋地黄、维拉帕米、普罗帕酮、胺碘酮等药物治疗，如药物治疗无效可施行导管消融术，如失败可消融房室结 - 希氏束，同时置入起搏器。对持续心房颤动者，可应用洋地黄类药物控制心室率；如有复律适应证者，可采用奎尼丁或胺碘酮作药物复律，但最有效的复律手段仍为同步直流电复律术。慢性房颤者栓塞的发生率较高，如无禁忌应采用抗凝治疗。

（3）心室扑动及颤动：应争分夺秒进行抢救，尽快恢复有效心脏收缩，包括胸外心脏按压、人工呼吸、立即锁骨下静脉注入利多卡因 50 ～ 100mg 或其他复苏药物，如阿托品、肾上腺素。如心电图示颤动波高而大，频率快，应立即采用非同步直流电复律。

（五）房室传导阻滞

房室传导阻滞又称房室阻滞，是指房室交界区脱离了生理不应期后，冲动从心房传入心室过程中受到不同程度的阻滞，阻滞可发生在心房、房室结、希氏束、双束支等不同的部位。依据阻滞的严重程度又可分为三度，一、二度又称不完全性房室传导阻滞，三度则为完全性房室传导阻滞，此时全部冲动均不能被传导。

1. 病因　正常人在迷走神经张力增高时可出现不完全性房室传导阻滞，但临床上最常见的病因为器质性心脏病，如冠状动脉痉挛、急性心肌梗死、病毒性心肌炎、急性风湿热、心内膜炎、心肌病、先天性心血管病、原发性高血压等，其他病因如药物中毒（洋地黄）、电解质紊乱、心脏手术、甲状腺功能减退症等。

2. 临床表现

（1）一度房室传导阻滞病人除可有原发病症状外，通常无其他症状，听诊第一心音强度减弱。

（2）二度房室传导阻滞可分为Ⅰ型与Ⅱ型，Ⅰ型又称文氏阻滞，病人可有心悸与心搏脱漏感，听诊第一心音强度逐渐减弱并有心搏脱漏。Ⅱ型又称莫氏现象，病人可有头晕、乏力、心悸、胸闷等症状，有间歇性心搏脱漏，但第一心音强度恒定，该型易发展成完全性房室传导阻滞。

（3）三度房室传导阻滞临床症状取决于心室率的快慢与伴随病变，病人可出现疲惫、乏力、头晕、心绞痛及心力衰竭，如心室率过慢导致脑缺血，则可出现暂时性意识丧失，甚至抽搐，即阿 - 斯综合征。严重者可发生猝死。听诊第一心音强度不等，可闻及心房音，血压偏低。

3. 心电图检查

（1）一度房室传导阻滞：P-R 间期超过 0.20 秒，无 QRS 波群脱落。

（2）二度房室传导阻滞

①Ⅰ型：是常见的二度房室传导阻滞类型。表现为：a. P-R 间期进行性延长，直至 QRS 波群脱落。b. 相邻的 R-R 间期进行性缩短，直至 P 波后 QRS 波群脱落。c. 包含 QRS 波群脱落的 R-R 间期比 2 倍正常窦性 P-P 间期短。d. 最常见的房室传导比例为 3∶2 或 5∶4。

②Ⅱ型：a. 下传的搏动中，P-R 间期恒定不变，可正常也可延长。b. 有间歇性的 P 波与 QRS 波群脱落，常呈 2∶1 或 3∶2 传导。c. QRS 波群形态一般正常，也可有形态异常。

（3）三度房室传导阻滞：① P-P 间隔相等，R-R 间隔相等，P 波与 QRS 波群间无关。② P 波频率快于 QRS 波频率。③ QRS 波群形态取决于阻滞部位。如阻滞位于希氏束及其附近，心室率为每分钟 40 ～ 60 次，QRS 波群正常，心律亦较稳定；如位于室内传导系统的远端，心室率可在每分钟 40 次以下，QRS 波群增宽，心室率也常不稳定。

4. 治疗

（1）一度或二度Ⅰ型房室传导阻滞，心室率不太慢且无临床症状者，除必要的针对原发病进行治疗外，心律失常本身无须进行治疗。

（2）二度Ⅱ型或三度房室传导阻滞，心室率慢并影响血流动力学，应及时提高心室率以改善症状，防止发生阿－斯综合征。常用药物有：①阿托品，每次 0.5 ～ 2mg，静脉注射，适用于阻滞位于房室结的病人。②异丙肾上腺素，可用于任何部位的房室传导阻滞，但对急性心肌梗死病人要慎用，因其可能导致严重室性心律失常。③对心室率低于每分钟 40 次、症状严重者，特别是曾有阿－斯综合征发作者，应首选临时或埋藏式心脏起搏治疗。

（六）心律失常病人的护理

1. 休息与体位　嘱严重心律失常的病人卧床休息，以减少心肌耗氧量和对交感神经的刺激，当心律失常发作导致病人胸闷、心悸、头晕等不适时，采取高卧位、半卧位或其他舒适体位，尽量避免左侧卧位，因左侧卧位时病人常能感觉到心脏的搏动而使不适感加重。卧床期间加强生活护理，做好心理护理，保持情绪稳定。

2. 吸氧　伴有呼吸困难、发绀等缺氧表现时，给予氧气吸入。

3. 心电监护　严密监测心率、心律变化。发现频发（每分钟在 5 次以上）、多源性、成对的或呈 R-on-T 现象的室性期前收缩、二度Ⅱ型房室传导阻滞、三度房室传导阻滞、室性心动过速等，应立即报告医师，协助采取积极的处理措施。安放监护电极前注意清洁皮肤，电极放置部位应避开胸骨右缘及心前区，以免影响做心电图和紧急电复律；定期更换电极，观察有无局部皮肤发红、发痒等过敏反应，必要时给予抗过敏药物。

4. 做好抢救准备　建立静脉通道，备齐治疗心律失常的药物及其他抢救药品、除颤器、临时起搏器等。

5. 病情监测与处理　监测电解质及酸碱平衡状况，密切观察病人的意识状态、脉率、心率、呼吸、血压、皮肤黏膜状况等；一旦发生猝死的表现，如意识突然丧失、抽搐、大动脉搏动消失、呼吸停止、血压测不到等应立即进行抢救，如心脏按压、人工呼吸、电复律或安装临时起搏器等。

6. 用药护理　严格按医嘱给予抗心律失常药物，纠正因心律失常引起的心排血量减少，改善机体缺氧状况，提高活动耐力。口服药应按时按量服用，静脉注射药物（如普罗帕酮、维拉帕米）时速度应缓慢，静脉滴注速度严格按医嘱执行。必要时监测心电图，注意用药过程中及用药后病人的心率、心律、血压、脉搏、呼吸、意识，判断疗效和有无不良反应。

常见抗心律失常药物的不良反应举例如下：

（1）利多卡因：对于心力衰竭、肝肾功能不全、酸中毒和老年病人，半衰期明显延长，应减少剂量，否则可致中枢神经系统毒性反应和心血管系统不良反应。前者如嗜睡、眩晕、感觉异常、视物模糊，严重者可有谵妄、昏迷；后者有窦房结抑制、传导阻滞、低血压等。

（2）普罗帕酮：不良反应较小。可有胃肠道和神经系统反应，如恶心、呕吐及眩晕、口内金属味、眼闪光等。个别病人出现手指震颤、窦房结抑制、房室传导阻滞和低血压，亦可加重心力衰竭、支气管痉挛。

（3）普萘洛尔：低血压；心动过缓、心力衰竭等；可加重哮喘与慢性阻塞性肺部疾病；糖尿病病人可能引起低血糖、乏力。

（4）胺碘酮：肺纤维化是其最严重的不良反应，还可发生转氨酶升高、光过敏、角膜色素沉着，甲状腺功能亢进或减退，胃肠道反应如恶心、呕吐、排便习惯改变，心脏方面反应如心动过缓、房室传导阻滞或因 Q-T 间期过度延长而致尖端扭转型室速。

（5）维拉帕米：偶有肝毒性，增加地高辛血浓度，有负性肌力作用与延缓房室传导作用，可致低血压。

（6）腺苷：可有胸部压迫感、呼吸困难等不良反应，但持续时间通常短于 1 小时。

7. 制订活动计划　评估病人活动受限的原因、活动方式与活动量，与病人及家属共同制订活动计划，告诉病人限制最大活动量的指征。对无器质性心脏病的良性心律失常病人，鼓励其正常工作和生活，建立健康的生活方式，避免过度劳累。

## 四、心脏瓣膜疾病病人的护理

心脏瓣膜疾病是由于炎症、退行性改变、黏液样变性、先天性畸形、缺血性坏死、创伤等原因引起的单个或多个瓣膜结构（包括瓣叶、瓣环、腱索、乳头肌）的功能或结构异常，导致瓣口狭窄和（或）关闭不全。心室扩大和主、肺小动脉根部严重扩张也可产生相应房室瓣和半月瓣的相对性关闭不全。二尖瓣最常受累；其次为主动脉瓣。

风湿性心脏病（简称风心病）是风湿性炎症过程所致的瓣膜损害，主要累及 40 岁以下人群，女性多于男性。我国风心病的人群患病率已有所下降，但仍是我国最常见的心脏病之一；瓣膜黏液样变性和老年人的瓣膜钙化在我国呈日益增多趋势。

### （一）二尖瓣狭窄

二尖瓣狭窄是风湿性心脏病中最常见的。单纯二尖瓣狭窄约占风心病的 25%。正常成人二尖瓣口面积为 4 ～ 6cm$^2$。瓣口面积减至 2.0cm$^2$ 以下为轻度狭窄，瓣口面积小于 1.5cm$^2$ 为中度狭窄；小至 1cm$^2$ 时为重度狭窄。

1. 病因及发病机制

（1）病因

①风湿热：是最常见的病因。2/3 的感染者为女性，约半数病人无明显急性风湿热史，但大多有反复链球菌性扁桃体炎或咽炎史。病人在急性风湿热后，至少 2 年才能形成二尖瓣狭窄，多次发生风湿热出现狭窄较早。

②结缔组织病或先天性畸形：如系统性红斑狼疮心内膜炎，比较少见。

（2）发病机制：慢性二尖瓣狭窄可导致左心房扩大、左心房附壁血栓形成和肺血管床的闭塞性改变。本病的病理生理演变分 3 个阶段：①左心房代偿期，瓣口面积减至 2.0cm$^2$ 以下（轻度狭窄），左心房压升高，左心房代偿性扩大、肥厚以加强收缩。②左心房失代偿期，瓣口面积小于 1.5cm$^2$（中度狭窄）甚至小至 1.0cm$^2$ 时（重度狭窄），左心房扩张超过代偿极限，左心房压持续升高，导致肺静脉和肺毛细血管压被动性升高，肺循环淤血。③右心受累期，由于长期的肺静脉压升高，引起肺小动脉持续反应性收缩，最终导致肺小动脉硬化，肺血管阻力增高，肺动脉压力重度增高从而引起右心室肥大，三尖瓣和肺动脉瓣关闭不全直至右心衰竭的发生。

2. 临床表现

（1）症状：代偿期无症状或仅有轻微症状。失代偿期可有以下症状。

①呼吸困难：为最常见的早期症状。可随狭窄的加重出现劳力性呼吸困难、静息时呼吸困难、夜间阵发性呼吸困难、端坐呼吸甚至急性肺水肿。

②咳嗽：常见，尤其在冬季明显；病人在平卧时出现干咳。

③咯血：夜间阵发性呼吸困难或咳嗽后痰呈血性或血丝痰，重度二尖瓣狭窄大咯血可为首发症状。急性肺水肿时咳大量粉红色泡沫痰。

④其他：右心受累期可表现为食欲缺乏、恶心、腹胀、少尿、水肿等。

（2）体征：重度二尖瓣狭窄常有“二尖瓣面容”，双颧绀红。

①二尖瓣狭窄的心脏体征：听诊心尖部可闻及第一心音亢进和开瓣音，提示瓣膜弹性及活动度尚好；如第一心音减弱或开瓣音消失，提示瓣叶钙化僵硬；心尖部可闻及局限、不传导的低调的隆隆样舒张中晚期杂音，常可触及舒张期震颤。在舒张晚期，窦性心律时杂音较强，心房颤动时杂音较弱。

②肺动脉高压和右心室扩大的心脏体征：肺动脉高压在肺动脉瓣区可闻及第二心音亢进伴分裂。伴肺动脉扩张时可在胸骨左缘第 2 肋间闻及舒张早期吹风样杂音，称为 Graham Steel 杂音；右心室扩大可见心前区心尖搏动比较弥散，在三尖瓣区可闻及全收缩期吹风样杂音，吸气时加强。

（3）并发症

①心房颤动：为早期并发症，一般为病人就诊的首发症状。也可为首次呼吸困难发作的诱发因素及病人体力活动受限的开始。开始可为阵发性，此后可发展为慢性心房颤动，并成为诱发心力衰竭、栓塞、急性肺水肿的主要原因之一。

②栓塞：20% 的病人可发生体循环栓塞，以脑动脉栓塞最多见，其次可见于下肢动脉、肠系膜动脉、视网膜中央动脉等。心房颤动、左心房增大、栓塞史或心排血量明显降低为其危险因素。

③右心衰竭：为晚期常见并发症。临床表现为右心衰竭的症状和体征。

④肺部感染：较常见，为诱发心力衰竭的主要原因之一。

⑤急性肺水肿：为重度二尖瓣狭窄的严重并发症，如未及时抢救，往往导致死亡。

3. 辅助检查

（1）X 线检查：轻度二尖瓣狭窄时，X 线表现可正常。中、重度狭窄时，左心房肥大，肺动脉段突出，心影呈梨形（二尖瓣型），有肺淤血、间质性肺水肿征象，晚期右心室肥大。

（2）心电图：重度二尖瓣狭窄可有“二尖瓣型 P 波”，QRS 波群示电轴右偏和右心室肥大。可有各类心律失常，以心房颤动最为常见。

（3）超声心动图：为明确和量化诊断二尖瓣狭窄的最可靠方法。

4. 治疗

（1）一般治疗：包括预防风湿热复发；呼吸困难者减少体力活动、限制钠盐摄入、口服利尿药、避免和控制急性感染、贫血等诱发急性肺水肿的因素；定期复查。

（2）并发症的处理

①大咯血：病人取坐位，应用镇静药、止血药及利尿药。

②急性肺水肿：处理与急性左心衰竭所致肺水肿基本相同。区别在于须避免使用以扩张小动脉、减轻心脏后负荷为主的血管扩张药；并只在心房颤动伴快速心室率时应用正性肌力药。

③心房颤动：治疗以控制心室率、争取恢复和保持窦性心律、预防血栓栓塞为目的。临床治疗一般急性发作应用药物及电复律，慢性者应用介入或手术治疗狭窄。

④右心衰竭：限制钠盐摄入，可应用利尿药和地高辛。

（3）介入和手术治疗：为本病治疗的有效方法，但在二尖瓣口面积小于1.5cm$^2$并伴有症状时应用，包括经皮球囊二尖瓣成形术、闭式分离术、直视分离术、人工瓣膜置换术。

（二）二尖瓣关闭不全

二尖瓣关闭不全常与二尖瓣狭窄同时存在，也可单独存在。

1. 病因及发病机制

（1）病因：二尖瓣装置和左心室结构任何部分的异常均可导致二尖瓣关闭不全。

①瓣叶病变：风湿性损害引起瓣膜增厚、僵硬、缩短和连接处融合，使心室收缩时两瓣叶不能紧密闭合；二尖瓣脱垂影响二尖瓣关闭；感染性心内膜炎引起瓣叶破坏；肥厚型心肌病收缩期瓣叶运动导致二尖瓣关闭不全等。

②瓣环扩大：任何原因引起的左心室扩大均可导致二尖瓣关闭不全。

③腱索病变：先天性腱索过长或获得性腱索断裂缩短及融合。

④乳头肌病变：冠状动脉供血不足可引起乳头肌功能失调，急性心肌梗死可发生乳头肌坏死，均可引起二尖瓣不同程度的关闭不全。

⑤左心衰竭：左心增大导致二尖瓣相对关闭不全。

（2）发病机制：当左心室收缩时，由于二尖瓣关闭不全，左心室部分血液反流入左心房，左心房的容量负荷增加，左心房扩大。当不伴二尖瓣狭窄时，心室舒张期左心房仍可将过多的血液送至左心室，久之导致左心室扩大、肥厚。扩大的左心房和左心室在一段时间内尚能够适应容量负荷增加，使左心房压和左心室舒张末期压力不致明显上升，故不出现肺淤血。但长期持续的严重过度负荷，终致左心室心肌功能衰竭，左心室舒张末期压力和左心房压明显升高，肺淤血出现，最终导致肺动脉高压和右心衰竭发生。故单纯二尖瓣关闭不全发生心力衰竭较迟，但一旦发生，病情发展迅速。

2. 临床表现

（1）症状：轻度二尖瓣关闭不全仅有较轻的劳力性呼吸困难，严重反流时有心排血量减少，首先出现的突出症状是疲乏无力，呼吸困难出现较晚。

（2）体征：心尖搏动向左下移位，心脏向左下扩大。心尖部第一心音减弱，全收缩期粗糙的高调吹风样杂音，向左腋下、左肩胛下区传导。

（3）并发症：与二尖瓣狭窄相似，但感染性心内膜炎发生率较二尖瓣狭窄高，而体循环栓塞较二尖瓣狭窄少见。

3. 辅助检查

（1）X线检查：慢性重度反流常见左心房、左心室增大，左心室衰竭时可见肺淤血和间质性肺水肿征。

（2）心电图：主要为左心房增大，部分有左心室肥大及非特异性ST-T段改变，心房颤动常见。

（3）超声心动图：脉冲式多普勒超声和彩色多普勒血流显像可在左心房内探及明显收缩期高速射流，诊断二尖瓣关闭不全的敏感性几乎达100%。

（4）放射性核素心室造影：通过左心室与右心室心搏量之比值评估反流程度，该比值＞2.5提示严重反流。

（5）左心室造影：通过观察收缩期造影剂反流入左心房的量，为半定量反流程度的“金标准”。

4. 治疗

（1）一般治疗：包括预防感染性心内膜炎及风湿热复发；定期随访。

（2）并发症的处理

①心房颤动：治疗基本同二尖瓣狭窄，有体循环栓塞史或超声检查可见左心房血栓者应长期抗凝治疗。

②心力衰竭：限制钠盐摄入，可应用利尿药、血管紧张素转化酶抑制药、β受体阻滞药和地高辛。

③手术治疗：包括瓣膜修补术和人工瓣膜置换术。

（三）主动脉瓣狭窄

正常成人主动脉瓣口面积大于3.0cm²，当瓣口面积减小一半时，临床可以代偿，当面积小于1.0cm²时临床出现相应症状。

1. 病因与发病机制

（1）病因

①风湿性心脏病：风湿炎症导致瓣膜交界处粘连融合，瓣叶纤维化、钙化、僵硬和挛缩畸形，使其开放受限，引起狭窄。主动脉瓣狭窄大多合并关闭不全或二尖瓣病变。

②先天性畸形：先天性二叶瓣畸形为成人孤立性主动脉瓣狭窄的常见病因。

③退行性老年钙化性主动脉狭窄：为65岁以上老年人单纯性主动脉狭窄的常见病。

（2）发病机制：正常成人主动脉瓣口面积均在3.0cm²以上，当瓣口面积减小一半时，临床可以代偿，收缩期仍无明显跨瓣压差；当面积小于1.0cm²时，左心室收缩压明显升高；跨瓣压差显著。主动脉瓣口狭窄使左心室射血受阻，后负荷增加，因而左心室进行性向心性肥大，最终由于室壁应力增高、心肌缺血和纤维化等导致左心衰竭。左心室射血受阻，左心室排出量减少，使脑动脉、冠状动脉供血减少，临床出现相应症状。

2. 临床表现

（1）症状：出现较晚。呼吸困难、心绞痛和晕厥为典型的主动脉狭窄三联征。

①呼吸困难：劳力性呼吸困难为90%的有症状病人的首发症状，进而可发生夜间阵发性呼吸困难、端坐呼吸和急性肺水肿。

②心绞痛：见于60%的有症状病人。常由体力活动诱发，休息后缓解，主要由心肌缺血引起。

③晕厥：见于30%的有症状病人，多发生于直立、运动中或运动后即刻，少数在休息时发生，由于脑缺血引起。

（2）体征：心尖搏动相对局限、持续有力，在胸骨左缘第2或第3肋间可闻及响亮的、吹风样、粗糙的收缩期杂音，向颈部、胸骨左下缘和心尖区传导常伴震颤。第一心音正常，第二心音减弱。动脉脉搏上升缓慢、细小而持续（细迟脉）。在晚期，收缩压和脉压均下降。

（3）并发症

①心律失常：约 10% 的病人可发生心房颤动，致左心房内压急剧升高和心排血量明显减少时可出现严重低血压、晕厥或急性肺水肿；主动脉瓣钙化侵及传导系统可致房室传导阻滞。

②心脏性猝死：一般发生于曾有症状者。

③其他：体循环栓塞、心力衰竭、胃肠道出血（退行性老年钙化者）均较少见。

3. 辅助检查

（1）X 线检查：可见左心房、左心室轻度增大，升主动脉根部常见狭窄后扩张，在侧位透视下可见主动脉瓣钙化灶，左心衰竭时可有肺淤血征象。

（2）心电图：重度狭窄者有左心室肥大伴继发性 ST-T 段改变。可有心房颤动、传导阻滞和室性心律失常。

（3）超声心动图：是确定诊断和判定狭窄程度的重要方法。

（4）心导管检查：可直接测出左心室与主动脉之间的明显跨瓣压差，以此来判定狭窄程度。

4. 治疗原则

（1）内科治疗：主要目的是观察狭窄进展情况，为有手术指征的病人选择合理的手术时间，包括预防感染性心内膜炎及风湿热复发；预防心房颤动、心绞痛发作和心力衰竭的发生。

（2）手术治疗：人工瓣膜置换术为治疗成人主动脉瓣狭窄的主要方法，重度狭窄伴心绞痛、晕厥或心力衰竭为手术的主要指征。儿童和青少年可在直视下行瓣膜交界处分离术。

（四）主动脉瓣关闭不全

1. 病因与发病机制

（1）病因

①风湿性心脏病：约占 2/3，常合并二尖瓣损伤。

②感染性心内膜炎：赘生物致瓣叶破坏或穿孔，为单纯性主动脉瓣关闭不全的最常见病因。

③创伤：心胸部钝挫伤伤至主动脉根部，造成瓣叶破损或急性脱垂。

④主动脉夹层：夹层血肿致使主动脉瓣环扩大。

⑤主动脉黏液样变：致使瓣叶舒张期脱垂进入左心室。

（2）发病机制：风湿性炎性病变使瓣膜纤维化、增厚、缩短、变形，影响舒张期瓣叶边缘对合，可造成主动脉瓣关闭不全。由于主动脉瓣关闭不全，主动脉内血液在舒张期反流入左心室，因左心室同时接纳左心房的充盈血流，致使其代偿反应是左心室舒张末容量增加，左心室扩张、离心性肥厚，久之心室收缩功能降低，发生左心衰竭。另由于舒张期血液反流回左心室，可引起外周动脉供血不足，导致主要脏器如脑、冠状动脉等灌注不足而出现相应的临床表现。

2. 临床表现

（1）症状：慢性早期可无症状，或仅有心悸、心前区不适、头部动脉强烈搏动感等。

病变严重时可出现左心衰竭的表现。常有体位性头晕，心绞痛较主动脉瓣狭窄时少见，晕厥罕见。急性重者可出现急性左心衰竭和严重低血压。

（2）体征：急性者常表现心动过速，第一心音减弱，第三心音常见；慢性者为心尖搏动向左下移位，呈抬举性搏动。胸骨左缘第3、4肋间可闻及舒张期高调叹气样递减型杂音，向心尖部传导，坐位前倾、深呼气时易听到。重度反流者，常在心尖区听到全舒张中晚期隆隆样杂音（Austin-Flint杂音），严重的主动脉反流使左心室舒张压快速升高，导致二尖瓣已处于半关闭状态。收缩压升高，舒张压降低，脉压增大。外周血管征常见，包括点头征、水冲脉、毛细血管搏动征、股动脉枪击音等。

（3）并发症：左心衰竭为其主要并发症，感染性心内膜炎也较常见，可发生室性心律失常，但心脏性猝死少见。

3. 辅助检查

（1）X线检查：急性者可见肺淤血或肺水肿征；慢性者可见心脏外形呈靴形（主动脉型），主动脉弓突出，搏动明显。左心衰竭时有肺淤血征象。

（2）心电图：急性者常见窦性心动过速和非特异性ST-T段改变。慢性者常见左心室肥大伴劳损。

（3）超声心动图：M型示舒张期二尖瓣前叶或室间隔纤细扑动，是主动脉关闭不全的可靠诊断征象；二维超声可示主动脉根部及瓣膜的形态的改变；脉冲多普勒和彩色多普勒血流显像在主动脉瓣的心室侧可探及全舒张期反流束，此为最敏感的确定主动脉瓣反流的方法。

（4）放射性核素：心室造影可测定左心室收缩、舒张末容量和静息、运动射血分数，判断左心室功能，估测反流程度。

（5）主动脉造影：当无创技术不能确定反流程度，并考虑外科治疗时，可行选择性主动脉造影。

4. 治疗

（1）一般治疗：预防风湿热复发，定期随访。

（2）手术治疗：人工瓣膜置换术为严重主动脉关闭不全的主要治疗方法，应在不可逆的左心室功能不全发生之前进行。

（五）心脏瓣膜疾病病人的护理措施

1. 病情观察　发热病人每4小时测量体温1次，注意热型，以协助诊断；观察有无风湿活动的表现，如皮肤环形红斑、皮下结节、关节红肿及疼痛不适等；监测其他生命体征，评估病人有无呼吸困难、乏力、食欲缺乏、尿少等症状，检查有无肺部湿啰音、肝大、下肢水肿等心力衰竭体征。

2. 饮食与休息　给予高热量、高蛋白、高维生素易消化饮食，以促进机体恢复；急性期及左心房内有巨大附壁血栓者应绝对卧床休息，限制活动量，协助生活护理，以减少机体消耗及防止血栓脱落造成其他部位栓塞。病情允许时应鼓励并协助病人翻身、活动下肢、按摩及用温水泡足或下床活动，防止下肢深静脉血栓形成，待病情好转后再逐渐增加活动量。避免劳累和情绪激动，以免诱发心力衰竭。

3. 用药护理　遵医嘱给予抗生素、抗风湿、抗心律失常及抗血小板聚集的药物，注意观察各种药物的疗效和不良反应，如阿司匹林可导致胃肠道反应、柏油样便、牙龈出血等。体温超过 38.5℃予物理降温，半小时后测量体温并记录降温效果。

4. 降温及基础护理　体温超过 38.5℃予以物理降温，半小时后测量体温并记录降温效果，出汗多的病人应及时擦干汗液，勤换衣裤，保持被褥干燥，防止受凉。做好口腔护理，保持口腔清洁。

5. 栓塞的观察与处理　密切观察有无栓塞征象，一旦发生，立即报告医师，给予溶栓、抗凝治疗，配合抢救。

6. 告知病人及家属　在病人施行拔牙、内镜检查、导尿术、分娩、人工流产等手术前，告知医师是否有风心病史，以便预防性使用抗生素。劝告扁桃体反复发炎者在风湿活动控制后 2 ～ 4 个月手术摘除扁桃体。有手术适应证者劝导其尽早择期手术，以免失去最佳手术时机。

## 五、冠状动脉粥样硬化性心脏病

冠状动脉粥样硬化性心脏病（简称冠心病）是指冠状动脉粥样硬化，使血管管腔狭窄、阻塞和（或）因冠状动脉痉挛导致心肌缺血缺氧，甚至坏死而引起的心脏病，亦称缺血性心脏病。本病多发生在 40 岁以后，男性多于女性，脑力劳动者较多。

1. 病因及发病机制　本病是多病因的疾病，即多种因素作用于不同环节所致。这些因素称为危险因素或易患因素。

（1）血脂异常：目前认为脂质代谢异常是冠状动脉粥样硬化最重要的危险因素。总胆固醇（TC）、三酰甘油（TG）、低密度脂蛋白（LDL）或极低密度脂蛋白（VLDL）增高；高密度脂蛋白尤其是它的亚组分Ⅱ（HDL Ⅱ）减低，载脂蛋白 A 降低和载脂蛋白 B 增高都被认为是危险因素。新近研究认为，脂蛋白（a）增高是独立的危险因素。

（2）高血压：收缩压和舒张压增高都与本病关系密切。

（3）吸烟：吸烟可造成动脉壁氧含量不足，促进冠状动脉粥样硬化的形成，吸烟者与不吸烟者比较，本病的发病率和病死率增高 2 ～ 6 倍。

（4）糖尿病和糖耐量异常：糖尿病病人中本病发病率比非糖尿病病人高 2 倍。本病病人常见糖耐量减低。

（5）其他：①肥胖（体重超出标准体重 20% 以上）。②缺少体力活动，工作紧张压力大的脑力工作者。③高热量、高胆固醇、高糖和盐食物者。④ A 型性格者，性格急躁、好胜心强、经常强迫自己完成工作或任务，不顾休息、不注意劳逸结合者。⑤年龄在 40 岁以上男性或女性绝经期后。⑥家族遗传等。

2. 临床分型　根据冠状动脉病变的部位、范围及病变严重程度、心肌缺血程度，1979 年 WHO 将本病分为以下 5 种类型。

（1）无症状性心肌缺血：也称隐匿型冠心病。病人无自觉症状，而静息或负荷试验时心电图有心肌缺血性表现（ST 段压低、T 波低平或倒置），或心肌灌注不足的核素心肌显像表现。

（2）心绞痛：有发作性胸骨后疼痛，为一过性心肌供血不足引起，心肌可无组织形态改变或有纤维化改变。

（3）心肌梗死：由于冠状动脉闭塞以致心肌急性缺血坏死，症状严重，常伴有心力衰竭、心律失常、心源性休克等严重并发症。

（4）缺血性心肌病：临床表现与原发性扩张型心肌病类似，表现为心脏增大、心力衰竭和心律失常。为长期心肌缺血导致心肌纤维化所致。

（5）猝死：因原发性心脏骤停而猝然死亡，多为缺血心肌局部发生电生理紊乱引起严重室性心律失常所致。

急性冠状动脉综合征包括不稳定型心绞痛、非 ST 段抬高型心肌梗死及 ST 段抬高型心肌梗死。

（一）心绞痛

心绞痛是在冠状动脉狭窄的基础上，由于心肌急剧的、暂时的缺血与缺氧所引起的，以发作性胸痛或胸部不适为主要表现的临床综合征。病人多在 40 岁以上，男性多于女性。情绪激动、劳累、饱餐、受凉等为发作诱因。

1. 病因及发病机制　当冠状动脉病变导致管腔狭窄或扩张性减弱时，限制了血流量的增加，但心肌的供血量尚相对较稳定，不发生心绞痛。一旦心脏负荷突然增加，如体力活动、情绪激动、冠状动脉痉挛及发生左心衰竭，使心肌张力增加、心肌收缩力加强、心率增快，从而使心肌氧耗量增加，心肌对血液的需求量增加，而此时冠状动脉血流量不能相应增加来满足心肌代谢的需要，引起心肌急剧的、暂时的缺血缺氧，心绞痛发作。

产生痛觉的原因可能是在缺血缺氧的情况下，心肌内积聚过多的代谢产物如乳酸、丙酮酸等酸性物质或类似激肽的多肽类物质，刺激心脏内自主神经传入神经纤维末梢，经 $T_1 \sim T_5$ 交感神经节和相应脊髓段，传至大脑而产生痛觉。

2. 临床表现

（1）症状：以发作性胸痛为主要临床表现，疼痛的特点如下。

①诱因：常因体力劳动或情绪激动而诱发，也可在饱餐、寒冷、吸烟、心动过速时发病。疼痛发生在体力劳动或激动的当时。典型的心绞痛常常在诱发条件相似的情况下发生。

②性质：常为压迫、紧缩或发闷感，也可有烧灼感，但不是锐痛或刺痛，偶伴濒死恐惧感。发作时，病人常不自觉地停止原来的活动，直至症状缓解。

③部位：主要位于胸骨体上段或中段之后，可波及心前区，有手掌大小范围，界限不很清楚。常放射至左肩、左臂内侧达环指和小指，或至咽、颈、背、下颌部等。

④持续时间和缓解方式：疼痛持续 3 ～ 5 分钟，很少超过 15 分钟，休息或舌下含服硝酸甘油缓解。

（2）体征：平时一般无异常体征。心绞痛发作时常表现血压升高、心率增快，面色苍白、表情焦虑、皮肤冷或出汗，有时心尖部可出现第四心音、暂时性收缩期杂音。

（3）临床分型

①稳定型：是指心绞痛发作常由于体力活动或其他增加心肌需氧量的因素诱发，在 1 ～ 3 个月内发作的次数、持续时间、疼痛程度、缓解方式大致相同。

②不稳定型：目前临床上将稳定型劳力性心绞痛以外的缺血性胸痛统称为不稳定型心绞痛。

（4）严重度分级：根据加拿大心血管学会将心绞痛分为 4 级：

①Ⅰ级：一般体力活动不受限制，仅在强体力、长时间劳力时发生心绞痛。

②Ⅱ级：一般体力活动轻度受限，快步走、登楼梯、饱餐后、寒冷、精神应激发生心绞痛。

③Ⅲ级：一般体力活动明显受限，步行一段路或登楼梯一层即可发生心绞痛。

④Ⅳ级：一切体力活动均能引起不适，静息时也可发生心绞痛。

3. 辅助检查

（1）心电图检查：静息心电图约有半数病人为正常，也可能有陈旧性心肌梗死的改变。亦可出现非特异性 ST 段和 T 波异常。心绞痛发作时常可出现暂时性心肌缺血性的 ST 段压低，有时出现 T 波倒置，偶见 ST 段抬高。运动负荷试验、24 小时动态心电图检查及心电图连续监测可明显提高缺血性心电图的检出率，目前已作为常规的检查项目。

（2）冠状动脉造影：选择性冠状动脉造影可使左、右冠状动脉及其主要分支得到清楚的显影，发现各支动脉狭窄性病变的部位并估计其程度。一般认为，管腔直径减少 70% ～ 75% 会严重影响冠状动脉血供，50% ～ 70% 也具有一定临床意义。本检查具有确诊价值，并对选择治疗方案及判断预后极为重要。目前已成为确诊冠心病的主要检查手段。

（3）放射性核素检查：放射性铊心肌显像所示灌注缺损提示心肌血流供血不足或消失区域，对心肌缺血诊断极有价值。如同时兼做运动负荷试验，则能大大提高诊断的阳性率；放射性核素锝 -99m 心腔内血池显影，可测定左心室射血分数，显示室壁局部运动障碍；正电子发射断层心肌显像除可判断心肌的血流灌注情况外，还可了解心肌的代谢情况，并可通过对心肌血流灌注于代谢显像的匹配分析准确评估心肌的活力。

4. 治疗　心绞痛治疗应达到两个目标，即缓解急性发作和预防再发作，从而降低不稳定型心绞痛和心肌梗死的发生。

（1）发作时的治疗

①休息：发作时应立即休息。一般病人在停止活动后症状即可缓解。

②较严重的发作，须选用作用快、疗效高的硝酸酯制剂。这类药物可扩张冠状动脉，增加冠状动脉的循环血量；还可通过扩张周围血管，减少静脉回心血量，降低心室内容量及心室腔内压力，降低心排血量和血压，从而减轻心脏前、后负荷和心肌氧耗量，缓解心绞痛。常用药物有：a. 硝酸甘油片，0.3 ～ 0.6mg，舌下含服，1 ～ 2 分钟起效，作用持续 30 分钟左右。研究证明对 90% 以上病人有效。长期反复应用可产生耐药性而使药效降低，停用 10 小时以上，又可恢复有效。b. 硝酸异山梨酯，每次剂量 5 ～ 10mg，舌下含服，2 ～ 5 分钟见效，作用维持 2 ～ 3 小时，也可应用喷雾吸入剂。

③烦躁不安、疼痛剧烈者可用镇静药或考虑肌内注射吗啡 5 ～ 10mg。

（2）缓解期的治疗

①一般治疗：应尽量避免如过度劳累、情绪紧张激动、暴饮暴食、大量吸烟饮酒等诱发或加重冠心病的危险因素，高血压、高脂血症、糖尿病等应积极治疗，控制病情进展。

②药物治疗：使用作用持久的抗心绞痛药物，可单独选用、交替应用或联合应用。

a. 硝酸酯制剂：硝酸异山梨酯口服，每次 5 ～ 10mg，每日 3 次，服后半小时起效，持续 3 ～ 5 小时；缓释制剂药效可维持 12 小时，可用每次 20mg，每日 2 次；5- 单硝酸异山梨酯口服，每次 20 ～ 40mg，每日 2 次；长效硝酸甘油制剂，如 2% 硝酸甘油油膏或橡皮膏贴片涂或贴在胸前、上臂皮肤缓慢吸收，适用于预防夜间心绞痛发作。

b. β 受体阻滞药：抗心绞痛作用主要是通过阻断拟交感胺类对心率和心肌收缩力受体的刺激作用，减慢心率、降低血压、降低心肌收缩力，减少心肌氧耗量。目前临床常用口服药物有：美托洛尔，每次 25 ～ 50mg，每日 2 次，缓释片，每次 100 ～ 200mg，每日 1 次；阿替洛尔，每次 12.5 ～ 25mg，每日 1 次；比索洛尔，每次 2.5 ～ 5mg，每日 1 次；卡维地洛，每次 25mg，每日 2 次。本药与硝酸酯类药物有协同作用，易引起低血压，开始剂量应偏小；支气管哮喘、低血压及心动过缓的病人禁用；应逐渐减量停药，以免诱发心肌梗死。

c. 钙通道阻滞药：能抑制钙离子流入细胞内，从而抑制心肌收缩，减少心肌氧耗；扩张冠状动脉，解除冠状动脉痉挛，改善心内膜下心肌的供血；扩张周围血管，降低动脉压，减轻心脏负荷；降低血液黏稠度，抗血小板聚集，改善心肌的微循环。适用于同时患有高血压的病人。常用药物有：维拉帕米，每次 40 ～ 80mg，每日 3 次；地尔硫䓬，每次 30 ～ 60mg，每日 3 次；硝苯地平，每次 20 ～ 40mg，每日 2 次。停用本药时宜逐渐减量直至停服，以免发生冠状动脉痉挛。

d. 抑制血小板聚集药物：防止血栓形成。常用药物有：阿司匹林，每次 75 ～ 100mg，每日 1 次；双嘧达莫，每次 25 ～ 50mg，每日 3 次。

e. 中药治疗：以“活血化瘀”和“祛痰通络”法常用，并可配合针灸、按摩。

③介入及外科手术治疗：冠状动脉介入治疗对符合适应证的心绞痛病人可行经皮冠状动脉腔内成形术；外科治疗适用于病情严重，药物治疗效果不佳，经冠状动脉造影后显示不适合介入治疗，应及时做冠状动脉旁路移植术，简称冠脉搭桥术。

④其他治疗：高压氧、体外反搏、运动疗法等对增加冠状动脉血流量及氧含量，促进侧支循环的发展，提高对缺氧的耐受力具有一定作用。

5. 护理措施

（1）活动与休息：心绞痛发作时立即停止活动，卧床休息，协助病人采取舒适的体位。不稳定型心绞痛应卧床休息 1 ～ 3 天，保证睡眠。

（2）饮食护理：应进食低热量、低脂、低胆固醇、低盐、高纤维素易消化饮食，戒烟酒及辛辣食物，避免进食过快过饱，防止便秘。

（3）心理护理：解除病人紧张不安情绪；病人疼痛缓解后，与其一起讨论引起心绞痛发作的诱因，总结缓解的方法，要减少或避免诱因，如避免过度劳累、情绪过分激动或悲伤、寒冷刺激；保持情绪稳定，心情愉快，改变急躁易怒、争强好胜的性格等。

（4）给氧：呼吸困难、发绀者给予吸入氧气，维持血氧浓度达到 90% 以上。

（5）用药护理：①发作时给予硝酸甘油或硝酸异山梨酯 5 ～ 10mg 舌下含服，若服药后 3 ～ 5 分钟仍不缓解，可再服 1 次。②对于心绞痛发作频繁或含服硝酸甘油效果差的病人，遵医嘱静脉滴注硝酸甘油。③烦躁不安、疼痛剧烈者可遵医嘱肌内注射吗啡 5 ～ 10mg。④监测血压及心率的变化，注意滴速的调节，并嘱病人及家属切不可擅自调节滴数而引起低血压。⑤部分病人用药后可出现面部潮红、头胀痛、头晕、心动过速，应告知病人是由于药物扩张血管所致，以解除其顾虑，第一次用药嘱病人平卧一段时间。⑥青光眼、低血压病人忌用。

（6）疼痛的观察：评估疼痛的部位、性质、程度、持续时间，严密观察血压、心电变化和有无面色苍白、大汗、恶心、呕吐等。嘱病人疼痛发作或加重时立即告知护士和医师。

（7）病情的观察与处理：观察病人在活动中有无呼吸困难、胸痛、脉搏过快等反应，一旦出现上述症状，应立即停止活动，并给予积极的处理，如含服硝酸甘油、吸氧。必要时床边 24 小时心电监测，定期复查心电图、血糖、血脂，积极控制和治疗高血压、糖尿病、高脂血症。

（8）其他：嘱病人如疼痛比以往频繁、程度加重、服用硝酸甘油不易缓解，伴出冷汗等，应即刻由家属护送到医院就诊，警惕心肌梗死的发生。

（二）急性心肌梗死

急性心肌梗死是指在冠状动脉病变的基础上，因冠状动脉供血急剧减少或中断，使相应的心肌严重而持久地缺血导致心肌坏死。临床上表现为持久的胸骨后剧烈疼痛、白细胞计数和血清坏死标志物增高、心电图进行性改变，部分病人可有发热；同时还可发生心律失常、休克或心力衰竭，属冠心病的严重类型。

1. *病因与发病机制*　基本病因是冠状动脉粥样硬化。当病人的一支或多支冠状动脉管腔狭窄超过 75%，一旦狭窄部血管粥样斑块增大、破溃、出血，局部血栓形成、栓塞或出现血管持续痉挛，使管腔完全闭塞，而侧支循环未完全建立；心肌严重而持久地急性缺血达 1 小时以上，即可发生心肌梗死。诱因包括：①交感神经活动增加，肌体应激反应性增强，使血压、心率增高，冠状动脉张力增高。②休克、脱水、大量出血、外科手术或严重心律失常导致心排血量下降，冠状动脉血流量锐减。③饱餐特别是进食高脂肪餐后血脂增高，血液黏稠度增高。④重体力活动、情绪过分激动或血压剧升等使心肌耗氧量剧增。梗死部位的心肌在冠状动脉闭塞后 20 ～ 30 分钟即有坏死，1 ～ 2 小时大部分心肌呈凝固性坏死，一般需要经过 6 小时才出现明显的组织学改变。心肌梗死的瘢痕愈合需 6 ～ 8 周，即成为陈旧性心肌梗死。

2. *临床表现*　与心肌梗死部位、面积的大小、侧支循环情况密切相关。

（1）先兆症状：有 50% ～ 81.2% 的病人在起病前数日有乏力、胸部不适、活动时心悸、气急、烦躁、心绞痛等前驱症状。特别是新发生心绞痛及原有心绞痛加重较为突出，表现为发作较以往频繁，程度较前剧烈，持续时间较久，硝酸甘油疗效较差，诱发因素不明显。心电图呈现明显缺血性改变即不稳定型心绞痛的表现。及时住院处理，可使部分病人避免发生心肌梗死。

（2）典型症状

①疼痛：为最早出现的最突出的症状。多发生于清晨安静时，诱因多不明显，疼痛性质和部位与心绞痛相似，但程度较重，常呈难以忍受的压榨、窒息或烧灼样，伴有大汗、烦躁不安、恐惧及濒死感，持续时间可长达数小时或数天，口服硝酸甘油不缓解。部分病人疼痛可向上腹部、下颌、颈部、背部放射而被误诊。少数急性心肌梗死病人可无疼痛，一开始即表现为休克或急性心力衰竭。

②全身症状：疼痛后 24 ～ 48 小时可出现发热，体温升高至 38℃左右，可持续 3 ～ 7 天。伴心动过速、白细胞增高、红细胞沉降率增快。因坏死物被吸收所引起。

③胃肠道症状：疼痛剧烈时常伴恶心、呕吐、上腹胀痛和肠胀气，重者可发生呃逆。与坏死心肌刺激迷走神经及心排血量下降组织器官血液灌注不足有关。

④心律失常：见于 75% ～ 95% 的病人，多发生在起病 1 ～ 2 天，尤以 24 小时内最多见。各种心律失常中以室性心律失常最多，尤其是室性期前收缩。频发的、成对出现的、多源性或呈 R-on-T 现象的室性期前收缩及短阵室性心动过速常为心室颤动的先兆。心室颤动是心肌梗死病人 24 小时内死亡的主要原因。下壁梗死易发生房室传导阻滞。

⑤低血压和休克：疼痛中常见血压下降不一定是休克，而是低血压。但疼痛缓解而病人

收缩压仍低于 80mmHg 并伴有面色苍白、皮肤湿冷、脉细而快、大汗淋漓、烦躁不安、尿量减少、反应迟钝，甚至晕厥，则为心源性休克，为心肌大面积坏死，心肌收缩无力，心排血量骤减所致。休克多在起病后数小时至 1 周内发生，发生率约为 20%。

⑥心力衰竭：主要为急性左心衰竭，可在起病初几天内或在梗死演变期出现，为梗死后心肌收缩力显著减弱或不协调所致。其发生率为 32% ～ 48%。病人表现为呼吸困难、咳嗽、烦躁、发绀等，重者出现肺水肿，随后可发生颈静脉怒张、肝大、水肿等右心衰竭体征。右心室心肌梗死者可一开始即出现右心衰竭表现，并伴血压下降。

（3）体征

①心脏体征：心脏浊音界可正常或轻中度增大；心率多增快，也可减慢；心尖部第一心音减弱，可闻及第四心音奔马律；部分病人在心尖部可闻及粗糙的收缩期杂音或喀喇音，为二尖瓣乳头肌功能失调或断裂所致；10% ～ 20% 的病人在起病 2 ～ 3 天出现心包摩擦音，为反应性纤维性心包炎所致。

②血压：除急性心肌梗死早期血压可一过性增高外，几乎所有病人都有明显的血压降低。原有高血压的病人，血压可降至正常以下。

③其他：当伴有心律失常、休克或心力衰竭时可出现相应的体征。

④并发症

a. 乳头肌功能失调或断裂：二尖瓣乳头肌因缺血、坏死等使收缩功能发生障碍，造成二尖瓣脱垂及关闭不全。轻者可以恢复，重者可严重损害左心功能而发生急性肺水肿在数日内死亡。

b. 心室壁瘤：主要见于左心室，较大的室壁瘤体检时可有左侧心界扩大，心脏搏动较广泛。X 线透视、超声心动图、左心室造影可见心室局部搏动减弱或有反常搏动，心电图示 ST 段持续抬高。室壁瘤可导致左心衰竭、心律失常、栓塞等。

c. 栓塞：见于起病后 1 ～ 2 周，如为左心室附壁血栓脱落所致，则引起脑、肾、脾或四肢等动脉栓塞。由下肢静脉血栓脱落所致，则产生肺动脉栓塞。

d. 心脏破裂：少见，常在起病 1 周内出现，多为心室游离壁破裂造成心包积血引起急性心脏压塞而猝死，偶有室间隔破裂早晨穿孔引起心力衰竭或休克而在数日内死亡。

e. 心肌梗死后综合征：于心肌梗死后数周至数月内发生，表现为心包炎、胸膜炎或肺炎，有发热、胸痛等症状，可能是机体对坏死物质的过敏反应。

3. 辅助检查

（1）实验室检查

①血液检查：24 ～ 48 小时后常见白细胞总数增高，中性粒细胞增多，嗜酸性粒细胞减少或消失，红细胞沉降率增快，C 反应蛋白增高可持续 1 ～ 3 周。起病数小时内血液中游离脂肪酸增高。

②血心肌坏死标志物增高：a. 肌红蛋白在起病后 2 小时内升高，12 小时达高峰，24 ～ 48 小时内恢复正常。b. 肌钙蛋白Ⅰ或 T 在起病 3 ～ 4 小时后升高，cTnⅠ 11 ～ 24 小时达高峰，7 ～ 10 天恢复正常，cTnT 于 24 ～ 48 小时达高峰，10 ～ 14 天恢复正常。上述指标是心肌梗死诊断的最具敏感性和特异性的生化指标。c. 肌酸激酶同工酶 CK-MB 在起病 4 小时内升高，16 ～ 24 小时达高峰，3 ～ 4 天恢复正常，其增高的程度能较准确地反映心

肌坏死的范围，对心肌梗死早期诊断有重要价值，其高峰出现时间是否提前是判断溶栓是否成功的重要指标。

③血清心肌酶测定：其中血清肌酸激酶（CK）可在起病后 6 小时以内升高，24 小时达高峰，3 ～ 4 天恢复正常；天门冬氨酸氨基转移酶（AST）在起病 6 ～ 12 小时内升高，24 ～ 48 小时达高峰，3 ～ 6 天后恢复正常；乳酸脱氢酶（LDH）起病 8 ～ 10 小时后升高，2 ～ 3 天达到高峰，1 ～ 2 周后恢复正常。

（2）心电图检查：急性透壁性心肌梗死的心电图常有特征性改变及动态演变过程。

①特征性改变：急性期可见如下改变。a. ST 段抬高呈弓背向上（反映心肌损伤），在面向坏死区周围心肌损伤区的导联上出现。b. 宽而深的 Q 波（反映心肌坏死），在面向透壁心肌坏死区的导联上出现。c. T 波倒置（反映心肌缺血），在面向损伤区周围心肌缺血区的导联上出现。

非 ST 段抬高型心肌梗死者的心电图可有两种表现：有 ST 段压低但无病理性 Q 波；无 ST 段抬高，也无病理性 Q 波，仅有 T 波倒置。

②动态性改变：a. 起病数小时后，ST 段明显抬高，弓背向上，与直立的 T 波连接形成单向曲线，并出现病理性 Q 波，同时 R 波减低，为急性期改变。b. 在非治疗干预的情况下，抬高的 ST 段可在数日至 2 周内逐渐回到基线水平，T 波变为平坦或倒置，为亚急性期。c. 在非治疗干预的情况数周后，T 波倒置加深呈冠状 T，此后逐渐变浅、平坦，部分可在数月或数年后恢复直立，也可能永久存在，为慢性期改变；Q 波大多永久存在。但在治疗干预的情况下，动态演变过程各阶段会提前发生，持续时间变短或发生变化。

非 ST 段抬高型心肌梗死演变可出现：ST 段普遍压低，继而 T 波倒置加深成对称，但无病理性 Q 波始终不会出现；T 波倒置可在 1 ～ 6 个月恢复正常。

③定位：可根据特征性心电图改变的导联数来进行心肌梗死的定位和定范围。如 $V_1$、$V_2$、$V_3$ 导联示前间壁心肌梗死；$V_1$ ～ $V_5$ 导联示广泛前壁心肌梗死；Ⅰ、aVL 导联示高侧壁心肌梗死；Ⅱ、Ⅲ、aVF 导联示下壁心肌梗死。

（3）超声心动图检查：M 型超声可了解心室壁的运动和左心室功能，诊断室壁瘤和乳头肌功能失调，为临床治疗及判断预后提供重要依据。

（4）放射性核素检查：利用坏死心肌细胞中钙离子能与放射性锝焦磷酸盐结合及坏死心肌无血液供应的特点，通过扫描或照相，可显示心肌梗死的部位；用门电路闪烁照相法进行放射性核素心腔造影，可观察心室壁的运动和左心室的射血分数，有助于判断心室功能。目前采用单光子发射计算机化体层显像、正电子发射计算机体层扫描可观察心肌的代谢变化，更好地判断心肌的坏死情况。

4. *治疗*　对 ST 段抬高的急性心肌梗死，主张早发现、早住院，并强调住院前的处理，应遵循尽快恢复心肌的血液再灌注，及时处理严重心律失常、泵衰竭和其他严重并发症的原则。住院后争取在 30 分钟内进行药物溶栓或在 90 分钟内开始介入治疗，以挽救濒死的心肌、防止梗死面积的进一步扩大，尽可能缩小心肌缺血范围，使病人安全过渡急性期，防止猝死。

（1）一般治疗和监护

①休息：急性期需绝对卧床休息，保持病房安静。减少探视，防止不良刺激，缓解紧张

焦虑情绪。

②吸氧：鼻导管间断或持续吸氧 3 ～ 5 天，重者可以面罩给氧。

③监测：在冠心病监护室（CCU）行心电图、血压、血氧、呼吸等监测 2 ～ 3 天，严重血流动力学改变者可行漂浮导管做肺毛细血管楔嵌压和静脉压监测。

④建立并保持静脉通路：保证给药途径畅通。

⑤应用阿司匹林：无禁忌情况下即刻给予肠溶性阿司匹林 150 ～ 300mg 嚼服，以后每日 1 次，3 天后改为每次 75 ～ 100mg，每日 1 次，长期服用。

（2）解除疼痛：尽快解除病人疼痛。可采用心肌再灌注疗法及应用药物。常用药物有：哌替啶 50 ～ 100mg 肌内注射或吗啡 5 ～ 10mg 皮下注射，必要时 1 ～ 2 小时可再注射 1 次；以后每 4 ～ 6 小时可重复应用；同时可给予硝酸甘油或硝酸异山梨酯舌下含服或静脉滴注。

（3）再灌注心肌：为缩小心肌缺血范围，防止梗死面积扩大，应在起病 6 小时最多 12 小时内使闭塞的冠状动脉再通，使心肌得到再灌注。

①溶栓疗法：在起病 6 小时内使用纤溶酶原激活药激活纤溶酶原，使其转变为纤溶酶，溶解冠状动脉内血栓，使闭塞的冠状动脉再通，心肌得到再灌注，濒临坏死的心肌可能得以存活或使坏死范围缩小，从而改善预后。

a. 适应证：2 个或 2 个以上相邻导联 ST 段抬高在诊断标准以上（肢体导联≥ 0.1mV，胸前导联≥ 0.2mV）或现病史提示急性心肌梗死伴左束支传导阻滞，起病在 12 小时以内，年龄小于 75 岁；ST 段抬高的心肌梗死，起病时间为 12 ～ 24 小时，但有进行性缺血性胸痛且有广泛 ST 段抬高者。

b. 禁忌证：1 年内发生过缺血性脑卒中或脑血管事件；1 个月内有活动性出血或有创伤史；有慢性严重高血压病史或发病时严重高血压未控制（＞ 180/110mmHg）；3 周内施行过外科大手术；2 周内施行过不能压迫部位的大血管穿刺术；已知有出血倾向或发病前正在进行抗凝治疗；可疑为主动脉夹层等。

c. 药物应用：国内常用药物有尿激酶 150 万～ 200 万 U，30 分钟内静脉滴注；链激酶或重组链激酶（rSK）150 万 U，60 分钟内静脉滴注；重组组织型纤维蛋白溶酶原激活药（rt-PA）100mg 在 90 分钟内静脉给予：先静脉注射 15mg，继而 30 分钟内静脉滴注 50mg，其后 60 分钟内再滴注 35mg，用 rt-PA 时需联合抗凝治疗。

②介入治疗（PCI）：在病人住院 90 分钟内施行，包括直接经皮穿刺腔内冠状动脉成形术（PTCA）；支架置入术；补救性 PCI；溶栓治疗再通者的 PCI。近年上述方法直接再灌注心肌，取得良好的再通效果，已在临床广泛应用。

③手术治疗：药物溶栓治疗无效或介入治疗失败有条件且有手术指征者，应争取在 6 ～ 8 小时内施行主动脉 - 冠状动脉旁路移植术。

（4）消除心律失常：心肌梗死后的室性心律失常常可引起猝死，必须及时消除。①发生室性期前收缩或持续阵发性室性心动过速，首选利多卡因 50 ～ 100mg 静脉注射，必要时可 5 ～ 10 分钟后重复，直至室性期前收缩控制或总量达 300mg，继以每分钟 1 ～ 3mg 静脉滴注，维持 48 ～ 72 小时。②发生心室颤动或持续多形室性心动过速时，应尽快采用非同步直流电除颤或电复律。③室上性快速心律失常用维拉帕米、胺碘酮等药物控制。④缓慢性心律失常时可用阿托品 0.5 ～ 1mg 静脉注射。⑤发生二度或三度房室传导阻滞，应尽早使用人工心脏起搏器经静脉右心室心内膜临时起搏治疗。

（5）控制休克：急性心肌梗死后的休克属心源性，亦可伴有外周血管舒缩障碍或血容量不足。其治疗包括：①补充血容量，病人有血容量不足或监测中心静脉压及肺动脉楔压低者，给予低分子右旋糖酐静脉滴注。②应用升压药，无血容量不足血压偏低者，给予多巴胺或多巴酚丁胺静脉滴注。③应用血管扩张药，经上述处理血压仍不升者，特别是伴有四肢厥冷及发绀时，可应用硝普钠或硝酸甘油。④其他，纠正酸中毒、避免脑缺血等。如上述处理无效时，应选用在主动脉内气囊反搏术的支持下，即刻行急诊 PTCA 或支架置入，使冠状动脉及时再通。也可做急诊冠状动脉旁路移植术（CABG）以恢复循环，控制休克。

（6）治疗心力衰竭：主要是治疗急性左心衰竭，急性心肌梗死发生后 24 小时内应尽量避免使用洋地黄制剂；右心室梗死的病人应慎用利尿药。

（7）其他治疗

①抗凝疗法。

② β 受体阻滞药和钙通道阻滞药：急性心肌梗死在无禁忌的情况下应尽早应用 β 受体阻滞药，尤其对广泛前壁心肌梗死伴有交感神经功能亢进者，可防止梗死范围扩大，改善预后。

③血管紧张素转化酶抑制药和血管紧张素受体阻滞药：在起病早期应用有助于改善恢复其心肌的重塑，降低心力衰竭的发生率，从而降低死亡率。常用药物有卡托普利、依那普利。血管紧张素受体阻滞药常用药物有氯沙坦、沙坦。

④极化液疗法：用氯化钾 5g、硫酸镁 5g、胰岛素 10U 加入 10% 葡萄糖液 500ml 内静脉滴注，每日 1 次，7 ～ 14 天为 1 个疗程。此法对恢复心肌细胞膜极化状态、改善心肌收缩功能、减少心律失常、使心电图上抬高的 ST 段回到等电位线等有益。伴有二度以上房室传导阻滞者禁用。

（8）并发症的处理：①乳头肌功能失调或断裂及心脏破裂可手术治疗，但死亡率高。②心室壁瘤如引起严重心律失常或影响心功能，应手术切除。③栓塞给予溶栓或抗凝治疗。④心肌梗死后综合征可应用糖皮质激素治疗。

5. 护理措施

（1）休息及饮食：疼痛时应绝对卧床休息，保持环境安静，限制探视，减少谈话。告知病人这样做的目的是减少心肌氧耗量，有利于缓解疼痛。保证充足睡眠；低脂、低胆固醇、易消化饮食，避免饱餐；肥胖者限制热量摄入，控制体重；戒烟限酒；克服焦虑情绪，保持乐观、平和的心态。

（2）吸氧：遵医嘱间断或持续吸氧，以增加心肌氧的供应。

（3）心理护理：向病人介绍 CCU 的环境、监护仪的作用、目前具有先进抢救治疗的方法能够确保成功等，帮助病人树立战胜疾病的信心，配合治疗及护理；当病人胸痛剧烈时应允许病人表达出内心的感受，接受病人的行为反应如呻吟、易激怒等。同时解释不良情绪会增加心脏负荷和心肌耗氧量，不利于病情的控制。

（4）镇痛治疗的护理：遵医嘱给予吗啡或哌替啶镇痛，给予硝酸甘油或硝酸异山梨酯静脉滴注，烦躁不安者可肌内注射地西泮，并及时询问病人疼痛及其伴随症状的变化情况，注意监测有无呼吸抑制、血压下降、脉搏加快等不良反应。

（5）溶栓治疗的护理：迅速建立静脉通道，保持输液通畅。心肌梗死不足 6 小时的病人遵医嘱给予溶栓治疗。溶栓后可根据下列指标间接判断溶栓是否成功：①胸痛 2 小时内基本消失。②心电图的 ST 段于 2 小时内回降＞ 50%。③ 2 小时内出现再灌注性心律失常。④血清 CK-MB 酶峰前出现（14 小时以内），或根据冠状动脉造影直接判断冠状动脉是否再通。

（6）活动安排：指导病人进行康复训练，根据病情和病人活动过程中的反应，逐渐增加活动量、活动持续时间和次数。若有并发症，则应适当延长卧床时间。运动以不引起任何不适为度，心率每分钟增加 10 ～ 20 次为正常反应，运动时心率增加每分钟小于 10 次，可加大运动量，进入高一阶段的训练。若运动时心率增加每分钟超过 20 次，收缩压降低超过 15mmHg，出现心律失常，或心电图 ST 段缺血型下降＞ 0.1mV 或上升＞ 0.2mV，则应退回到前一运动水平，若仍不能纠正，应停止活动。

（7）便秘的护理：①评估病人排便状况，平时有无习惯性便秘，是否已服通便药物，是否适应床上排便等。②心理疏导，向病人解释床上排便对控制病情的重要意义，指导病人不要因怕弄脏床单而不敢在床上排便，或因为怕在床上排便而不敢进食，从而加重便秘的危险。病人排便时应提供屏风遮挡。③指导病人采取通便措施，如进食清淡易消化含纤维素丰富的食物；每日清晨给予蜂蜜 20ml 加适量温开水同饮；适当腹部按摩（按顺时针方向）以促进肠蠕动；遵医嘱给予通便药物等。嘱病人勿用力排便，病情允许时，尽量使用床边坐便器，必要时含服硝酸甘油，使用开塞露。

## 六、心脏骤停与心源性猝死

心脏骤停是指射血功能的突然终止。心脏骤停发生后，由于脑血流的突然中断，10 秒左右病人即可出现意识丧失。如能及时救治可获存活，否则将发生生物学死亡，罕见自发逆转者。心脏骤停常为心脏性猝死的直接原因。

1. *病因及发病机制*　绝大多数发生于有器质性心脏病者，80% 由冠心病及其并发症引起，而冠心病中有 75% 有心肌梗死病史。心肌梗死后左心室射血分数降低是心源性猝死的主要预测因素。心源性猝死主要为致命性心律失常所致。导致心脏骤停的发病机制最常见为室性快速性心律失常（室颤和室速）。

2. *病理生理*　心源性猝死主要为致命性心律失常所致，最常见为室颤、室速，其次为缓慢心律失常。非心律失常所致的心源性猝死比较少见，常由心脏破裂、心脏压塞所致。

3. *临床表现*

（1）前驱期：猝死前数天至数月，症状为胸闷、气促、疲乏、心悸。

（2）终末事件期：严重胸痛，急性呼吸困难，突发心悸，眩晕。

（3）心脏骤停期：病人突发意识丧失，伴局部或全身抽搐。随后呼吸停止，皮肤苍白或发绀，瞳孔散大。

（4）生物学死亡期：心脏骤停发生后，大部分病人将在 4 ～ 6 分钟内开始发生不可逆的损害，随后数分钟过渡到生物学死亡期。

4. *治疗*　心脏骤停的处理：心肺复苏（CPR）和复律治疗。

（1）评估：大声呼叫，触摸大动脉。突发意识丧失，伴大动脉搏动消失，特别是心音消失，是心脏骤停的主要诊断标准。

（2）呼救：高声呼救，请求帮助。

（3）初级心肺复苏：即基础生命支持（BLS）。

①开放气道：清除口腔分泌物，取下义齿。

②人工呼吸：按压∶人工呼吸＝ 30 ∶ 2。

③胸外按压：胸骨下陷至少 5cm，按压频率每分钟 100 ～ 120 次。

（4）高级心肺复苏：进一步生命支持（ALS）。

①纠正低氧血症：尽早气管插管，以纠正低氧血症。根据血气分析调整氧流量。

②除颤：越早进行越好，提倡在初级心肺复苏中即行电除颤治疗。我国大多单向波电除颤 200 ～ 360J。

③药物治疗：尽早开通静脉通路，给予利多卡因、胺碘酮等。复苏过程中产生的代谢性酸中毒通过改善通气常可得到改善，不应过分应用碳酸氢钠。心脏骤停或复苏时间长者，或早已存在代谢性酸中毒、高钾血症者可适当补充碳酸氢钠，通过动脉血气分析调整补给量。缓慢心律失常、心室停顿的处理不同于室颤，有条件者应争取实施临时性心脏起搏。

（5）复苏后处理

①降温：减轻脑损伤。

②脱水：渗透性利尿药 20% 甘露醇或 25% 山梨醇快速静脉滴注。

③防治抽搐：冬眠合剂或地西泮。

④高压氧：有条件应尽早应用。

## 七、原发性高血压

原发性高血压是指病因未明的、以体循环动脉血压升高为主要表现的临床综合征。长期高血压可引起心、脑、肾严重的并发症，最终可导致这些器官衰竭。原发性高血压应与继发性高血压相区别，后者约占 5%，其血压升高是作为某些疾病的临床表现之一。

目前，我国采用的国际上统一诊断标准，即在非药物状态下，收缩压≥ 140mmHg 和（或）舒张压≥ 90mmHg。

1. 病因及发病机制　本病发生的原因和机制尚不完全清楚，目前认为是多种因素参与的结果。

（1）病因

①体重超重和肥胖或腹型肥胖：中国成人正常体重指数（BMI：kg/m$^2$）为 19 ～ 24，体重指数≥ 24 为超重，≥ 28 为肥胖。人群体重指数的差别对人群的血压水平和高血压患病率有显著影响。男性腰围≥ 85cm、女性腰围≥ 80cm 者高血压的危险为腰围低于此界限者的 3.5 倍。

②饮酒：男性持续饮酒者比不饮酒者 4 年内高血压发生危险增加 40%。

③膳食高钠盐：大量研究表明，我国北方人群食盐摄入量每人每日 12 ～ 18g，南方人群为 7 ～ 8g，膳食钠摄入量与血压显著相关性，北方人群血压水平高于南方人群。

④年龄与性别：高血压患病率随年龄而上升，35 岁以后上升幅度较大。性别差异不大，虽然青年时期男性患病率高于女性，但女性绝经期后患病率又稍高于男性。

⑤遗传：父母均为高血压者其子女患高血压的概率明显高于父母均为正常血压者。

⑥职业：脑力劳动者患病率高于体力劳动者，城市居民高于农村居民。

⑦其他因素：吸烟、长期精神紧张、焦虑、长期的噪声影响等均与高血压的发生有一定关系。

（2）发病机制

①中枢神经和交感神经系统的影响：反复的精神刺激和长期的过度紧张使大脑皮质兴奋与抑制过程失调，皮质下血管运动中枢失去平衡，交感神经活动增强，引起全身小动脉收缩，外周血管阻力增加，血压升高。

②肾素－血管紧张素－醛固酮系统（RAAS）的影响：由肾小球旁细胞分泌的肾素，可将肝产生的血管紧张素原水解为血管紧张素Ⅰ，再经血管紧张素转化酶的作用转化为血管紧张素Ⅱ，后者有强烈的收缩小动脉平滑肌作用，引起外周阻力增加；还可刺激肾上腺皮质分泌醛固酮，使钠在肾小管中再吸收增加，造成水、钠潴留，其结果均使血压升高。

此外，血管内皮系统生成、激活和释放的各种血管活性物质、胰岛素抵抗所致的高胰岛素血症参与发病。

2. 临床表现

（1）一般表现：大多数病人起病缓慢，早期多无症状，偶于体检时发现血压升高，也可有头痛、头晕、眼花、乏力、失眠、耳鸣等症状。

（2）并发症：血压持续性升高，造成脑、心、肾、眼底等损伤，出现相应表现。

①脑：长期高血压可形成小动脉的微小动脉瘤，血压骤然升高可引起破裂而致脑出血。高血压也促使动脉粥样硬化发生，可引起短暂性脑缺血发作及脑动脉血栓形成。

②心：长期血压升高使左心室后负荷加重，心肌肥厚与扩大，逐渐进展可出现心力衰竭。长期血压升高有利于动脉粥样硬化的形成而发生冠心病。

③肾：肾小动脉硬化使肾功能减退，出现多尿、夜尿、尿中有蛋白及红细胞，晚期可出现氮质血症及尿毒症。

④眼底：可以反映高血压的严重程度，分为4级。Ⅰ级：视网膜动脉痉挛、变细。Ⅱ级：视网膜动脉狭窄，动脉交叉压迫。Ⅲ级：眼底出血或絮状渗出。Ⅳ级：出血或渗出伴有视神经盘水肿。

（3）高血压急症

①高血压危象：在高血压病程中，血压在短时间内剧升，收缩压达260mmHg，舒张压120mmHg以上，出现头痛、烦躁、眩晕、心悸、气急、恶心、呕吐、视物模糊等征象。其发生机制是交感神经兴奋性增加导致儿茶酚胺分泌过多。

②高血压脑病：是指血压急剧升高的同时伴有中枢神经功能障碍，如严重头痛、呕吐、神志改变，重者意识模糊、抽搐、昏迷。其发生机制可能为过高的血压导致脑灌注过多，出现脑水肿所致。

（4）高血压分类和危险度分层

①高血压分类：2017年，美国心脏病学会（ACC）、美国心脏协会（AHA）发布了《美国成人高血压防治指南》（2017 ACC/AHA高血压指南）。指南中高血压前期120/80～140/90mmHg的概念被删除，收缩压120～129mmHg或舒张压＜80mmHg被定义为血压升高。收缩压130～139mmHg或舒张压80～89mmHg被定义为Ⅰ级高血压。而对于我国而言，高

血压主要为盐敏感性高血压，中国高血压诊治想要立足于国情，则需走中国特色的高血压防治之路。我国高血压的分级标准见表 1-3。

**表 1-3　血压水平定义和分类**

| 类别 | 收缩压（mmHg） | 舒张压（mmHg） |
|---|---|---|
| 正常血压 | ＜ 120 | ＜ 80 |
| 正常高值 | 120 ～ 139 | 80 ～ 89 |
| 高血压 | ≥ 140 | ≥ 90 |
| Ⅰ级高血压（轻度） | 140 ～ 159 | 90 ～ 99 |
| Ⅱ级高血压（中度） | 160 ～ 179 | 100 ～ 109 |
| Ⅲ级高血压（重度） | ≥ 180 | ≥ 110 |
| 单纯收缩高血压 | ≥ 140 | ＜ 90 |

当收缩压与舒张压分别属于不同级别时，则以较高的分级为准。既往有高血压病史者，目前正服抗高血压药，血压虽已低于 140/90mmHg，仍应诊断为高血压。

②高血压危险度的分层：根据血压水平结合危险因素及合并的器官受损情况，将病人分为低、中、高、极高危险组。治疗时不仅要考虑降压，还要考虑危险因素及靶器官损伤的预防及逆转（见表 1-4）。

**表 1-4　按危险度分层、量化估计预后**

| | Ⅰ级高血压 | Ⅱ级高血压 | Ⅲ级高血压 |
|---|---|---|---|
| Ⅰ级无其他危险因素 | 低危 | 中危 | 高危 |
| Ⅱ级 1 ～ 2 个危险因素 | 中危 | 中危 | 极高危 |
| Ⅲ级≥ 3 个危险因素靶器官损伤 | 高危 | 高危 | 极高危 |
| Ⅳ级并存的临床情况 | 极高危 | 极高危 | 极高危 |

心血管疾病危险因素：吸烟、高脂血症、心血管疾病家族史、腹型肥胖或肥胖、缺乏体力活动、年龄男性＞ 55 岁、女性＞ 65 岁

靶器官损伤：左心室、肾、动脉粥样硬化、眼底病变，并存的临床情况如心、脑血管病、肾病及糖尿病

举例：男性，患者，67 岁，血压 165/95mmHg，吸烟 20 年，父亲有高血压，有心肌梗死病史。高血压：165（中度）/95mmHg（轻度）—中度

危险因素：年龄男性＞ 55 岁，吸烟，遗传史—3 个。并存临床情况：心肌梗死—极高危

3. 辅助检查

（1）心电图检查：可见左心室肥大、劳损。

（2）X 线检查：X 线胸片可见左心扩大。

（3）超声心动图检查：左心室和室间隔肥厚，左心房和左心室室腔增大。

（4）眼底检查：有助于对高血压严重程度的了解。

（5）动态血压监测：用小型便携式血压记录仪测定 24 小时血压动态变化，对高血压的诊断有较高的价值。

（6）实验室检查：血常规、尿常规、肾功能、血糖、血脂分析等。

4. 治疗　治疗目标：使血压下降到或接近正常范围；防止和减少心脑血管及肾并发症。降低病死率和病残率。治疗包括非药物治疗和药物治疗两大类。

（1）非药物治疗：适合于各型高血压病人，尤其是对Ⅰ级高血压如无糖尿病、靶器官损伤的以此为主要治疗。

①减轻体重：减少热量，膳食平衡，增加运动，BMI 保持 20 ～ 24kg/m$^2$。

②膳食限盐：一般每人每日平均食盐量降至 6g。

③减少膳食脂肪：补充适量优质蛋白质，多吃蔬菜和水果，应增加含钾多、含钙高的食物，如绿叶菜、鲜奶、豆类制品等。

④增加及保持适当体力活动：一般每周运动 3 ～ 5 次，每次持续 20 ～ 60 分钟。

⑤减轻精神压力，保持平衡心理。

⑥戒烟、限酒：不吸烟；不提倡饮酒；如饮酒，男性每日饮酒精量不超过 25g，女性则减半，孕妇不饮酒。不提倡饮高度烈性酒。

（2）药物治疗：目前常用降压药物有 6 类，详见表 1-5。

**表 1-5　常用降压药物的名称、剂量及用法**

| 药物分类 | 药物名称 | 剂量（mg）用法 | |
|---|---|---|---|
| 利尿药：噻嗪类 | 氢氯噻嗪 | 6.25 ～ 25 | 1 次 / 日 |
| | 吲达帕胺 | 0.625 ～ 2.5 | 1 次 / 日 |
| 袢利尿药 | 呋塞米 | 20 ～ 40 | 1 ～ 2 次 / 日 |
| 保钾类 | 螺内酯 | 20 ～ 50 | 1 ～ 2 次 / 日 |
| β 受体阻滞药 | 美托洛尔 | 25 ～ 50 | 1 ～ 2 次 / 日 |
| | 阿替洛尔 | 12.5 ～ 25 | 1 ～ 2 次 / 日 |
| 血管紧张素转化酶抑制药 | 卡托普利 | 12.5 ～ 50 | 2 ～ 3 次 / 日 |
| | 依那普利 | 5 ～ 10 | 2 次 / 日 |
| | 贝那普利 | 10 ～ 20 | 1 次 / 日 |
| | 培哚普利 | 4 ～ 8 | 1 次 / 日 |
| 血管紧张素Ⅱ受体抑制药 | 氯沙坦 | 25 ～ 100 | 1 次 / 日 |
| | 缬沙坦 | 80 | 1 次 / 日 |
| 钙通道阻滞药 | 硝苯地平缓释片 | 10 ～ 20 | 2 次 / 日 |
| | 硝苯地平控释片 | 20 ～ 40 | 1 次 / 日 |
| | 地尔硫䓬 | 30 | 3 次 / 日 |
| | 氨氯地平 | 5 ～ 10 | 1 次 / 日 |
| | 非洛地平 | 2.5 ～ 20 | 1 次 / 日 |
| $α_1$ 受体阻滞药 | 哌唑嗪 | 1 ～ 2 | 2 ～ 3 次 / 日 |

（3）用药原则

①原发性高血压诊断一旦确立，通常需要终身治疗（包括非药物治疗）。

②药物剂量一般从小剂量开始而逐渐增加，达到降压目的后改用维持量以巩固疗效。

③可采取联合用药的方法以增强药物协同作用。

④对一般高血压病人来说，不必急剧降压，以缓慢降压为宜，也不宜将血压降至过低，一般年轻人控制在 120 ～ 130/80mmHg，老年人可控制在 140/90mmHg 以下。

（4）高血压急症的治疗：应迅速使血压下降，同时也应对靶器官的损伤和功能障碍予以处理。

①快速降压，首选硝普钠静脉滴注，开始剂量每分钟 10 ～ 25μg，以后可根据血压情况逐渐加量，直至血压降至安全范围。

②硝酸甘油静脉滴注每分钟 5 ～ 100μg 或硝苯地平舌下含服。

③乌拉地尔每分钟 10 ～ 50mg 静脉滴注。

④有高血压脑病时宜给予脱水药如甘露醇；亦可用快速利尿药如呋塞米，20 ～ 40mg，静脉注射。

⑤有烦躁、抽搐者则给予地西泮、巴比妥类药物肌内注射，或水合氯醛保留灌肠。

5. 护理措施

（1）休息与饮食：高血压初期可不限制一般的体力活动，避免重体力劳动。血压较高、症状较多或有并发症的病人应卧床休息，避免体力和脑力的过度兴奋。指导病人坚持低盐、低脂、低胆固醇食物，限制动物脂肪、内脏、鱼子、软体动物、甲壳类食物，多吃新鲜蔬菜、水果，防止便秘。肥胖者控制体重，减少每日总热量的摄入，养成良好的饮食习惯，细嚼慢咽、避免过饱、少吃零食等；劝戒烟、限饮酒。

（2）保持病室安静，光线柔和，减量减少探视，保证充足的睡眠。护理人员操作应相对集中，动作轻巧，防止过多干扰，加重病人的不适感。

（3）向病人讲解有关高血压的发病原因、症状、药物使用等相关知识。

（4）并发症的护理

①高血压脑血管意外的处理：半卧位，避免活动、稳定情绪、遵医嘱给予镇静药；保持呼吸道通畅，吸氧。高血压急症时首选硝普钠静脉滴注治疗。

②定期监测血压，严密观察病情变化：发现血压急剧升高、剧烈头痛、呕吐、大汗、视物模糊、面色及神志改变、肢体活动障碍等症状，立即通知医师。

## 八、病毒性心肌炎

1. 病因及发病机制

（1）病因：以柯萨奇 **B** 组病毒为主。

（2）发病机制：病毒直接作用对心肌的损伤；细胞免疫主要是 T 细胞及多种细胞因子和一氧化氮等介导的心肌损伤和微血管损伤。这些变化均可损伤心脏结构和功能。典型病变是心肌间质增生，水肿和充血，内有大量炎性细胞浸润等。

2. 临床表现

（1）病毒感染症状：感冒样症状或恶心、呕吐、腹泻等消化道症状。

（2）心脏受累症状：心悸，胸闷，呼吸困难，胸痛，乏力，严重的阿 - 斯综合征，猝死。

（3）主要特征：心尖第一心音减弱，可闻及第三心音或杂音。出现肺部啰音，颈静脉怒张，肝大，心脏扩大，下肢水肿等心力衰竭表现。

3. 辅助检查　血液生化检查：红细胞沉降率增快，C 反应蛋白增加，肌钙蛋白增高，CK-MB 增高。

4. 治疗

（1）一般治疗：急性期应卧床休息。

（2）对症治疗：心力衰竭给予利尿药和 ACEI，抗心律失常药物，临时性心脏起搏器治疗。

（3）抗病毒治疗：黄芪、牛磺酸、辅酶 Q10。

5. 护理措施

（1）休息与活动：急性期应绝对卧床休息，急性期无并发症者应卧床休息 1 个月；重症病毒性心肌炎应卧床休息 3 个月以上，直至病人症状消失；保持病室安静，限制探视，满足病人的生活需要。

（2）活动中监测：病情稳定后制订活动计划，严密监测心率、心律、血压变化。

（3）心理护理：向病人说明疾病的演变及预后，使病人安心休养，告知病人体力恢复不可急于求成，以缓解病人紧张焦虑的情绪。当病人的活动耐力有所增加时，应鼓励。对于不愿意或不敢活动的病人应给予心理疏导，督促病人完成活动计划。为病人提供适宜的活动范围和环境，以激发病人的活动热情。

## 九、循环系统疾病常用诊疗技术及护理

### （一）人工心脏起搏器和心脏电复律

1. 心脏起搏器治疗

（1）临时起搏器：适用于急需起搏，房室传导阻滞有可能恢复；超速抑制治疗异位快速心律失常或需保护性应用的病人。

（2）置入式心脏起搏器：高度房室传导阻滞；伴有症状的束支－分支水平阻滞，间歇的二度Ⅱ型房室传导阻滞；病态窦房结综合征或房室传导阻滞。药物治疗效果不满意的顽固性心力衰竭。

（3）护理措施

①术前：皮肤准备。

②术中：严密监测心率、心律、呼吸及血压的变化。

③术后：休息与活动。

④伤口护理与观察：盐袋加压 6 小时，术后 7 天拆线，定时换药，观察穿刺点有无渗血和血肿。监测体温，常规应用抗生素。

2. 心脏电复律

（1）适应证

①室颤和室扑。

②房颤和房扑伴血流动力学障碍。

③药物及其他方法治疗无效或有严重血流动力学障碍的阵发性室上性心动过速，室性心动过速，预激综合征伴快速心律失常者。

（2）禁忌证

①心脏明显增大，心房内有新鲜血栓形成或近 3 个月有血栓史。

②伴高度或完全房室传导阻滞的房颤或房扑。

③伴病态窦房结综合征的异位快速心律失常。

④有洋地黄中毒、低钾血症者，暂不宜电复律。

（3）护理措施

①复律前：停用洋地黄药物 24 ～ 48 小时，给予改善心功能，纠正低血钾和酸中毒的药物，有房颤的病人复律前给予抗凝治疗。复律前当天早晨禁食，排空膀胱。

②复律中

a. 患者平卧于硬板床上，解开衣领，取下义齿，开放静脉通路，给予吸氧。

b. 清洁电击处皮肤，连好心电导联，避开除颤部位。

c. 打开除颤仪，选择同步或非同步。

d. 遵医嘱应用地西泮缓慢静脉推注，达到病人睫毛反射开始消失的深度。严密观察呼吸。

e. 暴露病人前胸，将两电极板上充分涂满导电膏，找到分别位于胸骨右缘第 2 ～ 3 肋间和心尖部的除颤位置，两电极板之间的距离不小于 10cm，于皮肤紧密接触，并有一定压力。按充电钮充电至所需功率，嘱任何人避免接触床及病人，两电极板同时放电，此时病人的身体和四肢会抽动，通过观察心电图示波形判断是否转复窦律。

f. 根据病情决定是否再次电复律。

③复律后

a. 卧床休息 24 小时，清醒后 2 小时内避免进食。

b. 持续心电监护 24 小时，注意心律和心率的变化。

c. 密切观察病情变化，神志、瞳孔、呼吸、血压、皮肤及肢体活动，病人有无栓塞征象。

d. 遵医嘱应用抗心律失常药物。

e. 及时发现有无因电击而致的心律失常、局部皮肤灼伤、肺水肿等，协助医生处理。

（二）冠状动脉造影（CAG）

用特形的心导管经股动脉、肱动脉、桡动脉送至主动脉根部，分别插入左、右冠状动脉口，注入造影剂示冠状动脉及其主要分支显影。

1. 适应证

（1）对药物治疗中心绞痛仍较重者，明确动脉病变情况及考虑介入性检查未能确诊者。

（2）胸痛疑似心绞痛但不能确诊者。

（3）中老年病人心脏增大、心力衰竭、心律失常，怀疑有冠心病而无创性检查未能确诊者。

2. 禁忌证

（1）对碘或造影剂过敏者。

（2）严重心肺功能不全、不能耐受手术者。

（3）电解质紊乱。

（4）严重的肝肾功能不全。

（5）未控制的严重心律失常，如室性心律失常。

3. 护理措施

（1）术前护理

①进行呼吸咳嗽训练，以便术中配合手术，床上排尿、排便训练。

②术前口服抗血小板聚集药物。

③拟行桡动脉穿刺者，术前行 Allen 试验，留置静脉套管针，避免在术侧上肢。

（2）术后护理

①心电血压血氧监护 24 小时。

②即刻做 12 导联心电图，与术前对比，有症状再复查。

③一般于术后停用肝素 4 ～ 6 小时后，测定 ACT ＜ 150 秒，即可拔除动脉鞘管。拔除动脉鞘管后，按压穿刺部位 15 ～ 20 分钟以彻底止血，以弹力绷带加压包扎，沙袋压迫 6 ～ 8 小时术侧肢体制动 24 小时，防止出血。经桡动脉穿刺者术后立即拔除鞘管，局部按压彻底止血后加压包扎。

④术后 24 小时后，嘱病人逐渐增加活动量，起床、下蹲时动作应缓慢，不要突然用力。经桡动脉穿刺者除急诊外，如无特殊病情变化，不强调严格卧床时间，但仍需注意病情观察。

⑤术后鼓励病人多饮水，以加速造影剂的排泄；指导病人合理饮食，少食多餐，避免过饱；保持大便通畅；卧床期间加强生活护理，满足病人生活需要。

（三）经皮穿刺腔内冠状动脉成形术

1. 适应证

（1）稳定型心绞痛经药物治疗后仍有症状，狭窄的血管供应中到大面积处于危险中的病人。

（2）有轻度心绞痛症状或无症状但心肌缺血的客观证据明确，狭窄病变显著，病变血管供应中到大面积存活心肌的病人。

（3）介入治疗后心绞痛复发，管腔再狭窄的病人。

（4）急性心肌梗死。

（5）主动脉－冠状动脉旁路移植术后复发心绞痛的病人。

（6）不稳定型心绞痛经积极药物治疗，病情未能稳定。

2. 禁忌证

（1）对碘或造影剂过敏者。

（2）严重心肺功能不全、不能耐受手术者。

（3）电解质紊乱。

（4）严重的肝、肾功能不全。

（5）未控制的严重心律失常，如室性心律失常。

3. 护理措施

（1）术前护理

①进行呼吸咳嗽训练，以便术中配合手术，床上排尿、排便训练。

②术前口服抗血小板聚集药物。

③拟行桡动脉穿刺者，术前行 Allen 试验，留置静脉套管针，避免在术侧上肢。

（2）术后护理

①心电血压血氧监护 24 小时。

②即刻做 12 导联心电图，与术前对比，有症状再复查。

③一般于术后停用肝素 4 ～ 6 小时后，测定 ACT ＜ 150 秒，即可拔除动脉鞘管。拔除动脉鞘管后，按压穿刺部位 15 ～ 20 分钟以彻底止血，以弹力绷带加压包扎，沙袋压迫 6 ～ 8 小时术侧肢体制动 24 小时，防止出血。经桡动脉穿刺者术后立即拔除鞘管，局部按压彻底止血后加压包扎。

④术后 24 小时后，嘱病人逐渐增加活动量，起床、下蹲时动作应缓慢，不要突然用力。经桡动脉穿刺者除急诊外，如无特殊病情变化，不强调严格卧床时间，但仍需注意病情观察。

⑤术后鼓励病人多饮水，以加速造影剂的排泄；指导病人合理饮食，少食多餐，避免过饱；保持大便通畅；卧床期间加强生活护理，满足病人生活需要。

⑥抗凝治疗的护理：术后常规给予低分子肝素皮下注射，注意观察有无出血倾向，如伤口渗血、牙龈出血、鼻出血、血尿、血便、呕血等。

⑦常规使用抗生素 3 ～ 5 天，预防感染。

（四）经皮穿刺冠状动脉内支架安置术

1. 适应证

（1）不明原因胸痛，无创性检查不能确诊，临床怀疑冠心病。

（2）不明原因的心律失常，如顽固的室性心律失常及传导阻滞；有时需冠状动脉造影除外冠心病。

（3）不明原因的左心功能不全，主要见于扩张性心肌病或缺血性心肌病，两者鉴别往往需要行冠状动脉造影。

2. 禁忌证

（1）未控制的严重的室性心律失常；未控制的高血压；控制的心功能不全。

（2）未纠正的低钾血症、洋地黄中毒、电解质紊乱；发热性疾病；出血性疾病。

（3）造影剂过敏。

（4）严重的肾功能不全。

（5）急性心肌炎。

3. 护理措施

（1）术前护理

①向病人讲明手术的过程、危险性、可能的并发症及处理措施。

②拟行股动脉穿刺者，触诊双下肢足背动脉搏动，了解病人下肢血液循环及术后对比足背动脉搏动；拟行桡动脉穿刺者，术前行 Allen 试验以了解病人血液循环。

③指导病人训练床上大小便，术前进食少量易消化饮食；准备 2 袋食用盐。

④备皮：会阴部及双上肢腕关节上 10cm。

⑤药物准备：术前 3 天口服氯吡格雷，首次口服 300mg，以后每日 1 次，一次 75mg；阿司匹林每日 100 ～ 300mg，急诊手术者一次顿服氯吡格雷及阿司匹林各 300mg。

⑥特殊准备：对于术中急性闭塞风险较高心功能较差和高危左主干等病人，要事先联系好心外科做好急诊搭桥的准备。

（2）术后护理

①介入手术的病人回到病房后要进行心电监护，要严密观察病人的心率、心律及心电图变化，如有异常及时处理。

②监测血压：术后要进行 4 次血压监测，即返回即刻、术后 30 分钟、术后 60 分钟、术后 120 分钟血压。如有异常需要密切监测血压变化。

③对于需要拔除鞘管者，术后 6 小时方可拔除，拔管时最易出现迷走神经反射，因此拔管前要建立静脉通路，生理盐水快速静脉滴注，准备好阿托品备用，拔管完毕按压 15 分钟后立即用弹力绷带包扎，盐袋加压。

④对于卧床期间排尿困难者，应及时导尿，以免引起心率和血压的波动。

⑤置入支架者，术后双联抗血小板药物至少服用 12 个月（阿司匹林 100 ～ 325mg，每日 1 次；氯吡格雷 75mg，每日 1 次），之后阿司匹林长期服用，定期检测血小板的数目、凝聚功能及有无消化道出血等情况。

⑥术后应鼓励病人多饮水：行冠脉造影及 PTCA 术后，病人应尽快排出造影剂，因为造影剂是通过肾排出的，所以术后病人应该适当的多饮水，一般要求达 3000ml 以上，术后 4 小时内应排尿 800ml。

⑦术后饮食：病人返回病房后先饮水，再进食少量流食。如果病人食欲缺乏，可以喝一些平时喜欢的不产气的饮料，不要强迫进食油腻、不易消化的食物。如果手术时间短，病人术后食欲好，可以根据喜好选择食物，但注意禁食牛奶、豆制品及产气的饮料，防止出现腹胀。

## 第 3 单元　消化系统疾病病人的护理

【复习指南】本单元内容有一定难度，历年必考，应作为重点复习。肝硬化病人的护理历年常考，应作为重点复习。消化性溃疡的临床表现、急性胰腺炎的实验室检查、肝硬化腹水的护理措施以及肝性脑病的临床表现应熟练掌握。肝性脑病的诱发因素，肝癌肝动脉栓塞化疗及三腔二囊管的护理应掌握。

### 一、概述

1. 食管　是连接咽和胃的通道，全长约 25cm。食管壁由黏膜、黏膜下层和肌层组成。

2. 胃　分为贲门部、胃底、胃体和幽门部 4 部分。胃的外分泌腺主要有贲门腺、泌酸腺和幽门腺，主要由 3 种细胞组成：①壁细胞，分泌盐酸和内因子。②主细胞。③黏液细胞。胃的主要功能为暂时贮存食物，是消化道中最膨大的部位。

3. 小肠　由十二指肠、空肠和回肠构成。十二指肠分为球部、降部、横部、升部共 4 段。球部为消化性溃疡好发处。小肠的主要功能是消化和吸收。

4. 大肠　包括盲肠及阑尾、结肠、直肠 3 部分。大肠的主要功能是吸收水分和盐类，并为消化后的食物残渣提供暂时的贮存场所。

5. 肝　是人体内最大的腺体器官，肝的主要功能有：①物质代谢。②解毒作用。③生成胆汁。

6. 胰　胰腺为腹膜后器官，腺体狭长，分头、体、尾 3 个部分，胰液中的消化酶主要有胰淀粉酶、胰脂肪酶、胰蛋白酶和糜蛋白酶。

## 二、急、慢性胃炎

1. 病因及发病机制

（1）急性胃炎：与药物、急性应激和乙醇有关。

（2）慢性胃炎：主要与幽门螺杆菌感染有关。

慢性胃炎分为非萎缩性、萎缩性和特殊类型 3 大类。**幽门螺杆菌感染**是慢性非萎缩性胃炎的主要病因。慢性萎缩性胃炎又可再分为多灶萎缩性胃炎和自身免疫性胃炎。

2. 临床表现

（1）急性胃炎：突出的临床表现是**上消化道出血，突发的呕血和（或）黑粪**为首发症状。

（2）慢性胃炎：病程迁延，进展缓慢，自身免疫性胃炎病人可出现明显畏食、贫血和体重减轻。部分有上腹痛或不适、食欲缺乏、饱胀、嗳气、反酸、恶心和呕吐等非特异性的消化不良表现，少数可有少量的消化道出血。

幽门螺杆菌引起的慢性胃炎，以胃窦为重；多灶萎缩性胃炎的萎缩和肠化生呈多灶性分布，多起始于胃角小弯，逐渐波及胃窦，继而胃体；自身免疫性胃炎，萎缩和肠化生主要局限在胃体。

体征：上腹轻压痛。

3. 辅助检查

（1）急性胃炎：①粪便检查，隐血试验阳性。②胃镜检查，一般应在大出血后 24 ～ 48 小时内进行，镜下可见胃黏膜多发性糜烂、出血灶和浅表溃疡，表面附有黏液和炎性渗出物。

（2）慢性胃炎：①**胃镜及胃黏膜活组织检查**是最可靠的诊断方法。②**幽门螺杆菌检测 $^{13}C$ 或 $^{14}C$ 尿素呼气试验**。③血清学检查。自身免疫性胃炎时，抗壁细胞抗体和抗内因子抗体可呈阳性，血清促胃液素水平明显升高。

4. 治疗

（1）急性胃炎：①处于急性应激状态者在积极治疗原发病的同时，应使用抑制胃酸分泌或具有黏膜保护作用的药物，以预防急性胃黏膜损害的发生。②药物引起者须立即停用。常用 $H_2$ 受体拮抗药或质子泵抑制药抑制胃酸分泌，或硫糖铝和米索前列醇等保护胃黏膜。

（2）慢性胃炎：①根除幽门螺杆菌感染。②根据病因给予对症处理。③自身免疫性胃炎的治疗目前尚无特异治疗，有**恶性贫血可肌内注射维生素 $B_{12}$**。

5. 护理措施

（1）急性胃炎：①评估病人对疾病的认识程度，帮助病人寻找并及时去除发病因素，控制病情的进展。②急性应激造成者应卧床休息。③进食应规律，不可暴饮暴食，避免辛辣刺激食物，急性大出血或呕吐频繁时应禁食。④指导正确使用对胃黏膜有刺激的药物，必要时应用制酸药、胃黏膜保护药预防疾病的发生。

（2）慢性胃炎：①疼痛病人热水袋热敷胃部，转移注意力，做深呼吸等方法来减轻焦虑，缓解疼痛。②清除幽门螺杆菌感染治疗，并注意观察药物的疗效及不良反应。③养成有规律的饮食习惯，避免过冷、过热、辛辣等刺激性食物及浓茶、咖啡等饮料；嗜酒者应戒酒，防止乙醇损伤胃黏膜；注意饮食卫生。避免使用对胃黏膜有刺激的药物，必须使用时应同时服用制酸药或胃黏膜保护药。

## 三、消化性溃疡

1. 病因及发病机制

（1）幽门螺杆菌感染。

（2）非甾体抗炎药。

（3）胃酸和胃蛋白酶。

（4）其他因素：①吸烟。②遗传。③胃十二指肠运动异常。④应激。

2. 临床表现　临床上十二指肠溃疡较胃溃疡多见，两者之比约为3∶1。十二指肠溃疡好发于青壮年，胃溃疡多见于中老年，后者发病高峰较前者约迟10年。男性患病较女性多。秋冬和冬春之交是本病的好发季节。

（1）腹痛：上腹部疼痛是本病的主要症状，可为钝痛、灼痛、胀痛甚至剧痛，或呈饥饿样不适感，疼痛部位多位于上腹中部、偏右或偏左，十二指肠溃疡表现为空腹痛，即餐后2～4小时和（或）午夜痛，进食或服用抗酸药后可缓解；胃溃疡的疼痛多在餐后1小时内出现，经1～2小时后逐渐缓解，至下餐进食后再次出现疼痛，午夜痛也可发生。消化性溃疡除上腹疼痛外，尚可有反酸、嗳气、恶心、呕吐、食欲缺乏等消化不良症状，也可有失眠、多汗、脉缓等自主神经功能失调表现。

（2）体征：溃疡活动期可有上腹部固定而局限的轻压痛，十二指肠溃疡压痛点常偏右。

（3）并发症：①**消化道出血**是消化道溃疡最常见的并发症。②穿孔。③幽门梗阻，主要由十二指肠溃疡或幽门管溃疡引起。④癌变，少数胃溃疡可发生癌变，十二指肠溃疡则极少见，粪便隐血试验持续阳性者，应怀疑癌变。

胃溃疡与十二指肠溃疡的鉴别见表1-6。

**表1-6　胃溃疡与十二指肠溃疡的鉴别**

| 项目 | 胃溃疡（GU） | 十二指肠溃疡（DU） |
| --- | --- | --- |
| 常见部位 | 胃角或胃窦、胃小弯 | 十二指肠球部 |
| 胃酸分泌 | 正常或降低 | 增多 |
| 发病机制 | 主要是防御/修复因素减弱 | 主要是侵袭因素增强 |
| 发病年龄 | 中老年 | 青壮年 |
| 疼痛特点 | 餐后1小时疼痛－餐前缓解－进餐后1小时再痛，午夜痛少见 | 餐前痛－进餐后缓解－餐后2～4小时再痛－进食后缓解，午夜痛多见 |

3. 辅助检查

（1）**胃镜和胃黏膜活组织检查**：是确诊消化性溃疡的首选检查方法。胃镜检查可直接观察溃疡部位、病变大小、性质。内镜下，消化性溃疡多呈圆形、椭圆形或线形，边缘光滑，底部有灰黄色或灰白色渗出物，溃疡周围黏膜可充血、水肿，可见皱襞向溃疡集中。

（2）X线钡餐检查：适用于对胃镜检查有禁忌或不愿接受胃镜检查者。溃疡的X线直接征象是龛影，对溃疡诊断有确诊价值。

（3）幽门螺杆菌检测：$^{13}C$或$^{14}C$尿素呼气试验检测幽门螺杆菌感染的敏感性及特异性

均较高，常作为根除治疗后复查的首选方法。

（4）粪便隐血试验：隐血试验阳性提示溃疡有活动。

4. 治疗　治疗的目的在于消除病因、缓解症状、愈合溃疡、防止复发和防治并发症。

（1）降低胃酸的药物：$H_2$ 受体拮抗药（$H_2RA$）和质子泵抑制药（PPI）两大类。$H_2RA$ 主要通过选择性竞争结合 $H_2$ 受体，使壁细胞分泌胃酸减少。常用药物有西咪替丁、雷尼替丁、法莫替丁。质子泵抑制药可使壁细胞分泌胃酸的关键酶即 $H^+$-$K^+$-ATP 酶失去活性，从而阻滞壁细胞内的 $H^+$ 转移至胃腔而抑制胃酸分泌，其抑制胃酸分泌作用较 $H_2RA$ 更强，作用更持久。常用药物有奥美拉唑、兰索拉唑和泮托拉唑，口服。

（2）保护胃黏膜药物：硫糖铝和枸橼酸铋钾，宜在饭前服用。

（3）根除幽门螺杆菌治疗。

（4）手术治疗：对于大量出血经内科治疗无效、急性穿孔、瘢痕性幽门梗阻、胃溃疡疑有癌变及正规治疗无效的顽固性溃疡可选择手术治疗。

5. 护理措施

（1）疼痛病人的护理：帮助病人认识和去除病因，指导缓解疼痛的方法，溃疡活动期且症状较重者，嘱其卧床休息几天至 1 ～ 2 周。

（2）用药护理：①抗酸药，如氢氧化铝凝胶等，应在饭后 1 小时和睡前服用。② $H_2$ 受体拮抗药，药物应在餐中或餐后即刻服用，也可把 1 天的剂量在睡前服用。若需同时服用抗酸药，则两药应间隔 1 小时以上。③质子泵抑制药，奥美拉唑可引起头晕，特别是用药初期，应嘱病人用药期间避免开车或做其他必须高度集中注意力的工作。

（3）饮食护理：指导病人有规律地定时进食，少食多餐为宜。选择营养丰富、易消化的食物，戒除烟酒，避免摄入刺激性食物。避免过度紧张与劳累，选择合适的锻炼方式，提高机体抵抗力，季节变换时注意保暖。

## 四、肝硬化

肝硬化是一种由不同病因引起的慢性进行性弥漫性肝病。病理特点为广泛的肝细胞变性坏死、再生结节形成、纤维组织增生，正常肝小叶结构破坏和假小叶形成。临床主要表现为肝功能损伤和门静脉高压，可有多系统受累，晚期常出现消化道出血、感染、肝性脑病等严重并发症。

1. 病因及发病机制

（1）**病毒性肝炎**：在我国最常见，主要为**乙型、丙型和丁型肝炎病毒感染**。

（2）慢性酒精中毒：在我国约占 15%。

（3）非酒精性脂肪性肝炎：70% 原因不明的肝硬化可能由非酒精性脂肪肝炎引起，危险因素包括肥胖、糖尿病、高三酰甘油血症等。

（4）药物或化学毒物：长期服用双醋酚丁、甲基多巴、异烟肼等药物。

（5）胆汁淤积：持续存在肝外胆管阻塞或肝内胆汁淤积时，高浓度的胆酸和胆红素的毒性作用可损伤肝细胞，导致胆汁性肝硬化。

（6）遗传和代谢性疾病。

（7）肝静脉回流障碍。

（8）免疫紊乱：自身免疫性慢性肝炎最终进展为肝硬化。

（9）血吸虫病。

（10）隐源性肝硬化：发病原因不能确定的肝硬化，占 5% ～ 10%。

2. 临床表现

（1）代偿期肝硬化：早期无症状或症状轻，以乏力、食欲缺乏、低热为主要表现，可伴有腹胀、恶心、厌油腻、上腹隐痛及腹泻等。症状常因劳累或伴发病而出现，经休息或治疗可缓解。病人营养状况一般或消瘦，肝轻度大，质地偏硬，可有轻度压痛，脾轻至中度大。肝功能多在正常范围或轻度异常。

（2）失代偿期肝硬化

①肝功能减退的临床表现

a. 全身症状和体征：一般状况较差，疲倦、乏力、精神不振；营养状况较差，消瘦、面色灰暗黝黑（肝病面容）、皮肤巩膜黄染、皮肤干枯粗糙、水肿、舌炎、口角炎等。部分病人有不规则发热，常与病情活动或感染有关。

b. 消化系统症状：食欲缺乏为最常见症状，甚者畏食，进食后上腹饱胀，有时伴恶心、呕吐，稍进油腻肉食易引起腹泻。可有腹痛，肝区隐痛常与肝大累及包膜有关，脾大、脾周围炎可引起左上腹疼痛。**肝细胞有进行性或广泛性坏死时可出现黄疸**，是肝功能严重减退的表现。

c. 出血倾向和贫血：由于肝合成凝血因子减少、脾功能亢进和毛细血管脆性增加，导致凝血功能障碍，常出现鼻出血、牙龈出血、皮肤紫癜和胃肠出血等，女性常有月经过多。由于营养不良（缺乏铁、叶酸和维生素 $B_{12}$ 等）、肠道吸收障碍、脂肪代谢紊乱、胃肠道失血和脾功能亢进等因素，病人可有不同程度的贫血。

d. 内分泌失调：雌激素增多、雄激素和糖皮质激素减少，男性病人常有性功能减退、不育、男性乳房发育、毛发脱落等；女性病人可有月经失调、闭经、不孕等。部分病人出现蜘蛛痣，主要分布在面颈部、上胸、肩背和上肢等上腔静脉引流区域；手掌大小鱼际和指端腹侧部位皮肤发红称为肝掌。肾上腺皮质功能减退，表现为面部和其他暴露部位皮肤色素沉着。胰岛素增多，易发生低血糖。

②门静脉高压症的临床表现：正常情况下，门静脉压力为 **5 ～ 10mmHg**，当门静脉压力持续＞ **10mmHg 时称为门静脉高压症**。肝硬化时，门静脉血流量增多且门静脉阻力升高，导致门静脉压力增高。门静脉高压症的三大临床表现是脾大、侧支循环的建立和开放、腹水。

a. 脾大：门静脉高压致脾静脉压力增高，脾淤血而肿胀，一般为轻、中度大，有时可为巨脾。脾大是门静脉高压症最早出现的症状。

b. 侧支循环的建立和开放：门静脉压力增高时，来自消化器官和脾的回心血液流经肝受阻，使门腔静脉交通支开放并扩张，血流量增加，建立起侧支循环。临床上重要的侧支循环有食管下段和胃底静脉曲张：曲张的静脉破裂出血时，出现呕血、黑粪及休克等表现，腹壁静脉曲张；痔核形成，破裂时引起便血。

c. 腹水：是肝硬化肝功能失代偿期最为显著的临床表现。大量腹水时腹部隆起，腹壁绷紧发亮，病人行动困难，可发生脐疝，膈抬高，出现呼吸困难、心悸。部分病人伴有胸腔积液，为腹水经膈淋巴管或经瓣性开口进入胸腔所致。腹水形成的主要因素有门静脉压力增高，门静脉压力增高时，腹腔脏器毛细血管床静水压增高，组织间液回吸收减少而漏入腹腔；血浆胶体渗透压降低；肝淋巴液生成过多；有效循环血容量不足。

③并发症

a. 上消化道出血：由于食管下段或胃底静脉曲张破裂出血所致，为本病最常见的并发症。常在恶心、呕吐、咳嗽、负重等使腹内压突然升高，或因粗糙食物机械损伤、胃酸反流腐蚀损伤时，引起突然大量的呕血和黑粪，可导致出血性休克或诱发肝性脑病，急性出血死亡率平均为 32%。

b. 感染：如自发性细菌性腹膜炎、肺炎、胆道感染、革兰阴性杆菌败血症等。自发性细菌性腹膜炎是腹腔内无脏器穿孔的腹膜急性细菌性感染。病人可出现发热、腹痛、腹胀、腹膜刺激征、腹水迅速增长或持续不减，少数病例发生低血压或中毒性休克、难治性腹水或进行性肝衰竭。

c. **肝性脑病**：是晚期肝硬化的最**严重并发症**，也是肝硬化病人最常见的死亡原因。

d. 原发性肝癌：肝硬化病人短期内出现病情迅速恶化、肝进行性增大、原因不明的持续性肝区疼痛或发热、腹水增多且为血性等，应考虑并发原发肝癌。

e. 肝肾综合征：又称功能性肾衰竭，是肝硬化终末期最常见的严重并发症之一。主要由于有效循环血容量减少、肾血管收缩和肾内血液重新分布，导致肾皮质缺血和肾小球滤过率下降，髓质血流量增加、髓襻重吸收增加引起。表现为少尿或无尿、氮质血症、稀释性低钠血症和低尿钠。

f. 电解质和酸碱平衡紊乱：病人出现腹水和其他并发症后电解质紊乱趋于明显，常见的有低钠血症，长期低钠饮食致原发性低钠，长期利尿和大量放腹水等致钠丢失，抗利尿激素增多使水潴留超过钠潴留而致稀释性低钠；低钾低氯血症与代谢性碱中毒，进食少、呕吐、腹泻、长期应用利尿药或高渗葡萄糖液、继发性醛固酮增多等可引起低钾低氯，而低钾低氯血症可致代谢性碱中毒，诱发肝性脑病。

g. 肝肺综合征：其定义为严重肝病伴肺血管扩张和低氧血症，晚期肝病病人中发生率为 13% ～ 47%。

3. 辅助检查

（1）血常规：代偿期多正常，失代偿期常有不同程度的贫血。脾功能亢进时白细胞和血小板计数减少。

（2）尿液检查：尿常规检查代偿期正常，失代偿期可有蛋白尿、血尿和管型尿。有黄疸时尿中可出现胆红素，尿胆原增加。

（3）肝功能试验：代偿期正常或轻度异常，失代偿期多有异常。重症病人血清结合胆红素、总胆红素增高，胆固醇酯低于正常。转氨酶轻、中度增高，肝细胞受损时多以 ALT（GPT）增高较显著，但肝细胞严重坏死时 AST（GOT）常高于 ALT。血清总蛋白正常、降低或增高，但清蛋白降低，球蛋白增高，清蛋白 / 球蛋白比值降低或倒置；在血清蛋白电泳中，清蛋白减少，球蛋白显著增高。凝血酶原时间有不同程度延长。

（4）免疫功能检查：血清 IgG 显著增高，IgA、IgM 也可升高；T 淋巴细胞数常低于正常；可出现抗核抗体、抗平滑肌抗体等非特异性自身抗体；病毒性肝炎肝硬化者，乙型、丙型和丁型肝炎病毒标记可呈阳性反应。

（5）腹水检查：包括腹水颜色、比重、蛋白定量、血清和腹水清蛋白梯度、细胞分类、腺苷脱氨酶、血清和腹水 LDH、细菌培养及内毒素测定等。腹水一般为漏出液。

（6）影像学检查：X 线钡餐检查示食管静脉曲张者钡剂在黏膜上分布不均，显示**虫蚀样或蚯蚓状充盈缺损**，纵行黏膜皱襞增宽；胃底静脉曲张时钡剂呈菊花样充盈缺损。超声显像可显示肝脾大小、门静脉高压、腹水。门静脉高压症时可见脾大、门静脉直径增宽、侧支血管存在，有腹水时可见液性暗区。CT 和 MRI 检查可显示肝、脾、肝内门静脉、肝静脉、侧支血管形态改变、腹水。

（7）肝活组织检查：**B 超引导下肝穿刺活组织检查**可作为代偿期肝硬化诊断的“金标准”，有助于明确肝硬化的病因，确定肝硬化的病理类型、炎症和纤维化程度，鉴别肝硬化、慢性肝炎与原发性肝癌，指导治疗和判断预后。

4. 治疗

（1）腹水治疗：限制钠和水的摄入，限钠可加速腹水消退，部分病人通过限钠可发生自发性利尿。①血钠＜125mmol/L 时，需限制水的摄入。②利尿药，是目前临床应用最广泛的治疗腹水的方法。常用保钾利尿药有螺内酯和氨苯蝶啶，排钾利尿药有呋塞米和氢氯噻嗪。首选螺内酯每日 100mg。③提高血浆胶体渗透压，定期输注血浆、新鲜血或白蛋白。

（2）门静脉高压症的手术治疗：包括各种分流、断流术和脾切除术等，目的是降低门脉系统压力和消除脾功能亢进，主要用于食管胃底静脉曲张破裂大出血各种治疗无效时，或者是曲张静脉破裂出血后预防再次出血。**脾切除术**是治疗脾功能亢进的有效方式，但只能短期降低门静脉压力。

（3）**肝移植**：是各种原因引起的晚期肝硬化的最佳治疗方法。

5. 护理措施

（1）营养失调

①饮食护理：**既保证饮食营养又遵守必要的饮食限制**是改善肝功能、延缓病情进展的基本措施。饮食治疗原则：**高热量、高蛋白质、高维生素、易消化饮食**，严禁饮酒，适当摄入脂肪，动物脂肪不宜过多摄入，并根据病情变化及时调整。

②营养支持：必要时遵医嘱给予静脉补充营养，如高渗葡萄糖液、复方氨基酸、白蛋白或新鲜血。

③营养状况监测：经常评估病人的饮食和营养状况，包括每天的食品和进食量，体重和实验室检查有关指标的变化。

（2）体液过多

①体位：**平卧位有利于增加肝、肾血流量**，改善肝细胞的营养，提高肾小球滤过率，故应多卧床休息。可抬高下肢，以减轻水肿。阴囊水肿者可用托带托起阴囊，以利水肿消退。大量腹水者卧床时可取**半卧位**，以使膈下降，有利于呼吸运动，减轻呼吸困难和心悸。

②避免腹内压骤增：大量腹水时，应避免使腹内压突然剧增的因素，如剧烈咳嗽、打喷嚏、用力排便等。

③限制钠和水的摄入。

④用药护理：使用利尿药时应特别注意维持水、电解质和酸碱平衡。利尿速度不宜过快，每天体重减轻一般不超过 0.5kg，有下肢水肿者每天体重减轻不超过 1kg。

## 五、原发性肝癌

1. 病因及发病机制

（1）病毒性肝炎：乙型和丙型肝炎病毒与肝癌发病有关。

（2）肝硬化：原发性肝癌合并肝硬化者占 50% ～ 90%，多数为乙型或丙型病毒性肝炎发展成大结节性肝硬化。

（3）黄曲霉毒素：黄曲霉素的代谢产物黄曲霉毒素 $B_1$（$AFB_1$）有强烈的致癌作用。有研究表明，$AFB_1$ 的摄入量与肝癌的死亡率呈正相关。

（4）饮用水污染。

（5）其他因素：长期饮酒和吸烟增加患肝癌的危险性。此外，遗传、有机氯类农药、亚硝胺类化学物质、寄生虫等，可能与肝癌发生有关。

2. 临床表现

（1）症状

①肝区疼痛：最常见，半数以上病人有肝区疼痛，多呈持续性钝痛或胀痛。

②消化道症状：常有食欲缺乏、消化不良、恶心、呕吐。腹水或门静脉癌栓可导致腹胀、腹泻等症状。

③全身症状：有乏力、进行性消瘦、发热、营养不良，晚期病人可呈恶病质等。少数可有自发性低血糖、红细胞增多症、高血钙、高血脂等伴癌综合征的表现。

④转移灶症状：转移至肺可引起咳嗽和咯血。胸膜转移可引起胸痛和血性胸腔积液。转移至骨骼和脊柱，可引起局部压痛或神经受压症状。颅内转移可有相应的神经定位症状和体征。

（2）体征

①肝大：进行性肝大为最常见的特征性体征之一。

②黄疸：一般在晚期出现，多为阻塞性黄疸，少数为肝细胞性黄疸。

③肝硬化征象：肝癌伴肝硬化门静脉高压者可有脾大、静脉侧支循环形成及腹水等表现。腹水一般为漏出液，也可出现血性腹水。

（3）并发症：肝性脑病、上消化道出血、肝癌结节破裂出血、继发感染。

3. 辅助检查

（1）甲胎蛋白（AFP）检测：现已广泛用于肝癌的普查、诊断、判断治疗效果和预测复发。

（2）其他标志物检测：谷氨酰转移酶同工酶Ⅱ（$GGT_2$）、血清岩藻糖苷酶（AFU）、异常凝血酶原（APT）等有助于 AFP 阴性肝癌的诊断和鉴别诊断，联合多种标志物可提高诊断率。

（3）超声显像：B 超检查是目前肝癌筛查的首选检查方法，对肝癌的早期诊断有较大价值。

（4）CT 检查：CT 是肝癌诊断的重要手段，为临床疑诊肝癌者和确诊为肝癌拟行手术治疗者的常规检查。

（5）MRI 检查：能清楚显示肝细胞癌内部结构特征，应用于临床怀疑肝癌而 CT 未能发现病灶或病灶性质不能确定时。

（6）肝血管造影：选择性肝动脉造影是肝癌诊断的重要补充手段，通常用于临床怀疑肝癌存在，而普通的影像学检查不能发现肝癌病灶的情况下。

（7）**肝组织检查**：在B超或CT引导下细针穿刺癌结节行组织学检查，是确诊肝癌的最可靠方法。

4. 治疗　早期发现和早期治疗是改善肝癌预后的最主要措施，早期肝癌应尽量采取手术切除。对不能切除者可采取多种综合治疗措施。

（1）手术治疗：肝癌的治疗方案以**手术切除**为首选，对诊断明确并有手术指征者应及早手术。由于手术切除仍有很高的复发率，术后宜加强综合治疗与随访。

（2）肝动脉化疗栓塞治疗（TACE）：是肝癌非手术疗法中的首选方案，可明显提高病人的3年生存率。

（3）并发症的治疗：肝癌结节破裂时，在病人能耐受手术的情况下，应积极争取手术探查，行局部填塞缝合术、肝动脉栓塞术、肝动脉结扎术等，进行止血治疗。

5. 护理问题、护理措施

（1）疼痛：肝区痛与肿瘤生长迅速、肝包膜被牵拉或肝动脉栓塞术后产生栓塞后综合征有关。

病情观察：注意经常观察病人疼痛的部位、性质、程度、持续时间及伴随症状，及时发现和处理异常情况。

（2）指导并协助病人减轻疼痛：保持环境安静舒适，较少刺激；认真倾听病人感受，教会病人放松技巧，有利于缓解疼痛。

采取镇痛措施：对上述措施效果不佳或中、重度以上疼痛者，可根据WHO疼痛三阶梯镇痛法，遵医嘱采取镇静、镇痛药物，并配以辅助用药，注意观察药物的疗效和不良反应。

（3）肝动脉栓塞化疗病人的护理

术前护理：做好各种术前检查，查碘过敏试验结果及体温、脉搏、呼吸、血压、检查心电图、出凝血试验、血常规、肝肾功能等；行术前准备，如禁食、皮试、备皮等，在左上肢穿刺静脉留置针；术前1天给予易消化饮食，术前6小时禁食禁水；调节好室内温度，铺好麻醉床，备好心电监护仪。

术中配合：肝动脉栓塞化疗治疗过程中随时询问病人主观感受，并予以心理支持；密切监测病人的生命体征、血氧分压等呼吸循环指标，及时将异常情况汇报给医生。

术后护理：术后由于肝动脉血供突然减少，可产生栓塞后综合征，即出现腹痛、发热、恶心、呕吐、血清清蛋白降低、肝功能异常等改变，应做好相应护理，观察并记录生命体征，多数病人于术后4～8小时体温升高，持续1周左右，是机体对坏死肿瘤组织重吸收的反映。高热者应采取降温措施，避免机体大量消耗。术后禁食2～3天，进食初期摄入流质并少量多餐，以减轻恶心、呕吐。穿刺部位压迫止血15分钟再加压包扎，沙袋压迫6～8小时，保持穿刺侧肢体伸直24小时，并观察穿刺部位有无血肿及渗血。注意观察肢体远端脉搏、皮肤颜色、温度和功能，防止包扎过紧。栓塞术1周后，常因肝缺血影响肝糖原贮存和蛋白质的合成，应根据医嘱静脉输注清蛋白，适量补充葡萄糖液。准确记录出入量，如出汗、尿量、呕吐物等，以作为补液的依据。注意观察病人有无肝性脑病前驱症状，一旦发现异常，及时配合医生进行处理。

## 六、肝性脑病

肝性脑病又称肝性昏迷，是指严重肝病引起的、以代谢紊乱为基础的中枢神经系统功能失调的综合征，其主要临床表现是意识障碍、行为失常和昏迷。

1. 病因及发病机制　肝性脑病特别是门体分流性脑病常有明显的诱因，常见的有上消化道出血、高蛋白饮食、大量排钾利尿和放腹水、催眠镇静药和麻醉药、便秘、感染、尿毒症、低血糖、外科手术等。

目前被学者研究最多的就是氨中毒学说。氨对中枢神经系统有毒性作用。高含量的血氨能通过血－脑屏障进入脑组织，产生对中枢神经系统的毒性。它干扰脑细胞三羧酸循环，使大脑的能量供应不足，增加了脑对中性氨基酸如酪氨酸、苯丙氨酸、色氨酸的摄取，这些物质对脑功能具有抑制作用。

2. 临床表现　一般根据意识障碍程度、神经系统体征和脑电图改变，可将肝性脑病的临床过程分为 4 期。

（1）一期（前驱期）：焦虑、欣快激动、淡漠、睡眠倒错、健忘等轻度精神异常，可有扑翼样震颤。此期临床表现不明显，脑电图多数正常，易被忽视。

（2）二期（昏迷前期）：嗜睡、行为异常（如衣冠不整或随地大小便）、言语不清、书写障碍及定向力障碍。有腱反射亢进、肌张力增高、踝阵挛及 Babinski 征阳性等神经体征。此期扑翼样震颤存在，脑电图有特异性异常。

（3）三期（昏睡期）：昏睡，但可以唤醒，醒时尚可应答，但常有神志不清和幻觉。各种神经体征持续存在或加重，肌张力增高，四肢被动运动常有抵抗力，锥体束征阳性。扑翼样震颤仍可引出，脑电图明显异常。

（4）四期（昏迷期）：昏迷，不能唤醒。浅昏迷时，对疼痛等强刺激尚有反应，腱反射和肌张力亢进；深昏迷时，各种腱反射消失，肌张力降低。脑电图明显异常。

3. 治疗

（1）及早识别及祛除肝性脑病发作的诱因：及时控制感染和上消化道出血并清除积血，避免快速和大量的排钾利尿和放腹水。注意纠正水、电解质和酸碱平衡失调。缓解便秘，并控制使用麻醉、镇痛、安眠、镇静等药物。

（2）减少肠内氮源性毒物的生成与吸收：①灌肠或导泻，可用生理盐水或弱酸性溶液（如稀醋酸液）灌肠。②抑制肠道细菌生长，使用抑制肠道产尿素酶的细菌的口服抗生素，减少氨的生成。

（3）促进体内氨的代谢：有效的最常用的降氨药物为 L－鸟氨酸、L－门冬氨酸，其能促进体内的尿素循环（鸟氨酸循环）而降低血氨。

（4）调节神经递质。

（5）人工肝。

（6）肝移植：是治疗各种终末期肝病的一种有效手段，适用于严重和顽固性的肝性脑病有肝移植指征者。

4. 护理措施

（1）意识障碍：与血氨增高、干扰脑细胞能量代谢和神经传导有关。

①病情观察：密切注意肝性脑病的早期征象，监测并记录病人的血压、脉搏、呼吸、

体温及瞳孔变化。定期复查血氨、肝、肾功能、电解质，若有异常应及时协助医生进行处理。

②祛除和避免诱发因素：清除胃肠道内积血，减少氨的吸收。上消化道出血为最常见的诱因，可用生理盐水或弱酸性溶液灌肠，忌用肥皂水。避免快速利尿和大量放腹水，可在放腹水的同时补充血浆白蛋白。避免应用催眠镇静药、麻醉药等。当病人狂躁不安或有抽搐时，禁用吗啡、水合氯醛、哌替啶及速效巴比妥类，必要时遵医嘱减量使用地西泮、东莨菪碱，并减少给药次数。防止及控制感染。保持排便通畅，防止便秘。

③生活护理：尽量安排专人护理，病人以卧床休息为主，以利于肝细胞再生，减轻肝负担。

④心理护理。

⑤用药护理。

（2）营养失调：低于机体需要量与肝功能减退、消化吸收障碍、限制蛋白摄入有关。

①给予高热量饮食：保证每天热量供应 5 ～ 6.7MJ（1200 ～ 1600kcal）。

②蛋白质的摄入：肝性脑病对营养的要求，重点不在于限制蛋白质的摄入，而在于保持正氮平衡。急性期首日禁蛋白饮食，给予葡萄糖保证供应能量，昏迷者可鼻饲饮食。慢性肝性脑病病人无禁食蛋白质必要。蛋白质摄入量为 1 ～ 1.5g/（kg · d）。口服或静脉使用支链氨基酸制剂，调整芳香族氨基酸 / 支链氨基酸（AAA/BCAA）比值。植物和奶制品蛋白优于动物蛋白，植物蛋白含甲硫氨酸、芳香族氨基酸较少，含支链氨基酸较多，还可提供纤维素，有利于维护结肠的正常菌群及酸化肠道。

③其他：不宜用维生素 $B_6$。

## 七、急性胰腺炎

急性胰腺炎是指多种病因导致胰酶在胰腺内被激活引起胰腺组织自身消化、水肿、出血甚至坏死的炎症反应。临床主要表现为急性上腹痛、恶心、呕吐、发热、血和尿淀粉酶增高，重症常继发感染、腹膜炎和休克等多种并发症。

1. 病因及发病机制　引起急性胰腺炎的病因较多，我国以胆道疾病为常见病因，西方国家则以大量饮酒引起者多见。

（1）胆石症与胆道疾病：国内胆石症、胆道感染、胆道蛔虫病是急性胰腺炎发病的主要原因，占 50% 以上，又称胆源性胰腺炎。引起胆源性胰腺炎的机制可能为：①胆石、感染、蛔虫等因素致 Oddi 括约肌水肿、痉挛，使十二指肠壶腹部出口梗阻，胆道内压力高于胰管内压力，胆汁逆流入胰管，引起急性胰腺炎。②胆石在移行过程中损伤胆总管、壶腹部或胆道感染引起 Oddi 括约肌松弛，使富含肠激酶的十二指肠液反流入胰管，引起急性胰腺炎。③胆道感染时细菌毒素、游离胆酸、非结合胆红素等，可通过胆胰间淋巴管交通支扩散到胰腺，激活胰酶，引起急性胰腺炎。

（2）胰管阻塞：常见病因是胰管结石。

（3）酗酒和暴饮暴食：大量饮酒和暴饮暴食均可致胰液分泌增加，并刺激 Oddi 括约肌痉挛，十二指肠乳头水肿，胰液排出受阻，使胰管内压增加，引起急性胰腺炎。

（4）手术与创伤：腹腔手术特别是胰胆或胃手术、腹部钝挫伤等可直接或间接损伤胰腺组织与胰腺的血液供应引起胰腺炎。

（5）内分泌与代谢障碍：任何原因引起的高钙血症或高脂血症，可通过胰管钙化或胰液内脂质沉着等引发胰腺炎。

（6）感染。

（7）药物：某些药物如噻嗪类利尿药、糖皮质激素、四环素、磺胺类等，可直接损伤胰腺组织，使胰液分泌或黏稠度增加，引起急性胰腺炎。

2. 临床表现

（1）**腹痛**：为本病的主要表现和首发症状，常在**暴饮暴食或酗酒后突然发生**。疼痛剧烈而持续，呈钝痛、钻痛、绞痛或刀割样痛，可阵发性加剧。腹痛常位于中上腹，向腰背部呈带状放射，取弯腰抱膝位可减轻疼痛，水肿型腹痛一般3～5天后缓解。坏死型腹部剧痛，持续较长，由于渗液扩散可引起全腹痛。

（2）恶心、呕吐及腹胀：起病后多出现恶心、呕吐，有时颇频繁，呕吐物为胃内容物，重者可混有胆汁。

（3）发热：多数病人有中度以上发热，一般持续3～5天。

（4）低血压或休克：重症胰腺炎常发生。病人烦躁不安、皮肤苍白、湿冷等；极少数病人可突然出现休克，甚至发生猝死。其主要原因为有效循环血容量不足、胰腺坏死释放心肌抑制因子致心肌收缩不良、并发感染和消化道出血等。

（5）水、电解质及酸碱平衡紊乱：多有轻重不等的脱水，呕吐频繁者可有代谢性碱中毒。重症者可有显著脱水和代谢性酸中毒，伴血钾、血镁、血钙降低，部分可有血糖增高，偶可发生糖尿病酮症酸中毒或高渗昏迷。

（6）体征：①轻症急性胰腺炎，腹部体征较轻，往往与主诉腹痛程度不十分相符，可有腹胀和肠鸣音减弱，多数上腹有压痛，无腹肌紧张和反跳痛。②重症急性胰腺炎，病人常呈急性重病面容，痛苦表情，脉搏增快，呼吸急促，血压下降。病人腹肌紧张，全腹显著压痛和反跳痛，伴麻痹性肠梗阻时有明显腹胀，肠鸣音减弱或消失。可出现移动性浊音，腹水多呈血性。少数病人由于胰酶或坏死组织液沿腹膜后间隙渗到腹壁下，致两侧腰部皮肤呈暗灰蓝色，称为**Grey-Turner征**，或出现脐周围皮肤青紫，称为**Cullen征**。

（7）并发症：重症急性胰腺炎常并发不同程度的多器官功能衰竭。

3. 辅助检查

（1）白细胞计数：多有白细胞增多及中性粒细胞核左移。

（2）淀粉酶测定：血清淀粉酶一般在起病后6～12小时开始升高，48小时后开始下降，持续3～5天。血清淀粉酶超过正常值3倍即可诊断本病。但淀粉酶的高低不一定反映病情轻重，出血坏死型胰腺炎血清淀粉酶值可正常或低于正常。尿淀粉酶升高较晚，在发病后12～14小时开始升高，下降缓慢，持续1～2周。

（3）血清脂肪酶测定：血清脂肪酶常在病后24～72小时开始升高，持续7～10天，对病后就较晚的急性胰腺炎病人有诊断价值，且特异性也较高。

（4）C反应蛋白：CRP是组织损伤和炎症的非特异性标志物，有助于评估与监测急性胰腺炎的严重性，在胰腺坏死时CRP明显升高。

（5）其他生化检查：暂时性血糖升高常见，持久的空腹血糖**高于10mmol/L反映胰腺坏死，提示预后不良**。可有暂时性低钙血症，低血钙程度与临床严重程度平行，**若低于1.5mmol/L则预后不良**。

4. 治疗　治疗原则为减轻腹痛、减少胰腺分泌、防治并发症。多数病人属于轻症急性胰腺炎，经3～5天积极治疗多可治愈。重症急性胰腺炎必须采取综合性措施，积极抢救治疗。

（1）轻症急性胰腺炎治疗：①禁食及胃肠减压，目的在于减少胃酸分泌，进而减少胰液分泌，以减轻腹痛和腹胀。②静脉输液，补充血容量，维持水、电解质和酸碱平衡。③镇痛，腹痛剧烈者可给予哌替啶。④抗感染，我国大多数急性胰腺炎与胆道疾病有关，故多应用抗生素。⑤抑酸治疗，静脉给予$H_2$受体拮抗药或质子泵抑制药。

（2）重症急性胰腺炎治疗：除上述治疗措施外，还应做到如下。①监护，转入重症监护病房（ICU）进行病情监测。②维持水、电解质平衡，积极补充液体和电解质，维持有效循环血容量。伴有休克者，应给予白蛋白、鲜血或血浆代用品。③营养支持，早期一般采用全胃肠外营养（TPN），如无肠梗阻，应尽早过渡到肠内营养。④抗感染治疗，重症病人常规使用抗生素，以预防胰腺坏死并发感染。⑤减少胰液分泌，生长抑素具抑制胰液和胰酶分泌，抑制胰酶合成的作用。⑥抑制胰酶活性。

（3）并发症治疗：对急性出血坏死型胰腺炎伴腹腔内大量渗液者，或伴急性肾衰竭者，可采用腹膜透析治疗；急性呼吸窘迫综合征除药物治疗外，可行气管切开和应用呼吸机治疗；并发糖尿病者可使用胰岛素。

5. 护理问题、护理措施

（1）疼痛：腹痛与胰腺及其周围组织炎症、水肿或出血坏死有关。

①休息与体位：病人应绝对卧床休息，减轻胰腺的负担，促进组织修复。腹痛时协助病人取弯腰、前倾坐位或屈膝侧卧位，以缓解疼痛。

②饮食护理：禁食和胃肠减压。轻症急性胰腺炎经过3～5天禁食和胃肠减压，当疼痛减轻、发热消退、白细胞计数和血、尿淀粉酶降至正常后，即可先给予少量无脂流质。加强营养支持。鼻空肠管护理，若病人禁食、禁饮超过1周以上，可以考虑在X线引导下经鼻腔置空肠营养管，实施肠内营养。

③用药护理：腹痛剧烈者，遵医嘱给予**哌替啶**等镇痛药，但哌替啶反复使用可致成瘾。**禁用吗啡**，以防引起Oddi括约肌痉挛，加重病情。

（2）潜在并发症：低血容量性休克。

①病情观察：严密监测生命体征，定时记录病人的呼吸、脉搏、心率、血压、体温、血氧饱和度等。注意有无脉搏细速、呼吸急促、尿量减少等低血容量的表现。注意观察呕吐物的量及性质，行胃肠减压者，观察和记录引流量及性质。观察病人皮肤黏膜的色泽与弹性有无变化，判断失水程度。准确记录24小时出入量，作为补液的依据。定时留取标本，监测血、尿淀粉酶、血糖、电解质的变化，做好动脉血气分析的测定。

②维持有效血容量：迅速建立有效静脉通路输入液体及电解质，禁食病人每日的液体输入量常需在**3000ml以上**，以维持有效循环血容量。

③防治低血容量性休克。

## 八、上消化道出血

上消化道出血是指屈氏韧带以上的消化道，包括食管、胃、十二指肠和胰、胆等病变引起的出血。

1. 病因及发病机制　上消化道出血的病因很多，其中常见的有消化性溃疡、急性糜烂出血性胃炎、食管胃底静脉曲张破裂和胃癌，这些病因占上消化道出血的 80% ～ 90%。

2. 临床表现

（1）**呕血与黑粪**：是上消化道出血的特征性表现。

（2）失血性周围循环衰竭：上消化道大量出血时，由于循环血容量急剧减少，静脉回心血量相应不足，导致心排血量降低，常发生急性周围循环衰竭，其程度轻重因出血量大小和失血速度快慢而异。病人可出现头晕、心悸、乏力、出汗、口渴、晕厥等一系列组织缺血的表现。出血性休克早期体征有脉搏细速、脉压变小，血压可因机体代偿作用而正常甚至一时偏高，此时应特别注意血压波动，并予以及时抢救，否则血压将迅速下降。呈现休克状态时，病人表现为面色苍白、口唇发绀、呼吸急促，皮肤湿冷，呈灰白色或紫灰花斑，施压后褪色经久不能恢复，体表静脉塌陷；精神萎靡、烦躁不安，重者反应迟钝、意识模糊。

（3）贫血及血象变化：上消化道大量出血后，均有急性失血性贫血。白细胞计数在出血后 2 ～ 5 小时升高，可达（10 ～ 20）×$10^9$/L，血止后 2 ～ 3 天恢复正常。肝硬化脾功能亢进者白细胞计数可不升高。

（4）氮质血症：可分为肠源性、肾前性和肾性氮质血症。

（5）发热：大量出血后，多数病人在 24 小时内出现发热，一般不超过 38.5℃，可持续 3 ～ 5 天。发热机制可能与循环血容量减少，急性周围循环衰竭，导致体温调节中枢功能障碍有关，失血性贫血亦为影响因素之一。

3. 辅助检查

（1）实验室检查：测定红细胞、白细胞和血小板计数，血红蛋白浓度、血细胞比容、肝功能、肾功能、粪便隐血等，有助于估计失血量及动态观察有无活动性出血，判断治疗效果及协助病因诊断。

（2）内镜检查：是上消化道出血定位、定性诊断的首选检查方法。出血后 24 ～ 48 小时内行急诊内镜检查，可以直接观察病灶的情况，有无活动性出血或评估再出血的危险性，明确出血的病因，同时对出血灶进行止血治疗。在急诊胃镜检查前应先补充血容量、纠正休克、改善贫血，在病人生命体征平稳后进行，并尽量在出血的间歇期进行。胶囊内镜对排除小肠病变引起的出血有特殊价值。

（3）X 线钡餐造影检查：主要适用于不宜或不愿进行内镜检查者，或者胃镜检查未能发现出血原因，需排除十二指肠降段以下的小肠段有无出血病灶者。一般主张在出血停止且病情基本稳定数日后进行检查，出血期不宜行此检查。

（4）其他检查：放射性核素扫描或选择性动脉造影（如腹腔动脉、肠系膜上动脉造影）可帮助确定出血部位，适用于内镜及 X 线钡餐造影未能确诊而又反复出血者。

4. 治疗　上消化道大量出血为临床急症，应采取积极措施进行抢救：迅速补充血容量，纠正水、电解质失衡，预防和治疗失血性休克，给予止血治疗，同时积极进行病因诊断和治疗。

（1）补充血容量：立即配血，等待配血时先输入平衡液或葡萄糖盐水、右旋糖酐或其他血浆代用品，尽早输入浓缩红细胞或全血，以尽快恢复和维持血容量及改善周围循环，防止微环障碍引起脏器功能衰竭。

（2）非曲张静脉上消化道大量出血的止血措施：该类出血是除了食管胃底静脉曲张破裂出血之外的其他病因所致的上消化道出血，病因中以消化性溃疡出血最常见。

①抑制胃酸分泌药：非曲张静脉上消化道大量出血的常用药。临床常用 $H_2$ 受体拮抗药或质子泵抑制药，以抑制胃酸分泌，提高和保持胃内较高的pH。常用药物有西咪替丁、雷尼替丁、法莫替丁、奥美拉唑等。

②内镜直视下止血：内镜止血适用于有活动性出血或暴露血管的溃疡。治疗方法包括激光光凝、高频电凝、微波、热探头止血，血管夹钳夹，局部药物喷洒和局部药物注射。

③手术治疗。

④介入治疗：少数不能进行内镜止血或手术治疗的严重大出血病人，可经选择性肠系膜动脉造影寻找出血的病灶，给予血管栓塞治疗。

（3）食管胃底静脉曲张破裂出血的止血措施

①血管升压素：为常用药物，其作用机制是使**内脏血管收缩**，从而减少门静脉血流量，降低门静脉及其侧支循环的压力，以控制食管胃底曲张静脉的出血，同时加用硝酸甘油静脉滴注或舌下含服，以减轻不良反应。

②生长抑素及其拟似物：止血效果肯定，为治疗食管胃底静脉曲张破裂出血的最常用药物。

③三（四）腔二囊管压迫止血：用气囊压迫食管胃底曲张静脉，其止血效果肯定，目前在药物治疗不能控制出血时暂时使用，以争取时间准备内镜止血等治疗措施。

④内镜直视下止血：在药物治疗和气囊压迫基本控制出血，病情基本稳定后，进行急诊内镜检查和止血治疗。

⑤手术治疗：食管胃底静脉曲张破裂大量出血内科治疗无效时，应考虑外科手术或经颈静脉肝内门体静脉分流术。

5. 护理措施

（1）潜在并发症：血容量不足。

①体位与保持呼吸道通畅：大出血时病人取平卧位并将下肢略抬高，以保证脑部供血。呕吐时头偏向一侧，防止窒息或误吸；必要时用负压吸引器清除气道内的分泌物、血液或呕吐物，保持呼吸道通畅。给予吸氧。

②治疗护理：立即建立静脉通道。配合医生迅速、准确地实施输血、输液、各种止血治疗及用药等抢救措施，并观察治疗效果及不良反应。输液开始宜快，必要时测定中心静脉压作为调整输液量和速度的依据。避免因输液、输血过多、过快而引起急性肺水肿，对老年病人和心肺功能不全者尤应注意。肝病病人忌用吗啡、巴比妥类药物；宜输新鲜血，因库存血含氨量高，易诱发肝性脑病。准备好急救用品、药物。

③饮食护理：急性大出血伴恶心、呕吐者应禁食。少量出血无呕吐者，可进温凉、清淡流质食物，出血停止后改为营养丰富、易消化、无刺激性半流质、软食，少量多餐，逐步过渡到正常饮食。

④心理护理。

⑤病情监测：监测生命体征、精神和意识状态，观察皮肤和甲床色泽，肢体温暖或是湿冷，周围静脉特别是颈静脉充盈情况。准确记录出入量，测每小时尿量，观察呕吐物和粪便的性质、颜色及量。定期复查血红蛋白浓度、红细胞计数、血细胞比容、网织红细胞计数、血尿素氮、大便隐血，以解贫血程度、出血是否停止。监测血清电解质和血气分析的变化。监测周围循环衰竭的临床表现，该表现对估计出血量有重要价值，关键是动态观察病人的心

率、血压。

⑥出血量的估计：粪便隐血试验阳性提示每日出血量＞**5 ～ 10ml**；出现黑粪表明每日出血量在 **50 ～ 100ml**，一次出血后黑粪持续时间取决于病人排便次数，如每日排便 1 次，粪便色泽约在 3 天后恢复正常；胃内积血量达 **250 ～ 300ml** 时可引起呕血；一次出血量在 400ml 以下时，可因组织液与脾贮血补充血容量而不出现全身症状；出血量超过 **400 ～ 500ml**，可出现头晕、心悸、乏力等症状；出血量超过 **1000ml**，临床即出现急性周围循环衰竭的表现，严重者引起失血性休克。

（2）活动无耐力：与失血性周围循环衰竭有关。

①休息与活动：少量出血者应卧床休息，大出血者绝对卧床休息，协助病人取舒适体位并定时变换体位，注意保暖，治疗和护理工作应有计划集中进行，以保证病人的休息和睡眠。病情稳定后，逐渐增加活动量。

②安全的护理：轻症病人可起身稍事活动，可上厕所大小便。但应注意有活动性出血时，指导病人坐起、站起时动作缓慢；出现头晕、心慌、出汗时立即卧床休息并告知护士；必要时护士陪同如厕或暂时改为在床上排泄。重症病人应多巡视，用床栏加以保护。

③生活护理：限制活动期间，协助病人完成个人日常生活活动，卧床者特别是老年人和重症病人注意预防压疮。呕吐后及时漱口。排便次数多者注意肛周皮肤清洁和保护。

6. 食管胃底静脉曲张破裂出血的特殊护理

（1）饮食护理：活动性出血时应禁食。止血后 1 ～ 2 天渐进高热量、高维生素流质，限制钠和蛋白质摄入，避免粗糙、坚硬、刺激性食物，且应细嚼慢咽，防止损伤曲张静脉而再次出血。

（2）用药护理：血管升压素可引起腹痛、血压升高、心律失常、心肌缺血，甚至发生心肌梗死，故静脉滴注速度应准确，并严密观察不良反应。患有冠心病的病人忌用血管升压素。

（3）三（四）腔二囊管的应用与护理：熟练的操作和插管后的密切观察及细致护理是达到预期止血效果的关键。插管前仔细检查，确保食管引流管、胃管、食管囊管、胃囊管通畅并分别做好标记，检查两气囊无漏气后抽尽囊内气体，备用。协助医生为病人做鼻腔、咽喉部局部麻醉，经鼻腔或口腔插管至胃内。插管至 65cm 时抽取胃液，检查管端确在胃内，并抽出胃内积血。先向**胃囊注气 150 ～ 200ml**，至囊内压约 **50mmHg（6.7kPa）**并封闭管口，缓缓向外牵引管道，使胃囊压迫胃底部曲张静脉。如单用胃囊压迫已止血，则食管囊不必充气。如未能止血，继向**食管囊注气约 100ml 至囊内压约 40mmHg（5.3kPa）并封闭管口，使气囊压迫食管下段的曲张静脉。管外端以绷带连接 0.5kg 沙袋，经牵引架作持续牵引**。将食管引流管、胃管连接负压吸引器或定时抽吸，观察出血是否停止，并记录引流液的性状、颜色及量；经胃管冲洗胃腔，以清除积血，可减少氨在肠道的吸收，以免血氨增高而诱发肝性脑病。出血停止后，放松牵引，放出囊内气体，保留管道继续观察 24 小时，未再出血可考虑拔管，对昏迷病人亦可继续留置管道用于注入流质食物和药液。拔管前口服液状石蜡 20 ～ 30ml，润滑黏膜及管、囊的外壁，抽尽囊内气体，以缓慢、轻巧的动作拔管。气囊压迫一般以 3 ～ 4 天为限，继续出血者可适当延长。留置管道期间，定时做好鼻腔、口腔的清洁，用液状石蜡润滑鼻腔、口唇。床旁置备用三（四）腔二囊管、血管钳及换管所需用品，以便紧急换管时用。留置气囊管给病人以不适感，**留置三（四）腔二囊管期间，定时测量气囊内压力**，以防压力不足而不能止血，或压力过高而引起组织坏死。**气囊充气加压 12 ～ 24 小时应放松牵引，放气 15 ～ 20 分钟**，如出血未止，再注气加压，以免食管胃底黏膜受压时间过长而发生糜烂、坏死。一旦发生应立即抽出囊内气体，拔出管道。对昏迷病人尤应密切观察有无突然发生的呼吸困难或窒息表现。

## 九、肠结核

1. 病因及发病机制　主要由人型结核分枝杆菌引起，肠结核易发生在回盲部，可能与下列因素有关：结核分枝杆菌进入肠道后，含有结核分枝杆菌的肠内容物在回盲部停留时间较长，且回盲部淋巴组织丰富，结核分枝杆菌又容易侵犯淋巴组织。

2. 临床表现

（1）症状：①腹痛。②腹泻是溃疡型肠结核的主要表现之一，粪便呈糊状或稀水状，不含黏液或脓血。③溃疡型肠结核常有结核毒血症及肠外结核特别是肺结核的临床表现。

（2）体征：慢性病容、消瘦、苍白。腹部肿块为增生型肠结核的主要体征，常位于右下腹，较固定，质地中等，伴有轻、中度压痛。

3. 辅助检查　肠结核：①红细胞沉降率多明显增快，可有不同程度贫血，结核菌素试验强阳性有辅助诊断的作用。② X 线片表现主要为肠黏膜皱襞粗乱、增厚、溃疡形成。在溃疡型肠结核，钡剂在病变肠段排空很快，显示充盈不佳，呈激惹状态，而在病变的上、下肠段则钡剂充盈良好，称为 X 线钡影跳跃征象。③结肠镜检查，活检找到干酪样坏死性肉芽肿或结核分枝杆菌，则可以确诊，具有诊断意义。

4. 治疗　肠结核：①抗结核化学药物治疗是本病治疗的关键。②对症治疗，腹痛者用阿托品或其他抗胆碱药；严重腹泻或摄入不足者，应注意纠正水、电解质与酸碱平衡紊乱；对不完全性肠梗阻病人，需进行胃肠减压。③手术治疗。

5. 护理措施

（1）观察腹痛的性质、部位及伴随症状，指导病人缓解疼痛的方法，必要时予镇痛药。

（2）观察腹泻病人排便情况，做好肛周皮肤护理，饮食以少渣、易消化食物为主，避免生冷、多纤维、味道浓烈的刺激性食物。

（3）应给予高热量、高蛋白、高维生素而又易于消化的食物。严重营养不良的病人，应协助医生进行静脉营养治疗。

## 十、溃疡性结肠炎

1. 病因及发病机制　溃疡性结肠炎是一种病因不明的直肠和结肠慢性非特异性炎症性疾病。病变主要限于大肠的黏膜与黏膜下层。临床表现为腹泻、黏液脓血便和腹痛，病情轻重不一，呈反复发作的慢性病程。

2. 病理　病变位于大肠，呈连续性、弥漫性分布。范围多自肛端直肠开始，逆行向近端发展，甚至累及全结肠及末段回肠。

3. 临床表现

（1）消化系统表现：主要表现为腹泻、黏液脓血便与腹痛。黏液脓血便是本病活动期的重要表现。排便次数和便血程度可反映病情程度，轻者每日排便 2 ～ 4 次，粪便呈糊状，可混有黏液、脓血，便血轻或无；重者腹泻每日可达 10 次以上，大量脓血，甚至呈血水样粪便。活动期有轻或中度腹痛，为左下腹或下腹的阵痛，亦可涉及全腹。有疼痛–便意–便后缓解的规律，多伴有里急后重，为直肠炎症刺激所致。

（2）其他症状：可有腹胀、食欲缺乏、恶心、呕吐等。

（3）全身表现：中、重型病人活动期有低热或中等度发热，高热多提示有并发症或急性暴发型。重症病人可出现衰弱、消瘦、贫血、低清蛋白血症、水和电解质平衡紊乱等表现。

（4）肠外表现：口腔黏膜溃疡、结节性红斑、外周关节炎、坏疽性脓皮病、虹膜睫状体炎等。

4. 辅助检查

（1）血液检查：可有红细胞和血红蛋白减少。活动期**白细胞计数增高。红细胞沉降率增快和 C 反应蛋白增高**是活动期的标志。

（2）粪便检查：急性发作期可见巨噬细胞。粪便病原学检查有助于排除感染性结肠炎，是本病诊断的一个重要步骤。

（3）自身抗体检测：血中外周型抗中性粒细胞胞质抗体和抗酿酒酵母抗体分别为溃疡性结肠炎和克罗恩病的特异性抗体。

（4）**结肠镜检查**：是本病诊断的最重要手段之一，可直接观察病变肠黏膜并进行活检。

5. 治疗

（1）氨基水杨酸制剂：**柳氮磺吡啶**是治疗本病的常用药物，适用于轻型、中型或重型经糖皮质激素治疗已有缓解者。

（2）糖皮质激素：对急性发作期有较好的疗效。适用于对氨基水杨酸制剂疗效不佳的轻、中型病人，特别是重型活动期病人及急性暴发型病人。

（3）免疫抑制药：硫唑嘌呤或巯嘌呤可用于对糖皮质激素治疗效果不佳或对糖皮质激素依赖的慢性持续型病例。

（4）手术治疗。

6. 护理问题、护理措施

（1）腹泻：与炎症导致肠黏膜对水钠吸收障碍及结肠运动功能失常有关。

①病情观察：观察病人腹泻的次数、性质，腹泻伴随症状，如发热、腹痛等，监测粪便检查结果。

②用药护理：医嘱给予 SASP、糖皮质激素、免疫抑制药治疗，以控制病情，使腹痛缓解。注意药物的疗效及不良反应，如应用 SASP 时，病人可出现恶心、呕吐、皮疹、粒细胞减少及再生障碍性贫血等。

（2）疼痛：腹痛，与肠道炎症、溃疡有关。

病情监测：严密观察腹痛的性质、部位及生命体征的变化，以了解病情的进展情况。如腹痛性质突然改变，应注意是否发生大出血、肠梗阻、中毒性巨结肠、肠穿孔等并发症。

（3）营养失调：低于机体需要量与长期腹泻及吸收障碍有关。

①饮食护理：指导病人食用质软、易消化、少纤维素又富含营养、有足够热量的食物，避免食用冷饮、水果、多纤维的蔬菜及其他刺激性食物，忌食牛乳和乳制品。急性发作期病人，应进流质或半流质饮食，病情严重者应禁食。

②营养监测。

## 十一、消化系统疾病病人常用诊疗技术及护理

（一）肝穿刺活组织检查术

1. 适应证

（1）原因不明的肝大、肝功能异常者。

（2）原因不明的黄疸及门静脉高压者。

（3）协助各型肝炎诊断，判断疗效及预后。

2. 禁忌证

（1）全身情况衰竭者。

（2）肝外阻塞性黄疸、肝功能严重障碍、大量腹水者。

（3）肝包虫病、肝血管瘤、肝周围化脓性感染者。

（4）严重贫血、有出血倾向者。

（5）精神障碍、烦躁等不能合作者。

3. 护理

（1）术前护理

①测定肝功能、出凝血时间，连用 3 天维生素 $K_1$ 10mg 肌内注射后再次复查，正常者方可穿刺。

②术前行常规 X 线检查，腹水较多者可在术前做腹水放液治疗。

③**术前禁食 8 ～ 12 小时**。

（2）术后护理

①**术后卧床 24 小时**。

②**术后 4 小时内每 15 ～ 30 分钟测量 1 次血压、脉搏**。

③观察穿刺部位伤口情况，遵医嘱给予镇痛药，如遇气胸等并发症，应及时处理。

（二）纤维胃、十二指肠镜检查术

纤维胃、十二指肠镜检查术包括食管、胃、十二指肠的检查，是应用最广、进展最快的内镜检查，通过此检查可直接观察食管、胃、十二指肠炎症、溃疡或肿瘤等的性质、大小、部位及范围，并可行组织学或细胞学的病理检查。

1. 适应证

（1）有明显消化道症状，但不明原因者。

（2）上消化道出血需查明原因者。

（3）疑有消化道肿瘤，但 X 线钡餐检查不能确诊者。

（4）需要随访观察的病变，如溃疡、萎缩性胃炎、胃手术后及药物治疗前后对比观察等。

（5）需做内镜治疗者，如摘取异物、急性上消化道出血的止血、食管静脉曲张的硬化剂注射与结扎、食管狭窄的扩张治疗等。

2. 禁忌证

（1）严重心、肺疾病，如心律失常、心力衰竭、严重呼吸衰竭及支气管哮喘发作等。

（2）各种原因所致休克、昏迷等危重状态。

（3）急性食管、胃、十二指肠穿孔，腐蚀性食管炎的急性期。

（4）神志不清、精神失常不能配合检查者。

（5）严重咽喉疾病、主动脉瘤及严重的颈胸段脊柱畸形等。

3. 护理

（1）术前护理

①向病人介绍检查目的、方法、如何配合及可能出现的不适，消除紧张情绪。

②询问病史，排除禁忌证，检测**乙、丙型肝炎病毒标志，对阳性者用专门胃镜检查**。

③检查前禁食 **8 小时**。

④过分紧张者给予地西泮肌内注射或静脉注射，减少胃蠕动和胃液分泌，可于术前半小时给予山莨菪碱肌内注射或阿托品静脉注射。

（2）术后护理

①术后当天饮食以流质、半流质饮食为宜，行活检的病人应进食温凉饮食。

②检查后数天应观察有无消化道穿孔、出血、感染等并发症。

③彻底清洁有关器械，避免交叉感染。

（三）纤维结肠镜检查术

1. 适应证

（1）原因不明的慢性腹泻、便血及下腹疼痛。

（2）钡剂灌肠有可疑病变需进一步明确诊断者。

（3）炎症性肠病的诊断与随诊访。

（4）需做止血及结肠息肉摘除等治疗者。

（5）结肠癌术前诊断、术后随访，息肉摘除术后随访。

（6）大肠肿瘤的普查。

2. 禁忌证

（1）严重心功能不全、休克患者。

（2）急性弥漫性腹膜炎、腹腔脏器穿孔。

（3）肛门、直肠严重狭窄者。

（4）急性重度结肠炎。

（5）妊娠妇女。

（6）极度虚弱病人。

3. 护理

（1）术前护理

①解释目的、方法。检查前 **3 天**进食无渣或少渣半流食，检查前 1 天进流食。疑为需做电切术者应禁食牛奶及乳制品。

②做好肠道准备，术前半小时用**阿托品 0.5mg** 肌内注射。

（2）术后护理

①检查结束后，病人需被观察 15 ～ 30 分钟再离去。

②术后 3 天内进食少渣饮食。如行息肉摘除术，应给予抗生素治疗，禁食或半流食。

③适当休息 3 ～ 4 天，避免剧烈运动。

④注意观察病人腹胀、腹胀及排便情况。

# 第4单元　泌尿系统疾病病人的护理

【复习指南】本单元内容有一定难度，历年必考，应作为重点复习。概述为掌握内容，急慢性肾小球肾炎、原发性肾病综合征的病因及发病机制为了解内容，其临床表现、辅助检查、治疗要点、护理措施为掌握内容，应重点复习。肾衰竭及泌尿系统常用诊疗技术及护理为掌握内容，应重点复习，尤其是慢性肾衰竭。

## 一、概述

泌尿系统由肾、输尿管、膀胱和尿道等器官组成。其主要功能是生成尿液，排泄代谢产物及调节水、电解质和酸碱代谢的平衡，维持机体内环境的稳定。此外，肾还具有重要的内分泌功能。

1. 肾的结构　肾为实质性器官，左、右各一，位于腹膜后脊柱两侧，右肾位置略低于左肾。从横断面来看，肾实质分为皮质和髓质两部分。皮质位于表层，主要由肾小体和肾小管曲部构成。髓质位于肾实质的内层，由多个肾锥体组成，主要为髓襻和集合管，锥体的尖端终止于肾乳头。肾单位和集合管生成的尿液，通过肾乳头的开口处流入肾小盏，再进入肾大盏和肾盂，最后经输尿管进入膀胱。

肾单位是肾结构和功能的基本单位，由肾小体和肾小管组成。肾小体由肾小球及肾小囊组成。肾小球为肾单位的起始部分，包括入球小动脉、毛细血管丛、出球小动脉及系膜组织。肾小囊包绕肾小球，分为脏、壁两层，其间为肾小囊腔，与近曲小管相通。肾小管分为近端小管、细段和远端小管，近、远端小管又分为曲部和直部两段，近、远端小管的直部和细段组成U字形的肾小管袢。远端小管最后汇入集合管。

肾小球毛细血管内的血浆经滤过膜滤过进入肾小囊。滤过膜由肾小球毛细血管的内皮细胞、基底膜和肾小囊脏层上皮细胞的足突构成。滤过膜允许小分子溶质和小分子量蛋白质通过，但血细胞不能通过。不同物质通过滤过膜的能力取决于被滤过物质分子的大小及其所带的电荷。病理情况下，滤过膜的面积和通透性发生变化，可影响肾小球的滤过。

肾小球旁器由球旁细胞（位于入球小动脉终末部的中膜内，其内有许多分泌肾素的特殊颗粒）、致密斑（位于皮质部髓襻升支，可感受远曲小管内液体容量和钠浓度的变化）和球外系膜细胞（是入球小动脉和出球小动脉之间的一群细胞，具有吞噬功能，其细胞内的肌丝收缩可调节肾小球的滤过面积）组成。

肾单位各部分和血管之间充填少量的结缔组织为肾间质，内有血管、淋巴管和神经穿行。从皮质到髓质内区，肾间质数量和间质细胞的数目不断增加。

2. 肾的生理功能

（1）肾小球的滤过功能：正常成人双侧肾血流量约为每分钟1L，在血液流经肾小球时，除了血细胞和大分子蛋白质外，几乎所有的血浆成分均可通过肾小球滤过膜进入肾小囊形成与血浆等渗的原尿，即肾小球滤过率。肾小球滤过率与肾小球滤过面积、通透性及有效滤过压和肾血流量有关。

（2）肾小管功能

①重吸收功能：原尿流经肾小管时，绝大部分物质被近端小管重吸收进入血液循环，如大部分的葡萄糖、氨基酸、维生素、钾、钙、钠、水、无机磷等，一些不被重吸收的毒物、

药物和代谢废物随尿排出体外。

②分泌和排泄功能：肾小管上皮细胞将本身产生的或血液内的某些物质如 $H^+$、$NH_3$、肌酐等排泄到尿中，以调节人体电解质、酸碱代谢的平衡和排出代谢产物和进入人体的某些物质。

③浓缩和稀释功能：浓缩和稀释功能可反映远端肾小管和集合管对水平衡的调节能力。肾对水具有强大的调节功能。体内水过多时，肾稀释尿液，排水量增加；体内缺水时，肾小管对水的重吸收增加，排水量减少。肾衰竭时肾对水代谢的调节功能障碍，可发生水潴留或脱水。

（3）肾的内分泌功能

①肾素：肾素大部分由肾小球旁器的球旁细胞产生，肾灌注压下降、交感神经兴奋及体内钠含量的减少均可刺激其分泌。肾素可使肝产生的血管紧张素原转变为血管紧张素Ⅰ，再经肺、肾的转换酶作用生成血管紧张素Ⅱ及Ⅲ。血管紧张素Ⅱ和Ⅲ直接引起小动脉平滑肌收缩使血压上升，还可刺激醛固酮的分泌，促进**肾小管对钠的重吸收**，增加血容量，使血压升高。

②前列腺素（PG）：PG 主要来源于肾髓质的间质细胞，主要有 $PGE_2$、$PGA_2$ 和少许 $PGF_{2a}$。前两者能扩张肾血管，增加肾血流量，促进水钠排出，使血压降低。$PGF_{2a}$ 有收缩血管的作用。

③激肽释放酶：肾皮质内所含的缓激肽释放酶可促使激肽原生成激肽（主要是缓激肽），使小动脉扩张，增加肾血流量，还可促进前列腺素的分泌。肾激肽释放酶的产生和分泌受细胞外液量、体内钠量、肾血流量等许多因素的调节。

④ 1α- 羟化酶：肾皮质可产生 1α- 羟化酶，使 25- 羟维生素 $D_3$ 转化为活化形式的 $1,25\text{-}(OH)_2D_3$，从而调节钙、磷代谢。

⑤促红细胞生成素（EPO）：促进骨髓造血细胞和原红细胞的分化成熟、促进网织红细胞释放入血及加速血红蛋白合成等作用。肾疾病常伴有贫血，与肾实质破坏导致 EPO 形成减少有关。

此外，肾是许多肾外分泌的激素如甲状腺激素、抗利尿激素、降钙素等的重要靶器官，以及降解一些肾外分泌的激素如促胃液素、胰岛素、胰高血糖素等的主要场所。

3. 病人的评估

（1）症状评估

①水肿：是指过多的液体积聚在人体的组织间隙使组织肿胀，是肾小球疾病最常见的临床表现。肾小球疾病引起的水肿按发生机制可分为两类。一类是肾炎性水肿，主要是肾小球滤过率下降，而肾小管重吸收功能正常造成球 - 管失衡和肾小球滤过分数下降，导致水钠潴留，同时毛细血管通透性增高而出现水肿。水肿多从颜面部开始，重者可波及全身，指压凹陷不明显。由于水钠潴留，血容量扩张，血压常可升高。另一类是**肾病性水肿**，由于大量蛋白尿造成血浆蛋白减少，血浆胶体渗透压降低，导致液体从血管内进入组织间隙而产生水肿。一般较严重，多从下肢部位开始，常为全身性、体位性和凹陷性，可无高血压及循环淤血的表现。

②尿路刺激征：包括尿频、尿急、尿痛，可伴有排尿不尽感及下腹坠痛。常伴随有无发热、腰痛等症状，与有无导尿、尿路器械检查、有无泌尿系统畸形、前列腺增生、妇科炎症等诱因及相关疾病有关。尿路刺激征常见于尿路感染、结石等。

③肾性高血压：肾疾病几乎均可引起高血压，称为肾性高血压，按病因可分为肾血管性和肾实质性两类。按发生机制又可分为容量依赖型高血压和肾素依赖型高血压。前者是水钠潴留引起的，限制水钠摄入或增加水钠排出可明显降低血压。后者为肾素－血管紧张素－醛固酮系统兴奋所致，一般降压药物效果差，限制水钠或使用利尿药后反而可使病情加重，可应用血管紧张素转化酶抑制药、血管紧张素Ⅱ受体拮抗药和钙通道阻滞药降压。肾实质性高血压中，80% 以上为容量依赖型，仅 10% 左右为肾素依赖型，有部分病例同时存在两种因素。

④尿异常

尿量异常：正常人 **24 小时尿量**平均约为 1500ml，尿量异常包括少尿、无尿、多尿和夜尿增多。每日尿量少于 400ml 称为少尿，每日尿量少于 100ml 称为无尿，少尿可因肾前性、肾性及肾后性因素引起。每日尿量超过 2500ml 称为多尿，多尿分肾性和非肾性两类：肾性多尿见于各种原因所致的肾小管功能不全；非肾性多尿多见于糖尿病、尿崩症和溶质性利尿等。**夜尿增多**指夜间尿量超过白天尿量或夜间尿量超过 750ml，持续的夜尿增多，且尿比重低而固定，提示肾小管浓缩功能减退。尿量的多少取决于肾小球滤过率和肾小管重吸收量。

**蛋白尿**：是指每天尿蛋白含量持续超过 150mg，蛋白质定性试验呈阳性反应。若每日持续超过 $3.5g/1.73m^2$ 或 50mg/kg，称为大量蛋白尿。

血尿：不同原因所致的红细胞持续进入尿中，如新鲜尿沉渣每高倍视野红细胞＞ 3 个，或 1 小时尿红细胞计数超过 10 万，称为镜下血尿。尿外观呈血样或洗肉水样，称为肉眼血尿。

白细胞尿、脓尿和菌尿：新鲜离心尿液每高倍视野白细胞＞ 5 个，或新鲜尿液白细胞计数超过 40 万，称为白细胞尿或脓尿。常见于泌尿系统感染、肾小球肾炎等。菌尿是指中段尿细菌培养菌落计数超过 **$10^5$/ml**，见于泌尿系统感染。

管型尿：尿中管型是由蛋白质、细胞或其碎片在肾小管内凝聚而成的，可分为细胞管型、颗粒管型、透明管型等。正常人尿中偶见透明管型和颗粒管型。若 12 小时尿沉渣计数管型超过 5000 个，或镜检发现大量或其他类型管型，称为管型尿。白细胞管型是诊断肾盂肾炎或间质性肾炎的重要依据，上皮细胞管型可见于急性肾小管坏死，红细胞管型见于急性肾小球肾炎。

⑤肾区痛：是指因肾盂、输尿管内张力增高或包膜受牵拉所引起的肾区胀痛或隐痛、肾区压痛和叩击痛阳性。多见于肾或附近组织炎症、肾肿瘤等。

（2）辅助检查评估

①尿液检查：尿常规检查可用任何时间段的新鲜尿液，但为了提高检验结果的准确性，宜收集清晨第一次尿液，因晨尿在膀胱内存留时间长，各种成分浓缩，有利于尿液有形成分的检出，又未受饮食的干扰。尿标本留取后宜立即送检，一般标本从排出到送检，夏天不应超过 1 小时，冬天不应超过 2 小时。若不能立即送检，应加入防腐剂并冷藏保存。收集标本的容器应清洁干燥，女性应避开月经期，防止阴道分泌物或经血混入，必要时留中段尿标本。尿蛋白定量应留取 24 小时的尿液后测得总量，混匀后送检，留尿前容器内加防腐剂。尿细菌学培养需用无菌试管留取清晨第 1 次清洁中段尿，并注意以下几点：在应用抗菌药之前或停用抗菌药 5 天之后留取尿标本；留取尿液时要严格无菌操作，先充分清洁外阴或包皮，消毒尿道口，再留取中段尿液；尿标本必须在 1 小时内做细菌培养，否则需冷藏保存。

②肾功能检查

**内生肌酐清除率**（Ccr）：是检查肾小球滤过功能的常用指标之一，可动态观察并协助判断肾疾病的进展及预后，在控制饮食、排除外源性肌酐来源的前提下，能可靠地反映肾小球的滤过功能，并较早反映其异常。Ccr 是指肾在单位时间内，把若干毫升血浆中的内生肌酐全部清除的能力。测定 Ccr 前让病人连续进食 3 天低蛋白饮食（每日摄入蛋白质＜ 40g），禁食鱼、肉、咖啡、茶等，避免剧烈运动。于第 4 天清晨 8：00 将尿排尽后，收集 24 小时尿液，采血 2 ～ 3ml 与尿液同时送检，根据测定的血、尿肌酐值计算出 Ccr。当 Ccr ＜ 40ml/（min・1.73m$^2$）时，需限制蛋白质摄入；＜ 30ml/（min・1.73m$^2$）时，使用噻嗪类利尿药常无效；＜ 10ml/（min・1.73m$^2$）时，对呋塞米等利尿药的疗效明显减低，需行透析治疗。

血尿素氮和血肌酐值：判断肾小球的滤过功能，但两者均在肾功能严重损伤时才明显升高，故不能作为早期诊断指标。血尿素氮还易受肾外因素的影响，如高蛋白饮食、高分解状态、上消化道大出血等，故不如血肌酐能准确地反映肾的滤过功能，血尿素氮增高的程度与病情严重程度成正比，故对肾衰竭诊断有特殊价值。

肾小管功能测定：包括近端和远端肾小管功能测定。近端肾小管功能常用尿 $\beta_2$ 微球蛋白测定。远端小管功能常采用尿浓缩稀释试验和尿渗透压测定。

免疫学检查：血清补体成分测定（血清总补体、C3 等），对探讨肾小球疾病的发病机制、指导临床诊断及治疗有一定意义。血清抗链球菌溶血素“O”滴度增高对肾小球肾炎的诊断有重要价值。

影像学检查：常用的检查项目包括泌尿系统平片、静脉肾盂造影及逆行肾盂造影、肾血管造影、膀胱镜检查、B 超、CT、磁共振成像等。尿路器械操作应注意无菌操作，避免引起尿路感染。

静脉肾盂造影和逆行肾盂造影检查前病人进食少渣饮食，避免摄入豆类等产气食物，检查前晚清洁肠道，可于晚饭后 2 小时冲服或灌肠。检查日早晨禁食，造影前 12 小时禁饮水。术前应做碘过敏试验，检查后嘱病人多饮水，以促进残留在体内的造影剂尽快排出，减少对肾的毒性。

## 二、急性肾小球肾炎

急性肾小球肾炎简称急性肾炎，特点是起病急，以血尿、蛋白尿、水肿和高血压为主要表现，可伴有一过性肾功能损伤。多见于链球菌感染后，其他细菌、病毒和寄生虫感染后也可引起。本节主要介绍链球菌感染后急性肾炎。

1. 病因及发病机制　本病常由 **β 溶血性链球菌**致肾炎菌株所致，常见于上呼吸道感染或皮肤感染后，其发生机制是链球菌的胞壁成分或某些分泌蛋白刺激机体产生抗体，形成循环免疫复合物沉积于肾小球或种植于肾小球的抗原与循环中的特异抗体形成原位免疫复合物而致病。肾小球内免疫复合物激活补体致肾小球内皮细胞及系膜细胞增生，并可吸引中性粒细胞及单核细胞浸润引起肾病变。

2. 临床表现　本病好发于儿童，男性多于女性，高峰年龄为 2 ～ 6 岁。前驱感染后常有 1 ～ 3 周（平均 10 天）的潜伏期，皮肤感染引起者的潜伏期较呼吸道感染稍长。本病起病较急，病情轻重不一，轻者可无明显临床症状，仅表现为镜下血尿及血清补体异常，重者表现为少尿型急性肾衰竭。预后大多较好，常在数月内自愈。

（1）尿液改变：几乎所有病人会出现血尿。**血尿**常为起病的首发症状，约40%的病人出现肉眼血尿，一般于数天内消失，也可持续数周转为镜下血尿，镜下血尿常持续3～6个月或更久。绝大多数病人有轻至中度蛋白尿，每日尿蛋白小于3.5g，少数可达到肾病综合征水平。

（2）水肿：80%以上病人可出现水肿，多表现为晨起眼睑水肿，可伴有双下肢水肿，严重者可出现全身性水肿、胸腔积液和腹水。主要为肾小球滤过率下降导致水钠潴留所引起。

（3）高血压：约80%的病人可出现一过性的轻至中度高血压。主要与水钠潴留有关，故积极利尿后，血压可很快恢复正常。少数出现严重高血压，甚至高血压脑病。

（4）肾功能异常：大部分病人起病初期可有尿量减少（每日尿量400～700ml），可出现一过性轻度氮质血症，常于1～2周后随尿量增加而恢复至正常，但无尿少见，极少数病人可出现急性肾衰竭。

3. 辅助检查

（1）尿液检查：均有镜下血尿，为多形性红细胞。尿蛋白多为+～++，少数病人可有大量蛋白尿。尿沉渣中可见红细胞管型、白细胞管型、上皮细胞管型、颗粒管型等。

（2）抗链球菌溶血素“O”抗体（ASO）测定：在咽部感染的病人中，90%的病人在链球菌感染后2～3周后ASO滴度可高于200U，3～5周达高峰而后逐渐下降。ASO滴度明显升高表明近期有链球菌感染，其高低程度与链球菌感染严重性相关，但早期应用青霉素后，滴度可不高。

（3）血清补体测定：总补体及补体C3发病初期明显下降，8周内逐渐恢复正常，对本病**诊断意义**很大。

（4）肾功能检查：可有轻度肾小球滤过率降低，出现一过性血尿素氮升高。

4. 治疗　以休息、对症处理为主，急性肾衰竭病人应予短期透析，积极预防并发症（如高血压和急性左心衰竭）和保护肾功能。

（1）一般治疗：急性期应注意休息，待肉眼血尿消失、水肿消退及血压恢复正常后可逐渐增加活动量。

（2）对症治疗：消肿利尿、降血压治疗，防止心脑血管并发症的发生。经休息、低盐饮食和利尿后高血压控制不理想时，可加用抗高血压药。

（3）控制感染灶：有上呼吸道或皮肤感染者，应选用青霉素、头孢菌素等，青霉素过敏者可用大环内酯类抗生素。对于反复发作的慢性扁桃体炎，待病情稳定后，行扁桃体摘除术，手术前后2周应使用青霉素或其他抗生素。

（4）透析治疗：少数发生急性肾衰竭且有透析指征者，应及时给予短期透析治疗，以度过危险期。本病有自愈倾向，一般不需要长期透析。

5. 护理措施

（1）饮食护理：**急性期应限制钠**的摄入，以减轻水肿和心脏负担，每日盐的摄入量小于3g。待病情好转，水肿消退、血压下降后，可逐渐转为正常饮食。还应注意控制水和钾的摄入，尤其尿量明显减少者。另外，应根据肾功能调整蛋白质的摄入量，氮质血症时应适当减少蛋白质的摄入，同时注意给予足够的热量和维生素。

（2）休息：急性期应绝对卧床休息2～3周，以增加肾血流量和尿量，改善肾功能，减少血尿、蛋白尿。症状明显者需卧床休息 4 ～ 6 周，待水肿消退、肉眼血尿消失、血压恢复正常后，方可逐步增加活动量。病情稳定后可从事一些轻体力活动，但 1 ～ 2 年内应避免重体力活动和劳累，待完全康复后可从事正常的体力劳动。

（3）病情观察：记录 24 小时出入液量，监测尿量变化；定期测量病人体重；观察水肿的消长情况，观察有无胸腔、腹腔和心包积液；监测病人的生命体征，尤其是血压；观察有无急性左心衰竭和高血压脑病的表现；密切监测实验室检查结果，包括尿常规、肾小球滤过率、血尿素氮、血肌酐、血浆蛋白、血清电解质等。

（4）用药护理：遵医嘱使用利尿药，观察药物的疗效及不良反应。观察有无低钾血症、低钠血症、低氯性碱中毒。此外，呋塞米等强效利尿药具有耳毒性，可引起耳鸣、眩晕及听力丧失，应避免与链霉素等具有相同不良反应的氨基糖苷类抗生素同时使用。

## 三、慢性肾小球肾炎

慢性肾小球肾炎简称慢性肾炎，主要临床表现有血尿、蛋白尿、高血压和水肿。临床特点为起病方式不同，病程长，病变进展缓慢，可有不同程度的肾功能减退，最终可至慢性肾衰竭的一组肾小球疾病。

1. 病因及发病机制　由各种原发性肾小球疾病迁延不愈发展而成，病因不明，少数由急性肾小球肾炎发展而来。发病机制主要是原发病的免疫介导性炎症导致持续性进行性肾实质受损，高血压引起肾小动脉硬化性损伤，健存肾单位代偿性肾小球毛细血管高灌注、高压力和高滤过，促使肾小球硬化，长期大量蛋白尿导致肾小球及肾小管慢性损伤，脂质代谢异常引起肾小血管和肾小球硬化。

2. 临床表现　以青、中年男性居多，病人临床表现呈多样性，个体差异较大。蛋白尿和血尿出现较早，多为轻度蛋白尿和镜下血尿，也可见大量蛋白尿或肉眼血尿。早期间断出现轻中度水肿，多为眼睑或下肢，晚期持续出现。90% 以上病人有不同程度的高血压，部分病人高血压出现于肾功能正常时。随着病情的发展可逐渐出现夜尿增多，肾功能减退，最终进入不可逆的慢性肾衰竭。

3. 辅助检查

（1）尿液检查：多为轻度尿异常，尿蛋白 + ～ +++，24 小时尿蛋白定量在 1 ～ 3g。尿中可见多形性红细胞、红细胞管型等。

（2）血液检查：早期血常规检查多正常或轻度贫血。晚期红细胞计数和血红蛋白明显下降，血肌酐和血尿素氮增高，内生肌酐清除率明显下降。

（3）B 超检查：晚期双肾缩小，皮质变薄。

4. 治疗　治疗上以防止和延缓肾功能进行性恶化、改善或缓解临床症状及防止严重并发症为目的。

（1）给予优质低蛋白、低磷饮食，以减轻肾小球毛细血管高灌注、高压力和高滤过状态，延缓肾小球硬化和肾功能减退。为了防止负氮平衡，低蛋白饮食时可使用必需氨基酸或 α- 酮酸，极低蛋白饮食者［0.4g/（kg · d）］应增加必需氨基酸的摄入（每日 8 ～ 10g）。明显水肿和高血压时，应进食低盐饮食。

（2）高血压是加速肾小球硬化、促进肾功能恶化的重要因素，因此应积极控制高血压。理想的血压控制水平视蛋白尿程度而定，主要的降压措施包括低盐饮食和使用抗高血压药，应尽可能选择对肾有保护作用的抗高血压药，首选药为血管紧张素转化酶抑制药（ACEI）和血管紧张素Ⅱ受体拮抗药（ARB）。此两种药物不仅具有降压作用，还可降低肾小球毛细血管内压，缓解肾小球高灌注、高滤过状态，减少蛋白尿，保护肾功能。常用的ACEI类药物有卡托普利、贝那普利等，ARB类药物有氯沙坦等。其他抗高血压药如钙通道阻滞药（如氨氯地平）、β受体阻滞药、血管扩张药和利尿药也可选用。肾功能较差者使用噻嗪类利尿药无效，应改用袢利尿药。

（3）双嘧达莫和阿司匹林有抗血小板聚集的作用，对于高凝状态或某些易引起高凝状态的病人使用该类药物有一定的降低尿蛋白的作用。

（4）避免加重肾损伤的各种因素，如避免感染、劳累、应用肾毒性药物等。

5. 护理措施

（1）饮食护理：慢性肾炎病人一般给予低盐、适量蛋白质、高维生素饮食。肾功能减退时给予优质低蛋白饮食，0.6～0.8g/（kg·d），并适当增加碳水化合物的摄入，以满足机体生理代谢所需要的热量。控制磷的摄入。血压高时限制钠盐摄入，水肿时限制水的摄入。

（2）用药护理：让病人充分认识到降压治疗对保护肾功能的作用，介绍各类抗高血压药的疗效、不良反应及使用时的注意事项。如告诉病人**血管紧张素转化酶抑制药**可致血钾升高，以及高血钾的表现等。用抗血小板聚集药时观察有无出血倾向，监测出血、凝血时间等。

（3）病情观察：一般无水肿，少数出现肾病综合征的表现，注意观察尿量，水肿程度有无加重，是否出现胸、腹腔积液。观察血压变化，血压突然升高或持续高血压可加重肾功能的恶化。

## 四、原发性肾病综合征

肾病综合征是指由各种肾疾病所致的具有以下临床表现的一组综合征：**大量蛋白尿**（每日尿蛋白＞3.5g）、**低蛋白血症**（血浆白蛋白＜30g/L）、水肿、高脂血症。其中前两项为诊断所必需。

1. 病因及发病机制　肾病综合征可分为原发性和继发性两大类。原发性肾病综合征是指原发于肾本身的肾小球疾病，其发病机制为免疫介导性炎症所致的肾损伤。继发性肾病综合征是指继发于全身性或其他系统疾病的肾损伤，如系统性红斑狼疮、糖尿病、过敏性紫癜、肾淀粉样变性、多发性骨髓瘤等。

2. 临床表现　典型原发性肾病综合征的临床表现如下。

（1）大量蛋白尿：当肾小球滤过膜的屏障作用受损时，肾小球滤过膜对血浆蛋白（以白蛋白为主）的通透性增高，使原尿中蛋白含量增多，当超过肾小管的重吸收量时，形成大量蛋白尿。

（2）低蛋白血症：大量清蛋白自尿中丢失所致。肝代偿性合成血浆蛋白不足、胃黏膜水肿引起蛋白质摄入减少、吸收不良或丢失等因素也加重了低蛋白血症。此外，血中免疫球蛋白和补体成分、抗凝及纤溶因子、金属结合蛋白等也可减少，因而机体易发生感染、高凝、内分泌紊乱和免疫功能低下等并发症。

（3）水肿：是肾病综合征最明显的体征，严重水肿者可出现胸腔、腹腔和心包积液。其发生与低蛋白血症所致血浆胶体渗透压明显下降有关。某些原发于肾的钠、水潴留因素在水肿发生机制中也起一定作用。

（4）高脂血症：血中胆固醇、三酰甘油含量升高，低密度脂蛋白及极低密度脂蛋白的浓度也增高，常与低蛋白血症同时存在。其发生与低清蛋白血症刺激肝代偿性地增加脂蛋白合成及脂蛋白分解减少有关。

（5）并发症

①感染：常见的并发症，与蛋白质营养不良、免疫功能紊乱及应用糖皮质激素治疗有关，是导致本病复发和疗效不佳的主要原因。病人可出现全身各系统的感染，最常见的如呼吸道、泌尿道、皮肤等部位的感染。

②血栓、栓塞：多数病人的血液呈高凝状态，加之高脂血症，血液黏稠度增加、强效利尿药的应用等因素导致血管内血栓形成和栓塞，以肾静脉血栓最为多见。

③急性肾衰竭：低蛋白血症使血浆胶体渗透压下降，水分从血管内进入组织间隙，引起有效循环血容量减少，肾血流量下降，可诱发肾前性氮质血症，经扩容、利尿治疗后多可恢复。少数可出现急性肾衰竭，多见于微小病变型，表现为无明显诱因出现少尿、无尿，扩容利尿无效，其发生机制可能是肾间质高度水肿压迫肾小管及大量蛋白管型阻塞肾小管，导致肾小管高压、肾小球滤过率骤减所致。

④其他：长期大量蛋白尿、低蛋白血症可导致严重的负氮平衡和营养不良，引起肌肉萎缩，儿童生长发育障碍。长期高脂血症易引起动脉硬化、冠心病等心血管并发症。由于金属结合蛋白及维生素 D 结合蛋白减少，可致体内铁、锌、铜缺乏，以及钙、磷代谢障碍。

3. 辅助检查

（1）尿液检查：尿蛋白定性一般为 +++ ～ ++++，24 小时尿蛋白定量超过 3.5g。尿中可有红细胞、颗粒管型等。

（2）血液检查：血浆清蛋白低于 30g/L，血中胆固醇、三酰甘油、低密度脂蛋白及极低密度脂蛋白均可增高，血 IgG 可降低。

（3）肾功能检查：内生肌酐清除率正常或降低，血肌酐、尿素氮可正常或升高。

（4）肾 B 超检查：双侧肾可正常或缩小。

（5）肾活组织病理检查：可明确肾小球病变的病理类型，指导治疗及判断预后。

4. 治疗

（1）一般治疗：严重水肿时应卧床休息，但长期卧床会增加血栓形成机会，故应保持适度的床上及床旁活动。水肿减轻后，可逐步增加活动量。进食低盐、低脂、高热量、高维生素及富含可溶性纤维的饮食。肾功能良好者给予正常量的优质蛋白，肾功能减退者则给予优质低蛋白饮食。

（2）对症治疗

①利尿消肿：利尿不能过猛，以免血容量不足，诱发血栓形成和加重肾损伤。常用噻嗪类利尿药和保钾利尿药做基础治疗，两者并用可提高利尿的效果，同时可减少钾代谢的紊乱。此外，静脉输注血浆或血浆白蛋白，可提高胶体渗透压，再加用袢利尿药也可起到良好的利尿作用。

②减少尿蛋白：可有效延缓肾功能恶化。应用血管紧张素转化酶抑制药或血管紧张素Ⅱ受体拮抗药，除可有效控制高血压外，均可通过降低肾小球内压和直接影响肾小球基底膜对大分子的通透性而达到不同程度的减少尿蛋白的作用。

③降脂治疗：高脂血症可加速肾小球疾病的发展，增加心、脑血管病的发生率，大多数病人需用降血脂药，常用有羟甲戊二酰辅酶 A 还原酶抑制药（他汀类）、氯贝丁酯类。

（3）抑制免疫与炎症反应的治疗

①糖皮质激素：该药可抑制免疫反应与炎症反应，抑制醛固酮和抗利尿激素的分泌，影响肾小球基膜通透性而起利尿、消除尿蛋白的作用。激素在使用中应注意起始足量、缓慢减药和长期维持。如泼尼松，开始口服剂量 1mg/（kg·d），8 ～ 12 周后每 2 周减少原用量的 10%，当减至 0.4 ～ 0.5mg/（kg·d）时维持 6 ～ 12 个月。激素可采用全天量顿服；维持用药期间，两天量隔天 1 次顿服，以减轻激素的不良反应。

②细胞毒药物：常用于激素依赖型和激素抵抗型肾病综合征，它配合激素治疗有可能提高缓解率。目前常用的药物为环磷酰胺，每日 100 ～ 200mg，分次口服，或隔天静脉注射，总量达到 6 ～ 8g 后停药。

③环孢素：可通过选择性抑制 T 辅助细胞及 T 细胞毒效应细胞而起作用。常用剂量为 5mg/（kg·d），分 2 次口服，服药期间需监测并维持其血药浓度谷值为 100 ～ 200μg/L。服药 2 ～ 3 个月后缓慢减量，共服半年左右。

④并发症防治

感染：一般不主张常规使用抗生素预防感染，但一旦发生感染，应选择敏感、强效及无肾毒性的抗生素进行治疗。严重感染难以控制时，视病人具体情况考虑减少或停用激素。

血栓及栓塞：当血液出现高凝状态（血清白蛋白＜ 20g/L）时应给予抗凝血药如肝素，并辅以抗血小板药如双嘧达莫或阿司匹林。一旦出现血栓或栓塞时，应及早予尿激酶或链激酶溶栓，并配合应用抗凝血药。

急性肾衰竭：利尿无效且达到透析指征时应进行透析治疗。

（4）中医中药治疗：与激素及细胞毒药物联合应用，减轻其不良反应增强疗效。

5. 护理措施

（1）休息与活动：全身严重水肿，合并胸腔积液、腹水，有严重呼吸困难者应卧床休息，取半坐卧位。适度活动防止血栓形成。病情缓解后逐渐增加活动量，减少并发症的发生。高血压病人限制活动量，老年人改变体位时不可过快，以防发生直立性低血压，出现眩晕。

（2）饮食护理：合理饮食能改善病人的营养状况并减轻肾负担，蛋白质的摄入是关键。一般给予正常量的优质蛋白［0.8 ～ 1.0g/（kg·d）］，但当肾功能不全时，应根据肾小球滤过率调整蛋白质的摄入量；供给足够的热量，每日每千克体重不少于 126 ～ 147kJ（30 ～ 35kcal）；少食富含饱和脂肪酸的动物脂肪，并增加富含可溶性纤维的食物（如燕麦、豆类等），以控制高脂血症；注意维生素及铁、钙等的补充；有明显水肿、高血压或少尿者应严格限制水、钠的摄入，勿食腌制等含盐高的食物。

（3）用药护理：应用糖皮质激素时可有水钠潴留、血压升高、血糖升高、消化道出血等表现，也可出现满月脸、水牛背、多毛等类肾上腺皮质功能亢进的表现，叮嘱病人不可擅自减量或停用。应用环磷酰胺易引起出血性膀胱炎、骨髓抑制、脱发等。鼓励病人多饮水，以促进药物从尿中排出，同时注意观察尿量和颜色。应用利尿药时应观察疗效及有无不良反应，如低钾、低钠等。

（4）病情观察：定期测量病人**体重**，注意其变化和水肿消长情况。监测生命体征尤其是血压的变化。记录 24 小时出入水量尤其是监测尿量变化，如经治疗尿量没有恢复正常，反而进一步减少，提示发生严重的肾实质损伤。

（5）积极预防和治疗感染：指导病人预防感染，保持病区环境清洁舒适，定期室内通风消毒，尽量减少探视和少去公共场所。注意体温有无升高，观察有无咳嗽、咳痰、肺部干湿啰音、尿路刺激征、皮肤红肿等感染征象。

## 五、肾盂肾炎

肾盂肾炎是由细菌直接引起的肾盂、肾盏和肾实质的感染性炎症。临床上分为急性肾盂肾炎和慢性肾盂肾炎，本病好发于女性。

### 1. 病因及发病机制

（1）病因：本病为细菌直接引起的感染性肾病变，致病菌以肠道细菌最多，**大肠埃希菌**占 60% ～ 80%，其次是副大肠埃希菌、变形杆菌、葡萄球菌、粪链球菌、铜绿假单胞菌等，偶见真菌、病毒和原虫感染。

（2）发病机制

①感染途径：**上行感染是最常见的**感染途径。血行感染较少见，慢性扁桃体炎、皮肤感染时细菌由体内病灶侵入血流，到达肾引起肾盂肾炎，为血行感染。淋巴道感染少见。外伤或肾周围器官发生感染时，该处细菌偶可直接侵入引起感染。

②易感因素：尿流不畅和尿路梗阻是最主要的易感因素。此外，尿路畸形和功能缺陷、机体免疫功能低下、尿道口或尿道口周围的炎症病变及导尿、尿路器械检查也易引发尿路感染。

### 2. 临床表现

（1）急性肾盂肾炎

①全身表现：起病急，常有寒战、高热、全身不适、疲乏无力、食欲缺乏、恶心呕吐，甚至腹痛腹泻、白细胞计数升高等。血培养可能阳性。如高热持续不退，提示并发肾周脓肿或败血症等。

②肾和尿路局部表现：可有或无尿频、尿急、尿痛等尿路刺激征，常伴腰痛或肾区不适、肋脊角有压痛和叩击痛，腹部上、中输尿管点和耻骨上膀胱区有压痛。

③尿液变化：外观浑浊，可见脓尿或血尿。

④并发症：a. 肾乳头坏死，常发生于严重的肾盂肾炎伴糖尿病或尿路梗阻时，可出现败血症、急性肾衰竭等。表现为高热、剧烈腰痛、血尿，可有坏死组织脱落从尿中排出，发生肾绞痛。b. 肾周围脓肿，常由严重的肾盂肾炎直接扩散而来，多有尿路梗阻等易感因素。病人原有临床表现加重，出现明显单侧腰痛，向健侧弯腰时疼痛加剧。宜使用强抗感染治疗，必要时做脓肿切开引流。

（2）慢性肾盂肾炎：肾盂肾炎病程超过半年，同时伴有以下情况之一者，可诊断为慢性肾盂肾炎：在静脉肾盂造影可见肾盂肾盏变形、狭窄；肾外形凹凸不平，且两肾大小不等；肾功能有持续性损伤。

慢性肾盂肾炎临床表现多不典型，常复杂多样，重者急性发病时临床表现为典型的急性肾盂肾炎，可有明显全身感染症状；轻者则可无明显全身表现，仅有肾、尿路症状及尿液改变；也有的无自觉症状，仅有尿检异常。

3. 辅助检查

（1）尿常规：镜下尿白细胞显著增多，见白细胞管型。红细胞增多，可有肉眼血尿。白细胞计数≥ $8\times10^6$/L 为白细胞尿（脓尿），尿蛋白常为阴性或微量，一般每日＜ 2.0g。

（2）血常规：急性肾盂肾炎血白细胞和中性粒细胞增高，并有中性粒细胞核左移。血沉可增快。慢性期红细胞计数和血红蛋白可轻度降低。

（3）尿细菌学检查：新鲜中段尿细菌定量培养菌落计数≥ $10^5$/ml，如能排除假阳性，则为真性菌尿。膀胱穿刺尿定性培养有细菌生长也提示菌尿。

（4）影像学检查：急性期不宜行静脉肾盂造影检查。对于慢性、反复发作或经久不愈的肾盂肾炎，可行腹部平片、静脉尿路造影检查，以确定有无结石、梗阻、泌尿系统先天畸形和膀胱－输尿管反流等。

4. 治疗

（1）急性肾盂肾炎：症状明显时需卧床休息，**多饮水**增加尿量，以促进细菌和炎性分泌物排出体外。给予清淡、易消化富含维生素的食物。高热伴胃肠道症状明显者需静脉补液。

轻型肾盂肾炎宜口服有效抗菌药物 14 天，可选用喹诺酮类、半合成青霉素类或头孢菌素类，一般用药 3 天可显效，若无效则应根据药物敏感试验更改药物。严重肾盂肾炎有明显毒血症状者需肌内注射或静脉用药，可选用青霉素类、头孢类、喹诺酮类，获得尿培养结果后应根据药敏选药，必要时联合用药。氨基糖苷类肾毒性大，应慎用。若治疗后病情好转，可于热退后继续用药 3 天，再改用口服抗菌药，继续治疗满 2 周。严重肾盂肾炎应在病情允许时，做影像学检查，以确定有无尿路梗阻，尤其是结石等。口服碳酸氢钠片，可增强上述抗菌药物的疗效，减轻尿路刺激症状。

（2）慢性肾盂肾炎：寻找并去除致发病的易感因素，尤其是解除尿流不畅、尿路梗阻，纠正肾和尿路畸形，提高机体免疫力等。多饮水、勤排尿，增加营养。

药物与急性肾盂肾炎相似，但治疗较困难。抗菌治疗原则为：①常需两类药物联合应用，必要时中西医结合治疗。②疗程宜适当延长，选用敏感药物。③抗菌治疗同时，寻找并去除易感因素。④急性发作期用药同急性肾盂肾炎。

5. 护理措施

（1）饮食护理：给予清淡、营养丰富、易消化食物。高热者注意补充水分，同时做好口腔护理。鼓励病人多饮水、勤排尿，每日摄水量不应低于 2000ml，保证每日尿量在 1500ml 以上，每日 2 ～ 3 小时排尿 1 次，达到不断冲洗尿路，减少细菌在尿路停留。

（2）休息和睡眠：增加休息与睡眠，为病人提供一个安静、舒适的休息环境，加强生活护理。急性发作期应注意卧床休息，宜取屈曲位，尽量勿站立或坐直。

（3）病情观察：监测体温变化并做好记录，高热病人可采用冰敷、乙醇擦浴等措施进行物理降温。如高热持续不退或体温升高，且出现腰痛加剧等，应考虑可能出现肾周脓肿、肾乳头坏死等并发症，需及时通知医生。

（4）用药护理：遵医嘱给予抗菌药物，注意药物用法、剂量、疗程和注意事项，如口服复方磺胺嘧唑期间要多饮水并同服碳酸氢钠等碱性药，以增强疗效、减少磺胺结晶所致的结石。

## 六、肾衰竭

### （一）急性肾衰竭

急性肾衰竭是多种原因引起的肾功能短时间内急剧下降，以含氮代谢废物蓄积，水、电解质和酸碱平衡紊乱为临床表现的一组综合征。急性肾衰竭有广义和狭义之分，广义的急性肾衰竭根据病因可分为肾前性、肾性和肾后性 3 类。狭义的急性肾衰竭是指急性肾小管坏死（ATN）。以下主要以 ATN 为代表进行叙述。

1. 病因与发病机制

（1）肾前性：主要为有效循环血容量不足、心排血量减少、周围血管扩张、肾血管收缩及肾自身调节受损等。

（2）肾性：是**肾实质损伤**所致，损伤可累及肾单位和间质。常见病因以急性肾小管坏死为最常见的急性肾衰竭类型，占 75% ～ 80%，多由于肾缺血或肾毒性物质引起；急性间质性肾炎；肾小球或肾微血管疾病；肾大血管疾病。

（3）肾后性：多见于前列腺增生、肿瘤、神经源性膀胱、输尿管结石、肾乳头坏死堵塞、腹膜后肿瘤压迫等。

急性肾小管坏死的发病机制目前尚不清楚，一般认为与肾血流动力学改变、肾小管细胞损失、炎症反应等有关。

2. 临床表现　典型临床病程分为起始期、维持期、恢复期 3 期。

（1）起始期：是指肾受到缺血或中毒发生损伤的过程，此期尚未发生明显的肾实质损伤。一般持续数小时至几天。但随着肾小管上皮细胞发生明显损伤，GFR 逐渐下降则进入维持期。

（2）维持期：又称少尿期。尿量骤减或逐渐减少，持续 1 ～ 2 周，常出现少尿（每日尿量＜ 400ml 或每小时尿量＜ 17ml）或无尿（每日尿量＜ 100ml），随着肾功能减退，临床上均可出现一系列尿毒症表现。

（3）急性肾衰竭的全身表现

①消化系统症状：常为首发症状，可有恶心、呕吐、食欲缺乏、腹泻等，严重者可发生消化道出血。

②呼吸系统症状：主要为急性肺水肿和肺部感染，可出现呼吸困难、咳嗽、憋气、胸痛等症状。

③心血管系统症状：可出现高血压、心力衰竭和心律失常表现及各种心肌病变。

④神经系统症状：可出现躁动、谵妄、抽搐、昏迷等尿毒症脑病症状。

⑤血液系统症状：可有贫血、血小板减少及出血倾向。

⑥常并发感染，是少尿期常见且严重的并发症，也是急性肾衰竭的主要死亡原因之一。

（4）水、电解质和酸碱平衡失调

①水过多：由于入液量控制不严，摄入或补液过多所致，表现为稀释性低钠血症，水肿、体重增加、高血压、心力衰竭、急性肺水肿和脑水肿等。

②代谢性酸中毒：与酸性代谢产物排出减少，常合并高分解代谢状态，使酸性产物明显增多。表现为呼吸深大而快，严重时可致呼吸肌麻痹、低血压、休克等。

③高钾血症：由于肾排钾减少、分解代谢释放钾离子、酸中毒时细胞内钾转移至细胞外

所致。病人可出现恶心、呕吐、四肢麻木、烦躁、胸闷等症状，可致严重的心律失常、心室颤动或心脏骤停。是 ATN 最严重的并发症之一，也是少尿期的首位死因。

④恢复期：此期肾小球滤过率逐渐恢复至正常或接近正常范围。可有多尿表现，每日尿量可达 3 ～ 5L，通常持续 1 ～ 3 周，继而逐渐恢复正常。肾小管的功能恢复较慢，常需 3 ～ 6 个月或更长。部分病人最终遗留不同程度的肾结构和功能损伤。

3. 辅助检查

（1）血液检查：可有轻、中度贫血，血肌酐、血尿素氮进行性升高，血清钾浓度常高于 5.5mmol/L，血 pH 常低于 7.35，碳酸氢根离子浓度低于 20mmol/L，血清磷浓度升高。

（2）尿液检查：尿蛋白多为 + ～ ++，镜检可见肾小管上皮细胞、上皮细胞管型、颗粒管型等。尿比重多在 1.015 以下，尿渗透浓度低于 350mmol/L。

（3）影像学检查：泌尿系超声可排除尿路梗阻和慢性肾疾病。腹部 X 线平片有助于发现肾、输尿管和膀胱部位结石。CT 血管造影和磁共振血管造影可明确有无肾血管病变。

（4）肾活组织检查：在除外肾前性及肾后性因素后，对于没有明确致病原因的肾性急性肾衰竭，如无禁忌证，应尽早行肾活组织检查。

4. 治疗

（1）纠正可逆因素：首先要纠正各种严重外伤、急性失血等，应积极扩容、处理血容量不足、休克和感染等。停用具有肾毒性的药物。

（2）控制液体入量：每日的进液量一般以前一天尿量加 500ml 计算，坚持“量出为入”的原则。发热病人可适当增加进液量，透析治疗者进液量可适当放宽。同时补充营养以维持机体的营养状况和正常代谢，有助于损伤细胞的修复和再生，提高存活率。

（3）防治高血钾：尽量避免食用含钾高的食物和药物，禁输库存血，可口服聚磺苯乙烯，发生高血钾时（血钾＞ 6.5mmol/L），在透析前予以紧急处理：10% 葡萄糖酸钙 10 ～ 20ml 稀释后缓慢静脉注射，5% 碳酸氢钠 100 ～ 200ml 静脉滴注，50% 葡萄糖液 50ml 加普通胰岛素 10U 缓慢静脉注射，行血液透析或腹膜透析，最有效的方法为血液透析。

（4）代谢性酸中毒：及时应用 5% 碳酸氢钠 100 ～ 250ml 静脉滴注，严重酸中毒者应立即开始透析。

（5）感染及心力衰竭：尽早使用无肾毒性或毒性低的药物，心力衰竭治疗以扩血管为主，应用减轻前负荷的药物。对于容量负荷过重的心力衰竭，尽早进行透析治疗。

（6）透析治疗：明显尿毒症，包括心包炎、严重脑病、高钾血症、严重代谢性酸中毒、容量负荷过重且对利尿药治疗无效者，均是透析治疗的指征。透析包括血液透析、腹膜透析或连续性肾替代治疗，后者对于血流动力学不稳定的病人更安全。

（7）恢复期治疗：治疗重点是维持水、电解质和酸碱平衡，控制氮质血症，治疗原发病和防治各种并发症。已行透析者，应维持透析，待血肌酐和尿素氮降至正常范围，可逐渐减少透析次数直至停止透析。后期肾功能恢复，尿量正常，需定期复查肾功能，避免使用肾毒性的药物。

5. 护理措施

（1）病情观察：定时测量生命体征并做好记录，准确记录 24 小时出入液量。非透析病人严格控制入液量，是避免水中毒的重要措施，入液量为前一天出量加上 500ml。

（2）饮食护理：对于能进食的病人给予优质蛋白饮食，蛋白质的摄入量应限制为 0.8g/（kg·d），并补充适量必需氨基酸。对接受透析的病人，蛋白质摄入量可适当放宽。给予充足热量，每日供给 147kJ/kg（35kca1/kg）热量。饮食应以清淡流质或半流质食物为主，尽量避免使用含钾高的食物，如蘑菇、榨菜、马铃薯等。

（3）预防感染：做好口腔、皮肤、泌尿道等部位的护理，保持皮肤清洁，防止发生压疮。

（二）慢性肾衰竭

慢性肾衰竭（简称慢性肾衰）是指各种原发性或继发性慢性肾疾病进行性进展引起 GFR 下降和肾功能损伤，出现以代谢产物潴留，水、电解质和酸碱平衡紊乱为主要表现的临床综合征。

我国根据肾功能损伤程度将慢性肾衰竭分 4 期：肾功能代偿期、肾功能失代偿期、肾衰竭期和尿毒症期。

1. 病因及发病机制　常见病因有原发性和继发性肾小球肾炎、糖尿病肾病、高血压肾小动脉硬化、肾小管间质性疾病、肾血管疾病、遗传性肾病等。我国常见的病因依次为**原发性肾小球肾炎**、糖尿病肾病、高血压肾小动脉硬化、狼疮肾炎、梗阻性肾病、多囊肾等。近年来由于糖尿病、高血压的发病率逐年上升，糖尿病肾病、高血压肾小动脉硬化的发病率亦明显增高。

本病的发病机制未完全清楚，主要有以下几种学说：

（1）慢性肾衰竭进行性恶化的发生机制：有肾小球高滤过学说、矫枉失衡学说、肾小管高代谢学说。

（2）尿毒症各种症状的发生机制：有些症状与水、电解质、酸碱平衡失调有关；有些症状与尿毒症毒素有关；肾的内分泌功能障碍也可产生某些尿毒症症状。

2. 临床表现　慢性肾衰竭早期常无明显临床症状或症状不典型，当发展至肾衰竭失代偿期时才出现明显症状、各种代谢紊乱，从而出现尿毒症的各种临床表现。

（1）各系统症状

①消化系统：食欲缺乏是最常见和最早期的症状，可表现为恶心、呕吐、腹胀、腹泻；晚期病人可出现消化道溃疡及上消化道出血。

②心血管系统：心血管疾病是肾衰竭最常见的死因。多数病人存在不同程度的高血压，少数发生恶性高血压。高血压可引起左心室肥厚、心力衰竭、动脉硬化并加重肾损伤。心力衰竭是慢性肾衰竭常见的死亡原因之一，其发生大多与水钠潴留及高血压有关，部分亦与严重贫血、代谢性酸中毒、尿毒症性心肌病有关。心包炎可分为尿毒症性心包炎或透析相关性心包炎，后者与透析不充分有关。动脉粥样硬化常可引起冠状动脉、脑动脉和全身周围动脉粥样硬化，也是主要的致死因素。

③呼吸系统表现：酸中毒时呼吸深而长。体液过多时可发生肺水肿，部分病人可发生尿毒症性胸膜炎或胸腔积液。

④血液系统表现：常有贫血，为正细胞正色素性贫血。贫血的主要原因是促红细胞生成素减少、铁摄入不足、叶酸缺乏、营养不良、红细胞寿命缩短、慢性失血、感染等。常有皮肤瘀斑、鼻出血、月经过多、消化道出血、颅内出血等出血倾向，与血小板功能障碍及凝血因子减少等有关。

⑤皮肤表现：常见皮肤瘙痒。皮肤干燥伴有脱屑。出现面色苍白或色素沉着异常呈黄褐色，为尿毒症病人特征性面容，与贫血及尿素霜的沉积有关。

⑥肾性骨营养不良症：又称肾性骨病，可出现纤维性骨炎、骨软化症、骨质疏松症和骨硬化症，有症状者少见。早期诊断主要靠骨活组织检查，其发生与活性维生素 $D_3$ 不足、继发性甲状腺旁腺功能亢进等有关。

⑦神经、肌肉系统表现：早期表现为疲乏、失眠、注意力不集中等精神症状；后期可出现性格改变、抑郁、记忆力下降、定向力障碍、谵妄、幻觉、昏迷等。晚期病人常有周围神经病变而出现肢体麻木、疼痛，深反射消失。尿毒症时可出现肌肉震颤、痉挛、肌无力和感觉障碍等。

⑧内分泌失调：活性维生素 $D_3$、促红细胞生成素降低。女性病人出现闭经、不孕等。男性病人表现为阳痿或性功能障碍、不育。

⑨感染：以肺部感染、尿路感染和皮肤感染等常见。感染是慢性肾衰竭主要死因之一，与机体免疫功能低下、白细胞功能异常等有关。

（2）水、电解质和酸碱平衡失调：可出现高钾或低钾血症、水肿或脱水、高钠或低钠血症、代谢性酸中毒等。低钙血症和高磷血症在肾衰竭中晚期出现，低钾血症和高钠血症很少发生。还可出现糖、脂肪、蛋白质代谢障碍。

3. 辅助检查

（1）血常规检查：红细胞计数下降，血红蛋白降低，白细胞可升高或降低。

（2）尿液检查：夜尿增多，尿渗透压下降。尿沉渣检查中可见红细胞、白细胞、颗粒管型和蜡样管型。

（3）肾功能及生化血液检查：血肌酐、血尿素氮水平增高、内生肌酐清除率降低。血浆清蛋白降低，血钙降低，血磷增高，血钾和血钠可增高或降低，可有代谢性酸中毒。

（4）影像学检查：B 超、CT 等示双肾缩小。

4. 治疗

（1）纠正水及电解质紊乱、控制感染、解除尿路梗阻、治疗心力衰竭、停用肾毒性药物等，以延缓或防止肾功能减退，保护残存肾功能。

（2）营养治疗、饮食控制可以缓解尿毒症症状，延缓健存肾单位的破坏速度。给予低蛋白饮食时应考虑个体化，并密切监测营养指标，以避免发生营养不良。适当应用必需氨基酸可补充机体需求，避免负氮平衡，保持良好的营养状态。

（3）并发症的治疗

①有效控制血压是延缓慢性肾衰竭发展的重要措施之一。通过减少血容量，消除水、钠潴留，病人的血压多数可恢复正常。首选血管紧张素转化酶抑制药和血管紧张素Ⅱ受体拮抗药，这类药物在降压同时可降低肾小球内压、减轻蛋白尿。此外，利尿药、钙通道阻滞药及 β 受体阻滞药也是慢性肾衰竭的一线抗高血压药。

②肾性贫血给予重组人类促红细胞生成素，用法为每次 2000 ～ 3000U，每周 2 ～ 3 次皮下注射。目标值为血红蛋白 110 ～ 120g/L。应同时静脉补充铁剂，如蔗糖铁、葡萄糖醛酸铁、右旋糖酐铁，补充叶酸、B 族维生素。严重贫血者应予输血。

③纠正水、电解质和酸碱平衡失调。水肿者应限制盐和水的摄入。有明显水肿、高血压

时，可使用利尿药，已透析者应加强超滤。出现严重急性左心衰竭时，应尽早透析治疗。尿毒症病人易发生高钾血症，高钾血症的防治同急性肾衰竭。代谢性酸中毒一般可通过口服碳酸氢钠纠正，严重者静脉输入碳酸氢钠，若经治疗仍不能纠正，应及时透析治疗。血磷高时，应限制磷的摄入，应用磷结合剂，如口服碳酸钙 2g，每日 3 次，既可供给机体钙，又可减少肠道内磷的吸收，又有利于纠正酸中毒。

④抗感染治疗时，应使用无肾毒性或毒性低的抗生素治疗，并根据肾小球滤过率来调整药物剂量。

⑤其他对症治疗：应用活性炭制药、大黄制药等促进尿毒症毒素由肠道排出，缓解尿毒症症状，适用于未接受透析治疗的慢性肾衰竭病人。皮肤瘙痒者可外用炉甘石洗剂涂抹，控制磷的摄入及强化透析对部分病人有效。甲状旁腺次全切除术对部分顽固性皮肤瘙痒病人有效。

⑥肾的替代疗法包括透析疗法和肾移植。透析疗法可替代肾的排泄功能，但不能替代肾脏的内分泌和代谢功能。血液透析和腹膜透析的疗效相近，各有优缺点，应综合考虑病人的情况来选用。肾移植是目前治疗终末期肾衰竭最有效的方法。成功的肾移植可使肾功能恢复正常，但排异反应可导致肾移植失败，故应选择 ABO 血型配型和 HLA 配型合适的供肾者，并在肾移植后长期使用免疫抑制药以防排斥反应。

5. 护理措施

（1）合理饮食：合理的营养膳食调配不仅能减少体内氮代谢产物的积聚及体内蛋白质的分解，维持氮平衡，还能在维持营养、增强机体抵抗力、延缓病情发展、提高生存率等方面发挥重要作用。

①蛋白质：慢性肾衰竭病人应限制蛋白质的摄入，饮食中 50% 以上的蛋白质为优质蛋白，如鸡蛋、牛奶、瘦肉等，具体根据病人的 GFR 来调整。非糖尿病肾病病人 GFR ≥ 60ml/（min · 1.73m$^2$）时，蛋白质摄入量为 0.8g/（kg · d），GFR ＜ 60ml/（min · 1.73m$^2$）时，蛋白质摄入量为 0.6g/（kg · d），GFR ＜ 25ml/（min · 1.73m$^2$）时，蛋白质摄入量为 0.4g/（kg · d）。糖尿病肾病病人蛋白质摄入量控制在 0.8g/（kg · d），当 GFR 下降后，蛋白质摄入量减至 0.6g/（kg · d）。

②热量：供给病人足够的糖和脂肪，以获得充足的热量，减少体内蛋白质的消耗。每日供应热量为 126 ～ 147kJ/kg（30 ～ 35kcal/kg），主要由糖类和脂肪供给。可选用热量高、蛋白含量低的食物，如麦淀粉、藕粉等。同时，供给富含维生素 C 和 B 族维生素的食物。对透析的病人，应改为透析饮食。

③改善病人食欲：适当增加活动量，限制盐的摄入，改进烹饪方法，提供色、香、味俱全的食物，提供整洁、舒适的进食环境，少量多餐。口气较重的病人，加强口腔护理。

（2）用药护理：积极纠正病人的贫血，遵医嘱应用促红细胞生成素，观察用药后反应，有无高血压、头痛、癫痫发作等。定期监测血红蛋白和血细胞比容等。遵医嘱用降压药和强心药等。

（3）病情观察：定时测量生命体征，准确记录 24 小时出入量。

（4）电解质紊乱的观察：注意有无脉搏不规则、肌无力、心电图改变等高钾血症的表现。有高钾血症者，禁食含钾高的食物，如柑橘、香蕉等。积极预防和控制感染，及时纠正代谢性酸中毒，禁止输入库存血等。

（5）肾功能和营养状态的监测：定期监测血尿素氮、血肌酐、血清白蛋白、血红蛋白等。

## 七、泌尿系统疾病病人常用诊疗技术及护理

### （一）血液透析

血液透析简称血透，是将病人血液与含一定化学成分的透析液分别引入透析器内半透膜的两侧，利用弥散、对流作用清除血液中的毒性物质和去除体内过多的水分。血液透析是一种能部分替代肾功能，达到清除代谢产物及纠正水、电解质及酸碱平衡紊乱的治疗方法。

1. 适应证

（1）急性肾衰竭：透析指征参见本章的“急性肾衰竭”。

（2）慢性肾衰竭：非糖尿病肾病 GFR ＜ 10ml/（min · 1.73m$^2$），糖尿病肾病 GFR ＜ 15ml/（min · 1.73m$^2$）。高钾血症、代谢性酸中毒、贫血及药物治疗无效的急性左心衰竭，顽固性高血压，中枢神经系统症状，严重的水、电解质及酸碱平衡紊乱，应进行透析治疗。

（3）急性药物或毒物中毒：分子量小、不与组织蛋白结合的毒物、在体内分布比较均匀，能通过透析膜被析出者，可采取透析治疗。

2. 相对禁忌证　血液透析无绝对禁忌证，相对禁忌证有：严重高血压或脑血管病病人、药物难以纠正的严重休克、严重感染、心力衰竭、严重心律失常、极度衰竭、临危病人，活动性出血及精神病及不合作者。

3. 护理

（1）透析前的护理：评估病人的生命体征、有无水肿、体重增长情况、有无出血倾向。评估病人的干体重，干体重是指病人没有水钠潴留也没有脱水时的体重，即两次透析间期病人的体重增长不超过 2.5kg。了解病人的透析方法、次数、时间及抗凝血药应用情况。检查病人的血管通路是否通畅，局部有无感染、渗血、渗液等，中心静脉留置导管病人的导管是否固定完好。透析前尽量消除病人的恐惧和紧张心理。

（2）透析过程观察：透析过程严密观察病人生命体征，观察血流量，血路压力，透析液流量、温度、压力等各项指标是否正常，及时发现病人的不适、监护系统的报警、机器故障等并及时处理。

（3）常见并发症的处理

①低血压：常见并发症之一。病人可出现恶心、呕吐、胸闷、面色苍白、出冷汗、头晕、心悸，甚至一过性意识丧失等。可能与脱水过多过快、心源性休克、过敏反应等有关。应严格掌握脱水量，对醋酸盐溶液不能耐受者改为碳酸氢盐透析液。透析期间只可少量进食，有低血压倾向者尽量不在透析时进食。改用序贯透析，即单纯超滤与透析序贯进行，或提高透析液钠浓度。

②失衡综合征：严重高尿素氮血症的病人接受透析治疗之初，在透析中或透析结束后很快出现的以神经精神症状为主的临床综合征。轻者表现为头痛、恶心、呕吐、躁动、抽搐、昏迷等。处理时注意第一次透析时时间应短，发生失衡综合征时静脉输注高渗葡萄糖溶液、高渗盐水，严重者立即终止透析。

③肌肉痉挛：多出现在透析中后期，主要表现为足部肌肉、腓肠肌痉挛性疼痛，处理时降低超滤速度，快速输入生理盐水 100 ～ 200ml，或输入高渗葡萄糖溶液等。

④透析器反应：又称首次使用综合征，与使用新透析器有关。表现为透析开始短时间时出现皮肤瘙痒、荨麻疹、流涕、腹痛、胸痛、背痛等症状，严重者可发生呼吸困难，甚至休克。主要与透析器生物相容性差引起的Ⅰ型或Ⅱ型变态反应有关。如明确为Ⅰ型变态反应，需立即停止透析，舍弃透析器和管路中的血液，并使用异丙嗪、糖皮质激素、肾上腺素等控制症状。

⑤其他：出现心律失常、空气栓塞、血栓栓塞、溶血、出血、发热、透析器破膜、体外循环凝血等。

（4）透析结束及透析间期护理：缓慢回血，穿刺部位压迫止血。测量生命体征、体重并做好记录。询问病人有无头晕、出冷汗等不适，如有异常，应卧床休息或补充血容量。透析间期加强病人的管理和指导。

（二）腹膜透析

腹膜透析（简称腹透）是指利用腹膜的半透膜特性，将适量透析液引入腹腔并停留一段时间，借助腹膜毛细血管内血液及腹腔内透析液中的溶质浓度梯度和渗透梯度进行水和溶质交换，以清除蓄积的代谢废物，纠正水、电解质、酸碱平衡紊乱。

1. 适应证　同血液透析。老年人、儿童，原有心、脑血管疾病或心血管系统功能不稳定、血管条件差或反复血管造瘘失败、凝血功能障碍及有明显出血倾向的病人更适合腹膜透析。

2. 禁忌证

（1）绝对禁忌证：**腹腔感染**，腹膜有严重缺损者，各种腹部病变导致腹膜的超滤和溶质转运功能降低。

（2）相对禁忌证：腹腔内有新鲜异物；腹部手术 3 天内，腹腔置有外科引流管；腹腔有局限性炎性病灶，肠梗阻；椎间盘疾病，严重全身性血管病变致腹膜滤过功能降低，晚期妊娠、腹内巨大肿瘤、巨大多囊肾；慢性阻塞性肺疾病，硬化性腹膜炎，不合作者或精神病病人，横膈有裂孔；过度肥胖或严重营养不良、高分解代谢等。

3. 护理

（1）饮食护理：由于腹膜透析可致体内大量蛋白质及其他营养成分丢失，故应通过饮食补充。蛋白质的摄入量为 1.2 ～ 1.3g/（kg·d），其中 50% 以上为优质蛋白；热量摄入为 147kJ/（kg·d），即 35kca1/（kg·d）；水的摄入应根据每天的出量而定，每天水分摄入量＝ 500ml + 前一天尿量 + 前一天腹透超滤量。

（2）操作注意事项：①腹膜透析换液的场所应清洁、相对独立、光线充足，定期进行紫外线消毒。②分离和连接各种管道时要严格无菌操作。③掌握各种管道连接系统，如双联系统的应用。④透析液输入腹腔前要干加热至 37℃。⑤每日测量和记录体重、血压、尿量、饮水量，准确记录透析液每次进出腹腔的时间和液量，定期送腹透液做各种检查。⑥观察透析管皮肤出口处有无渗血、漏液、红肿。⑦保持导管和出口处清洁、干燥。

（3）常见并发症的观察及护理

①透析液引流不畅：为常见并发症，表现为腹透液流出总量减少、流入和（或）流出不通畅。常见原因有腹膜透析管移位、受压、扭曲、纤维蛋白堵塞、大网膜包裹等。处理方法：改变病人的体位；排空膀胱；增加活动，保持大便通畅，必要时服用导泻药或灌肠，促使肠

蠕动；腹膜透析管内注入尿激酶、肝素、生理盐水、透析液等，去除堵塞透析管的纤维素、血块等；调整透析管的位置。以上处理无效者可重新手术置管。

②腹膜炎：是腹膜透析的主要并发症，多由于在腹膜透析操作时接触污染、胃肠道炎症、腹透管出口处或皮下隧道感染引起，常见病原体为革兰阳性球菌。临床表现为腹痛、发热、腹部压痛、反跳痛、腹透透出液浑浊等。处理方法：密切观察透出液的颜色、性质、量、超滤量，及时留取透出液送常规检查和进行细菌、真菌培养，记录24小时出入量；用2000ml透析液连续腹腔冲洗3～4次；腹膜透析液内加入抗生素及肝素，也可全身应用抗生素；若治疗后感染仍无法控制，应考虑拔除透析管。

③导管出口处感染和隧道感染：常见原因为腹透管出口处未保持清洁、干燥，腹透管腹外段反复、过度牵拉引起局部组织损伤。表现为导管出口周围发红、肿胀、疼痛，甚至伴有脓性分泌物，沿隧道移行处压痛。处理方法：出口处局部使用抗生素软膏或清创处理，每日换药；根据药敏试验使用敏感抗生素，感染严重时采用静脉用药；继发腹膜炎、难治性皮下隧道感染、局部或全身用药2周后仍难以控制感染时考虑拔管。严格遵照操作流程进行导管出口处护理可预防导管出口处和隧道感染，注意事项包括：导管妥善固定，短管末端放入腰带内，避免牵拉；保持局部清洁干燥。腹透管置入6周内暂不沐浴，改为擦身，置入6周后沐浴时用人工肛袋保护导管出口及腹外段导管以避免淋湿，采用淋浴，勿盆浴，沐浴后立即更换导管出口敷料；接触导管前清洁双手。

④腹痛、腹胀：常见原因为腹透液的温度过高或过低、渗透压过高、腹透液流入或流出的速度过快、腹透管置入位置过深、腹膜炎。护理时应注意调节适宜的腹透液温度、渗透压，控制腹透液进出的速度，腹透管置入位置过深时应由置管医生对腹透管进行适当调整，积极治疗腹膜炎。

⑤其他并发症：如腹膜透析超滤过多引起的脱水、低血压、腹腔出血、腹透管周或腹壁渗漏、营养不良、慢性并发症（如肠粘连、腹膜后硬化等）。

（三）经皮肾穿刺活组织检查

肾穿刺活组织检查有助于确定肾病的病理类型，对协助肾实质疾病的诊断、指导治疗及判断预后有重要意义。

1. 适应证

（1）弥漫性肾小球病变、肾病综合征、无症状性血尿。

（2）原因不明的肾性血尿。

（3）急性肾小球肾炎，病程已3～6个月仍有蛋白尿、血尿。

（4）疑有急进性肾小球肾炎者。

（5）系统性红斑狼疮、结节性多动脉炎等在诊断仍有疑问者。

（6）急性肾衰竭而原因不明者及移植肾。

（7）继发性或遗传性肾病。

（8）临床怀疑药物性急性间质性肾炎但不确定病因者。

2. 禁忌证

（1）绝对禁忌证：明显出血倾向，重度高血压，精神病或不配合操作者，孤立肾，小肾，心力衰竭，严重贫血等。

（2）相对禁忌证：肾盂感染性疾病，慢性肾衰竭，过度肥胖和重度脱水，关于慢性肾衰竭，尤其终末期尿毒症，肾活检对诊断和治疗并无帮助，相反却可能发生严重并发症。

3. 护理

（1）术前护理：①术前向病人解释检查的目的和意义，详细讲解肾穿刺的必要性和操作过程，消除其恐惧心理。②教会病人练习憋气及床上排尿。③检查血常规、出血与凝血功能及肾功能，以了解有无贫血、出血倾向及肾功能水平。

（2）术后护理：①穿刺点沙袋压迫，腹带包扎。②卧床休息24小时，前6小时必须仰卧于硬板床，不可翻身。③密切观察有无腹痛、腰痛，监测生命体征及尿色。④嘱病人少量多次饮水，以免血块阻塞尿路。⑤必要时使用止血药及抗生素，以防止出血和感染。

## 第5单元　血液及造血系统疾病病人的护理

【复习指南】本单元内容不是重点章节，可选择重点内容重点复习。概述掌握贫血的种类和分度；缺铁性贫血的病因与发病机制、辅助检查、治疗要点和护理措施应熟练掌握，临床表现应掌握；再生障碍性贫血病因与发病机制、临床表现、辅助检查、治疗要点掌握。出血部分主要是特发性血小板减少性紫癜的临床表现、治疗要点和护理措施应掌握；过敏性紫癜临床表现和护理措施。白血病部分为考试重点，急性白血病的分类、临床表现、辅助检查、治疗要点和护理措施应熟练掌握；慢性白血病的临床表现应掌握。

### 一、概述

（一）血液及造血系统的结构和功能

1. 结构　造血器官和组织包括骨髓、脾、肝、淋巴结及分布在全身各处的淋巴组织和单核－吞噬细胞系统。

2. 功能　红细胞有气体交换的功能；白细胞有机体防御的功能；血小板有止血与凝血功能。

（二）血液病的分类

血液病主要分为7类：红细胞疾病、粒细胞疾病、单核细胞和吞噬细胞疾病、淋巴细胞和浆细胞疾病、造血干细胞疾病、脾功能亢进、出血性及血栓性疾病。

（三）病人的评估

1. 病史　①现病史。②既往史、家族史及个人史。③心理与社会支持。

2. 身体评估　①一般状态。②皮肤黏膜。③浅表淋巴结。④五官检查。⑤胸部检查。⑥腹部检查。⑦其他。

3. 实验室及其他检查　①血象。②骨髓象。③影像学检查。④其他相关检查。

### 二、贫血

（一）概述

1. 定义　是指单位容积血液中血红蛋白浓度（Hb）、红细胞计数（RBC）和（或）血细胞比容（HCT）低于相同年龄、性别和地区正常值低限的一种常见的临床症状。贫血不是一个独立的疾病，各系统疾病均可引起贫血。

2. 诊断标准　在平原地区，成人贫血的实验室诊断标准见表1-7。

**表 1-7　成人贫血的实验室诊断标准**

| 性别 | Hb | RBC | HCT |
|---|---|---|---|
| 男 | ＜ 120g/L | ＜ $4.5 \times 10^{12}$/L | 0.42 |
| 女 | ＜ 110g/L | ＜ $4.0 \times 10^{12}$/L | 0.37 |
| 妊娠期女性 | ＜ 100g/L | ＜ $3.5 \times 10^{12}$/L | 0.30 |

3. 贫血的分度　依据血红蛋白的浓度将贫血的严重程度划分为 4 个等级，见表 1-8。

**表 1-8　贫血的分度**

| 贫血的严重程度 | 血红蛋白浓度 | 临床表现 |
|---|---|---|
| 轻度 | ＞ 90g/L | 静息状态下无自觉症状 |
| 中度 | 60 ～ 90g/L | 活动后感心悸气促 |
| 重度 | 30 ～ 59g/L | 静息状态下仍感心悸气促 |
| 极重度 | ＜ 30g/L | 常累及心脏 |

4. 分类

（1）按病因和发病机制分类：分为红细胞生成减少性贫血、红细胞破坏过多性贫血和失血性贫血 3 类。

①红细胞生成减少性贫血：与造血干细胞异常、造血调节异常、造血原料不足或利用障碍有关。

②红细胞破坏过多：主要由于红细胞本身的缺陷导致红细胞寿命缩短，也可由于免疫、化学、物理及生物等外在因素导致红细胞大量破坏，超出骨髓代偿能力而发生，如自身免疫性溶血、人工瓣膜术后、脾功能亢进等。

③失血性贫血：见于急慢性失血，如特发性血小板减少性紫癜，非出凝血性疾病。

（2）按红细胞形态特点分类：见表 1-9。

**表 1-9　贫血的分类（按红细胞形态特点）**

| 类型 | 平均红细胞容积（fl） | 平均红细胞血红蛋白浓度（%） | 临床类型 |
|---|---|---|---|
| 大细胞性贫血 | ＞ 100 | 32 ～ 35 | 巨幼细胞贫血 |
| 正常红细胞性贫血 | 80 ～ 100 | 32 ～ 35 | 再生障碍性贫血、溶血性贫血、急性失血性贫血 |
| 小红细胞低色素性贫血 | ＜ 80 | ＜ 32 | 缺失性贫血、铁粒幼细胞性贫血、珠蛋白生成障碍性贫血 |

（3）按骨髓红系增生情况分类：见表 1-10。

表1-10　贫血的分类（按骨髓红系增生情况）

| 分类 | 相关疾病 |
| --- | --- |
| 骨髓生成不良性贫血 | 再生障碍性贫血 |
| 骨髓增生性贫血 | 除再生障碍性贫血以外的贫血 |

（二）缺铁性贫血

缺铁性贫血是体内贮存铁缺乏，导致血红蛋白合成减少而引起的一种**小细胞低色素性贫血**，是成人贫血最常见的类型。

1. 病因及发病机制

（1）病因

①**铁摄入不足**：是妇女、儿童缺铁性贫血的主要原因，常见于婴幼儿、青少年、妊娠期和哺乳期的妇女需铁量增加、不良饮食习惯（挑食、偏食）。

②铁吸收不良：常见于胃大部切除、慢性萎缩性胃炎、慢性肠炎等。

③**铁丢失过多**：**慢性失血**是成人缺铁性贫血最常见和最重要的病因，常见于消化性溃疡、肠道癌肿、月经过多、痔等。

（2）发病机制：缺铁影响铁代谢、造血系统、组织细胞代谢。

2. 临床表现

（1）缺铁原发病的表现。

（2）一般表现：面色苍白、乏力、易倦、头晕、头痛、心悸、气促、耳鸣等。

（3）特殊表现：①皮肤干燥无光泽、毛发干枯易脱落、指甲扁平易裂（反甲或匙状甲）。②口舌炎、吞咽困难。③儿童易好动、发育迟缓。④异食癖。⑤末梢神经炎或神经痛。

3. 辅助检查

（1）血象：**呈小细胞低色素性贫血**，血涂片中可见红细胞体积小、中心淡染区扩大。

（2）骨髓象：增生活跃或明显活跃；以红系增生为主，呈“核老质幼”现象。

（3）铁代谢的生化检查：骨髓铁染色是诊断缺铁的“金标准”。

（4）红细胞内卟啉代谢。

（5）其他检查：检查原发病。

4. 治疗

（1）**祛除病因**：是根治缺铁性贫血的关键。

（2）补铁治疗

①**口服补铁**：有效者用药后网织红细胞（1周）先上升，之后血红蛋白（2周）升高，1～2个月恢复至正常，仍需继续服药，3～6个月停药。

②**注射铁剂**：用于服药后胃肠道反应严重而无法耐受者，或消化道吸收障碍、病情紧急需要迅速纠正贫血的病人，需计算补铁剂总量和过敏试验。

5. 护理措施

（1）饮食护理：纠正不良的饮食习惯，避免偏食或挑食；增加摄入含铁丰富食物；改变不合理的饮食结构或搭配，避免进食影响铁吸收的食物。

（2）铁剂治疗的配合与护理

①**口服铁剂**：从小剂量开始，饭后或餐中服用，可减少胃肠道反应；避免与牛奶、茶、咖啡、抗酸药、$H_2$受体拮抗药同服，可与维生素C、乳酸或稀盐酸等酸性药物或食物一起食用，可促进铁吸收；服药时使用吸管，避免牙染黑；告知病人服药期间有黑便，消除顾虑；按剂量、按疗程服药，定期复查。

②**注射铁剂**：注意采用深部肌内注射，应更换注射部位，不在皮肤暴露部位注射，抽液后更换注射针头，采用Z字形注射法或留空气注射法。

（3）病情观察：密切观察病人治疗的依从性、治疗效果及药物的不良反应。

（三）巨幼细胞性贫血

1. 病因及发病机制

（1）病因：①叶酸缺乏。②维生素$B_{12}$缺乏。

（2）发病机制：当叶酸和维生素$B_{12}$缺乏达到一定程度时，细胞核中的DNA合成速度较胞质内慢，造成细胞体积变大，形成巨幼变，细胞未成熟就被破坏，又称无效造血。

2. 临床表现

（1）消化系统：早期食欲缺乏、恶心、腹胀、腹泻或便秘；部分病人出现口角炎、舌炎、**“镜面样舌”和“牛肉样舌”**。

（2）血液系统：贫血，严重者“三系”减少而出现感染和（或）出血。

（3）神经系统和精神症状：四肢乏力，对称性远端肢体麻木，触觉、痛觉迟钝或缺失。

3. 辅助检查

（1）外周血象：呈大细胞贫血。

（2）骨髓象：骨髓增生活跃，以红系增生为主，有“核幼质老”现象。

（3）血清叶酸和维生素$B_{12}$浓度测定。

（4）其他：胃液分析等。

4. 治疗　①病因治疗。②补充性药物治疗。③其他，伴有缺铁补充铁剂。

5. 护理措施

（1）饮食护理：纠正不良的饮食习惯；改变不合理的烹饪方式，减少食物中叶酸的破坏。

（2）用药护理：遵医嘱按剂量、按疗程服药，注意观察药物疗效和不良反应。

（3）一般护理：末梢感觉障碍者注意局部保暖、避免外伤；共济失调者专人陪护。

（四）再生障碍性贫血

1. 病因及发病机制

（1）病因：①药物及化学物质（最常见）。②物理因素。③病毒感染。④遗传因素。⑤其他因素。

（2）发病机制：尚未完全阐明，主要考虑与造血干祖细胞缺陷、造血微环境异常、免疫异常有关。

2. 临床表现　根据病人的起病形式、进展速度、病情轻重、外周血象、骨髓象及预后，可分为重型再生障碍性贫血（SAA）和非重型再生障碍性贫血（NSAA）两型，鉴别见表1-11。

表 1-11　SAA 与 NSAA 鉴别

| 判断指标 | 重型再生障碍性贫血（SAA） | 非重型再生障碍性贫血（NSAA） |
| --- | --- | --- |
| 首发症状 | 感染、出血 | 慢性贫血为主，偶有出血 |
| 起病与病情进展 | 起病急骤，病情危重 | 起病缓慢，病情较轻 |
| 中性粒细胞计数 | ＜ $0.5\times10^9$/L | ＞ $0.5\times10^9$/L |
| 血小板计数 | ＜ $20\times10^9$/L | ＞ $20\times10^9$/L |
| 网织红细胞计数 | ＜ $15\times10^9$/L | ＞ $15\times10^9$/L |
| 骨髓象 | 增生极度低下，仅粒、红明显减少 | 增生减低或灶性增生，“三系”均减少 |
| 预后 | 不良，多于半年到 1 年内死亡 | 较好，大部分经治疗可长期存活，少数死亡 |

3. 辅助检查

（1）血象：符合以下指标中两项可诊断为再障。①血红蛋白（100g/L）。②中性粒细胞绝对值 $1.5\times10^9$/L。③血小板＜ $50\times10^9$/L。

（2）骨髓象：为再生障碍性贫血的确诊依据。

①重型再生障碍性贫血：骨髓增生低下或极度低下，粒、红细胞均明显减少，常无巨核细胞，淋巴细胞及非造血细胞比例明显增多。

②非重型再生障碍性贫血：骨髓增生减低或增生灶，“三系”细胞均有不同程度减少，淋巴细胞相对性增多。骨髓活检显示造血组织均匀减少。

4. 治疗

（1）支持疗法

①保护措施：预防感染；避免出血；禁止使用损伤骨髓和抑制血小板功能的药物；预防性抗真菌治疗；必要的心理护理。

②对症治疗：控制感染、控制出血、纠正贫血。

（2）针对发病机制的治疗：①免疫抑制药。②促进骨髓造血。

（3）造血干细胞移植。

5. 护理措施

（1）病情观察：密切观察有无发热，积极寻找感染灶。

（2）预防感染：①呼吸道感染的预防。②口腔感染的预防。③皮肤感染的预防。④肛周感染的预防。

（3）饮食护理：进营养丰富的清淡饮食。

（4）用药护理：遵医嘱用药，注意观察药物疗效，告知停药后不良反应会逐渐消失。

（5）输血护理：严格执行安全输血制度，无菌技术操作。

## 三、出血性疾病

### （一）特发性血小板减少性紫癜

1. 病因及发病机制　病因未明，主要考虑与以下因素有关。

（1）感染：主要是病毒感染，血中的抗病毒抗体滴度或免疫复合物水平与血小板数目的多少及其寿命的长短呈负相关。

（2）免疫因素：形成血小板自身抗体，导致致敏的血小板被单核－吞噬细胞系统吞噬破坏。

（3）肝脾与骨髓因素：脾为破坏血小板的最重要场所。

（4）其他：雌激素在抑制血小板生成的同时还增强自身免疫反应。

2. 临床表现　临床主要分为以下两种类型：

（1）急性型：多见于儿童，起病急，有呼吸道感染史，以双下肢紫癜为首发症状，严重可伴口腔血疱及皮下血肿，当血小板计数低于 **20×10⁹/L**，可发生颅内出血导致死亡，伴有贫血、血压降低或失血性休克。

（2）慢性型：多见于 40 岁以下的成年女性，起病隐匿或缓慢，出血相对较轻，表现为四肢皮肤反复瘀斑、瘀点，牙龈出血或鼻出血，女性病人月经过多，伴有慢性贫血，轻度脾大。

3. 辅助检查

（1）血象：急性型发作期血小板计数低于 $20\times10^9$/L，慢性型多为（30～80）$\times10^9$/L。

（2）骨髓象：急性型幼稚巨核细胞比例增多，胞体大小不一，以小型多见；慢性型颗粒型巨核细胞增多，胞体大小基本正常。

（3）其他：束臂试验阳性等。

4. 治疗

（1）一般疗法：严重出血者应卧床休息，避免创伤，禁止使用影响止血、加重出血的药物，控制高血压。

（2）**糖皮质激素**：为首选药物。

（3）脾切除：可减少血小板抗体产生及减轻血小板的破坏。

（4）免疫抑制药：用于治疗无效或疗效差者，最常用的是长春新碱。

（5）其他：达那唑用于难治性 ITP。

（6）急重症的处理：主要包括血小板计数低于 $20\times10^9$/L、严重广泛出血者、疑有或已发生颅内出血者、近期将实施手术或分娩者。

5. 护理措施

（1）病情监测：及时发现新发出血或内脏出血。

（2）一般护理：绝对卧床休息，进软食或半流质；保持大便通畅，以免诱发颅内出血。

（3）皮肤出血的预防和护理：①避免肢体的碰撞或外伤。②高热病人禁用**乙醇或温水**擦浴降温。③操作动作应轻柔。④减少穿刺次数。⑤拔针后延长按压时间。

（4）鼻出血的预防和护理：①防止鼻黏膜干燥。②避免用力擤鼻、抠鼻和外力撞击鼻部。③出血较少时，用棉球填塞冷敷，无效者行后鼻腔填塞术。

（5）口腔、牙龈出血的预防和护理：①用软毛牙刷刷牙，禁止剔牙。②禁食坚硬或带刺的食物。③牙龈出血时，可用凝血酶局部压迫止血，及时清洁口腔，避免感染。

（6）内脏出血的护理：女性月经过多时，及时更换会阴垫，注意观察颜色、性质和量。

（7）颅内出血的预防和护理：若病人突然出现头痛、视物模糊、呼吸急促、喷射性呕吐甚至昏迷，双侧瞳孔变形不等大、对光反射迟钝，则提示有颅内出血。处理方法：①立即去枕平卧，头偏向一侧。②及时清除异物，畅通气道。③及时给氧。④迅速建立 2 条静脉通道，遵医嘱快速静脉滴注 20% 甘露醇降低颅内压，输注血小板止血。⑤留置尿管，记录尿量。⑥密切观察病情变化，做好记录并交接班。

（8）用药护理：正确执行医嘱，注意药物不良反应的观察和预防。

（9）输血的护理：血小板或血浆取回后，应半小时内输入；注意输血反应。

（二）过敏性紫癜

1. 病因及发病机制

（1）病因：感染（最常见）、食物、药物、其他致敏因素。

（2）发病机制：尚未明确，致敏因素引起变态反应，产生炎性介质或生物活性物质，刺激局部小血管，增加血管通透性，出现出血与水肿。

2. 临床表现　有上呼吸道感染史，根据受累部位及临床表现的不同，可分为以下 5 类：

（1）单纯型（紫癜型）：主要表现为双下肢对称性皮肤瘀点、紫癜，分批出现，形状大小不等，紫红色，略高于皮肤表面或融合成片，呈出血性丘疹或小型荨麻疹，可伴轻微痒感。严重者紫癜可融合成中心呈出血性坏死大血疱。

（2）腹型：表现为突发的阵发性腹痛，多位于脐周、下腹或全腹，同时伴有恶心、呕吐、腹泻、便血，肠鸣音活跃或亢进，严重者可发生脱水或并发消化道大出血而出现周围循环衰竭。

（3）关节型：表现为游走性关节肿胀、疼痛、压痛和功能障碍，以四肢远端关节多见。

（4）肾型：表现为血尿、蛋白尿、管型尿，累及肾功能受损，严重可致尿毒症。

（5）混合型：具备 2 种以上类型的特点，称为混合型。

3. 辅助检查　无特异性检查，血象未见明显改变，大部分病人束壁试验阳性。

4. 治疗

（1）积极去除致病因素。

（2）药物治疗：一般药物治疗；糖皮质激素；免疫抑制药；对症及其他治疗。

5. 护理措施

（1）病情观察：密切观察出血情况，有无特异性伴随症状。

（2）休息与活动：急性期注意卧床休息，避免过早或过多的行走活动。

（3）饮食指导：避免摄取异种蛋白食物（海鲜、蛋类等），消化道出血禁食、禁水。

（4）治疗配合与护理：遵医嘱正确用药；使用糖皮质激素，禁止自行减药或停药。

（5）对症护理：关节型要注意局部关节的制动与保暖。

## 四、白血病

（一）急性白血病

1. 病因及发病机制　尚未明确，主要考虑与以下因素有关：①生物因素。②化学因素。③放射因素。④遗传因素。⑤其他血液病。

2. 分型　根据细胞形态学和细胞化学分类，可分为急性淋巴细胞白血病和急性非淋巴细胞白血病（急性髓系白血病），其中以急性粒细胞白血病为成人最常见，急性淋巴细胞白血病为儿童最常见。

急性淋巴细胞白血病分为 3 个亚型：$L_1$、$L_2$、$L_3$。

**急性非淋巴细胞白血病**分为 8 个亚型，列举如下：急性髓细胞白血病微分化型（$M_0$）、急性粒细胞白血病未分化型（$M_1$）、急性粒细胞白血病部分分化型（$M_2$）、急性早幼粒细胞白血病（APL，$M_3$）、急性粒－单核细胞白血病（$M_4$）、急性单核细胞白血病（$M_5$）、急性红白血病（$M_6$）、急性巨核细胞白血病（$M_7$）。

3. 临床表现

（1）贫血：为首发症状，呈进行性加重。

（2）发热：①继发感染。②肿瘤性发热。

（3）出血：最主要的原因为**血小板减少**，颅内出血（主要致死原因）；**急性早幼粒细胞白血病**易并发 DIC 而出现全身广泛性出血，出血倾向最明显。

（4）器官与组织浸润的表现

①肝、脾轻至中度肿大，淋巴结肿大主要见于急淋。

②骨骼、关节疼痛，胸骨下段局部压痛。

③牙龈增生肿胀；皮肤出现蓝灰色斑丘疹、皮下结节，多见于急非淋 $M_4$ 和 $M_5$。

④**中枢神经系统白血病（CNSL）**：常发生在缓解期，以**急淋**最常见。轻者表现为头痛、头晕，重者可有呕吐、视盘水肿、视物模糊、颈项强直、抽搐、昏迷等。

⑤睾丸出现一侧无痛性肿大，好发于急淋化疗缓解后的幼儿和青年。

⑥其他：心、肺、消化道、泌尿生殖系统的浸润。

4. 辅助检查

（1）血象：外周血涂片分类检查可见数量不等的原始和幼稚细胞。

（2）骨髓象

①骨髓穿刺检查是确诊急性白血病的主要依据，若原始细胞占全部骨髓有核细胞的 30% 以上，则可诊断为急性白血病，奥尔（Auer）小体仅见于急非淋。

②骨髓增生明显活跃或极度活跃，以原始细胞、幼稚细胞为主，而较成熟中间阶段的细胞缺如，并残留少量的成熟细胞，形成所谓的“裂孔”现象。

（3）细胞化学。

（4）免疫学检查。

（5）染色体和基因检测。

（6）其他：CNSL 病人腰穿脑脊液涂片可找到白血病细胞。

5. 治疗

（1）对症治疗

①高白细胞血症的紧急处理：立即进行血细胞分离，单采白细胞，化疗和碱化尿液。

②防治感染：及时查明感染灶和病原菌，针对应用有效抗生素。

③改善贫血：遵医嘱予输注浓缩红细胞、吸氧。

④防治出血：遵医嘱输注血小板或血浆、止血药。

⑤预防尿酸性肾病：嘱病人多饮水或遵医嘱补液，保证尿量、碱化尿液和口服别嘌醇。

⑥纠正水、电解质及酸碱平衡失调。

（2）化学治疗：①诱导缓解。②缓解后治疗。③制订联合化疗方案，增加疗效避免抗药（急性早幼粒细胞白血病主要用维 A 酸，成人急淋化疗常用 VLDP 方案，儿童急淋常用 VP 方案）。

（3）中枢神经系统白血病的防治：鞘内注射氨甲蝶呤、阿糖胞苷治疗或放疗。

（4）造血干细胞移植。

（5）细胞因子治疗。

（6）老年白血病的防治。

6. 护理措施　感染的预防和护理见“再生障碍性贫血”；出血的预防及护理见“特发性血小板减少性紫癜”；主要的潜在并发症：化疗药物的不良反应，其护理措施列举如下。

（1）静脉炎及组织坏死的防护：①多次注射可导致静脉炎，外渗使组织坏死。②化疗时需合理使用静脉。③发泡性药物外渗的紧急处理。④静脉炎患处禁止静脉注射。

（2）骨髓抑制的防护：定期检查血象、骨髓象，避免应用其他抑制骨髓的药物。

（3）消化道反应的防护：①提供良好的就餐环境。②选择合适的就餐时间。③根据习惯选择营养丰富软食，少量多餐。④减慢化疗药滴入速度。

（4）口腔溃疡的护理：①选择合适的漱口液交替漱口，一般用生理盐水、朵贝液；若疑厌氧菌感染可选用过氧化氢溶液；真菌感染可选用碳酸氢钠溶液；每次含漱时间为 15 ～ 20 分钟，每日 3 次。②用药促进溃疡愈合。

（5）心脏毒性的预防与护理：监测病人心率、心律及血压，放慢用药速度。

（6）肝损伤的预防与护理：定期监测肝功能。

（7）尿酸性肾病的预防与护理：化疗时每日饮水 3000ml 以上，记录 24 小时出入量，观察有无血尿或腰痛的发生。

（8）化疗药物鞘内注射的预防与护理：放慢推注速度，完毕后去枕平卧 4 ～ 6 小时。

（9）脱发的护理：告知化疗导致的脱发，停药后会再生，指导病人使用假发或戴帽子。

（10）其他不良反应：长春新碱末梢神经炎；门冬酰胺酶过敏；维 A 酸呼吸窘迫。

（二）慢性白血病

1. 病因及发病机制　同“急性白血病”。

2. 分类　慢性白血病按细胞类型分为慢性粒细胞白血病、慢性淋巴细胞白血病、慢性单核细胞白血病 3 型。

3. 临床表现

（1）慢性粒细胞白血病：①慢性期，起病缓，早期无症状，之后出现乏力、低热、多汗或大汗，肝脾大、淋巴结不大。②加速期，原因不明的高热、消瘦、虚弱，脾大，骨、关节痛、贫血、出血。③急变期，类似急性白血病。

（2）慢性淋巴细胞白血病：起病缓，无自觉症状，主要表现为无痛淋巴结肿大、质韧、可移动，以颈部、腋下、腹股沟淋巴结为主。早期疲乏、无力，之后食欲缺乏、消瘦、低热和盗汗，晚期多死于骨髓衰竭导致的严重贫血、出血或感染。

4. 辅助检查

（1）慢性粒细胞白血病：①血象，中性粒细胞增多，以中性中幼、晚幼和杆状核粒细胞为主。②骨髓象，骨髓增生活跃，以粒细胞为主，原粒细胞＜10%。③染色体检查，Ph染色体 t（9；22）（q34；q11）。

（2）慢性淋巴细胞白血病：①血象，淋巴细胞增多，占 90%，以小淋巴细胞为主。②骨髓象，有核细胞明显增生活跃，以成熟淋巴细胞为主。③免疫学检查，绝大多数来源于 B 淋巴细胞。

5. 治疗

（1）慢性粒细胞白血病：①化疗。② α- 干扰素。③酪氨酸激酶抑制药。④异基因造血干细胞移植。

（2）慢性淋巴细胞白血病：①化疗。② α- 干扰素。③并发症治疗。④自体造血干细胞移植。

6. 护理措施　同“急性白血病”，针对出现的护理问题，采取相应的护理措施。

## 五、造血干细胞移植病人的护理

1. 适应证

（1）恶性疾病：白血病、恶性淋巴瘤、多发性骨髓瘤。

（2）非恶性疾病：急性再生障碍性贫血、地中海贫血等。

2. 护理

（1）准备无菌层流室：100 级标准。

（2）入室前的护理：①心理准备。②身体准备。

（3）入室后的护理：①保持无菌环境。②病人的护理。

（4）造血干细胞输注的护理：①骨髓输注的护理。②外周血干细胞输注的护理。

（5）并发症的观察与护理：①感染，最常见。②出血。③移植物抗宿主病，最严重。④化疗药物不良反应的预防与处理。

## 六、血液及造血系统疾病病人常用诊疗技术及护理

骨髓穿刺术

1. 适应证　协助诊断血液系统疾病、疟疾或黑热病。

2. 禁忌证　血友病等出血性疾病。

3. 护理

（1）术前准备：①告知操作目的、意义及注意事项，取得病人配合。②检查出、凝血功能，麻药试敏。③准备用物。④根据穿刺部位采取合适体位。

（2）术后护理：①告知病人疼痛感会自行消退。②观察穿刺部位有无出血。③告知病人穿刺处 3 日内不要沾水，避免剧烈活动，防止感染。

# 第 6 单元　内分泌与代谢性疾病病人的护理

【复习指南】概述部分内容难度不大，为掌握内容。甲状腺功能亢进症内容有一定难度，历年必考，重点复习。其中，甲状腺功能亢进症的病因和发病机制为了解内容，辅助检查、治疗要点、护理措施为应掌握内容，临床表现应熟练掌握。甲状腺功能减退症内容有一定难度，历年必考，重点复习。其中，甲状腺功能减退症的病因和发病机制、辅助检查为了解内容，

临床表现、治疗要点、护理措施为掌握内容。皮质醇增多症的内容有一定难度，历年必考，重点复习。其中，皮质醇增多症病因和发病机制、辅助检查为了解内容，临床表现、护理措施为掌握内容。

## 一、概述

内分泌与代谢性疾病主要包括内分泌系统疾病、代谢疾病及营养疾病。内分泌系统疾病包括下丘脑、垂体、甲状腺、肾上腺等内分泌腺疾病，其他系统疾病或激素药物的使用等也可能引起内分泌疾病。代谢性疾病是指机体新陈代谢过程中某一环节障碍引起的相关疾病，如糖尿病。营养疾病是由营养物质不足、过剩或比例失调引起的，如肥胖症。

### （一）内分泌系统的生理与功能

1. 内分泌系统的组成　内分泌系统是由内分泌腺（下丘脑、垂体、甲状腺、甲状旁腺、肾上腺、性腺、胰岛等）及存在于机体某些脏器中的内分泌组织和细胞所组成的一个体液调节系统。

2. 内分泌系统的功能　主要是在神经系统支配下和物质代谢反馈调节基础上释放激素，调节人体的生长、发育、生殖、代谢、运动、病态、衰老等生命现象，维持人体内环境的相对稳定性。下丘脑是人体最重要的神经内分泌器官，是神经系统与内分泌系统联系的枢纽。甲状腺是人体最大的内分泌腺体，主要作用是合成与分泌甲状腺素（四碘甲腺原氨酸）（$T_4$）及三碘甲状腺原氨酸（$T_3$），促进机体能量代谢、物质代谢和生长发育。

### （二）病人的评估

1. 病史

2. 身体评估

（1）一般状况：甲状腺功能亢进症病人常有烦躁、易激动、脉搏增快，而甲状腺功能减退症的病人常有精神淡漠、脉搏减慢；血压增高见于库欣综合征、糖尿病，血压减低见于肾上腺功能减退；糖尿病酮症酸中毒、高渗性昏迷时常有意识改变；库欣综合征可出现向心性肥胖；呆小病病人身高不能随年龄而正常长高。

（2）皮肤黏膜：肾上腺皮质疾病病人可表现为皮肤、黏膜色素沉着，腺垂体功能减退症病人可出现皮肤干燥、粗糙、毛发脱落，黏液性水肿；库欣综合征病人可出现痤疮、多毛。

（3）头颈部检查：肢端肥大症表现为头颅耳鼻增大，眉弓隆起；甲状腺功能亢进症可有突眼、眼球运动障碍、甲状腺肿大；垂体瘤可出现头痛伴视力减退或视野缺损等。

（4）胸腹部检查：垂体瘤病人常有闭经、溢乳；库欣综合征病人可有腹部皮肤紫纹。

（5）四肢、脊柱、骨关节检查：骨质疏松症可导致脊柱、骨关节变形，甚至驼背。

（6）外生殖器检查：腺垂体疾病可导致外生殖器发育异常。

### （三）实验室及其他检查

1. 实验室检查

（1）血液和尿生化测定：测定血清电解质可间接了解相关激素的分泌功能。

（2）激素及其代谢产物测定：测定尿中的激素代谢产物，推断激素在血中的水平。同时测定垂体前叶促激素和其靶腺激素，对某些内分泌疾病的定位诊断有帮助。

（3）激素分泌动态试验：可探讨内分泌功能状态及病变的性质，当某一内分泌功能减退时，可选用兴奋试验，相反则选用抑制试验来明确诊断。

2. 影像学检查　X 线、放射性核素检查：甲状腺摄 $^{131}$I 率评价甲状腺功能选择性动脉造影。

3. 病因检查　自身抗体检测 HLA 鉴定、白细胞染色体鉴定等检查。

## 二、甲状腺功能亢进症

甲状腺功能亢进症（简称甲亢）是指甲状腺腺体本身产生甲状腺激素过多而引起的甲状腺毒症；非甲状腺功能亢进症指服用外源性甲状腺激素或炎症破坏甲状腺滤泡，滤泡内贮存的甲状腺激素过量释放入血，致使血液中甲状腺激素过多而引起的甲状腺毒症（GD）。各种疾病所致的甲状腺功能亢进症中以格雷夫斯病（Graves 病）最常见。

格雷夫斯病

1. 病因与发病机制　病因未完全阐明，公认其发生与自身免疫有关，是自身免疫性甲状腺疾病的一种特殊类型，属器官特异性自身免疫病。考虑与遗传因素、免疫因素、环境因素有关。

2. 临床表现

（1）甲状腺毒症表现

①高代谢综合征：疲乏无力、怕热多汗、皮肤潮湿、多食善饥、体重显著下降等。

②精神神经系统：神经过敏、多言好动、紧张焦虑易怒、失眠、注意力不集中、记忆力减退、手及眼睑震颤。

③心血管系统：心悸、胸闷、气短，第一心音亢进。严重者合并甲状腺毒症心脏病，出现心动过速、心律失常、心脏增大和心力衰竭，常以心房颤动等房性心律失常多见，偶见房室传导阻滞。

④消化系统：胃肠蠕动增快，消化吸收不良、排便次数增多。重者可有肝大、肝功能异常，偶有黄疸。

⑤肌肉与骨骼系统：青年男性多见于周期性瘫痪，少数病人发生甲亢性肌病，伴发重症肌无力，继发骨质疏松。

⑥生殖系统：女性月经减少或闭经。男性有勃起功能障碍，偶有乳腺发育。

⑦造血系统：外周血淋巴细胞比例增加，单核细胞增加，白细胞总数减低。血小板寿命缩短，可伴发血小板减少性紫癜。

（2）甲状腺肿：不同程度的弥漫性、对称性甲状腺肿大，质地不等、无压痛。甲状腺上下极可触及震颤，闻及血管杂音，为本病重要的体征。

（3）眼征：单纯性突眼，单纯性浸润性突眼也称 Graves 眼病。

（4）甲状腺危象

①主要诱因：应激状态，如感染、手术、放射性碘治疗等；严重躯体疾病，如心力衰竭、低血糖症、败血症、脑卒中、急腹症或严重创伤等；口服过量 TIC 制剂；严重精神创伤；手术中过度挤压甲状腺。

②临床表现：早期表现为甲亢症状加重，并出现高热、大汗、心动过速（每分钟 140 次以上）、烦躁不安、谵妄、呼吸急促、恶心、呕吐、腹泻，严重者可出现心力衰竭、休克及昏迷等症状。

3. 实验室及其他检查

（1）血清甲状腺激素测定

①血清游离甲状腺素（$FT_4$）与游离三碘甲状腺原氨酸（$FT_3$），不受血甲状腺结合球蛋白（TBG）影响，直接反映甲状腺功能状态，是临床诊断甲亢的首选指标。

②血清总甲状腺素（$TT_4$）：是甲状腺功能的基本筛选指标，受 TBG 等结合蛋白量和结合力变化的影响。

③血清总三碘甲状腺原氨酸（$TT_3$）受 TBG 的影响，为早期 GD、治疗中疗效观察及停药后复发的敏感指标，也是诊断几型甲状腺功能亢进的特异性指标。

（2）促甲状腺激素（TSH）测定：反映甲状腺功能最敏感的指标。对亚临床型甲亢和亚临床型甲减的诊断具有重要意义。

（3）促甲状腺激素释放激素（TRH）：兴奋试验 GD 时血 $T_3$、$T_4$ 增高，反馈抑制 TSH，故 TSH 细胞不被 TRH 兴奋。当静脉注射 TRH 后 TSH 升高者可排除本病；如 TSH 不增高则支持甲亢的诊断。

（4）甲状腺 $^{131}I$ 摄取率：为诊断甲状腺功能亢进症的传统方法，但不能反映病情严重程度与治疗中的病情变化，主要用于甲状腺毒症病因的鉴别。甲状腺功能亢进症类型的甲状腺毒症 $^{131}I$ 摄取率增高；非甲状腺功能亢进症类型的甲状腺毒症 $^{131}I$ 摄取率减低。

（5）三碘甲状腺原氨酸（$T_3$）抑制试验：用于鉴别单纯性甲状腺肿和甲亢，可作为抗甲状腺药物治疗甲亢的停药指标。

（6）TSH 受体抗体（TRAh）是鉴别甲亢病因、诊断 GD 的重要指标之一，有早期诊断意义，可判断病情活动、复发，可作为治疗停药的重要指标。

（7）TSH 受体刺激抗体（TSAb）是诊断 GD 的重要指标之一。与 TRAb 相比，TSAb 不仅反映了这种抗体与 TSH 受体结合，而且反映了这种抗体对甲状腺细胞的刺激功能。

（8）影像学检查：超声、放射性核素扫描、CT、MRI 等有助于甲状腺、异位甲状腺肿和球后病变性质的诊断。

4. 治疗

（1）抗甲状腺药物治疗

①常用药物：分为硫脲类（甲硫氧嘧啶、丙硫氧嘧啶）和咪唑类（甲巯咪唑、卡比马唑）两类。通过抑制甲状腺内过氧化物酶系及碘离子转化为新生态碘或活性碘，从而抑制 TSH 的合成，具有一定的免疫抑制作用。

②其他药物治疗：复方碘口服溶液，仅用于术前准备和甲状腺危象。β 受体阻滞药，主要在 ATD 初治期使用，可较快控制甲亢的临床症状，可用于 $^{131}I$ 治疗前后及甲状腺危象时，也可与碘剂合用于术前准备。

③ $^{131}I$ 治疗：利用甲状腺摄取 $^{131}I$ 后释放射线，破坏甲状腺滤泡上皮而减少 TSH 的分泌。此法安全简便，费用低廉，效益高，现已是欧美国家治疗成人甲亢的首选疗法。

④手术治疗：治疗可引起甲状旁腺功能减退症和喉返神经损伤等多种并发症。

（2）甲状腺危象的防治：去除诱因，积极治疗甲状腺功能亢进症是预防甲状腺危象的关键，尤其是防治感染和做好充分的术前准备工作。一旦发生须积极抢救。丙硫氧嘧啶可抑制 $T_3$ 转变为 $T_4$，为治疗甲状腺危象的首选药。抑制已合成的甲状腺激素释放入血，可选用碘化钠或碘化钾液（卢戈液）。

（3）浸润性突眼的防治：严重突眼不宜行甲状腺次全切除术，慎用 $^{131}$I 的治疗。

5. 护理措施

（1）营养失调：低于机体需要量。

①体重监测：根据病人体重变化情况，调整饮食计划。

②饮食护理：病人机体处于高代谢状况，能量消耗大，应给予高热量、高蛋白、高维生素及矿物质丰富的饮食。避免进食含碘丰富的食物，应食用无碘盐，忌食海带、紫菜、海鲜等海产品，慎食卷心菜、甘蓝等易致甲状腺肿食物。

③用药护理：护士应指导病人正确用药，不可自行减量或停药，并密切观察药物的不良反应，及时处理。抗甲状腺药物的常见不良反应及处理措施有：a. 粒细胞减少，严重者可致粒细胞缺乏症，病人多有头晕、食欲缺乏、乏力，部分伴有感染症状，因此必须指导病人定期复查血象。b. 药疹，较常见，出现皮肤瘙痒、团块状等严重皮疹则应立即停药，以免发生剥脱性皮炎。可用抗组胺药控制，不必停药。c. 其他，若发生中毒性肝炎、肝坏死、精神病、胆汁淤积综合征、狼疮样综合征、味觉丧失等，应立即停药。

（2）症状护理：病人易多汗，应勤洗更衣，保持清洁舒适。腹泻严重者应注意肛周护理，预防肛周感染。有突眼者加强眼部护理，如经常点眼药，外出戴茶色眼镜，以避免强光与灰尘的刺激，睡前涂眼药膏、戴眼罩，并抬高头部，低盐饮食，以减轻眼球后软组织水肿。

（3）潜在并发症：甲状腺危象。

①避免诱因：指导病人进行自我心理调整，避免感染、精神刺激、创伤等诱发因素。

②病情监测：观察生命体征和神志变化。若原有甲状腺功能亢进症状加重，并出现发热（体温＞39℃）、严重乏力、烦躁、多汗、心悸、心率每分钟＞140 次、食欲缺乏、恶心、呕吐、腹泻、脱水等，应警惕甲状腺危象发生，立即报告医师并协助处理。

③紧急处理：绝对卧床休息，呼吸困难时取半卧位，立即给予吸氧。迅速建立静脉通路，及时准确按医嘱给药，并观察用药后反应。密切观察病情变化，定时测量生命体征，准确记录 24 小时出入量，观察神志的变化，准备好抢救药物，做好对症护理：体温过高者给予冰敷或乙醇擦浴降温；躁动不安者使用床档保护病人安全；昏迷者加强皮肤、口腔护理，定时翻身，防止压疮、肺炎的发生。

## 三、甲状腺功能减退症

甲状腺功能减退症（简称甲减）是由各种原因导致的低甲状腺激素血症或甲状腺激素抵抗而引起的全身性低代谢综合征，表现为黏液性水肿。起病于胎儿或新生儿的甲减称为呆小病，又称克汀病，常伴有智力障碍和发育迟缓。起病于成人者称成年型甲减。

1. 病因与发病机制

（1）自身免疫损伤：包括桥本甲状腺炎、萎缩性甲状腺炎、亚急性淋巴细胞性甲状腺炎和产后甲状腺炎等。

（2）甲状腺破坏：包括甲状腺次全切除、治疗等导致甲状腺功能减退。

（3）下丘脑和垂体病变：垂体外照射、垂体大腺瘤、颅咽管瘤及产后大出血引起的 TRH 和 TSH 产生及分泌减少所致。

（4）碘过量：可引起具有潜在性甲状腺疾病者发生甲减，也可诱发和加重自身免疫性甲状腺炎。使用抗甲状腺药物如碘盐、硫脲类等可抑制 TSH 合成。

2. 临床表现　多见于中年女性，起病隐袭，发展缓慢。

（1）一般表现为易疲劳、怕冷、体重增加、记忆力减退、智力低下、反应迟钝、嗜睡、精神抑郁、便秘、月经不调、肌肉痉挛等。典型者可见黏液性水肿面容：表情淡漠，面色苍白，皮肤干燥发凉、粗糙脱屑，颜面、眼睑和手部皮肤水肿，声音嘶哑，毛发稀疏，手足皮肤呈姜黄色。当出现黏液性水肿昏迷时，表现为低体温，呼吸浅慢，心动过缓，血压下降，四肢肌肉松弛，反射减弱或消失。

（2）肌肉与关节肌肉乏力，暂时性肌强直、痉挛、疼痛，咀嚼肌、胸锁乳突肌、股四头肌及手部肌肉可有进行性肌萎缩。部分病人可伴有关节病变，偶有关节腔积液。

（3）心血管系统心肌黏液性水肿导致心肌收缩力减弱、心动过缓、心排血量下降。由于心肌间质水肿、非特异性心肌纤维肿胀、左心室扩张和心包积液导致心脏增大，称为甲减性心脏病。久病者由于血胆固醇增高，易并发冠心病，10% 的病人伴发高血压。

（4）血液系统主要表现为贫血。原因主要包括：① TSH 缺乏引起血红蛋白合成障碍。②肠道吸收铁障碍引起铁缺乏。③肠道吸收叶酸障碍引起叶酸缺乏。④恶性贫血是与自身免疫性甲状腺炎伴发的器官特异性自身免疫病。

（5）消化系统常有畏食、腹胀、便秘等，严重者可出现麻痹性肠梗阻或黏液水肿性巨结肠。

（6）内分泌生殖系统表现为性欲减退，女性病人常有月经过多或闭经，部分病人发生溢乳。男性病人可出现勃起功能障碍。黏液性水肿昏迷冬季易发，老年人多见，死亡率高。临床表现为嗜睡，低体温（体温＜35℃），呼吸减慢，心动过缓，血压下降，四肢肌肉松弛，反射减弱或消失，甚至昏迷、休克，心肾功能不全而危及病人生命。

3. 实验室及其他检查

（1）血常规及生化检查：多为轻、中度正细胞正色素性贫血。血胆固醇、三酰甘油、低密度脂蛋白常增高，高密度脂蛋白降低。

（2）甲状腺功能检查：血清 TSH 增高、$TT_4$、$FT_4$ 降低是诊断本病的必备指标。亚临床甲减仅有血清 TSH 升高。

（3）病变定位：TRH 兴奋试验主要用于原发性甲减与中枢性甲减的鉴别。

4. 护理问题、护理措施

（1）便秘：与代谢率降低及体力活动减少引起的肠蠕动减慢有关。

饮食护理：给予高蛋白、高维生素、低钠、低脂肪饮食，细嚼慢咽，少量多餐。进食粗纤维食物，如蔬菜、水果或全麦制品，促进胃肠蠕动。桥本甲状腺炎所致甲状腺功能减退症者应避免摄取含碘食物和药物，以免诱发严重黏液性水肿。

（2）体温过低：与机体基础代谢率降低有关。

①加强保暖：调节室温在 22 ～ 23℃，注意病人保暖，睡眠时加盖棉被或用热水袋保暖等。冬天外出时，戴手套、穿棉鞋，避免受凉。

②病情观察：监测生命体征变化，观察病人有无寒战、皮肤苍白等体温过低表现及心律失常、心动过缓等现象，并及时处理。

（3）潜在并发症：黏液性水肿昏迷。

①避免诱因：避免寒冷、感染、手术、使用麻醉药、镇静药等诱发因素。

②病情监测：观察神志、生命体征的变化及全身黏液性水肿情况，每日记录病人体重。病人若出现体温低于35℃、呼吸浅慢、心动过缓、血压降低、嗜睡等表现，或出现口唇发绀、呼吸深长、喉头水肿等症状，立即通知医师并配合抢救处理。

③黏液性水肿昏迷的护理：a. 建立静脉通道，按医嘱给予急救药物。b. 保持呼吸道通畅，吸氧，必要时配合医生行气管插管或气管切开。c. 监测生命体征和动脉血气分析的变化，记录24小时出入量。d. 注意保暖，避免局部热敷，以免烫伤和加重循环不良。

5. 健康指导

（1）疾病知识指导：告知病人发病原因及注意事项，如地方性缺碘者可采用碘化盐，药物引起者应调整剂量或停药。注意个人卫生，冬季注意保暖，减少出入公共场所，以预防感染和创伤。慎用催眠、镇静、止痛、麻醉等药物。

（2）用药指导：向其解释终身坚持服药的必要性，不可随意停药或变更剂量，指导病人自我监测甲状腺激素服用过量的症状，如出现多食消瘦、脉率每分钟100次、心律失常、体重减轻、发热、大汗、情绪激动等情况时，及时报告医师。对有心脏病、高血压、肾炎的病人，应特别注意剂量的调整。服用利尿药时，指导病人记录24小时出入量。

（3）病情监测：给病人讲解黏液性水肿昏迷发生的原因及表现，学会自我观察。若出现低血压、心动过缓、体温＜35℃等，应及时就医。指导病人定期复查肝肾功能、甲状腺功能、血常规等。

## 四、皮质醇增多症

皮质醇增多症又称库欣综合征，是由各种病因造成肾上腺皮质（ACTH）分泌过量糖皮质激素（主要是皮质醇）所致病症的总称。其中以垂体促肾上腺皮质激素分泌亢进所引起者最为多见，称为库欣病。本病多见于女性。

1. 病因与发病机制

（1）依赖ACTH的库欣综合征。

（2）不依赖ACTH的库欣综合征。

2. 临床表现　典型病例表现如下。

（1）向心性肥胖、满月脸、面圆而呈暗红色，胸、腹、颈、背部脂肪甚厚，疾病后期因肌肉消耗，四肢显得相对瘦小。

（2）皮肤表现：皮肤薄，微血管脆性增加，轻微损伤可引起瘀斑。由于肥胖、皮肤薄、皮肤弹力纤维断裂等原因，病人下腹两侧、大腿外侧等处可出现紫红色条纹。手、足、指（趾）、肛周常出现真菌感染。

（3）代谢障碍：大量皮质醇促进肝糖原异生，使血糖升高，部分病人出现继发性糖尿病，称为类固醇性糖尿病。大量皮质醇有滞钠、排钾作用，低血钾使病人乏力加重，部分病人因低钠而出现轻度水肿。病程长者可出现骨质疏松，脊椎压缩畸形，身材变矮，有时呈佝偻、骨折。患儿生长发育受抑制。

（4）心血管表现：多见高血压，同时常伴有动脉硬化和肾小动脉硬化。长期高血压可并发左心室肥大、心力衰竭和脑卒中。病人由于凝血功能异常，脂肪代谢紊乱，易发生静脉血栓，导致心血管并发症发生率增加。

（5）对感染抵抗力减弱：长期皮质醇分泌增多使免疫功能减弱，病人容易发生各种感染，其中以肺部感染多见。

（6）由于肾上腺雄激素产生过多及皮质醇对垂体促性腺激素的抑制作用，女性病人大多出现月经减少、不规则或停经（多伴不孕），出现明显男性化。男性病人可出现性欲减退、阴茎缩小、睾丸变软等。

（7）全身及神经系统表现为肌无力，下蹲后起立困难。有不同程度的精神、情绪变化，如烦躁、失眠，严重者精神变态，个别可发生偏执狂。

3. 实验室及其他检查

（1）皮质醇测定：血浆皮质醇水平增高且昼夜节律消失，即病人早晨血浆皮质醇浓度高于正常，而晚上不明显低于早晨。24 小时尿 17–羟皮质类固醇升高。

（2）地塞米松抑制试验。

（3）ACTH 兴奋试验。

（4）影像学检查：包括肾上腺 B 超检查、蝶鞍区断层摄片、CT、$^{131}$I 等。

4. 治疗　根据不同病因进行相应治疗，如手术、放疗、药物治疗。

5. 护理问题、护理措施

（1）体液过多：与皮质醇增多引起水钠潴留有关。

（2）有感染的危险：与皮质醇增多导致机体免疫力下降有关。

（3）潜在并发症：骨折。

①减少安全隐患：提供安全、舒适的环境，避免剧烈运动，变换体位时动作宜轻柔，防止因跌倒或碰撞引起骨折。

②饮食护理：鼓励病人摄取富含钙及维生素 D 的食物，以预防骨质疏松。

③病情观察：观察病人有无关节痛或腰背痛等情况，及时报告医师，必要时使用助行器辅助行动。

（4）健康指导

①疾病知识指导：指导病人在日常生活中注意预防感染，保持皮肤清洁，防止外伤、骨折等各种可能导致病情加重或诱发并发症的因素，定期门诊复查。

②用药指导与病情监测：告知病人有关疾病的基本知识和治疗方法，指导病人正确用药并掌握药物疗效和不良反应的观察，了解激素替代治疗的有关注意事项，尤其是识别激素过量或不足的症状和体征，并告诫病人随意停用激素会引起致命的肾上腺危象。如发生虚弱、头晕、发热、恶心、呕吐等应立即就诊。

## 五、糖尿病

糖尿病是由遗传和环境因素相互作用而引起的一组以慢性高血糖为特征的代谢异常综合征。因胰岛素分泌或作用缺陷，或者两者同时存在而引起糖类、蛋白质、脂肪、水和电解质等代谢紊乱。随着病程延长可出现眼、肾、神经、心脏、血管等多系统损伤，引起功能缺陷及衰竭。重症或应激时可发生酮症酸中毒、高血糖高渗状态等急性代谢紊乱。

### （一）病因与发病机制

1 型糖尿病的主要病因是自身免疫性疾病。目前对 2 型糖尿病病因仍然认识不足，可能是一种特异性情况。遗传易感2型糖尿病发病有更明显的家族遗传基础。

（二）临床表现

1. 代谢紊乱综合征

（1）多尿、多饮、多食和体重减轻：由血糖升高引起渗透性利尿导致尿量增多；多尿致失水病人口渴而多饮水。由于机体蛋白质和脂肪消耗增加，引起消瘦、疲乏、体重减轻。为补充糖分，病人常易饥多食。故糖尿病的临床表现常被描述为"三多一少"，即多饮、多食、多尿、体重减轻。

（2）皮肤瘙痒：高血糖及末梢神经病变导致皮肤干燥和感觉异常，病人常有皮肤瘙痒。女性病人可出现外阴瘙痒。

（3）其他症状：四肢酸痛、麻木、腰痛、性欲减退、月经失调、便秘、视物模糊等。

2. 并发症

（1）糖尿病急性并发症

①糖尿病酮症酸中毒：糖尿病代谢紊乱加重时，血清酮体积聚超过正常水平，尿酮体排出增多称为酮尿，临床上统称为酮症。血酮继续升高，超过机体的处理能力时，便发生代谢性酸中毒，称为糖尿病酮症酸中毒。出现意识障碍时则称为糖尿病酮症酸中毒昏迷。

a. 诱因：1型糖尿病病人常见有自发糖尿病酮症酸中毒倾向。常见诱因有：感染、胰岛素治疗不适、饮食不当、妊娠、分娩、创伤、麻醉、手术、严重刺激引起应激状态等。

b. 临床表现：多数病人在发生意识障碍前感到"三多一少"症状加重，疲乏、四肢无力；当出现酸中毒时表现食欲缺乏、恶心、呕吐，常伴头痛、嗜睡、烦躁、呼吸深快有烂苹果味（丙酮味）。随着病情进一步发展，出现严重失水、尿量减少、皮肤弹性差、眼球下陷、脉细速、血压下降、四肢厥冷。晚期各种反射迟钝甚至消失，病人出现昏迷。

②高血糖高渗状态：以严重高血糖、高血浆渗透压、脱水为特点，无明显酮症酸中毒，常有不同程度的意识障碍和昏迷。

③感染：疖、痈等皮肤化脓性感染，可致败血症或脓毒血症。足癣、甲癣、体癣等皮肤真菌感染也较常见。

④低血糖：一般将血糖≤2.8mmol/L作为低血糖的诊断标准，低血糖有两种临床类型，即空腹低血糖和餐后（反应性）低血糖。临床表现可分为两类：a. 自主（交感）神经过度兴奋表现，多有肌肉颤抖、心悸、出汗、饥饿感、软弱无力、紧张、焦虑、流涎、面色苍白、心率加快、四肢冰冷等。老年糖尿病病人应特别注意观察夜间低血糖症状的发生。b. 脑功能障碍表现，初期为精神不集中、思维和语言迟钝、头晕、嗜睡、视物模糊、步态不稳，后期可有幻觉、躁动、易怒、性格改变、认知障碍，严重时发生抽搐、昏迷。

（2）糖尿病慢性并发症

①糖尿病大血管病变：是糖尿病最严重而突出的并发症，主要表现为动脉粥样硬化。大、中动脉粥样硬化引起冠心病、缺血性或出血性脑血管病、肾动脉硬化、肢体外周动脉硬化等。肢体外周动脉粥样硬化常以下肢动脉病变为主，表现为下肢疼痛、感觉异常和间歇性跛行，严重供血不足可致肢体坏疽。

②糖尿病微血管病变：微血管病变是糖尿病的特异性并发症，主要发生在视网膜、肾、

神经、心肌组织，尤以肾和视网膜病变最为重要。

a. 糖尿病肾病：是 1 型糖尿病病人的主要死亡原因。多见于糖尿病病程超过 10 年者，其发生发展分为 5 期，常与肾小球硬化和间质纤维化并存，肾功能减退出现明显的尿毒症症状。

b. 糖尿病视网膜病变：多见于糖尿病病程超过 10 年者，是糖尿病病人失明的主要原因之一。眼底改变出现微血管瘤、出血、渗出物，视网膜病变，失明。还可引起黄斑病、白内障、青光眼、屈光改变、虹膜睫状体病变等。

c. 其他：糖尿病心肌病，可诱发心力衰竭、心律失常、心源性休克和猝死。

③糖尿病神经病变：以周围神经病变最常见，通常为对称性，下肢较上肢严重，病情进展缓慢。

④糖尿病足：是指与下肢远端神经异常和不同程度的周围血管病变相关的足部感染、溃疡和深层组织破坏，其主要临床表现为足部溃疡与坏疽，是糖尿病病人截肢、致残的主要原因。

（三）辅助检查

1. 尿糖测定　尿糖阳性只提示血糖值超过肾糖阈值。

2. 血糖测定　血糖是诊断糖尿病的主要依据，是监测糖尿病病情变化和治疗效果的主要指标。

3. 葡萄糖耐量试验　当血糖值高于正常范围而又未达到诊断糖尿病标准或疑有糖尿病倾向者，需进行葡萄糖耐量试验。

4. 糖化血红蛋白 $\alpha_1$ 测定　其量与血糖浓度呈正相关，可反映取血前 8 ～ 12 周血糖的总水平，以补充空腹血糖只反映瞬时血糖值的不足，成为糖尿病病情控制的监测指标之一。

5. 血浆胰岛素和 C- 肽测定　主要用于胰岛 B 细胞功能的评价。

6. 其他　糖尿病酮症酸中毒时血酮体升高，出现尿酮也升高。

（四）治疗

糖尿病治疗强调早期、长期、综合治疗及治疗方法个体化的原则。

1. 饮食治疗　是所有糖尿病治疗的基础，对重症和 1 型糖尿病病人更应严格执行饮食计划并长期坚持。饮食治疗的目的是维持理想体重，保证未成年人的正常生长发育，纠正已发生的代谢紊乱，使血糖、血脂达到或接近正常水平。

2. 运动疗法　适当的运动有利于减轻体重，提高胰岛素敏感性，改善血糖和脂代谢紊乱，减轻病人的压力和紧张情绪。运动治疗的原则是适量、经常性和个体化。运动时间选择餐后 1 小时可达较好降糖效果，最好不要空腹运动，以免发生低血糖，外出运动时携带糖果。

3. 药物治疗

（1）口服药物：主要包括促胰岛素分泌剂（磺脲类和非磺脲类药物）、增加胰岛素敏感性药物（双胍类和胰岛素增敏剂）和葡萄糖苷酶抑制药。

①磺脲类：常用的有格列本脲、格列吡嗪等。治疗应从小剂量开始，按治疗需要数天增加剂量 1 次，或改为早、晚餐前 2 次服药。

②非磺脲类：如瑞格列奈（诺和龙）和那格列奈，主要用于控制餐后高血糖。禁忌证同磺脲类。于餐前或进餐时口服，不进餐不服药。

③双胍类：是肥胖或超重的2型糖尿病病人第一线药物，延缓或改善糖尿病血管并发症，可单用或联合其他药物。

④格列酮类：增强靶组织对胰岛素的敏感性，减轻胰岛素抵抗，可改善胰岛素细胞功能。可单独或与其他降血糖药合用治疗。

⑤葡萄糖苷酶抑制药：降低餐后高血糖。饮食成分中有一定量糖类该药才发挥作用。2型糖尿病一线药物，适用于空腹血糖正常（或偏高）而餐后血糖明显升高者。

（2）胰岛素治疗

①适应证：1型糖尿病；糖尿病伴急、慢性并发症者或处于应激状态；2型糖尿病病人经饮食、运动、口服降血糖药治疗血糖控制不满意者，胰岛B细胞功能明显减退者。

②制剂类型：一般为皮下或静脉注射液体，分为速效、短效、中效、长效、预混胰岛素5类。速效和短效主要控制一餐后高血糖；中效胰岛素主要控制两餐后高血糖，以第二餐为主；长效胰岛素主要提供基础水平胰岛素；预混胰岛素为速效或短效与中效胰岛素的混合制剂。

（3）使用原则和方法

①使用原则：一般从小剂量开始，根据血糖水平逐渐调整。

②使用方法：a. 联合用药，胰岛素“+”磺脲类或双胍类或葡萄糖苷酶抑制药。b. 常规胰岛素治疗，早餐和晚餐前各注射1次混合胰岛素或早餐前用混合胰岛素，睡前用中效胰岛素。c. 强化治疗，1型糖尿病、新诊断的2型糖尿病或2型糖尿病后期病人提倡早期使用胰岛素强化治疗，在短时间内把血糖控制在正常范围。

4. 糖尿病酮症酸中毒的治疗

（1）补液：通常使用生理盐水，补液量和速度视失水程度而定。如治疗前已有低血压或休克，应输入胶体溶液并进行抗休克处理。

（2）小剂量胰岛素治疗：即每小时每千克体重0.1U的短效胰岛素加入生理盐水中持续静脉滴注或静脉泵入，以达到血糖快速、稳定下降而又不易发生低血糖反应的效果，同时还能抑制脂肪分解和酮体产生。根据血糖下降速度调节液体中胰岛素比例。

（3）纠正电解质及酸碱平衡失调：根据治疗前血钾水平及尿量决定补钾时机、补钾量及速度。

（4）防治诱因和处理并发症：包括休克、严重感染、心力衰竭、心律失常、肾衰竭、脑水肿、急性胃扩张等。

5. 高血糖高渗状态的治疗　积极祛除诱因和治疗各种并发症。病情稳定后根据病人血糖、尿糖及进食情况给予皮下注射胰岛素，然后转为常规治疗。

6. 低血糖的治疗　一旦确定病人发生低血糖，应尽快补充糖分，解除脑细胞缺糖症状。神志清醒者，可给予糖水、含糖饮料或饼干、面包等，葡萄糖为佳。如病情重、神志不清者，应立即给予静脉注射50%葡萄糖。昏迷病人清醒后，或血糖升至3.9mmol/L以上，但距下次就餐时间在1小时以上者，应进食含淀粉或蛋白质食物，以防再度昏迷。并且应继续监测血糖24～48小时，同时注意低血糖诱发的心脑血管疾病等。

7. 糖尿病足的治疗

（1）全身治疗：严格控制血糖、血压、血脂；改善全身营养状况和纠正水肿等。

（2）神经性足溃疡的治疗：彻底清创、引流、保湿、减轻压力、促进肉芽组织生长、促进上皮生长和创面愈合。

（3）缺血性病变的处理：对轻度者静脉输入扩血管和改善血液循环的药物。严重者应尽可能行血管重建手术，出现足部坏疽且病变广泛考虑截肢。

（4）感染的治疗：有深部脓肿者早期切开排脓减压，彻底引流，切除坏死组织、不良肉芽、死骨等。

8. 其他慢性并发症的治疗

（1）糖尿病高血压、血脂紊乱和大血管病变：血压应控制在 130/80mmHg 以下；如 24 小时尿蛋白定量大于 19mg，血压控制应低于 125/75mmHg。

（2）糖尿病肾病：早期筛查，尽早应用药物干预，减少蛋白质摄入量，同时应尽早给予促红细胞生成素纠正贫血，并尽早透析治疗，注意残余肾功能的保存。

（3）糖尿病视网膜病变：定期检查，尽早使用激光光凝治疗。

（4）糖尿病周围神经病变：采用多种维生素及对症治疗可改善症状。

9. 妊娠糖尿病的治疗　一般妊娠糖尿病病人经严格的饮食及运动治疗，可使血糖得到满意控制。效果佳者可采用短效和中效胰岛素治疗，忌用口服降血糖药。

（五）护理措施及依据

1. 营养失调　低于机体需要量。

（1）饮食护理

①制订总热量：首先根据病人理想体重、工作性质、生活习惯计算每日所需总热量。在保持总热量不变的原则下，凡增加一种食物，应同时减去另一种食物，以保证饮食平衡。

②食物的组成和分配：总的原则是高糖类、低脂肪、适量蛋白质和高纤维的膳食。病情稳定的 2 型糖尿病病人可按每日 3 餐 1/5、2/5、2/5 或各按 1/3 分配；对注射胰岛素或口服降血糖药且病情有波动的病人，可每日进食 5 ～ 6 餐，从 3 次正餐中匀出 25 ～ 50g 主食作为加餐用。

（2）运动锻炼

①运动锻炼的方式：有氧运动为主，如散步、慢跑、骑自行车、做广播操、太极拳、球类活动等。最佳运动时间是用餐后 1 小时（以进食开始计时）。

②运动量的选择：合适的运动强度为活动时病人的心率达到个体 60% 的最大耗氧量，活动时间为 30 ～ 40 分钟，达到应有的运动强度后坚持 20 ～ 30 分钟的运动才能起到降血糖的作用，肥胖病人可适当增加活动次数。用胰岛素或口服降血糖药者最好每天定时活动。若有心、脑血管疾病或严重微血管病变者，应根据身体状况选择适宜的运动方式。

③注意事项：a. 运动前评估糖尿病的控制情况，根据病人具体情况决定运动方式、时间及所采用的运动量。b. 运动不宜在空腹时进行，防止低血糖发生。运动中需注意补充水分，随身携带糖果，当出现低血糖症状时及时食用并暂停运动。在运动中若出现胸闷、胸痛、视物模糊等应立即停止运动，并及时处理。c. 运动时随身携带糖尿病卡以备急需。d. 运动后应

做好运动日记，以便观察疗效和不良反应。

（3）口服用药的护理：护士应了解各类降血糖、降血压、降血脂药物的作用、剂量、用法、不良反应和注意事项，指导病人正确服用。

①磺脲类药物的护理：于早餐前半小时服用，最主要的不良反应是低血糖，少见有肠道反应、皮肤瘙痒、胆汁淤积性黄疸、肝损伤、再生障碍性贫血、溶血性贫血、血小板减少等。

②双胍类药物的护理：不良反应有腹部不适、口中金属味、恶心、畏食、腹泻等，严重时发生乳酸血症，餐中或餐后服药或从小剂量开始可减轻不适症状。

③葡糖苷酶抑制药的护理：应与第一口饭同时服用，服用后常有腹部胀气排气增多或腹泻等症状。

④噻唑烷二酮类药物的护理：密切观察有无水肿、体重增加等不良反应发生，缺血性心血管疾病的风险增高，一旦出现应立即停药。

（4）使用胰岛素的护理

①胰岛素的注射途径：包括静脉注射和皮下注射两种。

②使用胰岛素的注意事项

a. 准确用药：熟悉各种胰岛素的名称、剂型及作用特点；准确执行医嘱，按时注射时应注意注射器与胰岛素浓度的匹配。

b. 吸药顺序：长、短效或中、短效胰岛素混用时，应先抽吸短效胰岛素，再抽吸长效胰岛素，然后混匀，切不可反向操作，以免将长效胰岛素混入短效内，影响其速效性。

c. 胰岛素的保存：未开封的胰岛素放于冰箱 4 ～ 8℃冷藏保存，正在使用的胰岛素在常温下（不超过 28℃）可使用 28 天，无须放入冰箱，应避免过冷、过热、太阳直晒、剧烈晃动等，否则可因蛋白质凝固变性而失效。

d. 注射部位的选择与更换：胰岛素采用皮下注射时，宜选择皮肤疏松部位，如上臂三角肌、臀大肌、大腿前侧、腹部等。腹部吸收最快，其次分别为上臂、大腿和臀部二肌参加运动锻炼，不要选择在大腿、臂部等活动的部位。注射部位要经常更换，长期注射同一部位可能导致局部皮下脂肪萎缩或增生、局部硬结。

e. 注意监测血糖：注射胰岛素病人一般常规监测血糖 2 ～ 4 天，如发现血糖波动过大或持续高血糖，应及时通知医生。

f. 使用胰岛素泵时应定期更换导管和注射部位，以避免感染及针头堵塞。使用胰岛素笔时要注意笔与笔芯相互匹配，每次注射前确认笔内是否有足够剂量，药液是否变质；另外，每次使用前均应更换针头，注射后将针头丢弃。

③胰岛素不良反应的观察及处理：a. 低血糖反应。b. 过敏反应，表现为注射部位痛痒，继而出现荨麻疹样皮疹。c. 注射部位皮下脂肪萎缩或增生，采用多点、多部位皮下注射和及时更换针头可预防其发生。若发生则停止该部位注射后可缓慢自然恢复。d. 水肿，胰岛素治疗初期可因水钠潴留而发生轻度水肿，可自行缓解。e. 视物模糊，部分病人出现，多为晶状体屈光改变于数周内自然恢复。

2. 有感染的危险

3. 潜在并发症

（1）糖尿病足

①评估病人有无足溃疡的危险因素。

②观察足部皮肤有无颜色、温度改变及足背动脉搏动情况；注意检查趾甲、趾间、足底部皮肤有无损伤。

③保持足部清洁，避免感染。指导病人勤换鞋袜，每日清洗足，水温适宜，不能烫足，洗完后用柔软的浅色毛巾擦干。

④促进肢体血液循环：采用多种方法促进肢体血液循环，如步行和腿部运动。

（2）低血糖反应（最常发生）

①加强预防：护士应充分了解病人使用的降血糖药，并告知病人和家属不能随意更改降血糖药及其剂量；活动量增加时，要减少胰岛素的用量并及时加餐。

②症状观察和血糖监测：观察病人有无低血糖的临床表现，尤其是服用胰岛素促泌剂和注射胰岛素的病人。

③急救护理：一旦确定病人发生低血糖，应尽快给予糖分补充，解除脑细胞缺糖症状。同时了解低血糖发生的诱因，给予健康指导，以避免再次发生。

（3）酮症酸中毒、高血糖高渗状态

①预防措施：定期监测血糖，应激状况时每日监测血糖。合理用药，不要随意减量或停用药物。保证充足的水分摄入，特别是发生呕吐、腹泻、严重感染时。

②病情监测：严密观察和记录病人的生命体征、神志、24 小时出入量等。遵医嘱定时监测血糖、血钠和渗透压的变化。

③急救配合与护理：立即开放两条静脉通路，准确执行医嘱，确保液体和胰岛素的输入；绝对卧床休息，注意保暖，给予持续低流量吸氧；加强生活护理，特别注意皮肤、口腔护理；昏迷者按昏迷常规护理。

## 第 7 单元　风湿性疾病病人的护理

【复习指南】概述内容难度不大，为了解内容。系统性红斑狼疮的内容有一定难度，历年必考，应作为重点复习。其中，系统性红斑狼疮的临床表现、辅助检查、治疗要点、护理措施是考试的重点，应熟练掌握。病因和发病机制应熟悉。类风湿关节炎的内容有一定难度，历年必考，应作为重点复习。其中，类风湿关节炎的临床表现、辅助检查、治疗要点、护理措施是考试的重点，应熟练掌握；病因和发病机制应熟悉。

### 一、概述

风湿性疾病是指病变累及骨、关节及其周围软组织，包括肌肉、肌腱、滑膜、韧带等，以内科治疗为主的一组疾病，其主要临床表现是关节疼痛、肿胀，活动功能障碍，病程进展缓慢，发作与缓解交替出现，部分病人可发生脏器功能损伤甚至功能衰竭。风湿病病情复杂，主要与感染、免疫、代谢、内分泌、环境、遗传、肿瘤等因素有关。

（一）风湿性疾病的分类和临床特点

1. 分类　见表 1-12。

表 1-12　风湿性疾病的分类

| 分类 | 疾病名称 |
| --- | --- |
| （1）弥漫性结缔组织病 | 类风湿关节炎、红斑狼疮、硬皮病、皮肌炎、重叠综合征、血管炎等 |
| （2）脊柱关节病 | 强直性脊柱炎、Reiter 综合征、银屑病关节炎、未分化脊柱关节病等 |
| （3）退行性变 | 骨关节炎（原发性、继发性） |
| （4）与代谢和内分泌相关的风湿病 | 痛风、假性痛风、马方综合征、免疫缺陷病等 |
| （5）和感染相关的风湿病 | 反应性关节炎、风湿热等 |
| （6）肿瘤相关的风湿病 | ①原发性（滑膜瘤、滑膜肉瘤等）；②继发性（多发性髓瘤、转移瘤等） |
| （7）神经血管疾病 | 神经性关节病、压迫性神经病变（周围神经受压、神经根受压）、雷诺病等 |
| （8）骨与软骨病变 | 骨质疏松、骨软化、肥大性骨性关节病、弥漫性原发性骨肥厚、骨炎等 |
| （9）非关节性风湿病 | 关节周围病变、椎间盘病变、特发性腰痛、其他疼痛综合征（精神性风湿病等） |
| （10）其他有关节症状的疾病 | 周期性风湿病、间歇性关节积液、药物相关的风湿综合征、慢性活动性肝炎等 |

2. 临床特点

（1）呈发作与缓解交替的慢性病程：病程漫长、病情时好时坏。由于多次发作可造成严重损伤。

（2）异质性：同一疾病的临床表现个体差异很大。以系统性红斑狼疮（SLE）为例，有的病人以皮肤损伤为主，出现典型的蝶形红斑；有的发生狼疮肾炎，甚至肾衰竭。

（3）免疫学异常或生化改变：风湿病病人常有免疫学异常或生化异常，如 RA 病人类风湿因子多呈阳性；SLE 病人抗双链 DNA 抗体阳性；痛风有血尿酸增高等。

（二）病人的评估

1. 病史

（1）患病及治疗经过

①风湿病多为慢性病程，病情反复发作。应详细询问病人发病的时间，起病急缓，有无明显诱因，主要症状及特点。如关节疼痛者应询问疼痛的初发时间、起病特点，疼痛的部位、性质、程度、持续时间、诱因、与活动的关系及伴随症状。既往有无特殊的药物摄入史。

②目前的主要临床表现及病情变化，如关节疼痛、肿胀、活动障碍，是否呈进行性加重；一般情况，如体重、营养状况、食欲、睡眠及大小便有无异常等。

（2）心理－社会状况：评估病人日常生活、工作、学习是否因患病受到影响。

2. 身体评估

（1）全身情况：精神状态、营养状况，有无消瘦、发热等。

（2）皮肤黏膜：有无红斑、皮疹或破损，其颜色、面积大小、形状及分布如何，有无皮下结节、雷诺现象和口腔黏膜溃疡等。

（3）肌肉、关节及脊柱：有无肌肉萎缩和肌力减退，关节有无红、肿、热、压痛、活动受限及畸形等。

（4）其他：心率和心律是否正常，有无发音困难、眼部疾病，有无肝脾大等。

3. 实验室及其他检查

（1）自身抗体检测：常用自身抗体检测项目如下。①抗核抗体（ANA）及 ANA 谱，对诊断 SLE 有较高的特异性。②类风湿因子（RF），RF 阳性主要见于 RA。③抗中性粒细胞质抗体（ANCA），可用于血管炎尤其是 Wegener 肉芽肿的诊断和其活动性的判断。④抗磷脂抗体（APL），可出现在 SLE、干燥综合征、混合性结缔组织病等。

（2）关节液检查：在一定程度上反映了关节滑膜炎症，对 RA 的诊断有一定价值。若滑液有尿酸盐结晶或病原体，分别有助于痛风或感染性关节炎的确诊。

（3）影像学检查：X 线、CT、MRI 检查是常用的影像学诊断方法，有助于骨关节病变的诊断和病程分期。

（4）其他：如关节镜、肌电图、活组织检查，对不同病因所致的风湿病各具不同的诊断价值，同时可指导治疗。

## 二、系统性红斑狼疮

系统性红斑狼疮（SLE）是一种多因素参与的、特异性自身免疫性结缔组织病。

1. 病因及发病机制

（1）病因：发病原因不明确，可能与遗传、雌激素、环境（日光、食物、药物）等因素有关。

（2）发病机制：尚不明确。可能是外来抗原（如病原体、药物等）引起人体 B 细胞活化，B 细胞通过交叉反应与模拟外来抗原的自身抗原相结合，并将抗原递呈给 T 细胞，使之活化，在 T 细胞活化刺激下，B 细胞产生大量不同类型的自身抗体，引起大量组织损伤。

2. 临床表现

（1）全身症状：疲劳、乏力。80% 以上的病人出现发热，以高热多见。约 60% 的病人可能有体重下降。

（2）皮肤黏膜：80% 的病人出现皮肤损伤，常见于暴露部位出现对称皮疹，**颊部蝶形红斑**是 SLE 最典型的皮肤表现，位于两颊及鼻梁部呈蝶形分部。表面光滑，有时可有鳞屑。

（3）关节及肌肉表现：大多数关节肿痛是首发症状，受累的关节常是近端指间关节、腕、足部、膝和踝关节。呈对称分布。

（4）肾：是系统性红斑狼疮中最常见累及的器官，临床出现肾受累可达 75%，一旦发展为尿毒症，则成为病人死亡的主要原因。

（5）呼吸系统：临床上胸膜受累为 36%，肺受累为 7%。常见于胸膜炎，其他尚有急性狼疮肺炎、慢性间质性肺病合并纤维化、肺泡出血、呼吸肌及膈肌功能不良、肺不张、闭塞性细支气管炎、肺动脉高压和肺血栓。

（6）神经系统：神经精神狼疮可累及中枢和（或）周围神经系统，病人可表现弥散、局灶或两者结合的症状，表现为抽搐、偏瘫、昏迷。

（7）心血管系统：以心包炎最常见，可有心包积液，但心脏压塞或缩窄性心包炎非常少见。

（8）消化系统：消化道症状表现有食欲缺乏、恶心、呕吐。

（9）造血及淋巴系统：最常见的是正细胞正色素性贫血。

（10）眼：主要有结膜炎、眼底病变和视神经损伤。

（11）其他：抗磷脂抗体综合征等。

3. 辅助检查

（1）一般检查：红细胞沉降率加快，肝功能和肾功能可出现异常。

（2）免疫功能异常：自身抗体阳性，炎症指标改变及相关脏器功能障碍等发现对诊断系统性红斑狼疮十分重要。其中抗 Sm 抗体被认为是系统性红斑狼疮的标记性抗体之一，特异性达 99%。血清补体水平下降。C 反应蛋白升高，蛋白电泳异常。

4. 治疗　治疗可从以下 4 个方面着手：①祛除诱因，包括避免日晒、停用可疑药物及预防感染等。②纠正免疫异常，使用各种免疫抑制药、血浆置换。③抑制对过敏反应及炎症，可使用非甾体类抗炎药、糖皮质激素。④对脏器功能的代偿疗法，对肾衰竭者进行血液透析，循环功能障碍则给予前列腺素等。

（1）非甾体抗炎药：口服，主要用于发热、关节和肌肉酸痛的轻症病人。

（2）抗疟药：**主要治疗盘状狼疮**，通常应用硫酸羟氯喹，每日 250 ～ 500mg。

（3）糖皮质激素：**是治疗重症系统性红斑狼疮首选药物**，有很大的抗炎及免疫抑制作用。适用于急性暴发性狼疮，肾、中枢神经系统、心肺等脏器受损者，急性溶血性贫血、血小板减少性紫癜等病人，通常采用泼尼松。

（4）免疫抑制药：①国内认为以激素与环磷酰胺合用治疗狼疮肾炎为好。②环孢素（CsA）是从真菌代谢产物纯化而来的中小分子环形多肽，是一种选择性作用于 T 细胞的免疫抑制药。

5. 护理措施

（1）休息与环境：急性期卧床休息，病情稳定或慢性期时要充分休息、适量活动，注意劳逸结合。有关节疼痛者协助病人采取最佳体位减轻疼痛，使关节处于功能位。

（2）饮食护理：鼓励进食高糖、高蛋白和高维生素饮食，少食多餐，宜软食。忌食芹菜、无花果、香菜、蘑菇、烟熏及辛辣等刺激性食物，以促进组织愈合。

（3）皮肤护理：保持皮肤清洁干燥，每天用温水擦洗，忌用碱性肥皂。有皮疹、红斑或光过敏者，指导病人外出时采取遮阳措施，避免阳光直射裸露皮肤，忌日光浴。皮疹或红斑处可遵医嘱用抗生素治疗，做好局部清创换药处理；避免接触刺激性物品，如染发剂、定型发胶、农药等。有口腔黏膜破损时，每日晨起、睡前和进餐前后用漱口液漱口；有口腔溃疡者，在漱口后用中药冰硼散或锡类散涂敷溃疡部，可促进愈合；对有口腔感染病灶者，遵医嘱局部给予抗生素。

（4）用药护理：严格遵医嘱按时、按量给药，勿自行减量或停药。观察药物的作用及不良反应，定期复查血尿常规、肝肾功能。

（5）病情观察及安全保护：观察病人的精神是否正常，若发现情绪不稳定、精神障碍或意识不清者，应做好安全防护和急救准备，防止发生自伤和意外受伤等。

（6）潜在并发症：慢性肾衰竭的护理。

①休息：急性活动期应卧床休息，以减少消耗，保护脏器功能，预防并发症发生。

②营养的变化和支持：肾功能不全者，应给予低盐、优质低蛋白饮食，限制水钠摄入。意识障碍者，鼻饲流质饮食。必要时遵医嘱给予静脉补充足够的营养。

③病情监测：定时监测生命体征、体重，观察水肿的程度，尿量、尿色、尿液检查。

（7）健康教育：介绍疾病有关知识和自我护理方法，介绍所用药物名称、剂量、给药时间和方法等。指导病人要避免一切可能诱发本病因素，育龄妇女应避孕。做好日常生活指导。

## 三、类风湿关节炎

类风湿关节炎（RA）是一种以累及周围关节为主的多系统性、炎症性、慢性破坏性关节病为特征的全身性自身免疫病。主要表现为双手、腕和足关节的对称性多关节炎，也可累及膝、髋等大关节。同时可伴有发热、贫血、皮下结节及淋巴结肿大等关节外表现，血清中可出现多种自身抗体。

1. 病因及发病机制

（1）病因：尚不清楚。可能与遗传因素、感染因素和内分泌因素，或其他因素，如寒冷、潮湿、疲劳、外伤、吸烟及精神刺激因素有关。

（2）发病机制：尚不清楚。目前一般认为其发生及病程迁延是一种多因素疾病。内易感基因参与、感染因子及自身免疫反应介导的免疫损伤和修复，是 RA 发病及病情演变的基础。抗原多肽通过抗原提呈细胞激活 T 细胞，导致其他免疫细胞活化，免疫球蛋白、致炎性细胞因子及氧化自由基等炎症介质产生增多，进而引起血管炎、滑膜增生、软骨及骨破坏等 RA 的特征性病理变化。

2. 临床表现　多数RA病人为缓慢发病，一般历时数月。5%～15% 的RA病人为急性发病，在几天内出现关节肿痛。还有部分病人介于两者之间，在1周至数周内出现关节症状。临床上，不少病人出现疲乏、低热等全身表现。

（1）关节表现

①**晨僵**：出现在 95% 以上的病人，是 RA 的突出表现之一。是指病人在晨起时关节部位有明显的发紧和僵硬感，活动关节后改善。

②**痛与压痛：是本病最早的表现，多呈持续性和对称性**，其程度因人而异。在一定程度上与炎症部位、积液形成速度及量有关。多数病人同时伴有关节肿胀，关节肿胀及双手近端指间关节、掌指关节、腕关节最常受累，但可发生于任何关节。

③肿胀：凡受累的关节均可肿胀，多因关节腔内积液或关节周围软组织炎症引起，亦呈对称性。关节炎性肿大而附近肌肉萎缩，关节呈梭形。

④关节畸形：晚期由于滑膜炎的绒毛破坏了软骨和软骨下的骨质结构造成关节纤维性或骨性强直，加之关节周围的肌腱、韧带损伤使关节不能保持正常位置，出现手指关节半脱位，如手指尺侧偏斜、天鹅颈样畸形等。关节周围肌肉萎缩、痉挛使畸形更严重。

⑤功能障碍：关节肿痛和结构的破坏都会引起关节活动障碍，活动受限。晚期病人可出现关节破坏和畸形，其发生率随病程延长而增加。关节畸形，最常见于近端指间关节、掌指关节及腕关节。

（2）关节外病变

①**类风湿结节**：类风湿结节见于 5%～15% 的病人，多为 RF 阳性、病情严重的病人，病情控制后可缩小或消失，多发于尺骨鹰嘴下方，膝关节及跟腱附近等易受摩擦的骨突起部位，是类风湿关节炎的皮肤表现。

②类风湿血管炎：病程长、病情重、RF 阳性的 RA 病人可出现血管炎，多伴有淋巴结病变。

根据受累血管的不同，临床表现迥异。如可出现指（趾）坏疽、梗死、皮肤破溃、紫癜、网状青斑、多发性单神经炎、巩膜炎、角膜炎、视网膜血管炎或肝脾大。

③胸膜和肺：10% ～ 30% 的 RA 病人可出现这些损伤，其中肺间质纤维化及胸膜炎最为常见。

④心脏：心脏损伤可出现于病程的任何阶段，多见于伴发血管炎及 RF 阳性的病情活动性病人。最常见的心脏受累为心包炎，发生率可达 10%。

⑤血液系统：病人可出现贫血，多与病情活动程度有关。

⑥神经系统损伤：病人可伴发周围神经病变，出现感觉异常或同时伴有远端肌无力、肌萎缩等运动性神经损伤表现。此外，还可出现多发性单神经炎，表现为受损神经支配感觉过敏和（或）运动异常。

3. 辅助检查

（1）血细胞学及血清学检查

①血细胞学改变：病情活动时可有血小板增多，在病情缓解后降至正常。活动期可有白细胞及嗜酸性粒细胞轻度增加。部分病人可出现贫血。

②自身抗体：类风湿因子（RF）可分为 IgM、IgA、IgG 及 IgE 4 型，是 RA 血清中针对 IgG Fe 片段上抗原表位的一类自身抗体。IgM 及 IgA RF 易于检测，而 IgG RF 难以测出。其与病情轻重有密切的关系。

③急性时相反应物：a. 红细胞沉降率，是反映病情的指标之一。病情缓解时可恢复至正常。b. C 反应蛋白，该指标与病情活动指数、晨僵时间、握力、关节疼痛及肿胀指数、红细胞沉降率和血红蛋白水平密切相关。

（2）滑液：RA 病人的滑液多呈炎性特点，白细胞总数可达 $10.0 \times 10^9$/L。

（3）影像学：X 线检查对 RA 的诊断、关节病变的分期、监测病变的演变均很重要。临床以手指和腕关节的 X 线片应用最多。典型的 X 线片表现是近端指间关节的梭形肿胀、关节面模糊或毛糙及囊性变。晚期出现关节间隙变窄甚至消失。

（4）类风湿结节活检：其典型的病理改变有助于本病诊断。

4. 治疗

（1）一般治疗：理疗及外用药对缓解关节症状有一定作用。关节肿痛明显者应休息、关节制动，肿痛缓解后应注意关节的功能锻炼。

（2）药物治疗

①非甾体抗炎药：是 RA 治疗中常用药物。主要通过抑制炎症介质的释放和由此引起的炎症反应过程而发挥作用，能缓解症状，有引起胃肠道不适、肝肾损伤的不良反应。

②慢作用抗风湿药及免疫抑制药：慢作用抗风湿药（DMARDs）及免疫抑制药一般起效缓慢，可减缓或阻止关节的侵蚀及破坏。

③糖皮质激素：可有效地减轻炎症，缓解疼痛，可引起明显的不良反应。

④免疫净化疗法：去除血浆中异常免疫球蛋白及免疫细胞，如血浆置换、免疫吸附及去淋巴细胞治疗等，这些方法可干扰 RA 发病及病变进展，能较好缓解病情。

（3）外科治疗：用于经正规内科治疗无效及严重关节功能障碍的病人，包括肌腱修补术、滑膜切除及关节置换术等。

5. 护理措施

（1）休息和体位：急性活动期，除关节疼痛外，常伴有发热、乏力等全身症状，应取舒适体位卧床休息，以减少体力消耗，保护关节功能，避免脏器受损。限制受累关节活动，保持关节功能位，如膝下放一平枕，使关节保持伸直位，足下放置足板，避免足下垂。但不宜绝对卧床。

（2）病情观察：①了解关节疼痛的部位，病人对疼痛性质描述，关节肿胀和活动受限的程度，有无畸形，晨僵的程度，以判断病情及疗效。②注意关节伴随症状，如胸闷、心前区疼痛、腹痛、消化道出血、头痛、发热、咳嗽、呼吸困难等，提示病情严重，应尽早给予适当处理。

（3）晨僵护理：鼓励病人早晨起床后行温水浴，或用热水浸泡僵硬的关节，而后活动关节。夜间睡眠时戴弹力手套保暖，可减轻晨僵程度等。

（4）预防关节失用：保持关节功能，防止关节畸形和肌肉萎缩，护士应指导病人锻炼。也可配合理疗、按摩等，以增加局部血液循环，松弛肌肉，活络关节，防止关节失用。

（5）健康指导：避免感染、寒冷、潮湿、过劳等各种诱因，饮食方面宜给予足量蛋白质、高维生素、营养丰富的饮食，有贫血者增加含铁食物。养成良好的生活方式和习惯，每日有计划地进行锻炼。保护关节功能，防止失用。

## 第 8 单元　理化因素所致疾病病人的护理

【复习指南】中毒概述内容难度不大，为了解内容。急性有机磷杀虫药中毒的护理内容有一定难度，历年必考，重点复习。其中，有机磷杀虫药的临床表现、辅助检查、治疗要点应掌握，护理措施应熟练掌握；病因和发病机制为了解内容。急性一氧化碳中毒的护理内容历年必考，重点复习。其中，急性一氧化碳中毒的病因和发病机制为了解内容，辅助检查、治疗要点应掌握，临床表现、护理措施应熟练掌握。中暑的内容历年必考，重点复习。其中，中暑的病因和发病机制为了解内容，临床表现、辅助检查、治疗要点、护理措施应熟练掌握。

### 一、中毒概述

（一）病因

1. 职业性中毒　多因违反操作规程和防护制度而导致。

2. 生活性中毒　多因误服、自杀、谋害等原因导致。

（二）毒物的体内过程

1. 毒物进入体内途径　毒物主要经过消化道、呼吸道、皮肤黏膜和血管等途径进入人体。

2. 毒物的代谢

（1）分布：吸收后进入血液，分布于体液和组织中，达到一定的浓度后呈现毒性作用。

（2）转化：体内代谢转化的场所主要在肝，通过氧化、还原、水解和结合方式完成。

（3）排泄：大部分由肾和肠道排出，一部分以原形由呼吸道排出，还有少数毒物可经皮肤、汗腺、唾液腺、乳腺等排出。

3. 中毒机制

（1）局部刺激、腐蚀作用。

（2）缺氧。

（3）麻醉作用。

（4）抑制酶的活力。

（5）干扰细胞膜或细胞器的生理功能。

（三）临床表现

1. 皮肤黏膜　①皮肤烧灼：硫酸灼伤呈黑色、硝酸灼伤呈黄色、过氧乙酸灼伤呈无色等。②发绀：如亚硝酸盐、非那西丁、麻醉药等中毒会引起氧合血红蛋白不足引起发绀。③樱桃红色：如一氧化碳和氧化物中毒。④大汗、潮湿：见于有机磷、毒蘑菇等中毒。⑤皮肤无汗：见于阿托品、三环类抗抑郁药。⑥皮炎：见于沥青、灰菜等中毒。

2. 眼部　①瞳孔缩小：有机磷、吗啡、毒扁豆碱等中毒。②瞳孔扩大：阿托品、曼陀罗、毒草等中毒。③视力障碍：甲醇、有机磷、苯丙胺等中毒。

3. 呼吸系统　①刺激症状：强酸雾、甲醛溶液等可引咳嗽、胸痛、呼吸困难、呼吸衰竭。②呼吸气味：如酒味、大蒜味、苦杏仁味。③呼吸加快：水杨酸、甲醇等。④呼吸减慢：安定药、催眠药、吗啡等中毒。

4. 循环系统　①心律失常：洋地黄、三环类抗抑郁药、氨茶碱等中毒。②休克：奎尼丁、亚硝酸盐类、各种抗高血压药；某些化学毒物；青霉素。③心搏骤停、中毒性心肌病变：洋地黄、奎尼丁等中毒。④血压升高：肾上腺类及拟肾上腺类、烟碱等。

5. 消化系统　①口腔炎：有机汞化合物、汞蒸气中毒。②呕吐、腹泻、腹痛、胃肠穿孔、出血坏死性小肠炎。③呕吐物或洗胃液的颜色和气味：高锰酸钾中毒呈现红色或紫色，有机磷中毒呈大蒜味。④口干：抗胆碱药、麻黄碱等。⑤肝损伤：四氯化碳及某些抗癌药中毒。

6. 神经系统　①中毒性脑病：意识障碍、抽搐、精神症状和颅内压增高症候群。②中毒性周围神经病：脑神经麻痹、多发性神经炎等。

7. 泌尿系统　①肾小管坏死：四氯化碳及氨基糖苷类抗生素等中毒。②肾缺血。③肾小管堵塞：见砷化氢及磺胺类药物等中毒。

8. 血液系统　①溶血性贫血。②白细胞减少或再生障碍性贫血。③出血：阿司匹林、抗肿瘤药、肝素及水杨酸类中毒等。④高铁血红蛋白血症：苯的氨基或硝基化合物、亚甲蓝等。

（四）辅助检查

1. 毒物检测　确定中毒物质、估计中毒程度。

2. 其他检查　血液学检测、血气分析、血清电解质、肝功能、心电图等。

（五）治疗原则

1. 立即终止接触毒物，清除尚未吸收的毒物

（1）吸入性中毒的急救：将病人搬离染毒区后，搬至上风和侧风方向，呼吸新鲜空气。及时清除呼吸道分泌物，保持呼吸道通畅吸氧，防寒保暖。

（2）接触性中毒的急救：尽快将病人移离中毒现场，用大量清水或肥皂水冲洗体表，忌用热水或用少量水擦洗。若眼部接触到毒物时，应采用清水或等渗盐水大量冲洗，冲洗时间不少于5分钟，并滴入相应中和剂。皮肤接触腐蚀性毒物时，冲洗时间应达到15～30分钟，并可选择相应的中和剂或解毒剂冲洗。

（3）食入性中毒的急救：常用催吐、洗胃、导泻、灌肠和使用吸附剂等方法以清除胃肠道尚未吸收的毒物和减少毒素吸收，应尽早进行。

①催吐：对于神志清且能合作的口服中毒胃内尚有毒物存留者，在洗胃之前催吐，以达到减少吸收、迅速清除毒物的作用。以下病人不宜使用催吐方法：a. 误服强酸、强碱及其他腐蚀性毒物中毒。b. 昏迷、惊厥状态。c. 年老体弱、孕妇。d. 原有高血压、冠心病、休克等疾病。

②洗胃：洗胃越早越好，一般在摄入 4 ～ 6 小时内洗胃效果最好。但如摄入毒物量大，毒物为固体颗粒或脂溶性不易吸收，有糖衣的药片或毒物吸收后部分仍由胃排出等情况时，超过 6 小时仍要进行洗胃。洗胃禁忌证：服用强腐蚀性毒物、食管静脉曲张者、近期有上消化道出血或胃穿孔者、惊厥未控制者及患有严重的心脏疾病或主动脉瘤者。常用的洗胃液为 1∶5000 高锰酸钾和 2%～4% 碳酸氢钠，紧急情况下或毒物不明时，通常应用清水或生理盐水；腐蚀性毒物中毒早期通常用蛋清或牛奶灌入后吸出，已知毒物种类可直接选择适宜的洗胃液。

③导泻：洗胃完毕后将硫酸钠或硫酸镁 15g 溶于水由胃管注入，将毒物迅速从肠道排出体外。此对于昏迷中毒者或心、肺、肾功能不全时不宜用硫酸镁进行导泻。脂溶性毒物中毒忌用油类（如橄榄油等），以免促进毒物吸收。

2. 促进已吸收毒物的排出

（1）利尿：对于经由肾排泄的毒物，加强利尿可促进毒物排出。

（2）吸氧：高压氧治疗是一氧化碳中毒的特效方法。

（3）血液净化：血液透析、血液灌流、血液置换。

（六）护理措施

1. 即刻护理　保持呼吸道通畅，及时清除呼吸道分泌物，给氧，必要时气管插管。

2. 洗胃　严格掌握洗胃的原则：先出后入、快进快出、出入基本平衡。每次灌洗量为 300 ～ 500ml，一般总量不超过 5000 ～ 10 000ml。严密观察病情，首次抽吸物留取标本做毒物鉴定。洗胃过程中防止误吸，有出血、窒息、抽搐等情况应停止洗胃，并查找原因。

3. 病情观察　及时发现是否出现新的烦躁、惊厥和昏迷等神志改变。密切观察生命体征和瞳孔的变化。维持水及电解质平衡，护士要密切观察病人的尿量、每日进食量、口渴及皮肤弹性情况，呕吐、腹泻情况，并及时给予适量补液。严重呕吐、腹泻者应详细记录呕吐物的颜色和量。

4. 一般护理

（1）急性中毒者：应卧床休息、保暖。病情许可时，尽量鼓励病人进食，急性中毒病人饮食应为高蛋白、高糖类、高维生素的无渣饮食，腐蚀性中毒者应早期给予乳类等流质饮食。

（2）对症护理：昏迷病人要做好皮肤护理，防止压疮发生。如有皮肤溃疡及破损应及时处理，预防感染。吞服腐蚀性毒物者应特别注意口腔护理，密切关注口腔黏膜变化，如有溃疡及破损应及时处理。经常为病人做肢体的被动运动，防止肌肉僵直及静脉血栓形成。惊厥时避免病人受伤，应用抗惊厥药物。高热者给予物理或药物降温。尿潴留者可实施导尿术。

5. 健康教育　加强防毒宣传，结合实际情况向群众介绍有关中毒的预防和急救的相关知识；预防日常生活中毒，不食有毒或变质的动植物、死因不明的家禽；加强环境保护和药品、毒物的管理。

## 二、急性有机磷杀虫药中毒的护理

（一）病因及发病机制

1. 病因

（1）生产或使用不当：在生产、运输和使用的过程中，因防护不当，违章操作或管理不善等导致生产环境的空气或生产者皮肤污染而引起中毒，均由皮肤及呼吸道吸收。

（2）生活性中毒：包括误服或误食被有机磷杀虫药污染的粮食、水、瓜果、蔬菜及毒杀的家禽、家畜等，还有少数服毒自杀者，毒物经胃肠道吸收进入体内。

2. 发病机制　有机磷杀虫药的中毒机制主要是抑制体内胆碱酯酶的活性。有机磷杀虫药进入人体后与体内胆碱酯酶迅速结合形成磷酸化胆碱酯酶，导致乙酰胆碱积聚，引起胆碱能神经先兴奋后抑制的一系列症状，严重者可昏迷因呼吸衰竭而死亡。还可直接损害组织细胞而引起中毒性心肌炎、肝炎和肾病等。

（二）临床表现

急性中毒发病要经过胃肠道、呼吸道、皮肤和黏膜吸收后迅速分布全身各脏器，其中以肝内浓度最高。主要在肝内代谢进行生物转化，排泄较快，吸收后 6 ～ 12 小时血中浓度达高峰，24 小时内通过肾由尿排泄，48 小时后完全排出体外。一旦中毒症状出现后，病情发展迅速。

1. 急性胆碱能危象

（1）毒蕈碱样症状：又称 M 样症状，最早出现，是副交感神经末梢兴奋所致，表现为平滑肌痉挛和腺体分泌增加。临床表现为恶心、呕吐、腹痛、多汗、流泪、流汗、流涕、流涎、腹泻、尿频、大小便失禁、心率减慢和瞳孔缩小，支气管痉挛和分泌物增加、咳嗽、气促，严重者出现肺水肿，可用阿托品对抗。

（2）烟碱样症状：又称 N 样症状，是乙酰胆碱在横纹肌神经肌肉接头处过度蓄积和刺激，横纹肌发生肌纤维颤动甚至强直性痉挛。临床表现为肌束颤动、牙关紧闭、抽搐、全身紧束压迫感，而后发生肌力减退和瘫痪，呼吸肌麻痹引起周围性呼吸衰竭。这类症状不能用阿托品对抗。

（3）中枢神经系统症状：中枢神经系统受乙酰胆碱刺激后有头晕、头痛、疲乏、共济失调、烦躁不安、谵妄、抽搐和昏迷等表现。

2. 中毒的程度

（1）轻度中毒：以毒蕈碱样症状为主，血胆碱酯酶活力为 50% ～ 70%。

（2）中度中毒：出现典型毒蕈碱样症状和烟碱样症状，血胆碱酯酶活力为 30% ～ 50%。

（3）重度中毒：除毒蕈碱样症状和烟碱样症状外，出现中枢神经系统受累和呼吸衰竭表现，少数中毒者有脑水肿，血胆碱酯酶活力＜ 30%。

3. 中毒后“反跳”　某些有机磷农药经急救后临床症状好转，可在数日至 1 周后突然重新出现有机磷急性中毒的症状，甚至发生肺水肿或突然死亡，此为中毒后“反跳”现象。这是由于残留在皮肤、毛发和胃肠道的有机磷农药重新吸收或解毒药停用过早所致。

4. 迟发型多发性神经病　个别急性中毒者在中毒症状消失后 2 ～ 3 周后，由于有机磷农药抑制神经靶酯酶并使其老化所致，发生肢体末端的感觉、运动型多发性神经病变表现。

5. 中间型综合征　少数病例在急性症状缓解后和迟发性神经病变发生前，在急性中毒后

1 ～ 4 天突然发生死亡，称为“中间型综合征”。

（三）辅助检查

1. 全血脂胆碱酯酶（CHE）测定　是诊断有机磷中毒的特异性试验指标，对中毒程度轻重、疗效判断和预后估计均极为重要。

2. 尿中有机磷农药分解产物测定

（四）治疗

1. 迅速清除毒物　立即使中毒者脱离中毒现场，脱去污染衣服。用微温的生理盐水或肥皂水彻底清洗污染的皮肤、毛发、外耳道、手部，禁用热水。眼部污染时，美曲膦酯（敌百虫）污染必须用清水冲洗，其他先用 2% 碳酸氢钠液冲洗，再用生理盐水彻底冲洗，至少持续 10 分钟，洗后滴入 1% 阿托品 1 ～ 2 滴。口服中毒者用清水、2% 碳酸氢钠溶液或 1 ∶ 5000 高锰酸钾溶液（硫酸忌用）反复洗胃并保留胃管 24 小时以上，直至洗清为止。或从胃管注入 20% 甘露醇 250ml 进行导泻治疗，以抑制毒物吸收，促进毒物排出。

2. 紧急复苏　急性有机磷杀虫药中毒一旦发生肺水肿、呼吸肌麻痹、呼吸衰竭应及时有效地清除呼吸道分泌物、气管插管和气管切开以保持呼吸道通畅。心搏骤停者立即行心肺复苏。

3. 解毒剂的应用　原则是早期、足量、联合、重复用药。

（1）阿托品：最常用的抗胆碱药，能与乙酰胆碱争夺胆碱能受体，起到阻断乙酰胆碱的作用，清除或减轻毒蕈碱样和中枢神经系统症状，改善呼吸中枢抑制。其对烟碱样症状和恢复胆碱酯酶活力无作用。抢救中阿托品应早期、足量、反复给药，直到毒蕈碱样症状明显好转或中毒者出现“阿托品化”表现。“阿托品化”表现具体为：瞳孔由小扩大后不再缩小，颜面潮红、口干、皮肤干燥、无汗、肺部啰音减少，心率增快，每分钟 100 次，体温略高。

（2）胆碱酯酶复能剂：常用药物有碘解磷定、氯解磷定、双复磷和双解磷等。胆碱酯酶复能剂使磷酸化胆碱酯酶重新恢复活性，对解除烟碱样症状作用明显，但对毒蕈碱样症状作用差，与阿托品合用可取得协同效果。中毒后如果不能及时应用复能剂治疗，被抑制的胆碱酯酶将在数小时内至 2 ～ 3 天内“老化”变为不可逆性，最后被破坏。复能剂对已经“老化”的胆碱酯酶无效，故需要早期、足量使用。

（3）复方解毒剂：解磷定是一种含有抗胆碱药和复能剂的复合剂。它用药方便、起效快、作用时间长。肌内和静脉注射均可。

（4）盐酸戊乙奎醚：新型抗胆碱药，选择性作用 M1、M3 型受体，而对心肌的 M2 受体无作用，因此对心率影响很小。一般可肌内注射。

4. 对症治疗　有机磷中毒主要的致死原因是肺水肿、休克、心脏损伤，特别是中枢性呼吸衰竭和急性肺水肿，因此要加强对重要脏器的保护，保持呼吸道通畅、吸氧、使用机械辅助呼吸，发现病情变化及时处理。

（五）护理措施

1. 及时清除呼吸道分泌物、吸氧、维持有效的通气功能，使用机械辅助呼吸。

2. 要及早、彻底、反复进行洗胃，直到洗出的胃液无农药味并澄清为止。对于不能确定杀虫药种类者则用清水或生理盐水洗胃。敌百虫中毒忌用碳酸氢钠溶液和肥皂水洗胃。洗胃过程中密切观察生命体征的变化。

3. 药物的观察及护理。

（1）应用阿托品的观察与护理：①阿托品不能作为预防用药。②充分吸氧，使血氧饱和度保持在正常水平。③及时纠正酸中毒。④有无溶血性黄疸的发生。⑤区别“阿托品化”与阿托品中毒（表 1-13）。

**表 1-13　阿托品化与阿托品中毒的主要区别**

| | 阿托品化 | 阿托品中毒 |
|---|---|---|
| 神经系统 | 意识清楚或模糊 | 谵妄、躁动、幻觉、双手抓空、抽搐、昏迷 |
| 皮肤 | 颜面潮红、干燥 | 紫红、干燥 |
| 瞳孔 | 由小扩大后不再缩小 | 极度散大 |
| 体温 | 正常或轻度升高 | 高热，＞ 40℃ |
| 心率 | 每分钟 120 次，脉搏快而有力 | 心动过速，甚至有心室颤动发生 |

（2）应用胆碱酯酶复能剂的观察和护理：①早期用药，边洗胃边应用特殊解毒剂，首次足量给药。②轻度中毒可用复能剂，中度以上中毒必须合用复能剂和阿托品，减少阿托品用量，以免发生阿托品中毒。③复能剂如应用过量、注射太快或未经稀释，可产生中毒，发生呼吸抑制，用药时应稀释后以缓慢静脉推注或静脉滴注为宜。④复能剂禁止与碱性药物配伍使用。⑤碘解磷定药液刺激性强，不宜肌内注射。

4. 病情观察。严密观察中毒者的呼吸、血压、脉搏、体温、神志、瞳孔等生命体征的变化，即使在“阿托品化”后也不应忽视。

5. 健康教育。普及预防有机磷农药中毒的相关知识，病人出院后在家休息 2 ~ 3 周，需要按时服药。让服毒自杀者获得家庭和社会的理解和支持，教给病人应对压力的方法。

## 三、急性一氧化碳中毒的护理

一氧化碳（CO）俗称煤气，为无色、无臭、无味、无刺激性的气体。人体经呼吸道吸入空气中 CO 含量超过 0.01% 时，即可发生急性缺氧，严重者可因心、肺、脑缺氧衰竭而死亡，临床上称为急性一氧化碳中毒，俗称煤气中毒。

### （一）病因与中毒机制

1. 病因　工业中毒通常为意外事故。生活中毒常因室内门窗紧闭，通风不良，密闭空调车内滞留时间过长的都可能发生 CO 中毒。

2. 中毒机制　CO 中毒主要引起组织缺氧。CO 吸入体内后，与血红蛋白（Hb）结合形成稳定的碳氧血红蛋白（COHb 不能携带氧且不易解离，组织缺氧加重，阻止氧的吸收、运输和利用）。中枢神经系统对于缺氧最为敏感，故首先受累。脑内小血管麻痹、扩张，严重者有脑水肿，继发脑血管病变及皮质或基底节的局灶性缺血性坏死及广泛的脱髓鞘病变，致使少数病人发生迟发性脑病。

### （二）临床表现

与空气中 CO、血中 COHb 浓度、病人中毒前的健康情况及中毒时的体力活动有关。

1. 轻度中毒　表现为头痛、头晕、乏力、恶心、呕吐、心悸、四肢无力、短暂性晕厥等。

血液中 COHb 浓度可达 10% ～ 20%，脱离中毒环境吸入新鲜空气或氧疗，症状很快消失。

2. 中度中毒　除上述症状外，还出现皮肤口唇黏膜呈樱桃红色，神志不清、呼吸困难、烦躁、谵妄、昏迷，对疼痛刺激可有反应，瞳孔对光反射、角膜反射可迟钝，腱反射减弱，脉快、多汗等。血液中 COHb 浓度 30% ～ 40%。病人经积极治疗可以恢复正常，无明显并发症和后遗症。

3. 重度中毒　病人处于深度昏迷，各种反射消失，呈去大脑皮质状态。可以睁眼，但无意识，呼之不应，肌张力增强。甚至脑水肿伴惊厥、吸入性肺炎、呼吸抑制、休克、心律失常、上消化道出血等危及生命。血液中 COHb 浓度大于 50%。重度中毒病死率高，病人清醒后多有并发症。

（三）辅助检查

1. 血 COHb 测定　**是诊断 CO 中毒的特异性指标**，离开中毒现场 8 小时内取血检测有检测意义。

2. 脑电图检查　可见弥漫性不规则性慢波、双额低幅慢波及平坦波。

3. 头部 CT 检查　可发现大脑皮质下白质，包括半卵圆形中心与脑室周围白质密度减低或苍白球对称型密度减低。

4. 血气分析　急性一氧化碳中毒病人的动脉血中 $PaO_2$ 降低。

（四）治疗

迅速逃离现场，纠正缺氧，防治脑水肿，支持对症治疗。

1. 迅速脱离中毒环境　将病人移至空气清新的地方。取平卧位，解开衣扣，松开腰带，保持呼吸道通畅。如发生呼吸、心搏骤停，应立即进行心肺脑复苏。

2. 给予每分钟 5 ~ 10L 流量吸氧或高压氧治疗　将人体置于一个高于一个大气压的环境中，吸入 100% 氧，直接利用氧量解决缺氧问题，缩短昏迷时间和病程，防治脑水肿，降低病死率。与普通吸氧相比，高压氧的力度更大，效果更好，还具有抗菌等效果。

3. 防治脑水肿　尽快应用脱水剂，如 20% 甘露醇，也可适量补充促进脑细胞代谢等药物。

4. 对症治疗　保持昏迷病人呼吸道通畅，必要时气管插管或气管切开，进行机械通气，预防肺部感染；频繁抽搐者，可应用地西泮、苯妥英钠等药物；呼吸障碍者使用呼吸兴奋剂；纠正休克、代谢性酸中毒和水电解质代谢失衡；防治迟发性脑病。

（五）护理措施

1. 保持呼吸道通畅　必要时做气管插管或气管切开，开放静脉通道，遵医嘱给予输液和药物治疗。

2. 氧气吸入的护理　**氧疗**是一氧化碳中毒最有效的治疗方法。病人脱离现场后应立即采用高浓度面罩给氧或鼻导管每分钟 8 ～ 10L 的流量给氧，严重中毒者及早采用高压氧治疗，可加速碳氧血红蛋白解离，促进一氧化碳排出。

3. 病情观察　生命体征重点观察呼吸和体温的变化；高热伴抽搐应密切观察，防止坠床和自伤；神经系统观察瞳孔大小，有无急性痴呆性木僵、癫痫、失语、惊厥、肢体瘫痪等表现；观察皮肤、肢体受压部位损伤情况。

## 四、中暑

中暑是在暑热天气、湿度大和无风的高温环境下，由于体温调节中枢功能障碍、汗腺功能衰竭和水电解质丧失过多而引起的以中枢神经和（或）心血管功能障碍为主要表现的急性临床综合征，又称急性热致疾病。

（一）病因及发病机制

1. 病因　机体产热增加、散热减少和热适应能力下降等因素。

2. 发病机制　正常人体在下丘脑体温调节中枢的控制下，体内产热与散热处于动态平衡，体温维持在37℃左右。高温环境可使机体大量出汗，使细胞外液渗透压降低，导致肌细胞水肿，引起肌肉疼痛或痉挛，发生热痉挛。大量液体丧失会导致失水、血容量不足，易导致低血容量性休克。如果得不到及时治疗，致脑部供血不足和心血管功能不全，发生热衰竭。当外界环境温度增高，机体散热绝对或相对不足，引起体温调节中枢功能障碍，致体温急剧增高，可高达 40 ～ 42℃，使中枢神经系统的损伤变为不可逆性，重要脏器也随之损伤，导致心脏排血量急剧下降，而发生循环衰竭，继而发生热射病。

（二）临床表现

根据临床症状轻、重分为先兆中暑、轻度中暑和重度中暑。重度中暑分为热痉挛、热衰竭和热射病 3 种类型。其中以热射病为最严重。

1. 先兆中暑　在高温环境下工作一段时间后，出现大汗、口渴、头晕、头痛、注意力不集中、耳鸣、眼花、胸闷、心悸、恶心、四肢无力、体温正常或略升高。如及时脱离高温环境，转移到阴凉通风处休息，补充水、盐，短时间即可恢复。

2. 轻度中暑　除先兆中暑症状加重外，体温升至 38℃以上，出现面色潮红，大量出汗，皮肤灼热等表现；或出现**面色苍白、四肢湿冷、血压下降、脉搏增快**等早期周围循环衰竭的表现。若及时有效处理，数小时内可恢复。

3. 重度中暑　轻度中暑症状加重，伴有高热、痉挛、晕厥和昏迷。包括热痉挛、热衰竭和热射病 3 型。

（1）热痉挛：多见于健康的青壮年。在高温环境下进行剧烈劳动，大量出汗后出现肌肉痉挛性、对称性和阵发性疼痛，持续约 3 分钟后缓解，常在活动停止后发生。肌痉挛多发生在四肢肌肉、咀嚼肌和腹直肌，**最常见于腓肠肌**，体温无明显升高。热痉挛也可为热射病早期表现。

（2）热衰竭：此型最常见，多见于老年人、儿童和慢性疾病病人。表现为多汗、疲乏、无力、眩晕、恶心、呕吐、头痛，有明显脱水征：心动过速、直立性低血压或晕厥。出现呼吸增快、肌痉挛。体温轻度升高，无明显中枢神经系统损伤表现。此型为热痉挛和热射病的中间过程，不治疗可发展为热射病。

（3）**热射病**：主要表现为高热（直肠温度≥ 41℃）和意识障碍。早期受影响的器官依次为脑、肝、肾和心脏。热射病是中暑最严重的类型。

（三）辅助检查

1. 血常规　外周血白细胞总数增高，以中性粒细胞增高为主。

2. 尿常规　出现蛋白尿、血尿、管型尿。

3. 血清电解质　可有高钾、低钠、低氯血症。

4. 血尿素氮、血肌酐　升高提示肾损伤。有凝血功能异常时，应考虑弥散性血管内凝血（DIC）。

（四）治疗

救治原则是尽快脱离高温环境、迅速降温、保护重要脏器功能。

1. 脱离高温环境　迅速将病人转移到通风良好的阴凉处或 20 ～ 25℃房间内，松解或脱去外衣，保持呼吸道通畅，平卧休息。

2. 迅速降温　是抢救重度中暑的关键，采用物理降温和药物降温的方法在 1 小时内使直肠温度降至 38℃左右。轻者反复用冷水擦拭全身，直至体温低于 38℃，应用风扇、空调帮助降温，口服含盐清凉饮料或淡盐水。体温持续在 38.5℃以上者可口服水杨酸类解热药物。降温以病人感到凉爽舒适为宜。一般先兆中暑和轻度中暑的病人经现场救护后均可恢复正常，疑为重度中暑者，应立即转送医院。

3. 纠正水、电解质及酸碱平衡紊乱　及时发现和防治器官功能不全，防治急性肾、肝、心脏功能不全，脑水肿、DIC 等并发症。

（五）护理措施

1. 卧床休息，保持呼吸道通畅，休克病人取中凹卧位，头偏向一侧，及时清除鼻咽分泌物，防止误吸引起窒息，清淡半流质饮食。

2. 环境通风凉爽，安置在 20 ～ 25℃空调房间内，增加辐射散热。保持有效降温：局部降温采用冰袋和冰帽进行头部降温；全身采用冰毯、冰水或乙醇擦拭、冰水浴等方法降温；老年人、新生儿、昏迷、休克、心力衰竭、体弱或伴心血管基础疾病者，不能耐受 4℃冰水浴，应禁用。必要时可选用 15℃冷水浴或凉水淋浴；重度中暑、体外降温无效者用冰盐水 200ml 注入胃内或灌肠，或用 4℃ 5% 葡萄糖盐水静脉滴注行体内中心降温。

3. 密切观察病情变化　①观察降温效果：密切监测体温、末梢循环情况，如有呼吸抑制、深昏迷、血压下降则停用药物降温。②监测并发症：监测生命体征、神志、瞳孔大小、电解质、血流动力学、重要脏器功能。③是否伴有寒战、大汗、咳嗽、呕吐、腹泻、出血等伴随症状的可协助明确诊断。

4. 加强基础护理　做好口腔和皮肤护理，预防发生口腔感染和压疮等。

5. 健康教育　加强防暑降温知识宣传，老年人、产妇、体弱病人对高温耐受差，尤其注意防暑，出现症状及时治疗；在高温环境下注意防晒和适当补充含盐饮料。

## 第 9 单元　传染病病人的护理

【复习指南】本单元内容不多，难度不大，但历年必考，应牢记重点内容。各种常见传染病的传染源、传播途径应熟练掌握。其中病毒性肝炎病人的护理历年必考，应重点复习。对急性病毒性肝炎的临床表现、辅助检查应熟练掌握；甲型和乙型肝炎的病原与流行病学、乙型肝炎的辅助检查应掌握。流行性脑脊膜炎病人的护理历年常考。流行性脑脊膜炎的护理措施应熟练掌握；病原与流行病学、辅助检查应掌握。

### 一、传染病的临床特征

1. 感染与免疫

（1）感染的概念：是病原体侵入机体后与人体相互作用、相互斗争的过程。

（2）感染的表现形式：①病原体被清除，病原体侵入人体后，人体通过非特异性或特异性免疫将病原体消灭或排出体外，人体不产生病理变化，也不引起任何临床表现。②**隐性感染**，又称亚临床感染，是指病原体侵入人体后，仅能引起机体发生特异性免疫应答，不引起或只引起轻微的组织损伤，病理变化轻微，在临床上无任何症状、体征，只能通过免疫学检查才能被发现。③显性感染，又称临床感染，是指病原体侵入人体后，不但引起机体发生免疫应答，而且发生组织损伤，导致病理改变，出现特有的临床症状和体征。④**病原携带状态**，是指病原体侵入人体后，在人体内生长繁殖并不断排出体外，但人体不出现任何临床症状，因而成为**传染病流行的重要传染源**。⑤潜伏性感染，病原体感染人体后，寄生在人体，机体的免疫功能使病原体只能局限在机体的某个部位不引起发病，但又不能将病原体完全清除，病原体潜伏在机体内。**需要特别注意隐性感染和病原携带状态的区别，是历年常考的内容**。

（3）感染过程中病原体的致病作用：①侵袭力。②毒力，包括外毒素和内毒素。③数量。④变异。

（4）感染过程中机体的免疫应答作用：①非特异性免疫，又称先天性免疫。②特异性免疫，是后天获得的一种主动免疫。

2. 传染病的基本特征　传染病的4个基本特征如下：

（1）有病原体。

（2）**有流行病学特征**。在自然因素及社会因素的影响下，传染病的流行病学特征表现为：①流行性。②地方性。③季节性。

（3）有传染性。

（4）感染后免疫。

3. 传染病的临床特征

（1）传染病的临床分期：①潜伏期，是病原体侵入人体起，至开始出现临床表现的时间。②前驱期，是潜伏期末至症状明显期前，出现某些临床表现的一段时间，呈现乏力、头痛、微热、肌肉酸痛、食欲缺乏、皮疹等，多数传染病看不到前驱期。③症状明显期（发病期），某些传染病前驱期过后，病情逐渐加重而达到顶峰，出现各种传染病特有的症状和体征，如典型的热型、皮疹、肝脾大和脑膜刺激征等。④恢复期，是病原体完全或基本消除，免疫力提高，病理或生化改变修复，病人的症状、体征逐渐消失的时间，多为痊愈而终，少数疾病可留有后遗症。⑤复发与再燃。

（2）传染病的临床类型：传染病根据病程长短分为急性、亚急性和慢性（包括迁延型）；按病情轻重分为轻型、中型、重型和极重型；按病情特点分为典型与非典型。

（3）传染病的特殊临床表现：①发热，是传染病的共同表现，如传染性非典型肺炎（SARS）、流行性出血热的**首发症状就是发热**。不同传染病热度与热型不尽相同。②皮疹，不同传染病有不同的疹形，包括斑疹、丘疹、斑丘疹、出血疹、疱疹、荨麻疹等。常见出疹性传染病有水痘、风疹、猩红热、麻疹、斑疹伤寒、伤寒、流行性脑脊髓膜炎、流行性出血热等。③中毒症状。

4. 传染病病人的护理　①控制传染源：传染病病人或可疑传染病病人应安置在单人隔离房间，如条件有限，同种病原体感染者可安置于一个房间，隔离病室应有隔离标志，**黄色**为空气传播的隔离，粉色为飞沫传播的隔离，**蓝色**为接触传播的隔离。严格限制人员出入。②切断传播途径：执行标准预防的基础上，正确消毒，这是切断传播途径的重要措施。③保护易感人群：指导人们提高免疫力，注意饮食调节、体育锻炼及改善居住条件、养成良好的卫生习惯。高危人群及传染病密切接触者可接种疫苗，**预防接种是提高人群的特异性免疫力的措施**。④病情观察，对症护理。⑤饮食和休息：给予高热量、高蛋白、高维生素、易消化的流质或半流质食物，保证足够的营养和液体摄入量。发热病人应注意休息，高热病人应卧床，病室温湿度适宜，定期通风。⑥加强基础护理。⑦健康教育。⑧注意心理护理。

## 二、病毒性肝炎

### （一）甲型病毒性肝炎

1. 病原与流行病学

（1）病原学：甲型病毒性肝炎简称甲型肝炎、甲肝，是由甲型肝炎病毒（HAV）引起的。HAV 为 RNA 病毒，其对外界抵抗力较强，耐酸碱，室温下可生存 1 周，在贝壳类动物、污水、海水、泥土中可存活数月。煮沸 5 分钟全部灭活，紫外线照射 1 分钟、1.5 ～ 2.5mg/L 余氯 15 分钟、3% 甲醛 5 分钟可灭活。

（2）流行病学：①传染源，主要是急性期病人和隐性感染者，以隐性感染者多见，由于其数量多、不易识别，是最重要的传染源。甲型肝炎无病毒携带状态。②**传播途径**，甲型肝炎主要经粪－口传播。③人群易感性，抗 HAV 阴性者均易感。

2. 临床表现　甲型病毒性肝炎主要表现为急性肝炎。急性病毒性肝炎分为急性黄疸型肝炎和急性无黄疸型肝炎两型。**急性病毒性肝炎**起病较急，典型临床表现为畏寒、发热、疲乏、恶心、厌油、食欲缺乏、腹部不适、腹胀、腹痛、腹泻、尿黄等症状，体检常有肝大、质软、无压痛或轻压痛，血清转氨酶、胆红素升高；**急性黄疸型肝炎**时巩膜、皮肤黄染，ALT 常升高明显；**急性无黄疸型肝炎**临床表现较黄疸型肝炎轻，多仅有畏寒、低热、疲劳、乏力、食欲缺乏等，主要表现为消化道症状。

3. 辅助检查

（1）**血清酶检测**：急性黄疸型肝炎 **ALT 常明显升高**，AST 升高。

（2）胆红素检测：黄疸型肝炎尿胆原和尿胆红素明显增加，血清总胆红素、直接胆红素和间接胆红素均升高。

（3）肝炎病毒病原学（标志物）检测：血清抗 -HAV-IgM 是 HAV 近期感染的指标，是确诊甲型肝炎最主要的标志物；血清抗 -HAV-IgG 见于甲型肝炎疫苗接种后或既往感染 HAV 的病人，为保护性抗体。

4. 治疗　①一般及支持疗法：以休息、营养为主，避免饮酒，强调早期卧床休息。②药物治疗：辅以适当护肝药物，不需要抗病毒治疗。③中医药治疗。

5. 预防

（1）隔离传染源：对甲型病毒性肝炎急性期病人和隐性感染者采取有效隔离，对密切接触者进行医学观察。如病人是从事食品、水源工作及托幼保教的工作人员，发病后应立即调离原岗位。

（2）切断传播途径：甲型肝炎应预防消化道传播，重点在于加强粪便管理，保护水源，严格执行饮用水的消毒，加强食品卫生和食具消毒。

（3）保护易感人群：在甲型肝炎流行期间，易感者可接种甲型肝炎减毒活疫苗，接触者可接种人血清免疫球蛋白。

6. 护理措施　①强调休息：急性病毒性肝炎病人卧床休息；症状好转、黄疸减轻、肝功能改善后逐渐增加活动量，以不感到疲劳为宜；肝功能正常 1 ～ 3 个月后可恢复日常活动及工作，但仍应避免过度劳累和重体力劳动。②禁酒、合理饮食：急性病毒性肝炎急性期宜进食清淡、易消化、富含维生素的流质饮食，不宜强调“高营养”或强迫进食。黄疸消退期食欲好转，可逐渐增加饮食，少食多餐，避免暴饮暴食。③健康指导和健康教育：给予病人及家属疾病预防教育，指导病人的食具、用具专用，注意手的卫生，家中有密切接触者可行预防接种；向病人及家属宣传病毒性肝炎的家庭护理和自我保健知识。

（二）乙型病毒性肝炎

1. 病原与流行病学

（1）病原学：乙型病毒性肝炎简称乙型肝炎、乙肝，是由乙型肝炎病毒（HBV）引起的，HBV 属于 **DNA 病毒**，其抵抗力很强，能耐 60℃ 4 小时及一般浓度的消毒剂，在血清中 30 ～ 32℃可存活 6 个月，-20℃可存活 15 年，但 65℃ 10 小时、煮沸 10 分钟或高压蒸汽消毒可使之灭活。

（2）流行病学：①传染源，急、慢性乙型肝炎病人和病毒携带者均是乙型肝炎的传染源，其中慢性病人和 HBsAg 携带者是乙型肝炎最主要的传染源，以 HBeAg 和 HBV DNA 阳性的病人传染性最强。②传播途径，血液传播是乙型肝炎的**主要传播途径**；生活密切接触传播是次要传播方式；母婴传播已减少。③人群易感性，HBsAg 阴性人群均易感。感染或接种疫苗后抗 -HBs 抗体阳性者具有免疫力。

2. 临床表现　乙型肝炎除了表现为急性肝炎外，慢性肝炎更为常见。急性肝炎见甲型肝炎。

（1）轻度慢性肝炎：症状轻微，缺乏特异性，甚至多年没有任何临床症状和体征。多反复出现疲乏、食欲缺乏、厌油、肝区不适、肝大伴轻压痛，部分病人有轻度脾大。有些病人无明显临床表现，仅肝功能 1 项或 2 项异常。

（2）中度慢性肝炎：症状、体征和实验室检查介于轻度和重度慢性肝炎之间。

（3）重度慢性肝炎：有明显或持续出现的肝炎临床症状和体征，如疲乏、食欲缺乏、厌油、腹胀、腹泻、面色灰暗、蜘蛛痣、肝掌或肝脾大、肝功能持续异常。

3. 辅助检查

（1）血清酶检测：ALT 是判定肝细胞损伤的重要指标，急性肝炎时 ALT 常明显升高，慢性肝炎可反复或持续升高，肝衰竭时 ALT 随黄疸迅速加深反而下降，称为胆 - 酶分离。

（2）血清蛋白检测：慢性肝炎血清清蛋白下降、球蛋白升高和 A/G 比值下降。

（3）肝炎病毒病原学（标志物）检测：乙型肝炎。①表面抗原（HBsAg）阳性见于 HBV 感染者。②表面抗体（抗 -HBs 抗体）阳性主要见于接种乙型肝炎疫苗后或既往感染 HBV 并已产生免疫力者。③ e 抗原（HBeAg）阳性提示 HBV 复制活跃，传染性较强，一般只出现在 HBsAg 阳性的血清中。④ e 抗体（抗 -HBe 抗体）在 HBeAg 消失后出现，阳性可能是 HBV 复制减少或停止，传染性较弱，也可能是 HBV 前 C 区基因发生了变异，HBV 仍复制活跃，甚至病情加重，有较强的传染性。⑤核心抗体（抗 -HBc 抗体）出现在 HBsAg 出现后的 3 ～ 5 周，当 HBsAg 已消失，而抗 -HBs 抗体尚未出现，只检出抗 -HBc 抗体的阶段称为窗口期，IgM 型抗 -HBc 抗体存在于急性期或慢性乙型肝炎急性发作期，IgG 型抗 -HBc 抗体是既往感染的标志，可保持多年。⑥乙型肝炎病毒脱氧核糖核酸（HBV DNA）是 HBV 感染最特异和最灵敏的指标，**HBV DNA** 是乙型病毒性肝炎**传染性强度最直接的指标**，有助于抗病毒治疗病例选择及判断疗效，阳性提示 HBV 存在并复制，传染性强。

（4）凝血酶原活动度（PTA）检查：**凝血酶原活动度（PTA）**对重型肝炎临床诊断及预后判断有重要意义，肝衰竭时 PTA 越低，预后越差。

4. 治疗

（1）一般及支持疗法：适当休息，调节饮食，合理营养，避免饮酒。

（2）药物治疗：①一般保肝和支持疗法。补充 B 族维生素、促进肝解毒功能、促进能量及蛋白的代谢、改善微循环，必要时静脉输注白蛋白或血浆。②降转氨酶治疗。③免疫调控治疗。④抗病毒治疗。成人急性乙型肝炎大多数可以恢复，不需要抗病毒治疗；慢性乙型肝炎可使用抗病毒治疗，如干扰素、核苷（酸）类似物等。⑤中医药治疗。

5. 预防

（1）控制传染源：对供血者进行严格筛查，HBsAg、HBeAg、HBV DNA 阳性者应禁止献血，做好血源监测。病人的食具、用具和洗漱用品应专用并消毒。

（2）切断传播途径：乙型肝炎预防重点是防止通过血液和体液传播。医务人员应严格遵循医院感染管理中的标准预防原则；加强静脉药瘾者注射用具的管理；服务行业所用的理发、刮脸、修脚、穿刺和文身等器具应严格消毒；注意个人卫生，不和任何人共用剃须刀和牙具等用品。

（3）保护易感人群：HBsAg 阴性者可行预防接种，尤其是与乙型肝炎的密切接触者。在性伴侣健康状况不明的情况下，性生活一定要使用安全套。

6. 护理措施　①注意休息：急性肝炎、慢性肝炎活动期、肝衰竭病人应卧床休息，待症状好转、黄疸减轻、肝功能改善后，逐渐增加活动量，以不感疲劳为度；肝功能正常 1 ～ 3 个月后可恢复日常活动及工作，但仍应避免过度劳累和重体力劳动；病情严重者需协助生活护理，并注意皮肤等基础护理。②合理饮食：护士要向病人及家属介绍合理饮食的重要性，肝炎病人要禁酒，急性期饮食同甲型肝炎。慢性期病人饮食要保证足够热量和营养，能量摄入卧床或休息者为 84 ～ 105kJ/（kg · d）、恢复期为 126 ～ 147kJ/（kg · d）；蛋白质 1.5 ～ 2.0g/（kg · d），以优质蛋白为主；多选用植物油；多食水果、蔬菜。③监测病情，预防出血等并发症：注意药物的不良反应并采取正确的处理措施。④出院后用药指导与病情监测：急性肝炎病人出院后第 1 个月复查 1 次，以后每 1 ～ 2 个月复查 1 次，半年后每 3 个月复查 1 次，定期复查 1 ～ 2 年。慢性肝炎病人定期复查肝功能、病毒的血清学指标、肝 B 超和与肝纤维化有关的指标，以指导调整治疗方案。

## 三、流行性乙型脑炎

1. 病原与流行病学

（1）病原学：流行性乙型脑炎简称乙脑，是由乙型脑炎病毒引起的，其抵抗力不强，对热、乙醚、酸等均很敏感，但耐低温和干燥。

（2）流行病学：①传染源，本病是人畜共患的自然疫源性疾病，受感染的动物（如猪、牛等家畜和鸭、鸡等家禽）和人均是本病的传染源；流行性乙型脑炎**最主要的传染源**是猪（尤其是幼猪），因为猪感染后病毒血症期长、血中病毒量多，且猪饲养广、更新快等特点，成为本病最主要的传染源。②传播途径，通过蚊虫叮咬而传播，流行性乙型脑炎的**主要传播媒介**是蚊子。③人群易感性，普遍易感，以隐性感染最为常见，感染后可获持久免疫力。

2. 临床表现

（1）初期：起病急，体温多在1～2天内升至39～40℃，伴头痛、恶心、呕吐及嗜睡；可有颈项强直及抽搐。

（2）极期：①高热，体温高达40℃以上，常持续7～10天。②意识障碍，可有不同程度的意识障碍，如嗜睡、谵妄、昏迷或定向力障碍等。③惊厥或抽搐，伴有意识障碍。④呼吸衰竭，主要表现为中枢性呼吸衰竭，呈呼吸节律不规则及幅度不均，最后呼吸停止，重症病人多发。⑤颅内高压，表现为剧烈头痛、呕吐、血压升高和脉搏变慢等；婴幼儿常有前囟隆起；重者发展为脑疝，可出现呼吸骤停而致死。⑥神经系统症状和体征，浅反射减弱或消失、深反射先亢进后消失；肢体强直性瘫痪、肌张力增强、病理性锥体束征如巴宾斯基征等可呈阳性；不同程度的脑膜刺激征等。

（3）恢复期：体温逐渐下降，精神神经症状逐渐好转，重症病人可有恢复期症状，如神志迟钝、痴呆、吞咽困难、四肢强直性瘫痪等。

（4）后遗症期：少数重症病人半年后仍有精神神经症状的称为后遗症，主要表现有意识障碍、痴呆、失语、肢体瘫痪、癫痫等，如积极治疗可不同程度恢复，但癫痫后遗症可以持续终身。

（5）并发症：以支气管肺炎最常见。

3. 辅助检查

（1）血液检查：白细胞及中性粒细胞均增高。

（2）脑脊液检查：为无菌性脑膜炎改变。

（3）出现特异性 IgM 抗体。

4. 治疗　目前尚无特效抗病毒药，可试用α-干扰素；治疗以对症治疗为主，处理好高热、抽搐、呼吸衰竭等危重症状是乙脑病人抢救成功的关键。

（1）对症治疗：①高热，室温争取降至30℃以下，高热病人以物理降温为主，辅以药物降温，避免用过量的退热药，以免因大量出汗而引起虚脱，持续高热伴反复抽搐者可加用亚冬眠疗法。②惊厥或抽搐，针对发生的原因采取相应的措施。③呼吸障碍和呼吸衰竭，雾化吸入、吸氧、吸痰、保持呼吸道通畅，必要时行气管切开、辅助呼吸及使用呼吸兴奋剂等。④颅内压增高，应早期足量给予脱水治疗。⑤循环衰竭，针对发生的原因采取相应的措施。

（2）中医药治疗。

（3）恢复期及后遗症期处理：应注意进行功能训练和康复治疗。

5. 预防

（1）控制和管理传染源：加强对家畜管理，尤其是幼猪，搞好牲畜饲养场所的环境卫生。在流行季节前对猪进行疫苗接种，能有效控制乙脑在人群中的流行。

（2）切断传播途径：加强宣传，大力开展防蚊、灭蚊工作，消灭蚊虫滋生地。流行季节使用驱蚊剂、蚊帐等防止蚊虫叮咬。

（3）保护易感人群：预防接种。

6. 护理措施　①环境与安全：病人安置于安静、舒适的病房，卧床休息，病房应有防蚊设备和灭蚊措施，避免刺激，住院隔离至体温正常；注意病人安全。②饮食：早期以清淡流质饮食为宜；恢复期病人注意增加营养，防止继发感染；吞咽困难及昏迷病人，以鼻饲或静脉补充足够水分和营养。③病情观察：密切观察病人的生命体征，注意意识状态、瞳孔、血压、呼吸的变化，注意有无惊厥或脑疝发作先兆表现，流行性乙型脑炎病人如出现剧烈头痛、喷射状呕吐、瞳孔不等大、对光反射消失、昏迷加深等症状，则可能发生了**脑疝**，应及时报告医生配合抢救，准确记录 24 小时出入液量。④对症治疗的配合与护理：颅内压增高者应正确使用脱水剂；呼吸道分泌物多者头偏向一侧，保持呼吸道通畅，吸氧，必要时行气管切开，呼吸衰竭的病人遵医嘱给予中枢性呼吸兴奋药时，注意观察用药后反应；高热者以物理降温为主，高热伴抽搐者可应用亚冬眠，治疗期间避免搬动病人；脑实质炎症者遵医嘱使用地西泮等镇静药，注意观察药物对呼吸有无抑制作用。⑤加强基础护理。⑥恢复期及后遗症的护理：鼓励其积极进行康复训练及治疗，教给有效可行的措施，指导选择合适的康复疗法。

## 四、艾滋病

1. 病原与流行病学

（1）病原学：艾滋病又称获得性免疫缺陷综合征（AIDS），是由于人免疫缺陷病毒（HIV）特异性侵犯并破坏辅助性 T 淋巴细胞（$CD4^+T$ 淋巴细胞），并使机体多种免疫细胞受损。人免疫缺陷病毒为**单链** RNA 病毒，对外界的抵抗力不强，用于杀灭乙肝病毒的消毒剂完全可以杀灭艾滋病病毒，对热较为敏感，对 0.1% 甲醛、紫外线、γ 射线不敏感。

（2）流行病学：①传染源。艾滋病病人和 HIV 无症状病毒携带者均是本病的传染源。病毒主要存在于血液、精液、子宫和阴道分泌物中，其他体液如唾液、眼泪和乳汁也有传染性。②**传播途径**。a. 性接触传播，为**艾滋病的主要传播途径**，占成人艾滋病病人的 3/4；b. 血液传播，输注含病毒的血液及血制品、药物滥用者共用针头或注射器、应用 HIV 感染者的器官移植或人工授精、被 HIV 污染的针头刺伤或破损皮肤意外受感染、生活中密切接触经破损的皮肤处感染都可传播艾滋病；c. 母婴传播，感染 HIV 的孕妇可通过胎盘、分娩过程及产后血性分泌物和哺乳传给婴儿。③高危人群。男性同性恋者、多个性伴侣者、静脉药瘾者和血制品使用者为本病的高危人群。

2. 临床表现

（1）艾滋病分期：①急性感染期（Ⅰ期）。急性感染，部分病人出现血清病样症状，如发热、全身不适、头痛、厌食、恶心、肌肉关节疼痛和淋巴结肿大等；血液中可检出 HIV RNA，血小板减少，$CD8^+T$ 淋巴细胞升高。②无症状感染期（Ⅱ期）。无症状感染，临床上没有任何症状，但血清中可检出 HIV RNA 和 HIV 抗体。HIV 感染初期，血清中虽有病毒和 p24 抗原存在，但 HIV 抗体尚未产生，此时抗 HIV 呈阴性，称为窗口期。应注意 HIV 急性感染期、无症状感染期，虽然病人无任何症状，但具有传染性。③持续性全身淋巴结肿大期（Ⅲ期）。表现为持续性全身淋巴结肿大综合征。④艾滋病期（Ⅳ期）。表现为艾滋病相关综合征、神经系统症状、严重的机会感染、因免疫缺陷而继发肿瘤、继发其他疾病如慢性淋巴性间质性肺炎等。

（2）常见各系统的临床表现：①肺部以肺孢子虫肺炎多见。②胃肠道系统以念珠菌、疱疹和巨细胞病毒感染较为常见，表现为口腔炎、食管炎或溃疡。③神经系统包括机会性感染、机会性肿瘤、HIV 直接感染中枢神经系统。④皮肤黏膜表现为卡波西肉瘤等肿瘤性病变、口腔念珠菌感染、外阴疱疹病毒感染和尖锐湿疣等。⑤眼部常见巨细胞病毒性视网膜炎等。

3. 辅助检查

（1）血常规检查：血红细胞、白细胞、血小板不同程度减少。淋巴细胞计数 $1.0\times10^9$/L，T 细胞绝对值下降，$CD4^+$T 淋巴细胞计数下降，CD4/CD8 比值小于 1.0。

（2）免疫学检查：迟发型变态反应皮试阴性，自身抗体阳性、免疫球蛋白、免疫复合物升高。

（3）血清学检查：HIV-1 抗体或 HIV 抗原检查阳性。确诊 HIV 感染要通过 HIV 抗体确证试验的验证。

（4）HIV RNA 的检测：定量检测既有助于诊断，又可判断治疗效果及预后。

4. 治疗

（1）抗病毒治疗：目前认为早期抗病毒是治疗的关键，但至今无特效药，目前药物只能抑制病毒的复制，停药后病毒恢复复制。

（2）抗机会感染、肿瘤治疗：①肺孢子菌肺炎可用复方磺胺嘧唑。②卡波西肉瘤可用博来霉素、长春新碱。③隐孢子虫感染可用螺旋霉素。④弓形虫病可用螺旋霉素、克林霉素。⑤巨细胞病毒感染可用更昔洛韦。⑥隐球菌脑膜炎可用氟康唑或两性霉素 B。

（3）支持治疗：输血、营养支持疗法。

（4）预防性治疗：①结合菌素试验阳性者，应接受异烟肼治疗 1 个月。② $CD4^+$T 淋巴细胞少于 $0.2\times10^9$/L 者，应接受肺孢子虫肺炎预防。③医务人员被污染针头刺伤或实验室意外者，在 2 小时内应进行 AZT 等治疗。HIV 感染的孕妇给予预防性治疗，以减少母婴传播。

5. 预防

（1）控制传染源：对 HIV 感染者和艾滋病病人无须隔离，如病人出现明显的腹泻，有可能污染环境时应予接触隔离；病人的血液、排泄物和分泌物应用有效氯 1000mg/L 的消毒液就地先消毒，再清洁；确诊病人随访，加强国境检疫，对艾滋病抗体阳性者禁止入境。

（2）切断传播途径：医务人员严格遵循标准预防原则；加强静脉药瘾者注射用具的管理；严格血液及血制品的管理，严格检测献血者、精液及组织、器官供者的 HIV 抗体。加强性安全教育，指导艾滋病病人家属的**预防原则**是避免血液、体液的接触。HIV 感染孕妇行预防性治疗，减少母婴传播。

（3）保护易感人群：开展宣传教育，使群众了解艾滋病的病因和感染途径，采取正确的自我防护措施，对于职业暴露的医务人员应实施预防性用药。

6. 护理措施　①在急性感染期和艾滋病期应卧床休息，无症状感染期可以正常工作，但应避免劳累。②应给予高热量、高蛋白、高维生素、易消化饮食。③加强个人卫生。加强口腔护理和皮肤护理，防止继发感染。长期腹泻的病人要注意肛周皮肤的护理。④病情观察。密切观察有无肺部、胃肠道、中枢神经系统、皮肤黏膜等机会性感染的发生，如有无发热、咳嗽、呼吸困难、呕吐、腹泻等症状，对症护理。⑤用药护理。督促病人早期坚持抗病毒治疗，并注意观察药物不良反应。⑥心理护理和社会支持。对艾滋病病人不必限制探视及陪伴，与艾滋病人拥抱、握手、共同进餐、共用浴具、一起工作、学习等日常生活接触**不会传染艾滋病**，鼓励亲属、朋友提供生活上和精神上的帮助，解除病人的孤独和恐惧，但要注意保护病人的隐私。

## 五、狂犬病

1. 病原与流行病学

（1）病原学：狂犬病是由狂犬病毒引起的急性人畜共患传染病。狂犬病毒对理化因素的抵抗力低，易被紫外线、碘液、高锰酸钾、乙醇等灭活，但可耐受低温。

（2）流行病学：①传染源，本病的主要传染源是携带狂犬病病毒的病犬。②传播途径，主要通过咬伤、抓伤、舔触的皮肤、黏膜侵入；实验室或蝙蝠群居洞穴中的含毒气溶胶可经呼吸道传播；少数可通过对病犬宰杀、剥皮等受感染。③人群易感性，普遍易感，动物饲养员、兽医、动物实验员和勘探工作人员是本病的高危人群。

2. 临床表现　潜伏期 5 天至 19 年或更长，一般为 1 ～ 3 个月。本病发病后进展迅速，病情重，病死率几乎达 100%，**狂犬病列传染病死亡数第 1 位**。典型表现为以侵犯中枢神经系统为主，特有的恐惧不安、恐水、怕风等发作性咽肌痉挛，严重发作时可出现全身肌肉阵发性抽搐，肌肉先兴奋后麻痹的进行性瘫痪等。

3. 辅助检查

（1）血液检查：白细胞、中性粒细胞增多。

（2）脑脊液检查：细胞数及蛋白质稍增高。

（3）核酸检测：血清学阳性但未能分离到病毒者，有助于诊断。

（4）病原学检查：狂犬病动物及病人死后的脑组织切片，镜下找到内格里小体可确诊。

4. 治疗　目前尚无特效治疗方法，以对症综合治疗为主，如隔离病人，防止唾液污染，保持病人安静，减少水、光、风、声等刺激，狂躁时用镇静药；加强监护治疗；吸氧，保持呼吸道通畅，必要时行人工呼吸器辅助呼吸；维持水、电解质平衡；脑水肿时予脱水剂治疗；试用 α- 干扰素、胸腺肽、阿昔洛韦等抗病毒治疗。

5. 预防　严格犬的管理，捕杀野犬、狂犬、狂猫及其他狂兽，并应立即焚毁或深埋。对家犬应进行登记与预防接种。进口动物必须检疫。高危人群应进行暴露前的疫苗接种。若被犬、猫（尤其是野犬、野猫）等动物咬伤或抓伤后迅速彻底清洗伤口并应在 2 天内进行疫苗接种，越早越好。

6. 护理措施　①狂犬病病人应置于安静的单人病房，在标准预防的基础上实施接触隔离，防止唾液污染；应卧床休息，避免一切不必要的刺激，尤其与水有关的刺激；狂躁、恐怖、激动或幻听、幻视病人应予相应的防护措施，防止受伤；简化医疗、护理操作，有计划地集中安排在使用镇静药后进行。②恐水病人应禁食禁饮，痉挛发作间歇期、使用镇静药后可鼻饲高热量流食，必要时静脉输液，准确记录 24 小时出入量。③密切观察生命体征和病情变化，保持呼吸道通畅，正确氧疗，对症护理，做好急救的准备和配合工作。④心理护理。

## 六、流行性出血热

1. 病原与流行病学

（1）病原学：流行性出血热也称肾综合征出血热，是由汉坦病毒引起的自然疫源性传染病。汉坦病毒对热、酸、紫外线及一般消毒剂乙醇和碘酊均敏感。

（2）流行病学：①宿主动物与传染源。**鼠既是主要宿主又是主要传染源**；因为病人仅在病程早期3～5天内血液和尿液中携带病毒，所以病人不是主要传染源。②传播途径。多种途径传播，包括呼吸道传播、消化道传播、接触传播、母婴传播等。③人群易感性。普遍易感。

2. 临床表现　潜伏期4～46天，一般为1～2周。临床上以发热、充血、出血、休克、急性肾衰竭为主要表现，典型可有5期经过：①发热期。②低血压期。③少尿期。④多尿期。⑤恢复期。

3. 辅助检查

（1）一般检查：血常规中白细胞增高，早期以中性粒细胞为主，4～5天后以淋巴细胞为主，血小板减少、出现异型淋巴细胞；尿常规为显著蛋白尿，部分病例尿中出现膜状物，还可有管型尿和血尿。

（2）血清特异性抗体阳性。

（3）血液生化检查：低血压休克期尿素氮、血肌酐升高，少尿期明显；休克期及少尿期可出现代谢性酸中毒；少尿期血钾升高，多尿期血钾降低，但也有少尿期低血钾。

（4）免疫学检查：尿沉渣及血清特异性抗原及血中特异性抗体阳性。

4. 治疗　尚无特效治疗。治疗原则是“三早一就”，即早期发现、早期休息、早期治疗和就近治疗；依据各个时期进行对症治疗；治疗中积极防治休克、肾衰竭和出血等并发症是关键。

5. 预防　灭鼠和防鼠是预防本病的关键；防螨、灭螨；加强卫生宣传教育，不要用手直接接触鼠类或鼠的排泄物；动物实验时要防止被鼠咬伤；改善卫生条件，加强食品卫生，防止鼠类排泄物污染食物、食具和水，食具消毒，剩饭菜必须加热后方可食用；对发热病人的血、尿和宿主动物尸体及其排泄物等，应进行消毒处理；重点人群可接种疫苗。

6. 护理措施　①消毒隔离，病人用过、接触过的物品进行消毒，限制探视。②早期绝对卧床休息，恢复期可逐渐增加活动量，但不可过早下床活动。③给予清淡易消化、高热量、高维生素的流质或半流质饮食，发热期适当增加饮水量，少尿期严格限制水、钠和蛋白质的摄入，多尿期宜高蛋白、高糖、富维生素软食，多食含钾食物。④密切观察病情，早期发现并发症，记录24小时出入量。⑤对症护理，吸氧，注意补液速度和量，高热时物理降温，禁乙醇擦浴，用解热药时避免大量出汗，注意保暖。⑥加强皮肤等基础护理及心理护理。

## 七、伤寒

1. 病原与流行病学

（1）病原学：伤寒是由伤寒杆菌引起的急性细菌性传染病；伤寒杆菌属沙门菌属，革兰染色阴性，其不产生外毒素，菌体裂解时产生的内毒素在发病机制中起重要作用。伤寒杆菌抵抗力较强，耐低温，在干燥的污物、水和食物中可存活2～3周，在粪便中可存活1～2个月，在冰冻环境可维持数月，但对阳光、热、干燥抵抗力差，阳光直射数小时死亡，加热至60℃ 15分钟或煮沸后即可杀灭；对一般化学消毒剂敏感。

（2）流行病学：①传染源。**伤寒传染源**为病人与带菌者。潜伏期末即可从粪便排菌，以发病2～4周排菌量最多，传染性最强。恢复期或病愈后排菌减少，极少数持续排菌达3个月以上，称为慢性带菌者。原有胆石症或慢性胆囊炎等胆道疾病的病人易成为慢性带菌者，少数病人可成为终身排菌者。慢性带菌者是**引起伤寒不断传播或流行的主要传染源**。②传播途径。通过消化道传播，其中食物被污染是主要的传播途径。③人群易感性。普遍易感。

2. 临床表现　潜伏期为 3 ～ 60 天，一般为 10 ～ 14 天。

（1）典型伤寒：①初期。多起病缓慢，发热是最早出现的症状，体温呈阶梯形上升，伴全身不适、头痛、乏力、四肢酸痛、食欲缺乏、腹部不适、咽痛、咳嗽等症状。②极期。持续高热；腹部不适、腹胀，多数病人有便秘，少数病人腹泻，右下腹可有压痛；出现特殊的伤寒中毒面容、中毒性脑病表现；相对缓脉或重脉，重者血压下降、循环衰竭；肝脾大；特征性玫瑰疹；可有蛋白尿，后期可有水晶型汗疹（白痱）、消瘦及脱发。③缓解期。体温逐渐下降，症状、体征逐渐减轻，但仍有出现各种肠道并发症的可能。④恢复期。体温恢复正常，临床症状消失，疾病完全康复。

（2）其他临床类型：除上述典型表现外，伤寒可有轻型、暴发型、迁延型、逍遥型、顿挫型及小儿和老年型等临床类型。

（3）复发和再燃：少数病人热退后 1 ～ 3 周，再次出现临床症状，血培养再度阳性，称为复发；部分缓解期病人体温下降还未恢复正常时，重新上升，血培养阳性，持续 5 ～ 7 天后退热，称再燃。

（4）并发症：**肠出血**是伤寒较常见的肠道并发症，多发生于病程第 2 ～ 4 周。临床表现可从粪便隐血阳性至大量血便，大出血时，体温骤降后很快回升，脉搏增快，伴头晕、面色苍白、烦躁、出冷汗、血压下降等休克表现。

肠穿孔是最严重的并发症，多见于病程第 2 ～ 4 周，穿孔时病人突发剧烈腹痛，以右下腹为主，伴恶心、呕吐、冷汗、脉搏细速、呼吸急促、体温与血压下降，1 ～ 2 小时后腹痛及其他症状暂缓解，稍后体温再度升高并出现腹膜炎体征。当伤寒病人发生肠道并发症时，应快速判断是哪种肠道并发症，给予相应治疗和护理。**肠穿孔时病人有明显的腹痛、伴恶心、呕吐，而肠出血没有，应注意辨别**。

3. 辅助检查

（1）一般检查：血常规中白细胞数、中性粒细胞减少，嗜酸粒细胞减少或消失，随病情好转逐渐恢复正常，复发时可再度减少或消失；尿常规出现轻度蛋白尿和少量管型；便常规中腹泻病人可见少量白细胞，并发肠出血时粪便隐血试验可阳性；骨髓涂片可见伤寒细胞。

（2）病原学检查：血培养在发病 1 ～ 2 周时阳性率最高，确诊最常用；骨髓培养阳性率高，持续时间长，对已用抗生素治疗、血培养阴性的病人尤为适用；粪尿培养在第 3 ～ 4 周时阳性率最高；胆汁培养适用于慢性带菌者，其与玫瑰疹吸取物培养不作为常规。

（3）免疫学检查：肥达试验阳性有辅助诊断价值。

4. 治疗

（1）病原治疗：首选第三代喹诺酮类药物，常用药物有诺氟沙星、氧氟沙星、环丙沙星、左旋氧氟沙星等；在伤寒杆菌敏感地区氯霉素仍可作为首选药物。

（2）对症治疗：有严重毒血症状者，可在适量、有效抗生素治疗的同时，加用糖皮质激素；烦躁、高热者可用镇静药。

（3）慢性带菌者治疗：可选择氧氟沙星或环丙沙星口服，合并胆道疾病的同时治疗。

（4）并发症治疗：①肠出血者禁食，绝对卧床，注射镇静药及止血药，必要时考虑输新鲜血、手术处理。②肠穿孔者禁食，胃肠减压，加用对肠道菌敏感的抗生素，视病人具体情况，尽快手术治疗。

5. 预防

（1）管理传染源：对病人和带菌者实行接触隔离，至体温正常后15天或间隔5～7天粪便培养1次，连续2次阴性，方可解除隔离；接触者应医学观察2周，发热者应立即隔离；出院前做好终末消毒。出院后随访，定期检查粪便，以防止成为带菌者，若有发热等不适，立即就医；尿便培养呈阳性者，不可从事餐饮服务业，且仍需用抗生素治疗；对病人居住的房间地面、厕所、食具、衣物、用品等实施随时消毒，对可能污染的物品、病人的排泄物等要严格消毒。

（2）切断传播途径：加强公共饮食卫生管理、水源保护和粪便管理；消灭苍蝇、蟑螂，搞好“三管一灭”；养成良好的卫生与饮食习惯，注意手卫生，不饮生水，不食用不洁食物等。

（3）保护易感人群：高危人群应定期普查、普治；与带菌者一起生活、进入伤寒流行区前，可接受伤寒疫苗注射或应急预防服药。

6. 护理措施　①休息：发热期间病人必须卧床休息，热退后1周无并发症者可逐渐增加活动量。②饮食护理：严格控制饮食，极期病人应给予营养丰富、清淡的流质饮食，少量多餐；有肠出血时应禁食、静脉补充营养；缓解期予易消化的高热量、高蛋白、高维生素、少渣或无渣的流质或半流质饮食，避免刺激性和产气的食物，并观察进食后胃肠道反应；恢复期病人食欲好转，可逐渐恢复至正常饮食，但此时仍可能发生肠道并发症，应节制饮食，密切观察进食后反应。腹胀者给予低糖低脂食物，禁食牛奶，注意补充钾盐。③病情观察：严密监测生命体征，观察病情，注意评估粪便情况，观察有无肠道并发症的征象，记录24小时出入量。④对症护理：高热者给予相应的降温措施，注意擦浴时避免在腹部加压用力，以免引起肠出血或肠穿孔；肠出血时应绝对卧床休息，保持安静，禁食，遵医嘱静脉补液及使用止血药，严禁灌肠，必要时可给予镇静药；肠穿孔时予以胃肠减压，并积极做好手术治疗的准备。⑤用药护理：注意观察药物的效果和毒副作用。⑥心理护理。

## 八、细菌性痢疾

1. 病原与流行病学

（1）病原学：细菌性痢疾简称菌痢，是由痢疾杆菌引起的肠道传染病。痢疾杆菌属肠杆菌科志贺菌属，为革兰阴性杆菌，可产生内、外毒素（志贺毒素）。本菌在体外生存力较强，温度越低存活时间越长，但对理化因素的抵抗力较低，日光直接照射30分钟死亡，60℃ 10分钟死亡，煮沸2分钟即被杀死，对各种化学消毒剂均敏感。

（2）流行病学：①传染源。主要为急性、慢性病人及带菌者；急性菌痢病人早期排菌量大、传染性强；而非典型病人、慢性病人及带菌者易被忽略，流行病学意义更大。②传播途径。经消化道传播（主要是粪－口途径）。③人群易感性。普遍易感，发病高峰年龄段为学龄前儿童和青壮年。

2. 临床表现　潜伏期1～2天。

（1）急性细菌性痢疾：①普通型（典型），起病急，畏寒、高热，体温可高达39℃，伴头痛、乏力、食欲缺乏、腹痛、腹泻、里急后重，排便次数增多，每日十几次至数十次，量少，粪便形状开始为稀便，后可迅速转变为黏液脓血便。体检有左下腹压痛及肠鸣音亢进。发热一般于2～3天后自行消退。腹泻持续1～2周缓解或自愈，少数可转为慢性。②轻型（非典型），排便次数较少，每日 3 ～ 5 次，粪便糊状或稀便。③中毒型，多见 2 ～ 7 岁体质较好的儿童，起病急骤，突然高热，有严重的全身毒血症状，精神萎靡、频发惊厥，休克型多见，出现感染性休克表现，脑型最严重，出现脑膜炎、颅内压升高、中枢性呼吸改变。混合型预后最为凶险，常先出现惊厥，未能及时抢救则迅速发展为呼吸衰竭和循环衰竭。

（2）慢性细菌性痢疾：①急性发作型。腹痛、腹泻、脓血便，发热常不明显。②慢性迁延型。最多见，急性菌痢迁延不愈，长期有腹痛、腹泻或腹泻与便秘交替、稀黏液便或脓血便，常有左下腹压痛，可扪及增粗的乙状结肠，可伴营养不良、贫血、乏力等。③慢性隐匿型。较少见。

3. 辅助检查

（1）一般检查：①血液检查。急性期白细胞数、中性粒细胞升高，慢性菌痢血红蛋白减低。②粪便检查。外观多为黏液脓血便，量少，无粪质，镜检可见大量成堆的脓细胞、白细胞、分散的红细胞，如有吞噬细胞有助于诊断。

（2）病原学检查：①细菌培养。粪便培养出痢疾杆菌为确诊依据。②特异性核酸检测。采用核酸杂交或 PCR 可直接检测出粪便中的痢疾杆菌核酸。

4. 治疗

（1）一般治疗：实行消化道隔离，至临床症状消失，粪便培养 2 次阴性。

（2）病原治疗：急性菌痢，目前成人菌痢首选用药为喹诺酮类，常用诺氟沙星，原则上疗程不短于 5 日；慢性菌痢可联合应用两种不同类型的抗菌药，10 ～ 14 天重复 1 ～ 3 个疗程，药物保留灌肠及小量激素；中毒性菌痢予沙星类或第三代头孢菌素或联合应用。

（3）对症治疗。

5. 预防

（1）管理传染源：对细菌性痢疾病人实行消化道和接触隔离，至临床症状消失、粪便培养连续 2 次阴性，方可解除隔离。做好病人的粪便消毒处理。严格执行《食品卫生安全法》及有关制度，凡从事食品加工或生产及饮食服务的人员定期健康检查，发现病人及慢性带菌者应暂时调换工种，接受治疗。

（2）切断传播途径：做好饮水、食品、粪便的卫生管理及防蝇灭蝇工作，改善环境卫生条件；养成良好的个人卫生习惯，注意手卫生，不饮生水，禁食不洁食物。

（3）保护易感人群：在痢疾流行期间，易感者可口服多价痢疾减毒活菌苗。

6. 护理措施　①隔离措施：严格执行接触隔离措施，注意粪便、便器和尿布的消毒处理。解除隔离要求：急性期症状消失，粪检阴性，粪便培养连续两次阴性。②休息：急性期病人腹泻频繁、全身症状明显者应卧床休息。③饮食护理：严重腹泻伴呕吐者可暂禁食，静脉补充所需营养，能进食者，以进食高热量、高蛋白、高维生素、少渣、少纤维素、易消化清淡流质或半流质饮食为原则，避免生冷、多渣、油腻或刺激性食物。少量多餐，可饮糖盐水。病情好转逐渐过渡至正常饮食。④病情观察：密切观察病人神志、体温、血压、呼吸、脉搏、瞳孔变化、排便次数、量、性状及伴随症状，有无抽搐、休克前兆，详细记录出入量。正确采集标本。⑤加强皮肤护理，每日用温水坐浴。⑥对症护理：高热适宜温水擦浴；循环衰竭病人采取体位头低足高位，吸氧，建立静脉通路，应用血管活性药，注意保暖。⑦用药护理：注意观察药物效果及不良反应。早期禁用止泻药，便于毒素排出。

## 九、流行性脑脊髓膜炎

1. 病原与流行病学

（1）病原学：流行性脑脊髓膜炎简称流脑，是由脑膜炎球菌引起的急性化脓性脑膜炎。**脑膜炎球菌**为革兰阴性菌，呈肾形或豆形，多数凹面相对成双排列；该菌仅存在于人体，可在病人的鼻咽部生长繁殖，多数存在于中性粒细胞中；裂解时能产生内毒素为强烈的致病因素；本菌属专性需氧菌，体外生存力弱，对干燥、寒冷、热敏感，易被一般消毒剂和常用抗生素杀灭，**在体外能产生自溶酶而易自溶**。

（2）流行病学：①传染源。病人和带菌者是**本病的传染源**。病人从潜伏期末开始至急性期均有传染性，但一般不超过发病后10天，经抗菌治疗后细菌很快消失，所以流行性脑脊髓膜炎**流行期间最重要的传染源是病人**。本病隐性感染率高，感染后可成为无症状带菌者，多为短期或间歇带菌，对周围人群的威胁远超过病人，故认为是本病最重要的传染源。②**传播途径**。主要经呼吸道传播（主要为飞沫传播）。③人群易感性。普遍易感，以6个月至2岁的婴幼儿发病率最高，病后可产生持久的免疫力，再次患病者罕见。

2. 临床表现　潜伏期1～10天，一般为2～3天。

（1）普通型：最常见。①前驱期。出现非特异性上呼吸道感染症状。②败血症期。起病急，突发寒战、高热，体温39～40℃，伴毒血症状，大多数病人出现皮肤、眼结膜或软腭黏膜瘀点或瘀斑，严重者发展至全身皮肤，迅速融合成大片皮下出血，中央因血栓形成而呈紫黑色坏死或大疱，是本期特征性表现。③脑膜炎期。高热持续不退，中枢神经系统症状明显，脑膜刺激征阳性，部分婴幼儿脑膜刺激征可能阙如，而表现为前囟膨隆，张力增大。④恢复期。症状好转，体温逐渐降至正常，瘀点、瘀斑消失，神经系统检查也逐渐恢复正常。

（2）暴发型：①休克型。表现为突发寒战、高热，伴呕吐、头痛及严重的全身毒血症状；全身皮肤黏膜广泛瘀点、瘀斑，迅速增多并融合成大片并伴中央坏死；循环衰竭为本型的突出特征，脑膜刺激征多阙如。②脑膜脑炎型。以脑膜、脑实质损伤为主要表现，除高热、全身毒血症状、瘀斑外，严重颅内高压为本型突出症状，重者可发生脑疝、中枢性呼吸衰竭。③混合型。最为严重，休克和脑膜脑炎的表现先后或同时出现，病死率极高。

（3）轻型：多见于流行后期，表现为轻微上呼吸道感染症状，皮肤有少量细小出血点及脑膜刺激征，脑脊液变化不明显，咽培养可有病原菌。

（4）慢性败血症型：极为少见，可迁延数月，表现为间歇性发热、皮肤瘀点或皮疹、关节疼痛，易误诊。

3. 辅助检查

（1）血液检查：白细胞计数、中性粒细胞显著增高，可出现中毒颗粒和空泡，并发DIC时血小板显著下降。

（2）**脑脊液检查**：早期仅有压力升高；出现脑膜炎表现时，脑脊液压力明显升高，外观浑浊如米汤样或**呈化脓性改变**，白细胞数升高、蛋白含量增高，糖和氯化物明显减少。

（3）细菌学检查：是确诊的重要方法。①涂片：取皮肤瘀点或脑脊液沉淀物。②细菌培养：取血液、皮肤瘀点刺出液或脑脊液，阳性率较低，抗生素治疗前进行标本采集并及时送检可提高阳性率，培养阳性者应进行抗菌药物敏感试验。

（4）免疫学检查：特异多糖抗原和血清特异抗体敏感性高，特异性强，适用于已用抗生素治疗而细菌学检查阴性者。

4. 治疗

（1）一般治疗：予以呼吸道隔离，维持水及电解质平衡。

（2）病原治疗：早期、足量应用敏感、能透过血 – 脑屏障的抗生素，如青霉素、氯霉素或头孢菌素。

（3）对症治疗。

5. 预防

（1）管理传染源：病人及时按呼吸道隔离，至症状消失后 3 天，但不少于发病后 7 天；对于接触者医学观察 7 天。

（2）切断传播途径：流行期间做好卫生宣传工作，搞好个人及环境卫生，减少大型集会和大的集体活动，少去人多的地方，居室开窗通风，个人应勤晒衣服，多晒太阳。

（3）保护易感人群：流行季节前对流行区 6 个月至 15 岁的易感人群进行预防接种；对于某些有本病流行的机构团体、病人密切接触者、疑似病人应给予足量的磺胺嘧啶治疗，疗程 5 天。

6. 护理措施　①按呼吸道隔离；病室内安静整洁，空气新鲜流通，定期紫外线消毒；病人所用尿布及内衣裤等宜煮沸消毒。②卧床休息，给予清淡可口、营养丰富、易消化的流质或半流质食物，呕吐频繁不能进食者可静脉补液，昏迷者给鼻饲。③对症护理：高热时以物理降温为主，伴头痛重者遵医嘱给予解热镇痛药，高热反复惊厥者遵医嘱给亚冬眠疗法；观察和评估瘀点、瘀斑情况，加强皮肤护理，瘀斑破溃后，正确处理。出血情况严重，血小板减少时，应备好肝素和鱼精蛋白，及时按医嘱进行抗凝治疗。④药物护理：遵医嘱使用有效抗生素，注意观察疗效及不良反应。如使用磺胺类药同时给予等量碳酸氢钠碱化尿液，鼓励病人多饮水，使成人每日尿量保持在 1200ml 以上，注意有无过敏、是否有血尿或尿中出现磺胺结晶，定期复查尿常规，及早发现肾损伤。如使用青霉素治疗，应注意用药剂量、给药次数、间隔时间及过敏反应。如使用氯霉素治疗，应密切注意对骨髓的抑制作用。肝素静脉滴注时应注意滴速缓慢，并且不能和其他药物混合。⑤密切观察病情变化：密切观察体温、血压、脉搏及神志变化；记录 24 小时出入量；及时发现惊厥、脑疝、呼吸衰竭等并发症及先兆，如病人面色苍白、四肢厥冷、发绀、皮肤呈花斑状、血压下降，或瘀点、瘀斑迅速融合成片，则可能发生了休克；发现病人意识障碍加重，剧烈头痛、烦躁、呕吐呈喷射状，双侧瞳孔不等大，可能发生了**脑疝**；出现呼吸快慢深浅不均，呈双吸气、叹息样等可能发生了中枢性呼吸衰竭，应立即报告医生，配合抢救。⑥心理护理。⑦健康教育：对于流脑引起的后遗症，指导病人和家属坚持切实可行的功能锻炼、康复治疗等。

## 第 10 单元　神经系统疾病病人的护理

【复习指南】概述的内容不是重点章节，主要掌握对病人的评估。急性炎症性脱髓鞘性多发性神经病 / 吉兰 – 巴雷综合征的内容是重点章节，应熟练掌握其临床表现及护理措施，掌握辅助检查及治疗要点。熟练掌握癫痫的临床表现及护理措施，掌握辅助检查及治疗要点。熟练掌握短暂性脑缺血发作的临床表现及护理措施、辅助检查及治疗要点。熟练掌握脑血栓的临床表现及护理措施、辅助检查及治疗要点。熟练掌握脑栓塞的临床表现及护理措施，掌握辅助检查及治疗要点。熟练掌握脑出血的临床表现及护理措施，掌握辅助检查及治疗要点。熟练掌握蛛网膜下腔出血的临床表现及护理措施，掌握辅助检查及治疗要点。熟练掌握帕金森病的临床表现及护理措施，掌握辅助检查及治疗要点。熟练掌握重症肌无力的临床表现，掌握辅助检查、治疗要点及护理措施。

## 一、概述

### （一）神经系统的结构

1. 周围神经系统　由12对脑神经和31对脊神经组成。

2. 中枢神经系统　由**脑**和**脊髓**所组成。脑又分为**大脑、间脑、脑干和小脑**。

### （二）病人的评估

1. 病史　①患病情况及治疗经过。②目前病情与一般状况。③心理与社会支持。④生活史和家族史。

2. 身体评估

（1）一般状态：生命体征、精神与意识状态。

（2）皮肤黏膜：有无发红、皮疹、破损、水肿。

（3）头颈部检查：瞳孔的大小及对光反射情况；头颅有无内陷、肿块或压痛；面部及五官情况；颈部活动情况及有无压痛。

（4）四肢及躯干检查：脊柱有无畸形、活动受限、压痛及叩击痛；四肢有无不自主运动或瘫痪。

（5）神经反射：有无深、浅反射的异常，有无病理反射和脑膜刺激征。

3. 实验室及其他检查　①血液检查及脑脊液检查。②活组织检查。③神经电生理检查。④影像学检查。⑤放射性核素检查。⑥头颈部血管超声检查。

### （三）神经系统疾病常见的症状体征

1. 头痛

2. 意识障碍

（1）以觉醒度改变为主的意识障碍。

①**嗜睡**：睡眠时间过度延长，被唤醒后可勉强配合检查及回答简单问题，停止刺激后继续入睡。

②**昏睡**：病人处于沉睡状态，需大声呼唤或较强烈的刺激才能使其觉醒，可作含糊、简单而不完全的答话，停止刺激后很快入睡。

③**浅昏迷**：意识完全丧失，对强烈的疼痛刺激可有回避动作及痛苦表情，但不能觉醒。吞咽反射、咳嗽反射、角膜反射及瞳孔对光反射存在，生命体征无明显改变。

④**中昏迷**：对外界正常刺激均无反应，对强刺激的防御反射、角膜反射及瞳孔对光反射减弱，大小便潴留或失禁。

⑤**深昏迷**：对外界任何刺激均无反应，全身肌肉松弛，眼球固定，瞳孔散大，各种反射消失，大小便多失禁。可出现呼吸不规则，血压下降等。

国际通用**Glasgow昏迷评定量表**，最高得分为15分，**最低得分为3分，分数越低病情越重**。

（2）以意识内容改变为主的意识障碍

①意识模糊：定向力障碍，活动减少，语言缺乏连贯性。

②谵妄：思维推理迟钝，语言功能障碍，出现错觉、幻觉，睡眠觉醒周期紊乱等。

（3）特殊类型的意识障碍

①去皮质综合征：病人对外界刺激无反应，能无意识地睁眼闭眼或吞咽动作，瞳孔对光反射和角膜反射及睡眠觉醒周期存在。

②无动性缄默症：对任何刺激无意识反应，睡眠觉醒周期存在，见于脑干梗死。

③植物状态：病人对自身和外界的认知功能完全丧失，呼之不应，有自发或反射性睁眼，存在吮吸、咀嚼和吞咽等原始反射，有觉醒睡眠周期，大小便失禁。颅脑外伤后植物状态**12个月**以上，其他原因持续**3个月**以上称持续植物状态。

3. 言语障碍

（1）**失语症**：是**优势大脑半球**损伤的重要症状之一。

① Broca失语：又称运动性失语或表达性失语，**口语表达障碍**为其突出的临床特点。

② Wernicke失语：又称感觉性失语或听觉性失语。**口语理解严重障碍**为其突出特点。

③传导性失语：**复述不成比例受损**为其最大特点。

④命名性失语：又称遗忘性失语。病人不能说出物件的**名称**及**人名**，但可说其**用途**及**如何使用**。

⑤完全性失语：又称混合性失语，其特点为**所有语言功能均有明显障碍**。

⑥失写：病人无手部肌肉瘫痪，但**不能书写**或**写出的句子常有遗漏错误**，却仍保存抄写能力。

⑦失读：病人由于对**视觉性符号**丧失认识能力，常和失写同时存在。

（2）**构音障碍**：发音含糊不清而用词正确，是一种**纯言语障碍**，表现为**发声困难**，**发音不清**，**声音、音调及语速异常**。

4. 感觉障碍

（1）临床表现

①抑制性症状：感觉传导通路受到破坏或功能受到抑制时，出现感觉缺失或感觉减退。

②刺激性症状：感觉传导通路受刺激或兴奋性增高时出现刺激性症状。

（2）感觉障碍的定位诊断

①末梢型感觉障碍：表现为**袜子或手套型痛觉**、**温度觉**、**触觉**减退，见于**多发性周围神经病**。

②节段型感觉障碍：**脊髓空洞症**导致的节段性**痛觉缺失**、**触觉存在**，称为分离性感觉障碍。

③传导束型感觉障碍：**感觉传导束**损伤时出现受损以下部位的感觉障碍，其性质可为感觉缺失或感觉分离。

④交叉型感觉障碍：**脑干病变**常出现病变同侧的面部和对侧肢体的感觉缺失或减退。

⑤皮质型感觉障碍：病变常引起对侧上肢或下肢分布的**精细感觉障碍**，称为单肢感觉缺失。

5. 运动障碍

（1）瘫痪：按病变**部位**和瘫痪的**性质**可分为**上运动神经元性瘫痪**和**下运动神经元性瘫痪**；按瘫痪的**程度**分为**完全性瘫痪**（肌力完全丧失）和**不完全性瘫痪**（肌力减弱）；按瘫痪的**形式可**分为**偏瘫、交叉性瘫、四肢瘫、截瘫、单瘫**等。肌力的分级见表 1-14。

**表 1-14　肌力的分级**

| 分级 | 临床表现 |
| --- | --- |
| 0 级 | 肌肉无任何收缩（完全瘫痪） |
| 1 级 | 肌肉可轻微收缩，但不能产生动作（不能活动关节） |
| 2 级 | 肌肉收缩可引起关节活动，但不能抵抗地心引力，即不能抬起 |
| 3 级 | 肢体能抵抗重力离开床面，但不能抵抗阻力 |
| 4 级 | 肢体能做抗阻力动作，但未达到正常 |
| 5 级 | 正常肌力 |

临床常见的瘫痪形式表现为以下几种：

①单瘫：**单个肢体**的运动不能或运动无力，多为一个上肢或一个下肢。

②偏瘫：一侧**面部和肢体瘫痪**，常伴有瘫痪侧肌张力增高、腱反射亢进和病理征阳性等体征。

③交叉性瘫痪：是指**病变侧脑神经麻痹**和**对侧肢体瘫痪**。常见于脑干肿瘤、炎症和血管性病变。

④截瘫：**双下肢瘫痪**称截瘫，多见于脊髓胸腰段的炎症、外伤、肿瘤等引起的脊髓横贯性损伤。

⑤四肢瘫痪：**四肢不能运动或肌力减退**。见于高颈段脊髓病变（如外伤、肿瘤、炎症等）和周围神经病变（如**吉兰－巴雷综合征**）。

（2）不随意运动：如**震颤、舞蹈、手足徐动、扭转痉挛、投掷动作**等。症状随睡眠而消失。

（3）共济失调：包含小脑性共济失调（**闭目或黑暗环境中不加重**）、大脑性共济失调、脊髓性共济失调（走路时呈**醉汉**步态，**闭目和在黑暗中站立不稳。**）

## 二、急性炎症性脱髓鞘性多发性神经病（吉兰－巴雷综合征）

（一）病因及发病机制

1. 病因　可能与空肠弯曲菌感染有关，病前可有非特异性病毒感染或疫苗接种史；系统性红斑狼疮、桥本甲状腺炎等自身免疫病常合并吉兰－巴雷综合征。

2. 发病机制　分子模拟学说认为病原体某些成分与周围神经某些成分的结构相似，机体免疫系统发生识别错误，自身免疫细胞和自身抗体对正常的周围神经组分进行免疫攻击，导致周围神经脱髓鞘。

（二）临床表现

1. 发病情况　男性略高于女性。多数病人**发病前 1～4 周**有**上呼吸道或消化道感染**症状，少数有疫苗接种史。

2. 起病形式　多为急性或亚急性起病，症状常于**数日至 2 周**达高峰。

3. 弛缓性瘫痪　首发症状常为**四肢对称性无力**，并可累及躯干，严重可因累及肋间肌及膈肌而致呼吸麻痹。腱反射减低或消失，病理反射阴性。

4. 感觉障碍　发病时多有肢体感觉异常，如**麻木**、**刺痛**和**不适感**，感觉缺失或减退呈**手套袜子样**分布。

5. 脑神经损伤　以**双侧周围性**面瘫多见，尤其在成人；**延髓麻痹以儿童**多见。

6. 自主神经症状　有多汗、皮肤潮红、手足肿胀及营养障碍。严重可有心动过速、直立性低血压。

（三）实验室及其他检查

1. 腰椎穿刺脑脊液检查　典型的脑脊液改变为**细胞数正常，而蛋白质明显增高**（为神经根的广泛炎症反应），称为**蛋白 – 细胞分离现象**，通常在病后**第 3 周**最明显。

2. **肌电图检查**　早期可见 **F 波**或 **H 反射延迟**（提示神经近端或神经根损伤）。

（四）治疗

1. 辅助呼吸　对有呼吸困难者及时进行气管插管、气管切开和人工辅助呼吸。

2. 病因治疗　**①血浆置换。②免疫球蛋白。③糖皮质激素**。

3. 抗生素　考虑有胃肠道空肠弯曲菌感染者，可用**大环内酯类药物**治疗。

（五）护理措施

1. 持续**低流量给氧**。

2. 取**半坐卧位**，鼓励病人深呼吸、有效咳嗽，协助翻身、拍背或体位引流，及时清除呼吸道分泌物，必要时吸痰。

3. 床头常规备吸引器、气管切开包及机械通气设备，以利于随时抢救。

4. 动态观察血压、脉搏、呼吸、动脉血氧饱和度。当血气分析血氧分压低于 **70mmHg** 时，使用呼吸机辅助呼吸。

5. 心理支持。

6. 进食高蛋白、高维生素、高热量且易消化的软食，多食水果、蔬菜，补充足够的水分。

7. 预防并发症，翻身、拍背、活动肢体、按摩腹部，必要时穿弹力长袜、灌肠、导尿等。

8. 教会病人遵医嘱正确服药，告知药物的作用、不良反应、使用时间、方法及注意事项。

三、癫痫

（一）病因及发病机制

1. 病因　按病因是否明确分为：①特发性癫痫；②症状性癫痫；③隐源性癫痫。

2. 发病机制　发作时生理改变为**大脑神经元**出现**异常的、过度的同步性放电**。

3. 影响癫痫发作的因素　①年龄；②遗传因素；③睡眠；④环境因素。

（二）临床表现

共同特征：**①发作性，间歇期正常。②短暂性，持续时间为数秒或数分钟。③刻板性。④重复性**。

1. 部分性发作　是痫性发作的**最常见**类型。

2. 全面性发作　**多在发作初期就有意识丧失**。

3. 癫痫持续状态　是指一次癫痫发作持续 **30 分钟**以上，或连续多次发作致发作间期意识或神经功能未恢复至通常水平。可因不适当地停用抗癫痫药物或治疗不规范、感染、精神刺激、过度劳累、饮酒等诱发。

（三）实验室及其他检查

1. 脑电图检查　是诊断癫痫**最重要**的辅助检查方法。典型表现是**棘波、尖波、棘－慢或尖－慢复合波**。

2. 血液检查　了解有无**贫血、低血糖、寄生虫病**等。

3. **CT和MRI**　可发现**脑部器质性改变、占位性病变、脑萎缩**等。

（四）治疗

1. 病因治疗

2. 发作时治疗　立即让病人**就地平卧**；保持呼吸道通畅，吸氧；防止外伤及其他并发症；应用地西泮或苯妥英钠预防再次发作。

3. 发作间歇期治疗　服用抗癫痫药物。

（1）药物治疗原则：①半年内发作2次以上者，一经诊断即应用药。②从单一药物开始，一种药物增加到最大且已达到有效血药浓度而仍不能控制发作者再加第二种药物。③剂量由小到大，逐渐增加至最低有效量。④根据癫痫发作的类型、药物不良反应的大小等选择药物。⑤控制发作后必须坚持长期服用药物，不可随意减量或停药。全面强直－阵挛发作、强直性发作、阵挛性发作完全控制4～5年后，失神发作停止半年后可考虑停药，且停药前应有缓慢的**减量**过程，**1～1.5年**以上无发作者方可停药。

（2）常用抗癫痫药物：部分性发作和部分性发作继发全面性发作首选**卡马西平**；全面强直－阵挛发作、典型失神、肌阵挛发作、阵挛性发作首选**丙戊酸**。

4. 癫痫持续状态的治疗

（1）控制发作：①地西泮。②10%水合氯醛。③苯妥英钠。④异戊巴比妥钠。

（2）其他治疗：①对症处理。②防治并发症。③脑水肿者快速静脉滴注甘露醇。④预防性应用抗生素控制感染。⑤物理降温。⑥纠正酸碱平衡失调和低血糖、低血钠、低血钙等代谢紊乱。⑦加强营养支持治疗。

5. 护理措施

（1）**保持呼吸道通畅**：头偏向一侧；松开领带和衣扣，解开腰带；取下活动性义齿，及时清除口腔和鼻腔分泌物；立即放置压舌板，必要时用舌钳将舌拖出，防止舌后坠；癫痫持续状态者插胃管鼻饲，防止误吸；必要时备好床旁吸引器和气管切开包。

（2）**病情观察**：注意发作过程中有无**心率增快、血压升高、呼吸减慢或暂停、瞳孔散大、牙关紧闭、大小便失禁**等；观察并记录**发作的类型、发作频率与发作持续时间**；观察发作停止后病人意识完全恢复的时间，有无头痛、疲乏及行为异常。

（3）**发作期安全护理**：切忌用力按压病人抽搐肢体，将压舌板或筷子等置于病人口腔一侧上下臼齿之间，用棉垫或软垫对跌倒时易擦伤的关节加以保护，由专人守护，加保护性床档，必要时约束。遵医嘱立即缓慢静脉注射地西泮，快速静脉滴注甘露醇，注意观察用药效果和有无出现呼吸抑制、肾损伤等不良反应。

（4）**发作间歇期安全护理**：保持环境安全、安静、光线柔和，床两侧均安装带床档套的床档；床旁桌上不放置热水瓶、玻璃杯等危险物品。

（5）**心理护理**：护士应关心、理解、尊重病人，鼓励病人表达自己的心理感受，指导病人面对现实，配合长期药物治疗。

（6）**用药护理**：向病人和家属强调遵医嘱长期甚至终身用药的重要性。餐后服药，用药前进行血、尿常规和肝、肾功能检查，用药期间监测血药浓度并定期复查相关项目。

四、脑血管疾病

（一）短暂性脑缺血发作

1. 病因及发病机制　①血流动力学改变。②微栓塞。③脑血管狭窄或痉挛。④锁骨下动脉盗血综合征。

2. 临床表现

（1）**50～70** 岁中老年人多见，**男性**多于女性。

（2）多伴有高血压、动脉粥样硬化、糖尿病、高血脂和心脏病等脑血管疾病的高危因素。

（3）突发**局灶性脑或视网膜功能障碍**，持续时间短暂，多在 **1 小时**内恢复，最多不超过 **24 小时**，不遗留**神经功能缺损症状**。

（4）可**反复**发作，且每次发作表现相似。

3. 实验室及其他检查

（1）磁共振血管成像：可见**颅内动脉狭窄**；数字减影血管造影（DSA）可明确**颅内外动脉的狭窄程度**。

（2）彩色经颅多普勒（TCD）检查：可见**动脉狭窄、粥样硬化斑**等。

（3）血常规、血流变、血脂、血糖和同型半胱氨酸等检测：有助于发现**病因**。

4. 治疗

（1）**病因治疗**：是预防短暂性脑缺血发作（TIA）复发的关键，如控制血压、降低血脂和血糖、治疗心律失常等。

（2）药物治疗

①**抗血小板聚集**：可减少微栓子的发生，预防复发。

②**抗凝**：对发作频繁、发作持续时间长、症状逐渐加重且无出血倾向和严重高血压、肝肾疾病、消化性溃疡者，可行抗凝治疗。

③**钙拮抗药**：能防止血管痉挛，增加血流量，改善循环。

④中药：常用药物有川芎、丹参、红花、三七等。

（3）手术和介入治疗：单侧重度颈动脉狭窄＞**70%** 或**药物治疗无效者**可考虑行动脉血管成形术（PTA）或颈动脉内膜切除术（CEA）。

5. 护理措施

（1）安全护理：枕头高度以 **15°～20°** 为宜，头部转动时应缓慢且幅度不宜太大。病人活动时家属应陪伴，以防发生跌倒和外伤。体育活动要适量，避免劳累。

（2）用药护理：指导病人遵医嘱正确服药，不可自行调整、更换或停用药物。告知病人所用药物的机制和不良反应。

（3）**病情观察**：对频繁发作的病人，应注意观察和记录每次**发作的持续时间、间隔时间**和**伴随症状**。

（二）脑梗死

1. 脑血栓形成

（1）病因及发病机制

①**脑动脉粥样硬化**：为脑血栓形成**最常见**和基本的病因。

②**脑动脉炎**：导致脑血管管腔**狭窄或闭塞**。

③其他：**真性红细胞增多症、血小板增多症**等。

急性脑梗死病灶由**缺血中心区**及其周围的**缺血半暗带**组成。

（2）临床表现：根据起病形式和病程可分为以下几种临床类型。

①完全型：起病后**6小时**内病情达高峰，病情重，表现为一侧肢体完全瘫痪甚至昏迷。

②进展型：发病后症状在**48小时**内逐渐进展或呈阶梯式加重。

③缓慢进展型：起病**2周以后**症状仍逐渐发展。

④可逆性缺血性神经功能缺失：症状和体征持续时间超过**24小时**，但在**1～3周**完全恢复，不留任何后遗症。

（3）实验室及其他检查

①血液检查：血常规、血流变、血糖、血脂、肾功能、凝血功能等，有助于发现**脑梗死的危险因素并对病因进行鉴别**。

②影像学检查：**头颅CT**是**最常用**的检查。脑梗死**发病24小时后**梗死区呈**低密度影像**，**MRI**可以发现脑干、小脑梗死及小灶梗死。**DSA**是脑血管病变检查的**"金标准"**。

③TCD：对评估**颅内外血管狭窄、闭塞、血管痉挛或侧支循环建立**的程度有帮助。

（4）治疗：治疗应遵循**超早期、个体化和整体化**的原则。

①急性期治疗：a. 早期溶栓。在发病后6小时以内进行溶栓使血管再通，是目前**最重要**的恢复血流措施。b. 调整血压。急性期应维持病人血压于较平时**稍高水平**，以保证脑部灌注。c. 防治脑水肿。脑水肿常于发病后**3～5天达高峰**，多见于大面积梗死。d. 控制血糖。当血糖＞11.1mmol/L时，应立即给予普通胰岛素治疗，控制血糖于8.3mmol/L以下；当血糖＜2.8mmol/L时，给予10%～20%葡萄糖口服或静脉滴注。e. **抗血小板聚集**。f. 抗凝治疗。g. 脑保护治疗。h. 高压氧舱治疗。i. 中医中药治疗。j. 外科或介入治疗。k. 早期康复治疗：进行良肢位的摆放、加强呼吸道管理和皮肤的管理以预防感染和压疮，进行肢体被动或主动运动以防关节挛缩和肌肉萎缩等。

②恢复期治疗。

（5）护理措施

①生活、安全及康复护理。

②饮食护理：评估病人的吞咽功能，防止窒息。

③心理护理。

④用药护理：a. **溶栓和抗凝药物**。应严格掌握药物剂量，监测出凝血时间和凝血酶原时间，观察有无黑粪、牙龈出血、皮肤瘀点瘀斑等出血表现，以及有无栓子脱落所致其他部位栓塞的表现。b. **甘露醇**。注意观察用药后病人的**尿量**和**尿液颜色**，准确记录24小时出入量；定时复查尿常规、血生化和肾功能，观察有无药物结晶阻塞肾小管所致少尿、血尿、蛋白尿及血尿素氮升高等急性肾衰竭的表现；观察有无脱水速度过快所致头痛、呕吐、意识障碍等

低颅压综合征的表现，并注意与高颅内压进行鉴别。

2. 脑栓塞

（1）病因与发病机制：根据栓子来源分为 3 类。

①心源性：为脑栓塞**最常见**病因。**心房颤动**，最常见；心脏瓣膜病；心肌梗死；二尖瓣脱垂。

②非心源性：动脉粥样硬化斑块脱落性栓塞；脂肪栓塞；空气栓塞；癌栓塞；感染性栓塞。

（2）临床表现：起病急，发病前多无明显诱因和前驱症状，症状常在**数秒至数分钟**内达高峰（为所有急性脑血管病中发病速度**最快**的）。

以**偏瘫、失语**等局灶定位症状为主要表现，有无意识障碍及其程度取决于栓塞血管的大小和梗死的部位与面积，重者可表现为突发昏迷、全身抽搐、因脑水肿或颅内高压继发脑疝而死亡。

（3）实验室及其他检查：①头颅 CT，可显示脑栓塞的**部位和范围**。CT 检查在发病后 **24 ～ 48 小时**内病变部位呈低密度影像。②脑脊液检查，亚急性感染性心内膜炎所致脑脊液含**细菌栓子，白细胞增高**；脂肪栓塞所致脑脊液可见**脂肪球**；出血性梗死时脑脊液呈**血性或镜检可**见红细胞。

**超声心动图检查**有助于证实是否存在**心源性栓子**。

3. 治疗　原发病治疗、抗凝和抗血小板聚集治疗。

4. 护理措施

（1）生活、安全及康复护理。

（2）饮食护理：评估病人的吞咽功能，防止窒息。

（3）心理护理。

（4）用药护理。

①溶栓和抗凝药物：应严格掌握药物剂量，监测出凝血时间和凝血酶原时间，观察有无黑粪、牙龈出血、皮肤瘀点瘀斑等出血表现及有无栓子脱落所致其他部位栓塞的表现。

②甘露醇：注意观察用药后病人的尿量和尿液颜色，准确记录 24 小时出入量；定时复查尿常规、血生化和肾功能，观察有无药物结晶阻塞肾小管所致少尿、血尿、蛋白尿及血尿素氮升高等急性肾衰竭的表现；观察有无脱水速度过快所致头痛、呕吐、意识障碍等低颅压综合征的表现，并注意与高颅压进行鉴别。

（三）脑出血

1. 病因及发病机制　最常见病因为**高血压合并细、小动脉硬化**，基底节区出血占全部脑出血的 70%（**以壳核出血**最为常见）。

2. 临床表现　临床表现的轻重主要取决于**出血量**和**出血部位**。

临床特点：①多见于 50 岁以上有高血压病史者，男性较女性多见，冬季发病率较高。②体力活动或情绪激动时发病，多无前驱症状。③起病较急，症状于**数分钟至数小时**达高峰。④有**肢体瘫痪、失语**等局灶定位症状和**剧烈头痛、喷射性呕吐、意识障碍**等全脑症状。⑤发病时血压明显**升高**。

（1）**壳核出血：最常见**，系豆纹动脉尤其是**外侧支破裂**所致，出血量大（＞ 30ml）者可有意识障碍，引起脑疝甚至死亡。

（2）丘脑出血：病人常有**“三偏征”**，通常感觉障碍重于运动障碍。

（3）脑干出血：绝大多数为**脑桥出血（脑干出血最常见部位）**，常表现为突发**头痛、呕吐、眩晕、复视、交叉性瘫痪或偏瘫、四肢瘫**等。大量出血（**血肿＞5ml**）者，病人立即昏迷、双侧瞳孔缩小如针尖样（交感神经纤维受损所致，对光反射存在）、呕吐咖啡色样胃内容物（应激性溃疡）、中枢性高热、中枢性呼吸衰竭和四肢瘫痪，多于48小时内死亡。

（4）小脑出血：发病突然，**眩晕**和**共济失调**明显，可伴频繁**呕吐**和**枕部疼痛**。

（5）脑室出血。

（6）脑叶出血。

3. 实验室及其他检查

（1）头颅CT：是确诊脑出血的首选检查方法，发病后即刻出现边界清楚的**高密度影像**。

（2）头颅MRI：比CT更易发现脑血管畸形、肿瘤及血管瘤等病变。

（3）脑脊液：脑脊液压力增高，血液破入脑室者脑脊液呈血性。

（4）DSA：可显示脑血管的位置、形态及分布等，易于发现脑动脉瘤、脑血管畸形等脑出血的病因。

（5）其他检查：包括血常规、血生化、凝血功能、心电图等，有助于了解病人的全身状态。重症脑出血急性期白细胞、血糖和血尿素氮明显增高。

4. 治疗

（1）一般治疗。

（2）**脱水降颅压**。

（3）**调控血压**：当血压≥**200/110mmHg**时，应采取降压治疗，使血压维持在略高于发病前水平或180/105mmHg左右。脑出血恢复期应将血压控制在正常范围。

（4）**止血和凝血治疗**：仅用于并发消化道出血或有凝血障碍时。

（5）**外科治疗**：壳核出血量＞**30ml**，小脑或丘脑出血＞**10ml**，或颅内压明显增高内科治疗无效者，可考虑行开颅血肿清除、脑室穿刺引流、经皮钻孔血肿穿刺抽吸等手术治疗。一般认为手术应在发病后**6～24小时**进行。

（6）**亚低温疗法**。

（7）**康复治疗**。

5. 护理措施

（1）休息与安全：绝对卧床休息**2～4**周，抬高床头**15°～30°**，减轻脑水肿。病室环境安静，必要时约束。头偏向一侧或侧卧位，及时吸痰以清除口腔和鼻腔内分泌物，防止误吸和窒息。避免各种引起颅内压增高的因素，如剧烈咳嗽、打喷嚏、屏气、用力排便、大量快速输液和躁动不安等。过度烦躁不安病人可遵医嘱适量应用镇静药，便秘者遵医嘱应用缓泻药。

（2）生活护理：给予高蛋白、高维生素、清淡、易消化、营养丰富的流质或半流质饮食，补充足够水分（每日液体入量不少于2500ml）和热量。昏迷或有吞咽障碍者，发病第2～3日遵医嘱给予鼻饲饮食。食物应无刺激性，温度适宜，少量多餐。加强口腔、皮肤护理和大小便的护理，防止便秘。每日床上擦浴1～2次，每2～3小时应协助病人变换体位1次，变换体位时尽量减少头部摆动幅度，以免加重出血。保持床单位整洁、干燥，有条件应使用气垫床或自动减压床，以预防压疮。将病人瘫痪侧肢体置于功能位置，指导和协助病人进行肢体的被动运动，预防关节僵硬和肢体挛缩畸形。

（3）病情观察：应密切监测生命体征、意识、瞳孔、肢体功能等变化，发现异常及时告知医生，并配合抢救。观察病人有无恶心、上腹部疼痛、饱胀、呕血、黑粪、尿量减少等症状和体征。

（4）心理护理。

（5）用药护理：遵医嘱应用 $H_2$ 受体拮抗药，如雷尼替丁；质子泵抑制药，如奥美拉唑减少胃酸分泌，冰盐水 + 去甲肾上腺素胃管注入止血，枸橼酸铋钾口服保护胃黏膜等。注意观察药物的疗效和不良反应。

（四）蛛网膜下腔出血

1. 病因及发病机制

（1）**颅内动脉瘤**：最常见病因。

（2）脑血管畸形：主要是动静脉畸形（AVM），**青少年**多见。

（3）其他：脑底异常血管网病、夹层动脉瘤、血管炎、颅内肿瘤、血液病、结缔组织病等。

2. 临床表现

（1）多有剧烈运动、极度情绪激动、用力咳嗽和排便等明显诱因而无前驱症状。

（2）突发异常**剧烈的头部胀痛或爆裂样疼痛、呕吐、脑膜刺激征阳性**（是最具特征性的体征，以**颈项强直**多见）。

3. 实验室及其他检查

（1）头颅 CT：是确诊蛛网膜下腔出血的**首选检查方法**，表现为蛛网膜下腔出现**高密度影像**。

（2）DSA：是**确诊蛛网膜下腔出血病因**特别是颅内动脉瘤**最有价值**的检查方法。

（3）脑脊液：是确诊**蛛网膜下腔出血最具诊断价值和特征性**。

4. 治疗

（1）一般治疗：脱水降颅压、控制脑水肿、调整血压、维持水电解质和酸碱平衡、预防感染。

（2）防治再出血

①安静休息：**绝对卧床 4～6 周**，避免一切可引起血压和颅内压增高的因素，烦躁不安者适当应用地西泮、苯巴比妥等镇痛、镇静药。

②调控血压：祛除疼痛等诱因后，如平均动脉压＞**120mmHg** 或收缩压＞**180mmHg**，可在密切监测血压下应用短效抗高血压药，保持血压稳定于正常或起病前水平。避免突然将血压降得过低。

③应用抗纤溶药物。

（3）防治脑血管痉挛

①维持血容量和血压：避免过度脱水。

②应用钙通道阻滞药。

（4）防治脑积水。

（5）手术治疗：是防止动脉瘤性 **SAH 再出血**的最佳方法。

5. 护理措施

（1）缓解疼痛：如缓慢深呼吸、听音乐、转移注意力等，必要时遵医嘱应用镇痛、镇静药。

（2）用药护理：甘露醇应快速静脉滴注，注意观察尿量，记录24小时出入量，定期复查电解质；尼莫地平可致皮肤发红、多汗、心动过缓或过速、胃肠不适、血压下降等，应适当控制输液速度，密切观察有无不良反应发生。

（3）心理护理。

（4）活动与休息：绝对卧床4～6周并抬高床头15°～20°，病人症状好转、头部CT检查证实出血基本吸收或DSA检查没有发现颅内血管病变者，可遵医嘱逐渐抬高床头、床上坐位、下床站立和适当活动。

（5）避免诱因：告知病人和家属应避免导致血压和颅内压升高的因素，如**精神紧张、情绪激动、剧烈咳嗽、用力排便、屏气**等，必要时遵医嘱应用**镇静药、缓泻药**等药物。

（6）病情监测：密切观察病人有无再次**剧烈头痛、恶心、呕吐、意识障碍加重**。

五、帕金森病

1. 病因及发病机制　本病的病因未明，发病机制复杂。目前认为可能与以下因素有关。

（1）年龄老化。

（2）环境因素：环境中与MPTP分子结构类似的工业和农业毒素可能是本病的病因之一。

（3）遗传因素：本病在一些家族中呈聚集现象。

2. 临床表现　发病情况：常为60岁以后发病，男性稍多，起病缓慢，进行性发展。首发症状多为**震颤**（60%～70%），其次为**步行障碍**（12%）、肌强直（10%）和运动迟缓（10%）。

（1）静止性震颤：多从一侧上肢开始的有规律的拇指对掌和手指屈曲的不自主震颤，类似**搓丸样动作**。

（2）肌强直：多从一侧的上肢或下肢近端开始，逐渐蔓延至远端、对侧和全身的肌肉，多伴有腱反射亢进和病理反射。又称**铅管样肌强直**。多数病人因伴有震颤，检查时可感到均匀的阻力中出现断续停顿，如同转动齿轮感，称为**齿轮样肌强直**。

（3）运动迟缓：多表现为开始的动作困难和缓慢，如**行走时启动和终止均有困难**；面具脸；**手指精细动作**很难完成，系裤带、鞋带等很难进行；**“写字过小征”**。

（4）姿势步态异常：早期走路拖步，迈步时身体前倾，行走时步距缩短，颈肌、躯干肌强直而使病人站立时呈特殊屈曲体姿，行走时上肢协同摆动的联合动作减少或消失；晚期由坐位、卧位起立困难，有时行走中全身僵住，不能动弹，称为**冻结现象**；有时迈步后碎步、往前冲，越走越快，不能立刻停步，称为**慌张步态**。

（5）其他：常见为自主神经症状，如**便秘、出汗异常、流涎、性功能减退和脂溢性皮炎（脂炎）**等。约半数病人伴有抑郁症和（或）睡眠障碍。

3. 治疗要点

（1）药物治疗：抗胆碱药、金刚烷胺、复方左旋多巴（最基本、最有效的药物）、多巴胺受体激动药、儿茶酚-氧位-甲基转移酶抑制药、单胺氧化酶B型抑制药。

（2）外科治疗。

（3）康复治疗。

4. 护理措施

（1）生活护理：主动了解病人的需要，指导和鼓励病人自我护理，做好安全防护，增加病人的舒适感，预防并发症。

（2）运动护理：应与病人和家属共同制订切实可行的具体锻炼计划。

（3）心理护理。

（4）自我修饰指导：指导病人进行如鼓腮、伸舌、噘嘴、龇牙、吹吸等面肌功能训练，可以改善面部表情和吞咽困难，协调发音；督促进食后及时清洁口腔，随身携带纸巾擦尽口角溢出的分泌物，注意保持个人卫生和着装整洁等，以尽量维护自我形象。

（5）疾病知识指导。

（6）治疗指导：长期服药过程中可能会突然出现某些症状加重或疗效减退，应熟悉“开－关现象”“剂末现象”和“异动症”的表现形式以及应对方法。

（7）饮食指导。

（8）营养状况监测。

## 六、重症肌无力

1. 病因及发病机制　重症肌无力（MG）的发生与**自身免疫功能障碍**有关，是神经肌肉接头的突触后膜乙酰胆碱受体被自身抗体攻击而引起的自身免疫性疾病。

2. 临床表现

（1）多数起病**隐匿**，呈**进展性**或**缓解与复发交替性**发展。

（2）全身骨骼肌均可受累，以**脑神经支配的肌肉**更易受累。多数表现为肌肉持续收缩后出现肌无力甚至瘫痪，休息后症状减轻或缓解；晨起肌力正常或肌无力症状较轻，下午或傍晚肌无力明显加重，称为**“晨轻暮重”**现象；首次采用**抗胆碱酯酶药**治疗有明显效果（MG重要的临床特征）。

（3）肌无力危象，是本病**致死**的主要原因。**口咽肌和呼吸肌无力者**易发生危象，可由**感染、手术、精神紧张、全身疾病**等所诱发。

3. 实验室及其他检查　①疲劳试验。②新斯的明试验。③重复神经电刺激（具有**确诊价值**的检查方法）。④ ACh R-Ab 测定。

4. 治疗

（1）药物治疗

①抗胆碱酯酶药：是治疗 MG 的基本药物。

②糖皮质激素：尤其适用于危重症病人。

③免疫抑制药：适用于不能耐受大剂量激素或疗效不佳的 MG 病人。

（2）胸腺摘除和放射治疗：主要用于胸腺肿瘤、胸腺增生和药物治疗困难者。

（3）血浆置换：适用于肌无力危象。

（4）危象处理：一旦发生呼吸肌麻痹，立即行气管切开，应用**人工呼吸器**辅助呼吸，应保持呼吸道通畅、积极控制感染、应用糖皮质激素。

5. 护理措施

（1）生活护理：指导病人充分休息，应自我调节活动量，以不感到疲劳为原则。给予高维生素、高蛋白、高热量、富含营养的食物，必要时遵医嘱静脉营养。

（2）有效沟通：鼓励病人采取有效方式向医护人员和家属表达自己的需求，耐心倾听病人的表述。为存在构音障碍的病人提供纸、笔、画板等交流工具，指导病人采用文字形式和肢体语言表达自己的需求。

（3）病情观察：密切观察病情，注意呼吸频率、节律与深度的改变，观察有无呼吸困难加重、发绀、咳嗽无力、腹痛、瞳孔变化、出汗、唾液或喉头分泌物增多等现象；避免感染、外伤、疲劳和过度紧张等诱发肌无力危象的因素。

（4）症状护理：鼓励病人咳嗽和深呼吸，抬高床头，及时吸痰，清除口腔和鼻腔分泌物，遵医嘱给予氧气吸入。备好新斯的明、人工呼吸机等抢救药品和器材，尽快解除危象，必要时配合行气管插管、气管切开和人工辅助呼吸。

（5）用药护理：告知病人常用药物的服用方法、不良反应与用药注意事项，避免因用药不当而诱发肌无力危象和胆碱能危象。

## 七、神经系统常用诊疗技术及护理

### （一）腰椎穿刺术

1. 适应证

（1）诊断性穿刺：①鉴别脑血管病病变为出血性或缺血性。②中枢神经系统炎症诊断。③脑肿瘤诊断（**脑脊液压力增高，细胞数增加，蛋白含量增多**）。④鉴别脊髓病变为出血、肿瘤或炎症。⑤确定脑脊液循环障碍的部位。

（2）治疗性穿刺：通过腰穿引流出炎性或血性脑脊液，如注入抗菌药物可以控制颅内感染，注入地塞米松和糜蛋白酶可以减轻蛛网膜粘连等。

2. 禁忌证　①穿刺部位为皮肤和软组织有局灶性感染或有脊柱结核者。②颅内病变伴有明显颅高压或已有脑疝先兆。③开放性颅脑损伤或有脑脊液漏者。④脊髓压迫症的脊髓功能处于即将丧失的临界状态。⑤明显出血倾向或病情危重不宜搬动。

3. 护理

（1）术前护理：①评估病人的文化水平、合作程度及是否做过腰椎穿刺检查等；指导病人了解腰椎穿刺的目的、特殊体位、过程与注意事项，消除病人的紧张、恐惧心理，征得病人和家属的签字同意。②备好穿刺包、压力表包、无菌手套、所需药物、氧气等，用普鲁卡因局麻时先做好过敏试验。③指导病人排空大小便，在床上静卧 15 ～ 30 分钟。

（2）术中护理：①指导和协助病人保持腰椎穿刺的正确体位。②观察病人呼吸、脉搏及面色变化，询问有无不适感。③协助医生留取所需的脑脊液标本，督促标本送检。

（3）术后护理：①指导病人**去枕平卧 4 ～ 6 小时**，告知卧床期间不可抬高头部，但可适当转动身体。②观察病人有无头痛、腰背痛、脑疝及感染等穿刺后并发症。③保持穿刺部位的纱布干燥，观察有无渗液、渗血，24 小时内不宜淋浴。

### （二）脑血管造影

1. 适应证

（1）脑血管病：颅内动脉瘤、动静脉畸形、动脉狭窄闭塞、动脉痉挛等。

（2）自发性颅内血肿或蛛网膜下腔出血的病因检查。

（3）颅内占位病变的血供与邻近血管的关系及某些肿瘤的定性。

2. 禁忌证

（1）有严重出血倾向或出血性疾病者。

（2）对造影剂过敏者（不含碘造影剂除外）。

（3）严重心、肝、肾功能不全或病情危重不能耐受手术者。

（4）穿刺部位皮肤感染者。

3. 护理

（1）造影前准备

①评估病人的文化水平和对造影检查的知晓程度，指导病人及家属了解脑血管造影的目的、注意事项、造影过程中可能发生的危险与并发症，消除紧张、恐惧心理，征得家属的签字同意和病人的合作。儿童与烦躁不安者应使用镇静药或在麻醉下进行。

②完善各项检查，如病人的肝肾功能，出、凝血时间，血小板计数；遵医嘱行碘过敏试验。

③皮肤准备：按外科术前要求在**穿刺侧腹股沟部位**备皮。

④用物准备：备好造影剂、麻醉药、生理盐水、肝素钠、股动脉穿刺包、无菌手套、沙袋及抢救药物等。

⑤术前 **4～6 小时**禁食、禁水，术前 30 分钟排空大小便，遵医嘱执行术前用药，必要时留置导尿管等。

（2）造影中及造影后护理

①密切观察意识、瞳孔及生命体征变化，注意病人有无**头痛、呕吐、抽搐、失语、打哈欠、打鼾及肢体活动障碍**，发现异常及时报告医生处理。

②术后平卧，穿刺部位按压 30 分钟，沙袋（1kg）压迫 6～8 小时，穿刺侧肢体继续制动（取伸展位，不可屈曲）**2～4 小时**。一般于穿刺后 **8 小时**左右可行侧卧位；**24 小时**内卧床休息、限制活动，24 小时后如无异常情况可下床活动。

③密切观察（术后 2 小时内每 15 分钟、2 小时后每 2 小时监测 1 次，连续 6 次）双侧足背动脉搏动和肢体远端皮肤颜色、温度等，防止动脉栓塞；注意局部有无渗血、血肿，指导病人咳嗽或呕吐时按压穿刺部位，避免因腹压增加而导致伤口出血。

④卧床期间协助生活护理。

⑤指导病人多饮水，以促进造影剂排泄。

# 第 2 部分

## 外科护理学

# 第 1 单元　水、电解质、酸碱平衡失调病人的护理

【复习指南】正常体液平衡的内容要求熟悉。水和钠代谢紊乱的护理中，高渗性脱水、低渗性脱水、等渗性脱水、水中毒的临床表现和治疗要点要求熟练掌握，其病因、病理生理、辅助检查要求掌握。低钾血症和高钾血症的临床表现和护理措施要求熟练掌握，其病因、治疗要点、辅助检查要求掌握。钙、镁、磷代谢异常的病因要求熟悉，临床表现和治疗要点要求掌握。各类酸碱平衡失调的临床表现和护理措施应熟练掌握。

## 一、正常体液平衡

1. 水的平衡　人体内体液总量因性别、年龄和胖瘦而异。成年**男性**体液量约占体重的**60%**；**女性**因脂肪组织较多，体液量约占体重的**50%**。

有些无功能性细胞外液的变化也可导致机体水、电解质和酸碱平衡显著失调，无功能性细胞外液占体重 1% ～ 2%，占组织间液 10%。体温每增高 1℃，每日每千克体重将增加失水**3 ～ 5ml**，气管切开病人失水量是正常时的**2 ～ 3** 倍。体液的主要成分是水和电解质。细胞外液中的主要阳离子为 $Na^+$，主要阴离子为 $Cl^-$、$HCO_3^-$，以及蛋白质。细胞内液中的主要阳离子为 $K^+$ 和 $Mg^{2+}$，主要阴离子为 $HPO_4^{2-}$，以及蛋白质。

正常人 24 小时液体出入量为 2000 ～ 2500ml（表 2-1）。

**表 2-1　正常人 24 小时液体出入量**

| 摄入量（ml） | 排出量（ml） |
|---|---|
| 饮水 1000 ～ 1500 | 尿 1000 ～ 1500 |
| 食物含水 700 | 粪便 150 |
| 代谢氧化生水 300 | 无形失水 850 |
| | 皮肤蒸发 500 |
| | 呼吸蒸发 350 |
| 合计 2000 ～ 2500 | 合计 2000 ～ 2500 |

2. 电解质平衡

（1）钠的平衡：钠是细胞外液最重要的阳离子，主要来自食盐，通过小肠吸收，正常血清钠浓度为 **135 ～ 145mmol/L**。

（2）钾的平衡：钾是人体重要的无机阳离子之一。体内钾总量的 98% 在细胞内，2% 在细胞外液。血清中钾的浓度为 **3.5 ～ 5.5mmol/L**。钾主要来自含钾的食物，经消化道吸收，80% 经肾排出。钾的主要生理功能是维持细胞的正常代谢、维持细胞内液的渗透压和酸碱平衡、增加神经肌肉应激性、抑制心肌收缩能力。

3. 酸碱平衡　人体正常的生理和代谢活动需要一个酸碱度适宜的体液环境。通常人体液的 $H^+$ 浓度保持在一定范围内，使动脉血浆 **pH** 保持在 **7.4±0.05**。但人体在代谢过程中不断产生酸性和碱性物质，使体液中的 $H^+$ 浓度经常变化。为使血中 $H^+$ 浓度仅在很小的范围内变动，人体通过体液中的缓冲系统和具有调节作用的脏器维持酸碱平衡。**缓冲系统**：血浆中重要的

缓冲对 **$HCO_3^-/H_2C_2O_3$ 最为重要**，其比值决定血浆 **pH**。脏器调节中肺通过调节二氧化碳（$CO_2$）排出量调节酸碱平衡。在缺氧状态下，延髓中央化学感受器受抑制，而位于颈动脉体和主动脉体的周围化学感受器兴奋，促进肺排出 $CO_2$，从而降低动脉血二氧化碳分压（$PaCO_2$），并调节血浆的 $H_2CO_3$ 浓度。**肾**是调节酸碱平衡的**重要器官**，一切非挥发性酸和过剩的碳酸氢盐都从肾排泄。

## 二、水和钠代谢紊乱的护理

体液代谢失衡有以失水为主或以缺钠为主，或两者等比例丧失（表 2-2）。故临床常因原发疾病的病因不同，水钠代谢紊乱的类型、代偿机制、临床表现、处理原则和护理措施亦不同。

**表 2-2　不同类型脱水的特征**

| 缺水类型 | 丢失成分 | 临床表现 | 治疗要点 | 辅助检查 |
|---|---|---|---|---|
| 等渗性脱水 | 等比例钠和水 | 不口渴、尿少、皮肤弹性差、黏膜干燥 | 等渗盐水和平衡液补充血容量 | 血钠正常 |
| 高渗性脱水 | 失水大于失钠 | 口渴 | 静脉滴注 5% 葡萄糖注射液 | 血钠↑ |
| 低渗性脱水 | 失钠大于失水 | 神志差、不渴 | 轻者静脉补充等渗盐溶液，重者先静脉输注含盐溶液，后输胶体溶液，再给高渗盐水（3% ～ 5% 氯化钠注射液）200 ～ 300ml | 血钠↓ |

1. 等渗性脱水　是指水和钠成比例丧失，血清钠和细胞外液渗透压维持在正常范围，因可造成细胞外液量（包括循环血量）迅速减少，又称急性脱水或混合性脱水。外科病人最易发生这种脱水。

（1）病因：①**消化液的急性丧失**，如大量呕吐、肠外瘘等。②体液丧失，如急性腹膜炎、肠梗阻、大面积烧伤早期等。

（2）病理生理：等渗性脱水时，水和钠成比例丧失，细胞外液渗透压无明显变化。

（3）临床表现：病人可出现消化道症状，如恶心、呕吐、畏食、口唇干燥、皮肤弹性降低及少尿等症状，但无口渴症状。

（4）辅助检查：红细胞计数、血红蛋白和血细胞比容均明显增高；也可通过血气分析判断。

（5）治疗：纠正病因，积极补液。一般可用**等渗盐水**或平衡盐溶液补充血容量，但等渗盐水因其 $Cl^-$ 含量高于血清 $Cl^-$ 含量，大量补充有导致高氯性酸中毒的危险。平衡盐溶液内电解质含量与血浆相似，用于治疗将更安全合理，常用的有乳酸钠和复方氯化钠溶液。在纠正脱水后，注意预防低钾血症。

2. 低渗性脱水　失钠多于失水，血清钠低于 135mmol/L，细胞外液呈低渗状态。

（1）病因：常见的病因如下。①消化液持续性丢失致钠盐丢失过多，如**反复呕吐、长期胃肠减压或慢性肠梗阻**等。②大创面的慢性渗液。③治疗性原因，如使用排钠利尿药时未补给适量的钠盐，治疗等渗性脱水时过多补充水分而忽略钠的补充。

（2）病理生理：由于失钠多于失水，细胞外液呈低渗状态，导致 ADH 分泌减少，肾小管重吸收水分减少，尿量增多，从而使细胞外液渗透压增高。

（3）临床表现：病人一般无口渴。根据缺钠程度将低渗性缺水分为 3 度。

①**轻度**缺钠，血清钠**低于 135mmol/L**。病人感疲乏、头晕、手足麻木；尿量增多，尿中 $Na^+$ 减少。②**中度**缺钠，血清钠**低于 130mmol/L**。病人除上述临床表现外，还伴恶心、呕吐、脉搏细速、视物模糊、血压不稳定或下降、脉压变小、浅静脉瘪陷、站立性晕倒；尿量减少，尿中几乎不含 $Na^+$ 和 $Cl^-$。③重度缺钠，血清钠低于 **120mmol/L**，常发生休克。病人神志不清，木僵；昏迷或四肢痉挛性抽搐，腱反射减弱或消失。

（4）辅助检查：红细胞计数、血红蛋白量、血细胞比容及血尿素氮值均增高；血清钠＜ **135mmol/L**。

（5）治疗：积极治疗原发病，静脉输注高渗盐水或含盐溶液。轻、中度缺钠者，一般补充 5% 葡萄糖盐溶液。

3. 高渗性脱水　又称原发性脱水。水和钠同时缺失，但失水多于失钠。

（1）病因：常见病因如下。①水分摄入不足，如吞咽困难、禁食、危重病人给水不足、经鼻胃管或空肠造口管给予高浓度肠内营养液。②水分丧失过多，如大面积烧伤暴露疗法、大面积开放性损伤创面蒸发大量水分、高热病人大量出汗、糖尿病病人因血糖未控制致高渗性利尿等。

（2）病理生理：由于失水多于失钠，细胞外液的渗透压高于细胞内液，水分由细胞内液向细胞外液转移，导致细胞内、外液量都有减少，但以细胞内液减少为主。严重时，脑细胞因脱水而致脑功能障碍。如脱水加重致循环血量显著减少时，可引起醛固酮分泌增加，加强对钠和水的重吸收，以维持血容量。

（3）临床表现：随脱水程度而异。一般将高渗性脱水分为 3 度。①轻度脱水，脱水量占体重 **2% ～ 4%**。病人除口渴外，无其他临床症状。②中度脱水，脱水量占体重 **4% ～ 6%**。病人极度口渴、烦躁、乏力、口舌干燥、皮肤弹性差、眼窝凹陷、尿少、尿比重增高。③重度脱水：脱水量大于体重 **6%**。病人除上述症状外，还可出现脑功能障碍的表现，如躁狂、幻觉、谵妄，甚至昏迷。

（4）辅助检查：红细胞计数、血红蛋白量、血细胞比容均轻度升高；血清钠＞ 145mmol/L；尿比重增高。

（5）治疗：尽早祛除病因，防止体液继续丢失。鼓励病人饮水，无法口服者经静脉输入 **5% 葡萄糖溶液**。

4. 水中毒　是指机体摄水量超过排水量，水潴留体内致血浆渗透压下降和循环血量增多，又称稀释性低钠血症，较少见。

（1）病因：常见病因如下。①肾功能不全，排尿能力下降。②各种原因引起 ADH 分泌过多。③机体摄水过多或静脉补液过多。

（2）病理生理：因水分摄入过多或排出过少，细胞外液量骤增，血清钠因被稀释而浓度降低，渗透压下降，细胞外液向细胞内液转移，使细胞内、外液量都增加而渗透压均降低。循环血量增多抑制醛固酮分泌，使远曲小管和集合管对 $Na^+$ 重吸收减少，尿中排 $Na^+$ 增加，血清钠浓度降低更明显，细胞外液渗透压进一步降低。

（3）临床表现：按起病的急、缓分为两类。①急性水中毒，因脑细胞肿胀和脑组织水肿可致颅内压增高，引起神经、精神症状，如头痛、躁动、谵妄、惊厥，甚至昏迷，严重者发生脑疝。②慢性水中毒，多被原发病的症状所掩盖。可出现软弱无力、恶心、呕吐、嗜睡、体重增加、皮肤苍白等症状，一般无凹陷性水肿。

（4）辅助检查：血红细胞计数、血红蛋白量、血细胞比容、血浆蛋白量及血浆渗透压均降低，平均红细胞容积增加，平均血红蛋白浓度降低。

（5）治疗：立即停止水分摄入。轻者在机体排出多余的水分后，水中毒即可解除。严重者需用利尿药以促进水排出。一般可用渗透性利尿药，如20%甘露醇250ml快速静脉滴注；也可静脉注射利尿药，如呋塞米（速尿）。

## 三、钾代谢异常的护理

钾代谢异常包括低钾血症和高钾血症，前者多见。

1. 低钾血症　血清钾浓度低于**3.5mmol/L**。

（1）病因病理：常见病因如下。①钾摄入不足，如长期进食不足或静脉中钾盐补充不足。②钾丧失过多：如呕吐、腹泻、胃肠道引流、醛固酮增多症、急性肾衰竭多尿期、应用排钾利尿药（呋塞米、依他尼酸）及肾小管性酸中毒等。③体内钾分布异常，$K^+$向细胞内转移，如大量输入葡萄糖和胰岛素、代谢性碱中毒等。

（2）临床表现：肌无力，为最早的临床表现。一般先出现四肢软弱无力，后延及躯干和呼吸肌。病人出现吞咽困难；累及呼吸肌时致呼吸困难或窒息；严重者出现软瘫、腱反射减弱或消失。消化道功能障碍，出现腹胀、恶心、呕吐、肠鸣音减弱或消失等肠麻痹症状。心脏功能异常主要为传导阻滞和节律异常。低钾性碱中毒，可出现头晕、躁动、昏迷、面部及四肢抽动、手足搐搦、口周及手足麻木等碱中毒症状。

（3）辅助检查：血清钾3.5mmol/L。典型心电图改变为早期出现T波降低、变平或倒置，随后出现ST段降低、Q-T间期延长和U波。但并非每个病人都出现心电图改变，故心电图检查仅作为辅助性诊断手段。

（4）治疗：寻找和祛除引起低血钾的原因，减少或终止钾的继续丧失。边治疗边观察，临床常用10%氯化钾经静脉补给。

（5）护理措施：恢复血清钾水平：监测病人心率、心律、心电图及意识状况。遵医嘱予以补钾。其原则：①**尽量口服补钾，**遵医嘱予以**10%**氯化钾或枸橼酸钾溶液口服。鼓励病人多进食香蕉、橘子汁、番茄汁等含钾丰富的食物。②见尿补钾，每小时尿量大于**40ml**或每日尿量大于**500ml**方可补钾。③控制补液中钾浓度，静脉补液中钾浓度不宜超过**40mmol/L**；禁止直接静脉推注氯化钾，以免血钾突然升高致心搏骤停。④**速度勿快**，补钾速度不宜超过每小时20mmol。⑤**总量限制、严密监测**，定时监测血钾浓度，一般每日补氯化钾3～6g。此外，因低钾血症常伴碱中毒，而补给的氯化钾中的$Cl^-$有助于减轻碱中毒。长时间禁食者、长期控制饮食摄入者或近期有呕吐、腹泻、胃肠道引流者，应及时补钾，以防发生低钾血症。

2. 高钾血症　血清钾浓度高于5.5mmol/L。

（1）病因病理：常见病因如下。①钾排出减少，如急性肾衰竭、应用保钾利尿药肾上腺皮质激素合成分泌不足等。②体内钾分布异常，细胞内钾移出至细胞外，见于溶血、严重组织损伤代谢性酸中毒等。③钾摄入过多，口服或静脉输入过多钾、使用含钾药物或输入大量库存血等。

（2）临床表现：高钾血症的临床表现无特异性。可因神经、肌肉应激性改变，病人很快由兴奋转入抑制状态，表现为神志淡漠、感觉异常、乏力、四肢软瘫、腹胀和腹泻等。严重的高钾血症者有微循环障碍的表现，如皮肤苍白、湿冷、青紫及低血压等；也可有**心动过缓**、心律失常。**最严重的表现为心搏骤停**，多发生于舒张期。血清钾 **7mmol/L** 的病人，几乎都有异常心电图的表现。

（3）辅助检查：**血清钾＞ 5.5mmol/L**。典型的心电图改变为早期 T 波高而尖，Q-T 间期延长，随后出现 QRS 波增宽，RR 间期延长。

（4）治疗：寻找和祛除引起高血钾的原因，积极治疗原发病。

**禁钾**：立即停用一切含钾药物和溶液；避免进食含钾量高的食物。

降低血清钾浓度：①输注高渗碱性溶液。②输注葡萄糖溶液及胰岛素。③血液透析或腹膜透析。

对抗心律失常：因钙与钾有对抗作用，故给予 10% 葡萄糖酸钙 20ml 静脉缓慢推注，能缓解 $K^+$ 对心肌的毒性作用，必要时可重复用药。

（5）护理措施：①指导病人停用含钾药物，避免进食含钾量高的食物。②遵医嘱用药以对抗心律失常及降低血钾水平。③透析病人做好透析护理。

并发症的预防和急救：①在加强对病人生命体征观察的同时，严密监测病人的血钾、心率、心律、心电图。②一旦发生心律失常应立即通知医生，积极协助治疗；若出现心搏骤停，立即行心脑肺复苏。

## 四、钙、镁、磷代谢异常的护理

### （一）钙代谢异常

#### 1. 低钙血症

（1）病因：见于急性重症胰腺炎、坏死性筋膜炎、消化道瘘、肾衰竭、高磷酸血症、甲状旁腺功能受损等。甲状旁腺功能受损多发生在甲状腺手术或颈部放射治疗的病人。

（2）临床表现：易激动，**口周和指尖麻木**、针刺感、手足抽搐、肌肉疼痛、腱反射亢进等。实验室检查血清钙低于 2.25mmol/L。

（3）治疗：处理原发病。补钙：10% 葡萄糖酸钙 10 ～ 20ml 或 5% 氯化钙 10ml。对需长期治疗的病人，可口服钙剂和维生素 D。纠正碱中毒：可提高血中离子化钙的含量。

#### 2. 高钙血症

（1）病因：甲状旁腺功能亢进症；骨转移癌；服用过量的维生素 D 等。

（2）临床表现：疲乏无力、厌食、恶心、便秘多尿，重者头痛、身痛，再重可出现心律失常，血清钙高达 4 ～ 5mmol/L 时可危及生命。

（3）治疗：①处理原发病，如对甲状旁腺功能亢进症的病人进行手术治疗等。②降钙和排钙，低钙饮食，补足水分，输注等渗盐水或硫酸钠，以利于钙的排出，降低血钙。

### （二）磷代谢异常

#### 1. 低磷血症

（1）病因：①入量过少，吸收不良及长期胃肠外营养病人，忽视磷的补充。②排出过多，腹泻。③输入大量葡萄糖和胰岛素，致血磷降低。

（2）临床表现：缺乏特异性，常被忽略，其表现为头晕、厌食、肌肉无力等神经肌肉症状，严重的可出现抽搐、精神错乱、昏迷，甚至呼吸肌无力而死亡。实验室检查血清无机磷低于 0.96mmol/L。

（3）治疗：甲状旁腺功能亢进症者行手术治疗等。补磷，特别是长期营养疗法的病人不可忽视补充磷制剂。

2. 高磷血症

（1）病因：①入量过多，包括摄入或吸收过多，如应用维生素 D 过多。②排出减少，甲状旁腺功能低下、急性肾衰竭等。③磷从细胞内转出，见于酸中毒或应用细胞毒类药物。

（2）临床表现：常由继发性低钙血症所掩盖，出现低钙血症表现；因异位钙化使肾功能受损。实验室检查血磷高于 1.62mmol/L。

（3）治疗：处理原发病，如治疗肾衰竭等；纠正低钙血症。

（三）镁代谢异常

1. 低镁血症

（1）病因：①摄入不足，吸收障碍。②排出过多，慢性腹泻，胃肠道消化液丧失。

（2）临床表现：神经、肌肉和中枢神经系统功能亢进症状，如精神紧张、肌震颤、手足抽搐、谵妄和惊厥。实验室检查血清镁低于 0.75mmol/L。

（3）治疗：对因处理。

2. 高镁血症

（1）病因：主要见于肾功能不全、烧伤、广泛性损伤和应激反应等，偶尔见于硫酸镁治疗子痫病人时。

（2）临床表现：主要表现为中枢和周围神经传导障碍，肌肉软弱无力、腱反射减弱或消失、反应迟钝、血压下降，严重者出现呼吸抑制和心脏停搏。实验室检查血清镁高于 1.25mmol/L。

（3）治疗：立即停用含镁制剂，静脉缓慢注射 10% 葡萄糖酸钙 10 ～ 20ml 或氯化钙。

## 五、酸碱平衡失调

1. 代谢性酸中毒　代谢性酸中毒是因体内酸性物质积聚或产生过多，或 $HCO_3^-$ 丢失过多所致，是临床最常见的酸碱平衡失调。

（1）病因病理：不外乎 $H^+$ 产生过多、排出受阻，或者 $HCO_3^-$ 丢失过多。常见于腹膜炎、休克、高热等酸性代谢废物产生过多，或长期不能进食，脂肪分解过多，酮体积累；腹泻、肠瘘、胆瘘和胰瘘等，大量 $HCO_3^-$ 由消化道中丢失；急性肾衰竭，排 $H^+$ 和再吸收 $HCO_3^-$ 受阻。

（2）临床表现：轻度代谢性酸中毒可无症状。重症病人可出现疲乏、眩晕、嗜睡、感觉迟钝或烦躁不安，甚至神志不清或昏迷。**最突出的表现是呼吸深而快，呼出气体有酮味。**病人面色潮红、心率加快、血压偏低；可出现对称性肌张力减弱、腱反射减弱或消失，并可伴有缺水的症状。因代谢性酸中毒可降低心肌收缩力和周围血管对儿茶酚胺的敏感性，故病人易发生心律失常、急性肾功能不全和休克，一旦发生很难纠正。

（3）辅助检查：血气分析、氧分压、氧饱和度检测。血电解质钠、钾、钙、镁、磷检测。尿常规检查可出现酮体。肝、肾功能检测。血乳酸检测。根据病因、临床症状选做 B 超、X 线检查等。

（4）治疗要点：积极处理原发病、消除诱因，逐步纠正代谢性酸中毒。轻度代谢性酸中毒病人，经消除病因和补液纠正缺水后，即可自行纠正，不必用碱剂治疗。重症代谢性酸中毒病人在补液的同时需用碱剂治疗。常用碱剂为 **5%** 碳酸氢钠溶液，用后 **2～4 小时**复查动脉血气分析及血清电解质，根据测定结果再决定后续治疗方案。由于代谢性酸中毒时血 $Ca^{2+}$ 增多，故即使病人有低钙血症，也可不出现手足抽搐；但酸中毒纠正后，血 $Ca^{2+}$ 减少，便会出现手足抽搐。及时静脉注射葡萄糖酸钙。过快纠正酸中毒还能引起大量 $K^+$ 移到细胞内，**引起低钾血症，故应注意观察并补钾**。

2. 代谢性碱中毒　代谢性碱中毒系因体内 $H^+$ 丢失或 $HCO_3^-$ 增多所致。

（1）病因病理：①胃液丢失，常见于**幽门梗阻**或高位肠梗阻时的**剧烈呕吐**，直接丢失胃酸（HCl）。②肾排 $H^+$ 过多，肾排出 $H^+$ 过多主要是由于醛固酮分泌增加引起的，同时也伴有低钾血症。

（2）临床表现：轻者常无明显表现，有时可有呼吸变浅、变慢或精神方面的异常，如谵妄、精神错乱或嗜睡等。可有低钾血症和缺水的表现。严重者可因脑或其他器官代谢障碍而出现昏迷。

（3）辅助检查：动脉血气分析。①失代偿期，血浆 pH 和 $HCO_3^-$ 明显增高，$PaCO_2$ 正常；②代偿期，血浆 pH 可在正常范围，但 $HCO_3^-$ 和 BE 均有一定程度增高。血清电解质可伴血清钾、氯降低。

（4）治疗：碱中毒的纠正不宜过速，一般不要求完全纠正，关键在于积极治疗原发病，解除病因。

3. 呼吸性酸中毒　是指肺泡通气及换气功能减弱，不能充分排出体内生成的 $CO_2$，致血液中 $PaCO_2$ 增高引起的高碳酸血症。

（1）病因病理：凡能引起肺泡通气不足的疾病均可致呼吸性酸中毒。①呼吸中枢抑制，全身麻醉过深、镇静药过量、颅内压增高、高位脊髓损伤等。②胸部活动受限，严重胸壁损伤、胸腔积液、严重气胸等。③呼吸道阻塞或肺部疾病，支气管异物、支气管或喉痉挛、慢性阻塞性肺部疾病、肺炎、肺水肿等。④呼吸机管理不当。

（2）临床表现：病人出现胸闷、气促、呼吸困难、发绀、头痛、躁动不安等。重者可伴血压下降、谵妄、昏迷等。严重脑缺氧可致脑水肿、脑疝，甚至呼吸骤停。病人因严重酸中毒所致的高钾血症，可出现突发性心室颤动。

（3）辅助检查：动脉血气分析显示血浆 **pH 降低**、**$PaCO_2$ 增高**，血浆 **$HCO_3^-$** 可正常。

（4）治疗：积极治疗原发病，改善病人通气，**解除呼吸道梗阻**，**如祛痰**、**给氧**、使用呼吸兴奋药等，必要时行气管插管或气管切开辅助呼吸。若因呼吸机使用不当致呼吸性酸中毒，应调整呼吸机参数，促使潴留体内的 $CO_2$ 排出并纠正缺氧，酸中毒较重者，适当使用**氨丁三醇（THAM）**。

4. 呼吸性碱中毒　是指由于肺泡通气过度，体内 **$CO_2$** 排出过多致 **$PaCO_2$ 降低**而引起的低碳酸血症。

（1）病因病理：凡引起**过度通气**的因素均可导致呼吸性碱中毒。常见原因有癔症、高热、中枢神经系统疾病、疼痛、严重创伤或感染、肝衰竭、呼吸机辅助通气过度等。过度换气使血中 **$PaCO_2$** 降低可抑制呼吸中枢，使呼吸变浅、变慢，**$CO_2$** 排出减少，引起低碳酸血症。

（2）临床表现：多数病人有呼吸急促的表现。可有眩晕、手足和口周麻木及针刺感、肌震颤、手足抽搐，常伴心率加快。危重病人发生急性呼吸性碱中毒常提示预后不良。

（3）辅助检查：动脉血气分析显示血浆 **pH** 增高、**$PaCO_2$** 降低和 **$CO_2CP$** 下降。

（4）治疗：积极治疗原发病的同时对症治疗。

## 六、护理

1. 体液不足的护理

（1）**定量**：包括生理需要量、累积丧失量、继续损失量。正常人每日生理需要量为 2000 ～ 2500ml。纠正紊乱的关键在于第 1 天的处理：第 1 天补液量＝生理需要量 +1/2 累积丧失量。第 2 天补液量＝生理需要量 + 前 1 天继续丧失量 + 部分累积丧失量。第 3 天补液量＝生理需要量 + 前 1 天继续丧失量。

（2）定性：根据病人的具体情况而定。补液原则是先盐后糖，先晶后胶，先快后慢，见尿补钾。

（3）定时：严格按治疗计划补充液体，避免过量、过速。

2. 体液量增多的护理　停止增加体液量，给予高渗性溶液和利尿药。

3. 补液期间监测　生命体征、精神状况、脱水情况、尿量变化、皮肤黏膜情况、中心静脉压、体重改变、心电图、生化指标。

# 第 2 单元　外科休克病人的护理

【复习指南】休克的临床表现、治疗要点及护理措施应熟练掌握，休克的病因与分类、病理生理、外科常见的休克及护理评估的内容需掌握。

## 一、概述

1. 病因与分类　休克是机体受到强烈的致病因素侵袭后，导致有效循环血量锐减，组织血液灌流不足引起的以微循环障碍、代谢障碍和细胞受损为特征的病理性综合征，是严重的全身性应激反应。按休克的原因分为低血容量性休克、感染性休克、心源性休克、神经源性休克和过敏性休克 5 类，其中低血容量性休克与感染性休克在外科最常见。

2. 病理生理　有效循环血容量锐减和组织灌注不足，以及由此引起的代谢改变、炎症介质释放与继发性损害是各类休克的共同病理生理基础。

根据休克发展不同阶段的病理生理特点可将微循环障碍分为 3 期：微循环收缩期、微循环扩张期、微循环衰竭期。3 个时期病理表现相对应临床表现为休克代偿期、休克期和失代偿期。

3. 临床表现

（1）休克代偿期：休克早期，机体有一定代偿作用。病人中枢神经系统兴奋性增高，交感 - 肾上腺轴兴奋，表现为精神紧张、烦躁不安、面色苍白、四肢湿冷、**脉搏加快**、呼吸增快；血压变化不大，但脉压缩小；尿量正常或减少。若处理及时，休克可纠正。反之，病情继续发展，进入休克抑制期。

（2）休克抑制期：此期病人意识改变明显，表现为表情淡漠、反应迟钝，甚至出现意识模糊或昏迷。可有口唇肢端发绀、四肢冰冷、脉搏细速、血压进行性下降。严重者全身皮肤、黏膜明显发绀，四肢厥冷、脉搏微弱、血压测不出、尿少或无尿。若皮肤、黏膜出现瘀斑或鼻腔、牙龈、内脏出血，则提示并发 DIC。若出现进行性呼吸困难、烦躁、发绀，给氧但不能改善呼吸状态，则提示并发 ARDS。此时病人常继发多器官功能障碍综合征（MODS）而死亡。

4. 治疗　尽早祛除病因，迅速恢复有效循环血量，纠正微循环障碍，恢复正常代谢，防止 MODS。

（1）一般急救：现场救护包括创伤处包扎、固定、制动及控制大出血，保证呼吸道通畅，取休克体位，注意保暖，及早建立静脉通路，遵医嘱应用镇痛药等。

（2）补充血容量：是纠正组织低灌注和缺氧的关键，迅速建立静脉通路，输入晶体液。原则是及时、快速、足量。

（3）积极处理原发病。

（4）纠正酸碱平衡失调：重度休克在经扩容治疗后仍有严重的代谢性酸中毒者，需用碱性药物，常用 5% 碳酸氢钠。

（5）应用血管活性药物：①血管收缩药，常用的血管收缩药有去甲肾上腺素、多巴胺和间羟胺等。②血管扩张药，常用的血管扩张药有酚妥拉明、酚苄明、阿托品、山莨菪碱和东莨菪碱等。在监测中心静脉压下，CVP ＞ 15cm$H_2O$，但动脉压仍低时，可经静脉缓慢注射毛花苷 C，有效时可再给维持量。

（6）DIC 的治疗：休克发展到 DIC 阶段，需应用肝素抗凝治疗。DIC 晚期，纤维蛋白溶解系统功能亢进，可使用抗纤溶药，以及抗血小板黏附和聚集的药物。

（7）皮质类固醇的应用：严重休克及感染性休克病人可使用皮质类固醇治疗。

## 二、外科常见的休克

### （一）低血容量性休克

低血容量性休克主要是各种原因引起短时间内大量出血或体液积聚在组织间隙，使有效循环血量降低所致。大血管破裂或脏器破裂出血引起的休克称为失血性休克；各种损伤及大手术使血液、血浆同时丢失引起的休克称为创伤性休克。

1. 失血性休克　多见于大血管破裂、腹部损伤引起的实质性内脏器官（肝、脾）破裂，胃、十二指肠出血、门静脉高压所致的食管、胃底曲张静脉破裂出血等。通常在迅速失血超过总血量 20% 时，即发生休克。失血性休克的分级：①Ⅰ级，失血量＜ 750ml，占血容量比例＜ 15%。②Ⅱ级，失血量 750 ～ 1500ml，占血容量比例 15% ～ 30%。③Ⅲ级，失血量 1500 ～ 2000ml，占血容量比例 30% ～ 40%。④Ⅳ级，失血量＞ 2000ml，占血容量比例＞ 40%；大量失血定义为 24 小时内失血超过病人的估计血容量或 3 小时内失血量超过估计血容量的 50%。发生失血性休克应补充血容量与控制出血并重。补液护理是纠正失血性休克的重要保证。应迅速建立 2 条以上静脉通路，快速补充**平衡盐溶液**，改善组织灌注。

2. 创伤性休克　多见于严重外伤，如大面积撕脱伤、烧伤、挤压伤、全身多发性骨折或大手术等。治疗要点：补充血容量及对症处理。①补充血容量，积极快速补充血容量仍是创伤性休克病人的首要措施。②镇痛，创伤后剧烈疼痛应适当应用镇痛药。③急救处理，骨折病人应首先固定；对危及生命的损伤，如张力性气胸、连枷胸等，应先紧急处理。④手术，需手术治疗者，尽量在血压回升或稳定后进行。⑤预防感染，休克病人抵抗力常降低，应早期使用抗生素预防感染。

（二）感染性休克

**感染性休克**常见于急性腹膜炎、**急性化脓性阑尾炎**、**急性梗阻性化脓性胆管炎**、泌尿系统感染、败血症等。其主要致病菌是**革兰阴性菌**，该类细菌释放的**内毒素**是导致休克的主要因素，因此又称内毒素休克。

1. 临床表现　冷休克病人表现为烦躁不安、神志淡漠，甚至嗜睡、昏迷；面色苍白、发绀或呈花斑样；皮肤湿冷，体温降低；毛细血管充盈时间延长；脉细速，血压下降，脉压减小；尿量减少。暖休克病人表现为意识清醒，面色潮红；手足温暖干燥；脉率慢而有力，血压下降，但脉压较大；病情加重时暖休克可转为冷休克。

2. 治疗　纠正休克与控制感染并重。补充血容量，首先快速输入平衡盐溶液，再补充适量的胶体液（人工胶体液、血浆或全血）。控制感染，纠正酸碱失衡，应用血管活性药物，应用皮质类固醇及其他营养支持，DIC 及重要器官功能不全的处理等。

## 三、护理

1. 护理评估

（1）健康史：了解引起休克的各种原因，如有无腹痛和发热；有无因严重烧伤、损伤或感染引起的大量失血和失液；病人受伤或发病后的救治情况。

（2）身体状况：①意识和表情，意识是反映休克的敏感指标。若病人呈兴奋、烦躁不安，或表情淡漠、意识模糊、反应迟钝，甚至昏迷，常提示存在不同程度的休克。②生命体征，外周循环状况，皮肤和口唇黏膜苍白、发绀、呈花斑状，四肢湿冷，提示休克。但感染性休克病人可表现为皮肤干燥潮红、手足温暖。③尿量，可反映肾灌流情况，也是反映组织灌流情况最佳的定量指标。尿少通常是休克早期的表现。病人有无骨骼肌和皮肤、软组织损伤；有无局部出血及出血量；腹部损伤者有无腹膜刺激征和移动性浊音；后穹隆穿刺有无不凝血液。

（3）心理社会状况：了解病人及家属有无紧张、焦虑或恐惧、心理承受能力及对治疗和预后的认识程度，了解引起其不良情绪反应的原因。

2. 护理措施

（1）迅速补充血容量，维持体液平衡：迅速建立 2 条以上静脉输液通道，大量快速补液（除心源性休克外）。特殊情况行中心静脉穿刺插管，并同时监测 CVP。

（2）合理补液：临床上可根据动脉血压和中心静脉压 2 个参数做综合分析，判断其异常的原因并做相应处理（表 2-3）。若血压及中心静脉压均低，提示血容量严重不足，应予以快速大量补液；若血压降低而中心静脉压升高，则提示有心功能不全或血容量超负荷，应减慢补液速度，限制补液量，防止肺水肿及心力衰竭。若病人每日尿量＞30ml，提示休克好转。

**表 2-3　中心静脉压与补液的关系**

| 中心静脉压 | 血压 | 原因 | 处理原则 |
| --- | --- | --- | --- |
| 低 | 低 | 血容量严重不足 | 充分补液 |
| 低 | 正常 | 血容量不足 | 适当补液 |
| 高 | 低 | 心功能不全或血容量相对过多 | 给强心药，纠正酸中毒，舒张血管 |

（3）改善组织灌注，促进气体正常交换，取休克体位，增加肢体回心血量，改善重要器官血供。

（4）使用抗休克裤：休克纠正后，为避免气囊放气过快引起低血压，应由腹部开始缓慢放气，每 15 分钟测量血压 1 次，若发现血压下降超过 5mmHg，应停止放气并重新注气。

（5）用药护理：使用血管活性药物应从低浓度、慢速度开始，并用心电监护仪每 5 ～ 10 分钟测 1 次血压，血压平稳后每 15 ～ 20 分钟测 1 次。

（6）停药护理：血压平稳后，应逐渐降低药物浓度、减慢速度后撤除，以防突然停药引起不良反应。

（7）保暖：采用加盖棉被、毛毯和调节室温等措施进行保暖。

（8）维持有效的气体交换：严重呼吸困难者，协助医师行气管插管或气管切开，尽早用呼吸机辅助呼吸。维持呼吸道通畅。

（9）维持正常体温：每 4 小时 1 次，密切观察体温变化。高热病人予以物理降温，必要时遵医嘱用药物降温。

（10）失血性休克病人：若输入低温保存的库存血易使其体温降低，故输血前应将库存血置于常温下复温后再输入。

（11）观察和防治感染：①严格按照无菌技术原则执行各项护理操作。②避免误吸所致肺部感染；必要时遵医嘱每日 3 次超声雾化吸入，以利痰液稀释和排出。③加强留置尿管的护理，预防泌尿系统感染。④有创面或伤口者，注意观察，及时更换敷料，保持创面或伤口清洁干燥。⑤遵医嘱合理应用抗生素。

（12）预防皮肤受损和意外受伤。

（13）健康教育。

## 第 3 单元　多系统器官功能障碍综合征病人的护理

【复习指南】多器官功能障碍综合征预防、临床表现及护理措施是考试的重点，应熟练掌握。病因和发病机制、辅助检查、治疗要点应掌握。

### 一、概述

1. 病因　多器官功能障碍综合征（MODS）是指机体遭受各种感染或非感染因素、急性损伤因素，24 小时之后同时或序贯发生 2 个或 2 个以上与原发病损有或无直接关系的器官或者系统的可逆性功能障碍，并达到各自器官功能障碍诊断标准的临床综合征。MODS 发生时各器官功能衰竭的发生率从高到低依次为肺、肝、胃肠道、肾和凝血系统。常见的病因有：各种外科感染引起的脓毒症；严重的创伤、烧伤或大手术致失血、缺水；各种原因的休克，心搏、呼吸骤停复苏后；各种原因导致肢体、大面积的组织或器官缺血－再灌注损伤；合并脏器坏死或感染的急腹症；输血、输液、药物或机械通气；患某些疾病的病人更容易发生 MODS，如心、肝、肾的慢性疾病，糖尿病，免疫功能低下等。

2. 预防　①在处理各种急症时应有整体观念，客观衡量病情。②改善各器官和系统功能、微循环血供，避免或加重某些器官或系统的病变。③防治感染。④营养支持。⑤积极治疗原发病，切断病理连锁反应。

## 二、成人呼吸窘迫综合征

成人呼吸窘迫综合征（ARDS）是指在严重创伤、感染、休克、大手术等严重疾病的过程中继发的一种以进行性呼吸困难和难以纠正的低氧血症为特征的急性呼吸衰竭。

1. 病因　主要病因为损伤、感染、肺外器官病变、休克和药物。在许多情况下，创伤者可发生呼吸损伤。多发性肋骨骨折、肺挫伤、肺破裂、血胸和气胸等造成胸廓及胸腔内的直接损伤是常见的原因。头部创伤后意识昏迷者，由于血液和胃内容物的误吸或神经源性反射性肺水肿，引起呼吸损伤也不少见。

2. 临床表现　ARDS常在严重创伤、感染后突然发病，临床上以进行性呼吸困难为其特征，但在早期体格检查时除呼吸音稍弱外，肺内常无啰音，X线检查也无明显变化。

（1）初期：病人出现呼吸困难，有窘迫感，X线检查无明显变化，一般性给氧不能缓解呼吸困难。

（2）进展期：呼吸困难加重，发绀，此时双肺可有中小水泡音，出现管状呼吸音，X线片呈斑点状或成片状的阴影，血生化检查呈呼吸性及代谢性酸中毒。

（3）末期：深度昏迷，严重酸中毒，心律失常。

3. 辅助检查　动脉血气分析，$PaO_2 < 60mmHg$，$PaCO_2 < 35mmHg$，X线片呈点片状阴影。

4. 治疗　ARDS主要治疗措施包括：积极治疗原发病、氧疗、机械通气和调节液体平衡等。

（1）治疗原发病：是治疗的首要原则和基础，应积极寻找原发病灶并予以彻底治疗。原因不能明确时，都应怀疑感染的可能，治疗上宜选择广谱抗生素。

（2）氧疗：一般需用面罩进行高浓度（50%）给氧，使 $PaO_2 \geq 60mmHg$ 或 $SaO_2 \geq 90\%$。

（3）机械通气：选用 **PEEP 模式**。

（4）液体管理：为了减轻肺水肿，需要以较低的循环容量来维持有效循环持双肺相对“干”的状态。在血压稳定的前提下，出入液量宜呈轻度负平衡。

（5）营养支持与监护：ARDS时机体处于高代谢状态，应补充足够的营养。

（6）其他治疗：糖皮质激素、表面活性物质替代治疗、吸入一氧化二氮等可能有一定的价值。

5. 预防　重症创伤、严重感染等积极预防ARDS发生，控制液体速度，避免高浓度氧气的长期吸入。大量库存血的输入可诱发DIC发生，不易多输。危重病人加强肺部护理，减少肺部并发症的发生。

6. 护理措施

（1）呼吸道管理：①人工气道的护理。常用气管插管和气管切开。注意气道湿化。封闭气管插管或气管切开的气囊压力一般维持在 $20cmH_2O$，气囊平时保持充气状态。②保持呼吸道通畅。吸痰过程中注意给氧，观察病人生命体征，监测血气分析。

（2）维护循环功能：持续监测病人心率、血压变化，检测尿量，合理补液，检测中心静脉压。

（3）预防感染：注意手部卫生，气管切开定时换药。

（4）营养支持。

（5）心理护理。

## 三、急性肾衰竭

1. *病因及病理*　急性肾衰竭有广义和狭义之分，广义的急性肾衰竭根据病因可分为肾前性、肾性和肾后性3类。肾前性急性肾衰竭常见病因包括：①血容量不足。②心排血量减少。③周围血管扩张，如使用抗高血压药、脓毒血症、休克等。④肾血管收缩及肾自身调节受损等。肾性急性肾衰竭是肾实质损伤所致，最常见病因为挤压伤。肾后性急性肾衰竭是由于急性尿路梗阻所致。肾后性急性肾衰竭的肾功能多可在梗阻解除后得以恢复。常见病因有前列腺增生、肿瘤、神经源性膀胱、输尿管结石、肾乳头坏死堵塞、腹膜后肿瘤压迫等。

2. *临床表现*　急性肾衰竭根据临床表现和病程的共同规律，一般分为少尿期、多尿期和恢复期3个阶段。

（1）少尿或无尿期：尿量减少。尿量骤减或逐渐减少，每日尿量持续少于400ml者称为少尿，少于50ml者称为无尿。少尿期的临床表现主要是恶心、呕吐、头痛、头晕、烦躁、乏力、嗜睡及昏迷。对少尿期延长者应注意体液潴留、充血性心力衰竭、高钾血症、高血压以及各种并发症的发生。**高钾血症是本期最主要和最危险的并发症**。

（2）多尿期：每日尿量达2.5L称为多尿，ATN利尿早期常见尿量逐渐增多，如在少尿或无尿后24小时内尿量出现增多并超过400ml时，可认为是多尿期的开始，多尿期临床表现主要是体质虚弱、全身乏力、心悸、气促、消瘦、贫血等。

（3）恢复期：根据病因、病情轻重程度、多尿期持续时间、并发症和年龄等因素，ATN病人在恢复早期变异较大，可毫无症状，自我感觉良好，或体质虚弱、乏力、消瘦；当血尿素氮和肌酐明显下降时，尿量逐渐恢复正常。

3. *治疗和护理要点*

（1）休息与体位：应绝对卧床休息以减轻肾负担。下肢水肿者抬高下肢促进血液回流。

（2）维持与监测水平衡：坚持“量出为入”的原则。严格记录24小时出入液量，严密观察病人有无体液过多的表现。①皮下有无水肿。②若体重每日增加0.5kg以上，提示补液过多。③血清钠浓度若偏低且无失盐，提示体液潴留。④正常中心静脉压为6～10cm$H_2O$，若高于12cm$H_2O$提示体液过多。⑤胸部X线片若显示肺充血征象，提示体液潴留。⑥出现心率快、呼吸急促和血压增高，应怀疑体液过多。

（3）监测并及时处理电解质、酸碱平衡失调：①监测血清钾、钠、钙等电解质的变化，发现异常及时通知医生处理。②密切观察有无高钾血症的征象，血钾高者应限制钾的摄入，少用或忌用富含钾的食物，如紫菜、菠菜、苋菜、薯类、山药、坚果、香蕉、香菇、榨菜等。预防高钾血症的措施还包括积极预防和控制感染。③限制钠盐。④密切观察有无低钙血症的征象，如手指麻木、易激惹、腱反射亢进、抽搐等。如发生低钙血症，可摄入含钙量较高的食物如牛奶，并可遵医嘱使用活性维生素D及钙剂等。

（4）控制饮食：在少尿期3天以内，不宜摄入蛋白质，严禁含钾食物，少尿期3～4天之后，适当摄入少量蛋白质，但仍严禁摄入含钾食物或药物等。对于能进食的病人，给予优质蛋白饮食，蛋白质的摄入量应限制为0.8g/（kg·d），并适量补充必需氨基酸。不能经口进食者可用鼻饲或肠外营养。

## 四、弥散性血管内凝血

弥散性血管内凝血（DIC）是由多种致病因素激活机体的凝血系统，导致机体弥散性微血栓形成、凝血因子大量消耗并继发纤溶亢进，从而引起全身性出血、微循环障碍乃至单个或多个器官功能衰竭的一种临床综合征。本病多起病急，进展快，死亡率高，是临床急重症之一。早期诊断及有效治疗是挽救病人生命的重要前提。

1. 病因　许多疾病可导致 DIC 的发生，其中以感染、恶性肿瘤、病理产科、手术与创伤所致者最为常见。感染性疾病最多见，占 DIC 总发病数的 31% ～ 43%。

2. 病理生理　上述各种原因导致组织损伤和细胞破坏（包括局部组织、血管内皮与血小板的损伤），促使组织因子释放，或其类似物质直接作用（如蛇毒、细菌毒素等），启动外源性或内源性凝血途径，激活机体的凝血系统，导致**弥散性微血栓形成**，并可直接或间接激活纤溶系统，继发纤溶亢进。

3. 治疗　DIC 的治疗原则是序贯性、及时性、个体性及动态性。

（1）祛除诱因、治疗原发病：是有效救治 DIC 的前提和基础。包括积极控制感染性疾病、产科及外伤处理、治疗肿瘤、防治休克、纠正电解质和酸碱平衡的紊乱等。

（2）抗凝疗法：是终止 DIC、减轻器官功能损伤、重建凝血 - 抗凝血功能平衡的重要措施。一般应在有效治疗基础疾病的前提下，与补充凝血因子的治疗同时进行。

①肝素应用：是 DIC 首选的抗凝疗法。急性或暴发型 DIC 通常选用肝素钠每日 10 000 ～ 30 000U，一般为每日 15 000U 左右，静脉滴注，根据病情可连用 3 ～ 5 天。另一种剂型为低分子肝素（如速避凝、克赛），常用剂量为 75U/（kg · d），1 次或分 2 次皮下注射，连续用药 3 ～ 5 天。其他抗凝血药及抗血小板聚集药物：复方丹参注射液，抗凝血酶（AT），双嘧达莫、阿司匹林、低分子右旋糖酐、噻氯匹定等药物有辅助治疗价值。

②补充凝血因子和血小板。

③抗纤溶治疗：适用于继发性纤溶亢进为主的 DIC 晚期，一般应在已进行有效原发病治疗、抗凝治疗及补充凝血因子的基础上应用。常用药有氨基己酸、氨甲苯酸等。

④其他：尿激酶溶栓治疗适用于 DIC 后期，脏器功能衰竭明显而经上述治疗无效者。糖皮质激素治疗。重组人活化蛋白 C（APC）可降低疾病相关的死亡率，值得关注。

4. 护理措施

（1）出血的观察：注意出血部位、范围及其严重度的观察，有助于病情及其治疗效果的判断。多部位的持续出血或渗血，特别是手术伤口、穿刺点和注射部位的持续性渗血，是发生 DIC 的特征；出血加重，多提示病情进展或恶化；反之可视为病情有效控制的重要表现。

（2）实验室检查指标的监测：这是 DIC 救治的重要环节，因为实验室检查的结果，可为 DIC 的临床诊断、病情分析、指导治疗及判断预后提供极其重要的依据。

（3）抢救配合与护理：迅速建立两条静脉通道，以保证抢救药物的应用和液体补充。注意维持静脉通路的通畅。熟悉 DIC 救治过程中各种常用药物的名称、给药方法、主要不良反应及其预防和处理，遵医嘱正确配制和应用有关药物，尤其是抗凝血药的应用，如肝素。肝素的主要不良反应是出血。在治疗过程中，注意观察病人的出血状况，监测各项实验室指标，如凝血时间（试管法）或凝血酶原时间（PT）或部分凝血活酶时间（AHT）。DIC 病人在使用肝素过程中，**凝血时间检查结果大于 30 分钟提示肝素用量过多**。若肝素过量而致出血，可采用鱼精蛋白静脉注射，鱼精蛋白 1mg 可中和肝素 1mg（肝素剂量 1mg = 12.8U）。

（4）预防潜在并发症：休克、多发性微血管栓塞。

（5）病情观察：严密观察病情变化，及时发现休克或重要器官功能衰竭。定时监测病人的生命体征、神志和尿量变化，记录 24 小时出入量；观察皮肤的颜色与温度、湿度；有无皮肤黏膜和重要器官栓塞的症状和体征，如肺栓塞、肾栓塞、胃肠黏膜出血、坏死可引起消化道出血、皮肤栓塞等。此外，应注意原发病的观察。

## 第 4 单元　麻醉病人的护理

【复习指南】麻醉前准备、局部麻醉应熟练掌握。局部麻醉药中毒及护理措施为考试重点，应熟练掌握。

### 一、概述

麻醉是指用药物或其他方法使病人的整体或局部暂时失去感觉，以达到无痛的目的，为手术治疗或其他医疗检查等提供条件。

1. 麻醉的分类　麻醉分类如下：①全身麻醉，包括吸入麻醉和静脉麻醉。②局部麻醉，包括表面麻醉、局部浸润麻醉、区域阻滞麻醉、神经及神经丛阻滞麻醉。③椎管内麻醉，包括蛛网膜下隙阻滞、硬脊膜外阻滞，其中硬脊膜外阻滞包括骶管阻滞。④复合麻醉，包括静吸复合麻醉、全麻与非全麻复合麻醉等。⑤基础麻醉。

2. 麻醉前准备

（1）麻醉前病情评估：麻醉医师一般在麻醉前 1 ～ 3 天访视病人，了解病人的病情，解答病人对麻醉的疑问，消除其对麻醉和手术的恐惧心理。目前临床常用美国麻醉医师协会的病情分级方法判断病人对手术和麻醉的耐受力。

（2）病人心理准备：术前应有针对性地消除其思想顾虑和焦虑心理。

（3）病人身体准备：成人择期手术前应**禁食 8 ～ 12 小时，禁饮 4 小时**，急症手术病人也应充分考虑胃排空问题。

（4）麻醉设备、用具和药品的准备：麻醉前必须充分准备好麻醉用具、麻醉机、监测设备及药品，保证各仪器设备的功能正常。

（5）麻醉前用药：常用药物如下。①镇静药和催眠药，巴比妥类如苯巴比妥钠（鲁米那）。②镇痛药，具有镇静及镇痛作用，与全身麻醉药有协同作用，可以减少麻醉药用量。椎管内麻醉时作为辅助用药，能减轻内脏牵拉反应。常用药物有吗啡、哌替啶、喷他佐辛、**芬太尼**。③抗胆碱药，能阻断 M 胆碱能受体，抑制腺体分泌，**减少呼吸道和口腔分泌物，**解除平滑肌痉挛及迷走神经兴奋对心脏的抑制作用。常用药物有**阿托品**、东莨菪碱。④抗组胺药，可以拮抗或阻滞组胺释放。$H_1$ 受体阻滞药作用于平滑肌和血管，解除其痉挛。

### 二、麻醉的护理

#### （一）局部麻醉

1. 常用局部麻醉药

（1）酯类：包括普鲁卡因、丁卡因等。

（2）酰胺类：包括利多卡因、丁哌卡因等。引起的过敏反应极为罕见。

2. 常用局部麻醉方法

（1）表面麻醉：多用于眼、鼻腔、口腔、咽喉、气管及支气管、尿道等处的浅表手术或检查。常用药物为0.5%～1%丁卡因，或2%～4%利多卡因。根据手术部位不同，选择不同给药方法。如眼科手术用滴入法；鼻腔、口腔手术用棉片贴敷法或喷雾法；尿道和膀胱手术用注入法等。若滴入眼内或注入尿道，由于局麻药能较长时间与黏膜接触，应减少剂量。

（2）局部浸润麻醉：沿手术切口线分层注入局麻药，阻滞神经末梢而起到麻醉作用，称为局部浸润麻醉。常用药物为普鲁卡因或利多卡因。感染及癌肿部位不宜用局部浸润麻醉。

（3）区域阻滞：围绕手术区，在其四周和底部注射局麻药，以阻滞支配手术区神经纤维的方法称为区域阻滞。

（4）神经及神经丛阻滞：临床常用臂丛神经阻滞、颈丛神经阻滞、肋间神经阻滞和指（趾）神经阻滞等。

3. 局部麻醉药中毒　毒性反应是指单位时间内局麻药浓度超过了机体的耐受力而引起的中毒症状。

4. 护理措施

（1）毒性反应的观察与护理：导致毒性反应的**常见原因如下。①用药过量。②误注入血管内。③注射部位血液供应丰富或局麻药中未加入血管收缩药。④病人全身情况差，对局麻药耐受能力降低等**。

（2）观察中枢神经系统和心血管系统毒性反应：中枢毒性表现为舌或口唇麻木、头痛头晕、耳鸣、视物模糊、言语不清、肌肉颤搐、意识不清、惊厥、昏迷，甚至呼吸停止。心血管毒性表现为传导阻滞、血管平滑肌和心肌抑制，出现心律失常、心肌收缩力减弱、心排血量减少、血压下降，甚至心脏停搏。

（3）护理措施：一旦发生，立即停药、尽早给氧、加强通气。遵医嘱予地西泮5～10mg静脉或肌内注射；抽搐、惊厥者还加用**2.5%硫喷妥钠**缓慢静脉注射。必要时行气管插管控制呼吸。有呼吸抑制或停止、严重低血压、心律失常或心搏骤停者，加用升压药、输血输液，行心肺脑复苏。

（4）预防措施：①一次用药量不超过限量。②注药前回抽无回血方可注射。③根据病人具体情况及用药部位酌减剂量。④如无禁忌，局麻药内加入适量**肾上腺素，浓度为1∶（200 000～400 000）**。⑤麻醉前给予巴比妥类或苯二氮䓬类药物，以提高毒性阈值。

（5）过敏反应：一旦发生，立即停药、保持呼吸道通畅、给氧；遵医嘱注射肾上腺素，同时给予糖皮质激素和抗组胺药。

（二）椎管内麻醉

1. 蛛网膜下隙阻滞　又称腰麻，是将局麻药注入蛛网膜下腔，作用于脊神经前根和后根，产生不同程度的阻滞。适用于2～3小时以内的下腹部、盆腔、下肢及肛门会阴部手术。腰麻术后**去枕平卧6～8小时**。过量可引起颅内压下降，出现麻醉后头痛。

2. 硬脊膜外阻滞　又称硬膜外麻醉，是将局麻药注入硬脊膜外间隙，阻滞脊神经根，使其支配区域产生暂时性麻痹。

硬膜外阻滞麻醉平面的调节取决于穿刺间隙的高低，局麻药容积和注药速度、导管位置和方向、药液浓度、注药方式、病人情况和体位等对麻醉平面也有影响。

3. 护理措施　①**全脊椎麻醉**是硬膜外麻醉最危险的并发症。是局麻药全部或大部分注入蛛网膜下腔而产生全脊神经阻滞现象。主要表现为病人在注药后迅速出现呼吸困难、血压下降、意识模糊或消失，甚至呼吸、心脏停搏。一旦发生，立即停药，行面罩正压通气，必要时行气管插管维持呼吸；加快输液速度，遵医嘱给予升压药。②局麻药毒性反应。多因导管误入血管内或局麻药吸收过快所致。③血压下降。加快输液速度，必要时静脉注射麻黄碱以提升血压。④呼吸抑制。采用小剂量、低浓度局麻药，以减轻运动神经阻滞。同时在麻醉期间，严密观察病人的呼吸，常规面罩给氧，并做好呼吸急救准备。

（三）全身麻醉

全身麻醉是目前临床上最常用的麻醉方法。全麻病人表现为神志消失，全身的痛觉丧失、遗忘、反射抑制和一定程度的肌肉松弛。它能满足全身各部位手术需要。

1. 分类

（1）吸入麻醉：系将挥发性液体或气体麻醉药经呼吸道吸入肺内，再经肺泡毛细血管吸收进入血液循环，到达中枢神经系统，产生全身麻醉的方法。

（2）静脉麻醉：优点是诱导迅速，对呼吸道无刺激，不污染手术室，麻醉苏醒期也较平稳，使用时无须特殊设备；缺点为麻醉深度不易调节，容易产生快速耐药，无肌松作用，长时间用药后可致体内蓄积和苏醒延迟。

（3）静吸复合麻醉：全静脉麻醉的深度缺乏明显的标志，给药时机较难把握，有时麻醉可突然减浅。

2. 护理措施

（1）防止意外伤害：病人苏醒过程中常出现躁动不安或幻觉，应注意适当防护，必要时加以约束，防止病人发生坠床、碰撞及不自觉地拔出输液或引流管等意外伤害。

（2）并发症的观察与护理：①反流与误吸。应减少胃内物滞留，降低胃液pH，降低胃内压，加强对呼吸道的保护。②呼吸道梗阻。上呼吸道梗阻一旦发生，迅速将下颌托起，放入口咽或鼻咽通气管，清除咽喉部分泌物和异物。③通气量不足。应给予机械通气，必要时遵医嘱给予拮抗药物。④低氧血症。及时给氧，必要时行机械通气。⑤低血压。首先减浅麻醉，补充血容量，必要时暂停手术操作，给予血管收缩药，待麻醉深度调整适宜、血压平稳后再继续手术。⑥高血压。有高血压病史者，应在全麻诱导前静脉注射芬太尼，以减轻气管插管引起的心血管反应。⑦心律失常。应保持麻醉深度适宜，维持血流动力学稳定。⑧高热。应积极进行物理降温，特别是头部降温，以防脑水肿。⑨苏醒延迟或不醒。可能与麻醉药用量过量、循环或呼吸功能恶化、严重水肿、电解质失调或糖代谢异常等有关。

## 第5单元　复苏

【复习指南】心搏、呼吸骤停的诊断及心肺脑复苏为考试的重点，应熟练掌握。了解心搏、呼吸骤停的类型，掌握复苏的定义。

### 一、概述

1. 复苏的定义　完整的心肺脑复苏是指对心搏骤停的病人采取的使其恢复自主循环和自主呼吸，并尽早加强脑保护措施的紧急医疗救治措施。

2. 心搏、呼吸骤停的类型　大致分为原发、继发两类。原发是指由于心、肺器官本身疾病如心肌梗死、冠心病、肺梗死等所致。继发是指心、肺器官本身是正常的，但由于其他部位或器官的疾病引发全身病理改变，而发生心搏、呼吸骤停。

3. 心搏、呼吸骤停的诊断　①意识突然丧失或伴有短阵抽搐。②呼吸断续，喘息，随后呼吸停止。③颈、股动脉搏动消失。④心音消失。⑤瞳孔散大。判断心搏骤停最主要的特征是意识丧失和大动脉搏动消失。

## 二、心肺脑复苏

### （一）初期复苏

抢救成功的关键是快速识别和启动急救系统，尽早进行心肺复苏（CPR）和复律治疗。心肺复苏又分为初级心肺复苏和高级心肺复苏。可按以下顺序进行。

1. 识别心脏骤停　当发现无反应或突然倒地的病人时，首先观察其对刺激的反应，如轻拍肩部并呼叫“你怎么样了”，判断呼吸运动、大动脉有无搏动。突发意识丧失，无呼吸或无正常呼吸视为心搏骤停，呼救和立即开始 CPR。

2. 呼救　在不延缓实施心肺复苏的同时，应设法呼叫急救电话，启动急救系统。

3. 初级心肺复苏　即基础生命支持（BLS）。主要措施包括胸外按压、开通气道、人工呼吸、除颤，前三者被简称为 **CAB** 三部曲。首先应保持正确的体位，病人仰卧在坚固的平面上，施救者在病人的一侧进行，提倡同步分工合作的复苏方法。

（1）胸外按压：是建立人工循环的主要方法。成人在开放气道前先进行胸外按压。胸外按压的正确部位是**胸骨中下 1/3 交界处**。用一只手的掌根部放在胸骨的下半部，另一只手掌重叠放在这只手背上，手掌根部横轴与胸骨长轴确保方向一致，手指无论是伸展还是交叉在一起，都不要接触胸壁。按压时肘关节伸直，依靠肩部和背部的力量垂直向下按压，成人使胸骨下压至少 **5cm**，随后突然松弛，按压和放松的时间大致相等。放松时双手不要离开胸壁，按压频率至少每分钟 100 次。外按压过程中应尽量减少中断直至自主循环恢复或复苏终止，中断尽量不超过 10 秒，除非特殊操作，如建立人工气道、除颤时。胸外按压的并发症主要有肋骨骨折、心包积血或心脏压塞、气胸、血胸、肺挫伤等，应遵循正确的操作方法，尽量避免发生并发症。

（2）开放气道：保持呼吸道通畅是成功复苏的重要和关键的一步。采用仰头抬颏法开放气道，即术者将一手置于病人前额加压使病人头后仰，另一只手的示指、中指抬起下颏，使下颏尖、耳垂的连线与地面呈垂直，以畅通气道。迅速清除病人口中异物和呕吐物，必要时使用吸引器，取下活动性义齿。

（3）人工呼吸：开放气道后，在确保气道通畅的同时，立即开始人工通气，气管内插管是建立人工通气的最好方法。当时间或条件不允许时，常采用口对口呼吸。术者一手的拇指、示指捏住病人鼻孔，吸一口气，用口唇把病人的口全部罩住，然后缓慢吹气，给予足够的潮气量产生可见的胸廓抬起，每次吹气应持续 1 秒以上。每 30 次胸外按压连续给予 2 次通气。但口对口呼吸是临时性抢救措施，应争取尽快气管内插管，以人工气囊挤压或人工呼吸机进行辅助呼吸与给氧，纠正低氧血症。

（4）除颤：室颤是心搏骤停常见和可以治疗的初始心律。不管是院外因室颤心脏骤停的病人还是监护中的室颤病人，迅速除颤是首选的治疗方法。对于室颤病人，在倒下的 3～5 分钟内立即施行 CPR 和除颤，存活率最高。

（二）二期复苏

高级心肺复苏即高级心血管生命支持，是以基础生命支持为基础，应用辅助设备、特殊技术等建立更有效的通气和血液循环。主要措施有气管插管、给氧、除颤、电复律、起搏和药物治疗。在复苏过程中必须持续监测心电图、血压、血氧饱和度等，必要时进行有创血流动力学监测，如动脉血气分析、动脉压、肺动脉压等。

1. 气管插管与给氧　若病人自主呼吸没有恢复，应尽早行气管插管，以纠正低氧血症。院外病人常用气囊维持通气，医院内病人常用呼吸机，开始可给予 100% 浓度的氧气，然后根据血气分析结果进行调整。

2. 除颤、复律　迅速恢复有效的心律是复苏成功至关重要的一步。一旦心电监护显示为心室颤动或扑动，应立即除颤。对于单相波除颤，推荐电击能量 360J，若无效可立即进行第 2 次和第 3 次除颤。此时应尽量改善通气和矫正血液生化指标的异常，以利重建稳定的心律。采用双相波除颤，可选择 150 ～ 200J 能量，1 次 150J 能量双向波除颤的有效性＞ 90%。对有症状的心动过缓病人，尤其是当高度房室传导阻滞发生在希氏束以下时，则应施行起搏治疗。

3. 药物治疗　尽早开通静脉通道，给予急救药物。外周静脉通常选用肘正中静脉或颈外静脉，中心静脉可选用颈内静脉、锁骨下静脉和股静脉。复苏药物多主张先采用静脉给药，其次是气管内给药，最后考虑心内注射。

（1）血管升压药：肾上腺素是 CPR 的首选药物。可用于电击无效的室颤、无脉性室速、无脉性电活动、心室停搏。若连续 3 次除颤无效提示预后不良，应继续胸外按压和人工通气，并常规给予肾上腺素 1mg 静脉注射，再除颤 1 次。如仍未成功，肾上腺素可每 3 ～ 5 分钟重复 1 次，可逐渐增加剂量至 5mg，中间给予除颤。严重低血压时可用去甲肾上腺素、多巴胺、多巴酚丁胺。

（2）抗心律失常药：①胺碘酮，使用肾上腺素 2 ～ 3 次后仍存在无脉性室速或室颤，在继续 CPR 的过程中可静脉给予抗心律失常药胺碘酮。②利多卡因，没有胺碘酮时考虑使用。③硫酸镁，适用于低镁血症、电击无效的室颤，低镁血症的室速，尖端扭转型室速，地高辛中毒。④阿托品，适用于缓慢性心律失常、心搏骤停、无脉性电活动。缓慢心律失常，有条件者及早施行起搏治疗。

（3）代谢性酸中毒、高钾血症：最好根据动脉血气分析结果调整补给量。复苏过程中产生的代谢性酸中毒通过改善通气常可得到改善，不应过分积极补充碳酸氢钠。

（三）脑复苏及复苏后处理

心肺复苏后的处理原则和措施包括维持有效的循环和呼吸功能，特别是脑灌注，预防再次心脏骤停，维持水、电解质和酸碱平衡，防治脑缺氧和脑水肿、急性肾衰竭和继发感染等。同时做好心理护理，减轻病人恐惧，更好地配合治疗。

脑复苏是心肺复苏最后成功的关键。主要措施包括：①降温，应密切观察体温变化，积极采取降温退热措施。自主循环恢复后几分钟至几小时将体温降至 32 ～ 34℃为宜，持续 12 ～ 24 小时。②脱水，可选用渗透性利尿药 20% 甘露醇或 25% 山梨醇快速静脉滴注，以减轻脑水肿；也可联合静脉注射呋塞米、25% 白蛋白或地塞米松，有助于避免或减轻渗透性利尿导致的“反跳现象”。③防治抽搐，应用冬眠药物，如双氢麦角碱、异丙嗪稀释后静脉滴注或地西泮静脉注射。④高压氧治疗，改善脑缺氧，降低颅内压，有条件者应尽早应用。⑤促进早期脑血流灌注。

## 第6单元　重症病人的监护

【复习指南】重症病人的监测和护理、氧治疗是考试的重点，应熟练掌握。机械通气的临床应用为难点，应掌握。

### 一、重症病人的监测和护理

（一）血流动力学的监测和护理

1. 血流动力学监测　对循环系统中血液运动的规律进行定量、动态、连续地测量和分析，尤其是有创性监测，可以实时反映病人的循环状态。常用的血流动力学参数如下。

（1）平均动脉压（MAP）：**是指心动周期的平均血压，正常值 70 ～ 105mmHg。MAP ＝ 舒张压 + 1/3（收缩压－舒张压）。结合其他血流动力学指标，能评估左心室泵血功能、器官和组织血流情况，有助于随时发现血压变化。**

（2）中心静脉压（CVP）：是测定上、下腔静脉或右心房内的压力，评估血容量、右心前负荷及右心功能的重要指标，正常值为 6 ～ 12cm$H_2O$。

（3）肺动脉楔压（PAWP）：能比较准确地反映整个循环情况，有助于判定左心室功能，反映血容量是否充足，正常值为 0.8 ～ 1.6kPa。PAWP ＞ 2.40kPa，说明血容量增加、左心功能不全、急性心源性肺水肿；PAWP ＜ 2.40kPa 是诊断急性肺损伤和 ARDS 的重要指标。

（4）肺毛细血管楔压（PCWP）：一般情况下，能较好地反映左心房平均压及左心室舒张末期压。PCWP ＜ 0.8kPa，表示心脏前负荷降低，有效循环血容量不足；若 PCWP ＞ 2.40kPa，说明心脏前负荷升高，应用利尿药或血管扩张药降低前负荷。

（5）平均肺动脉压（MPAP）：正常值为 1.47 ～ 2.0kPa。MPAP 升高常见于肺血流量增加、肺血管阻力升高、二尖瓣狭窄、左心功能不全；肺动脉瓣狭窄会出现 MPAP 降低。

（6）心排血量（CO）：是指每分钟心脏的射血量，由心脏每搏排血量 × 心率而得，是监测左心功能的最重要指标，正常值为每分钟 5 ～ 6L。其降低的原因为回心血量减少、心脏流出道阻力增加、心肌收缩力减弱；升高的原因则是回心血量增加、心脏流出道阻力减少、心肌收缩力增强。

（7）每搏排血量（SV）：是指一次心搏由一侧心室射出的血量。成人在安静、平卧时，SV 为 60 ～ 90ml/beat。SV 与心脏前负荷、心肌收缩力及后负荷有关。

（8）心脏指数（CI）：是指每分钟每平方米体表面积的心排血量，正常值为 2.8 ～ 4.2L/（min · $m^2$）。CI ＜ 2.5L/（min · $m^2$），提示可能出现心力衰竭；CI ＜ 1.8L/（min · $m^2$），则提示为心源性休克。

（9）体循环阻力指数（SVRI）：当血管收缩药使小动脉收缩或因左心室衰竭、心源性休克、低血容量性休克等原因使心搏血量减少时，SVR/SVRI 增高；相反，血管扩张药、贫血、中度低氧血症可导致 SVR/SVRI 降低。

（10）肺循环阻力指数（PVRI）：是监测右心室后负荷的主要指标。

（11）左心室做功指数（LVSWI）：是指左心室每次心搏所做的功，是左心室收缩功能的反映，正常值为 45 ～ 60g · m/$m^2$。

（12）右心室做功指数（RVSWI）：是指右心室每次心搏所做的功，是右心室收缩功能的反映，其意义与 LVSWI 相似，正常值为 5 ～ $10g \cdot m/m^2$。

2. 监测血流动力学静脉置管病人的护理

（1）心理护理。

（2）预防感染：应严格无菌技术。

（3）固定并保持管腔通畅：防止脱开导致出血或空气进入。

（4）中心静脉导管（CVP）护理：每日更换输液管道。

（5）肺动脉漂浮导管测压期间的护理：严防因气体进入而引起气栓；检查肢体末梢循环情况，测压后应监测和记录生命体征等的变化。

（6）拔管后的护理：局部加压固定后敷料覆盖。必要时用沙袋压迫。

（二）呼吸功能的监测

主要监测肺通气功能、氧合功能和呼吸机械功能。常用的呼吸功能监测参数如下。

1. 潮气量（VT）　是指平静呼吸时，每次吸入或呼出的气体容量，与年龄、性别、体表面积及机体的代谢情况有关，个体差异较大，正常值为 400 ～ 500ml（5 ～ 7ml/kg）。

2. 肺活量（VC）　是指平静呼气末吸气至不能吸为止，然后呼气至不能呼出时所能呼出的所有气体容量，正常值为 65 ～ 75ml/kg。肺活量的主要临床意义是判断肺和胸廓的膨胀度。

3. 无效腔气量 / 潮气量（VD/VT）　正常值为 0.25 ～ 0.40。VD/VT 增加，提示肺泡通气 / 血流比率失调，无效通气量增加、有效肺泡通气量减少而导致通气不足，产生缺氧和二氧化碳潴留。

4. 肺内分流量（QS/QT）　正常值为 3% ～ 5%，ARDS 病人可高达 20% 以上。

5. 常用血气分析指标

（1）血 pH：氢离子活性的负对数，表示血浆酸碱度。成人动脉血 pH 正常为 7.35 ～ 7.45。pH ＜ 7.35 为酸中毒；pH ＞ 7.45 为碱中毒；但 pH 正常并不完全说明无酸碱平衡紊乱。

（2）动脉血氧分压（$PaO_2$）：正常值为 10.7 ～ 13.3kPa（80 ～ 100mmHg）。$PaO_2$ 能较敏感地反映机体氧合状态，故常以 $PaO_2$ 降低程度作为低氧血症的分级依据。

（3）动脉二氧化碳分压（$PaCO_2$）：是指动脉血浆中物理溶解的 $CO_2$ 所产生的压力，是衡量肺通气和判断呼吸性酸碱紊乱的重要指标。正常值为 4.7 ～ 6kPa（35 ～ 45mmHg）。$PaCO_2$ 增高表示呼吸性酸中毒或代谢性碱中毒时呼吸代偿；$PaCO_2$ 降低则表示呼吸性碱中毒或代谢性酸中毒时呼吸代偿。

（4）动脉血氧饱和度（$SaO_2$）：正常值为 93% ～ 99%（96%±3%）。$SaO_2$ 的高低，取决于血红蛋白的质量。

（5）标准碳酸氢盐（SB）和实际碳酸氢盐（AB）：SB 和 AB 的正常值均为 22 ～ 27mmol/L。AB 增高表示代谢性碱中毒或代偿性呼吸性酸中毒；AB 降低表示代谢性酸中毒或代偿性呼吸性碱中毒。若 AB ＞ SB，即 $PaCO_2$ ＞ 5.33kPa，提示有 $CO_2$ 潴留；若 AB ＜ SB，即 $PaCO_2$ ＜ 5.33kPa，提示有过度换气。

（6）缓冲碱（BB）：血液中缓冲碱的总和，正常值为 45 ～ 55mmol/L，BB 增高表示代谢性碱中毒或呼吸性酸中毒肾代偿；BB 降低表示代谢性酸中毒或呼吸性碱中毒肾代偿。

（7）剩余碱（BE）：正常值为 ±3mmol/L。BE 负值增加，表明代谢性酸中毒；BE 正值增加，表明代谢性碱中毒。

（8）阴离子间隙（AG）：正常值为 16mmol/L。若 AG 增高提示体内有酸性物质堆积。

（三）其他系统及脏器功能的监测

1. 中枢神经系统功能监测　重点在观察病人意识状态、瞳孔、反射及肢体活动等变化。对于颅脑损伤或手术后的病人，还应监测脑血流图、脑电图或诱发电位、颅内压等变化。

2. 肝功能监测　若病人出现嗜睡、烦躁、神志恍惚，甚至昏迷，或皮肤、巩膜黄染、腹水等临床症状和体征，应警惕病人有肝功能障碍或肝昏迷，应注意加强保肝治疗。避免使用有损肝细胞的药物。

3. 肾功能监测　准确记录每小时尿量、尿比重、尿色及性状。创伤后尿液多为鲜红色，且逐渐变浅；若尿色呈深茶色，常提示病人有溶血现象；若尿液浑浊，且有泡沫，多提示尿路感染或尿中含有多量蛋白，应进一步检查。

## 二、氧疗

氧疗能提高肺泡内氧分压，使 $PaO_2$ 和 $SaO_2$ 升高，从而减轻组织损伤，恢复脏器功能；减轻呼吸做功，减少耗氧量；降低缺氧性肺动脉高压，减轻右心负荷。因此，氧疗是低氧血症病人的重要处理措施，应根据其基础疾病、呼吸衰竭的类型和缺氧的严重程度选择适当的给氧方法和吸入氧分数。

方法及护理要点：常用的给氧法有鼻导管、鼻塞和面罩给氧。鼻导管和鼻塞法使用简单方便，不影响咳痰和进食。面罩包括普通面罩、无重吸面罩和文丘里面罩。效果观察：氧疗过程中，应注意观察氧疗效果，如吸氧后呼吸困难缓解、发绀减轻、心率减慢，表示氧疗有效，如果意识障碍加深或呼吸过度表浅、缓慢，可能为 $CO_2$ 潴留加重。应根据动脉血气分析结果和病人的临床表现，及时调整吸氧流量或浓度，保证氧疗效果，防止氧中毒和 $CO_2$ 麻醉。如通过普通面罩或无重复呼吸面罩进行高浓度氧疗后，不能有效地改善病人的低氧血症，应做好气管插管和机械通气的准备，配合医生进行气管插管和机械通气。

## 三、机械通气的临床应用

机械通气是在病人自然通气和（或）氧合功能出现障碍时，运用器械使病人恢复有效通气并改善氧合的方法。根据是否建立人工气道分为有创机械通气和无创机械通气。

（一）有创机械通气（人工气道）

人工气道是指通过建立人工气道（经鼻或口气管插管、气管切开）进行的机械通气方式。有下列情况存在时，宜尽早建立人工气道：①严重呼吸衰竭和 ARDS 病人经积极治疗，情况无改善甚至恶化者。②呼吸型态严重异常，成人每分钟呼吸频率＞ 35 次或＜ 8 次，或呼吸不规则、自主呼吸微弱或消失。③意识障碍。④严重低氧血症，$PaO_2 \leq 50mmHg$，且经过高浓度氧疗仍≤ 50mmHg。⑤ $PaCO_2$ 进行性升高，pH 动态下降。

（二）机械通气的临床应用

1. 人机连接方式

（1）气管插管：气管插管有经口和经鼻插管两种途径。

（2）气管切开：适用于需长期使用机械通气或头部外伤、上呼吸道狭窄或阻塞、解剖无效腔占潮气量比例较大而需使用机械通气者。

①持续强制通气（CMV）：呼吸机完全替代病人自主呼吸的通气模式，包括容量控制和压力控制两种。

②间歇强制通气（IMV）和同步间歇强制通气（SIMV）：IMV 是指呼吸机按预设的呼吸频率给予 CMV，也允许病人进行自主呼吸，但由于呼吸机以固定频率进行呼吸，因此可以影响病人的自主呼吸，出现人机对抗。SIMV 增加了人机协调，在呼吸机提供的每次强制性通气之间允许病人进行自主呼吸，以达到锻炼呼吸肌的目的，是目前临床最常用的通气模式。

③压力支持通气（PSV）：用于有一定自主呼吸能力、呼吸中枢驱动稳定的病人或用于准备撤机的病人。

④持续气道正压（CPAP）：是指气道压在吸气相和呼气相都保持相同水平的正压。由于气道处于持续正压状态，可以防止肺与气道萎缩，改善肺顺应性，减少吸气阻力。

2. 通气参数设置

（1）吸入氧分数（$FiO_2$）：选择范围为 21% ～ 100%，但当 $FiO_2$ ＞ 50% 时，应警惕氧中毒。

（2）潮气量（VT）：一般为 8 ～ 10ml/kg。

（3）呼吸频率（RR）：一般为每分钟 12 ～ 20 次，有利于呼气；而 ARDS 等限制性通气障碍的病人选用较快的 RR，配以较小的 $V_T$，有利于减少由克服弹性阻力所做的功和对心血管系统的不良影响。

（4）吸 / 呼时间比（I/E）：一般为 1/2，阻塞性通气障碍的病人可延长呼气时间，使 I/E ＜ 1/2，有利于气体排出；而 ARDS 病人可增大 I/E，甚至采用反比通气（I/E）＞ 1（即吸气时间长于呼气时间）。

（5）呼气末正压（PEEP）：为避免因胸腔内压上升而致回心血量减少，心排血量下降，因此需选择使肺顺应性和氧运输达到最大、$FiO_2$ 达到最低、对循环无不良影响的最小 PEEP 值。一般在 5 ～ 10cm$H_2O$。

（6）报警参数：常用的报警参数包括无呼吸报警；高呼吸频；压力限制报警。

3. 机械通气的撤离　机械通气的撤离简称撤机，是指由机械通气状态恢复到完全自主呼吸的过渡过程。撤机的方法包括 T 形管间断脱机、CPAP 方式间断脱机、SIMV 方式撤机和 PSV 方式撤机。

# 第 7 单元　外科围术期护理

【复习指南】手术前病人的护理的护理评估、护理措施应熟练掌握。手术室护理工作中的物品准备和无菌处理、病人的准备应熟练掌握；手术中的无菌原则应掌握。手术后病人的护理的护理评估、护理措施应熟练掌握。

## 一、手术前病人的护理

1. 护理评估

（1）一般资料：病人的年龄、性别、受教育程度、职业背景和宗教信仰等。

（2）生理状况：①现病史。②健康史、既往史、家族史、遗传史、药物过敏史及可能影响手术的其他系统疾病。

（3）辅助检查：了解实验室各项检查结果及影像学检查结果，以及心电图、内镜检查报告和其他特殊检查结果。

（4）手术耐受性：①耐受良好，全身情况较好、无重要内脏器官损伤、疾病对全身影响较小者。②耐受不良，全身情况不良、重要内脏器官功能损伤较严重、疾病对全身影响明显、手术损伤大者。

（5）心理状况：了解术前病人的心理问题及产生心理问题的原因；了解家庭成员、单位同事对病人的关心及支持程度；了解家庭的经济承受能力等。

2. 护理措施

（1）心理准备：①建立良好的护患关系，取得病人信任。②心理支持和疏导，帮助病人宣泄恐惧、焦虑等不良情绪。③帮助病人正确认识疾病，积极配合治疗和护理。④制订健康教育计划，向病人说明术前准备的必要性，逐步掌握术后配合技巧及康复知识，使病人对手术的风险及可能出现的并发症有足够的认识及心理准备。

（2）身体准备

①皮肤准备：术前备皮，除去手术区域的微生物，减少因感染导致伤口不愈合的机会。

②呼吸道准备：**目的是改善通气功能，预防术后并发症**。主要措施是戒烟、深呼吸、咳嗽、咳痰训练。胸部手术术前应训练病人腹式呼吸。

③胃肠道准备：目的是减少麻醉引起的**呕吐及误吸**。成人择期手术前**禁食 8 ～ 12 小时，禁饮 4 小时**，以防麻醉或术中呕吐引起窒息或吸入性肺炎；术前一般不限制饮食种类，消化道手术者，术前 1 ～ 2 天进食流质饮食；术前一般无须放置胃管，但消化道手术或某些特殊疾病（如急性弥漫性腹膜炎、急性胰腺炎等）应放置胃管；一般于术前 1 天晚行清洁灌肠；肠道手术前 3 天开始做肠道准备；幽门梗阻者，术前洗胃。急诊手术病人严禁灌肠。

④鼓励摄入营养丰富、易消化的食物，增加机体抵抗力；消除引起不良睡眠的诱因，创造安静舒适的环境，保证病人休息和睡眠。

（3）术日晨的护理：①认真检查、确定各项准备工作的落实情况。②体温升高或女性病人月经来潮时，应延迟手术。③进入手术室前，指导病人排尽尿液；预计手术时间将持续 4 小时以上及下腹部或盆腔内手术者，留置导尿管。④胃肠道及上腹部手术者，留置胃管。⑤遵医嘱予以术前用药。⑥拭去指甲油、口红等化妆品，取下活动性义齿、眼镜、发夹、手表、首饰和其他贵重物品。⑦备好手术需要的病历、X 线检查片、CT 片、特殊用药或物品等，随病人带入手术室。⑧与手术室接诊人员仔细核对病人、手术部位及名称等，做好交接。⑨根据手术类型及麻醉方式准备麻醉床，备好床旁用物。

## 二、手术室护理工作

1. 物品准备和无菌处理

（1）物品准备：手术前必须保证物品准备齐全且符合使用要求。要求：①手术过程中使用的所有器械和物品必须是严格灭菌状态。②应保持**室温 22 ～ 25℃，相对湿度在 40% ～ 60%**。③特殊器械或精密器械应实行专人管理。

（2）无菌处理：①有菌和无菌物品严格区分，应分开放置。②**无菌手套如有破损或接触有菌区应立即更换**。③手术人员需调换位置时，一人应退后一步，背靠背转身调换，身体的前面不可与另一人的背部接触。④铺无菌单时应保持布单整洁干燥，无菌区域铺单应在 **4 层以上**。⑤保护切口，切开皮肤及封皮之前应再次消毒，皮肤切开后应用纱布垫或特殊的切口保护膜保护切口。⑥保护腹腔，切开胃肠、胆囊等空腔脏器前，应先用纱布垫保护周围组织，避免内容物污染。

2.病人的准备 手术体位：仰卧位、侧卧位、截石位、俯卧位、半坐卧位。仰卧位最常见手术区皮肤护理：目的是杀灭**手术切口及周围皮肤上**的病原微生物。注意事项：①消毒时，应由**手术区中心部向四周**涂擦。感染伤口或肛门处，则应自手术区外周涂向感染伤口或会阴、肛门处。已经接触污染部位的消毒纱布，不应再返回清洁处。②手术区皮肤消毒范围要包括**手术切口周围15～20cm**的区域，如术中有延长切口的可能，则应适当扩大消毒范围。

3.手术中的无菌原则

（1）明确无菌范围：手术人员刷手后，手臂不可接触未经消毒的物品。穿好手术衣后，手术衣的无菌范围为**肩以下、腰以上、双手、双臂、腋中线以前**的区域。手术人员手臂应保持在**腰水平以上，肘部内收，靠近身体**，既不能高举过肩，也不能下垂过腰或交叉于腋下，不可接触手术床边缘及无菌桌桌缘以下的布单。凡下坠超过手术床边缘以下的器械、敷料及缝线等一概不可再取回使用。无菌桌仅桌缘平面以上属无菌，参加手术人员不得扶持无菌桌的边缘。

（2）保持无菌物品的无菌状态：无菌区内所有物品均应严格灭菌。手套、手术衣及手术用物如疑有污染、破损、潮湿，**应立即更换**。1份无菌物品只能用于1个病人，打开后即使未用，也不能留给其他病人使用，需重新包装、灭菌后才能使用。

（3）保护皮肤切口：切开皮肤及皮下脂肪层后，切口边缘应以无菌大纱布垫或手术巾遮盖，并用缝线或巾钳固定，仅显露手术野。凡与皮肤接触的刀片和器械不应再用，若需延长切口或缝合前，需用75%乙醇再消毒皮肤1次。手术因故暂停时，切口应用无菌巾覆盖。

（4）正确传递物品和调换位置：手术时不可从手术人员背后或头顶方向传递器械及手术用品，应由器械护士从器械升降台侧正面方向递给。手术人员应面向无菌区，在规定区域内活动。同侧手术人员如需交换位置，**一人应先退后一步，背对背转身到达另一位置**，以防接触对方背部不洁区。

（5）沾染手术的隔离技术：进行胃肠道、呼吸道或宫颈等沾染手术时，切开空腔脏器前，先用纱布垫保护周围组织，并随时吸除外流的内容物，被污染的器械和其他物品应放在污染器械盘内，避免与其他器械接触。完成全部沾染步骤后，用灭菌用水冲洗或更换无菌手套，尽量减少污染机会。

（6）保持洁净效果、减少空气污染：手术进行时手术间门保持关闭状态，尽量减少人员走动，以免扬起尘埃，污染手术室内空气。每个手术间参观人数**不超过2人**，参观手术人员不可过于靠近手术人员或站得太高，也不可在室内频繁走动。

## 三、手术后病人的护理

1.护理评估

（1）术中情况：了解麻醉、手术方式和术中出血、输血、补液量及留置引流管情况等，以判断手术创伤大小及对机体的影响。

（2）身体状况：密切观察病人生命体征、意识水平、切口状况、引流状况、肢体功能状况、营养状态及不适主诉等。

（3）辅助检查：血常规、尿常规、血生化检查、血气分析，必要时行胸部X线片、B超等检查，了解脏器功能恢复状况。

（4）心理状况：评估手术后病人的心理反应，对手术后果的接受程度（如手术已致正常生理结构和功能改变者是否担忧给今后生活带来不利影响），以及对术后康复的认知和信心。

2. 护理措施

（1）安置病人：①与麻醉师和手术室护士做好床旁交接。②搬运病人时动作轻稳，注意保护头部、手术部位及各引流管和输液管道。③正确连接各引流装置。④检查输液是否通畅。⑤遵医嘱给氧。⑥注意保暖，但避免贴身放置热水袋，以免烫伤。

（2）体位：①全麻未清醒者，取平卧位，头偏向一侧，避免误吸；麻醉清醒后根据需要调整体位。②椎管内麻醉者，取平卧或头低卧位 **6～8 小时**，防止脑脊液外渗而致头痛。③颅脑手术者，如无休克或昏迷，可取 15°～30° 头高足低斜坡卧位。④颈、胸部手术者，取高半坐卧位，以利呼吸和引流。⑤腹部手术者，取低半坐卧位或斜坡卧位，以**减少腹壁张力，便于引流，并可使腹腔渗血渗液流入盆腔，避免形成膈下脓肿**。⑥脊柱或臀部手术者，取俯卧或仰卧位。⑦休克病人，取中凹卧位或平卧位。

（3）生命体征观察：大手术后每 15～30 分钟测量 1 次，至少连续 4 次。小手术后每 1～2 小时测量 1 次，平稳后可改为每 4 小时 1 次。

（4）引流管护理：妥善固定引流管，随时观察引流是否有效，引流管是否通畅，有无堵塞、扭曲、折叠和脱落，并记录引流液的颜色、性状和量。

（5）饮食护理：①局麻手术患者，全身反应较轻者，术后即可进食。②蛛网膜下腔阻滞和硬膜外腔阻滞者，术后 3～6 小时即可进食。③胃肠道手术，待肠蠕动恢复、肛门排气后开始进水、少量流食，逐步过渡到半流食、普食。

（6）活动：原则上应该早期床上活动，并尽早离床活动，但有休克、心力衰竭、严重感染、出血、极度衰弱的病人则不宜早期活动。术后不适的护理：①切口疼痛，控制疼痛的措施包括取合适体位、药物镇痛和减轻焦虑，使用**药物镇痛**是术后 24 小时切口疼痛最有效的镇痛措施。②恶心、呕吐，最常见原因是麻醉反应，待麻醉作用消失后症状常可消失。③腹胀，术后早期腹胀的常见原因是胃肠蠕动受抑制所致，随胃肠蠕动恢复即可自行缓解。给予病人胃肠减压、肛管排气或高渗溶液低压灌肠等；协助病人多翻身，下床活动；遵医嘱使用促进肠蠕动的药物。④呃逆，术后呃逆常见原因是神经中枢或膈肌直接受刺激所致，多为暂时性。术后早期发生者，压迫眶上缘，抽吸胃内积气、积液；遵医嘱给予镇静或解痉药物。⑤尿潴留，稳定病人情绪，采用诱导排尿法，如变换体位、下腹部热敷或听流水声等；遵医嘱采用药物、针灸治疗；上述措施无效时在无菌操作下导尿，**一次放尿不超过 1000ml**，尿潴留时间过长或导尿时尿量超过 500ml 者，留置导尿管 1～2 天。

（7）手术后并发症的预防及护理：①发热。手术后病人体温可略增高，**一般不超过 38℃**，临床称为外科手术热。若术后 3～6 天仍持续发热，则提示感染或其他不良反应。应观察和监测；必要时行血常规、血培养等辅助检查，以明确诊断；给予物理降温，必要时应用解热镇痛药；保证病人液体摄入量；及时更换病人潮湿的被服。②术后出血。严密观察病人生命体征、手术切口，若切口敷料被血液渗湿，可怀疑为手术切口出血，应打开敷料检查切口以明确出血状况和原因；注意观察引流液的性状、量和颜色变化；评估有无低血容量休克的早期表现，如烦躁、心率增快、尿量少、中心静脉压低于 5cm$H_2O$ 等，特别是在输入足够的液体和血液后，休克征象仍未改善或加重，或好转后又恶化，都提示有术后出血。③切口感染和切口裂开。切口感染常发生在术后 3 ～ 4 天。应严格执行无菌操作；增加病人的抵御能力；避免和及时处理术后腹胀、呕吐等导致腹内压增高的因素；肥胖病人可用张力缝线或延长拆线时间；观察体温等生命体征的改变及伤口局部变化，化脓的切口需要及早间隔拆除部分缝线，防止切口裂开。④肺不张和肺炎。术前做好呼吸道准备；术后协助病人早期活动；鼓励病人每小时深呼吸 **5 ～ 10 次**，每 2 小时 1 次；观察痰液的颜色、性状及量，必要时给予雾化吸入；保持足够的水分摄入；避免术中误吸，造成感染；呼吸次数**低于每分钟 12 次**时不能给予镇痛药。⑤深静脉血栓形成的预防。鼓励病人术后早期下床活动；卧床期间进行肢体的主动和被动运动。⑥尿路感染。常继发于尿潴留。

# 第 8 单元　疼痛病人的护理

【复习指南】疼痛病人的护理措施为考试重点，应熟练掌握；疼痛的概念、治疗方法、护理评估应掌握；疼痛对机体的影响应熟悉。

## 一、概述

1. 概念　疼痛是个体的身体和心理防御功能被破坏所致，表现为心理和身体上的一系列反应，情感上一种不愉快的感受。

2. 疼痛对机体的影响　疼痛可引起：①血压升高、心动过速和心律失常。②肺通气功能下降。③抑制胃肠道平滑肌张力。④对内分泌和免疫系统产生影响。⑤造成不良情绪反应。

3. 治疗方法

（1）非药物处理：在诊断未明确之前，不能给予镇痛药，以免掩盖病情。可采取以下措施：①心理方面可以采取心理指导，解除病人的焦虑。②生理方面可帮助病人采取舒适的体位。

（2）药物治疗：①解热镇痛抗炎药**如阿司匹林、对乙酰氨基酚、吲哚美辛、布洛芬**等，用于解除头痛、牙痛、神经痛、肌肉痛、关节痛效果较好，对创伤性剧痛和内脏痛无效。②麻醉性镇痛药，如吗啡、哌替啶、芬太尼、可待因等。用于急性剧痛和生命有限的癌症晚期，这类药物有成瘾性。③催眠镇静药，常用有安定类、苯巴比妥类药物。④抗癫痫药，苯妥英钠和卡马西平治疗三叉神经痛有效。⑤抗抑郁药，常用丙咪嗪、多塞平。⑥癌症疼痛治疗药物。现多主张采用三步阶梯给药方案。第一步，开始时选用非麻醉性镇痛药；第二步，改用弱麻醉性镇痛药，如可卡因；第三步，疼痛进一步加剧，上述药物不能控制情况下，才选用强麻醉性镇痛药，如吗啡。

（3）其他方法：可采用针灸、推拿、物理疗法等。

## 二、疼痛病人的护理

1. 护理评估

（1）主观资料：病人主诉疼痛的部位、时间（有无变化规律）、性质、强度、影响疼痛的因素、既往采用的止痛方法及效果。

（2）客观资料：①生命体征。②非语言交流。③对病人生活型态的影响。④疼痛测量的工具。

2. 护理措施

（1）心理支持：应尽量陪伴病人，允许并鼓励病人表达内心的感受，并对其感受表示理解；指导病人一些预防及减轻疼痛的技巧；进行任何可能引起疼痛的处置前提前告知病人，让其有思想准备。

（2）用药：①使用前要了解镇痛药的作用、给药途径、剂量、药物不良反应、适应证、禁忌证。②病人未明确诊断前，勿随意使用镇痛药，以免掩盖病情。③术后疼痛尽量做到疼痛发作前给药，开始给足剂量，以后改为维持量，必要时联合用药。④用药后评估和记录镇痛效果。注意观察病人用药后的反应。

（3）生理方面的措施：帮助病人采取舒适体位，经常更换体位，并用枕头来支垫骨突出部位，抬高患肢或制动。

（4）健康教育。

# 第9单元　营养支持病人的护理

【复习指南】手术、创伤、严重感染后的营养代谢特点需了解。肠内营养的护理措施应熟练掌握；肠内营养的适应证、禁忌证应掌握。肠外营养的并发症、护理措施应熟练掌握；输注方法应掌握；适应证应熟悉；营养素和制剂应了解。

## 一、手术、创伤、严重感染后的营养代谢特点

1. 营养基质的代谢　人体营养基质一般分为3类：第一是供应能量的物质，主要是糖类和脂肪；第二是蛋白质，是人体构成的主要成分，是生命的物质基础；第三是构成人体和生命活动的其他物质，包括各种电解质、微量元素和多种维生素。

人体的能量来自三大营养要素，包括糖原、脂肪、蛋白质。糖原储备有限，在饥饿状态下只可供能12小时，体内脂肪是饥饿时的主要能源。

2. 糖代谢　在应激早期，肝糖原分解增强，合成并没有增加，同时胰岛素水平没有提高，呈现高血糖，其变化水平与应激程度呈正相关。

3. 蛋白质代谢　在应激状态下，体内储备糖原耗尽后，肌肉蛋白分解糖原异生增强，供给能量，大量氮自尿中排出，**呈现氮的负平衡**。

4. 脂肪代谢　随着饥饿时间的延长，机体大部分组织利用脂肪分解的增强来增加能量的供给肠内营养。肠内营养是**经口或经导管**将营养物质送至胃肠内，通过**胃肠的消化和吸收**来补充营养。

## 二、肠内营养

1. 适应证和禁忌证

（1）适应证

①胃肠道功能正常：不能正常经口进食者，如意识障碍及口腔、咽喉、食管疾病；处于高分解状态者，如严重感染、大面积烧伤、复杂大手术后、危重病人；处于慢性消耗状态者，如结核、肿瘤等；肝、肾、肺功能不全及糖不耐受者。

②胃肠道功能不良：如消化道瘘、短肠综合征、急性坏死性胰腺炎等经肠外营养至病情稳定时，可逐步增加或过渡到肠内营养。

（2）禁忌证：①肠梗阻。②消化道活动性出血。③腹腔或肠道感染。④严重腹泻或吸收不良。⑤休克。

2. 肠内营养的途径　①经口摄入。②经鼻胃管或胃造瘘。③经鼻肠管或空肠造瘘。

3. 护理措施

（1）营养液要在**无菌环境下**配制，放置于**4℃以下**的冰箱内保存，并于**24 小时内**用完，调制容器、输注工具保持清洁无菌。

（2）保护黏膜、皮肤：造口周围皮肤清洁干燥，防止造口周围皮肤损伤。

（3）预防误吸：①取半卧位，保持鼻胃管妥善固定。②及时评估胃内残留量，每次输注营养液前及连续输注过程中**每隔 4 小时抽吸**并评估胃内残留量，**若超过 100 ～ 150ml**，应减慢或暂停输注。③加强观察，若病人突然出现呛咳、呼吸急促或咳出类似营养液的痰液时，疑有误吸可能。鼓励和刺激病人咳嗽，排出吸入物和分泌物，必要时经鼻导管或气管镜清除误吸物。

（4）提高胃肠道耐受性：①加强观察，倾听病人主诉，注意有无腹泻、腹胀、恶心、呕吐等胃肠道不耐受症状。若病人出现上述不适，查明原因。②输注环节的调控，输注时注意营养液的浓度、速度及温度。输注时保持营养液温度合适（**38 ～ 40℃**），室温较低时可使用恒温加热器。③防止营养液污染，配制营养液时遵守无菌操作原则；**现配现用**，1 次仅配 1 日量。④每日更换输注管或专用泵管。⑤支持治疗，伴有低蛋白血症者，遵医嘱给予清蛋白或血浆等，以减轻肠黏膜组织水肿导致的腹泻。

（5）感染性并发症：吸入性肺炎，由于置管不当或移位；胃排空迟缓或营养液反流；急性腹膜炎，多见于经空肠造口置管行肠内营养者。

（6）代谢性并发症：高血糖、低血糖及电解质紊乱，由于营养液不均匀或配方不当引起。

（7）喂养管护理：**妥善固定；防止扭曲、折叠、受压；保持清洁无菌；定时冲洗**。

## 三、肠外营养

肠外营养是指经**静脉途径**供给营养，如病人禁食，全部营养都通过静脉供给，称为全胃肠外营养。

1. 适应证　胃肠道功能障碍、不能经口或胃肠道进食、高分解状态和抗肿瘤治疗期间等。

2. 营养素及制剂

（1）葡萄糖：是非蛋白质能源之一，可转化为脂肪。

（2）脂肪：占总能量的 20% ～ 30%。脂肪乳剂由植物油、乳化剂和等渗剂组成，供给能量和必需氨基酸。

（3）氨基酸：提供氮源分为必需氨基酸和非必需氨基酸两种。

（4）维生素和矿物质。

3. 输注方法

（1）单瓶输注：不具备 TNA 输注条件时采用。

（2）全营养混合液（TNA 液）的优点：①增加节氮效果，降低代谢并发症发生率。②使经外周静脉输注成为可能。③可避免因脂肪乳剂输注过快引起的不良反应。④使用过程中无须排气及更换输液瓶，简化了输注步骤。⑤全封闭的输注系统减少了污染和空气栓塞的机会。

4. 并发症

（1）与静脉置管有关的并发症：气胸、血管损伤、空气栓塞、胸导管损伤、血栓性浅静脉炎，**空气栓塞**是肠外营养最严重的并发症。

（2）感染性并发症：导管性感染和肠源性感染。

（3）代谢性并发症：高血糖高渗状态、低血糖性休克、高脂血症、肝胆系统损伤等。

5. 护理措施

（1）保证营养液及输注器具无菌：营养液需要在无菌环境下配制，放置于**4℃以下**的冰箱内暂存，并于**24小时内**用完。

（2）输液护理：维持水、电解质平衡。控制输液速度，观察有无并发症，营养液中严禁添加其他治疗用药。

（3）导管护理：穿刺插管部位**每日**消毒、更换敷料；保持导管通畅，避免导管扭曲、挤压，输液完毕用肝素稀释液封管。如有感染，应通知医生并拔管，同时做导管尖端细菌培养。

（4）心理护理：做好心理护理，消除病人恐惧感。

## 第10单元　外科感染病人的护理

【复习指南】外科感染病人护理的概述应熟练掌握。全身性感染的临床表现、辅助检查、护理措施应熟练掌握；病因、病理生理、治疗要点应掌握。破伤风的临床表现、护理措施应熟练掌握；病因、病理生理、治疗要点应掌握。

### 一、概述

外科感染是指需要外科手术治疗的感染性疾病和发生在手术、创伤、内镜检查或有创性检查、治疗后的感染，临床较多见。

1. 分类

（1）按致病菌种类和病变性质分类：①非特异性感染，又称化脓性或一般性感染，常见致病菌有金黄色葡萄球菌、溶血性链球菌、大肠埃希菌变形杆菌、铜绿假单胞菌（绿脓杆菌）等。②特异性感染，是由结核分枝杆菌、破伤风梭菌、产气荚膜梭菌、炭疽杆菌、白色念珠菌等特异性病菌引起的感染。特点是一种病菌仅引起一种特定性的感染，感染的病程演变和防治措施各有特点。

（2）按病变进程分类：①急性感染，病程多在**3周以内**。②慢性感染，病程**持续2个月以上**。③亚急性感染，介于急性和慢性感染之间。

2. 病因　外科感染的发生与病菌数量、毒力及机体易感性有关。

（1）致病菌入侵：其病菌毒素在组织内生长繁殖，导致组织细胞损伤。

（2）机体的易感因素：①局部因素，皮肤或黏膜破损坏；管腔阻塞；留置于血管或体腔内的导管处理不当；异物与坏死组织的存在；局部组织缺氧。②全身因素，凡能引起全身抗感染能力下降的因素均可促使感染发生；长期使用肾上腺皮质激素、免疫抑制药、抗肿瘤的化学药物和放射治疗；严重营养不良、贫血、低蛋白血症、白血病或白细胞过少等；先天性或获得性免疫缺陷综合征。

3. 临床表现

（1）局部表现：急性炎症局部有**红、肿、热、痛和功能障碍**的典型表现。体表或较表浅化脓性感染均有局部疼痛和触痛，皮肤肿胀、发红、温度升高，还可出现肿块或硬结。体表脓肿形成后，触之有波动感。深部组织感染者局部症状不明显。

（2）全身表现：感染轻微可无全身症状，感染重者常有发热，呼吸、心搏加快，头痛乏力，全身不适，食欲缺乏等表现。严重感染导致脓毒症时可出现神志不清、尿少、乳酸血症等器官灌注不足的表现，甚至出现感染性休克和多器官功能障碍等。

（3）器官与系统功能障碍：侵及某一器官时，该器官或系统可出现功能异常。如泌尿系统感染时有尿频、尿急、尿痛；肝脓肿时出现腹痛和黄疸等。

（4）特异性表现：如破伤风有肌强直性痉挛；气性坏疽和其他产气菌感染局部可出现皮下捻发音；皮肤炭疽有发痒性黑色脓疱等。

4. 辅助检查

（1）实验室检查：①血常规示白细胞计数及中性粒细胞计数增加，若白细胞计数＞ $12\times10^9$/L 或＜ $4\times10^9$/L 表示病情重。②生化检查。③**细菌培养**，可明确致病菌种类。

（2）影像学检查：包括 X 线、B 超、CT 及 MRI。

5. 治疗

（1）局部处理：①患部制动、休息、患肢抬高，以减轻肿胀、疼痛，使炎症局限。②外敷鱼石脂软膏、硫酸镁等。③局部湿热敷或理疗。④手术治疗。

（2）全身治疗：①支持疗法。②正确、合理使用抗菌药物及清热解毒类中药。

## 二、全身性感染

全身性感染是指病菌或其产生的毒素进入血液循环，并在体内生长繁殖引起的严重的全身感染或中毒症状，包括脓毒症或菌血症。脓毒症是指伴有全身性炎症反应表现，如体温、循环、呼吸等明显改变的外科感染统称。在此基础上，**血培养检出致病菌**者称为菌血症。

1. 病因、病理生理

（1）病因：感染的发生与致病菌数量多、毒力强和（或）机体抗感染能力低下有关。常见致病菌如下。①**革兰阴性杆菌**，全身性感染最常见的致病菌，主要有大肠埃希菌、铜绿假单胞菌、变形杆菌等。②革兰阳性球菌，常见的有金黄色葡萄球菌、溶血性链球菌、肠球菌等。③无芽孢厌氧菌，常见的有拟杆菌，梭状杆菌、厌氧葡萄球菌和厌氧链球菌。④真菌，常见有白色念珠菌、曲霉菌、毛霉菌、新型隐球菌等。

（2）病理生理：①革兰阴性杆菌感染，所致的脓毒症较为严重，多见于肠道、胆道、泌尿道感染和大面积烧伤时。临床特点为**全身寒战或间歇发热、四肢厥冷和"三低"现象（体温不升、低白细胞计数、低血压）**，早期即可发生感染性休克。②革兰阳性球菌感染，多见于痈、急性蜂窝织炎，此类感染易经**血液散播**，可在体内形成转移性脓肿，较迟发生感染性休克。③无芽孢厌氧菌感染，脓液有**粪臭味**。④真菌感染，寒战、高热、神志淡漠，甚至休克，由于常同细菌感染混合存在，临床不易区别，容易漏诊。

2. 临床表现　全身性感染包括原发感染病灶、全身炎症反应和器官灌注不足 3 个方面。其共性临床表现是：①骤起寒战，继之高热，体温可高达 40 ～ 41℃。②头痛、头晕、恶心、呕吐、腹胀、腹泻、面色苍白或潮红、出冷汗，神志淡漠、谵妄甚至昏迷。③心率加快、脉搏细速、呼吸急促或困难。④肝脾可大，严重者出现黄疸或皮下出血斑等。如病情发展，感染未能控制，可出现感染性休克及发展为多器官功能不全乃至衰竭。

3. 辅助检查

（1）实验室检查：①血常规检查白细胞计数明显升高或降低，中性粒细胞核左移、幼稚型粒细胞增多，出现中毒颗粒。②寒战、发热时采血进行细菌或真菌培养，**血中培养出细菌或真菌**是确立诊断的重要依据。③尿常规检查可见蛋白、血细胞、酮体和管型等。

（2）影像学检查：X 线、B 超、CT 等检查，有助于转移性脓肿的诊断，也有助于对原发感染灶的情况做出判断。

4. 治疗　采用综合治疗措施，重点是**处理原发感染灶**。①**积极处理原发病灶**。②**早期足量**应用广谱抗生素。③支持疗法。补充血容量、输注新鲜血、纠正低蛋白血症等。控制高热、纠正电解质紊乱和维持酸碱平衡等。④对症治疗，对高热、烦躁、休克的病人给予积极对症处理。

5. 护理措施

（1）密切观察病人的生命体征，尤其是体温的变化。

（2）遵医嘱及时准确应用抗菌药物。

（3）高热病人给予物理或药物降温，及时补充液体和电解质。

（4）补充营养，增强抵抗力。给予高热量、高蛋白、富含维生素、易消化饮食，鼓励病人多饮水。

（5）积极治疗原发病灶的同时，预防并发症的发生。

（6）做好心理护理。

## 三、破伤风

1. 病因、病理生理　破伤风是由破伤风杆菌侵入人体伤口并在缺氧环境下生长繁殖，产生毒素所导致的一种特异性感染。破伤风杆菌是**革兰阳性厌氧性芽孢梭菌**。破伤风杆菌不能侵入正常皮肤和黏膜，一旦发生开放性损伤，可直接侵入人体伤口发生感染。破伤风杆菌污染伤口后并不一定发病，**缺氧环境**是发病的主要因素。尤其是伤口窄而深、局部缺血、异物存留、组织坏死、填塞过紧、引流不畅或同时混有其他需氧菌感染等导致伤口缺氧，当机体抵抗力弱时，更利于破伤风的发生。

2. 临床表现

（1）潜伏期：一般为 4 ～ 60 天，平均为 6 ～ 12 天，最短 24 小时，最长可达数月。潜伏期越短，临床症状越重，预后越差。

（2）前驱期：无特征性表现，可出现周身乏力、头晕、头痛、失眠、咀嚼无力、张口不便、烦躁不安、打哈欠，局部肌肉发紧、酸痛、反射亢进等，一般持续 12 ～ 24 小时。

（3）发作期：出现前驱症状后，病人很快出现肌肉强直性痉挛和阵发性抽搐的典型症状。在肌肉紧张性收缩（肌强直、发硬）的基础上，呈阵发性强烈痉挛。病人起始表现为咀嚼不便、张口困难，随后出现牙关紧闭；病情进一步加重出现苦笑面容、颈项强直、角弓反张。膈肌受影响时表现为通气困难，甚至呼吸暂停。在肌肉持续紧张收缩的基础上，任何轻微的刺激，如光线、声响、接触、振动等，均可诱发全身肌群的痉挛和抽搐。每次发作持续时间由数秒至数分钟不等，发作时神志清楚。发作间歇长短不一。发作越频，病情越重。恢复期间还可以出现一些精神症状，如幻觉、言语、行为错乱等，但多数能自行恢复。

3. 治疗

（1）**清除毒素来源**：彻底清除坏死组织和异物，伤口完全敞开，充分引流。

（2）**中和游离毒素**：①**注射破伤风抗毒素（TAT）**，破伤风抗毒素可中和游离毒素，但若破伤风毒素已与神经组织结合，则难以起效，故应**尽早使用**。用药前应做皮内过敏试验。②深部肌内注射破伤风人体免疫球蛋白1次，早期应用有效。

（3）**控制并解除痉挛**：是治疗的重要环节。目的是使病人镇静，降低其对外界刺激的敏感性，控制或减轻痉挛。可采取镇静及解痉药物交替使用。

（4）**防治并发症**：①保持呼吸道通畅，预防窒息，严重时尽早行气管切开。②防止代谢紊乱。③防止感染。

4. 护理措施

（1）一般护理。①将病人安置于单人隔离病室，温湿度适宜，保持安静，遮光。避免各类干扰，减少探视。②遵医嘱及时、准确使用TAT、破伤风人体免疫球蛋白、镇静药和解痉药、抗菌药物、降温药等，并观察记录用药后的效果。③应严格执行接触隔离制度。

（2）保持呼吸道通畅。病人如频繁抽搐药物不易控制，无法咳痰或有窒息危险，应尽早行气管切开。

（3）保护病人，防止受伤。保持静脉通路通畅。

（4）加强营养。进食应少量多次，以免引起呛咳、误吸。

（5）严密观察病情变。

（6）人工冬眠护理。

（7）健康教育。

## 第11单元　损伤病人的护理

【复习指南】创伤的分类、创伤的修复、临床表现、治疗要点、并发症的防治、护理措施应掌握。烧伤病人的护理中病理生理、临床表现、治疗要点、护理措施应掌握。

### 一、概论

损伤是指各种致伤因素作用于人体所造成的组织结构完整性破坏或功能障碍及其所引起的局部和全身反应。

1. 损伤的分类

（1）按致伤原因分类：锐器所致刺伤、切割伤、穿透伤等；钝性暴力所致挫伤、挤压伤等；枪弹所致火器伤。

（2）按受伤组织分类：软组织、骨骼、内脏器官损伤。

（3）按皮肤完整性分类：分闭合性损伤和开放性损伤。

（4）按伤情轻重分类：分轻度、中度、重度。

2. 创伤的修复　创伤的修复一般分为炎症反应阶段、组织增生和肉芽形成阶段、组织塑性阶段。愈合类型有一期愈合和二期愈合。①一期愈合：又称**原发愈合**。组织修复以原来细胞为主，仅含少量纤维组织，局部无感染、血肿及坏死组织，伤口边缘整齐、严密、呈线状，组织结构和功能修复良好。多见于创伤程度轻、范围小、无感染的伤口或创面。②二期愈合：

又称**瘢痕愈合**。以纤维组织修复为主，修复较慢，瘢痕明显，愈合后对局部结构和功能有不同程度的影响。多见于损伤程度重、范围大、坏死组织多及伴有感染的伤口。

3. 临床表现

（1）局部表现：疼痛、肿胀、功能障碍、伤口和出血。

（2）全身表现：体温升高、生命体征的变化。

4. 治疗

（1）现场急救：急救措施包括循环和呼吸功能的支持，伤口的止血、包扎、固定等。优先解决危及生命的紧急问题，并将病人迅速安全运送至医院。

（2）进一步救治

①全身处理：维持呼吸循环功能，保持呼吸道通畅，给氧，必要时行气管插管或气管切开，机械辅助通气。输液、输血，尽快恢复有效循环血容量；镇静镇痛；防止感染；维持水、电解质、酸碱平衡；心理支持。

②局部处理：根据伤口的类型和有无感染而定。闭合性损伤：如无内脏合并伤，多无须特殊处理，可自行恢复；如骨折脱位，及时复位，并妥善固定，逐步进行功能锻炼；如颅内血肿、内脏破裂应紧急手术。开放性损伤：及早清创缝合，如伤口已有明显感染现象，则应积极控制感染，加强换药，促其二期愈合。

5. 并发症的防治

（1）局部并发症：伤口出血、感染、裂开。

（2）全身并发症：急性肾衰竭、急性呼吸窘迫综合征（ARDS）。

6. 护理措施

（1）现场急救：若发生心脏骤停，应立即复苏。优先抢救窒息、大出血、开放性气胸、休克、腹腔内脏脱出等伤员。

（2）紧急救护措施：①保持呼吸道通畅和换气。②控制外出血。③补充血容量。④包扎、封闭伤口。⑤有效固定骨折、脱位。⑥严格监护和创伤评估。

（3）一般护理措施：①体位和制动。②防止感染。③镇静镇痛。④维持体液平衡和营养供给。

## 二、烧伤病人的护理

1. 病理生理

（1）休克期：严重烧伤后，最早的反应是体液渗出，烧伤后的体液渗出可自伤后数分钟即开始，8 小时达高峰，烧伤后 **48 小时内**，最大的危险是**低血容量休克**，临床称为休克期。

（2）感染期：严重烧伤所致的全身应激性反应，对致病菌的易患性增加，早期即可并发全身性感染。

（3）修复期：烧伤早期出现炎症反应的同时组织修复开始。

2. 临床表现

（1）烧伤面积

①中国新九分法：**将全身体表面积划分为 11 个 9% 的等份，另加 1%，其中头颈部为 9%（1 个 9%）、双上肢为 18%（2 个 9%）、躯干（包括会阴）为 27%（3 个 9%）、双下肢（包括臀部）为 46%（5 个 9% + 1%）**。

②手掌法：用病人自己的手掌测量其烧伤面积。不论年龄或性别，若将五指并拢、单掌的掌面面积占体表面积的 1%。此法适用于小面积烧伤的估计，也可辅助九分法评估烧伤面积。

（2）烧伤深度：通常采用三度四分法，即分为Ⅰ度、浅Ⅱ度、深Ⅱ度和Ⅲ度。Ⅰ度、浅Ⅱ度为浅度烧伤，深Ⅱ度和Ⅲ度为深度烧伤。

Ⅰ度烧伤：又称红斑烧伤，仅伤及表皮层，生发层存在。表现为皮肤灼红，痛觉敏感，干燥无水疱，3 ～ 7 天愈合，脱屑后初期有色素加深，后渐消退，不留痕迹。

浅Ⅱ度烧伤：伤及表皮的生发层与真皮浅层，有大小不一的水疱，疱壁较薄、内含黄色澄清液体、基底潮红湿润，疼痛剧烈，水肿明显。2 周左右愈合，有色素沉着，无瘢痕。

深Ⅱ度烧伤：伤及真皮层，可有水疱，疱壁较薄，基底苍白与潮红相间、稍湿，痛觉迟钝，有拔毛痛。3 ～ 4 周愈合，留有瘢痕。

Ⅲ度烧伤：伤及皮肤全层，可达皮下、肌肉或骨骼。创面无水疱，痛觉消失，无弹性，干燥如皮革样或呈蜡白、焦黄，甚至炭化呈焦痂，痂下水肿。

（3）全身表现：小面积、浅度烧伤无全身症状，大面积、重度烧伤病人伤后 **48 小时内**易发生**低血容量性休克**，主要表现为**口渴、脉搏细速、血压下降、皮肤湿冷、尿量减少、烦躁不安等**。感染发生后可出现体温骤升或骤降，呼吸急促、心率加快、创面骤变，白细胞计数骤升或骤降；其他如尿素氮、肌酐清除率、血糖、血气分析都可能变化。

（4）烧伤严重程度

①轻度烧伤：Ⅱ度烧伤总面积在 9% 以下。

②中度烧伤：Ⅱ度烧伤面积在 10% ～ 29%，或Ⅲ度烧伤面积不足 10%。

③重度烧伤：烧伤总面积 30% ～ 49%，或Ⅲ度烧伤面积 10% ～ 19%；或总面积、Ⅲ度烧伤面积虽未达到上述范围，但若合并有休克、吸入性损伤或有较重复合伤者。

④特重烧伤：烧伤总面积在 50% 以上，或Ⅲ度烧伤面积在 20% 以上，或存在较严重的吸入性损伤。

3. 治疗　①现场救护主要目标是尽快消除致伤原因、脱离现场和施行生命救治。②烧伤处理。③防止感染。④低血容量性休克用液体疗法。

4. 护理措施

（1）休克期护理

①严密观察病情：专人护理，至少每 2 小时 1 次监测生命体征。

②液体疗法：大面积烧伤病人 24 小时内主要护理措施是**保证液体输入**，以迅速补充循环血量。**补液原则为：先晶后胶，先盐后糖，先快后慢。公式为：Ⅱ度、Ⅲ度烧伤面积和 × 体重（kg）×1.5 + 2000ml（生理需要量）**。

（2）创面护理：①包扎疗法。②暴露疗法。③半暴露疗法。

（3）感染的护理：①遵医嘱及早应用抗菌药物，观察全身情况及创面变化。②正确处理创面，采取必要的消毒隔离措施，防止交叉感染。③营养支持，增强抗感染能力。

（4）心理护理。

（5）疼痛护理：减轻痛苦的非药物方法有精神放松、引导和转移注意力等。

（6）健康教育。

# 第12单元　器官移植病人的护理

【复习指南】器官移植的概述应做重点学习，器官移植的术前准备熟练掌握；排斥反应掌握；器官移植概念应熟悉；分类应了解。肾移植病人的护理评估及护理措施应掌握。

## 一、概述

1. 概念　器官移植是指通过手术的方法将某一个体的活性器官移植到另一个体内，使之迅速恢复原有的功能，以代偿受者相应器官因致命性疾病而丧失的功能。

2. 分类

（1）按供者和受者的遗传学关系分类：①自体移植术。②同质移植术。③同种异体移植术。④异种移植术。

（2）按移植物植入的部位分类：①原位移植术。②异位移植术。③原位旁移植术。

（3）按移植物的活力分类：①活体移植。②结构移植或支架移植。

（4）按移植物供体来源分类

①尸体供体移植：我国目前主要供体来源。

②活体供体移植：活体分为活体亲属（指有血缘关系如双亲与子女或兄弟姐妹）和活体非亲属，如配偶或其他人。

（5）按移植器官的数量分类：①单一或单独移植。②联合移植。③多器官移植。

3. 器官移植的术前准备

（1）供者的选择

①供者免疫学选择：ABO血型相容试验；预存抗体的检测，包括淋巴细胞毒交叉配合试验、群体反应性抗体检测；人类白细胞抗原（HLA）配型：按照国际标准的六抗原相配原则进行配型。

②供者的非免疫学选择：要求移植器官功能正常，供者无血液病、结核病、恶性肿瘤、严重全身性感染和人类免疫缺陷病毒（HIV）感染等疾病。

（2）器官保存

①保存原则：安全有效的器官保存是移植成功的先决条件，目的是保持移植器官的最大活力。

②保存方法：主要有单纯低温保存法、持续低温机械灌流法和冷冻保存法等。

③器官灌洗液：是指用于器官灌洗的特制成分液体。

（3）受者的准备：①心理准备。②完善相关检查。③免疫抑制药的应用。④预防感染。⑤其他准备，保持皮肤清洁卫生；注意防寒保暖；饮食和肠道准备；保证足够的睡眠；术晨测量体重；加强营养；纠正水、电解质及酸碱平衡失调。

（4）病室准备

①病室设施。室内配备空调、中心供氧及负压吸引、空气层流设备或其他空气消毒设施。

②物品准备。灭菌物品、仪器及其他。

③专用药柜。根据移植器官的种类准备相关的药品。

④消毒与隔离。

4. 排斥反应　是指受体免疫系统对具有抗原特异性的供体器官抗原的特异性免疫应答反应。①超急性排斥反应是以抗体介导为主的体液免疫反应。主要由受者体内存在针对供者特异性抗原的预存抗体引起的免疫应答。多发生在移植器官恢复血流后**数分钟至数小时内**。②加速血管排斥反应，也称血管性排斥反应或延迟性超急性排斥反应。通常发生在移植后**3～5天**，病程进展快，移植物功能逐渐恶化并最终发生衰竭。③急性排斥反应最常见，多发生于术后**5天至6个月**内。病人可出现寒战、高热、全身不适，移植物肿大引起局部胀痛，伴有移植物功能减退。④慢性排斥反应可发生在**手术后数月甚至数年**，病程进展慢，以移植物慢性缺血并纤维化萎缩为病理特征，临床以移植器官功能逐渐丧失为主要表现。

## 二、肾移植

1. 护理评估

（1）术前评估

①健康史和相关因素：包括肾病及其他器官功能状况、既往史等。

②身体状况：生命体征、营养状况、排尿情况；肾区疼痛的性质、范围、程度；辅助检查。

③心理和社会支持状况：包括心理状态、认知程度、社会支持系统等。

（2）术后评估：①术中情况如血管吻合、出血、补液、尿量情况等。②生命体征。③移植肾的排泄功能及体液代谢变化。④心理和认知状况。

2. 护理措施

（1）减轻焦虑和恐惧：给予针对性心理护理，增加科学认知，以乐观积极的心态配合手术。

（2）合理饮食或提供营养支持：给予病人营养指导，**进食低钠优质蛋白、高糖类、高维生素饮食**，必要时给予肠内、肠外营养支持。

（3）维持体液和内环境平衡：①监测生命体征。②保持出入量平衡：监测尿量、引流量、合理补液。

（4）有效预防感染：①口腔护理。②伤口护理。③预防交叉感染。④及时处理感染病灶。⑤严格病房管理。⑥加强观察。

（5）出血的预防和护理：①加强观察，防止血管吻合口破裂，避免腹压增高。②应用止血药，及时处理出血。

（6）急性排斥反应的预防和护理：①准确应用免疫抑制药。②若病人体温突然升高且持续高热并伴有血压升高、血肌酐升高、尿量减少、肾移植区闷胀、压痛等，应考虑发生急性排斥反应。③及时处理排斥反应。

# 第13单元　肿瘤病人的护理

【复习指南】肿瘤病人的护理概述历年常考，其中分类、病因病理、临床表现、肿瘤分期、治疗要点及预防应掌握。肿瘤手术治疗病人的护理、化学治疗病人的护理应熟练掌握；肿瘤病人的心理特点和护理、放疗病人的护理应掌握。

## 一、概述

肿瘤是机体正常细胞在不同始动与促进因素长期作用下产生的增生与异常分化所形成的新生物。

1. 分类

（1）良性肿瘤一般称为“瘤”，无浸润和转移能力；有包膜或边界清楚，呈膨胀性生长、速度缓慢，色泽和质地接近相应的正常组织。

（2）恶性肿瘤来自上皮组织者称为“癌”，来自间叶组织者称为“肉瘤”。恶性肿瘤具有浸润和转移能力，无包膜，边界不清，向周围组织浸润生长，生长速度快。瘤细胞分化不成熟，有不同程度的异型性，对机体危害大，病人常因肿瘤复发、转移而死亡。

（3）少数肿瘤形态上属良性，但常浸润性生长，切除后易复发，甚至可出现转移，在生物学行为上介于良性与恶性之间，故称交界性或临界性肿瘤。

2. 病因及病理　癌细胞是从正常细胞经过一个称为转化的复杂过程发展而来的。敏感细胞和致癌物共同作用对发生癌症是必需的。

3. 临床表现

（1）局部表现：主要为肿块、压迫、疼痛、阻塞、溃疡和出血。

（2）全身性症状：乏力、消瘦、低热、贫血、恶病质，晚期可全身衰竭。

4. 肿瘤分期

（1）早期：活动基本正常，肿瘤限于病人器官的某部分或与周围组织有轻微粘连，可有区域淋巴结转移。

（2）中期：可从事一般轻微劳动，肿瘤生长超过患病器官并可有区域外的淋巴结受累，未形成远处转移。

（3）晚期：出现进行性消瘦，衰弱状态，肿瘤生长超出中期范围或有远处转移。

5. 治疗　强调综合治疗和治疗方案个体化。

（1）对肿瘤手术前必须对病变做出正确的分期，以选择合适的治疗方案，充分估计手术切除的可能性。

（2）要考虑到手术后局部的控制情况，以及与功能损伤之间的关系。

（3）选择最佳的综合治疗方案，控制局部病灶，防止远处转移。

（4）配合综合治疗方案，病人条件允许，可考虑减轻负荷，改善生活质量，延长生存期。

6. 预防

（1）一级预防：主要是病因预防。

（2）二级预防：临床前预防，“三早”预防。主要手段是对无症状的自然人进行普查。

（3）三级预防：临床（期）预防或康复性预防，防止病情恶化，防止残疾。

## 二、护理

1. 肿瘤病人的心理特点和护理　肿瘤病人心理变化可分为以下5期。

（1）震惊否认期：病人初悉病情后，眼神呆滞，不言不语，知觉淡漠甚至晕厥，继之极力否认，怀疑诊断的可靠性。

（2）愤怒期：当病人接受疾病现实后，随之会产生恐慌、哭泣、愤怒、烦躁、不满，常迁怒于亲属和医务人员，直至出现冲动性行为。

（3）磋商期：常心存幻想，遍访名医、寻求偏方，祈求延长生命。此期病人易接受他人的劝慰，有良好的遵医行为。

（4）抑郁期：表现为悲伤抑郁、沉默寡言、黯然泣下、不听劝告、不遵医嘱，甚至有自杀倾向。对抑郁期病人，应给予更多关爱和抚慰。

（5）接受期：病人经过激烈的内心挣扎，接受事实，心境变得平和，不再自暴自弃，并积极配合治疗和护理。晚期病人常处于消极被动的应付状态。

2. 手术治疗病人的护理

（1）手术前准备：思想准备，包括术前营养，给予高蛋白、高热量、高维生素、低脂饮食，纠正低蛋白血症；术前 1 天应洗澡、更衣、备皮、肠道准备；呼吸道准备，包括戒烟、指导深呼吸和有效咳嗽。

（2）手术后护理：全麻病人术后去枕平卧位头偏一侧，腰麻病人术后去枕平卧位 6 小时，严密观察病情、记录；补液抗感染；加强安全防护；防止泌尿系统感染和压疮；腹胀、便秘及时处理。

（3）术后并发症的预防及处理：①术后出血，对于出血主要是观察并查找原因，对症治疗；②切口感染，手术前后注意提高机体抵抗力，注意观察切口情况及体温的变化；③切口裂开，术后及时处理腹胀，防止病人剧烈咳嗽、活动；④尿潴留，先诱导，无效时可行导尿术，密切注意观察尿量、颜色变化；⑤肺部感染，可鼓励早日下床活动，并采用抗炎、支持疗法、超声雾化吸入利于痰液顺利咳出；⑥血栓性静脉炎，应鼓励病人早日下床活动，输入高渗液体时选择合适血管。

3. 放射治疗病人的护理

（1）放疗前的护理：在放疗前首先应做好病人的思想工作，使病人对放疗有所了解。

（2）放疗中的护理：注意调整治疗方法及剂量，尽量保护不必照射的部位。

（3）放疗后护理：照射后局部皮肤要保持清洁、干燥，避免物理和化学刺激；肿瘤病人放射治疗后需要静卧 30 分钟，每周检查血白细胞计数 1 ～ 2 次。

4. 化学治疗病人的护理

（1）营养支持：对化疗病人应给予高蛋白、低脂肪、易消化的清淡食物，多饮水，多吃蔬菜水果。

（2）保护皮肤黏膜：保持皮肤清洁、干燥，不用刺激性物质如肥皂等；治疗时要重视病人对疼痛的主诉。

（3）并发症的观察与护理：①静脉炎、静脉栓塞，选择合适的给药途径和方法，最常见为静脉给药。②脏器功能障碍，了解化疗方案，熟悉化疗药物剂量、作用途径、给药方法及不良反应，做到按时、准确用药。③感染，每周查 1 次血常规，白细胞计数低于 $3.5\times10^9/L$ 者应遵医嘱停药或减量。血小板计数低于 $80\times10^9/L$、白细胞计数低于 $1.0\times10^9/L$ 时，做好保护性隔离，预防交叉感染。④出血，观察病人血常规变化，骨髓严重抑制者，注意有无皮肤瘀斑、齿龈出血、血尿、血便等全身出血倾向；监测血小板计数，低于 $50\times10^9/L$ 时避免外出，低于 $20\times10^9/L$ 时绝对卧床休息，限制活动。⑤其他，注意休息，协助病人逐渐增加日常活动；保持病室整洁，为病人创造良好的病室环境。

## 第 14 单元　颈部疾病病人的护理

【复习指南】颈部解剖生理应熟悉。甲状腺功能亢进的护理历年必考，应重点复习。甲状腺功能亢进的临床表现及护理措施应熟练掌握；辅助检查、治疗要点应掌握；病因病理应熟悉。甲状腺肿瘤的临床表现、护理措施应掌握。

## 一、解剖生理概要

1. *解剖*　甲状腺位于甲状软骨下方、气管的两旁，分左、右两叶，中间以峡部相连，由内层被膜、外层被膜包裹，两层被膜间隙内有疏松的结缔组织、甲状腺的动静脉及淋巴、神经和甲状旁腺。甲状腺借外层被膜固定于气管和环状软管上，又借左右两叶上极内侧的悬韧带吊于环状软骨上。

2. *生理*　甲状腺有合成、贮存和分泌甲状腺素的功能。甲状腺素是一类含碘酪氨酸的有机结合碘，包括四碘甲状腺原氨酸（$T_4$）和三碘甲状腺原氨酸（$T_3$）两种，与体内的甲状腺球蛋白结合，贮存于甲状腺的滤泡中。

## 二、甲状腺功能亢进

1. *病因及病理*　原发性甲状腺功能亢进的病因迄今尚未阐明。多数认为原发性甲状腺功能亢进是自身免疫性疾病，以中青年女性多见，年龄多在20～40岁。甲状腺大多呈弥漫肿大，两侧对称，常伴有眼球突出，又称突眼性甲状腺肿。

2. *临床表现*　病人大多有消瘦、易出汗、食量过多、情绪激动易怒、失眠、易疲乏、心悸、脉快有力、脉压增大的症状。甲状腺大多呈弥漫对称性肿大，典型症状为突眼症，包括双侧眼球突出、眼裂增宽、上下眼睑难以闭合等。

3. *辅助检查*

（1）基础代谢率测定（BMR）：BMR＝脉率＋脉压－111。

（2）血胆固醇、三酰甘油及尿肌酸测定。

（3）血清总$T_3$（$TT_3$）、总$T_4$（$TT_4$）测定，血清游离$T_3$（$FT_3$）、游离$T_4$（$FT_4$）测定，血清反$T_3$（$rT_3$）测定。

（4）$T_3$抑制试验和甲状腺片抑制试验，血清超敏促甲状腺激素测定（S-TSH），促甲状腺释放激素兴奋试验。

（5）甲状腺免疫学检查：促甲状腺受体抗体的测定。

（6）甲状腺B超检查、甲状腺放射性核素显影检查等。

（7）甲状腺穿刺活检。

4. *治疗*

（1）手术治疗：常用手术是甲状腺次全切除。抗甲状腺药物：首选治疗方法。

（2）放射性$^{131}I$治疗：破坏部分甲状腺上皮组织，从而降低甲状腺功能达到治疗的目的。

5. *护理措施*

（1）术前护理

①休息与心理护理。

②配合术前检查：除常规检查外，包括颈部摄片、心电图检查、喉镜检查、测定基础代谢率。

③用药护理：术前通过药物降低基础代谢率是甲状腺功能亢进病人手术准备的重要环节。通常有以下几种方法。单用碘剂、硫脲类药物加用碘剂、普萘洛尔单用或合用碘剂；对于不能耐受碘剂或硫脲类药物，或对此两类药物都不能耐受或无反应的病人，主张单用普萘洛尔或与碘剂合用。

④做好术前准备：术前不用**阿托品**，以免引起心动过速。

⑤饮食护理：给予高热量、高蛋白质和富含维生素的食物，加强营养支持。

⑥突眼护理：突眼者注意保护眼睛。

⑦其他措施：术前教会病人头低肩高体位，使机体适应术时颈过伸的体位。指导病人深呼吸，学会有效咳嗽的方法。病人接往手术室后备麻醉床，床旁备引流装置、无菌手套、拆线包及气管切开包等。

（2）术后护理

①体位和引流：术后取平卧位，待血压平稳或全麻清醒后取半坐卧位，术野常规放置橡皮片或胶管引流 24 ～ 48 小时，注意观察引流液的量和颜色，保持引流通畅。

②保持呼吸道通畅。

③并发症的观察与护理：密切监测呼吸、体温、脉搏、血压的变化，观察病人发音和吞咽情况。及早发现术后并发症，并及时通知医师、配合抢救。

a. 呼吸困难和窒息：是最危急的并发症，多发生于术后 48 小时内。喉返神经损伤：大多数是手术处理甲状腺下极时损伤，一侧喉返神经损伤不能恢复原音色；双侧喉返神经损伤可导致失声或严重的呼吸困难，甚至窒息。

b. 喉上神经损伤：多在处理甲状腺上极时损伤喉上神经内支（感觉）或外支（运动）所致。若损伤外支，可使环甲肌瘫痪，引起声带松弛、声调降低；损伤内支，则使喉部黏膜感觉丧失，病人进食、饮水时，易发生误咽或呛咳。

c. 手足抽搐：多于术后 1 ～ 2 天出现。系手术时甲状旁腺被误切除、挫伤或其血液供应受累，致**甲状旁腺功能低下、血钙浓度下降**、神经肌肉应激性显著提高，引起手足抽搐。多数病人症状轻且短暂，仅有面部、唇部或手足部的针刺感、麻木感或强直感；经 2 ～ 3 周后，未受损伤的甲状旁腺增生、代偿，症状可消失。严重者可出现面肌和手足伴有疼痛的持续性痉挛，甚至可发生喉和膈肌痉挛，引起窒息甚至死亡。预防关键在于切除甲状腺时注意保留甲状旁腺。症状轻者口服葡萄糖酸钙或乳酸钙。症状较重或长期不能恢复者，可加服维生素 $D_3$，最有效的治疗是口服**双氢速甾醇（双氢速变固醇）**油剂，能明显提高血钙含量。抽搐发作时，立即遵医嘱静脉注射 10% 葡萄糖酸钙或氯化钙 10 ～ 20ml。

d. 甲状腺危象：是甲状腺功能亢进术后的严重并发症之一，与**术前准备不足**、甲状腺功能亢进症状未能很好控制及手术应激有关。表现为术后 12 ～ 36 小时内出现高热（＞ 39℃）、脉快而弱（每分钟＞ 120 次）、大汗、烦躁不安、谵妄，甚至昏迷，常伴有呕吐、水泻、休克、昏迷甚至死亡。预防甲状腺危象的关键在于做**好充分的术前准备**，使病人基础代谢率降至正常范围后再手术。甲状腺危象处理：碘剂、肾上腺素能阻滞药、镇静药、降温、静脉输入大量葡萄糖溶液、给氧，心力衰竭者，加用洋地黄制剂。

## 三、甲状腺肿瘤

1. 临床表现　多数病人无不适症状，颈部出现圆形或椭圆形结节，多为单发，表面光滑，稍硬，无压痛，边界清楚，随吞咽上下移动。

2. 护理措施

（1）术前护理：心理护理；术前准备配合医师完成术前检查及准备。

（2）术后护理：术后返回病房，取平卧位；麻醉清醒、血压平稳后，改半坐卧位，利于呼吸和引流；保持呼吸道通畅，预防肺部并发症；病情观察严密监测生命体征，注意有无并发症发生；饮食病情平稳或麻醉清醒后，给少量饮水。若无不适，鼓励进流质饮食，逐步过渡为半流质饮食及软食，禁忌过热饮食；遵医嘱补充水、电解质。

（3）健康教育：功能锻炼，卧床期间鼓励病人床上活动，促进血液循环和切口愈合；心理调适；后续治疗，指导甲状腺全切除者遵医嘱坚持服用甲状腺素制剂，预防肿瘤复发；术后遵医嘱按时行放疗，定期复诊并教会病人自行检查颈部。

## 第 15 单元　乳房疾病病人的护理

【复习指南】解剖生理概要应熟悉。乳腺癌的病因应了解，乳腺癌的病理和治疗要点应掌握，乳腺癌的临床表现和护理措施应熟练掌握。乳房良性肿块中乳房良性增生病，乳房纤维瘤，乳管内乳头状瘤应掌握。

### 一、解剖生理概要

1. 解剖　成年妇女乳房是两个半球形的性征器官，位于胸大肌浅表，约在第 2 和第 6 肋骨水平的浅筋膜浅、深层之间。乳房外上方形成乳腺腋尾部伸向腋窝。腺叶间有许多与皮肤垂直的纤维束，上连皮肤及浅筋膜浅层，下连浅筋膜深层，称为 Cooper 韧带（乳房悬韧带），有支持和固定乳房的作用。

2. 生理　乳腺是许多内分泌腺的靶器官，其生理活动受垂体前叶、卵巢及肾上腺皮质等分泌的激素影响。妊娠及哺乳期乳腺明显增生，腺管延长，腺泡分泌乳汁。

### 二、乳腺癌

1. 病因　乳腺癌的病因尚不清楚。目前认为与下列因素有关：①激素作用。②家族史。③月经婚育史。④乳腺良性疾病。⑤饮食与营养。⑥环境和生活方式。

2. 病理分型　目前国内多采用以下病理分型。

（1）非浸润性癌：此型属早期，预后较好。

（2）早期浸润性癌：此型仍属早期，预后较好。

（3）浸润性特殊癌：此型分化一般较高，预后尚好。

（4）浸润性非特殊癌：约占乳腺癌类型 80%。**此型一般分化低，预后较上述类型差**。

（5）其他罕见癌。

3. 临床表现

（1）常见乳腺癌

①乳房肿块

a. 早期：表现为患侧乳房出现无痛性、单发小肿块，病人常在洗澡或更衣时无意中发现。肿块多位于乳房外上象限，质硬、表面不光滑，与周围组织分界不清，在乳房内不易被推动。

b. 晚期：乳腺癌发展至晚期可出现肿块固定，癌肿侵入胸筋膜和胸肌时，固定于胸壁不易推动；卫星结节、铠甲胸，癌细胞侵犯大片乳房皮肤时，可出现多个坚硬小结节或条索，呈卫星样围绕原发病灶；若结节彼此融合，弥漫成片，可延伸至背部和对侧胸壁，致胸壁紧缩呈铠甲状，病人呼吸受限；皮肤破溃，癌肿处皮肤可溃破而形成溃疡，常有恶臭，易出血。

②乳房外形改变：随着肿瘤生长，可引起乳房外形改变。

a. **酒窝征**，若肿瘤累及 Cooper 韧带，可使其缩短而致肿瘤表面皮肤凹陷，出现“酒窝征”。

b. 乳头内陷，邻近乳头或乳晕的癌肿因侵入乳管使之缩短，可将乳头牵向癌肿一侧，进而可使乳头扁平、回缩、凹陷。

c. 橘皮征，如皮下淋巴管被癌细胞堵塞，引起淋巴回流障碍，可出现真皮水肿，乳房皮肤呈**橘皮样**改变。

③转移征象

a. 淋巴转移，最初多见于患侧腋窝，少数散在、肿大的淋巴结，质硬、无痛、可被推动，继而逐渐增多并融合成团，甚至与皮肤或深部组织粘连。

b. 血行转移，乳腺癌转移至肺、骨、肝时，可出现相应症状。如肺转移可出现胸痛、气急，骨转移可出现局部骨疼痛，肝转移可出现肝大或黄疸等。

（2）特殊类型乳腺癌

①炎性乳腺癌：发病率低，年轻女性多见。表现为患侧乳房皮肤红、肿、热且硬，无明显肿胀，类似急性炎症，癌肿快速浸润整个乳房，常累及对侧乳房。

②乳头湿疹样乳腺癌：少见。

4. 治疗　包括手术、放疗、化疗、内分泌治疗等。目前大多采用以手术为主的综合治疗，目前应用的有乳腺癌根治术、乳腺癌扩大根治术、乳腺癌改良根治术、全乳房切除术、保留乳房的乳腺癌切除术，均属治疗性手术，对可切除的乳腺癌病人，手术应达到局部及区域淋巴结最大限度地清除，以提高生存率。

5. 护理措施

（1）术前护理

①心理护理：解释手术的必要性和重要性。

②终止妊娠或哺乳。

③术前准备：需做好供皮区皮肤准备。

（2）术后护理

①体位：血压平稳后取半卧位，以利呼吸和引流。

②饮食：麻醉清醒后正常进食。

③病情观察：严密观察生命体征变化，观察切口敷料渗血、渗液情况，胸壁加压包扎松紧度适宜，换药时观察皮瓣或植皮存活情况。

④伤口护理

a. 皮瓣护理密切观察皮瓣颜色及创口愈合情况。

b. 引流管护理，及时引流皮瓣下的渗液和积气，避免皮瓣坏死，乳腺癌病人术后的拔管指征，4 ～ 5 天皮瓣下无积液，乳腺癌病人术后 3 天内，患肩制动，以防皮瓣移动。

⑤预防并发症

a. 功能锻炼。

b. 乳腺癌根治术后病人应每月自查 1 次，术后 3 个月可行乳房再造术。

c. 5 年内避免妊娠。

d. 乳腺癌术后护士告知病人应在术后 4 ～ 5 天进行肘部活动。

6. 健康教育　乳房自我检查的最佳时间是月经后 7 ～ 10 天，乳房的正确检查方法应是内上、外上、外下、内下，中央各区。

## 三、乳房良性肿块

1. 乳腺囊性增生病　是一种生理增生与复旧不全造成的乳腺正常结构的紊乱，与月经周期有关。临床表现以乳房胀痛和乳内肿块为特征。

2. 乳房纤维腺瘤　常发生于 20 ～ 25 岁年轻女性，是乳房良性肿瘤，特征是无痛性孤立肿块，无异常乳头溢液，生长速度比较缓慢。

3. 乳管内乳头状瘤　发生在大乳管近乳头的膨大部分，临床特点是乳头血性溢液，通常为鲜红色，不易扪及肿块，乳房内并无明显肿块。

# 第 16 单元　腹外疝病人的护理

【复习指南】腹外疝的病因、病理解剖、临床分类应掌握。常见腹外疝（腹股沟疝、股疝、脐疝、切口疝）的临床表现，治疗要点应掌握。腹外疝的护理评估，护理措施应熟练掌握。

## 一、概述

1. 病因　腹壁强度降低和腹内压力增高。

2. 病理解剖　腹外疝由疝环、疝囊、疝内容物和疝外被盖组成。

3. 临床分类　腹外疝有易复性、难复性、嵌顿性、绞窄性等临床类型。

（1）易复性疝：疝内容物容易回纳入腹腔。

（2）难复性疝：疝内容物不能或不能完全回纳入腹腔内。

（3）嵌顿性疝：疝环较小而腹内压突然增高时，疝囊颈将疝内容物卡住，使其不能回纳。

（4）绞窄性疝：嵌顿如不能及时解除，肠管及其系膜受压情况不断加重导致血运障碍。

## 二、常见腹外疝

1. 腹股沟疝　腹股沟疝可分为斜疝和直疝两种。

（1）临床表现：①斜疝，**腹股沟斜疝**最常见。主要症状为腹股沟区肿块和胀痛，多呈带蒂柄的梨形，可降至阴囊或大阴唇。腹内压骤增时，容易出现或加重。时间长者可能出现血供障碍或腹膜炎表现。②直疝常见于年老体弱者，其临床特点主要表现为病人站立时，在腹股沟内侧端、耻骨结节外上方出现一半球形肿块，并不伴有疼痛或其他症状。由于直疝囊颈宽大，极少发生嵌顿。

（2）治疗要点：①非手术治疗，适用于婴幼儿和老年体弱或伴有其他严重疾病病人。②手术治疗，可行单纯疝囊高位结扎术和疝修补术。③嵌顿时间在 3 ～ 4 小时内，无腹膜刺激征者可用手法复位，如有腹膜炎或肠梗阻的表现，应尽早手术探查。

2. 股疝

（1）临床表现：①多见于 40 岁以上妇女，妊娠致**腹内压增高**是引起股疝的主要原因。②腹股沟韧带下方卵圆窝处有一半球形的突起。③股疝最易嵌顿。

（2）治疗要点：及时手术治疗。

3. 脐疝

（1）临床表现：有小儿脐疝和成人脐疝 2 种。

（2）治疗要点：小儿在 2 岁之前行非手术治疗，2 岁后疝环直径大于 1.5cm，行手术治疗，成人切除疝囊，缝合疝环。

4. 切口疝

（1）临床表现：腹壁切口处逐渐膨隆，肿块大小不一，腹压增高时明显。

（2）治疗要点：手术治疗为主。

## 三、腹外疝的护理

1. 护理评估

（1）术前评估：①一般情况的了解。②疝块的大小、质地、有无压痛，能否回纳，有无肠梗阻，肠绞窄征象。③相关因素，了解病人有无腹内压增高的情况；有无腹部手术、外伤、切口感染等病史，同时，了解病人心理情况。

（2）术后评估：了解病人麻醉方式、手术方式、术中情况。观察局部切口情况，有无阴囊水肿及腹内压增高因素存在。

2. 护理措施

（1）非手术治疗护理 / 术前护理：①消除导致腹内高压的因素。②疝块较大者避免造成嵌顿。③腹部症状如有异常，立即处理。④术前灌肠，排空小便。⑤嵌顿疝和绞窄性疝应给予禁食。

（2）术后护理

①休息与活动。术后当日取平卧位，膝下垫一软枕，次日可改为半卧位。②饮食。术后 6 ～ 12 小时可进流质，次日可进软食或普食。行肠切除吻合术者术后暂禁食。③活动。腹外疝术后 3 ～ 5 天开始离床活动，年老体弱、复发性疝、巨大性疝的病人可适当延长下床活动。④防止腹内压升高，避免咳嗽，保持排便通畅。⑤预防阴囊水肿。⑥预防切口感染。**切口感染**是疝复发的主要原因，术后应用抗生素预防感染。⑦病情观察。嵌顿性疝手法复位后，护士应特别注意观察病人的腹部症状、体征。

（3）健康教育：出院前指导。包括：①活动指导，3 个月内应避免重体力劳动或提举重物等；②饮食指导，调整饮食习惯，保持排便通畅；③防止复发，减少和消除复发的因素；④定期随访。

# 第 17 单元　急性化脓性腹膜炎病人的护理

【复习指南】急性化脓性腹膜炎的病因、病理生理和辅助检查应掌握，临床表现和治疗要点应熟练掌握。腹腔脓肿中膈下脓肿和盆腔脓肿的病因病理、临床表现、治疗要点应掌握。急性化脓性腹膜炎病人的护理评估和护理措施应熟练掌握。

## 一、急性化脓性腹膜炎

1. 病因和病理生理

（1）病因：①继发性腹膜炎，以继发性化脓性腹膜炎最为常见。②原发性腹膜炎，较少见。③原发性腹膜炎和继发性腹膜炎的区别，有无腹腔原发病灶。

（2）病理生理：腹膜感染后发生充血、水肿并产生大量浆液性渗出液。腹膜炎的转化主要有以下几个方面：恶化、局限、好转后发生肠粘连。

2. 临床表现

（1）腹痛是主要的临床表现，剧烈、持续，**伴腹膜刺激征**。

（2）全身中毒表现，高热、脉速、呼吸急促、血压下降、神志不清等。提示急性腹膜炎的病人病情恶化的重要指标是**脉率快**而**体温下降**。

3. 辅助检查　①实验室检查：白细胞计数及中性粒细胞比例增高。②腹部X线检查：腹部立、卧位平片可见小肠普遍胀气并有多个小液平面；穿孔时，可见膈下游离气体。③B超检查：显示腹腔内有不等量的积液。

4. 治疗　病情较轻或炎症局限者，给予半卧位，禁食水，胃肠减压，纠正水、电解质紊乱，应用抗生素和营养支持治疗等非手术治疗措施。多数继发性腹膜炎病人需要尽快进行手术治疗。

## 二、腹腔脓肿

### （一）膈下脓肿

1. 病因、病理　病人平卧时膈下部位最低，急性腹膜炎时腹腔内的脓液易积聚此处，或者因细菌经门静脉或淋巴系统到达膈下形成脓肿。

2. 临床表现

（1）全身症状：发热，可为弛张热也可为持续高热。

（2）局部症状：肋缘下或剑突下可有持续性钝痛，可有肩、颈部牵涉痛、持续性呃逆。

（3）体征：可有季肋区叩痛，皮温升高；右膈下脓肿可使肝浊音界扩大；患侧胸部下方呼吸音减弱或消失。

3. 治疗　主要采用手术治疗。近年多采用经皮穿刺置管**引流术**。

### （二）盆腔脓肿

1. 病因、病理　腹腔内炎性渗出物或脓液易积聚于盆腔而形成。

2. 临床表现　有典型的直肠或膀胱刺激症状，腹部检查阴性。直肠指诊有触痛及**波动感**，B超检查可明确脓肿大小及位置。

## 三、护理

1. 护理评估

（1）健康史：注意有无胃、十二指肠溃疡病史、其他腹腔内脏器官疾病和手术史；有无腹部外伤史。

（2）身体状况：了解腹痛发生的时间、部位、性质、程度、范围及伴随症状等；检查有无肠鸣音减弱或消失，有无移动性浊音。

（3）心理–社会状况：了解病人的心理反应，评估病人对本病的认知程度和心理承受能力等。

（4）康复状况：麻醉的方式、手术类型、疾病情况、引流管情况等。

2. 护理措施

（1）术前护理：①心理护理。②无休克时给予半卧位。③密切观察病情变化。④迅速建立静脉通路。

（2）术后护理

①卧位：病人手术毕给予平卧位，全麻清醒或硬膜外麻醉病人平卧6小时后，待血压、脉搏平稳后改为半卧位，并鼓励病人早期活动。

②禁食、胃肠减压：肠蠕动恢复后，拔除胃管，逐步恢复经口饮食。禁食期间做好口腔护理，每日2次。

③观察病情变化：术后密切监测生命体征变化；观察并记录出、入液量，危重病人注意循环、呼吸、肾功能的监测和维护。

④经常巡视病人，倾听主诉，注意腹部体征变化，发现异常，通知医师，配合处理。

⑤观察引流情况及伤口愈合情况等。

⑥维持生命体征稳定和体液平衡。

## 第18单元　腹部损伤病人的护理

【复习指南】腹部损伤的分类应熟悉，病因病理、辅助检查、治疗要点应掌握，临床表现和护理措施应熟练掌握。常见的实质性脏器损伤如肝、脾破裂的临床表现与诊断应掌握，治疗要点应熟悉。常见的空腔脏器损伤如十二指肠损伤的临床表现与诊断应掌握，治疗要点应熟悉。

### 一、概述

1. 分类　腹部损伤可分为开放性和闭合性两类。

2. 病因病理　外力因素如暴力损伤，损伤的类型、严重程度、是否涉及腹腔内脏器、涉及哪些脏器等情况取决于暴力的强度、速度、着力部位和力的作用方向及作用方式等因素；内在因素是指内脏原有病理情况和功能状态等。

3. 临床表现

（1）实质性脏器损伤：以腹腔内出血为临床表现。面色苍白、脉快、脉压小，血压不稳甚至休克，伴有明显的腹胀和移动性浊音。胆汁和胰液溢入腹腔可出现剧烈腹痛和腹膜刺激征。

（2）空腔脏器损伤：主要表现为弥漫性腹膜炎，病人出现持续性的剧烈腹痛，伴恶心、呕吐，稍后出现体温升高、脉率增快、严重者可发生感染性休克。上消化道损伤时以**腹膜炎**体征为主。下消化道破裂时，腹膜炎体征出现较晚，直肠损伤可出现鲜红色血便。

4. 辅助检查

（1）实验室检查：腹腔内实质性脏器破裂出血时，血红细胞、血红蛋白、血细胞比容等数值下降，白细胞计数略有升高。空腔脏器破裂时，白细胞计数和中性粒细胞比例明显上升。胰腺、胃肠道或十二指肠损伤时，血、尿淀粉酶多见升高。泌尿系统损伤时，尿常规检查多发现血尿。

（2）腹腔诊断性穿刺：是鉴别脏器破裂和空腔脏器穿孔最好的方法。

（3）影像学检查：B超确诊率可达90%，X线检查可辨别有无空腔脏器损伤，CT检查在实质脏器损伤诊断上比B超更准确。

5. 治疗　急救处理首先处理对生命威胁最大的损伤。腹部有开放性损伤且有内脏脱出，勿强行回纳腹腔，以免加重腹腔污染。

6. 护理措施　病情观察内容包括：①每 15 ～ 30 分钟测定 1 次生命体征及腹部体征。②动态了解血常规及尿量变化，准确记录 24 小时出入量。③必要时可重复 B 超检查、协助医师行诊断性腹腔穿刺术或腹腔灌洗术。

二、常见的实质性脏器损伤

肝、脾破裂

1. 临床表现　肝、脾破裂者主要表现为腹腔内出血和出血性休克。肝破裂后有胆汁进入腹腔，腹膜刺激征更为明显，肝破裂后，病人可出现呕血或黑粪。

2. 诊断　B 超检查是诊断肝、脾破裂的首选方法。

3. 治疗　①脾破裂：如无休克或有容易纠正的一过性休克，影像学检查证实损伤比较局限、表浅者可在严密观察病情的情况下进行非手术治疗。如继续出现出血或者发现合并其他脏器损伤，应积极手术治疗。②肝破裂：以手术治疗为主，彻底清创、止血，消除胆汁溢漏和建立通畅的引流。

三、常见的空腔脏器损伤

十二指肠损伤

1. 临床表现　十二指肠损伤可引起剧烈腹痛和明显的腹膜炎体征。损伤发生在腹膜后，早期症状和体征不明显，部分病人可有血性呕吐物；血清淀粉酶升高。

2. 诊断　早期腹部 X 线检查，对胃损伤及十二指肠损伤的诊断有帮助。

3. 治疗　抗休克治疗和腹部探查处理。

## 第 19 单元　胃、十二指肠疾病病人的护理

【复习指南】胃的解剖生理、十二指肠的解剖生理应熟悉。胃、十二指肠溃疡的外科治疗包括病因病理、常见并发症、手术适应证、手术方法应掌握，临床表现与诊断、护理措施应熟练掌握。胃癌的病因病理、辅助检查、治疗要点应掌握，临床表现、护理措施应熟练掌握。

一、解剖生理概要

1. 胃的解剖生理　①胃位于腹腔左上方，上端与食管相连的入口部位称贲门，下端与十二指肠相连的出口部位为幽门。②胃分为贲门胃底区、胃体部和幽门区 3 部分。③胃癌最常见的发生部位是**胃窦**部，溃疡病大出血的好发部位为**幽门**部。④主要作用是**贮存和消化**食物。胃的排空为 4 ～ 6 小时。

2. 十二指肠解剖生理　①十二指肠位于幽门和空肠之间，呈 C 形环抱胰腺头部，长约 25cm。十二指肠分为 4 部分：球部、降部、水平部和升部。②十二指肠溃疡的好发部位是**球部**，十二指肠溃疡穿孔常发生在十二指肠前壁。③十二指肠本身能够分泌十二指肠液、促胃液素、肠抑胃肽、缩胆囊素等。

二、胃、十二指肠溃疡的外科治疗

1. 病因及病理　①病因：最为重要的是幽门螺杆菌感染。②病理：表现为慢性溃疡，多为单发，十二指肠溃疡较难愈合，幽门处溃疡愈合后形成瘢痕可导致幽门狭窄。

2. 临床表现　主要为慢性病程和周期性发作的节律性腹痛。

（1）十二指肠溃疡表现为餐后延迟痛、饥饿痛，疼痛多为烧灼痛和钝痛，进食后缓解，服用抗酸药可止痛。

（2）胃溃疡的疼痛多于餐后 30 分钟开始疼痛，持续 1 ～ 2 小时，进餐后不能缓解甚至加重。压痛点位于剑突与脐正中连线或偏左。

3. 诊断　临床特点 + 辅助检查（胃镜、钡剂有龛影等）。

4. 常见并发症

（1）急性穿孔：突然的持续性上腹**刀割样**剧痛，伴恶心、呕吐，面色苍白，出冷汗，四肢厥冷。全腹有**腹膜刺激征**，腹肌紧张呈“板样”强直，X 线检查有**膈下游离气体**，腹腔穿刺抽出黄色混浊液体。

（2）大出血：最常见的并发症。主要症状是突然大量呕血或柏油样大便，常有头晕、目眩、甚至晕厥，当失血量超过 800ml 时，可出现休克现象。

（3）瘢痕性幽门梗阻：呕吐是瘢痕性幽门梗阻最为突出的症状，常发生在下午或晚间，呕吐物为**宿食**，量大，不含胆汁，有腐败酸臭味；腹部检查可见胃形和蠕动波，可闻及振水声。

5. 手术适应证　①顽固性溃疡。②胃、十二指肠溃疡急性穿孔。③胃、十二指肠大出血。④胃、十二指肠溃疡幽门梗阻和胃溃疡恶变。

6. 手术方法

（1）胃大部切除术：是最常用的方法，**毕Ⅰ式**即胃大部切除后，将残胃与十二指肠吻合。多用于治疗胃溃疡。**毕Ⅱ式**适用于各种胃、十二指肠溃疡，特别是十二指肠溃疡。

（2）迷走神经切断术。

7. 护理措施

（1）术前护理：①心理护理，安慰病人。②饮食，给予高蛋白、高热量、富含维生素、无刺激易消化的食物，少食多餐。③应用抗酸、解痉、减少胃酸分泌的药物。④急性胃穿孔合并出血的病人，禁食，积极进行抗休克治疗。⑤合并幽门梗阻的病人禁食，补液。⑥术前留置胃管。

（2）术后护理：①密切观察生命体征及病情变化。②全麻醒后及硬膜外麻醉后 6 小时取半卧位。③禁食、胃肠减压，观察胃液颜色、性质、量。④禁食期间补液，应用抗生素预防感染。⑤鼓励病人早期离床活动，预防肠粘连等并发症。⑥拔除胃管后，先进少量流质饮食，无不适症状后，逐渐给予半流质饮食。⑦观察有无胃出血、十二指肠残端破裂、倾倒综合征等术后并发症的发生。

## 三、胃癌

1. 病因及病理　胃癌的病因尚未完全清楚，目前认为与下列因素有关：地域环境及饮食生活因素；幽门螺杆菌感染；慢性萎缩性胃炎、胃息肉、胃溃疡等；遗传因素。约 50% 以上的胃癌好发于胃窦部，其次为贲门部，发生在胃体者较少。病灶在 **10mm** 以内称小胃癌。淋巴转移是胃癌的主要转移途径。

2. 临床表现

（1）症状：早期胃癌多无明显症状，部分病人可有上腹隐痛、嗳气、反酸等消化道症状。

（2）体征：胃癌早期无明显体征，晚期可扪及上腹部肿块，若出现远处转移时，可有肝大、腹水、锁骨上淋巴结肿大等。

3. 辅助检查　**纤维胃镜检查 + 活检是**诊断早期胃癌最有效的方法。

4. 治疗　手术治疗是首选方法，中晚期胃癌辅以化疗、放疗及免疫治疗提高疗效。

5. 护理措施

（1）术前护理：①心理护理。②饮食，给予高蛋白、高热量、富含维生素、无刺激易消化的食物，少食多餐。③贫血病人给予输血。④给予术前备皮，留置胃管等术前准备。

（2）术后护理：①密切观察生命体征及病情变化。②全麻醒后及硬膜外麻醉后 6 小时给予半卧位。③禁食、胃肠减压，观察胃液颜色、性质、量。④禁食期间补液，应用抗生素预防感染。术后疼痛遵医嘱给予镇痛药。⑤病情允许，鼓励病人早期离床活动，预防肠粘连等并发症。⑥拔除胃管后，先进少量流质饮食，逐渐给予半流质饮食，10 ～ 14 天改为软食。⑦观察有无术后并发症的发生。

## 第 20 单元　肠疾病病人的护理

【复习指南】小肠的解剖生理、阑尾的解剖生理、大肠的解剖生理应了解。急性阑尾炎的病因病理和特殊类型阑尾炎的特点应掌握，临床表现、辅助检查、治疗要点和护理措施应熟练掌握。肠梗阻的病因及分类、病理生理、治疗要点和常见的机械性肠梗阻需要掌握，临床表现、辅助检查和护理措施应熟练掌握。肠瘘的病因病理应了解，临床表现和护理措施应熟悉掌握，辅助检查应掌握，治疗要点应熟悉。大肠癌的临床表现和治疗要点应掌握，临床表现、辅助检查和治疗要点应熟练掌握。

### 一、解剖生理概要

1. 小肠的解剖生理　①解剖：包括十二指肠、空肠和回肠，成人小肠全长 3 ～ 5m，上段 2/5 为空肠，下段 3/5 为回肠，末端连接盲肠。②生理：小肠是食物消化和吸收的主要部位，不但分泌多种胃肠激素，还有主要的免疫功能。

2. 阑尾的解剖生理　①解剖：阑尾起于盲肠根部，长 5 ～ 10cm，位于右髂窝部，阑尾体表投影在脐与右髂前上棘连线中外 1/3 交界处，称为**麦氏点**。②生理：阑尾具有一定的免疫功能。

3. 大肠的解剖生理　①解剖：结肠包括盲肠、升结肠、横结肠和乙状结肠，成人结肠总长 150cm。②生理：结肠的主要功能是吸收水分、贮存和转运粪便，同时合成维生素 $K_1$。

### 二、急性阑尾炎

1. 病因及病理　①病因：**阑尾管腔阻塞**是急性阑尾炎最常见的病因。②病理：有急性单纯性阑尾炎、急性化脓性阑尾炎、坏疽及穿孔性阑尾炎和阑尾周围脓肿等几种类型，**坏疽型最严重**。③转归：炎症消退、炎症局限和炎症扩散。

2. 临床表现

（1）症状：阑尾炎的典型症状是转移性右下腹痛，多开始于上腹部或脐部；数小时后疼痛转移并局限于右下腹。胃肠道反应主要有轻度厌食、恶心、呕吐等，有些病人可有腹泻或便秘。全身表现有乏力、胃部或脐周不适，炎症发展可有发热、脉速等表现。

（2）体征：右下腹**麦氏点**固定压痛，是急性阑尾炎的重要体征。腹膜刺激征是另一重要体征，阑尾穿孔和阑尾周围脓肿形成时右下腹可触及包块。

3. 辅助检查

（1）实验室检查：多数急性阑尾炎病人血白细胞计数和中性粒细胞比例增高。白细胞计数可升高到（10 ～ 20）$\times 10^9$/L，发生核左移。部分单纯性阑尾炎或老年病人白细胞可无明显升高。

（2）影像学检查：①腹部 X 线平片，可见盲肠和回肠末端扩张和气液平面，偶见钙化的粪石和异物。② B 超检查，有时可发现肿大的阑尾或脓肿，可靠性低于 CT。③ CT 检查，可获得与 B 超检查相似的结果，对阑尾周围脓肿更有帮助。这些检查对于急性阑尾炎的诊断并不是必需的，诊断不明确时可选择使用。

（3）腹腔镜检查：可用于急性阑尾炎的诊断，一旦确诊可同时在腹腔镜下做阑尾切除术。

4. 治疗　诊断明确及早施行阑尾切除术，非手术治疗仅适用于早期单纯性阑尾炎、阑尾周围脓肿或有手术禁忌证者。

5. 护理措施

（1）非手术治疗的护理 / 术前护理

①病情观察生命体征：加强巡视，观察病人的腹部症状和体征，尤其注意腹痛的变化；在非手术治疗期间，出现右下腹痛加剧、发热；血白细胞计数和中性粒细胞比例上升，应做好急诊手术的准备。

②体位：协助病人安置舒适的体位，如半卧位，可放松腹肌，减轻腹部张力，缓解腹痛。

③避免肠内压力增高：非手术治疗期间，予以禁食，甚至胃肠减压，同时给予肠外营养；禁服泻药及灌肠，以免肠蠕动加快，增高肠内压力，导致阑尾穿孔或炎症扩散。

④控制感染：遵医嘱及时应用有效的抗生素。

⑤镇痛：已明确诊断或已决定手术的病人疼痛剧烈时可遵医嘱给予解痉药或镇痛药。

⑥急诊手术前准备：拟急诊手术者应紧急做好备皮、配血、输液等术前准备。

（2）术后护理

①密切监测病情变化：定时监测生命体征并准确记录；加强巡视，注意倾听病人的主诉，观察病人腹部体征的变化，发现异常及时通知医师。

②体位：全麻术后清醒或硬膜外麻醉平卧 6 小时后，血压、脉搏平稳者，改为半卧位，以降低腹壁张力，减轻切口疼痛，有利于呼吸和引流。

③腹腔引流管的护理：阑尾切除术后较少留置引流管，只有在局部有脓肿或阑尾残端包埋不满意及处理困难时采用，目的在于引流脓液，或若有肠瘘形成。

④饮食：肠蠕动恢复前暂禁食，在此期间可予静脉补液。肛门排气后，逐步恢复经口进食。

⑤抗生素的应用：术后应用有效抗生素，控制感染，防止并发症发生。

⑥活动：鼓励病人术后早期在床上翻身、活动肢体，待麻醉反应消失后即下床活动，以促进肠蠕动恢复，减少肠粘连的发生。

⑦并发症的观察和护理

a. 出血：多因阑尾系膜的结扎线松脱而引起系膜血管出血。一旦发生出血，应立即输血、补液，紧急手术止血。

b. 切口感染：阑尾切除术后最常见的并发症，多见于化脓性或穿孔性阑尾炎。表现为术后3天左右体温升高，切口局部胀痛或跳痛、红肿、压痛，甚至出现波动等。

c. 粘连性肠梗阻：与局部炎性渗出、手术损伤和术后长期卧床等因素有关，不完全梗阻者行胃肠减压，完全性肠梗阻者则应手术治疗。

d. 阑尾残株炎：阑尾切除时若残端保留过长超过1cm，术后残株易复发炎症，表现为阑尾炎的症状，X线钡剂检查可明确诊断。症状较重者，应手术切除阑尾残株。

e. 粪瘘：少见。

6. 特殊类型阑尾炎的特点

（1）新生儿急性阑尾炎：早期仅有厌食、恶心呕吐、腹泻和脱水症状。

（2）小儿急性阑尾炎：早期即出现高热、呕吐等症状，并发症和病死率较高。

（3）妊娠期急性阑尾炎：较常见，腹膜刺激征不明显，临床表现不明显，炎症易扩散。

（4）老年人急性阑尾炎：少见，体征不典型，体温和白细胞升高不明显，临床表现不明显，病理改变重。

## 三、肠梗阻

1. 病因及分类

（1）按基本病因分类：①机械性肠梗阻，因肠腔变窄，肠内容物通过障碍所致。②动力性肠梗阻，较少见，因肠壁肌肉紊乱所致。③血供性肠梗阻，较少见，肠管血供障碍所致。

（2）按肠壁血供有无障碍分类：①单纯性肠梗阻。②绞窄性肠梗阻。

（3）按肠梗阻发生部位分类：①高位性肠梗阻。②低位性肠梗阻。

（4）按肠梗阻的程度分类：完全性肠梗阻和不完全性肠梗阻。

（5）按肠梗阻发生的快慢分类：急性肠梗阻和慢性肠梗阻。

2. 病理生理　①局部的病理生理变化：肠梗阻时肠蠕动增强，肠腔积液积气，肠管血供障碍。②全身性病理生理变化：体液丢失、电解质与酸碱平衡紊乱、全身性感染、呼吸和循环功能障碍。

3. 临床表现　不同类型肠梗阻的临床表现有其自身的特点，但存在腹痛、呕吐、腹胀及停止排便、排气等共同表现。

（1）症状

①腹痛：单纯性机械性肠梗阻由于梗阻部位以上肠管剧烈蠕动，病人表现为阵发性腹部绞痛。疼痛发作时，病人自觉腹内有“气块”窜动，并受阻于某一部位，即梗阻部位；随着病情进一步发展，可演变为绞窄性肠梗阻，表现为腹痛间歇期缩短，呈持续性剧烈腹痛。麻痹性肠梗阻病人腹痛的特点为全腹持续性胀痛或不适；肠扭转所致闭襻性肠梗阻多表现为突发腹部持续性绞痛并阵发性加剧；而肠蛔虫堵塞多为不完全性，以阵发性脐周腹痛为主。

②呕吐：与肠梗阻发生的部位、类型有关。在肠梗阻早期，呕吐多为反射性，高位肠梗阻早期便发生呕吐且频繁，低位肠梗阻呕吐出现较迟而少麻痹性肠梗阻时呕吐呈溢出性；绞窄性肠梗阻呕吐物为血性或棕褐色液体。

③腹胀：程度与梗阻部位有关。

④停止排便排气为完全性肠梗阻，不完全性肠梗阻可有多次少量排便排气；绞窄性肠梗阻可排血性黏液样粪。

（2）体征

①腹部视诊：机械性肠梗阻可见肠型和蠕动波。

②触诊：单纯性肠梗阻因肠管膨胀，可有轻度压痛，但无腹膜刺激征。绞窄性肠梗阻时，可有固定压痛和腹膜刺激征。蛔虫性肠梗阻，常在腹中部触及条索状团块。肠套叠时可扪及腊肠样肿块。

③叩诊：绞窄性肠梗阻时，腹腔有渗液，移动性浊音可呈阳性。

④听诊：机械性肠梗阻时有肠鸣音亢进，气过水音。麻痹性肠梗阻时，则肠鸣音减弱或消失。

4. 辅助检查

（1）实验室检查：若肠梗阻病人出现脱水、血液浓缩时可引起血红蛋白、血细胞比容、尿比重均升高。而绞窄性肠梗阻多有白细胞计数和中性粒细胞比例显著升高。血气分析、血清电解质、血尿素氮检查出现异常结果，表示存在电解质、酸碱失衡或肾功能障碍。呕吐物和粪便检查有大量红细胞或潜血试验阳性，提示肠管有血供障碍。

（2）X 线检查：可见气液平面。

5. 治疗　胃肠减压，防治感染，纠正水、电解质及酸碱平衡失调，症状无缓解可行手术治疗。

6. 护理措施

（1）非手术治疗护理：①禁食、胃肠减压。②无休克时给予半卧位。③记录出入液体量和合理输液。④防治感染和脓毒症。⑤严密观察病情变化。

（2）术后护理：①观察生命体征、腹部情况和体征，预防并发症的发生。②记录引流管通畅情况，引流液的色、性状、量。③血压平稳后改半卧位。④禁食期间给予补液，肠蠕动恢复后给予流食。⑤病情允许，逐渐由床边活动逐步过渡到室内及室外活动。

7. 常见的机械性肠梗阻　粘连性肠梗阻，蛔虫性肠梗阻，肠扭转，肠套叠。

## 四、肠瘘

1. 病因及病理

（1）按肠瘘的原因：分为先天性、病理性、创伤性和治疗性肠瘘。

（2）按肠瘘走向：分为肠外瘘、肠内瘘。

（3）按肠瘘的病理形态：分为管状瘘、唇状瘘、完全瘘。

（4）按瘘管位置：分为高位瘘、低位瘘。

2. 临床表现

（1）局部表现：主要是**腹膜炎**症状和体征，瘘口周围皮肤潮红、糜烂、轻度肿胀。

（2）全身表现：精神不振、消瘦、水肿，水、电解质酸碱平衡失调。

3. 辅助检查　血液检查：血常规白细胞及中性粒细胞比例升高，电解质紊乱。亚甲蓝口服或胃管注入可以证明存在肠瘘。

4. 治疗

（1）全身治疗：①控制感染。②补液治疗，纠正酸碱平衡紊乱。③营养支持治疗。

（2）局部治疗：①经手术或瘘管放入双套管行负压引流。②感染控制后，在瘘管内放置硅胶片或乳胶片封堵。氧化锌软膏保护瘘口周围皮肤。

（3）手术治疗：肠段部分切除吻合术，肠瘘旷置术。

5. 护理措施

（1）非手术治疗的护理：①取低半卧位。②双套管持续冲洗加负压吸引护理，保持冲洗管通畅，记录冲洗量及肠液量。③堵瘘的护理，瘘口周围皮肤涂氧化锌软膏保护。④营养支持护理。

（2）手术前护理：肠道准备 3 ～ 5 天，进行皮肤准备，应用抗生素预防性治疗。

（3）手术后护理：①观察病情变化和腹部情况，防止感染和瘘的再次发生。②妥善固定各种引流管。③观察和预防术后胃肠道或瘘口出血、肝肾功能障碍等并发症发生。④**营养支持**，完全肠道外营养（TPN）直至肠功能恢复。开始进食时以低脂、适量蛋白质、高糖类、低渣饮食为主，随着肠功能恢复，逐步增加蛋白质和脂肪量。⑤指导病人早期离床活动。

## 五、大肠癌

1. 病因、病理

（1）病因：虽未明确，但与高脂肪、高蛋白、低纤维饮食、癌前病变、结肠良性病变有关。

（2）病理：组织学分类常见的有腺癌、黏液癌、未分化癌，其中腺癌最常见，黏液癌预后较腺癌差，未分化癌预后最差。**淋巴转移**是大肠癌最常见的播散方式。

2. 临床表现

（1）结肠癌：**排便习惯**和粪便性状改变是结肠癌最早出现的症状，表现为大便次数增多，腹泻，便秘，便中带血、脓及黏液。右半结肠癌一般为腹泻、便秘症状交替出现，发病特点为贫血、腹部包块和消瘦；左半结肠癌常有肠梗阻症状。

（2）直肠癌：**血便**是直肠癌病人最常见的症状，其次是直肠刺激症状、粪便变细及晚期恶病质等。直肠上段癌表现为排便时有黏液血便；右半结肠癌的突出表现是腹部肿块；左半结肠癌的突出表现是慢性不完全结肠梗阻。

3. 辅助检查

（1）结肠癌：主要辅助检查有粪便隐血试验、纤维结肠镜、X 线钡剂灌肠、B 超和 CT 检查。

（2）直肠癌：**直肠指诊**是诊断直肠癌最重要且简便易行的方法。其他检查方法还有粪便隐血试验、肠镜检查和影像学检查等。

4. 治疗

（1）结肠癌治疗：结肠癌根治术。姑息性手术和并发肠梗阻时应紧急处理。

（2）直肠癌治疗：直肠癌根治术、姑息性手术和非手术治疗方法、放疗和化疗、电灼、冷冻等，其他治疗方法有基因治疗、导向治疗和免疫治疗等。

5. 护理措施

（1）术前护理

①心理护理：心理疏导和术前知识指导。

②饮食指导：给予高蛋白、高热量、高维生素、清淡易消化的饮食，保证正水、电解质和酸碱平衡。

③肠道准备：术前 3 天开始准备。包括控制饮食、口服肠道抗菌药物和清洁肠道。

④女性病人肿瘤侵犯阴道后壁术前 3 天每晚行阴道冲洗。

⑤术日晨留置胃管。

（2）术后护理：①密切观察病情变化。②给予半卧位。③禁食、胃肠减压期间给予静脉营养，记录 24 小时出入液量。④保持各引流管通畅，观察引流液的性质、颜色、量。⑤结肠造口护理：观察造口有无水肿、回缩和坏死，选择合适的造口袋，并及时更换。⑥预防并发症的发生。

（3）健康指导。①饮食指导：摄入优质低蛋白的均衡饮食；不吃发霉变质的食物，少吃腌、熏、烧烤和油煎炸的食品；高危人群应定期行内镜检查，以便早期发现，早期诊断，早期治疗。②教会病人自我护理人工肛门。③术后 1 ～ 3 个月勿参加重体力劳动，保持心情舒畅。④坚持术后化疗，3 ～ 6 个月到门诊复查一次。

## 第 21 单元　直肠肛管疾病病人的护理

【复习指南】肛裂、痔应熟练掌握，直肠肛管的解剖生理应熟悉。

### 一、直肠肛管的解剖生理

肛管：**齿状线以下**的肛管由阴部内神经支配，**痛觉敏感**；肛管外括约肌深部、耻骨直肠肌、肛管内括约肌和直肠纵肌纤维共同组成**肛管直肠环**，发挥肛管括约肌功能，若手术过程中不慎完全切断，可致**大便失禁**。

### 二、常见直肠肛管疾病

1. 直肠肛管周围脓肿

（1）病理：肛腺开口于肛窦底部，由于肛窦呈袋状开口向上，可因粪便损伤或者嵌入发生感染而累及肛腺。多数脓肿可穿破皮肤或在手术切开后形成肛瘘。在直肠肛管周围炎症病理过程中的急性期表现为脓肿，慢性期则表现为肛瘘。

（2）症状：肛门周围脓肿以肛门周围皮下脓肿最为常见，占 40% ～ 48%，位置多表浅，以局部症状为主。疼痛、肿胀和局部压痛为主要表现。疼痛为持续跳动性，可因排便、局部受压、摩擦或咳嗽而疼痛加剧，坐立不安，行动不便。早期局部红肿、发硬，压痛明显，脓肿形成后则波动明显，若自行穿破皮肤，则脓液排出。全身感染症状不明显。

2. 肛瘘

（1）病理：肛瘘由内口、瘘管及外口组成。内口即原发感染灶，外口为脓肿破溃处或手术切开引流部位，内、外口之间由脓腔周围增生的纤维组织包绕的管道即瘘管，近管腔处有炎性肉芽组织。由于致病菌不断由内口进入，而瘘管迂曲，少数存在分支，常引流不畅，且外口皮肤生长速度较快，常发生假性愈合并形成脓肿。脓肿可从原外口破溃，也可从他处穿出形成新的外口，反复发作，发展为有多个瘘管和外口的复杂性肛瘘。

（2）症状：肛门部潮湿、瘙痒，甚至出现湿疹。较大的高位肛瘘外口可排出粪便及气体。当外口因假性愈合而暂时封闭时，脓液积存，再次形成脓肿，可出现直肠肛管周围脓肿症状，脓肿破溃或切开引流后，脓液排出，症状缓解。上述症状反复发作是肛瘘的特点。

3. 肛裂

（1）病理：肛裂好发部位为肛管后正中线，此处肛管外括约肌浅部在肛管后方形成的肛尾韧带较坚硬、伸缩性差，此区域血供亦差；且排便时，肛管后壁承受压力最大。

（2）症状：肛裂病人多有长期便秘史，典型的临床表现为疼痛、便秘、出血。由于排便时干硬粪便刺激裂口内神经末梢，肛门出现烧灼样或刀割样疼痛；便后数分钟可缓解；随后因肛门括约肌反射性痉挛，再次发生疼痛，时间较长，常持续半小时至数小时，直到括约肌疲劳、松弛后，疼痛缓解，以上称为肛裂疼痛周期。

4. 痔

（1）病理与分类：①内痔，在齿状线上为内痔。②外痔，在齿状线以下为外痔。③混合痔，由内痔通过静脉丛和相应部位外痔静脉丛互相吻合并扩张而成。位于齿状线上、下，表面被直肠黏膜和肛管皮肤覆盖。

（2）症状：内痔主要临床表现是便血及痔块脱出。其便血的特点是无痛性间歇性便后出鲜血。便血较轻时表现为粪便表面附血或便纸带血，严重时则可出现喷射状出血，长期出血病人可发生贫血。内痔分为4度：Ⅰ度，排便时出血，无痔块脱出，肛门镜检查可见齿状线以上直肠柱结节状突出；Ⅱ度，便血常见，痔块在排便时脱出肛门，排便后可自行回纳；Ⅲ度，偶有便血，痔排便时脱出，或在劳累后、步行过久、咳嗽时脱出，无法自行回纳，需用手辅助；Ⅳ度，偶见便血，痔块长期脱出于肛门外，无法回纳或回纳后又立即脱出。外痔主要临床表现是肛门不适感、常有黏液分泌物流出、有时伴局部瘙痒。混合性痔兼有内痔及外痔的表现。严重时可呈环状脱出肛门，在肛周呈梅花状，称环状痔。脱出痔块若发生嵌顿，可引起充血、水肿甚至坏死。

## 三、直肠肛管疾病的护理

1. 直肠肛管周围脓肿　根据医嘱全身应用抗生素控制感染，有条件时穿刺抽取脓液，并根据药敏试验结果选择合适的抗生素治疗；行脓肿切开引流者，密切观察引流液颜色、量及性状并记录；予以甲硝唑或中成药液等定时冲洗脓腔，当脓液变稀，每日引流量＜50ml时，可考虑拔管；告知病人忌食辛辣刺激食物，多食蔬菜、水果、蜂蜜等，鼓励排便；协助病人采取舒适体位，避免局部受压加重疼痛；高热病人给予物理降温。

2. 肛瘘　保持肛门皮肤清洁，嘱病人局部皮肤瘙痒时不可搔抓，避免皮肤损伤感染。术前清洁肛门及周围皮肤；术后每次便后采用高锰酸钾或中成药坐浴，创面换药至药线脱落后1周。

3. 肛裂　向病人详细讲解肛裂的相关知识，鼓励病人克服因惧怕疼痛而不敢排便的情绪，配合治疗；长期便秘是引起肛裂的主要病因，指导病人养成每日定时排便的习惯，进行适当的户外锻炼，必要时可服缓泻药或液状石蜡等，也可选用蜂蜜、番泻叶等泡茶饮用，以润滑、松软粪便利于排便；增加膳食中新鲜蔬菜、水果及粗纤维食物的摄入，少食或忌食辛辣和刺激食物，多饮水，以促进胃肠蠕动，防止便秘。

4. 痔　嘱病人多饮水，多吃新鲜水果蔬菜、多吃粗粮，少饮酒，少吃辛辣刺激食物。养成良好生活习惯，养成定时排便的习惯。适当增加运动量，促进肠蠕动，切忌久站、久坐、久蹲。热水坐浴，便后及时清洗，保持局部清洁舒适，必要时用1∶5000高锰酸钾溶液3000ml坐浴，控制温度在43～46℃，每日2～3次，每次20～30分钟，以预防病情进展及并发症。痔块脱出时应及时回纳，嵌顿性痔应尽早行手法复位，注意动作轻柔，避免损伤；血栓性外痔者局部应用抗生素软膏。

# 第 22 单元　门静脉高压症病人的护理

【复习指南】门静脉高压症的护理历年常考，应重点复习。门静脉的解剖生理应掌握。门静脉高压症的临床表现应熟练掌握。门静脉高压症的病因病理、辅助检查及治疗应掌握。

## 一、解剖生理概要

正常人全肝血流量每分钟约为 1500ml，其中门静脉血流量占 **60% ～ 80%**，平均 **75%**，肝动脉血流量平均占 25%。门静脉正常压力在 **13 ～ 24cmH$_2$O（1.27 ～ 2.35kPa）**，平均为 18cmH$_2$O（1.76kPa）左右，比肝静脉压高。

## 二、门静脉高压症

1. 病因及病理

（1）病因：肝功能减退引起低蛋白血症；门静脉压力增高，门静脉系毛细血管床滤过压增高，组织液回吸收减少并漏入腹腔而形成腹水；肝窦和窦后阻塞时，肝内淋巴液产生增多；肝损伤时，醛固酮和抗利尿激素在肝内灭活减少，促进肾小管对钠和水的再吸收引起钠和水的潴留。

（2）病理：门静脉高压症形成之后，可发生下列病理变化。①**脾大、脾功能亢进**。门静脉压力增高后，由于血液瘀滞，可出现充血性脾大。长期充血引起脾内纤维组织和脾组织再生，继而发生脾功能亢进。②**静脉交通支扩张**。为了疏通瘀滞的门静脉血到体循环去，门静脉系和腔静脉系间存在的交通支大量开放，逐渐扩张、扭曲形成静脉曲张。**食管下段胃底黏膜下静脉曲张、直肠上下静脉丛扩张、脐旁静脉与腹上下深静脉交通支扩张（海蛇头）等**。③**腹水**。

2. 临床表现

（1）**脾大、脾功能亢进**：所有病人均有不同程度的脾大，严重的脾下极可达盆腔。早期肿大的脾质软；晚期质地变中等硬度。脾大均伴发程度不同的脾功能亢进。

（2）**呕血和黑粪**：大约半数病人发生，食管胃底曲张静脉破裂出血所致，是门静脉高压症常见的危及生命的并发症。出血部位多在食管下段和胃上端。发生急性出血时，病人呕吐鲜红色血液，排出**柏油样黑粪**。25% ～ 30% 的病人在第一次大出血时可因失血引起严重休克或肝衰竭而死亡。

（3）腹水：约 1/3 的病人出现腹水，表现为腹胀、气急、食欲缺乏。

3. 辅助检查

（1）实验室检查：白细胞、血小板计数减少，肝损伤。

（2）影像学检查：食管吞钡 X 线检查阳性率 70% ～ 80%。胃镜能确定曲张静脉的程度。B 超、CT、MRI、门静脉造影。

4. 治疗　外科治疗主要是预防和控制急性食管胃底曲张静脉破裂引起的上消化道出血；其次是解除或改善脾大伴脾功能亢进和治疗顽固性腹水。

（1）非手术治疗：①补充血容量。立即输血、输液。若收缩压低于 80mmHg，应快速输血；肝硬化者宜用**新鲜全血**，因其含氨量低，且保存有凝血因子，有利止血和预防肝性脑病。②药物止血。首选血管收缩药或与硝酸酯类血管扩张药合用。③内镜治疗。④三腔二囊管压迫止血。利用充气囊分别机械性压迫胃贲门及食管下段破裂的曲张静脉而起止血作用，是治疗食管胃底曲张静脉破裂出血简单而有效的方法，通常用于对血管升压素或内镜治疗无效的病人。⑤经颈静脉肝内门体分流术。采用介入法经颈静脉途径在肝内肝静脉与门静脉主要分支间置入支架建立通道而实现门体分流。

（2）手术治疗：分流术，常用的有近端脾肾静脉分流术、“限制性”侧门腔静脉分流术、肠系膜上下腔静脉间桥式H形分流术、远端脾肾静脉分流术。

5. 护理措施

（1）非手术治疗护理 / 术前护理：①心理护理。病人常紧张、恐惧，对治疗悲观失望，甚至丧失信心。护士应沉着冷静地接待，将病人迅速安置在重症监护室或外科抢救室，配合抢救的同时，保持安静，避免床边讨论，稳定病人情绪，帮助病人树立战胜疾病的信心。②控制出血，维持体液平衡。迅速建立静脉通路，按出血量调节输液种类和速度；冰盐水或冰盐水加去甲肾上腺素胃内灌洗至回抽液清澈；及时清理呕吐物、排泄物，特别是意识不清者呕血时注意防止误吸。③病情观察。④预防食管胃底曲张静脉出血。补充维生素B、维生素C、维生素K及凝血因子；术前一般不放置胃管，注意饮食，避免腹内压增高因素。⑤控制或减少腹水形成。术前尽量取平卧位，纠正低蛋白血症，限制液体和钠的摄入，每日钠摄入量限制在500～800mg（氯化钠1.2～2.0g），少食咸肉、酱菜、罐头等含钠高的食物；合理使用利尿药，记录24小时出入量，观察有无低钾、低钠血症；每日测腹围1次，每周测体重1次。⑥保护肝功能，预防肝性脑病。卧床休息为主，给予高能量、适量蛋白、丰富维生素饮食，可输全血及清蛋白纠正贫血和低蛋白血症；常规给氧，保护肝功能；给予多磷脂酰胆碱、谷胱甘肽等保肝药物，避免使用有损肝的药物；纠正水、电解质和酸碱失衡；避免快速利尿和大量放腹水；保持肠道通畅，术前晚清洁灌肠。

（2）术后护理：①休息与活动。断流术和脾切除术后，麻醉作用消失、生命体征平稳后取半卧位；分流术者，为使血管吻合口保持通畅，取平卧位或低坡半卧位（＜15°），1周后可逐步下床活动。②严密观察病情。③营养支持。术后早期禁食，禁食期间给予肠外营养支持。术后24～48小时肠蠕动恢复后可进食流质，以后逐步改为半流质及软食。④并发症的观察及护理。如出血、肝性脑病、感染、静脉血栓。

## 第23单元　肝脏疾病病人的护理

【复习指南】原发性肝癌的护理历年常考，应重点复习。肝的解剖生理应掌握。原发性肝癌的临床表现应熟练掌握。原发性肝癌的病因病理、辅助检查及治疗应掌握。细菌性肝脓肿的病因病理、临床表现应掌握。

### 一、解剖生理概要

肝是人体**最大**的实质性腺体，重1200～1500g，约占体重的2%。大部分位于右上腹部膈下和季肋深面，左外叶达左季肋部与脾相邻；肝上界相当于右锁骨中线第5～6肋间，下界与右肋缘平行，故正常肝右肋缘下**不能触及**或刚触及。肝的脏面和前面由左右三角韧带、冠状韧带、镰状韧带和肝圆韧带与膈肌及前腹壁固定；肝的脏面有肝胃韧带和肝十二指肠韧带，后者包含门静脉、肝动脉、胆总管、淋巴管、淋巴结和神经，又称肝蒂。门静脉、肝动脉和肝总管（胆总管）在肝的脏面横沟各自分出左、右干进入肝实质，称为**第一肝门**。肝实质内门静脉、肝动脉和肝胆管三者的分布行径大致相同，且被共同包裹于Glisson纤维鞘内，称为**门静脉系统或 Glisson 系统**。右纵沟的后上端左、中、右 3 支肝静脉主干汇入下腔静脉处，是肝血液的流出道，称为第二肝门。还有小部分血液经数支肝短静脉直接流入肝后方的下腔静脉，又称第三肝门。

## 二、原发性肝癌

### 1. 病因及病理

（1）病因：原发性肝癌的病因尚未明确，目前认为可能与以下因素有关。

①**肝硬化**：肝癌合并肝硬化的比例很高，在我国占 53.9% ～ 90%。肝癌中以肝细胞癌合并肝硬化最多，占 64.1% ～ 94%。

②病毒性肝炎：临床上肝癌病人常有急性肝炎－慢性肝炎－肝硬化－肝癌的病史，我国 90% 的肝癌病人 HBV 阳性。

③黄曲霉毒素：主要是黄曲霉毒素 $B_1$，主要来源于霉变的玉米和花生等。黄曲霉毒素能诱发动物肝癌已被证实。

④饮水污染。

⑤其他：亚硝胺、烟酒、肥胖等可能与肝癌发病有关。

（2）病理

①分型：按病理形态肝癌可分结节型、巨块型和弥漫型 3 种；按组织学分型肝癌可分为肝细胞癌、肝内胆管细胞癌和两者同时出现的混合型肝癌 3 类。其中以肝细胞癌最常见，约占 91.5%，男性多见。

②转移途径：门静脉系统转移是最常见的转移途径，原发性肝癌极易侵犯门静脉分支，癌栓经门静脉系统导致肝内播散，甚至阻塞门静脉主干引起门静脉高压症；肝外血行转移部位最多见于肺，其次为骨、脑等；淋巴转移中肝癌转移至肝门淋巴结为最多，其次为胰周、腹膜后、主动脉旁和左锁骨上淋巴结；直接浸润转移、腹腔种植性转移。

### 2. 临床表现

（1）症状

①**肝区疼痛**：最常见和最主要的症状。多呈间歇性或持续性钝痛、胀痛或刺痛，夜间或劳累后加重。疼痛部位与病变位置有密切关系，如位于肝右叶顶部的癌肿累及膈肌时，疼痛可牵涉至右肩背部；病变位于左肝常表现为胃痛。当肝癌结节发生坏死、破裂，引起腹腔内出血时，则表现为突发右上腹剧痛和压痛，腹膜刺激征和内出血等。

②消化道症状：表现为食欲缺乏、腹胀、恶心、呕吐或腹泻等，且早期不明显。

③全身症状：a. 消瘦、乏力，早期不明显，随病情发展而逐渐加重，晚期体重进行性下降，可伴有贫血、出血、腹水和水肿等恶病质表现。b. 发热，多为不明原因的持续性低热或不规则发热，37.5 ～ 38℃，个别可达 39℃。其特点是抗生素治疗无效，而吲哚美辛栓常可退热。

④伴癌综合征：即肝癌组织本身代谢异常或癌肿引起的内分泌或代谢紊乱的综合征。主要有低血糖、红细胞增多症、高胆固醇血症及高钙血症。

（2）体征

①肝大与肿块：中、晚期肝癌最主要体征。肝呈进行性肿大、质地硬、表面高低不平、有明显结节或肿块。巨大的肝肿块可使右季肋部明显隆起。

②黄疸和腹水：见于晚期病人。

3. 辅助检查

（1）实验室检查：①肝癌血清标志物检测。甲胎蛋白测定，是诊断原发性肝细胞癌最常用的方法和最有价值的肿瘤标志物。正常值＜20μg/L；目前 AFP 诊断标准为：AFP ≥ 400μg/L 且持续 4 周或 AFP ≥ 200μg/L 且持续 8 周，并排除妊娠、活动性肝炎、肝硬化、生殖胚胎源性肿瘤及肝样腺癌，应考虑为肝细胞癌。②其他肝癌血清标志物。异常凝血酶原（DCP）和岩藻糖苷酶（AFU）对 AFP 阴性的 HCC 诊断有一定价值；γ－谷氨酰转酞酶同工酶Ⅱ（GGT Ⅱ）有助于 AFP 阳性的 HCC 诊断。③血清酶学。各种血清酶检查对原发性肝癌的诊断缺乏专一性和特异性，只能作为辅助指标。常用的有血清碱性磷酸酶（AKP）、γ－谷氨酰转酞酶（γ-GT）等。④肝功能及病毒性肝炎检查。肝功能异常、乙肝标志或 HCV-RNA 阳性，常提示有原发性肝癌的肝病基础，有助于 HCC 的定性诊断。

（2）影像学检查：① B 超是诊断肝癌最常用的方法，可作为高发人群首选的普查工具或用于术中病灶定位。② CT 和 MRI 能显示肿瘤的位置、大小、数目及其与周围器官和重要血管的关系，有助于制订手术方案。可检出直径 1.0cm 左右的微小肝癌。③肝动脉造影肝癌诊断准确率最高。④正电子发射计算机断层扫描（PET-CT）可精确定位病灶解剖部位及反映病灶生化代谢信息。⑤发射单光子计算机断层扫描（ECT）全身骨显像有助于肝癌骨转移的诊断。⑥ X 线检查一般不作为肝癌诊断依据。腹部摄片可见肝阴影扩大。

（3）肝穿刺活组织检查及腹腔镜探查：B 超引导下细针穿刺活检可以获得肝癌的病理学确诊依据（“金标准”），具有确诊的意义，但有出血、肿瘤破裂和肿瘤沿针道转移的危险。

4. 治疗　早期手术切除是目前治疗肝癌最有效的方法。

（1）手术治疗：①肝切除术，遵循彻底性和安全性两个基本原则。②手术探查，不能切除肝癌的手术。可做液氮冷冻、激光气化、微波或肝动脉结扎插管。③根治性手术后复发肝癌的手术。④肝移植，原发性肝癌是肝移植的指征之一。

（2）非手术治疗：①局部消融治疗。②**肝动脉栓塞化疗（TACE）**。是一种介入治疗，即经股动脉达肝动脉做超选择性肝动脉插管，经导管注入栓塞剂和抗癌药物。对于不能手术切除的中晚期肝癌病人，能手术切除，但因高龄或严重肝硬化等不能或不愿手术的肝癌病人，TACE 可以作为非手术治疗中的首选方法。但对有顽固性腹水、黄疸及门静脉主干瘤栓的病人则不适用。③放射治疗。肿瘤较局限、无远处广泛转移而又不适宜手术切除者，或手术切除后复发者，可采用放射为主的综合治疗。④生物治疗主要是免疫治疗。可与化疗等联合应用。⑤中医中药治疗。常与其他治疗配合应用。⑥系统治疗。分子靶向药物治疗明显延长晚期病人生存期，且安全性较好；系统化疗对晚期肝癌有一定疗效。

5. 护理措施

（1）术前护理：①心理护理。②疼痛护理。③改善营养状况。宜采用**高蛋白、高热量、高维生素**、易消化饮食；少量多餐。合并肝硬化有肝损伤者，应适当限制蛋白质摄入；必要时可给予肠内外营养支持，输血浆或清蛋白等，补充维生素 K 和凝血因子等，以改善贫血、纠正低蛋白血症和凝血功能障碍，提高手术耐受力。④护肝治疗。保证充分睡眠和休息，禁酒，给予支链氨基酸治疗，避免使用有损肝的药物。⑤维持体液平衡。对肝功能不良伴腹水者，严格控制水和钠盐的摄入量，合理补液与利尿，注意纠正低钾血症等水电解质失调，准确记录 24 小时出入水量，每日观察、记录体重及腹围变化。⑥预防出血。改善凝血功能，术前 3

天开始给予维生素 K，适当补充血浆和凝血因子；避免出血的诱因，如剧烈咳嗽、用力排便等致腹内压骤升的动作和外伤等；应用受体阻滞药，预防应激性溃疡出血；加强腹部观察。⑦术前准备。需要手术病人，除以上护理措施和常规腹部手术术前准备外，必须根据肝切除手术大小备充足的血和血浆，并做好术中物品准备，如化疗药物、皮下埋藏式灌注装置、预防性抗生素、特殊治疗设备等。

（2）术后护理：①出血。是肝切除术后常见的并发症之一。术后应注意预防和控制出血，严密观察病情变化，术后 48 小时内应有专人护理；手术后病人血压平稳，可取半卧位。术后 1 ～ 2 天应卧床休息，不鼓励病人早期活动；保持引流通畅，严密观察引流液的量、性质和颜色。手术后当日可从肝周引流管引出鲜红血性液体 100 ～ 300ml；若短期内或持续引流较大量的血性液体，或经输血、输液，病人血压、脉搏仍不稳定时，应做好再次手术止血的准备。②膈下积液及脓肿。是肝切除术后一种严重并发症，膈下积液及脓肿多发生在术后 1 周左右。若病人术后体温下降后再度升高，或术后发热持续不退，同时伴右上腹部胀痛、呃逆、脉速、白细胞计数升高、中性粒细胞达 90% 以上等，应疑有膈下积液或膈下脓肿，B 超等影像学检查可明确诊断。护理措施：妥善固定引流管，保持引流通畅，每日更换引流袋，观察引流液颜色、性状及量。若引流量逐日减少，一般在手术后 3 ～ 5 天拔除引流管；若已形成膈下脓肿，必要时协助医师行 B 超定位引导下穿刺抽脓或置管引流，加强冲洗和吸引护理，病人取半坐位，以利于呼吸和引流；严密观察体温变化，高热者给予物理降温，必要时药物降温，鼓励病人多饮水；加强营养支持治疗和抗菌药物的应用护理。③胆汁漏。是因肝断面小胆管渗漏或胆管结扎线脱落、胆管损伤所致。观察术后有无腹痛、发热和腹膜刺激症状，切口有无胆汁渗出和（或）腹腔引流液有无含胆汁。如有上述表现，应高度怀疑胆汁漏，调整引流管，保持引流通畅，并注意观察引流液的量与性质变化。

（3）介入治疗的护理：①介入治疗前准备。注意各种检查结果，判断有无禁忌证。向病人解释介入治疗的目的、方法及治疗的重要性和优点，帮助病人消除紧张、恐惧心理，争取主动配合。穿刺处皮肤准备，术前禁食 4 小时，备好所需物品及药品，检查导管质量，防止术中出现断裂、脱落或漏液等。②介入治疗后的护理：术后病人取平卧位，术后 24 ～ 48 小时卧床休息，穿刺处沙袋加压 1 小时，穿刺侧肢体制动 6 小时；严密观察穿刺侧肢端皮肤的颜色、温度及足背动脉搏动，注意穿刺点有无出血现象；拔管后局部压迫 15 分钟并局部加压包扎，卧床 24 小时防止局部出血。妥善固定和维护导管，严格遵守无菌原则，每次注药前消毒导管，注药后用无菌纱布包扎，防止逆行感染，注药后用肝素稀释液冲洗导管以防导管堵塞。肝动脉栓塞化疗后多数病人可出现发热、肝区疼痛、恶心、呕吐、心悸、白细胞计数下降等临床表现，称为**栓塞后综合征**，若体温高于 38.5℃，可予物理、药物降温；肝区疼痛可适当给予止痛药；恶心、呕吐可给予甲氧氯普胺、氯丙嗪等；白细胞计数低于 $4\times10^9$/L 时，暂停化疗并应用升白细胞药物；病人大量饮水，减轻化疗药物对肾的毒副作用，观察排尿情况。若出现上消化道出血及胆囊坏死等并发症时，及时通知医师并协助处理。注意观察病人的神志，有无黄疸，注意补充高糖、高能量营养素，积极给予保肝治疗，防止肝衰竭。

## 三、细菌性肝脓肿

### 1. 病因及病理

（1）病因：肝有肝动脉和门静脉双重血液供应，又通过胆道与肠道相通，因而易受细菌感染。最常见的致病菌为大肠埃希菌和金黄色葡萄球菌，其次为链球菌、类杆菌属等。细菌入侵肝的常见途径如下。①胆道系统：最主要的入侵途径和最常见的病因。胆管结石、胆道蛔虫病等并发急性化脓性胆管炎累及胆总管时，细菌沿胆管上行，感染肝而形成肝脓肿。②肝动脉：体内任何部位发生化脓性病变时，细菌随肝动脉入侵而在肝内形成多发性脓肿，多见于右肝或累及全肝。③门静脉系统：化脓或坏疽性阑尾炎、化脓性盆腔炎等腹腔感染，菌痢、溃疡性结肠炎等肠道感染及痔核感染等可引起肝脓肿。④淋巴系统：肝毗邻部位化脓性感染，如胆囊炎、膈下脓肿或肾周脓肿，以及化脓性腹膜炎等，细菌可经淋巴系统入侵肝。⑤直接入侵：肝开放性损伤时，细菌直接从伤口入侵；肝闭合性损伤伴有肝内小胆管破裂或肝内血肿形成均可使细菌入侵而引起肝脓肿。⑥隐匿性感染：该类病人常伴有免疫功能低下和全身代谢性疾病。

（2）病理：化脓性细菌侵入肝后，引起肝的炎症反应，有的自愈，有的形成许多小脓肿。当机体抵抗力低下或治疗不及时，炎症加重，随着肝组织的感染和破坏可形成单发或多发脓肿；多发小脓肿也可逐渐扩大并相互融合成为较大脓肿。由于肝血供丰富，一旦脓肿形成，大量毒素被吸收入血，临床出现严重的毒血症表现。

2. 临床表现

（1）症状

①寒战和高热：最常见的早期症状，往往反复发作。体温可高达 39～40℃，多为弛张热，伴大量出汗，脉率增快。

②肝区疼痛：多数病人出现肝区持续性胀痛或钝痛，有时可伴有右肩牵涉痛。

③消化道及全身症状：病人常有乏力、食欲缺乏、恶心、呕吐，少数病人可有腹泻、腹胀、呃逆等症状，炎症累及胸部可致刺激性咳嗽或呼吸困难等。

（2）体征：病人呈急性面容。最常见体征为肝区压痛、肝大伴触痛、右下胸部和肝区叩击痛。若脓肿位于右肝前缘比较表浅部位，可伴有右上腹肌紧张和局部明显触痛。巨大肝脓肿，可使右季肋呈饱满状态，出现压痛甚至局限性隆起和凹陷性水肿。严重者或并发胆道梗阻可出现黄疸。病程较长者，常有贫血、消瘦、恶病质等表现。

3. 辅助检查

（1）实验室检查：①血白细胞计数明显升高，常大于 $20\times10^9$/L，中性粒细胞可高达 90% 以上。②血清转氨酶升高。

（2）影像学检查

① X 线检查：肝阴影增大，右肝脓肿显示右膈肌抬高、局限性隆起和活动受限。

② B 超：首选方法，能分辨肝内直径 1～2cm 的液性病灶，并明确其部位和大小。

③ CT、MRI、放射性核素扫描：对肝脓肿的定位与定性有很大诊断价值。

（3）诊断性肝穿刺：必要时可在 B 超定位下或肝区压痛最剧烈处行诊断性穿刺，抽出脓液即可证实，脓液送细菌培养。

4. 治疗

（1）非手术治疗：①全身支持治疗。②应用抗生素。③积极处理原发病灶。④经皮肝穿刺抽脓或脓肿置管引流术。

（2）手术治疗：①脓肿切开引流术。②肝叶切除术。

5. 护理措施

（1）非手术治疗护理 / 术前护理：①高热护理。病室定时通风，维持室内温度在 **18 ～ 22℃**，相对湿度在 **50% ～ 70%**；病人衣着适量，床褥勿盖过多，及时更换汗湿的衣裤和床单，保持清洁和舒适。当体温高于 39.5℃时，首先给予物理降温，如无效则遵医嘱给予药物降温，降温过程中注意观察出汗情况、保暖等；动态观察体温，特别是当病人发生寒战后或体温高于 39℃时，应每 2 小时测定 1 次体温，并适时做血培养，注意观察病人有无虚脱或高热惊厥等并发症；除须控制入水量者外，高热病人每日至少摄入 2000ml 液体，以防高渗性脱水，口服不足者应注意加强静脉补液、补钠，纠正体液失衡。②用药护理。尽早合理使用抗生素，并注意观察药物不良反应；长期应用抗生素者，注意观察口腔黏膜、有无腹泻、腹胀等，必要时做咽拭子、大小便等真菌培养。③营养支持。④病情观察。⑤经皮肝穿刺抽脓或脓肿置管引流术的护理。除送脓液培养外，穿刺后严密监测生命体征，腹痛与腹部体征，观察有无脓液流入游离腹腔和出血等表现；位置较高的肝脓肿穿刺后注意呼吸、胸痛和胸部体征，以防发生气胸、脓胸等并发症；观察发热、肝区疼痛等肝脓肿症状及改善情况；适时复查 B 超，了解脓肿好转情况。妥善固定引流管防止滑脱，半卧位以利引流和呼吸，每日用生理盐水或含甲硝唑盐水多次或持续冲洗脓腔，注意无菌原则及出入量，观察和记录脓腔引流液的颜色、性状和量，防止感染；每日更换引流袋并严格执行无菌操作；当脓腔引流量少于每日 10ml 时，可逐步退出并拔除引流管，适时换药，直至脓腔闭合。

（2）术后护理：手术行脓肿切开引流术或肝叶切除术者，除以上护理措施外，还应注意观察术后有无腹腔创面出血、胆汁漏；右肝后叶、膈顶部脓肿引流时，观察有无损伤膈肌或误入胸腔；术后早期一般不冲洗，以免脓液流入腹腔，术后 1 周左右开始冲洗脓腔。

# 第 24 单元　胆道疾病病人的护理

【复习指南】胆石症和胆道感染的护理历年常考，应重点复习。胆道的解剖生理应掌握。胆道疾病的特殊检查应掌握。胆石症和胆道感染的临床表现应熟练掌握。胆石症和胆道感染的病因病理、辅助检查及治疗应掌握。

## 一、解剖生理概要

1. 胆道的解剖　胆道系统起于肝内毛细胆管，开口于十二指肠乳头，分为肝内胆管和肝外胆道两部分。

（1）肝内胆管：起自毛细胆管，汇集成小叶间胆管，肝段、肝叶胆管和肝内左、右肝管。

（2）肝外胆道：包括肝外胆管（肝外左肝管、肝外右肝管、肝总管、胆总管）和胆囊。

（3）胆道的血管、淋巴和神经：胆道系统血液供应丰富，主要来自胃十二指肠动脉、肝总动脉和肝右动脉。胆囊的淋巴流入胆囊淋巴结和肝淋巴结，并与肝组织内的淋巴管吻合。胆道系统神经纤维分布丰富，主要受由腹腔丛发出的迷走神经和交感神经支配。

（4）胆道的组织结构：肝外胆管黏膜为单层柱状上皮，肌层含平滑肌和弹力纤维层，浆膜层由结缔组织组成。胆囊壁由浆膜层、肌纤维层和黏膜层构成，胆囊黏膜能分泌黏液，并具有吸收功能。

2. 胆道的生理功能　胆道系统的主要生理功能是输送、贮存和调节肝分泌的胆汁进入十二指肠。

（1）胆汁的生成、分泌、作用及代谢：①胆汁的生成。胆汁由肝细胞和毛细胆管分泌，成人每日分泌胆汁800～1200ml。胆汁中97%是水，其他成分主要有胆汁酸与胆盐、胆固醇、卵磷脂、胆色素等。②胆汁的分泌调节。胆汁分泌受神经内分泌调节。迷走神经兴奋使胆汁分泌增加，交感神经兴奋使胆汁分泌减少。③胆汁的作用。水解和乳化食物中的脂肪，促进胆固醇和各种脂溶性维生素的吸收；刺激胰脂肪酶的分泌并使之激活；中和胃酸，刺激肠蠕动，抑制肠道内致病菌生长繁殖等。④胆汁的代谢。胆汁酸（盐）由胆固醇在肝内合成后随胆汁分泌至胆囊内贮存并浓缩。进食时胆盐随胆汁排至肠道，其中约95%的胆盐在末段回肠被主动吸收，经门静脉系统回输入肝，以保持胆盐池的稳定，这一过程称为胆盐的肠肝循环。

（2）胆管和胆囊的功能：①胆管主要生理功能是输送胆汁至胆囊和十二指肠。②胆囊具有浓缩、贮存、排出胆汁和分泌功能。

## 二、胆道疾病的特殊检查及护理

1. 超声检查 胆道疾病常用的超声检查方法有B超和超声内镜检查。

（1）B超：诊断胆道疾病的首选方法，该方法无创、简便、可重复、经济且准确率高。诊断胆囊结石、胆囊息肉样病变、急性胆囊炎、慢性胆囊炎、胆囊癌及胆管结石等病变的准确率可达95%～98%。

（2）超声内镜：EUS：是一种直视性的腔内超声技术，可同时进行电子内镜和超声检查。用EUS对胆总管下段和壶腹部行近距离超声检查，不受胃肠道气体影响，准确率高，并可进行活检。

2. 放射学检查

（1）ERCP：是在纤维十二指肠镜直视下，通过十二指肠乳头将导管插入胆管和（或）胰管内进行造影，更适用于低位胆管梗阻的诊断。①适应证：胆道疾病伴黄疸，疑为胆源性胰腺炎、胆胰或壶腹部肿瘤，先天性胆胰异常。②禁忌证：急性胰腺炎、碘过敏者。③护理：检查前评估心肺功能、凝血酶原时间及血小板计数，指导病人练习左侧卧位和吞咽动作，检查前6～8小时禁食，检查开始前15～20分钟肌内注射地西泮5～10mg、山莨菪碱10mg及哌替啶50mg，口服咽部局麻药。检查中指导病人进行深呼吸并放松，若造影过程中出现呼吸抑制、血压下降、呛咳、呕吐、躁动等特殊情况，及时终止操作并做相应处理。检查后观察病人体温及腹部体征，胰管未显影者检查后禁食2小时，胰管显影者术后暂禁食，待血淀粉酶水平正常后可进食低脂半流质饮食。

（2）PTC：是在X线电视或B超监视下，用细针经皮肤穿刺将导管送入肝胆管内，注入造影剂使肝内外胆管迅速显影的检查方法。PTC为有创检查，可发生胆瘘、出血、胆道感染等并发症，近年来已不常使用。

（3）MRCP：可显示整个胆道系统的影像，在诊断先天性胆管囊状扩张症及梗阻性黄疸方面有重要价值，具有无创、胆道成像完整等优点，可替代PTC和ERCP。①适应证：主要用于B超诊断不清、疑有胆道肿瘤及指导术中定位。②禁忌证：置有心脏起搏器、神经刺激器、人工心脏瓣膜、心脏血管支架、眼球异物、动脉瘤夹及金属节育环的病人。③护理：检查前嘱病人取下义齿等一切金属物品，以免造成金属伪影而影响成像质量，手机、磁卡也不能带入检查室。指导病人完成吸气－呼气－闭气的呼吸方法，告知病人检查中梯度场启动可有噪声，对儿童及不能配合检查的病人，检查前适当应用镇静药。检查中指导病人取平卧位，保持身体制动状态。

（4）胆管造影：胆道手术中可经胆囊管插管、胆总管穿刺或置管行胆道造影。行胆总管T形管引流或其他胆管置管引流者，拔管前常规经T形管或经置管行胆道造影。①适应证：术中疑有胆道残余结石、狭窄或异物者；胆总管切开留置T形管引流者。②护理：检查前嘱病人排便，必要时给予灌肠。检查中协助病人取仰卧位，左侧抬高约15°。

3. 胆道镜检查

（1）术中胆道镜：采用纤维胆道镜或硬质胆道镜经胆总管切开处进行检查。

（2）术后胆道镜：经T形管窦道或皮下空肠插入纤维胆道镜进行检查和治疗，还可经胆道镜采用特制器械行内镜括约肌切开术（EST）。

## 三、胆石症和胆道感染

1. 病因及病理

（1）胆囊结石：是指发生在胆囊内的结石，主要为**胆固醇结石**或以胆固醇为主的混合型结石。主要见于成人，40岁以后发病率随年龄增长呈增高的趋势，**女性多见**。

①病因：胆囊结石是综合性因素作用的结果，主要与胆汁中胆固醇过饱和、胆固醇成核过程异常及胆囊功能异常有关。这些因素引起胆汁的成分和理化性质发生变化，使胆汁中的胆固醇呈过饱和状态，沉淀析出、结晶而形成结石。

②病理：饱餐、进食油腻食物后胆囊收缩，或睡眠时体位改变致结石移位并嵌顿于胆囊颈部，导致胆汁排出受阻，胆囊强烈收缩而发生胆绞痛。结石长时间持续嵌顿和压迫胆囊颈部，或排入并嵌顿于胆总管，临床可出现胆囊炎、胆管炎或梗阻性黄疸。小结石可经过胆囊管排入胆总管，通过胆总管下端时可损伤Oddi括约肌或嵌顿于壶腹部引起胆源性胰腺炎。此外，结石及炎症反复刺激胆囊黏膜可诱发胆囊癌。

（2）胆管结石：为发生在肝内、外胆管的结石。

①病因：肝外胆管结石分为继发性和原发性结石。继发性结石主要是胆囊结石排入胆总管内引起的，也可因肝内胆管结石排入胆总管引起。原发性结石的成因与胆汁淤滞、胆道感染、胆道异物、胆管解剖变异等因素有关。肝内胆管结石病因复杂，主要与胆道感染、胆道寄生虫、胆汁瘀滞、胆道解剖变异、营养不良等有关。

②病理：结石主要导致肝胆管梗阻、胆管炎、胆源性胰腺炎和肝胆管癌。

（3）急性胆囊炎：根据胆囊内有无结石，将胆囊炎分为结石性胆囊炎和非结石性胆囊炎，后者较少见。

（4）急性梗阻性化脓性胆管炎

①病因：胆道梗阻，引起胆道梗阻最常见的原因为胆总管结石。细菌感染，细菌感染途径为经十二指肠逆行进入胆道或经门静脉系统入肝到达胆道。

②病理：胆管梗阻和胆管内化脓性感染。

2. 临床表现

（1）胆囊结石：单纯性胆囊结石，未合并梗阻或感染时，常无临床症状或仅有轻微的消化系统症状。当结石嵌顿时，则可出现明显症状和体征。

①症状：**胆绞痛**是胆囊结石的典型症状，表现为右上腹或上腹部阵发性疼痛，或持续性疼痛阵发性加剧，可向右肩胛部或背部放射，常发生于饱餐、进食油腻食物或睡眠中体位改

变时。多数病人仅在进食油腻食物、工作紧张或疲劳时感觉上腹部或右上腹隐痛，或者有饱胀不适、嗳气、呃逆等，常被误诊为“胃病”。

②体征：有时可在右上腹触及肿大的胆囊。若合并感染，右上腹可有明显压痛、反跳痛或肌紧张。黄疸多见于胆囊炎症反复发作合并 Mirizzi 综合征的病人。

（2）胆管结石

①肝外胆管结石平时无症状或仅有上腹不适，当结石阻塞胆道并继发感染时，可表现为典型的 **Charcot 三联征**，即**腹痛、寒战与高热及黄疸**。腹痛：发生在剑突下或右上腹，呈阵发性绞痛或持续性疼痛阵发性加剧，疼痛可向右肩背部放射，常伴恶心、呕吐。寒战、高热：胆管梗阻并继发感染后引起全身中毒症状，体温可高达 **39 ～ 40℃**，呈弛张热。黄疸：胆管梗阻后胆红素逆流入血所致。

②肝内胆管结石可多年无症状或仅有上腹部和胸背部胀痛不适。

（3）急性胆囊炎

①症状：右上腹阵发性绞痛或胀痛，常在饱餐、进食油腻食物后或夜间发作，疼痛可放射至右肩、肩胛、右背部；腹痛发作时常伴有恶心、呕吐、厌食、便秘等消化道症状；可有轻度至中度发热，如出现寒战、高热，提示病变严重。

②体征：右上腹可有不同程度的压痛或叩痛，炎症波及浆膜时可出现反跳痛和肌紧张。将左手压于右上肋缘下，嘱病人腹式呼吸，如出现突然吸气暂停称为 **Murphy 征**阳性，是急性胆囊炎的典型体征。

（4）急性梗阻性化脓性胆管炎：本病发病急，病情进展迅速，除了具有急性胆管炎的 Charcot 三联征外，还有休克及中枢神经系统受抑制的表现，称为 **Reynolds 五联征**。

①症状：突发剑突下或右上腹持续性疼痛，阵发性加重，并右肩胛下及腰背部放射；体温持续升高，达 39 ～ 40℃或更高，呈弛张热；多数病人可出现不同程度的黄疸；神志淡漠、嗜睡、神志不清，甚至昏迷；口唇发绀，呼吸浅快，脉搏细速达每分钟 120 ～ 140 次，血压在短时间内迅速下降，可出现全身出血点或皮下瘀斑；多数病人伴恶心、呕吐等消化道症状。

②体征：剑突下或右上腹部不同程度压痛，可出现腹膜刺激征；常肝大并有压痛和叩击痛，肝外梗阻者可触及肿大的胆囊。

3. 辅助检查

（1）胆囊结石：首选 B 超，其诊断胆囊结石的准确率接近 100%。CT、MRI 也可显示胆囊结石，但不作为常规检查。

（2）胆管结石

①实验室检查：血常规检查白细胞计数及中性粒细胞比例明显升高；血清胆红素升高，其中直接胆红素升高明显，转氨酶、碱性磷酸酶升高。尿胆红素升高。

②影像学检查：B 超可发现结石并明确其大小和部位，作为首选检查。CT、MRI 或 MRCP 等可显示梗阻部位、程度及结石大小、数量等，并能发现胆管癌。PTC、ERCP 为有创性检查，仅用于诊断困难及准备手术的病人。

（3）急性胆囊炎

①实验室检查：血常规检查可见白细胞计数及中性粒细胞比例升高，部分病人可有血清胆红素、转氨酶或淀粉酶升高。

②影像学检查：B 超可见胆囊增大，胆囊壁增厚，并可探及胆囊内结石影。CT、MRI 均能协助诊断。

（4）急性梗阻性化脓性胆管炎

①实验室检查：白细胞计数升高，可超过 $20\times10^9/L$，中性粒细胞比例明显升高，肝功能出现不同程度损伤，凝血酶原时间延长。血气分析示 $PaO_2$ 下降、氧饱和度降低。常伴有代谢性酸中毒、低钠血症等。

②影像学检查：B 超可在床旁进行，以便及时了解胆道梗阻部位、肝内外胆管扩张情况及病变性质，对诊断很有帮助。

4. 治疗

（1）胆囊结石

①手术治疗：胆囊切除术是治疗胆囊结石的最佳选择。适应证：结石反复发作引起临床症状，结石嵌顿于胆囊颈部或胆囊管，慢性胆囊炎，无症状但结石已充满整个胆囊。

②非手术治疗包括溶石治疗、体外冲击波碎石治疗、经皮胆囊碎石溶石等方法，但这些方法危险性大、效果不肯定。

（2）胆管结石：胆管结石以手术治疗为主。

①肝外胆管结石的治疗：积极外科手术治疗，胆总管切开取石、T 形管引流术为首选方法，此法可保留正常的 Oddi 括约肌功能。术中尽量取尽结石，必要时用胆道镜探查取石，防止结石残留。胆总管下端通畅者取石后放置 T 形管，其目的是引流胆汁和减压，防止胆汁排出受阻，导致胆总管内压力增高、胆汁外漏引起腹膜炎；引流残余结石：使胆道内残余结石，尤其是泥沙样结石通过 T 形管排出体外；也可经 T 形管行造影或胆道镜检查、取石；支撑胆道：防止胆总管切开处粘连、瘢痕狭窄等导致管腔变小。

②肝内胆管结石：反复发作胆管炎的肝内胆管结石主要采用手术治疗。无症状、无局限性胆管扩张的 3 级胆管以上的结石，一般可不做治疗。肝切除术是常用的、最有效的手术方法。肝内胆管结石行单纯胆管切开取石术很难完全取尽结石，胆肠吻合术是治疗肝内胆管结石合并胆管狭窄的有效手段。肝移植术适用于全肝胆管充满结石无法取尽，且肝损伤威胁病人生命时。

（3）急性胆囊炎：主要为手术治疗。

①非手术治疗：可作为手术前的准备。

②手术治疗：胆囊切除术、胆囊造口术、超声或 CT 引导下经皮经肝胆囊穿刺引流术。

（4）急性梗阻性化脓性胆管炎：立即解除胆道梗阻并引流。

①非手术治疗：既是治疗手段，又是手术前准备。补液扩容，恢复有效循环血量；选用针对革兰阴性杆菌及厌氧菌的抗生素，联合、足量用药；纠正水、电解质及酸碱平衡；对症治疗包括降温、解痉镇痛、营养支持等；禁食、胃肠减压。

②手术治疗主要目的是解除梗阻、降低胆道压力，多采用胆总管切开减压、T 形管引流术。

5. 护理措施

（1）胆囊结石

①术前护理：a. 疼痛护理。b. 合理饮食。进食低脂饮食，以防诱发急性胆囊炎而影响手术治疗。c. 腹腔镜胆囊切除术前的特殊准备。嘱病人用肥皂水清洗脐部，脐部污垢可用松节

油或液状石蜡清洁；病人进行呼吸功能锻炼；避免感冒，戒烟，以减少呼吸道分泌物，利于术后早日康复。

②术后护理：a. 体位。协助病人取舒适体位，有节律地深呼吸，达到放松和减轻疼痛的效果。b. 腹腔镜胆囊切除术后的护理。术后禁食 6 小时，术后 24 小时内饮食以无脂流质、半流质为主，逐渐过渡至低脂饮食。若病人出现发热、腹胀和腹痛等腹膜炎表现，或腹腔引流液呈黄绿色胆汁样，常提示发生胆瘘。一旦发现，及时报告医师并协助处理。

（2）胆管结石

①术前护理：a. 若病人出现寒战、高热、腹痛、黄疸等情况，应考虑发生急性胆管炎。b. 观察疼痛的部位、性质、发作的时间、诱因及缓解的相关因素，对诊断明确且剧烈疼痛者，可给予消炎利胆、解痉镇痛药物。禁用吗啡，以免引起 Oddi 括约肌痉挛。c. 根据病人的体温情况，采取物理降温和（或）药物降温，应用足量有效的抗生素。d. 给予低脂、高蛋白、高糖类、高维生素的普通饮食或半流质饮食。禁食、不能经口进食或进食不足者，通过肠外营养途径给予补充。e. 肝受损者肌内注射维生素 K 10mg，每日 2 次，纠正凝血功能，预防术后出血。f. 指导病人修剪指甲，不可用手抓挠皮肤，防止破损。保持皮肤清洁，用温水擦浴，穿棉质衣裤。

②术后护理：a. 观察生命体征、腹部体征及引流情况，评估有无出血及胆汁渗漏。对术前有黄疸的病人，观察和记录大便颜色并监测血清胆红素变化。b. 术后禁食、胃肠减压期间通过肠外营养途径补充足够的热量、氨基酸、维生素、水、电解质等，维持病人良好的营养状态。胃管拔除后根据病人胃肠功能恢复情况，由无脂流质逐渐过渡至低脂饮食。c. T 形管引流的护理。妥善固定，将 T 形管妥善固定于腹壁，不可固定于床单，以防翻身、活动时牵拉造成管道脱出。加强观察，观察并记录 T 形管引流出胆汁的颜色、量和性状。术后 24 小时内引流量为 300 ～ 500ml，恢复饮食后可增至每日 600 ～ 700ml，以后逐渐减少至每日 200ml 左右。如胆汁过多，提示胆道下端有梗阻的可能；如胆汁浑浊，应考虑结石残留或胆管炎症未被控制。保持引流通畅，防止引流管扭曲、折叠、受压。引流液中有血凝块、絮状物、泥沙样结石时要经常挤捏，防止管道堵塞。预防感染。长期带管者，定期更换引流袋，更换时严格执行无菌操作。引流管口周围皮肤以无菌纱布覆盖，保持局部干燥，防止胆汁浸润皮肤引起炎症反应。平卧时引流管的远端不可高于腋中线，坐位、站立或行走时不可高于腹部手术切口，以防胆汁逆流引起感染。拔管。若 T 形管引流出的胆汁色泽正常，且引流量逐渐减少，可在术后 10 ～ 14 日，试行夹管 1 ～ 2 日；夹管期间注意观察病情，若无发热、腹痛、黄疸等症状，可经 T 形管做胆道造影，造影后持续引流 24 小时以上。如胆道通畅无结石或其他病变，再次夹闭 T 形管 24 ～ 48 小时，病人无不适可予拔管。拔管后，残留窦道用凡士林纱布填塞，1 ～ 2 日内可自行闭合。若胆道造影发现有结石残留，则需保留 T 形管 6 周以上，再做取石或其他处理。

③并发症的预防和护理：a. 出血，严密观察生命体征及腹部体征；改善和纠正凝血功能。b. 胆瘘，引流胆汁；维持水、电解质平衡；防止胆汁刺激和损伤皮肤。

（3）急性胆囊炎：同胆囊结石护理。

（4）急性梗阻性化脓性胆管炎

①术前护理：a. 观察神志、生命体征、腹部体征及皮肤黏膜情况，监测血常规、电解质、

血气分析等结果的变化。b. 严密监测生命体征，特别是体温和血压的变化，准确记录 24 小时出入液量；迅速建立静脉通路，使用晶体液和胶体液扩容，尽快恢复有效循环血量；监测电解质、酸碱平衡情况，合理安排补液的顺序和速度。c. 根据体温升高的程度，采用温水擦浴、冰敷等物理降温方法，必要时使用药物降温；联合应用足量有效的抗生素，有效控制感染。d. 密切观察呼吸频率、节律和幅度；动态监测 $PaO_2$ 和血氧饱和度。e. 非休克病人采取半卧位，使腹肌放松，膈肌下降，利于改善呼吸状况；休克病人取仰卧中凹位。根据病人呼吸型态及血气分析结果选择给氧方式和确定氧气流量或浓度改善缺氧症状。f. 禁食和胃肠减压期间，通过肠外营养途径补充能量、氨基酸、维生素、水及电解质，维持和改善营养状况。g. 积极完善术前相关检查，准备术中用药，更换清洁病员服，按上腹部手术要求进行皮肤准备。

②术后护理：同胆管结石病人的术后护理。

# 第 25 单元　胰腺疾病病人的护理

【复习指南】急性胰腺炎的护理历年常考，应重点复习。胰腺的解剖生理应掌握。急性胰腺炎的临床表现应熟练掌握。急性胰腺炎的病因病理、辅助检查及治疗应掌握。

## 一、解剖生理概要

1. 胰腺的解剖　胰腺是人体内仅次于肝的第二大腺体，属腹膜后器官，斜向左上方紧贴于第 1 ～ 2 腰椎体前面。胰腺可分为头、颈、体、尾 4 部分，各部无明显界限。胰腺血液供应丰富。胰腺淋巴管极为丰富。胰腺受交感神经、副交感神经及内脏感觉神经支配。

2. 胰腺的生理　胰腺具有外分泌和内分泌功能。①外分泌产生胰液，主要成分为水、碳酸氢钠和消化酶。②内分泌由胰岛内的多种细胞参与，以胰岛 B 细胞为主，分泌胰岛素；其次是胰岛 A 细胞分泌胰高糖素。

## 二、急性胰腺炎

1. 病因及病理

（1）病因：急性胰腺炎有多种致病危险因素，最常见的是胆道疾病和酗酒。①胆道疾病包括胆道结石、胆道炎症。②过量饮酒。③十二指肠液反流。④高脂血症。⑤创伤。⑥饮食因素、感染因素、内分泌和代谢因素、药物因素等。

（2）病理：按病理变化分为急性水肿性胰腺炎和急性坏死性胰腺炎。①急性水肿性胰腺炎，肉眼可见胰腺水肿、肿胀，此型胰腺炎占急性胰腺炎 80% 左右，预后良好。②急性坏死性胰腺炎，腺体外观增大、肥厚，呈暗紫色。腹腔伴有血性渗液，内含大量的淀粉酶。

2. 临床表现

（1）症状：①腹痛。突然发作，腹痛剧烈，呈持续性、刀割样疼痛。位于上腹正中偏左，严重时两侧腰背部有放射痛，以左侧为主。疼痛多由进食油腻食物、饱餐、过量饮酒等诱发。②**腹胀**。与腹痛同时存在，一般较严重。③**恶心、呕吐**。发作早且频繁，呕吐物为胃、十二指肠内容物，呕吐后腹痛不缓解。④发热。早期可有中度发热，38℃左右，胰腺坏死伴感染时，高热为主要症状之一。合并胆道感染时常伴寒战、高热。⑤黄疸。结石嵌顿或胰头肿大压迫胆总管可引起黄疸，程度一般较轻。⑥**休克和脏器功能障碍**。重症急性胰腺炎可出现休克和脏器功能障碍。早期以低血容量性休克为主，后期合并感染性休克。

（2）体征：①腹膜炎体征。轻型急性胰腺炎压痛多局限于中上腹部，常无明显肌紧张。重症急性胰腺炎压痛明显，并有肌紧张和反跳痛，移动性浊音阳性，肠鸣音减弱或消失。②皮下出血。腰部、季肋部和下腹部皮肤出现大片青紫色瘀斑，称为 **Grey-Turner 征**；脐周皮肤出现蓝色改变，称为 **Cullen 征**。

3. 辅助检查

（1）实验室检查：①**血、尿淀粉酶测定**。是主要的诊断手段。血清淀粉酶在发病 2 小时后开始升高，24 小时达高峰，持续 4 ～ 5 天；尿淀粉酶在发病 24 小时后开始升高，48 小时达高峰，持续 1 ～ 2 周，下降较缓慢。②血脂肪酶测定。急性胰腺炎发病后，血清脂肪酶和淀粉酶平行升高。③血钙测定。**血钙降低**与脂肪组织坏死后释放的脂肪酸和钙离子结合，形成钙皂有关。④血糖测定。早期血糖轻度升高，与肾上腺皮质应激反应、胰高血糖素代偿性分泌有关；后期血糖升高与胰岛细胞破坏、胰岛素分泌不足有关。⑤其他。白细胞计数升高、肝功能异常、血气分析指标异常等。诊断性腹腔穿刺若抽出血性渗出液，所含淀粉酶值高，对诊断很有帮助。

（2）影像学检查：①腹部 B 超，主要用于诊断胆源性胰腺炎。② CT、MRI，是急性胰腺炎重要的诊断方法。

4. 治疗

（1）非手术治疗：是急性胰腺炎的基础治疗，目的是减少胰液分泌、防止感染及 MODS 的发生。包括：①禁食、胃肠减压。②补液、防治休克。③镇痛和解痉。④抑制胰液分泌及抗胰酶疗法。⑤营养支持。⑥预防感染。⑦中药治疗。

（2）手术治疗：最常用胰腺及胰周坏死组织清除引流术，若为胆源性胰腺炎，则应同时解除胆道梗阻，畅通引流。

5. 护理措施

（1）非手术治疗护理 / 术前护理：①疼痛护理。②维持水、电解质及酸碱平衡。③维持营养供给。④降低体温。⑤心理护理。

（2）术后护理：胆源性急性胰腺炎病人的护理参见胆管结石病人的护理。以下是行胰腺及胰周坏死组织清除引流术后病人的护理。

引流管护理：在引流管上标注管道名称及安置时间，分清引流管安置部位及作用，将引流管远端与相应的引流装置紧密连接并妥善固定，定期更换引流装置。①腹腔双套管灌洗引流护理。持续腹腔灌洗；保持引流通畅；观察引流液的颜色、量和性状；维持出入量平衡；病人体温维持正常 10 天左右，白细胞计数正常，腹腔引流液少于每日 5ml，引流液的淀粉酶测定值正常，可考虑拔管。②空肠造瘘管护理。妥善固定；保持管道通畅；营养液现配现用，使用时间不超过 24 小时；注意输注速度、浓度和温度，观察有无腹胀、腹泻等并发症。

并发症的观察及护理：①出血。密切观察生命体征，特别是血压、脉搏的变化；观察有无血性液体从胃管、腹腔引流管或手术切口流出，病人有无呕血、黑粪或血便；保持引流通畅，准确记录引流液的颜色、量和性状变化；监测凝血功能，及时纠正凝血功能紊乱；遵医嘱使用止血和抑酸药物；应激性溃疡出血应采用冰盐水加去甲肾上腺素胃内灌洗治疗。②胰瘘。病人取半卧位，保持引流通畅；采取禁食、胃肠减压、静脉泵入生长抑素等措施；严密观察引流液颜色、量和性状，准确记录；必要时做腹腔灌洗引流；保护腹壁瘘口周围皮肤，用凡士林纱布覆盖或氧化锌软膏涂抹。③肠瘘。持续灌洗，低负压吸引，保持引流通畅；纠正水、电解质紊乱，加强营养支持；指导病人正确使用造口袋，保护瘘口周围皮肤。

## 三、胰腺癌和壶腹部癌

1. 病因及病理

（1）病因：尚未确定。胰腺癌好发于高蛋白、高脂肪摄入及嗜酒、吸烟者。长期接触某些金属、石棉、N- 亚硝基甲烷、p- 萘酚胺的人群及糖尿病、慢性胰腺炎病人，胰腺癌的发病率明显高于一般人群。胰腺癌病人的亲属患胰腺癌的危险性增高。

（2）病理：以导管细胞腺癌最多见，约占 90%；其次为腺泡细胞癌，黏液性囊腺癌和胰母细胞癌等较少见。导管细胞腺癌致密而坚硬，浸润性强；切面呈灰白色或灰黄色，常伴有纤维化增生及炎症反应，与周围胰腺组织无明确界限。胰腺癌转移和扩散途径主要为局部浸润和淋巴转移。也可经血行转移至肝、肺、骨等处。

2. 临床表现

（1）症状：①上腹痛，是最早出现的症状。②黄疸，是主要的症状。约 80% 的胰腺癌病人在发病过程中出现黄疸，以胰头癌病人最常见，因其接近胆总管，使之浸润或压迫所致。③消化道症状：早期常有食欲减退、上腹饱胀、消化不良、腹泻等症状；部分病人可出现恶心、呕吐。④消瘦和乏力，是主要临床表现之一。随着病程进展，病人消瘦乏力、体重下降越来越严重，同时伴有贫血、低蛋白血症等。⑤其他，可出现发热、胰腺炎发作、糖尿病、脾功能亢进及血栓性静脉炎等。

（2）体征：肝大、胆囊肿大、胰腺肿块，可在左上腹或脐周闻及血管杂音。晚期可出现腹水或扪及左锁骨上淋巴结肿大。

3. 辅助检查

（1）实验室检查：①血清生化检查。继发胆道梗阻或出现肝转移时，常出现血清胆红素升高，以直接胆红素升高为主，碱性磷酸酶和转氨酶多有升高；空腹或餐后血糖升高及糖耐量异常；血、尿淀粉酶一过性升高。②免疫学检查。诊断胰腺癌常用的肿瘤标志物有糖链抗原、癌胚抗原和胰胚抗原。

（2）影像学检查：① B 超是首选检查方法，可发现直径＞ 2.0cm 的胰腺癌，可显示胆、胰管扩张。②内镜超声检查能发现直径＜ 1.0cm 的小胰癌。③ CT 是诊断胰腺癌的重要手段，能清楚显示胰腺形态、肿瘤部位、肿瘤与邻近血管的关系及后腹膜淋巴结转移情况。④经镜内逆行胰胆管造影（ERCP）可显示胆管或胰管狭窄或扩张，并能进行活检，同时还可经内镜放置鼻胆管或内支架引流，以减轻胆道压力和黄疸。⑤经皮肝穿刺胆囊造影（PTC）和经皮肝穿刺胆囊引流术（PTCD）适用于深度黄疸且肝内胆管扩张者，可清楚显示梗阻部位、梗阻上方胆管扩张程度及受累胆管改变等。

4. 治疗　手术切除是治疗胰腺癌最有效的方法。

（1）胰十二指肠切除术（Whipple 手术）：是腹外科最复杂的手术之一，胰头癌可施行胰十二指肠切除术。手术切除范围包括胰头（含钩突部）、胆囊和胆总管、远端胃、十二指肠及空肠上段，同时清除周围淋巴结，再做胰、胆和胃肠吻合，重建消化道。

（2）保留幽门的胰头十二指肠切除术（PPPD）：保留全胃、幽门和十二指肠球部，其他切除范围和经典胰十二指肠切除术相同。适用于无幽门上下淋巴结转移、十二指肠切缘无癌细胞残留的壶腹周围癌。PPPD 保留了胃的正常容量和生理功能，减少了手术创伤，避免了胃大部切除并发症，有利于改善术后营养状态。

（3）胰体尾部切除术：适用于胰体尾部癌，因确诊时多属晚期，故切除率很低。

5. 护理措施

（1）术前护理：①多数病人就诊时已处于中晚期，得知诊断后易出现否认、悲哀、畏惧和愤怒等不良情绪，对手术治疗产生焦虑情绪。护士应理解、同情病人，通过沟通了解其真实感受。根据病人对疾病知识的掌握程度，有针对性地进行健康指导，使病人能配合治疗与护理，促进疾病的康复。②疼痛剧烈者，及时使用镇痛药，评估镇痛药效果，保证病人良好睡眠及休息。③监测相关营养指标，如血清清蛋白水平、皮肤弹性、体重等。指导病人进食高热量、高蛋白、高维生素、低脂饮食。营养不良者，可经肠内和（或）肠外营养途径改善病人营养状况。④术前 3 日开始口服抗生素抑制肠道细菌，预防术后感染；术前 2 日予流质饮食；术前晚清洁灌肠，减少术后腹胀及并发症的发生。

（2）术后护理：①密切观察生命体征、腹部体征、伤口及引流情况，准确记录 24 小时出入液量，必要时监测 CVP 及每小时尿量。②术后早期禁食，禁食期间给予肠外营养支持，维持水、电解质平衡，必要时输注入血清蛋白。拔除胃管后予以流质、半流质饮食，逐渐过渡至正常饮食。术后因胰外分泌功能减退，易发生消化不良、腹泻等，应根据胰腺功能予消化酶类制剂或止泻药。③并发症的观察及护理主要包括感染、胰瘘、胆瘘、出血及血糖异常。感染以腹腔内局部细菌感染最常见，若病人免疫力低下，还可合并全身感染。术后严密观察病人有无高热、腹痛和腹胀、白细胞计数升高等。合理使用抗生素，加强全身支持治疗。预防肺部感染，严格执行无菌操作技术。

## 四、胰岛素瘤

1. 临床表现　主要表现为肿瘤释放过量胰岛素所致的低血糖综合征。典型症状为清晨自发性低血糖，进餐延误、运动、劳累、精神刺激或发热等也可诱发低血糖，给予葡萄糖后症状缓解。为避免发作，病人常因加餐而致肥胖。①低血糖诱发儿茶酚胺释放症：表现为心慌、震颤、面色苍白、出汗、心动过速、乏力、饥饿等。②神经性低血糖症：因低血糖造成脑组织缺乏葡萄糖而引起的症状，表现为人格改变、精神错乱、癫痫发作和昏迷等。

2. 辅助检查

（1）实验室检查：① Whipple 三联征，即空腹时低血糖症状发作，空腹或发作时血糖低于 2.8mmol/L，口服或静脉注射葡萄糖后症状缓解。②空腹血糖测定，反复测空腹血糖可低至 2.2mmol/L 以下。③葡萄糖耐量试验，可呈低平曲线。④血清胰岛素水平，正常情况下空腹免疫活性胰岛素水平很低，几乎测不到。⑤胰岛素与血糖比值测定，正常值＜ 0.3，胰岛素瘤病人可＞ 1。

（2）影像学检查：B 超、CT、MRI 对直径＞ 2cm 的肿瘤诊断率较高，当肿瘤＜ 1cm 时难以发现。增强 CT 可提高小瘤灶检出率；EUS 对小的胰腺内分泌肿瘤定位阳性率可达 80% ～ 90%。

3. 治疗　一旦确诊，应尽早手术切除。术中不能摘除干净或有转移的恶性胰岛素瘤及无法手术治疗病人，可予药物治疗，如链佐星、氟尿嘧啶、多柔比星、干扰素等，联合化疗效果优于单一化疗。

# 第 26 单元　急腹症病人的护理

【复习指南】急腹症的护理历年常考，应重点复习。急腹症的临床表现应熟练掌握。急腹症的病因病理、辅助检查及治疗应掌握。

## 一、急腹症的鉴别诊断

### （一）病因及病理

1. 病因　①感染性疾病：如外科疾病中的急性胆囊炎、胆管炎、胰腺炎、阑尾炎、消化道或胆囊穿孔等，妇产科疾病中的急性盆腔炎，内科疾病中的急性胃肠炎。②出血性疾病：如外科疾病中的肝脾破裂、腹腔内动脉瘤破裂、肝癌破裂等，妇产科疾病中的异位妊娠。③空腔脏器梗阻：如肠梗阻、结石等。④空腔脏器破裂：如胃十二指肠穿孔、肠破裂等。⑤缺血性疾病：如外科疾病中的肠扭转、肠系膜动脉栓塞，妇产科疾病中的卵巢囊肿扭转。

2. 病理　①内脏痛：疼痛定位不精确、疼痛感觉特殊。②牵涉痛：又称放射痛，是指在体表的某一部位也出现疼痛感觉。③躯体痛：特点为感觉敏锐，定位准确。

### （二）临床表现

1. 症状　①腹痛：是最突出而重要的症状。腹痛的诱因有饮食、活动、外伤和变换体位等。腹痛开始或最显著的部位通常是病变部位，始于一点迅速波及全腹者多为实质脏器破裂或空腔脏器穿孔，转移性腹痛主要见于急性阑尾炎，牵涉痛主要见于胆囊炎、胆石症、急性胰腺炎、肾或输尿管结石。腹痛起始缓慢并逐渐加重多为炎性病变。突然发生的腹痛且迅速加重多见于腹内脏器扭转或绞窄。阵发性绞痛往往提示空腔脏器发生梗阻或痉挛，持续性钝痛或胀痛多见于腹内脏器缺血或炎性病变，持续性疼痛伴阵发性加剧多表示炎症和梗阻并存，持续性锐痛为壁腹膜收到炎性或化学性刺激所致。②伴随症状：恶心、呕吐发生于腹痛开始后；排便排气改变及发热、寒战、休克等。

2. 体征　①视诊：观察腹壁是否对称，腹式呼吸是否存在。②触诊：注意有无包块和腹膜刺激征及部位、范围和程度。③叩诊。④听诊：注意有无肠鸣音及其频率和音调，以判断胃肠蠕动情况。

3. 直肠指检　注意直肠温度、是否触及肿块、有无触痛、指套是否沾有血迹。

### （三）辅助检查

1. 实验室检查　①血红蛋白和红细胞计数降低常提示腹腔内出血，白细胞及中性粒细胞计数升高提示腹腔内感染。②尿液中有红细胞常提示泌尿系损伤或结石。③粪便隐血试验阳性多为消化道出血。④血尿淀粉酶升高多为急性胰腺炎。

2. 影像学检查　① X 线检查：膈下游离气体是消化道穿孔或破裂的证据，机械性肠梗阻时可见多个气液平面，麻痹性肠梗阻时可见肠管普遍扩张。② B 超检查：是诊断实质性脏器损伤、破裂和占位性病变的首选方法。③ CT、MRI：主要用于实质性脏器病变。

3. 诊断性腹腔穿刺　①若抽出不凝固血性液体，多提示腹腔内脏器出血。②若是浑浊液体或脓液，多为腹腔内感染或消化道穿孔。③若系胆汁性液体，常是胆囊穿孔。④若疑为急性胰腺炎可将穿刺液做淀粉酶测定。

### （四）治疗

1. 急腹症的鉴别　外科急腹症的特点是一般先有腹痛，后出现发热等伴随症状；腹痛或压痛部位较固定、程度中；常出现腹膜刺激征甚至休克；可出现腹部肿块。①胃十二指肠溃疡急性穿孔：有溃疡病史，突然发生的上腹部刀割样剧烈疼痛，有明显的腹膜刺激征，立位X线检查**膈下可见游离气体**。②急性胆囊炎：起病常在进食油腻食物后，右上腹部剧烈绞痛，向右肩背不放射，右上腹有压痛、肌紧张、**Murphy征阳性**，B超检查显示胆囊增大、壁厚。③急性胆管炎：典型症状是**Charcot三联征即腹痛、寒战高热、黄疸**，感染加重引起急性梗阻性化脓性胆管炎时，还可有休克和精神症状及Reynolds五联征。④急性胰腺炎：**多有胆道疾病史或于暴饮暴食后发病**，腹痛位于上腹偏左，持续而剧烈，可向左肩部或腰部放射，呕吐后不缓解，血尿淀粉酶升高。⑤急性阑尾炎：典型表现为**转移性右下腹痛和右下腹固定压痛点**。⑥急性肠梗阻：突然发生剧烈的腹部绞痛，时常立即发生恶心呕吐，呕吐后腹痛减轻；低位梗阻腹胀明显，停止排气排便；机械性肠梗阻时肠鸣音活跃，有高调肠鸣音及气过水声，麻痹性肠梗阻时肠鸣音减弱或消失；**X线检查见多个气液平面**。⑦腹腔脏器损伤：有腹部外伤史，腹痛开始于受伤部位，实质脏器破裂以内出血变现为主，空腔脏器破裂以腹膜炎表现为主；胃肠破裂者腹部立位X线检查膈下可见游离气体，实质脏器破裂腹腔穿刺可抽出不凝血。

2. 治疗　①非手术治疗：严密观察生命体征和腹部体征，禁食水，胃肠减压，静脉补液，给予解痉和抗感染药物治疗，给予及时的抗休克治疗，同时做好紧急手术准备。②手术治疗：诊断明确立即进行手术治疗，诊断不明但腹痛和腹膜炎体征加剧，且全身中毒症状严重者，应及早手术治疗。

## 二、护理

1. 护理评估

（1）术前评估：①健康史及相关因素。②身体状况。③心理和社会支持情况。

（2）术后评估：有无腹腔残余脓肿、出血和瘘等并发症。

2. 护理措施

（1）术前护理：①严密观察病情变化，生命体征变化、腹部症状体征变化及动态观察实验室检查结果。②严格执行**“四禁”**，即禁食、禁用镇痛药、禁服泻药、禁止灌肠。③减轻或有效缓解疼痛。④维持体液平衡。⑤心理护理。

（2）术后护理：①病情观察。②腹腔引流管的护理。③营养支持。④并发症观察及护理。⑤心理护理：加强护患沟通，提供健康指导。

# 第27单元　周围血管疾病病人的护理

【复习指南】血栓闭塞性脉管炎的护理历年常考，应重点复习。血栓闭塞性脉管炎的临床表现应熟练掌握。血栓闭塞性脉管炎的病因病理、辅助检查及治疗应掌握。

## 一、深静脉血栓形成

### （一）病因及病理

1. 病因　静脉壁损伤、血流缓慢和血液高凝状态是导致深静脉血栓形成的3个主要因素。

2. 病理　静脉血栓以红血栓最常见。血栓形成后可向主干静脉近端和远端滋长蔓延。

### （二）临床表现

本病主要表现为血栓静脉远端回流障碍的症状。①患肢肿胀，是下肢静脉血栓形成后最常见的症状。急性期患肢组织张力高，呈非凹陷性水肿。皮色泛红，皮温较健侧高。肿胀严重时，皮肤可出现水疱。②疼痛、压痛和发热。③浅静脉曲张。④股青肿，是下肢静脉血栓中最严重的一种情况。病人剧烈疼痛，患肢皮肤发亮，伴有水疱或血疱，皮色呈青紫色，皮温冷，足背动脉、胫后动脉搏动不能扪及。病人全身反应强烈，伴有高热、神志淡漠，有时有休克表现。

（三）辅助检查

辅助检查包括：①彩色多普勒超声。可显示下肢深静脉是否有血栓和血栓部位。②下肢静脉造影。可直接显示下肢静脉的形态、有无血栓、血栓的形态、位置、范围和侧支循环。③放射性核素检查。是一种无损伤检查方法，通过测定肺通气 / 血流比值，筛选有无肺栓塞的发生。④血液检查。血液中 D- 二聚体浓度上升。

（四）治疗

1. *急性期治疗*　卧床休息，抬高患肢；抗凝、溶栓、祛聚等治疗；髂 - 股静脉血栓病期不超过 48 小时者，可做导管取栓术，效果较好。

2. *慢性期治疗*　主要是非手术治疗，如穿弹力袜和间歇性腿部充气压迫法。

（五）护理措施

1. *非手术治疗护理 / 术前护理*　急性期嘱病人 10 ～ 14 天内绝对卧床休息，床上活动时避免动作幅度过大；禁止热敷、按摩患肢，以防血栓脱落。患肢宜高于心脏平面 20 ～ 30cm，可促进静脉回流并降低静脉压，减轻疼痛与水肿。必要时遵医嘱给予镇痛药；密切观察患肢疼痛的时间、部位、程度、动脉搏动、皮肤温度、色泽和感觉；每日测量、比较并记录患肢不同平面的周径，注意固定测量部位，以便进行对比；进食低脂、富含纤维素的食物，以保持大便通畅，尽量避免因排便困难引起腹内压增高而影响下肢静脉回流。

2. *术后护理*　观察生命体征的变化；观察伤口敷料有无出血、渗血；观察患肢远端皮肤的温度、色泽、感觉和脉搏强度；患肢宜高于心脏平面 20 ～ 30cm，膝关节微屈，可行足背伸屈运动。应用抗凝、溶栓、祛聚、抗感染等药物对症治疗；在应用抗凝血药期间观察病人有无创口渗血或血肿，有无牙龈、消化道或泌尿道出血等抗凝过度的现象；若病人出现胸痛、呼吸困难、血压下降等异常情况，提示可能发生肺动脉栓塞，立即嘱病人平卧，避免深呼吸、咳嗽及剧烈翻动，同时给予高浓度氧气吸入，并报告医师，配合抢救。

## 二、血栓闭塞性脉管炎

（一）病因病理

1. *病因*　主要与吸烟、寒冷潮湿的生活环境、慢性损伤及感染、自身免疫功能紊乱、性激素和前列腺素失调及遗传因素有关。

2. *病理*　病变主要累及四肢的中、小动脉和静脉，常起始于动脉，后累及静脉，由远端向近端发展。

（二）临床表现

血栓闭塞性脉管炎病程分为 3 期。①局部缺血期：表现为患肢苍白、发凉、酸胀乏力和感觉异常，包括麻木、刺痛和烧灼感等。随后出现间歇性跛行，随病情进展，跛行距离逐渐缩短，休息时间延长。②营养障碍期：患肢出现静息痛，皮温明显下降，肢端苍白、潮红或发绀。③组织坏死期：患肢肢端发黑、干瘪、溃疡或坏疽。

（三）辅助检查

辅助检查包括：①多普勒超声检查，可以评价缺血程度，检查动静脉是否狭窄或者闭塞，还能测定血流方向、流速和阻力。② CTA，能在整体上显示患肢动脉、静脉的病变节段及狭窄程度。③ DSA，主要表现为肢体远端动脉的节段性受累，还可显示闭塞血管周围有无侧支循环，能与动脉栓塞相鉴别。

（四）治疗

1. 非手术治疗　严格戒烟，防止受冷、受潮和外伤，肢体保暖但不做热疗，以免组织需氧量增加而加重症状；可使用血管扩张药、改善血液循环的药物和抗血小板聚集药等；通过高压氧治疗，提高机体血氧含量，改善组织的缺氧程度。

2. 手术治疗　腰交感神经节切除术、自体大隐静脉或人工血管旁路术、动静脉转流术、截肢术。

（五）护理措施

1. 非手术治疗护理　①一般处理：严格戒烟、防止受潮和外伤。②药物治疗：适用于早中期病人。③高压氧疗法。④创面处理。

2. 手术治疗护理

（1）术前护理：控制和缓解疼痛；预防和控制感染。

（2）术后护理：静脉手术后抬高患肢 30°，制动 1 周，动脉手术后患肢平放、制动 2 周；密切观察生命体征的变化和切口渗血情况；观察患肢远端的皮肤温度、色泽、感觉和脉搏强度以判断血管重建后的通畅度；合理使用抗生素，密切观察病人的体温变化和切口情况；若切口处、穿刺点出现渗血或血肿，提示切口处出血；若动脉搏动消失、皮肤温度降低、颜色苍白、感觉麻木，提示动脉栓塞。

## 第 28 单元　颅内压增高病人的护理

【复习指南】颅内压增高病人的护理历年必考，应重点复习。颅内压增高的临床表现和护理措施应熟练掌握；颅内压增高的病因、病理生理、辅助检查及治疗要点应掌握。急性脑疝的临床表现及急救护理应熟练掌握；急性脑疝的病因及分类、治疗要点要掌握，解剖概要应熟悉。

### 一、颅内压增高

1. 病因　颅脑疾病导致的颅腔内容物体积增加或颅腔容积缩小，超过颅腔可代偿容量，导致**颅内压持续高于 200mmH$_2$O**（2.0kPa），并出现**头痛、呕吐和视盘水肿** 3 个主要表现的综合征。引起颅内压增高的原因：①颅腔内容物体积或量增加如占位性病变等；②颅内空间或颅腔容积缩小如先天性畸形、外伤等。

2. 病理生理　颅内压是指颅腔内容物对颅腔壁所产生的压力。成人**正常颅内压为 70 ～ 200mmH$_2$O**（0.7 ～ 2.0kPa）。颅内压的调节主要靠**脑脊液量的增减**来调节。在颅内压增高的发生发展过程中，机体主要通过调节脑脊液和脑血容量来维持正常的功能，这种调节超过一定限度就会引起颅内压增高。

3. 临床表现

（1）**头痛：是最常见的症状，以清晨和晚间较重**。头痛程度可随颅内压增高而进行性加重。

（2）呕吐：大多呈喷射状，常发生于剧烈头痛时。

（3）**视盘水肿：是颅内压增高的重要客观体征之一**。

**头痛、呕吐、视盘水肿是颅内压增高的“三主征”**，但出现的时间并不一致。

（4）意识障碍及生命体征变化：慢性病人往往神志淡漠，反应迟钝；急性颅内压增高者常有明显的进行性意识障碍甚至昏迷。

（5）其他：颅内压增高还可出现复视、猝倒等。

4. 辅助检查

（1）影像学检查：①头颅 X 线片。② CT 及 MRI 通常能显示病变的位置、大小和形态，对判断病因有重要参考价值。③脑血管造影或数字减影脑血管造影，主要应用于怀疑有脑血管畸形等疾病者。

（2）腰椎穿刺：可以测定颅内压力，同时取脑脊液做检查。但有明显颅内压增高可能引发脑疝者，应**禁忌腰穿**。

5. 治疗

（1）非手术治疗：主要方法如下。①**限制液体入量**，颅内压增高明显者，**摄入量**应限制在每日 **1500 ～ 2000ml**。②降低颅内压，使用高渗性脱水剂（如 **20% 甘露醇**），达到减轻脑水肿和降低颅内压的目的。③激素治疗，应用肾上腺皮质激素预防和缓解脑水肿。④冬眠低温疗法，降低脑的新陈代谢率，防止脑水肿的发生发展。⑤辅助过度换气。⑥预防或控制感染。⑦镇痛等对症处理，但禁用吗啡、哌替啶等药物。

（2）手术治疗：**手术去除病因**是最根本和最有效的治疗方法。

6. 护理措施

（1）一般护理：①体位，床头抬高 15°～ 30°，昏迷病人取侧卧位。②持续或间断给氧，降低二氧化碳分压，以降低颅内压。③神志清醒者给予普通饮食，适当限盐。不能进食者，成人每日**补液量**控制在 **1500 ～ 2000ml**，其中等渗盐水不超过 500ml。控制输液速度。保持每日尿量不少于 600ml。④维持正常体温和防治感染，遵医嘱应用抗生素。⑤加强生活护理，注意保护病人。

（2）药物治疗的护理：①脱水治疗，最常用的高渗性脱水剂是 **20% 甘露醇**，成人每次 250ml，**15 ～ 30 分钟滴完**。每日 2 ～ 4 次，可重复使用。遵医嘱合理输液，记录 24 小时出入量。停药前应逐渐减量，或者延长用药间隔时间，防止颅内压反跳。②激素治疗，常用地塞米松 5 ～ 10mg 静脉或肌内注射，或氢化可的松 100mg 静脉注射，治疗期间注意观察有无不良反应。

（3）辅助过度换气的护理：监测血气分析，过度换气持续时间不超过 24 小时。

（4）冬眠低温治疗的护理：应用药物和物理方法降低病人体温，以降低脑耗氧量和新陈代谢率，防止脑水肿的发生发展，同时可降低颅内压。

（5）脑室引流的护理：①引流管的安置。病人回病房后，在无菌操作下连接引流瓶（袋）并妥善固定，使**引流管开口高于侧脑室平面 10 ～ 15cm**。需要搬动病人时，将引流管暂时夹闭，防止脑脊液反流。②控制引流速度和量。术后早期应适当抬高引流瓶（袋）的位置，每日引流量**不超过 500ml**。待颅内压力平衡后再降低引流瓶（袋）。③保持引流通畅。引流管不可折叠和受压；病人活动及翻身时避免牵拉引流管；注意观察引流管是否通畅，当引流管内的液面随病人呼吸、脉搏等上下波动时表明引流管通畅。引流管不通畅的原因有：颅内压低，将引流瓶（袋）降低高度后有脑脊液流出；引流管在脑室内盘曲成角，可对照X线片，将过长的引流管缓慢向外抽出至有脑脊液流出，再重新固定；管口吸附于脑室壁，可将引流管轻轻旋转；引流管阻塞，可用无菌注射器轻轻向外抽吸，**切不可注入生理盐水冲洗**；经上述处理后若仍无脑脊液流出，必要时更换引流管。④观察并记录脑脊液的颜色、性状和量，正常脑脊液无色透明、无沉淀，若脑脊液中有大量血液，常提示脑室内出血；若脑脊液浑浊或有絮状物，提示有颅内感染。⑤严格无菌操作，保持整个装置处于无菌状态，更换引流袋时先进行夹闭。⑥拔管。脑室引流管一般**放置3～4天**。脑室引流放置时间不宜超过5～7天，以免发生颅内感染。拔管前先进行头颅CT检查，并夹闭引流管24小时。先夹闭引流管再拔管，拔管后伤口处如有脑脊液漏出，报告医生处理。

（6）防止颅内压骤然升高：①保持病室安静，病人卧床休息，不要突然坐起。②避免病人情绪激动，稳定病人情绪。③保持呼吸道通畅，意识不清的病人或咳痰困难者应尽早行气管切开。定时给病人翻身叩背，防止肺部并发症。④避免剧烈咳嗽和便秘，预防和及时治疗感冒。颅内压增高病人常出现大便干结，鼓励病人多吃蔬菜和水果，以免发生便秘；出现便秘者勿用力屏气排便，可用开塞露或缓泻药通便，**禁忌高压灌肠**，必要时戴手套掏出粪块。⑤控制癫痫发作，遵医嘱定时定量给予抗癫痫药。⑥对于躁动的病人，应积极寻找并解除引起躁动的原因，不要盲目使用镇静药或强制约束，注意保护病人。

（7）密切观察病人意识、生命体征、瞳孔和肢体活动变化。

（8）健康教育：①病人经常性头痛，伴有呕吐，并呈进行性加重，发生这些症状要及时到医院检查。②颅内压增高的病人要避免剧烈咳嗽、提重物及便秘等。③对有神经系统后遗症的病人，要给予心理安慰，调动病人积极性，鼓励病人积极参与功能训练。

## 二、急性脑疝

颅内占位病变引起颅内压增高，增高到一定程度时，**颅内各分腔**之间的**压力不平衡**，造成脑组织从高压区向低压区移位，使部分的脑组织被挤入颅内的生理孔隙中，最终导致脑组织、血管及颅神经等重要结构受压和移位，出现严重的临床症状和体征，称为脑疝。**脑疝**是颅内压增高的危象和引起死亡的主要原因。

1. 解剖概要　颅骨共分为脑颅和面颅两部分，其中脑颅围成颅腔容纳脑，面颅构成了颜面的基本轮廓。

2. 病因与分类　颅内的占位性病变发展到一定程度均可导致脑疝。常见的原因包括颅内血肿、肿瘤、脓肿、寄生虫病等。根据移位的脑组织及其通过的硬脑膜间隙和孔道，将脑疝分为3类：①小脑幕切迹疝。②枕骨大孔疝。③大脑镰下疝。

3. 临床表现

（1）小脑幕切迹疝：①颅内压增高症状，出现剧烈头痛伴频繁呕吐等。②进行性意识障碍，病人出现嗜睡、浅昏迷直至深昏迷。③瞳孔改变。脑疝初期，患侧瞳孔缩小，对光反射迟钝；随着病情进展，患侧动眼神经麻痹，**患侧**瞳孔逐渐**散大**，直接和间接对光反应消失，同时伴有上睑下垂及眼球外斜。若脑疝继续恶化，则相继出现双侧瞳孔散大固定，对光反应消失。④运动障碍。病变**对侧肢体**肌力减弱甚至**瘫痪**，肌张力增高，病理征呈阳性。脑疝继续进展，双侧肢体的自主活动均消失，甚至出现去大脑强直发作。⑤生命体征变化。可出现血压忽高忽低、心律失常、呼吸表浅不规则等，最终因为呼吸循环衰竭而死亡。

（2）枕骨大孔疝：病人常出现进行性颅内压增高的临床表现，如剧烈头痛、频繁呕吐、颈项强直等，生命体征紊乱出现要早于意识障碍。病人**早期**可因**突发呼吸骤停**而死亡。

4. 治疗　发现病人出现典型脑疝症状后，立即给予脱水治疗，一经确诊应**尽快手术**去除病因。如难以确诊或病变无法切除者，可采取脑脊液分流术等姑息性手术来降低颅内压。

5. 急救护理　脑疝一经确诊应立即采取措施降低颅内压，为尽早手术争取时间。主要的措施有快速静脉输入 20% 甘露醇及地塞米松，来降低颅内压；保持呼吸道通畅，给氧，有呼吸功能障碍者，立即给予气管插管行人工辅助呼吸；密切观察病人的意识状态、生命体征、瞳孔的变化和肢体活动情况，同时立即做好术前准备。

## 第 29 单元　颅脑损伤病人的护理

【复习指南】颅骨骨折的解剖概要、临床表现、治疗要点和护理措施应掌握。脑震荡的临床表现及诊断应熟练掌握，脑震荡的治疗要点要掌握。脑挫裂伤的临床表现及诊断应熟练掌握，脑挫裂伤的治疗要点要掌握。颅内血肿的临床表现及诊断应熟练掌握，颅内血肿的治疗要点要掌握。颅脑损伤的护理措施应熟练掌握，颅脑损伤的护理评估也应掌握。

### 一、颅骨骨折

1. 解剖概要　颅骨分为颅盖和颅底两部分，颅盖骨质坚实，由内、外骨板和板障构成，外板厚，内板薄，内、外骨板表面覆盖骨膜；颅底骨面凹凸不平，有两侧对称、大小不等的骨孔和裂隙，脑神经和血管在此出入颅腔。

2. 临床表现

（1）颅盖骨折：线性骨折发生率最高，常伴有局部骨膜下血肿；凹陷性骨折好发于额、顶部，如骨折片损伤脑功能区，可出现偏瘫、失语、癫痫等体征。

（2）颅底骨折：多为颅盖骨折延伸所致，或由暴力间接作用于颅底。颅底骨折时容易撕裂硬脑膜，造成脑脊液外漏而成为开放性骨折。根据骨折的部位，可分为颅前窝、颅中窝和颅后窝骨折，主要的临床表现有皮下或黏膜下瘀斑、脑脊液外漏和脑神经损伤 3 个方面。①**颅前窝**骨折的瘀斑部位在**眶周及球结膜下**，俗称“熊猫眼征”，出现脑脊液**鼻漏**，可能损伤的脑神经为嗅神经、视神经。②**颅中窝**骨折的瘀斑部位在**乳突区**，可出现**脑脊液鼻漏、耳漏**，可能损伤的脑神经为面神经、听神经。③颅后窝骨折的瘀斑部位在乳突部、枕下部、咽后壁，无脑脊液漏，可能损伤第Ⅸ～Ⅻ对脑神经。

3. 治疗

（1）颅盖骨折：一般无须特殊处理；如骨折合并脑损伤或骨折片大面积陷入颅腔有可能导致脑疝者、开放性粉碎性凹陷骨折者、骨折片压迫脑的重要部位引起神经功能障碍者，则需手术整复或摘除骨片。

（2）颅底骨折：无须特殊处理，主要是预防颅内感染。

4. 护理措施

（1）预防颅内感染

①体位：病人取半坐卧位，头偏向患侧，脑脊液漏停止 3 ～ 5 天后可改平卧位。如果脑

脊液外漏较多，应取平卧位，头稍抬高。

②保持局部清洁：每日2次清洁、消毒外耳道、鼻腔或口腔，消毒棉球注意不可过湿。嘱病人勿挖鼻、抠耳。

③预防颅内感染：有脑脊液漏者，**禁忌经鼻腔、耳道滴药，禁忌堵塞或冲洗鼻腔、耳道，禁忌做腰椎穿刺**。脑脊液鼻漏者，严禁从鼻腔**放置鼻胃管**或经鼻**吸痰**。注意观察有无颅内感染的迹象。遵医嘱应用抗生素和破伤风抗毒素。

④避免颅内压骤升，嘱病人**勿用力屏气排便、咳嗽**、擤鼻涕或打喷嚏等。

（2）并发症的观察与处理

①脑脊液漏：病人鼻腔、耳道流出淡红色液体，即可疑为脑脊液漏。但需要与血性渗液相鉴别。有脑脊液漏者，在鼻前庭或外耳道口松松放置干棉球，随湿随换，记录24小时浸湿的棉球数。②颅内继发性损伤：病人合并脑挫伤、颅内出血等，可导致颅内压增高。③颅内低压综合征：脑脊液外漏较多时，可因为颅内压过低而造成颅内血管扩张，并出现剧烈头痛、眩晕、反应迟钝、呕吐、脉搏细弱、血压偏低等症状。

（3）健康教育：颅骨缺损者应避免局部碰撞。嘱咐病人伤后半年左右可做颅骨成形术。

## 二、脑损伤

### 1. 脑震荡

（1）临床表现及诊断：伤后病人立即出现**意识障碍**，持续时间**短暂**，一般**不超过30分钟**。同时伴有出汗、皮肤苍白、血压下降、呼吸浅慢等表现。清醒后多不能回忆受伤当时以及伤前近期的情况，对往事记忆清楚。此种情况又称**逆行性遗忘**。常有头晕、头痛、耳鸣、恶心、情绪不稳、失眠、记忆力减退等症状，一般可持续数日或数周。

（2）治疗要点：嘱病人**卧床休息1～2周**，适当给予镇痛及镇静药物。多数病人2周内恢复正常。

### 2. 脑挫裂伤

（1）临床表现及诊断：因为损伤程度和部位的不同，临床表现差异很大。轻者症状轻微，重者出现昏迷甚至死亡。

①意识障碍：是脑挫裂伤最突出的症状。

②头痛、呕吐。

③颅内压增高和脑疝：因继发脑水肿、颅内出血所致，可使意识障碍或偏瘫程度加重。

原发性脑干损伤是脑挫裂伤中最严重的特殊类型，常和弥散性的脑损伤共存。病人伤后早期就出现严重的生命体征紊乱，表现为呼吸节律紊乱、血压波动明显等；双侧**瞳孔时大时小，对光反应无常**，眼球位置歪斜，或呈同向凝视；可出现四肢肌张力增高，同时伴有单侧或双侧锥体束征，严重者甚至出现去大脑强直。

（2）治疗要点：**以非手术治疗为主**，防治脑水肿，预防并发症。经非手术治疗无效、颅内压增高明显者或者出现脑疝迹象时，应及时手术祛除病因。

### 3. 颅内血肿

（1）临床表现及诊断

①硬脑膜外血肿：意识障碍，颅内血肿的主要症状是进行性意识障碍，意识障碍的典型症状是伤后昏迷有“**中间清醒期**”，是指原发性脑损伤的意识障碍清醒后，经过一段时间再

度出现昏迷，并呈进行性加重；颅内压增高及脑疝表现，常有头痛、剧烈呕吐等症状，伴有血压升高、呼吸减慢、心率减慢、体温升高等。当发生小脑幕切迹疝时，**患侧瞳孔**先缩小，随后进行性**散大**、对光反应消失，**对侧肢体偏瘫**呈进行性**加重**。幕下血肿者可直接发生**枕骨大孔疝**，较早即可出现**呼吸骤停**。

②硬脑膜下血肿：分为急性亚急性硬脑膜下血肿和慢性硬脑膜下血肿。急性亚急性硬脑膜下血肿的症状与硬脑膜外血肿相似，但很少有“中间清醒期”，颅内压增高及脑疝症状多在伤后 1 ～ 3 天内进行性加重；慢性硬脑膜下血肿出血缓慢、病程较长，表现为慢性颅内压增高症状；血肿压迫所引起的局灶症状，如偏瘫、失语等；脑供血不足脑萎缩症状，如智力下降、记忆力减退、精神失常等。

③脑内血肿以进行性加重的意识障碍为主，血肿累及重要脑功能后可出现偏瘫、失语、癫痫等症状。

（2）治疗要点：颅内血肿一经确诊后原则上应手术治疗，开颅行血肿清除术并止血。

4. 颅脑损伤的护理

（1）护理评估

①健康史：详细了解受伤史及现场情况，了解受伤过程，如暴力大小、速度、方向等。了解病人伤后有无意识障碍，其程度和持续时间，有无逆行性遗忘。了解受伤当时有无口鼻或外耳道出血，有无脑脊液漏发生，是否有头痛、恶心、呕吐及呼吸困难等情况，了解现场的急救情况及转送的过程；了解病人的既往健康状况。

②了解病人身体状况。

③了解病人及家属的心理反应及家属对病人的支持能力和程度。

（2）护理措施

①保持病人呼吸道通畅：意识清醒的病人取半坐卧位，昏迷或有吞咽功能障碍者取侧卧位或侧俯卧位；颅脑损伤的病人常有不同程度的意识障碍，应及时清除呼吸道分泌物等异物，定时吸痰。不能维持正常血氧者，应及早使用呼吸机辅助呼吸；加强气管插管和气管切开病人的护理，保持室内适宜的温度和湿度，湿化气道，利于排痰；使用抗生素预防及治疗呼吸道感染。

②加强营养：早期可采用肠外营养，等肠蠕动恢复后，无消化道出血者应及早行肠内营养支持，促进胃肠功能的恢复和营养吸收。昏迷病人通过鼻胃管或鼻肠管给予每日所需的营养。

③病情观察：颅脑损伤病人最常见的变化之一即为意识障碍，观察病人意识状态，注意意识障碍的程度和变化。通过观察意识障碍的程度可辨别脑损伤的轻重。

④并发症的观察与护理：昏迷病人应保持皮肤清洁干燥，定时翻身，尤其注意骶尾部、耳郭等骨隆突部位；保持呼吸道通畅，加强呼吸道护理，定期翻身叩背；保持病人肢体处于功能位，防止肢体挛缩和畸形，防止足下垂；长期留置导尿管易引起泌尿系感染，故要严格执行无菌操作，加强会阴部护理，夹闭导尿管定时放尿来训练膀胱功能，尿管留置时间不宜超过 1 周，需长期导尿的病人，宜行耻骨上膀胱造瘘术。病情稳定后，必要时可协助医师行腰椎穿刺；如发生因下丘脑或脑干损伤引起的应激性溃疡及大量应用皮质激素所致的消化道出血，应遵医嘱补充血容量、停用激素、使用止血药及抑制胃酸分泌的药物，

及时清理呕吐物。

⑤健康教育：对于在恢复过程中出现头痛、耳鸣及记忆力减退的病人，给予心理指导，适当解释和安慰病人，使其树立起能够尽早自立生活的信心；坚持服用抗癫痫药以控制外伤性癫痫，待症状完全控制后 1 ～ 2 年，方可逐步减量直至停药，不能突然中断服药。癫痫病人不能单独外出，以防止发生意外；脑损伤后遗留的后遗症，在伤后 1 ～ 2 年内还有部分恢复的可能，协助病人制订康复计划，进行多方面的康复训练，提高病人的自信心，以提高病人的生活自理能力及社会适应能力。

## 第 30 单元　常见颅脑疾病病人的护理

【复习指南】颅内肿瘤的临床表现及诊断应熟练掌握，治疗要点应熟悉。颅内动脉瘤的临床表现及诊断应掌握，治疗要点要了解。颅内动静脉畸形的临床表现及诊断应熟悉，治疗要点要了解。脑卒中的外科治疗临床表现及诊断应熟练掌握，治疗要点要了解。颅脑疾病的护理评估和护理措施应熟练掌握。

### 一、颅内肿瘤

1. 临床表现及诊断

（1）大部分病人可出现颅内压增高的症状和体征，并呈慢性、进行性加重。若未得到及时治疗，轻者发生视神经萎缩，引起视力减退，重者引起脑疝。

（2）因肿瘤部位不同而引起不同的局灶症状与体征，位于脑干等重要部位的肿瘤，通常先出现局部症状，颅内压增高症状出现较晚。

2. 治疗

（1）降低颅内压：常用治疗方法有脱水治疗、激素治疗、冬眠低温疗法等。

（2）手术治疗：是最为直接、有效的方法。如果肿瘤不能完全切除，可行减压术和脑脊液分流术等，来降低颅内压。

（3）放射治疗：当肿瘤位于重要功能区、病人全身状况较差不允许手术、肿瘤部位深不宜做手术者及对放射治疗敏感的颅内肿瘤可给予放射治疗。

（4）化学治疗：重要的综合治疗手段之一。在化疗过程中需防止出现颅内压升高、肿瘤坏死出血等不良反应。

（5）其他治疗：免疫、基因、中医药等治疗方法也在探索中。

### 二、颅内动脉瘤

1. 临床表现及诊断

（1）小的动脉瘤：可没有症状，较大的动脉瘤可因肿瘤压迫邻近结构出现相应的症状。

（2）动脉瘤破裂出血症状：大多为突然发生，病人可有情绪激动、用力排便或运动等诱因，部分病人也可无明显诱因。病人出现剧烈头痛、呕吐及意识障碍等症状，严重者可引发枕骨大孔疝，导致心搏骤停。

蛛网膜下腔内的血液可引起脑血管痉挛，多发生在出血后 3 ～ 15 天。局部血管痉挛只在动脉瘤附近发生，病人症状大多不明显；广泛的脑血管痉挛可导致脑梗死，病人可出现意识障碍、偏瘫、失语等症状，严重者甚至死亡。

2. 治疗

（1）非手术治疗：主要是控制血管痉挛，防止再次出血。卧床休息、控制血压、降低颅内压、对症处理。

（2）手术治疗：首选方法是开颅动脉瘤蒂夹闭术，也可采取颅内动脉瘤介入栓塞治疗。

## 三、颅内动静脉畸形

1. 临床表现及诊断

（1）最常见的首发症状为出血。畸形的血管破裂导致脑内、脑室内及蛛网膜下腔出血，病人可出现意识障碍及颅内压增高的症状；出血量少时症状不明显。

（2）癫痫也是较常见的首发症状，在颅内出血时发生，也可以单独出现。长期癫痫发作，可使病人智力减退。

（3）半数病人有头痛史，可为单侧局部头痛或者全头痛，呈间断性或迁移性。

（4）出现神经功能障碍及其他症状，如运动、感觉、视野、语言功能障碍等，个别病人有三叉神经痛。

2. 治疗　最根本的治疗方法是手术切除。对位于脑深部或重要功能区且直径小于3cm的可采用伽马刀治疗；血流丰富、体积较大者可行血管内栓塞术。

## 四、脑卒中的外科治疗

1. 临床表现及诊断

（1）缺血性脑卒中：根据神经功能障碍的轻重及症状持续时间的长短，分为3种。

①短暂性脑缺血发作：神经功能障碍持续的时间在24小时内，病人出现大脑半球供血不足的表现。

②可逆性缺血性神经功能障碍：发病时与短暂性脑缺血发作症状相似，但神经功能障碍持续时间较长，可达1天至数天，也可完全恢复。

③完全性脑卒中：症状较为严重，伴有意识障碍，神经功能障碍大多长期不能恢复。

（2）出血性脑卒中：病人突然出现意识障碍及偏瘫；严重者可出现昏迷、完全性瘫痪及生命体征紊乱等。

2. 治疗

（1）缺血性脑卒中：一般先给予非手术治疗，嘱病人卧床休息，行扩血管、抗凝及扩容等治疗。如为脑动脉完全闭塞者，应在24小时内进行手术治疗。

（2）出血性脑卒中：病人给予绝对卧床休息，给予控制血压、止血、降低颅内压等非手术治疗；如病情继续加重应考虑手术治疗。出血破入脑室、病情过重或者年龄过大并伴有重要脏器功能不全者，不宜手术治疗。

## 五、颅脑疾病的护理

1. 护理评估

（1）术前评估

①评估病人的年龄、性格、职业、本次发病的特点和经过、有无高血压、颅内动静脉畸形、创伤等既往病史。

②评估病人的意识状态、瞳孔变化、肌力及肌张力、病理反射及生命体征等。评估病人

是否有进行性颅内压增高及脑疝的症状；是否有神经系统功能障碍；是否有发生意外伤害的危险；是否有水、电解质及酸碱平衡失调；评估病人的营养状况及重要脏器功能。了解脑血管造影、CT、MRI 等检查的结果。

③评估病人及家属是否有恐惧或焦虑等情绪，对手术治疗有无思想准备，对手术的治疗方法、目的及预后有无充分了解。

（2）术后评估：评估病人的手术方式、麻醉方式及术中情况；评估引流管放置的位置、目的及引流情况；观察有无并发症的发生。

2. 护理措施

（1）术前护理：除常规护理外还应采取控制血压、降低颅内压、促进脑功能恢复等治疗措施。在溶栓、抗凝等治疗期间，观察药物的效果及不良反应。

（2）术后护理

①加强生活护理：鼓励病人进食，有吞咽功能障碍者应予以鼻饲饮食；对肢体无力或偏瘫者要防止坠床、跌倒等意外损伤；积极与病人沟通，了解病人需求并给予满足；定时翻身，保持肢体处于功能位，并及早进行肢体功能锻炼。

②有效缓解疼痛：术后切口疼痛多发生于 24 小时内，给予一般的镇痛药即可缓解。

③并发症的观察与护理：注意观察病人手术部位切口敷料及引流情况，一经发现有脑脊液漏者，及时通知医师进行妥善处理；注意有无颅内压增高及脑疝的症状，术后病人均有脑水肿反应，应适当控制输液量及输液速度，密切观察生命体征、意识状态、瞳孔变化、肢体活动情况等；**颅内出血**是术后**最危险的并发症**，多发生在术后 24 ～ 48 小时。病人通常先有意识改变，表现为病人在意识清楚后又出现嗜睡、反应迟钝甚至昏迷，故术后应严密观察病人的意识状态，一旦发现病人有颅内出血的迹象，应及时报告医师，并做好再次手术的准备。

④预防感染：常见的感染有切口感染、肺部感染及脑膜脑炎。

⑤中枢性高热：多出现于术后 12 ～ 48 小时，体温达 40℃以上，伴有意识障碍、瞳孔缩小、呼吸急促等症状，物理降温效果较差，需及时采用冬眠低温治疗。

⑥癫痫发作时，应及时给予抗癫痫药治疗。

⑦加强功能锻炼：在病情稳定后早期就应开始康复训练，教会病人自我护理的方法，尽早、最大限度地恢复病人生活自理和工作的能力。

⑧避免导致再出血的诱因：如为高血压患者，要注意按规律服药，保持情绪稳定，控制血压，发现异常情况要及时就诊。

## 第 31 单元　胸部损伤病人的护理

【复习指南】胸壁损伤的解剖生理、临床表现应熟悉；肋骨骨折的病因、病理生理、临床表现、辅助检查及处理原则为重点，应熟练掌握，护理措施应熟悉。气胸部分历年必考，应作为重点复习；气胸的病理生理、临床表现、处理原则、护理措施是考试的重点，应熟练掌握；病因和护理评估及其他辅助检查、护理诊断、护理评价、健康教育应熟悉。血胸的诊断应熟悉；心脏损伤病因、病理、临床表现、处理原则应熟练掌握，辅助检查应熟悉。

### 一、解剖生理概要

1. 解剖生理　胸部由胸壁、胸膜和胸腔内器官组成。

2. 临床表现

（1）症状：呼吸困难、胸痛、咯血常见。

（2）体征：受伤部位压痛、骨折时有骨擦感；胸部呼吸运动减弱及听诊时呼吸音减弱或消失常见。

## 二、肋骨骨折

1. 病因

（1）暴力因素：分为直接打击暴力和间接胸部挤压暴力。

（2）病理因素：可见于肋骨肿瘤或严重骨质疏松者。

第 1 ～ 3 肋骨粗短，且有锁骨、肩胛骨保护，不易发生骨折。第 4 ～ 7 肋骨长而薄，最易折断。第 8 ～ 10 肋、第 11 ～ 12 肋均不易发生骨折。

2. 病理生理　多根多处肋骨骨折可出现**反常呼吸运动**，即吸气时软化区**胸壁浮动造成内陷**，呼气时则向外**突出**，称为**连枷胸**。严重时可因为呼吸时左右胸腔内压力明显变化，造成纵隔左右扑动，影响气体交换和静脉血回流，严重者会因为缺氧或二氧化碳潴留造成呼吸和循环衰竭。

3. 临床表现

（1）症状：局部疼痛随活动加剧；骨折断端刺破肺组织可出现咯血，严重者出现呼吸困难。

（2）体征：局部肿胀并有明显压痛，伴有骨擦音；多根多处肋骨骨折者胸壁可出现软化浮动区，同时伴有**反常呼吸运动**。

4. 辅助检查

（1）实验室检查：大量失血者血常规检查提示血红蛋白数值下降。

（2）影像学检查：常行胸部 X 线和 CT 检查，可判断骨折及血气胸的具体情况。

5. 治疗

（1）闭合性肋骨骨折：控制反常呼吸，多根多处肋骨骨折反常呼吸明显的连枷胸病人，行牵引固定，即在患侧胸壁放置牵引支架，或用厚棉垫加压包扎；同时给予镇痛、预防感染等措施。

（2）开放性肋骨骨折：必须及时清创同时固定肋骨断端，必要时行胸腔闭式引流术。

## 三、气胸

根据胸膜腔压力高低和动态变化情况，气胸可分为闭合性气胸、开放性气胸和张力性气胸。

### （一）闭合性气胸

1. 病理、生理　空气由胸壁或肺裂口进入胸膜腔后，通道闭合，胸膜腔内不再有气体进入，但进入胸膜腔内的气体会造成患侧肺部分萎陷、影响气体交换功能。

2. 临床表现

（1）症状：患者自觉气短、胸痛，胸膜腔积气造成肺萎陷情况决定呼吸困难的程度。

（2）体征：查体可能见伤侧胸廓饱满，呼吸活动度较小，气管向健侧偏移。伤侧胸壁叩诊呈**鼓音**，听诊呼吸音减弱甚至消失。

3. 辅助检查

（1）影像学检查：胸部X线检查为主，可显示肺萎陷和胸膜腔积气的程度。

（2）诊断性穿刺：胸腔穿刺抽出气体可降低胸腔内压缓解症状，又可明确诊断。

4. 治疗　小量气胸者，积气1～2周内可以自行吸收；大量气胸者应进行胸膜腔穿刺抽尽积气，或者行胸腔闭式引流术，排出积气，促使肺尽早膨胀；另外需要应用抗生素防治感染。

（二）开放性气胸

1. 病理、生理　胸壁伤口或软组织裂口可造成胸膜腔与外界相通，呼吸时外界空气自由进出胸膜腔，患侧胸膜腔气体量多时可导致纵隔向健侧移位，造成健侧肺活动受限。即吸气时纵隔受压向健侧移位，呼气时又移回患侧，这种纵隔随呼吸左右摆动称为**纵隔扑动**。

2. 临床表现

（1）症状：伤者有明显呼吸困难、鼻翼扇动、口唇发绀。

（2）体征：伤侧胸壁可闻及气体进出时发出吸吮样声音，伴有颈静脉怒张。气管向健侧移位；伤侧胸部叩诊呈鼓音，听诊呼吸音消失，严重者纵隔移向健侧，伴有休克。

3. 辅助检查

（1）影像学检查：胸部X线检查为主，可显示胸腔积气的情况及肺萎陷、气管、心脏等器官移位情况。

（2）诊断性穿刺：胸腔穿刺抽出气体可降低胸腔内压缓解症状，又可明确诊断。

4. 治疗　开放性气胸需要立即封闭伤口：因地制宜将开放性气胸变为闭合性气胸，同时即刻安全转运并及时清创、缝合胸壁伤口，根据病情行胸腔穿刺抽气减压，必要时行胸腔闭式引流或手术治疗。

（三）张力性气胸

1. 病因　是由于气管、支气管或肺损伤裂口处形成单向活瓣，气体只能进入胸膜腔而不能排出，导致胸腔压力逐步升高的现象，又称**高压性气胸**。胸膜腔压力持续升高使患侧肺严重萎陷，导致纵隔明显向健侧移位，继而造成健侧肺组织受压，呼吸运动明显受限，静脉血液回流受阻，导致呼吸、循环功能障碍。

2. 临床表现

①症状：严重或极度呼吸困难、烦躁、意识障碍、发绀、大汗淋漓、昏迷、休克，甚至窒息。

②体征：伤侧胸部饱满，叩诊呈鼓音；呼吸幅度极低，听诊呼吸音消失；气管明显移向健侧，颈静脉怒张，可能有纵隔和皮下气肿，多数病人有休克表现。

3. 辅助检查

①影像学检查：胸部X线检查为主，显示胸腔严重积气情况及气管和心脏等器官移位情况。

②诊断性穿刺：胸腔穿刺抽出气体可降低胸腔内压缓解症状，又可明确诊断，张力性气胸者胸腔穿刺有高压气体外推针芯筒。

4. 治疗　以抢救生命为首要原则。

（1）胸腔闭式引流目的是排出胸膜腔内积血、积气；恢复胸膜腔内负压状态，促进肺复张。

（2）置管位置：气胸引流一般在前胸壁**锁骨中线第2肋间隙**插管；血胸引流则在腋中线与腋后线间**第6肋或第7肋间隙**插管；脓胸通常选择脓液积聚的最低位置进行置管引流。

（3）因张力性气胸可以致死，故院外或院内急救要迅速**排气减压，方法为用外接活瓣的粗针头行胸膜腔穿刺**；调节允许后安置胸腔闭式引流装置，加快排气促进肺复张；必要时开胸探查。

（四）气胸病人的护理措施

1. 术前护理　①急救时给予对症处理，如开放性气胸立即变为闭合性气胸，张力性气胸或大量闭合性气胸立即胸膜腔穿刺排气等。②维持呼吸道通畅，病情平稳取**半坐卧位**给予氧气吸入、防窒息，必要时给予气管切开或呼吸机辅助呼吸。③监测生命体征变化，注意呼吸变化情况。④加强疼痛的观察和护理。⑤加强感染的预防和治疗。⑥做好术前的各项准备工作。

2. 术后胸腔闭式引流的护理　①保持管道的密闭性，严格交接检查引流管连接处是否紧密，若引流瓶损坏或引流管连接处脱落，立即用双钳对向夹闭引流管或用手反折住引流管，正确连接引流管，紧急视情况更换引流装置；如引流管从穿刺皮肤处脱落，立即封闭伤口，视情况决定是否再次置入胸腔闭式引流管，并进行消毒处理。②严格无菌技术操作；保持敷料清洁干燥，指导活动时引流管的处理方法。③观察引流情况，保证有效引流。鼓励病人经常改变体位，病情平稳可取**半坐卧位，鼓励病人咳嗽和深呼吸**，有利于胸腔内液体和气体的排出，促进肺复张。

## 四、血胸

1. 病理生理　胸膜腔积血的来源主要是胸腔内的大血管、心脏、肺组织、胸壁及膈肌、心包血管，随着胸膜腔积血的增多，不但患侧肺受压萎陷，使呼吸受限，健侧肺也会受压，进而阻碍腔静脉回流，病人呼吸循环均受影响。

2. 临床表现

（1）症状：与出血量、速度等密切相关。≤ 0.5L 为小量血胸，可无明显症状，0.5 ～ 1.0L 为中量血胸，≥ 1.0L 为大量血胸。特别注意的是，如果胸腔闭式引流量每小时超过 200ml，持续 3 小时，需特别警惕进行性血胸；有高热、寒战等全身表现需警惕感染性血胸的存在。

（2）体征：呼吸急促、患侧肋间隙饱满、气管向健侧移位、呼吸音减弱或消失等。

3. 辅助检查

（1）实验室检查：血红蛋白量、红细胞计数和血细胞比容降低提示失血。

（2）影像学检查：提示胸腔积液。

（3）胸膜腔穿刺：抽得**血性液体**时即可确诊。

4. 治疗

（1）小量血胸：可自行吸收。

（2）中、大量血胸：非进行性应尽早抽除积血，必要时行胸腔闭式引流。进行性血胸及时开胸探查。同时做好抗感染治疗。

（3）凝固性血胸：可进行手术清除积血和血凝块，必要时行胸膜表面纤维组织剥脱术和胸腔闭式引流。

（4）感染性血胸：需找到致病菌，选择有效的抗生素对症治疗。

## 五、心脏损伤

（一）钝性心脏损伤

1. 病因　直接暴力撞击或间接暴力撞击。

2. 病理　暴力撞击造成的心脏损伤，一般引起的是心肌挫伤。可发生严重心律失常或心力衰竭而致死亡。

3. 临床表现

（1）症状：轻度心肌损伤可无明显症状；中、重度心肌损伤可出现胸痛、心悸、气促、呼吸困难等症状。

（2）体征：可能存在胸壁软组织损伤和胸骨骨折，偶可闻及心包摩擦音。

4. 处理原则

（1）非手术治疗：①卧床休息。②心电监护。③补充血容量。④吸氧。⑤镇痛。⑥心律失常、心力衰竭等并发症的治疗。

（2）手术治疗：根据心脏损伤情况，对症处理。

（二）穿透性心脏损伤

1. 病因　锐器穿透胸壁而损伤心脏、介入治疗所致的医源性损伤及骨折断端刺伤心脏等所致。

2. 病因、病理　心脏损伤失血过多导致低血容量性休克，可发生心脏压塞，造成回心血量减少和心排血量降低，静脉压增高、动脉压下降，引起急性循环衰竭。

3. 临床表现

（1）症状：失血过多会造成面色苍白、皮肤湿冷、呼吸浅快至低血容量性休克，最后死亡。

（2）体征：①心脏压塞征，**静脉压增高，颈静脉怒张；心音遥远、脉搏微弱；脉压小，动脉压低至测不出**。②心脏杂音。

4. 治疗　心脏压塞或失血性休克者立即行开胸手术迅速解除心脏压塞，并控制心脏出血。

## 六、胸部损伤病人的护理

（一）护理评估

1. 术前评估

（1）健康史：①了解病人年龄、职业、家庭社会状况等情况。②了解病人胸部损伤过程、不适等情况。③还要了解病人既往身体疾病情况、用药史、手术史、过敏史等。

（2）身体评估：①评估病人受伤部位情况。②评估病人生命体征是否平稳。③查看相关辅助检查结果，评估胸部损伤情况。④评估病人心理状况，有无焦虑、恐惧等。

2. 术后评估

（1）了解术中情况：包括手术方式、麻醉方法、术中输液、输血情况等。

（2）监测生命体征：做好各种引流管路的固定、观察、记录。

（二）护理措施

1. 肋骨骨折护理措施

（1）术前护理：①危重病人对症处理，维持呼吸。②做好呼吸道护理，保持通畅。③通过固定胸壁、咳嗽时指导或协助病人按压伤侧胸壁减轻疼痛，必要时遵医嘱给予镇痛药。

④做好病情观察，保持生命体征平稳，特别注意呼吸情况。⑤根据医嘱进行备血、备皮等术前准备。

（2）术后护理：①观察生命体征及呼吸情况，有异常及时对症处理。②做好呼吸道护理，指导咳嗽排痰，做好感染的防治。

（3）健康教育：①做好饮食指导，给予清淡少油饮食，适量饮水。②适当活动，逐步加大运动量。③遵医嘱用药。④按时复查。

2. 气胸的护理措施

（1）术前护理：①急救时给予对症处理，如开放性气胸立即变为闭合性气胸，张力性气胸或大量闭合性气胸立即胸膜腔穿刺排气等。②维持呼吸道通畅，病情平稳取**半坐卧位**给予氧气吸入、防窒息，必要时给予气管切开或呼吸机辅助呼吸。③监测生命体征变化，注意呼吸变化情况。④加强疼痛的观察和护理。⑤加强感染的预防和治疗。⑥做好术前的各项准备工作。

（2）术后胸腔闭式引流的护理：①保持管道的密闭性，严格交接检查引流管连接处是否紧密，若引流瓶损坏或引流管连接处脱落，立即用双钳对向夹闭引流管或用手反折住引流管，正确连接引流管，紧急视情况更换引流装置；如引流管从穿刺皮肤处脱落，立即封闭伤口，视情况决定是否再次置入胸腔闭式引流管，并进行消毒处理。②严格无菌技术操作；保持敷料清洁干燥，指导活动时引流管的处理方法。③观察引流情况，保证有效引流。鼓励病人经常改变体位，病情平稳可取**半坐卧位，鼓励病人咳嗽和深呼吸**，有利于胸腔内液体和气体的排出，促进肺复张。

3. 心脏损伤病人的护理措施

（1）术前护理措施：①急救，迅速解除心脏压塞并控制出血。②建立多条静脉通路，补充血容量。③密切观察病情变化。④处理伤口，及时镇痛。⑤积极预防感染。

（2）术后护理措施：做好术后生命体征监测、呼吸道、胸腔闭式引流等各项护理和健康宣教工作。

# 第 32 单元　脓胸病人的护理

【复习指南】病因、临床表现、辅助检查、处理原则应熟练掌握。

## 一、急性脓胸

1. 病因　多来自肺部感染灶，多为继发性感染，不易控制。常见的致病菌主要为**金黄色葡萄球菌**和**革兰阴性杆菌**。

2. 临床表现

（1）症状：常有高热、脉速、呼吸困难、食欲缺乏、胸痛及周身疲乏等不适症状。

（2）体征：患侧呼吸运动减弱，肋间隙饱满，语颤音减弱，叩诊呈浊音。

3. 辅助检查

（1）实验室检查：红白细胞计数、中性粒细胞、血细胞比容等数值有意义。

（2）胸部 X 线检查：显示积液、胸膜等情况。

（3）胸膜腔穿刺：胸腔抽得**脓液**即可确诊。

4. 治疗　全身支持治疗控制感染，反复胸腔穿刺或胸腔闭式引流尽快排尽胸膜腔积脓，促使肺复张，选择有效抗生素对症治疗。

## 二、慢性脓胸

1. 病因　急性脓胸如果处理不当等原因造成病程超过**3个月**，即进入慢性脓胸期。

2. 临床表现

（1）症状：慢性全身中毒症状明显，如长期低热、食欲缺乏、消瘦、贫血、低蛋白血症等；有时可伴有呼吸困难、咳嗽、咳脓痰等症状。

（2）体征：可见**胸廓内陷，呼吸活动减弱，肋间隙变窄**；支气管及纵隔偏向患侧；听诊呼吸音减弱或消失。

3. 辅助检查

（1）红细胞计数、血细胞比容和血清蛋白测定常见数值下降。

（2）X线检查常见胸膜增厚、肋间隙变宽及纵隔的移位，为确定脓腔部位需做脓腔造影或瘘管造影。

4. 治疗

（1）非手术治疗：①积极进行综合治疗，改善营养不良状况。②加强肺功能训练，促进肺复张。③明确诊断，消灭脓腔最关键。

（2）手术治疗：**手术治疗消灭脓腔**。另外，改善全身情况、补充营养促进肺复张。

## 三、脓胸病人的护理

1. 护理评估　术前评估内容如下。

（1）健康史：详细了解病人年龄、性别、婚姻、职业等一般情况；还要重点了解病人的肺部疾病发作和治疗情况。

（2）身体评估

①查看病人胸部情况：有无呼吸困难、咳嗽、咳痰；评估痰液性状、痰量；听诊呼吸音情况等。

②了解全身情况：病人有无发热、消瘦、乏力等不适症状；还要了解病人心理－社会相关情况。

2. 护理措施

（1）术前护理：①保证营养供给，必要时补充新鲜血或血浆。②做好皮肤护理，保持床单干净整洁，改善局部血液循环，预防压疮。③关心病人做好心理护理。④做好呼吸功能管理，遵医嘱给予氧气吸入，取半坐卧位，有支气管胸膜瘘者取**患侧卧位**，防止脓液流向健侧引起窒息。做好痰液引流，配合医生进行胸腔穿刺和胸腔闭式引流的治疗。

（2）术后护理：①严密监测生命体征变化，特别是呼吸情况。②做好呼吸功能的训练，慢性脓胸行胸廓成形术后的病人，应取术侧向下卧位，用厚棉垫、胸带加压包扎，必要时在**胸廓下垫一硬枕或用沙袋压迫**，来控制**反常呼吸**。③做好胸腔闭式引流的护理，保持引流管通畅，观察记录引流情况。④遵医嘱镇痛。⑤协助病人做好康复训练。

# 第33单元　肺部疾病外科治疗病人的护理

【复习指南】肺部解剖生理概要为了解内容；肺结核护理要点为考试重点应掌握，临床表现及诊断为熟悉内容，外科治疗原则为了解内容。肺癌的病理生理、临床表现、辅助检查、护理措施应熟练掌握，病因、处理原则、护理评估和健康教育应熟悉。支气管扩张临床表现为考试重点，应熟练掌握，病理生理、常见护理诊断及护理措施应熟悉。

## 一、解剖生理概要

1. 解剖　肺位于胸腔内膈的上方，左、右各一。

2. 生理功能　通气功能、换气功能、调节功能。

## 二、肺结核

1. 临床表现及诊断

（1）临床表现

①症状：多数病人在午后或傍晚出现低热、盗汗、疲倦乏力、食欲缺乏、体重下降并伴有咳嗽、咯血、胸痛、呼吸困难等呼吸道症状。

②体征：肺部听诊可闻及湿啰音。

（2）诊断

①实验室检查：血细胞沉降率加速、结核菌素试验阳性、痰结核菌检查阳性即可确诊。

②影像学检查：胸部 X 线检查可发现早期的肺结核、CT 可发现微小或隐蔽性病变。

2. 外科治疗原则

（1）非手术治疗：①给予营养支持等全身治疗。②正规的抗结核治疗。

（2）手术治疗：尽可能切除病灶，并进行充分的抗结核药治疗，并预防复发。

3. 护理要点

（1）术前护理：①改善营养状态，做好口腔护理。②做好排痰、呼吸功能训练等呼吸道准备。③预防高热、补水及抗结核治疗配合。④嘱病人充分休息。

（2）术后护理：①维持有效的肺部通气，给予适合体位、给氧、辅助排痰、呼吸训练等保持呼吸道通畅。②做好饮食护理。③遵医嘱做好抗结核、抗感染的药物治疗。

## 三、肺癌

肺癌大多数起源于支气管黏膜上皮，因此也称**支气管肺癌**。

1. 病因、病理及分类

（1）病因：资料表明，肺癌病因包括长期大量吸烟、长期接触化学物质、空气污染、慢性感染等因素。

（2）病理及分类

①分类：临床常分非小细胞肺癌和小细胞肺癌两类。**鳞状细胞癌**属于非小细胞类，约占 50%；小细胞肺癌以中心型肺癌多见，生长速度快，恶性程度高，较早出现淋巴和血行转移，预后较差。

②转移：直接扩散侵入临近肺组织；**淋巴转移**，为最常见的扩散途径；血行转移，见于肺癌晚期。

2. 临床表现

（1）早期：①咳嗽，刺激性干咳或少量黏液痰常见。②血痰，痰中带血点、血丝或少量咯血。③胸痛。④胸闷、发热。

（2）晚期：可出现发热、体重减轻、食欲缺乏、倦怠乏力等症状，还可出现癌肿压迫、侵犯邻近器官、组织或转移的征象，如侵犯喉返神经引起声音嘶哑等。

3. 辅助检查

（1）痰细胞学检查：**肺癌普查和诊断的最简便有效的方法**。

（2）影像学检查。

（3）纤维支气管镜检查：诊断中心型肺癌的阳性率较高，并可钳取或穿刺病变组织做病理学和细胞学检查。

（4）其他：如纵隔镜、胸腔镜、活体组织检查等。

4. 治疗　临床上采用个体化综合治疗，非小细胞肺癌以手术治疗为主；小细胞肺癌以化学治疗和放射治疗为主。

5. 护理措施

（1）术前护理：①通过戒烟、排痰、机械通气治疗、指导腹式呼吸和有效咳痰等方法改善肺泡的通气和换气功能，预防感染。②补充营养和水分，增强机体抵抗力。③心理护理，给予病人发问的机会，主动关心病人，减轻焦虑，做好手术知识的宣教。

（2）术后护理：①监测生命体征，注意呼吸情况和血压变化，判断有无失血情况。②体位。肺段或一侧肺切除者可给予健侧卧位，注意全肺切除者，**避免过度侧卧，可取1/4侧卧位，**防止纵隔移位或健侧肺受压造成呼吸循环功能障碍，血痰或**支气管胸膜瘘的病人要给予患侧卧位**。③保持呼吸道通畅。④维持胸腔闭式引流通畅，观察记录引流情况。⑤对于有心脏疾病或病肺切除等病人严格控制输液量和速度，全肺切除后，24小时补液量不超过2000ml，速度是**每分钟20～30滴**。⑥给予清淡、高热量、易消化饮食，保证营养。⑦制订活动计划并执行，预防肌肉粘连和萎缩。⑧做好呼吸道排痰护理，预防出血、肺不张、心律失常、支气管胸膜瘘、肺水肿及感染等并发症的发生。

（3）健康宣教：①警惕肺癌，40岁以上人群定期进行胸部**X线普查**。②戒烟。③做好术后休息和功能锻炼，加强营养，保持良好习惯并定期复查。

## 四、支气管扩张

1. 病因　**多由支气管壁及周围肺组织炎症造成支气管阻塞及其远端并发感染所致**。

2. 分类　分为柱状、囊状和混合型扩张3种。

3. 临床表现

（1）症状：痰量多、有恶臭。咳痰、咯血及反复发作的呼吸道和肺部感染为常见症状。

（2）体征：有可能有贫血、营养不良、杵状指。肺部听诊可闻及局限的湿啰音。

4. 辅助检查　影像学检查、支气管造影等可明确支气管扩张的部位、程度等。

5. 治疗　手术切除病变组织为治疗的主要手段。

6. 护理措施

（1）术前护理：①控制感染，控制痰量，必要时行**体位引流或超声雾化吸入**，维持呼吸道通畅。②做好口腔护理、均衡饮食、改善营养状况。③做好常规检查、降温、呼吸训练等术前准备。

（2）术后护理：①做好病情观察。②加强呼吸道管理。③做好防止窒息、预防肺部感染等并发症的观察和护理。

（3）做好健康宣教：①告知相关疾病知识，包括病因及临床表现。②指导疾病康复锻炼知识、预防疾病复发。

## 第 34 单元　食管癌病人的护理

【复习指南】食管解剖生理需要了解；食管癌病因及病原为考试重点，应熟练掌握，病理分型、表现及诊断应熟悉。

### 一、解剖生理概要

1. 解剖　食管是长 25 ～ 30cm 的长管状肌性器官。

2. 食管分段　颈段、上胸段、中胸段、下胸段。

### 二、食管癌

1. 病因、病理及分型

（1）病因：与年龄、性别、职业、生活习惯等有关系。①亚硝胺及真菌等化学及生物性病因。②遗传因素和基因突变。③营养不良及微量元素缺乏。④饮食习惯，酗酒及过热饮食。

（2）病理及分型

①病理：鳞状上皮癌占 95%，中胸段食管癌最多。

②分型：髓质型；蕈伞型；溃疡型；缩窄型。

③转移途径：直接扩散；主要是淋巴转移；血行转移发生较晚。

2. 临床表现

（1）早期：无明显症状，或进食粗硬食物时有哽咽感，胸骨后烧灼感、针刺样疼痛，有异物感，时轻时重。

（2）中晚期：进行性吞咽困难。

3. 辅助检查　①食管吞钡造影。②内镜及超声内镜检查。③放射性核素检查。④气管镜检查。⑤ CT 检查。

4. 治疗　综合治疗效果较好。

（1）内镜治疗：食管原位癌可在内镜下行黏膜切除。

（2）手术治疗：治疗食管癌的首选方法。

（3）放射治疗：配合手术治疗，增加手术切除效果。

（4）化学治疗：可提高疗效、延缓临床症状，需注意药物反应。

5. 护理措施

（1）术前护理：①了解病情，做好心理护理。②给予营养支持，给予肠内肠外营养补充。③做好呼吸道准备，指导有效咳痰及呼吸训练，预防肺不张。④做好胃肠道准备，术前禁食水，置胃管，并预防感染。

（2）术后护理：①监测生命体征，保证平稳。②呼吸道护理，平稳后给予半坐卧位，术后鼓励深呼吸、咳嗽、咳痰，适当镇痛促进排痰，按压伤口减轻疼痛，压喉时注意保护颈部切口，必要时行气管切开或呼吸机辅助呼吸。③胃肠减压的护理。④胸腔闭式引流的护理，保持通畅，观察记录引流量。⑤出血观察处理，连续 2 小时引流量超过 4ml/（kg・h），伴血压下降、脉搏细数等低血容量表现，应考虑有活动性出血，报告医生，准备开胸。⑥饮食管理。⑦吻合口瘘是食管癌术后最严重的并发症，如出现高热、寒战，甚至休克等临床表现，可考虑吻合口瘘，要通知医生并配合处理。⑧乳糜胸为伤及胸导管所致，要观察病人有无胸闷、气急、心悸等症状，协助行胸腔闭式引流，并给予肠外营养。

（3）健康宣教：做好食管癌疾病相关知识的宣传教育，避免酗酒及进食过热、过硬饮食，高发人群中做好筛查和普查等工作，术后病人做好饮食指导，讲解注意事项，预防并发症发生。另外，做好吻合口狭窄的观察，并定期进行复查。

# 第35单元　心脏疾病病人的护理

【复习指南】体外循环概念、手术并发症应掌握；先天性心脏病中动脉导管未闭体征、法洛四联症的病理生理是考试重点，应熟练掌握；后天性心脏病中二尖瓣狭窄的临床表现是重点，病理生理、辅助检查及处理原则应熟悉。

## 一、概述

1. 解剖生理概要　心脏的解剖结构主要包括心包、心壁、心房、心室、心脏瓣膜、血液、神经、心脏传导系统等。

2. 特殊检查方法　心导管检查术和心血管造影术是特殊的检查方法。

## 二、先天性心脏病

### （一）动脉导管未闭

1. 病因　与胎儿发育的宫内环境因素和遗传因素有关。

2. 病理生理　动脉导管未闭的患儿，出生后主动脉压力升高，肺动脉阻力下降，主动脉血会持续流向肺动脉，形成左向右分流，增加肺循环血量，左心容量负荷增加，导致左心室肥大，甚至左心衰竭。

3. 临床表现

（1）症状：严重者可有气促、咳嗽、心悸、乏力等症状。

（2）体征：在**胸骨左缘第2肋间**可闻及粗糙的连续性机器样杂音。可出现下半身发绀和杵状指。

4. 辅助检查

（1）心电图：可正常或左心室肥大。

（2）X线：主动脉结突出，呈漏斗状。

（3）超声心动图：可见未闭的动脉导管。

5. 治疗　主要为手术治疗，包括动脉导管结扎术、动脉导管直视闭合术、导管封堵术等。

### （二）法洛四联症

1. 病因　研究认为与胎儿发育的宫内环境因素、母体情况和遗传基因有关。

2. 病理生理　取决于**肺动脉狭窄**的程度。

3. 临床表现

（1）症状：①组织缺氧出现发绀。②为缓解症状喜爱蹲踞。③活动后突然缺氧发作，甚至死亡。

（2）体征：生长发育迟缓，口唇、指（趾）甲床发绀，杵状指（趾）。

**4. 治疗要点** 主要进行手术治疗，分为姑息手术和矫治手术。

## 三、后天性心脏病

### （一）二尖瓣狭窄

**1. 病理生理** 当二尖瓣口的横截面积小于 1.0cm$^2$ 时，血流障碍明显，左心房压力增高，**左心房逐渐扩大**；肺静脉压升高，肺毛细血管扩张、淤血，肺顺应性降低，发生劳力性呼吸困难。

**2. 临床表现**

（1）症状：劳力性呼吸困难、咳嗽、咯血，严重时出现端坐呼吸和夜间阵发性呼吸困难，伴心悸、头晕、乏力等心排血量不足的表现。

（2）体征：①视诊，二尖瓣面容，颜面口唇发绀。②触诊，心尖部有舒张期震颤，有时有收缩期抬举样搏动。③听诊，心尖部第一心音亢进，舒张中晚期隆隆样杂音。

**3. 辅助检查**

（1）心电图：中重度狭窄者心电轴右偏、P 波增宽、呈双峰或电压增高。

（2）X 线：中重度狭窄可见到左心房和右心室扩大，影像学检查显示梨形心。

（3）超声心动图：显示二尖瓣口狭窄，左心房、右心室、右心房扩大。

**4. 治疗要点**

（1）非手术治疗：适用于无症状或心功能 1 级的病人，注意休息，预防感染。

（2）手术治疗：①经皮穿刺球囊导管二尖瓣交界扩张分离术。②直视手术。

### （二）二尖瓣关闭不全

**1. 病理生理** 二尖瓣关闭不全引起部分血液反流入左心房，造成左心房逐渐扩大或肥厚。随着左心室负荷加重，左心室逐渐扩大和肥厚，导致肺静脉淤血，引起右心功能不全，左心负荷过重最终导致左心衰竭。

**2. 临床表现**

（1）症状：较重者常出现心悸、乏力、劳累后气促。

（2）体征：心尖搏动增强，并向左下移位；晚期出现颈静脉怒张、肝大、周围水肿等右心衰竭体征。

**3. 辅助检查**

（1）心电图：较重者可显示心电轴左偏、二尖瓣型 P 波、左心室肥大和劳损。

（2）X 线：左心房和左心室均明显扩大。

（3）超声心动图：左心房、左心室扩大。

**4. 治疗**

（1）非手术治疗：给予洋地黄制剂、利尿药等药物治疗。

（2）手术治疗：必要时给予体外循环下实施手术治疗，包括：①二尖瓣修复成形术。②二尖瓣替换术。

### （三）主动脉瓣狭窄

**1. 病理生理** 主动脉瓣狭窄增加了左心室后负荷，使左心室收缩压力增高，造成左心室肥大。

2. 临床表现

（1）症状：中、重度狭窄者出现乏力、眩晕、心绞痛、劳累后气促等症状，还伴有运动时晕厥、端坐呼吸、急性肺水肿等症状，严重时可猝死。

（2）体征：胸骨右缘第 2 肋间能扪及收缩期震颤。

3. 辅助检查

（1）心电图：电轴左偏，左心室肥大，T 波倒置。

（2）X 线：重者可见左心室增大。

（3）超声心动图：可见瓣口缩小等征象。

（4）心导管：心导管检查可明确狭窄程度。

4. 治疗

（1）非手术治疗：轻者给予内科药物治疗。

（2）手术治疗：主动脉瓣置换术是主要治疗方法。

（四）主动脉瓣关闭不全

1. 病理生理　主动脉瓣关闭不全可引起动脉舒张压下降，冠状动脉灌注量随之降低，耗氧量增加，可引起心肌供血不足。

2. 临床表现

（1）症状：早期可出现乏力、心悸、心前区不适、眩晕和头部强烈搏动感；重者可出现心绞痛、气促、呼吸困难、端坐呼吸和急性肺水肿。

（2）体征：①心脏体征可出现心界向左下方增大，心尖部可见抬举性搏动。②周围血管征，有颈动脉搏动明显、水冲脉、股动脉枪击音等征象。

3. 辅助检查

（1）心电图：电轴左偏，左心室肥大伴劳损。

（2）X 线检查：左心室明显增大，升主动脉和弓部增宽。

（3）超声心动图：检测反流程度。

（4）心导管：可测定左心室舒张末容积、左心室厚度等。

4. 治疗　手术治疗，主要为主动脉瓣置换术。

## 四、冠状动脉粥样硬化性心脏病

1. 病理生理　冠状动脉血流量是影响心肌供氧最主要的因素。

2. 临床表现

（1）心绞痛：胸闷、胸骨后压榨样疼痛，放射至左肩、左臂、小指和环指。

（2）心肌梗死：心前区剧烈疼痛，时间长，可伴恶心、呕吐、大汗、发热、血压下降、心源性休克、心力衰竭，甚至猝死。

3. 诊断

（1）心电图改变：可有坏死性 Q 波、损伤性 ST 段和缺血性 T 波改变。

（2）实验室检查：肌红蛋白、肌钙蛋白均有异常改变。

（3）超声心动图：可检测心腔结构、血管状态。

（4）冠状动脉造影术：可准确判断**血管阻塞的病变部位、血管狭窄程度和狭窄近端冠状动脉血流通畅情况**。

4. 治疗

（1）药物治疗：缓解症状，促进心肌的血液灌注。

（2）介入治疗：经皮冠状动脉腔内成形术（PTCA）、支架置入术。

（3）手术治疗：冠状动脉旁路移植术，以改善心肌供血、供氧。

## 五、体外循环围术期护理

1. 体外循环的概念　是将回心的上、下腔静脉血和右心房静脉血引出体外，经人工心肺机进行氧合并排出 $CO_2$，经过调节温度和过滤后，由人工心泵输回**体内动脉**继续血液循环的生命支持技术。

2. 护理评估

（1）术前评估：①了解病人的一般情况。②了解病人既往疾病和手术的情况。③了解病人的身体状况，包括生命体征、心肺功能、活动能力、自理能力、辅助检查结果。④了解病人对疾病知识掌握情况、家庭情况、心理适应程度等。

（2）术后评估：①详细了解术中情况。②监测术后动态变化情况，包括麻醉状态、生命体征、心功能状况、有无缺氧表现、呼吸功能情况、循环状态情况等。

3. 护理措施

（1）心理护理：介绍相关手术知识，增加病人信心。

（2）呼吸道护理：做好呼吸指标的观察，保证呼吸功能，及时吸痰、雾化，促进肺功能恢复。

（3）监测心功能：急性心脏压塞的表现有**静脉压升高，心音遥远、心搏微弱，脉压小、动脉压降低三联征**。做好中心静脉压监测，保持引流管通畅，做好记录，出现异常及时通知医生。

（4）监测肾功能：急性肾功能不全的表现有少尿、无尿、高血钾、尿素氮和血清肌酐升高等。急性肾衰竭应考虑给予透析治疗。

（5）预防感染：保证营养，无菌操作，做好管路管理，合理应用抗生素。

（6）保护脑组织：术后注意观察病人的意识、瞳孔、肢体活动情况。

# 第 36 单元　泌尿、男性生殖系统疾病的护理

【复习指南】泌尿、男性生殖系统的主要症状；理解泌尿、男性生殖系统疾病的常用检查方法与注意事项。

## 一、泌尿、男性生殖系统疾病的主要症状

1. 排尿异常

（1）**尿频**：排尿次数增多但每次尿量减少，常见于泌尿、生殖道炎症、膀胱结石、前列腺增生等引起。

（2）**尿急**：有尿意，即迫不及待地要排尿且难以自控，但尿量却很少。常与尿频同时存在，多见于下尿路急性炎症或膀胱容量显著缩小。

（3）**尿痛**：排尿时感到尿道疼痛，亦为炎症表现。

（4）**排尿困难**：尿液不能通畅地排出。一般由膀胱以下尿路梗阻引起。

（5）**尿潴留**：分为急性与慢性两类。急性尿潴留常见于膀胱颈部以下尿路严重梗阻，

突然不能排尿，使尿液潴留于膀胱内。慢性尿潴留常见于膀胱颈部以下尿路不完全性梗阻或神经源性膀胱，起病缓慢，表现为膀胱充盈、排尿困难，可不引起疼痛或仅感轻微不适。

（6）尿失禁：尿不能控制而自主排出。包括 4 种类型。

①真性尿失禁：又称完全性尿失禁，常见原因为外伤、手术、先天性疾病引起的膀胱颈和尿道括约肌受损。

②压力性尿失禁：当腹压突然增加如咳嗽、喷嚏、大笑、突然起立时，尿液不随意地流出。多见于经产妇。

③充盈性尿失禁：又称假性尿失禁，是指膀胱功能完全失去代偿，膀胱过度充盈，压力增高，而引起尿液不断溢出。见于各种原因所致慢性尿潴留。

④急迫性尿失禁：严重的尿频、尿急而膀胱不受意识控制而发生的尿液排空，通常发生于膀胱的严重感染。

2. 尿液异常

（1）血尿：尿液中含有血液。根据尿液含血量的多少可分为镜下血尿和肉眼血尿。

①镜下血尿：正常人尿镜检每高倍视野可见到 0 ～ 2 个血细胞，离心后每高倍视野红细胞超过 3 个，即为不正常。常为泌尿系慢性感染、结石、急性或慢性肾炎及肾下垂所致。

②肉眼血尿：肉眼能见到血色的尿，称为肉眼血尿。根据出血部位与血尿出现阶段的不同，肉眼血尿可分为：初始血尿，提示病变在膀胱颈部或尿道；终末血尿，提示病变在膀胱颈部、三角区或后尿道；全程血尿，提示病变在膀胱或其以上部位。

（2）脓尿：离心尿每高倍视野白细胞超过 5 个以上为脓尿。当尿路感染时可大量增多，成堆出现，又称脓细胞。

（3）乳糜尿：尿液中含有乳糜或淋巴结，也可混有大量脂肪、蛋白质、红白细胞及纤维蛋白原。常为丝虫病的后遗症。

（4）晶体尿：在各种原因影响下尿中有机或无机物质沉淀、结晶，形成晶体尿。常见于尿液中盐类过饱和状态时，有时呈石灰水样，静置后有白色沉淀物。

（5）少尿或无尿：每日尿量少于 400ml 为少尿；少于 100ml 为无尿，由急性肾衰竭所致。无尿应与尿潴留区别，无尿是肾不能分泌尿液，膀胱是空虚的；尿潴留是膀胱内有尿而不能自行排出。

3. 其他症状

（1）尿道分泌物：黄色、黏稠脓性分泌物可见于急性淋菌性尿道炎。少量白色或无色稀薄分泌物多系支原体、衣原体所致非淋菌性尿道炎、血性分泌物提示尿道癌。

（2）疼痛：为常见症状，其部位常在该器官所在部位，但也可沿神经放射至其他相应部位。

（3）肿块：泌尿、男性生殖系统外科有时仅以肿块为表现。

（4）性功能症状：男性性功能障碍可表现为性欲异常、勃起功能障碍、射精功能障碍。

## 二、泌尿、男性生殖系统疾病的常用检查及护理

1. 实验室检查

（1）尿液检查

①尿常规检查：包括尿液的物理检查、化学定性及显微镜检查。以新鲜晨尿为宜，尿液

呈弱酸性、中性或碱性，pH 为 5 ～ 7，可受进食食物种类的影响。尿标本需及时送检，久置后易生长细菌，使尿液呈碱性。尿比重 1.020 ～ 1.025，尿糖阴性，含有极微量蛋白（每日 40 ～ 80mg），常规定性试验不能测出。尿液蛋白含量每日超过 **150mg** 即为蛋白尿。新鲜尿液离心沉淀后，取尿沉渣进行显微镜检查，观察有无红细胞、白细胞、脓细胞、细菌及管型。正常尿液中不含有管型，可偶见透明管型。

②尿液生化检查：是检测肾功能的一种方法。**需留取 24 小时尿液**。测定成分主要包括钾、钠、钙、磷、尿素氮、肌酐、肌酸。

③尿细菌学检查：**用于尿路感染的病人**，以明确感染细菌的类型及对药物的敏感性，为选用针对性强的药物提供可靠的依据。

④尿细胞学检查：**连续 3 天留取新鲜尿**进行沉渣涂片检查，其阳性率可达 70% ～ 80%。阳性结果提示可能有泌尿系移行细胞肿瘤。

⑤尿中内分泌物质的测定：**标本的留取均应严格收集 24 小时尿液**，存放尿液的容器应清洁，放置阴凉处，排尿前容器内要加入防腐剂。送检前将 24 小时液混匀，测其总量并记录，留 100ml 及时送检。尿中内分泌物质的测定包括：a. 尿 17- 羟类固醇和 17- 酮类固醇测定，有助于肾上腺疾病的诊断；b. 尿儿茶酚胺和 3- 甲氧基 -4- 羟基苦杏仁酸测定。在收集儿茶酚胺尿标本前 3 天停用药物及水果糖、咖啡等。

（2）肾功能检查

①尿比重测定：是判断肾功能最简单的方法，影响因素较多，结果不够精确可靠。肾功能受损失时，肾浓缩功能减退，尿比重降低。

②血肌酐和血尿素氮测定：两者为蛋白质代谢产物，主要经肾小球滤过排出，其增高的程度与肾实质损害程度成正比，故可判断病情和预后。

③内生肌酐清除率（Ccr）：临床上用内生肌酐清除率来代表肾小球滤过率，并以此判断肾小球滤过功能。内生肌酐清除率是肾功能损害的早期指标。成人的内生肌酐清除率正常值为**每分钟 80 ～ 120ml**，低于每分钟 80ml 表示肾小球滤过功能下降。

（3）血液中激素的测定

①血浆皮质醇测定：血浆皮质醇有明显的昼夜节律变化，早晨 6 ～ 8 时最高（10 ～ 25mg/L），晚 10 时至凌晨 2 时最低（2 ～ 5mg/L），呈 U 形曲线。血浆皮质醇增高：肾上腺皮质功能亢进、异位产生 ACTH 肿瘤，且有昼夜分泌节律消失。单纯性肥胖皮质醇增高，但无正常昼夜分泌节律的改变。血浆皮质醇减低见于肾上腺皮质功能减退，且对 ACTH 兴奋无反应。

②血浆醛固酮测定：正常值为卧位基础值 8.37±2.7μg/L，立位刺激值 13.64±751μg/L。原发性醛固酮增多症醛固酮含量超过正常值的 2.8 ～ 4.2 倍。留取血标本应注明时间及卧、立位。

③血浆儿茶酚胺测定：儿茶酚胺包括多巴胺、去甲肾上腺素、肾上腺素 3 种。肾上腺素 0.05±0.03μg/L，去甲肾上腺素 0.2±0.08μg/L。嗜铬细胞瘤释放儿茶酚胺数值变化很大。

④肾素（PRA）- 血管紧张素Ⅱ（AT- Ⅱ）：肾性高血压时，基础值比正常人高。

⑤血浆睾酮：**男性 570±156μg/L，女性 59±22μg/L**。继发性睾丸功能减退时睾酮水平减低或正常，原发性睾丸功能减退和无睾丸症的睾酮水平明显降低。隐睾时睾酮水平正常。

（4）前列腺液检查：经直肠指检前列腺按摩，收集由尿道口滴出的前列腺液。正常前列腺液白细胞数每高倍视野不超过 10 个。白细胞数每高倍视野大于 10 个，提示前列腺有炎症可能。

（5）前列腺特异性抗原（PSA）：一种由前列腺泡和导管上皮细胞产生的单链糖蛋白。血清正常值为小于 4ng/ml。PSA 敏感性高，所以定量测定 PSA 可作为**前列腺癌早期诊断的**一个有效参考指标。当 PSA ＞ 10ng/ml 时，无论定量直肠指诊是否正常都应高度怀疑前列腺癌可能。前列腺指诊会导致 PSA 增高，**一般在指诊后 2 周进行检查**。

（6）精液检查：有助于男性不育症的诊断。检查前 5 天内应无排精。经手淫或性交体外排精收集标本，排精后 20 分钟内送检，送检途中要保温，温度应保持在 **25 ～ 35℃**，防止瓶子倒置，以免影响精子活性。常规检查包括量、颜色、酸碱度、稠度、精子状况及精液生化测定。

2. 器械检查

（1）导尿检查：测定膀胱容量、压力、残余尿，注入造影剂，确定有无膀胱损伤，探测尿道有无狭窄或梗阻。

（2）尿道扩张术：探测尿道有无狭窄及狭窄部位和程度；探测尿道及膀胱内有无结石或异物；扩张尿道进行治疗。2 次尿道扩张的间隔时间不少于 **3 天**。

（3）经尿道输尿管肾镜检查及输尿管插管：在表面麻醉或骶麻下进行。可直接窥查尿道及膀胱内有无病变，通过膀胱镜可取活体组织做病理检查、钳取异物、破碎结石。

（4）经尿道输尿管肾镜检查：在椎管麻醉下，将硬性或软性输尿管肾镜经尿道、膀胱置入输尿管及肾盂。直视窥查输尿管、肾盂内有无病变。可在直视下取石、碎石，切除或电灼肿瘤，取活体组织检查。

（5）经皮肾镜检查：通过经皮肾镜可以完成肾、输尿管**上端结石**。肾内异物的取出；肾盂或肾盏内占位性病变的诊断与鉴别诊断；肾上皮肿瘤的检查、活检、电灼及切除等；肾盂输尿管交界处狭窄的治疗等。

3. 影像检查

（1）X 线检查

①尿路平片（KUB）：常规的泌尿系统平片包括两侧肾、输尿管、膀胱及后尿道。注意事项：摄片前必须做好**肠道准备，其目的是清除肠道内的气体和粪便**，以确保平片的质量。

②排泄性尿路造影（IVP）：造影前应做碘过敏试验，阴性者做充分肠道准备，限制饮水 6 ～ 12 小时，以使尿液浓缩，增加尿路造影剂浓度，使显影更加满意。肾功能良好者在注射造影剂 5 分钟后即可显影，可观察分侧肾功能情况。**妊娠及肾功能严重损伤为禁忌证**。

③逆行肾盂造影：也称上行性尿路造影。能清晰显示肾盂、输尿管形态。适用于禁忌做排泄性尿路造影或显影不清晰时；亦可注入气体作为阴性对比。禁忌证为**急性尿路感染及尿道狭窄**。

④经皮肾穿刺造影：在 B 超指引下，经皮穿刺进入肾盂，注入造影剂，以显示上尿路形态。适用于排泄性尿路造影显影不良、逆行肾盂造影失败或有禁忌而疑为上尿路梗阻性病变时。**还可用此法行肾穿刺造瘘**。

⑤膀胱造影和排泄性膀胱尿道造影：经导尿管注入 10% ～ 15% 有机碘造影剂 150 ～ 200ml。能显示膀胱形态改变、膀胱憩室、膀胱瘘，较大的膀胱肿瘤可显示充盈缺损。排泄

性膀胱尿道造影可显示尿道病变、膀胱输尿管回流。严重的尿道狭窄不能留置导尿管者，结合耻骨上膀胱穿刺注射造影剂的排泄性膀胱尿道造影，以判断狭窄程度和长度。

⑥肾动脉造影：经股动脉穿刺插管行腹主动脉－肾动脉造影可显示双肾（肾上腺）动脉、腹腔动脉及其分支。行选择性肾动脉造影，能更清晰显示肾血管形态。适用于肾血管疾病、肾实质肿瘤，来自肾的血尿而其他检查未能确诊时，肾介入栓塞治疗等。

⑦ CT 扫描：其分辨不同密度组织的能力较普通 X 线大为提高。通过 CT 平扫或对比增强扫描，可确定肾损伤范围和程度，对肾上腺、肾、膀胱、前列腺等部位肿瘤的诊断与分期提供可靠依据，可鉴别肾实质和囊性疾病。神错构瘤和肾癌，能显示腹部和盆腔转移而肿大的淋巴结、静脉内癌栓。

⑧ MRI 扫描：对泌尿、男性生殖系肿瘤的诊断和分期、肾囊内容性质鉴别、肾上腺肿瘤的诊断等，能提供较 CT 更为可靠的依据。

（2）超声波检查：B 超检查方便、无创伤，能显示各器官不同轴线及不同深度的断层图像，可动态观察病情的发展。

4. 其他检查

（1）直肠指检：是对前列腺的一个重要的检查手段。检查前，应先嘱病人排空膀胱尿液。病人取膝胸位，也可取直弯腰位（腹部靠近检查台一侧弯腰接受检查）。体弱或重病病人可取仰卧位或侧卧位接受检查。检查内容包括：前列腺的大小、形态（是否对称）、硬度、活动度，表面是否光滑，有无结节或压痛。前列腺坚韧而增大者为前列腺增生。

（2）前列腺穿刺活检：前列腺穿刺活检主要用于诊断前列腺增生。

（3）尿动力学测定：尿动力学是依据流体力学和电生理学的基本原则和方法测定尿路各部压力、流率及生物电活动，从而了解尿路排送尿液的功能和机制，为排尿功能障碍性疾病的原因分析、治疗方法的选择及治疗评定提供客观依据。

# 第 37 单元　泌尿系损伤病人的护理

【复习指南】泌尿系损伤的病因；理解肾、膀胱、尿道损伤的病理及临床特点。

## 一、肾损伤

1. 病因病理　肾损伤可分为开放性损伤和闭合性损伤。开放性损伤多因刀刃、枪弹、弹片等锐器直接贯穿致伤，常伴有胸、腹部损伤，伤情复杂而严重。闭合性损伤可因直接暴力、间接暴力致肾或肾蒂损伤。临床上以闭合性肾损伤为多见。

根据肾损伤程度可分为以下类型：肾挫伤、肾部分裂伤、肾全层裂伤、肾蒂损伤。肾蒂血管部分或全部撕裂时可引起严重大出血，常来不及诊治即已死亡。

2. 临床表现

（1）休克：严重肾裂伤、肾蒂裂伤或合并其他脏器损伤时，因创伤和失血常发生休克，甚至危及生命。

（2）血尿：出血是肾损伤的常见症状，肾挫伤时血尿轻微，严重肾挫伤则呈大量肉眼血尿。血尿与损伤程度可不一致。

（3）疼痛：肾包膜张力增加、肾周围软组织损伤、出血或尿外渗引起患侧腰腹部疼痛。血块通过输尿管时可发生肾绞痛。血液或尿液渗入腹腔或合并腹内脏器损伤时，出现全腹疼痛和腹膜刺激症状。

（4）腰腹部肿块：肾周围血肿和尿外渗在局部形成肿块，有明显触痛和肌强直。

（5）发热：尿外渗易继发感染并形成肾周脓肿，出现全身中毒症状。

3. 辅助检查

（1）实验室检查

①尿液检查：血尿是诊断肾损伤的重要依据。尿常规检查可见大量红细胞。

②血液检查：血红蛋白与血细胞比容持续降低表明有活动性出血。白细胞计数增多提示有感染。

（2）影像学检查：根据病情轻重，有选择地应用以下检查。

① B 超检查：可了解肾损伤的程度及对侧肾情况。

② CT：可显示肾皮质裂伤、尿外渗和血肿范围，了解肾与周围组织和腹腔内脏器的关系。

③排泄性尿路造影：可评价肾损伤的范围、程度和对侧肾功能。

4. 治疗　若无合并其他脏器损伤，多数肾挫裂伤可经非手术治疗而治愈，仅少数需要手术治疗。

（1）紧急处理：伴休克者，应迅速给予输血、复苏，并确定其有无合并其他脏器损伤，做好手术探查准备。

（2）非手术治疗：绝对卧床休息，密切观察生命体征、血尿颜色和腰腹部肿块的变化，及时补充血容量和能量，应用广谱抗生素预防感染，使用镇痛、镇静和止血药物。

（3）手术治疗：包括肾修补、肾部分切除或肾切除术；血或尿外渗引起肾周脓肿时则行肾周引流术。

5. 护理措施

（1）休息：绝对卧床休息 2 ～ 4 周，即使血尿消失，仍需继续卧床休息至预定时间。

（2）严密监测血压、脉搏、呼吸、神志并注意病人全身症状：肾为实质性器官，结构比较脆弱，血流又很丰富。故开放性肾损伤，约 85% 合并休克，闭合性肾损伤约有 40% 合并休克。

（3）病情观察：①动态观察血尿颜色的变化。若血尿颜色逐渐加深，说明出血严重；血尿为肾损伤的常见症状，常与损伤的程度有密切关系。②准确测量并记录腰腹部肿块的大小、观察腹膜刺激症状的轻重，以判断渗血、渗尿情况。③定时检测血红蛋白和血细胞比容，以了解出血情况及其变化。④定时观察体温和血白细胞计数，以判断有无继发感染。

（4）观察疼痛的部位及程度：伤侧躯体或上腹部疼痛一般为钝痛，由肾被膜张力增加或软组织损伤所致。尿液、血液渗入腹腔或同时有腹腔内脏损伤，可出现腹部疼痛和腹膜刺激症状。

（5）维持水、电解质及血容量的平衡：及时输液，保持足够尿量，在病情允许下鼓励病人经口摄入；应用止血药物，减少或控制出血，根据病情及时补充血容量，预防休克发生。

（6）有手术指征者，在抗休克同时，积极进行各项术前准备。危重病人尽量少搬动去做检查，以免加重损伤和休克。

（7）健康教育：①大部分肾挫裂伤病人经非手术疗法可治愈，绝对卧床休息是因为肾组织比较脆弱，损伤后 4 ～ 6 周挫裂伤才趋于愈合，过早活动易使血管内凝血块脱落，发生继发性出血。恢复后**2～3个月**不宜从事重体力劳动，不宜做剧烈运动。②多饮水，保持尿路畅通，减少尿液对损伤创面的刺激。③经常注意尿液颜色、排尿通畅程度及伤侧肾局部有无胀痛感觉，发现异常及时复查。④血尿停止，肿块消失，5 年内定期复查，以便及时发现并发症。⑤严重损伤至肾切除后，病人应注意保护对侧肾。

## 二、膀胱损伤

### 1. 病因及病理

（1）病因

①**开放性损伤**：由锐器或子弹贯通所致。

②**闭合性损伤**：膀胱充盈时，直接暴力所致，如下腹部撞击、挤压。

（2）病理

①膀胱挫伤：仅局限于黏膜或肌层损伤，膀胱壁未穿破，局部出血形成血肿，可出现血尿。

②膀胱破裂：分腹膜内型与腹膜外型。腹膜内型为膀胱壁与覆盖的腹膜一并破裂，尿液流入腹腔，**引起腹膜炎**。腹膜外型为膀胱壁破裂，但腹膜完整。尿液外渗到膀胱周围组织，**引起腹膜外盆腔炎或脓肿**。

### 2. 临床表现

（1）**休克**：骨盆骨折合并大出血，膀胱破裂致尿外渗或腹膜炎，常发生休克。

（2）**腹痛和腹膜刺激症状**：腹膜内破裂时，尿液流入腹腔引起全腹压痛、反跳痛及肌紧张，**并有移动性浊音**。腹膜外破裂时，下腹部疼痛，压痛及肌紧张。膀胱壁轻度挫伤仅有下腹部疼痛和少量终末血尿。

（3）**血尿和排尿困难**：有尿意，但不能排尿或排出少量血尿。其原因是尿液流入腹腔或膀胱周围。

（4）尿瘘：膀胱破裂与体表、直肠或阴道相通时，引起**伤口漏尿、膀胱直肠瘘或直肠阴道瘘**。

### 3. 辅助检查

（1）导尿试验：膀胱破裂时，导尿管虽可顺利插入膀胱，但仅流出少量血尿。经导尿管注入生理盐水 200ml，5 分钟后吸出，若液体进出量差异很大，提示**膀胱破裂**。

（2）X 线检查：腹部平片可显示骨盆骨折。自导尿管注入造影剂时和排出造影剂后拍摄片，若造影剂有外漏，提示**周围膀胱破裂**。

### 4. 治疗

（1）紧急处理：对严重损伤、出血导致休克者，积极抗休克治疗。膀胱破裂应尽早应用抗生素预防感染。

（2）非手术治疗：膀胱挫伤或早期较小的膀胱破裂，膀胱造影时仅有少量尿外渗，留置导尿管持续通畅引流尿液**7～10天**，破口可治愈。

（3）手术治疗：较重的膀胱破裂，须尽早手术。

### 5. 护理措施

（1）对膀胱挫伤的病人，应做好尿液的观察及导尿管的护理。

（2）对膀胱破裂的病人，应做好重病观察护理，积极进行抗休克治疗，术后做好造瘘管的护理。

三、尿道损伤

1. 病因及病理

（1）病因

①开放性损伤：因弹片、锐器伤所致。

②闭合性损伤：常因外来暴力所致，多为挫伤或撕裂伤。会阴部骑跨伤，可引起尿道球部损伤。骨盆骨折引起腹部尿道撕裂或撕断。经尿道器械操作不当可**引起球膜部交界处**尿道损伤。

（2）病理

①尿道挫伤：**尿道内层损伤**，阴茎筋膜完整，仅有**水肿和出血**，可以自愈。

②尿道裂伤：**尿道壁部分全层断裂**，引起尿道**周围血肿和尿外渗**，愈合后可引起瘢痕性尿道狭窄。

③尿道断裂：尿道完全离断，断端退缩、分离，血肿和尿外渗明显，可发生尿潴留。

2. 临床表现

（1）**休克**：骨盆骨折所致后尿道损伤，可引起损伤性或失血性休克。

（2）**疼痛**：尿道球部损伤时会阴部肿胀、疼痛，排尿时加重。后尿道损伤表现为下腹部胀痛，局部肌紧张、压痛。伴骨盆骨折者，移动时疼痛加剧。

（3）**尿道出血**：前尿道破裂时可见尿道外口流血，后尿道破裂时可无尿道口流血或仅少量血液流出。

（4）**排尿困难**：尿道挫裂伤后因局部水肿或疼痛性括约肌痉挛，发生排尿困难。尿道断裂时，则可发生尿潴留。

（5）**血肿及尿外渗**：尿道骑跨伤或后尿道损伤引起尿生殖膈撕裂时，会阴、阴囊部出现血肿及尿外渗，并发感染时则出现全身中毒症状。

3. 辅助检查

（1）导尿：检查尿道是否连续、完整。

（2）X 线检查：骨盆前后位片显示骨盆骨折。必要时从尿道口注入造影剂 10 ～ 20ml，可确定损伤部位及造影剂有无外渗。

4. 治疗

（1）紧急处理：严重损伤合并休克者应首先抗休克治疗。骨盆骨折病人需平卧，勿随意搬动，以免加重损伤。尿潴留不宜导尿或未能立即手术者，可行**耻骨上膀胱穿刺**。

（2）非手术治疗：闭合性损伤应首先在严格无菌操作条件下试插导尿管，如试插成功，应留置导尿管作为支架，以利于尿道的愈合。

（3）手术治疗：后尿道和前尿道的部分及完全断裂也应先试插导尿管，若不成功再考虑术后治疗。

5. 护理措施

（1）密切观察生命体征，防治休克。

（2）**术后留置导尿管 2 ～ 3 周**，以利于尿道损伤的修复。留置导尿管期间应做好导尿管的护理，预防泌尿系统感染。

（3）因病人卧床时间较长，为保持大便通畅，**术后第 3 天服用缓泻药**。

（4）合并骨盆骨折者，应执行骨盆骨折护理常规。

（5）病人拔除导尿管后，**需定期做尿道扩张术**。先每周 1 次，持续 1 个月后逐渐延长间隔时间。做好健康教育，确保病人积极配合，坚持治疗。

# 第 38 单元　泌尿系结石病人的护理

【复习指南】掌握尿石症的病因；理解尿石症的病理及临床特点。

## 一、概述

1. 病因

（1）流行病学因素：包括年龄、性别、职业、饮食成分和结构、水分摄入量、气候、代谢和遗传等因素影响尿路结石的形成。

（2）尿液因素

①形成结石的物质排出过多，尿液中钙、草酸或尿酸排出量增加。

②**尿 pH 改变**，尿酸结石和胱氨酸结石在酸性尿中形成，磷酸镁铵结石和磷酸钙结石在碱性尿中形成。

③**尿中抑制晶体形成的物质不足**，尿液中枸橼酸、焦磷酸盐、镁、某些微量元素等可抑制晶体的形成和聚集，这些物质含量减少则促使结石形成。

④**尿液浓缩**：尿量减少致尿液浓缩时，尿中盐类和有机物质的浓度相对增高。

（3）泌尿系局部因素

①**尿路梗阻**：导致晶体和机制在引流较差的部位沉积，尿液滞留继发尿路感染加剧结石形成。

②**尿路感染**：细菌、感染产物及坏死组织可为形成结石的核心。

（4）尿路异物：尿路内存有不可吸收的缝线、长期留置的导管，可促使尿液中基质和晶体黏附，还易继发感染而诱发结石。

2. 病理

（1）梗阻：泌尿系结石可造成梗阻，结石在各个部位都能造成**梗阻以上**系统的积水。

（2）局部损伤：较大的结石或局部粗糙的结石易造成移行上皮的水肿、增生、溃疡，最终可诱发恶性变。

（3）感染：最常见的是**大肠埃希菌**的感染。

## 二、上尿路结石

1. 临床表现　主要表现为**与活动有关的疼痛和血尿**。其程度与结石的部位、大小、活动与否及有无损伤、感染、梗阻等有关。极少数病人可长期无自觉症状，直至出现感染和积水时才发现。

（1）疼痛：肾结石可引起肾区疼痛伴肋脊角叩痛。肾盂内大结石及肾盏结石，可无明显症状。结石活动或引起输尿管完全性梗阻时，可出现肾绞痛。

（2）血尿：为结石损伤黏膜所致。病人活动或肾绞痛后，出现肉眼或镜下血尿，以镜下血尿多见。

（3）其他症状：结石引起严重的肾积水时，可触及增大的肾；继发急性肾盂肾炎或肾积脓时，可有发热、畏寒、脓尿、肾区压痛。双侧上尿路完全性梗阻时可导致无尿。

2. 辅助检查

（1）实验室检查

①尿液检查：**可有镜下血尿，合并感染时可见脓细胞**。尿液生化检查可测定钙、磷、尿酸、草酸等，有助于结石原因分析。

②血液生化检查：了解代谢情况。

③**结石成分分析**：是制订预防措施的**依据**。

（2）影像学检查

①**泌尿系X线片**：95%以上的结石能在正、侧位片中发现。

②排泄性尿路造影：可显示结石所致的尿路形态和肾功能改变，有无结石形成的局部因素。

③B超检查：能发现平片不能显示的小结石和透X线结石，还能显示肾结构改变和肾积水等。

④逆行肾盂造影：仅适用于其他方法不能确诊时。

⑤肾图：可判断泌尿系梗阻程度及双侧肾功能。

（3）输尿管肾镜检查：适用于其他方法不能确诊或同时进行治疗时。

3. 治疗　根据结石的大小、数目、位置、肾功能和全身情况，有无明显病因及并发症，制订治疗方案。

（1）非手术治疗：适用于结石直径**小于0.6cm**，光滑、无尿路梗阻或感染、肾功能正常者。

①镇痛：肾绞痛发作时单独或联合应用药物，如注射阿托品、哌替啶、钙离子阻滞药、孕酮（黄体酮）等可缓解肾绞痛。

②大量饮水：**保持每日尿量在2000ml以上**，有利于结石排出。

③**控制感染**：根据尿细菌培养及药物敏感试验选用抗生素。

④**调节尿pH**：根据结石的成分碱化或酸化尿液，口服枸橼酸钾或氯化铵等。

⑤**饮食调节**：根据结石成分调节饮食。

⑥**中西医结合疗法**：包括中西药、解痉、利尿、针刺等，可促进排石。

⑦影响代谢的药物：别嘌醇可降低血和尿的尿酸含量。

（2）体外冲击波碎石（ESWL）：在X线、B超定位下，将冲击波聚焦后作用于结石使之粉碎，然后随尿流排出。大多数上尿路结石适用此法，最适宜于直径**小于2.5cm**的结石。2次治疗间隔时间大于7天。

（3）手术治疗

①非开放手术：输尿管肾镜取石或碎石术，适用于因肥胖、结石硬、停留时间长而不能用ESWL的中、下段输尿管结石。经皮肾镜取石或碎石术，适用于直径**大于2.5cm**的肾盂结石及肾盏结石，可与ESWL联合应用治疗复杂性肾结石。

②开放手术：仅少数病人，如结石远端存在梗阻、部分泌尿系畸形，结石嵌顿紧密及非手术治疗失败、肾积水感染严重或病肾无功能等，需要开放手术治疗。

## 三、膀胱结石

1. *临床表现*　症状和体征主要是**膀胱刺激症状**，如尿频、尿急和排尿终末疼痛。典型症状为**排尿突然中断**，并感疼痛，**常放射至阴茎头部和远端尿道**，变换体位又能继续排尿。常有终末血尿，合并感染可出现脓尿。直肠指诊可扪及较大结石。

2. *辅助检查*　① **X 线**片可显示绝大多数结石。② **B 超**检查可显示结石声影。③**膀胱镜**检查可直观结石，用于上述方法不能确诊时。

3. *治疗*　手术去除结石，同时治疗病因。膀胱感染严重时，可用抗生素治疗。多数结石可经膀胱镜机械、液电效应、超声和弹道气压碎石。结石过大、过硬或有膀胱憩室时，宜采用耻骨上膀胱切开取石。

## 四、护理

1. *护理评估*

（1）术前评估

①健康史：了解病人的发病情况。

②身体状况：局部状况：疼痛性质、叩痛部位，有无血尿、膀胱刺激症状和尿路感染。全身状况：肾功能状态及营养状况。辅助检查情况：包括实验室、影像学检查和有关手术耐受性检查，了解结石情况及对尿路的影响，判断总肾功能和分侧肾功能。

③心理和社会支持状况：病人和家属对结石造成的危害、治疗方法、康复知识、并发症的认知程度和心理承受能力，家庭经济承受能力。

（2）术后评估

①康复状况：结石排出和尿液引流情况，切口愈合情况，有无尿路感染。

②肾功能状态：尿路梗阻解除程度，肾积水和肾功能恢复情况，残余结石对泌尿系统功能的影响。

③心理和认知状况：病人和家属的心理状态，对术后护理的配合及有关健康教育等知识的掌握情况。

④预后判断：根据结石情况、单双侧病变和肾功能状况、治疗效果、有无结石残留，评估尿石症的预后和复发的危险性。

2. *护理措施*

（1）非手术治疗

①大量饮水，**每日饮水量 3000ml 以上**，尽可能维持每日尿量在 2000 ～ 3000ml，稀释的尿液可延缓结石增长的速度并防止结石的复发。合并感染时，尿量多可促进引流，有利于感染的控制。

②当结石合并感染时，应注意体温及全身情况的观察，遵医嘱应用抗生素。

③肾绞痛的病人，应嘱其卧床休息，深呼吸，肌肉放松以减轻疼痛。遵医嘱给予解痉镇痛药。

④体外冲击波碎石治疗后应注意观察体征的变化。观察排尿情况及尿液性状，注意碎石排出的情况，宜用过滤网过滤尿液。根据结石部位，指导体外冲击波碎石治疗后的排石体位。对于巨大肾结石体外冲击波碎石治疗后嘱病人向患侧卧位 **48 ～ 72 小时**，以后逐渐间断起立，

以防碎石屑快速排出形成石街。

⑤根据结石分析结果，指导病人合理饮食。

（2）手术治疗

①手术前护理：按医嘱给抗生素控制感染。了解疼痛部位、性质、观察血尿情况及有无结石排出。输尿管切开取石的病人，术前 1 小时拍摄腹部平片，进行结石定位。故拍摄后应保持定位时的体位。

②手术后护理：注意伤口及引流管的护理，肾盂造瘘者，常规冲洗，以免引起感染。必须冲洗时，应严格进行无菌操作，**低压冲洗，冲洗量不超过 5 ～ 10ml**，并在医师的指导下进行。肾实质切开取石及肾部分切除的病人，应绝对卧床 2 周，以减轻肾的损伤，防止复发出血。耻骨上膀胱切开取石术后应保持切口清洁干燥，敷料被浸湿时要及时更换。

（3）健康教育：根据结石成分、代谢状态及流行病学因素，坚持长期预防，对减少或延迟结石复发十分重要。

①大量饮水：以增加尿量，稀释尿液，可减少尿中晶体沉积。**成人保持每日尿量在 2000ml 以上**，尤其是睡前及半夜饮水，效果更好。

②解除局部因素：尽早解除尿路梗阻、感染、异物等因素，可减少结石形成。

③饮食指导：根据结石成分调节饮食。含钙结石者宜食用含纤维丰富的食物，限制含钙、草酸成分多的食物，避免大量摄入动物蛋白、精制糖和动物脂肪。浓茶、菠菜、番茄、土豆、芦笋等含草酸量高。牛奶、奶制品、豆制品、巧克力、坚果含钙量高。尿酸结石者不宜食用含嘌呤高的食物，如动物内脏。

④药物预防：根据结石成分，血、尿钙磷、尿酸、胱氨酸和尿 pH，采用药物降低有害成分，碱化或酸化尿液，预防结石复发。

⑤预防骨脱钙：伴甲状旁腺功能亢进者，必须摘除肿瘤或增生组织。鼓励长期卧床者功能锻炼，防止骨脱钙，减少尿钙排出。

⑥复诊：治疗后定期行尿液化验、X 线或 B 超检查，观察有无复发、残余结石情况。若出现腰痛、血尿等症状，及时就诊。

## 第 39 单元　泌尿、男性生殖系统结核病人的护理

### 一、肾结核

1. 病因病理　结核分枝杆菌经血行感染进入肾，主要在双侧肾皮质的肾小球周围毛细血管丛内，形成多发性微小病灶。如病人免疫状况良好，感染细菌的数量少或毒力较小，早期微小病变可全部自愈，称为**病理肾结核**。但此期肾结核可以在尿中查到结核分枝杆菌。如病人免疫力低下，细菌数量大或毒力较强，**结核分枝杆菌经肾小管达到髓质的肾小管袢处，发展为肾髓质结核**。病变在肾髓质继续发展，穿破肾乳头到达肾盏、肾盂，发生结核性肾盂肾炎，出现临床症状及影像学改变，称为**临床肾结核**。绝大多数为单侧病变。

2. 临床表现　该病常发生于 20 ～ 40 岁的青壮年，男性多于女性。**约 90% 为单侧性**。肾结核早期常无明显症状，只是尿检查有少量红细胞、白细胞及蛋白，呈酸性，尿中可能发现结核分枝杆菌。

（1）**尿频、尿急、尿痛**：是肾结核的典型症状之一。**尿频常最早出现**。晚期尿频更加

严重，甚至出现尿失禁。

（2）**血尿**：是肾结核的重要症状，常为**终末血尿**。少数可出现全程肉眼血尿。出血严重时偶可引起肾绞痛。肾结核的血尿常在尿频、尿急、尿痛症状发生以后出现。

（3）**脓尿**：是肾结核的常见症状。该病病人均有不同程度的脓尿，严重者尿如淘米水样。

（4）腰痛和肿块：一般无明显腰痛。仅少数肾结核病变破坏严重和梗阻，可引起腰部钝痛或绞痛。

（5）全身症状：常不明显。晚期可以有发热、盗汗、消瘦、贫血、虚弱、食欲缺乏和血沉快等典型结核症状。严重时可出现慢性肾功能不全的症状，甚至突然无尿。

3. 辅助检查

（1）血尿液检查：尿呈酸性，尿蛋白阳性，有较多红细胞和白细胞。

（2）影像学检查：包括 X 线、CT 及 MRI 等检查。

①超声：简单易行，较容易发现对侧肾积水及膀胱有无挛缩。

② X 线检查：尿路平片、静脉尿路造影。

③ CT 和 MRI：静脉尿路造影显影不良时，**CT、MRI 有助于确定诊断**。

（3）膀胱镜检查：可见膀胱黏膜充血、水肿、浅黄色结核结节、结核性溃疡、肉芽肿及瘢痕等病变。

4. 治疗　肾结核是全身结核病的一部分，应全身治疗，注意营养、休息、环境、避免疲劳等。

（1）药物治疗：适用于早期肾结核，正确应用抗结核药后多能治愈。**药物治疗原则为早期、适量、联合、规律、全程**。

（2）手术治疗：药物治疗 6 ～ 9 个月无效，肾结核破坏严重者，应在药物治疗的配合下行手术治疗。肾结核术前抗结核治疗应**大于 2 周**。①肾切除术。肾结核破坏严重，对侧肾正常，切除患肾。②保留肾组织的肾结核手术。③解除输尿管狭窄的手术。④挛缩膀胱的手术治疗。

5. 护理措施

（1）术前护理

①一般护理：饮食要营养丰富、富含维生素，多饮水，保证休息，改善纠正全身营养状况。

②药物治疗护理：病人**术前**一般应进行 **2 ～ 4 周**的抗结核治疗，如病情较重应先进行 3 ～ 4 个月的抗结核治疗，以获得术后最好的效果。及早发现药物的不良反应和对肝肾的损伤，及时处理。

③观察排尿情况：注意病人膀胱刺激症状、血尿或脓尿的变化，如夜尿次数明显增多且影响病人睡眠时，可保留尿管引流尿液。

④心理护理：耐心讲解，告知病人全身治疗可增强抵抗力，合理的药物治疗及必要的手术治疗可消除病灶，缩短病程。

（2）术后护理

①病情观察：监测病人生命体征，观察有无发生术后出血的迹象。

②休息：肾切除病人血压平稳后可取半卧位。鼓励其早期活动，以减轻腹胀，利于引流

和机体恢复。保留肾组织的术后病人，应卧床 7 ～ 14 天，减少活动，以避免激发性出血或肾下垂。

③饮食：待病人肠功能恢复，肛门排气后开始进易消化、营养素全面的食物。

④引流管的护理：观察并记录各引流管液体的颜色、性质、量。

⑤观察健侧肾功能：一侧肾切除，另一侧肾能否完成代谢需要，是肾手术后护理观察至关重要的一点。

⑥预防感染：术后密切观察病人体温及血白细胞计数变化，保证抗生素的正确运用，保持切口敷料的清洁干燥，充分引流，适时拔管，减少异物刺激及分泌物增加等，预防感染发生。

### 二、男性生殖系统结核

附睾结核

（1）病理：含结核杆菌的尿液经前列腺、精囊、输精管而感染附睾，病变从尾部开始，可蔓延到整个附睾，甚至扩散至睾丸。

（2）临床表现：病人绝大多数为 20 ～ 40 岁。症状多不明显，偶感直肠内和会阴部不适，严重者可出现血精、精液量减少、肛周窦道形成、性功能障碍和不育等。直肠指诊可触及前列腺、精囊硬结，一般无压痛。

## 第 40 单元　泌尿系梗阻病人的护理

【复习指南】掌握泌尿系梗阻和前列腺增生的病因；熟悉肾积水、尿潴留的临床特点及良性前列腺增生的病理与临床表现。

### 一、概述

泌尿系统自肾小管起始，经过肾盏、肾盂、输尿管、膀胱直至尿道均为管道。自肾至尿道口任何部位出现梗阻，都将影响尿液的流出，最终导致肾积水、肾损伤，若为双侧尿路梗阻，将导致肾衰竭。

1. 病因　泌尿系本身或以外的一些病变都能引起泌尿管腔的梗阻。肾和输尿管的结石、肿瘤、炎症、结核、某些先天畸形均可引起梗阻。膀胱最常见的原因是膀胱出口梗阻和膀胱调节功能障碍，尿道最常见的原因是炎症和损伤引起的尿道狭窄。

2. 病理　泌尿系梗阻引起的基本病理改变是梗阻以上的尿路扩张。泌尿系持续梗阻，肾盂内高压、肾组织缺氧可引起肾乳头和肾实质萎缩。急性完全性梗阻，指引起轻度肾盂扩张，肾实质很快萎缩，因此肾增大不明显。慢性不完全性梗阻或间歇性梗阻引起肾积水时肾实质萎缩变薄，肾盂容积增大，最后全肾可成为一个无功能的巨大水囊。

梗阻以后肾的功能变化主要表现为**肾小球滤过率降低、肾血流量减少，尿浓缩能力下降和尿的酸化能力受损害**。梗阻后易出现继发性感染，有细菌的尿可经过肾盏穹窿部裂隙和高度膨胀变薄的尿路上皮进入血液，发展为菌血症。感染既难以控制，又加速肾功能的损伤。

### 二、肾积水

尿液从肾盂排出受阻，蓄积后肾内压力升高、肾盏肾盂扩张、肾实质萎缩，造成尿液积聚在肾内称为肾积水。成人肾积水**超过 1000ml** 或小儿超过 24 小时的正常尿量，称为巨大肾积水。

1. 病因　肾积水多由上尿路梗阻性疾病所致，常见原因为**肾盂输尿管连接部狭窄、结石等**，长期的下尿路梗阻性疾病也可导致肾积水，如前列腺增生、神经源性膀胱功能障碍等。

2. 临床表现

（1）腰部疼痛：轻度肾积水多无症状，中度肾积水可出现腰部疼痛。一些先天性疾病，如先天性肾盂输尿管连接部狭窄、肾下极异位血管或纤维束压迫输尿管等引起的肾积水，发展常较缓慢，症状不明显或仅有腰部隐痛不适。

（2）腹部包块：肾积水至严重程度时，可出现腹部包块。

（3）发作期症状：部分病人肾积水**呈间歇性发作**。发作时患侧腰腹部剧烈绞痛，伴有恶心、呕吐、尿量减少，患侧腰腹可扪及肿块；经一定时间后，梗阻自行缓解，排出大量尿液，疼痛可缓解，腰部肿块明显减小或消失。

（4）原发性症状：**上尿路结石致急性梗阻时**，可出现肾绞痛、恶心、呕吐、血尿及肾区压痛等；**尿路梗阻时**，主要表现为排尿困难和膀胱不能排空，甚至出现尿潴留。

（5）并发症：肾积水如并发感染，表现为急性肾盂肾炎症状，出现寒战、高热、腰痛和膀胱刺激症状等。如梗阻不解除，感染的肾积水很难治愈，或可发展为脓肾，或双侧肾、孤立肾完全梗阻，可出现肾功能减退，甚至肾衰竭。

3. 辅助检查

（1）实验室检查：①尿液检查。②血液检查。

（2）影像学检查：B 超、X 线、CT、MRI。

（3）放射性核素检查。

## 三、良性前列腺增生

1. 病因病理　良性前列腺增生简称前列腺增生，是老年男性常见病。发病原因既与雄激素的作用有关，又与雌激素的作用有关。因此有学者认为**人体内雄激素与雌激素平衡失调**，可能为前列腺增生的病因。

前列腺分为围绕**尿道的腺体**和**外周腺体**两部分。前列腺增生起源于围绕**尿道精阜部的腺体**，常以纤维细胞增生开始，继之其他结构也增生。增生的前列腺可将外周的腺体压扁形成假包膜，引起排尿梗阻则有机械性（增大的腺瘤使尿道弯曲、伸长、受压）和功能性（前列腺内尤其是围绕膀胱颈增生的、含有丰富 α- 肾上腺素能受体的平滑肌收缩）两种因素。

2. 临床表现　前列腺增生引起的临床表现，主要是由于**尿道前列腺部受到增生前列腺的压迫**而引起尿路梗阻所产生。早期为梗阻逐渐形成时，膀胱逼尿肌代偿性变厚且增生，以克服日渐增长的尿道阻力。此时可能没有症状，症状的出现取决于梗阻的程度，病变发展的速度，以及是否合并感染和结石，而不在于前列腺本身的增生程度。

（1）尿频：前列腺充血刺激引起尿频，尤其是**夜尿次数明显增多**，这是前列腺增生病人的最初症状，随梗阻加重，白天也可出现尿频。

（2）排尿困难：增生的前列腺压迫尿道，使尿道变长、弯曲、变窄、阻力增加，从而出现进行性排尿困难，**进行性排尿困难**是前列腺增生最主要的症状，发展缓慢。轻度梗阻时排尿迟缓、断续、尿后滴沥。梗阻严重时排尿费力、射程缩短，尿线细而无力，终呈滴沥状。

（3）尿潴留：梗阻严重者膀胱残余尿增多，长期可导致膀胱收缩无力，发生尿潴留，并可出现充溢性尿失禁。前列腺增生的任何阶段，可因受凉、劳累、饮酒等使前列腺突然充血、水肿，发生急性尿潴留。

（4）血尿：前列腺增生时因局部充血可发生无痛血尿。

（5）若并发感染或结石，可有尿急、尿痛等膀胱刺激症状。少数病人晚期可出现肾积水和肾功能不全表现。

3. 辅助检查

（1）直肠指诊：应在膀胱排空后进行，可保证检查的准确性。

（2）B 超检查：可测量前列腺体积，检查内部结构是否突入膀胱。经直肠超声扫描更为精确。经腹壁超声检查可测量膀胱残余尿量，检查前嘱病人尽量排空膀胱。

（3）尿动力学检查：尿流率测定可初步判断梗阻程度：若最大尿流率每秒＜ 15ml，说明排尿不畅；每秒＜ 10ml 则梗阻严重，必须治疗。评估最大尿流率时，排量必须超过 150ml 才有诊断意义。

（4）血清前列腺特异抗原（PSA）测定：前列腺体积较大、有结节或较硬时，应测定血糖 PSA，以排除合并前列腺癌的可能性。

4. 治疗　梗阻较轻或难以耐受手术治疗的病人，可采取非手术疗法或姑息性手术。膀胱残余尿超过 50ml 或曾出现过急性尿潴留者，应手术治疗。

（1）前列腺增生无临床症状、无残余尿者需随诊。

（2）药物治疗：对症状较轻的病例有良好疗效。目前应用的各种药物通过药物作用达到抗雄激素、抗雌激素，缩小前列腺，缓解梗阻的目的。一般药物治疗 3 个月左右可以使前列腺缩小、排尿功能改善。

（3）手术治疗：方法有经尿道前列腺切除术、耻骨上经膀胱前列腺切除术、耻骨后前列腺切除术。

（4）其他方法：用于尿道梗阻较重而又不适宜手术者。激光治疗、经尿道气囊高压扩张术、经尿道高温治疗、体外高强度聚焦超声，适用于前列腺增生体积较小者。前列腺尿道支架网适用于危重病人。

5. 护理措施

（1）术前护理

①饮食：嘱病人食用粗纤维、易消化食物，以防便秘；忌饮酒及辛辣食物；鼓励多饮水，严禁憋尿，以免诱发急性尿潴留。

②引流尿液：残余尿量多或有尿潴留致肾功能不良者，应留置导尿持续引流，改善膀胱逼尿肌和肾功能。

③心理护理：耐心向病人及家属解释各种手术方法的特点。

（2）术后护理

①病情观察：老年人多有心血管疾病，加上麻醉及手术刺激可引起血压下降或诱发心脑并发症，应严密观察病人意识状态及生命体征。

②防止固定或牵拉气囊尿管移位，失去气囊压迫膀胱颈口的作用，从而导致出血。手术后最初几天通常会出现血尿，**第 1 天会有鲜血**，以后逐渐清澈。**出血也可出现在手术后 6～10 天**，因此出血可能是组织坏死或用力解大便及久坐所引起。经尿道前列腺电切后 3 周也可

因感冒、酗酒、刺激及活动量增加而致电凝痂皮脱落出血。

③饮食：术后 6 小时无恶心、呕吐，可进流质，鼓励多饮水，1 ～ 2 天后无腹胀即可恢复正常饮食。

④膀胱冲洗：术后常规用生理盐水持续冲洗膀胱 **3 ～ 7 天**。冲洗速度可根据尿色而定，**色深则快、色浅则慢**。前列腺切除后都有肉眼血尿，随着时间的延长血尿颜色逐渐变浅，若血尿色深红或逐渐加深，说明有活动性出血，应及时通知医生处理。确保冲洗管道通畅，若引流不畅应及时施行高压冲洗抽吸血块，以免造成膀胱充盈、膀胱痉挛而加重出血。准确记录冲洗量和排出量：**尿量＝排出量－冲洗量**。

⑤膀胱痉挛的护理：膀胱痉挛多因逼尿肌不稳定、导尿管刺激、血块堵塞尿管等原因引起。膀胱痉挛可引起阵发性剧痛、诱发出血。此时应嘱病人做深呼吸，以放松腹部肌肉张力。术后留置硬脊膜外麻醉导管，按需定时注射小剂量吗啡有良好效果。严重者遵医嘱给予解痉药。

⑥不同手术方式的护理

a. 经尿道切除术（TUR）：观察有无 TUR 综合征，原因是术中大量的冲洗液被吸收使血容量急剧增加，形成稀释性低钠血症，病人可在几小时内出现烦躁、恶心、呕吐、抽搐、昏迷，严重者出现肺水肿、脑水肿、心力衰竭等。此时应减慢输液速度，给利尿药、脱水药，对症处理。**TUR 手术后 5 ～ 7 天**尿液颜色清澈，即可拔除导尿管。

b. 开放手术：耻骨上前列腺切除术后常放入两条导管，**一条是耻骨上膀胱造瘘管**，它可作为膀胱减压用，减轻伤口的张力以促进愈合。**另一条是三腔气囊导尿管**，用来引流尿液及膀胱冲洗。耻骨上前列腺切除术后 **7 ～ 10 天**、耻骨后前列腺切除术后 **3 ～ 4 天**拔出导尿管；若排尿通畅，术后 **10 ～ 14 天**拔除膀胱造瘘管，然后用凡士林纱布填塞瘘口，排尿时用手指压迫瘘口敷料以防漏尿，一般 2 ～ 3 天愈合。

⑦预防感染：病人留置导尿加之手术所致免疫力低下，易发生感染，术后观察**体温及白细胞**变化，若有畏寒、发热症状，应观察有无附睾肿大及疼痛。早期应用抗生素，每日用消毒棉球**擦拭尿道外口 2 次**，防止感染。

⑧术后并发症的预防和护理：避免腹压增高及便秘，**禁止灌肠或肛管排气**，以免造成前列腺窝出血。加强病人的活动指导，以防止静脉血栓和栓塞的发生。一旦出现膀胱痉挛应给予积极的治疗和护理。

（3）健康教育

①生活指导：前列腺增生采用药物或其他非手术疗法者，应避免因受凉、劳累、饮酒、便秘而引起急性尿潴留。前列腺增生术后进易消化、含纤维多的食物，预防便秘，必要时可服缓泻药；术后 1 ～ 2 个月内避免剧烈运动，如提重物、跑步、骑自行车、性生活等，防止继发性出血。

②康复指导：术后前列腺窝的修复需 3 ～ 6 个月。如有尿失禁现象，应指导病人进行肛提肌锻炼，以尽快恢复尿道括约肌功能。具体方法：吸气时缩肛，呼气时放松肛门括约肌。

③心理指导：前列腺切除术后常会出现逆行射精，影响性交。原则上，经尿道前列腺电切术后 1 个月，经膀胱前列腺切除 2 个月后可恢复性生活，少数病人出现阳痿，可先采取心

理治疗，同时查明原因，做针对性治疗。

四、尿潴留

1. 病因及分类　可分为**机械性**和**动力性**梗阻两类。

（1）机械性梗阻：任何导致膀胱颈部及尿道梗阻的病变，如前列腺增生、尿道损伤、尿道狭窄、膀胱尿道结石、异物、肿瘤等，均可引起急性尿潴留。

（2）动力性梗阻：排尿功能障碍所致，而膀胱尿道并无器质性病变，如中枢和周围神经系统病变、脊髓麻醉和肛管直肠手术后、松弛平滑肌的药物如阿托品等；也可见于高热、昏迷、低血钾或不习惯卧床排尿者。

2. 临床表现　发病突然，膀胱胀满但滴尿不出，病人十分痛苦；**耻骨上可触及膨胀膀胱**，用手按压有尿意。

3. 治疗　急性尿潴留是一种常见急症，需及时处理。其治疗原则为解除病因，恢复排尿。病因不明或一时难以解除者，则需先做**尿液引流**。

（1）**解除病因，恢复排尿**：某些病因如包皮口或尿道口狭窄、尿道结石、药物或低血钾引起的尿潴留，可很快解除，恢复排尿。

（2）术后动力性尿潴留：可采用**诱导排尿方法**、针灸、穴位注射新斯的明，或在病区允许下改变姿势排尿。若仍不能排尿，可采取导尿。

（3）病因不明或一时难以解除者：则需先做尿液引流。不能插入导尿管者，可采用耻骨上膀胱穿刺，抽出尿液。若需长期引流，应行耻骨上膀胱造瘘术。

## 第 41 单元　泌尿、男性生殖系统肿瘤病人的护理

【复习指南】熟练掌握肾癌、膀胱癌和前列腺癌的临床表现和护理措施、掌握肾癌、膀胱癌和前列腺癌的辅助检查，了解肾癌、膀胱癌和前列腺癌的病因、病理，熟悉肾癌、膀胱癌和前列腺癌的治疗要点。

一、肾肿瘤

肾肿瘤是泌尿系统常见肿瘤之一，**多为恶性**，占肾恶性肿瘤的 85% 左右，病因尚未明确，其发病可能与吸烟、肥胖、饮食、职业接触、遗传因素等有关。高发年龄为 **50 ～ 70 岁**。**男：女为 2 ： 1**。

1. 病因病理　常累及一侧肾，**多单发**，透明细胞癌是其主要构成部分，占肾癌 70% ～ 80%。肾癌局限在包膜内时恶性度较小，当肿瘤逐渐增大向内侵及肾盂肾盏引起血尿外，还可经血液和淋巴转移至肺、肝、骨、脑等。**淋巴转移最先到肾蒂淋巴结**。

2. 临床表现

（1）血尿、疼痛和肿块：**间歇无痛肉眼血尿为常见症状**，疼痛常为腰部钝痛或隐痛。血块通过输尿管时可发生肾绞痛。**肉眼血尿、腰痛和腹部肿块的临床表现被称为肾癌的“三联症”**。

（2）副瘤综合征：常见发热、高血压、红细胞沉降率增快等。20% 的肾癌病人可出现副瘤综合征。

（3）转移症状：约有 30% 的病人有转移症状，如病理骨折、咳嗽、咯血、神经麻痹及

转移部位出现疼痛。

3. 辅助检查

（1）**超声：发现肾癌的敏感度高**，超声能准确地区别肾肿块是囊性或是实质性的，是肾癌或是肾血管平滑肌脂肪瘤（良性）。

（2）X 线检查：尿路平片、静脉尿路造影。超声、CT 不能确诊的肾癌做肾动脉造影检查。

（3）**CT：对肾癌的确诊率高**，能显示肿瘤部位、大小、有无累及邻近器官，**是目前诊断肾癌最可靠的影像学方法**。

（4）MRI：对肾癌诊断的准确性与 CT 相仿。

4. 治疗　以手术治疗为主，手术方法包括：部分肾切除术，根治性肾切除术。**根治性肾切除术是肾癌最主要的治疗方法**。

5. 护理措施

（1）术前护理：①消除悲观情绪，树立治疗信心。②**观察病人生命体征**，注意有无低热并鉴别原因。③**观察病人尿液颜色性质的变化**。④观察病人疼痛的性质、部位及程度。

（2）术后护理：①观察病人生命体征，有无出血倾向，保持输血、输液通畅。②伤口情况，做好引流管的护理。③根治性肾切除术后病人，麻醉期已过、血压平稳，可取半卧位。肾部分切除的病人应卧床 1 ～ 2 周以预防出血。④肾功能，记录 24 小时尿量。⑤观察病人有无憋气、呼吸困难等症状，以便及早发现有无胸膜破裂的症状，发现异常及时通知医生。⑥术后禁食水，待肠功能恢复后可进食，加强营养，增强机体抵抗力。⑦适当应用镇静药，减轻疼痛，利于活动及有效咳嗽和排痰。

（3）健康教育：①注意尿液颜色的变化，若有血尿出现，及时就医。②慎用对肾功能有损伤的药物，保护监测肾功能。③告知病人定期复查。④指导病人进行免疫治疗。

## 二、膀胱癌

膀胱癌是泌尿系统最常见的肿瘤，绝大多数来自上皮组织，其中 90% 以上为上皮肿瘤。

1. 病因及病理

（1）病因

①**长期接触某些致癌物质的职业人员**，如染料、纺织、印刷等，现已肯定主要致癌物的是联苯胺、β- 萘胺、4- 氨基双联苯等。潜伏期可达 30 ～ 50 年。对致癌物质的易感性个体差异极大。

②**吸烟是最重要的致癌因素**，约 1/3 的膀胱癌与吸烟有关。吸烟者患膀胱癌的危险性是非吸烟者的 4 倍。戒烟后膀胱癌的发病率会有所下降。

③膀胱慢性感染与异物长期刺激会增加发生膀胱癌的概率。

④其他，如长期大量服含非那西丁的镇痛药、食物中或肠道菌作用产生的亚硝酸盐及盆腔放射治疗等，均可能为膀胱癌的病因或诱因。

（2）病理：与肿瘤的组织类型、细胞分化程度、生长方式和浸润深度有关，其中细胞分化程度和浸润深度对预后的影响最大。

2. 临床表现　发病年龄大多数为 50 ～ 70 岁，男女发病比例约为 4 ∶ 1。

（1）血尿：是膀胱癌**最常见和最早**出现的症状。约 85% 的病人表现为**间歇性肉眼血尿**，可自行减轻或停止。

（2）**尿频、尿急、尿痛**：常见症状，多数为膀胱肿瘤的晚期表现。三角区及膀胱颈部肿瘤可梗阻膀胱出口，造成排尿困难，甚至尿潴留。浸润癌晚期，可导致肾积水、肾功能不全、下肢水肿、贫血、体重下降等症状。

3. 辅助检查

（1）尿液检查：新鲜尿液中，易发现脱落的肿瘤细胞，故尿细胞学检查可作为血尿的初步筛选。

（2）影像学检查

①超声：简便易行，能发现直径 0.5cm 以上的肿瘤，可作为病人的最初筛选。

② CT 和 MRI：多用于浸润性癌。

③膀胱镜检查：是易患膀胱癌年龄范围出现血尿病人的重要检查手段。可以直接观察到肿瘤所在的部位、大小、数目、形态，初步估计基底部浸润程度。

4. 治疗　**以手术治疗为主的综合治疗**。

（1）手术治疗：根据肿瘤的病理及病人全身情况选择手术方式。包括：经尿道膀胱肿瘤切除术、膀胱部分切除术、膀胱全切术。膀胱全切术后须行尿流改道，有回肠膀胱术、输尿管皮肤造口术等。

（2）放射、化学治疗：晚期肿瘤采用姑息性放射治疗和化学治疗可减轻病状。

（3）预防复发：凡保留膀胱的手术治疗，50% 以上的病人在 2 年内肿瘤复发。因此术后需要进行膀胱内药物灌注治疗以预防和推迟肿瘤复发。膀胱内药物灌注治疗一般每周 1 次，连续 6 ～ 8 周以后每月 1 次，持续 2 年。

5. 护理措施

（1）术前护理

①心理护理：根据病人情况，进行心理疏导，消除其恐惧和焦虑的心情。

②病情观察：病程长、体质差、晚期肿瘤出现血尿者，应卧床休息，每日观察和记录排尿情况和血尿程度。

③**观察有无膀胱刺激症状**：出现时说明膀胱肿瘤瘤体较大或数目较多或肿瘤入侵较深。

④对拟行回肠膀胱术的病人：按肠切除术前准备。

（2）术后护理

①并发症的预防与护理：密切观察生命体征，保证输血、输液通畅。

②出血：膀胱肿瘤电切术后**常规冲洗 1 ～ 3 天**，密切观察膀胱冲洗引流液的颜色，根据颜色变化，及时调整冲洗速度，防止血块堵塞尿管。停止膀胱冲洗后应指导病人多饮水，起到自身冲洗的作用。

③尿瘘：回肠膀胱术后，密切观察尿路造口的血运情况，注意引流液性质和量的变化，及时发现尿瘘并发症。保持伤口、造口部位辅料清洁、干燥。

④预防感染：监测体温及血液白细胞变化，观察有无感染发生。保持造瘘口周围皮肤清洁、干燥，定时翻身、叩背咳痰，若痰液黏稠予以雾化吸入，适当活动等措施可预防感染发生。

⑤引流管的护理：回肠膀胱因肠黏膜分泌黏液，易堵塞引流管，注意及时挤压将黏液排出，有贮尿囊者可用生理盐水**每 4 小时**冲洗 1 次。拔管时间：回肠膀胱术后 10 ～ 12 天拔

除输尿管引流管和回肠膀胱引流管，改为佩戴皮肤造口袋。

⑥健康教育：术后适当锻炼，加强营养，增强体质；戒烟，对接触致癌物质者加强劳动保护。

三、前列腺癌

前列腺癌是**老年男性的常见疾病**。在欧美发病率最高，但在我国近年发病率呈升高趋势。

1. 病因、病理　尚不明确，可能与种族、遗传、环境、食物、吸烟、肥胖和性激素等有关。有家族史的发病率高，有家族发病倾向的，发病年龄也较轻。**前列腺癌 98% 为腺癌**。大多数为雄激素依赖型。

2. 临床表现　85% 病人发病年龄超过 65 岁，高发年龄在 70 ～ 74 岁。多无明显临床症状，常在体检时**直肠指诊或检测血清前列腺特异性抗原（PSA）值升高**被发现。可表现为下尿路梗阻症状，如尿频、尿急、尿流缓慢、尿流中断、排尿不尽，甚至尿潴留或尿失禁。血尿少见。晚期可有贫血、下肢水肿、排便困难、少尿或无尿等。

3. 辅助检查

（1）实验室检查：前列腺癌常伴血清 PSA 增高，有淋巴转移或骨转移的，往往显著增高。

（2）影像学检查：经直肠 B 超检查可发现前列腺内低回声癌结节，并可测量肿瘤体积与侵及范围。CT 对早期前列腺癌的诊断价值不大。MRI 对前列腺癌的诊断优于其他影像学方法。全身核素骨显像可发现骨转移病灶。

4. 治疗

（1）根治性前列腺切除术：是局限在包膜以内的前列腺癌最佳治疗方法，仅适用于年龄较轻，耐受手术病人。

（2）去势治疗：手术去势，包括双侧睾丸切除术与包膜下睾丸切除术；药物去势。

（3）放射、化学治疗：局部控制效果良好。

5. 护理措施

（1）术前护理

①心理护理：心理疏导，消除其恐惧、焦虑、绝望的心理。

②注意休息：病程长、体质差、晚期肿瘤出现明显血尿者，应记录 24 小时尿量及血尿程度。

③术前宣教：做好内分泌治疗和其他治疗的指导和护理。

（2）术后护理：①密切监测病人生命体征。②观察伤口渗出情况，保持伤口敷料清洁干燥。③做好各引流管的护理，防止泌尿系统逆行感染。④做好尿失禁病人的生活护理，并指导病人进行提肛肌训练，以尽快恢复尿道括约肌功能。

## 第 42 单元　男性性功能障碍、节育者的护理

【复习指南】男性生殖器官分为内生殖器和外生殖器。内生殖器包括生殖腺、输精管道和附属性腺。生殖腺为睾丸，是产生精子的场所，也是分泌男性性激素的内分泌器官。输精管道包括附睾、输精管、射精管及与排尿共用的尿道。附属性腺包括精囊腺、前列腺和尿道球腺等。外生殖器包括阴茎和阴囊，阴茎为男性外生殖器的主体，位于耻骨之前阴囊的上方；阴囊居于阴茎根部与外阴之间，内藏睾丸、附睾和精索的一部分。

## 一、男性性功能障碍

正常男性性功能包括性欲、性兴奋、阴茎勃起、性行为、射精和性欲高潮等过程。**最常见的男性性功能障碍是勃起障碍和早泄**。

1. 临床表现

（1）**性欲改变**：无主动的性要求，在任何刺激下均对性交无兴趣。

（2）**勃起功能障碍**：按程度分为轻、中、重 3 度，**阳痿属于重度勃起障碍**。勃起功能障碍分为功能性、器质性及混合性 3 种类型。

（3）**射精功能障碍**：不射精是指性交过程中没有射精活动，也无性高潮。早泄和不射精多为功能性。逆行射精是射精有性高潮和射精感，但精液未射出体外，而是逆行、向内流入膀胱，性交后尿液检查有精子及果糖，常有器质性病变引起。精液中含有血液为血性精液，由精囊炎或肿瘤引起。

2. 辅助检查

（1）实验室检查：内分泌功能测定包括血清睾酮、促性腺激素、催乳素、血糖和糖耐量等。

（2）特殊检查：通过国际勃起功能问卷、夜间阴茎胀大试验、人工勃起试验、多普勒彩色复式超声、海绵体造影、神经检测、海绵体活检等检查，可明确勃起功能障碍属功能性或血管性、神经性、内分泌性等器质性原因。

3. 治疗

（1）精神心理治疗：适用于各种原因所致的性功能障碍。

（2）非手术治疗：口服药物对大多数勃起功能障碍有效，但对老年人、心血管疾病病人须慎用。激素治疗适用于内分泌因素所致的阳痿。阴茎海绵体血管活性药物注射、经尿道给药、负压缩窄装置和阴茎海绵体功能性电刺激等，均有一定疗效。

（3）手术治疗：血管性勃起功能障碍可采用阴茎静脉结扎或阴茎动脉重建术等治疗。阴茎假体植入术适用于其他疗法无效的器质性阳痿。

4. 护理措施

（1）心理护理：与病人接触时应有耐心、细心，尽量探寻造成性功能障碍的精神心理因素，以获得病人的信任，更好地配合治疗。

（2）术前护理

①备皮，保持会阴部清洁。

②消除引起性功能障碍的危险因素可增强手术效果，如各种血管疾病、慢性酒精中毒、吸烟、某些药物等。

（3）术后护理

①注意观察局部血液循环、阴茎皮肤水肿和伤口情况，遵医嘱应用雌激素防止阴茎勃起，以减轻局部充血和渗出。

②妥善固定敷料，防止大小便污染伤口，预防感染发生。伤口疼痛者应及早给予药物镇静镇痛。

③用药指导：硝酸甘油和西地那非有协同降血压作用，因此西地那非应绝对禁用于长期或短期应用硝酸甘油或硝普钠治疗的病人，肝肾功能不全者，应慎用西地那非。

## 二、男性节育

1. 男性节育的途径　根据男性生殖生理特点，采取措施阻断男性生殖过程的某个环节，以达到男性节育的目的。

2. 男性节育的主要措施　输精管结扎术；输精管注射绝育法；避孕套；外用避孕药膜。

3. 护理措施

（1）术前护理

①心理护理：输精管结扎术是一种安全可靠的男性节育手术。

②术前准备：检查凝血功能；做好手术局部的清洗、备皮准备；精神高度紧张者遵医嘱使用镇静药。

（2）术后护理

①病情观察：病人术后 **2 ～ 3 小时**，重点观察切口处有无肿胀、阴囊皮肤青紫等，一旦发现出血征象立即通知医生及时处理。

②休息与活动：术后 **1 周内不适合剧烈活动，尽可能制动休息**。

③血肿：主要是术中止血不彻底引起。轻者进行加压包扎、冷敷，血肿大者应引流，并使用止血药。

（3）预防和控制感染

①及时更换切口敷料，保持敷料干燥清洁，预防伤口感染。当切口疼痛且伴体温升高时应考虑感染。

②输精管痛性结节：术后阴囊内输精管结扎处多有结节样改变，一般无症状，若结节疼痛明显，多与血肿、感染、线头异物等有关。

③附睾淤积：术后出现附睾胀大、阴囊肿痛，沿精索放射至腹股沟、下腹及腰部，性生活后加重，系精子和分泌物淤积所引起。

④节育失败：须重新接受节育手术或使用其他避孕方法。

⑤勃起功能障碍：术后少数节育者出现勃起功能障碍，可能与心理因素及痛性结节、附睾淤积等引起性生活疼痛有关。

# 第 43 单元　肾上腺疾病外科治疗病人的护理

【复习指南】肾上腺位于双侧肾上极内侧，左侧呈新月形，右侧成三角形。其组织学结构分为皮质和髓质两部分。外科治疗的肾上腺疾病中，以原发性醛固酮增多症（简称原醛症）、皮质醇症和儿茶酚胺症最为常见。

## 一、皮质醇症

皮质醇症是机体长期在过量糖皮质激素的作用下，出现的一系列相关临床症状和体征的综合征，亦称库欣综合征（CS）。

1. 病因病理　根据导致 CS 原因的不同，分为 ACTH 依赖性和非依赖性两大类，见表 2-4。

表 2-4　ACTH 依赖性库欣综合征和非依赖性库欣综合征分类特点

| 类型 | | 特点 |
|---|---|---|
| ACTH 依赖性库欣综合征 | Cushing 病 | 占库欣综合征的 70% ～ 80%，由垂体瘤或下丘脑 - 垂体功能紊乱导致腺垂体分泌过多引起 |
| | 异位 ACTH 综合征 | 占库欣综合征的 15%，由某些疾病如肺癌、胰腺癌、支气管腺瘤或嗜铬细胞癌等异位分泌过多的 ACTH 所致 |
| ACTH 非依赖性库欣综合征 | 肾上腺皮脂腺瘤或腺癌 | 由该肿瘤直接分泌大量皮质醇所致，使无病变的肾上腺皮质功能减退 |
| | 肾上腺皮质结节状增生或腺瘤样增生 | 少数可自主分泌皮质醇，而血中 ACTH 不高，形成机制尚不明确 |

2. 临床表现　多见于**15 ～ 30 岁的女性**。

（1）向心性肥胖，满月脸、水牛背、悬垂腹、颈短、四肢肌萎缩。

（2）皮肤菲薄，下腹壁、大腿内侧、腋下皮肤可见紫纹，可见痤疮和多毛。

（3）高血压，部分病人轻度或中度高血压。

（4）性腺功能紊乱，性欲减退，女性月经不调，甚至闭经。

（5）其他症状，如骨质疏松引起的腰背痛极易发生病理性骨折；精神症状，如失眠、记忆力减退、注意力分散等。

3. 辅助检查

（1）实验室检查：血浆游离皮质醇增高，且昼夜分泌节律消失；24 小时尿游离皮质醇常明显增高；血浆 ACTH ＞ 50pmol/L，提示为 ACTH 依赖性疾病。

（2）影像学检查：彩超可发现肾上腺区肿瘤。CT 与 MRI 可发现垂体肿瘤，也可发现肾上腺区肿瘤。静脉尿路造影适用于体积较大的肾上腺腺癌和怀疑癌肿者。

4. 治疗

（1）手术治疗：库欣综合征病变在垂体或下丘脑，由神经外科应用手术显微镜经鼻经蝶窦切除垂体瘤。肾上腺皮质腺瘤或腺癌，采用腹腔镜肾上腺腺瘤切除术或连同患侧肾上腺全部切除。肾上腺皮质结节状增生和异位 ACTH 综合征，应手术切除原发肿瘤。

（2）药物治疗：用于术前准备、预防术后复发或其他治疗效果不佳时。主要包括皮质醇合成抑制药和直接作用于下丘脑 - 垂体的药物。部分病人用药后可出现皮质功能低下。

5. 护理措施

（1）术前护理

①病情观察：定时监测血压及血糖，遵医嘱及时给予抗高血压药及抗糖尿病药，用药后密切观察疗效。

②预防意外发生：避免跌倒、碰撞、剧烈活动、骨折等。必要时搀扶病人行走或轮椅接送病人。

③预防感染：保持床单位清洁，注意皮肤卫生，观察有无软组织及呼吸道感染。

④饮食：**给予低热量、低糖、高蛋白、高钾、低钠饮食**。

⑤心理护理：告知病人相关疾病知识，鼓励病人积极配合，及时进行心理疏导，预防病人焦虑、抑郁等症状的发生。

（2）术后护理

①**病情观察**：监测病人生命体征的变化，准确记录。

②**肾上腺危象**：术后至出院期间均可发生肾上腺皮质功能不全，严重者出现肾上腺危象。观察病人是否有血压下降、心率加快、呼吸急促、恶心呕吐、腹痛、腹泻、高热甚至昏迷、休克等情况。应避免使用吗啡、巴比妥类药物，遵医嘱使用肾上腺皮质激素继续补充治疗。若发生肾上腺危象，遵医嘱立即静脉补充肾上腺皮质激素，并纠正水、电解质失衡及低血糖等情况。

③**气胸**：经腰部肋间切口手术的病人术后可能发生气胸，术后密切观察病人是否有气胸的表现。

④**出血**：若病人术后引流量较多、颜色鲜红且很快凝固，同时伴有血压下降、脉搏增快，常提示有出血，立即通知医师处理。

⑤**感染**：若病人体温升高、伤口处疼痛并伴有血白细胞计数和中性粒细胞比例升高时，多提示有感染，及时通知医师并协助处理。

⑥**预防压疮**：受病人体重、皮肤情况影响，另外由于术后疼痛活动受限，病人易出现压疮。故应保持皮肤清洁、干燥，定期皮肤护理并定时翻身，必要时使用气垫床。

## 二、原发性醛固酮增多症

1. 病因病理　由于肾上腺皮质球状带分泌过量的醛固酮所致。

2. 临床表现　30 ～ 50 岁多见，**主要表现为高血压和低血钾**。

（1）**高血压**：几乎所有原醛症的病人均有高血压，以舒张压升高为主，一般抗高血压药效果不佳。

（2）**肌无力**：70% 的病人呈持续性降低血钾，病人表现为肌无力，甚至周期性瘫痪，首先累及四肢，重者发生软瘫，并影响吞咽和呼吸。可出现低血钾心电图改变。

（3）**烦渴、多饮、多尿**：以夜尿增多为主，主要是由肾浓缩功能下降引起。

3. 辅助检查

（1）实验室检查：**低血钾、高血钠、碱中毒；尿钾排出增多**，24 小时超过 25 ～ 30mmol/L；血和尿醛固酮含量升高；血浆肾素活性降低。

（2）影像学检查：①超声检查，只能发现直径＞ 1cm 的肾上腺肿瘤，常用于筛查。② CT，多排螺旋 CT 薄层扫描，对发现直径＜ 1cm 肿瘤即增生有重要意义。③ $^{131}$I 标记的醛固酮肾上腺核素现象，对腺瘤、癌和增生的鉴别有帮助。

（3）特殊检查：螺内酯（安体舒通）试验、体位试验和钠钾平衡试验。

4. 治疗

（1）手术治疗：肾上腺皮脂腺瘤，单纯切除后可望完全恢复。单侧原发性肾上腺皮质增生可做同侧肾上腺切除或肾上腺次全切除。肾上腺皮质癌及异位产生醛固酮的肿瘤应尽量切除原发病灶。利用腹腔镜对诊断明确的病人行肿瘤及肾上腺摘除，创伤小，效果满意。

（2）药物治疗：适用于特发性肾上腺皮质增生、有手术禁忌证的原醛症、不能根治切除的皮质癌、糖皮质激素可控制的原醛症。常用药物为螺内酯、氯胺吡咪、氨苯蝶啶等。

5. 护理措施

（1）术前护理：为减少手术的危险性，术前需控制高血压、纠正低血钾、碱中毒等。

①控制高血压：根据病情随时或每日2次监测血压，按时给予抗高血压药并密切观察效果及不良反应。

②纠正低血钾及酸碱失衡：低血钾时会出现心动过速、期前收缩，易发生心脏骤停。控制水和钠的摄入，增加钾盐摄入，指导进食低钠高钾食物，每日限制钠的摄入量为**20mmol**，钾为**270mmol**。遵医嘱使用排钠保钾药物，以促使水钠排出、提高血钾浓度。随时监测钠、钾、pH情况。

③活动指导：限制病人活动范围，切忌剧烈运动，防止跌倒，必要时给予适当的保护措施。

④心理护理：告知病人疾病的相关知识，耐心解释疾病的治疗与护理方案，鼓励病人积极配合，及时进行心理疏导。

（2）术后护理

①病情观察：**密切监测病人生命体征**。观察病人有无肾上腺皮质功能不全的表现。遵医嘱应用肾上腺皮质激素，并观察效果。

②**维持水电解质平衡**：手术后钾及钙离子紊乱，需调整一段时间才能恢复正常，须继续按术前低钾、低钙情况进行护理，以免发生意外。

③**引流管的护理**：准确记录24小时尿量；保持各引流管通畅，注意观察引流液的颜色、性质、量。

④预防并发症：定时为病人翻身、叩背，协助排痰，避免肺部感染及肺不张的发生。

## 三、儿茶酚胺症

儿茶酚胺症是指由**肾上腺嗜铬细胞和肾上腺髓质增生症**等疾病分泌过量儿茶酚胺所致，并由此产生高血压、高代谢、高血糖、眼底改变及胃肠道症状等临床表现的疾病。

1. 病因及病理　嗜铬细胞瘤大多数发生在肾上腺髓质，约10%发生在肾上腺外交感神经系统的嗜铬组织，以腹膜后多见。良性肿瘤占90%以上，发生浸润和转移时可诊断为恶性嗜铬细胞瘤。嗜铬细胞瘤一般分泌大量**去甲肾上腺素和少量肾上腺素**。

2. 临床表现

（1）**高血压**：有阵发性和持续性，或持续性伴有阵发性加剧。

（2）**代谢紊乱**：大量儿茶酚胺引起基础代谢增高，可出现发热；高血糖、糖尿和糖耐量降低，因肝糖原分解加速及胰岛素分泌受抑制糖代谢紊乱所致；血非酯化脂肪酸和胆固醇增高，因脂肪分解加速所致；低钾血症，可能与儿茶酚胺促使钾离子进入细胞内及促进肾素、醛固酮分泌所致；便秘，儿茶酚胺使肠蠕动及张力减弱所致。

3. 辅助检查

（1）实验室检查：高血压期儿茶酚胺明显升高、24小时尿儿茶酚胺及其代谢产物香草扁桃酸升高，可诊断为儿茶酚胺症。临床可疑，但儿茶酚胺不增高的高血压者，可用酚妥拉明或可乐定做抑制试验；血压正常者，则用胰高糖素做激发试验。

（2）影像学检查：彩超和CT检查可发现嗜铬细胞瘤或肾上腺体积增大。MRI检查多用于鉴别诊断。放射性核素$^{131}$I-间位碘苄胍肾上腺髓质现象敏感性和特异性均较高。腔静脉分段采血测儿茶酚胺对体积较小的肿瘤及肾上腺外嗜铬细胞瘤的定位诊断有意义。

4. 治疗　**腹腔镜下或开放手术切除肿瘤**可获得良好的疗效。加强围术期处理，包括充分的术前准备、细致的术中操作和严密的术后监护。①术前准备：舒张周围血管，控制血压在正常范围。术前准备一般在 2 周以上。心率快的病人可加用 β- 肾上腺素受体阻滞药，如普萘洛尔等；扩充血容量，如输血、补液，常用低分子右旋糖酐每日 500nl 静脉滴注。②术中准备：根据中心静脉压和动脉压变化，调整补液速度；肿瘤或增生腺体切除后，往往需加快输血输液量，甚至应用升压药物。③术后准备：注意维持水电解质平衡，需要时补充皮质激素，防止肾上腺功能不全或肾上腺危象发生。

5. 护理措施

（1）术前护理

①心理护理：耐心讲解疾病相关知识、检查目的、手术治疗的必要性，以消除焦虑、紧张、恐惧情绪，避免病人情绪激动而诱发或加重病情。

②饮食护理：病人基础代谢高，出汗多、消耗大，鼓励病人多饮水，饮食给予营养丰富、高热量、高脂肪、高蛋白、低盐、高钾高钙饮食，合并糖尿病者给予糖尿病饮食，以控制血糖。

③控制血压：观察血压变化，每日测量 2 次，发作时随时测量。可用受体阻断药酚苄明，也可使用哌唑嗪或钙离子通道阻滞药等控制血压。用药前后均应注意观察血压的变化及用药后反应。控制血压正常或者接近正常 2 ～ 4 周，病情稳定方可手术。针对诱因，采取措施减少高血压的发作，并随时做好发作时的抢救准备。

④活动指导：嗜铬细胞瘤的病人可随时出现发作性高血压。因此，应限制病人活动的范围，加强保护措施，防止跌倒。

⑤监测心律：如心率快、心律失常可用受体阻滞药等，用药后观察心率、心律的变化及用药后的反应。

⑥输液治疗：术前 1 天补充扩容。如有低钾血症，遵医嘱补充钾离子。

⑦麻醉前用药：阿托品易导致心率加快、心律失常，应禁用。

（2）术后护理

①维持血压稳定：密切监测生命体征，严密观察血压变化，维持血压低于术前 20 ～ 30mmHg，以防重要脏器供血不足。还应观察有无高血压危象发生，必要时给扩血管药物调整血压。

②根据中心静脉压调整输液量及输液速度：准确记录 24 小时出入量。输液、输血速度不宜过快，保证 24 小时液体准确输注，以防止肺水肿及左心功能不全发生。

③预防并发症：观察有无肺水肿、左心衰竭、脑水肿肾上腺皮质功能不全等并发症。

# 第 44 单元　骨科病人的一般护理

【复习指南】牵引术与护理及石膏绷带术与护理考点相对较多，骨科病人的功能锻炼护理措施次之。

## 一、牵引术与护理

（一）牵引术

牵引术是骨科常用的治疗方法，是利用牵引力和反牵引力作用于骨折部，达到复位或维持复位固定的治疗方法。

牵引术的适应证：①骨折、关节脱位的复位及维持复位后的稳定。②挛缩畸形的矫正治疗和预防。③炎症肢体的制动和抬高。④骨和关节疾病治疗前准备。⑤防止骨骼病变。

（二）护理

**1. 操作中护理**

（1）皮牵引：多用于四肢牵引。皮肤牵引分为以下两种。

①胶布牵引：多用于四肢。局部皮肤涂以安息香酸酊（婴幼儿除外），以增加黏合力，减少对胶布过敏。骨隆突处加衬垫，防止局部压迫。

②海绵带牵引：将海绵带平铺于床上，用大毛巾包裹需牵引的肢体，骨突处垫以棉花或纱布，将肢体包好，扣上尼龙搭扣，拴好牵引绳，进行牵引。

（2）骨牵引：常用于颈椎骨折、脱位，肢体开放性骨折及肌肉丰富处的骨折。优点是牵引力量大、持续时间长；缺点是骨牵引为有创牵引方式，可能发生感染。

（3）兜带牵引

①枕颌带牵引：常用于颈椎骨折、脱位、颈椎间盘突出及颈椎病等。牵引时避免枕颌带压迫两耳及头面两侧。

②骨盆水平牵引：常用于腰椎间盘突出的治疗。

③骨盆悬吊牵引：常用于骨盆骨折的复位与固定。

**2. 操作后护理**

（1）生活护理：持续牵引病人生活不能完全自理，应协助病人洗头、擦浴、床上使用便盆等。

（2）保持牵引的有效性：注意观察如下。①皮牵引时有无松脱、移位。②颅骨牵引时螺母是否拧紧，以防止牵引弓脱落。③牵引锤是否保持悬空。④保持对抗牵引力；如有不当，及时纠正。

（3）维持有效血液循环：密切观察病人患肢末梢血液循环情况。若局部出现青紫、肿胀、发冷、麻木、疼痛、运动障碍、脉搏细弱时，及时报告医生。

（4）皮肤护理：注意观察胶布牵引病人胶布边缘皮肤有无水疱或皮炎，若有水疱及时处理，必要时换用其他牵引方法。观察受压皮肤情况，预防压疮。

（5）并发症的观察与护理

①血管和神经损伤：骨牵引后密切观察创口敷料的渗血情况、肢体末梢的血供、病人生命体征及肢体运动情况。

②牵引针、弓的脱落：多由于牵引针打入太浅，螺母未拧紧或术后未定期拧紧引起。颅骨牵引应每日检查并拧紧牵引弓螺母。

③牵引针眼感染：及时清除针眼处积血及分泌物，每日在针孔处滴75%乙醇2次；防止牵引针左右滑动，若发生向一侧偏移，消毒后调整；如针孔感染应及时处理，必要时拔针换位牵引。

④关节僵硬：最常见的是足下垂畸形，与腓总神经受压及患肢缺乏功能锻炼有关。

⑤其他：病人由于长期卧床，还可能出现坠积性肺炎、便秘、下肢深静脉血栓形成等并发症。枕颌带牵引时，牵引带压迫气管易导致呼吸困难、窒息，应加强病情观察，注意预防，及时处理。

## 二、石膏绷带术与护理

### （一）石膏绷带术

石膏绷带术是常用的外固定材料之一，适用于骨关节损伤及术后的固定。常用的石膏类型可分为石膏托、石膏夹板、石膏管型、躯干石膏及特殊类型石膏等。

*1. 石膏绷带固定术的适应证*　①骨折复位后的固定。②关节损伤和关节脱位复位后的固定。③周围神经、血管、肌腱断裂或损伤，皮肤缺损，手术修复后的制动。④急慢性骨、关节炎症的局部制动。⑤畸形矫正术后矫形位置的维持和固定。

*2. 石膏绷带固定术的禁忌证*　①全身情况差，如心、肺、肾功能不全，进行性腹水等。②伤口发生或疑有厌氧菌感染。③孕妇禁忌躯干部大型石膏固定。④年龄过大、新生儿、婴幼儿及身体衰弱者不宜行大型石膏固定。

### （二）护理

*1. 石膏干固前*

（1）加快干固：天气冷时可提高室温、用灯泡烤箱、红外线照射等烘干或热风机吹干等方法，但要避免灼伤。

（2）搬运：搬运及翻身时，用手掌平托石膏固定的肢体，维持肢体的位置，避免石膏折断。

（3）体位：维持石膏固定的位置直至石膏完全干固，病人卧硬板床，用软枕妥善垫好石膏。术后 8 ～ 10 小时后协助翻身。四肢包扎石膏时抬高患肢，适当支托，以防肢体肿胀及出血。

（4）保暖：未干固的石膏需覆盖毛毯时应用支架托起。

*2. 石膏干固后*

（1）保持石膏的清洁、干燥：大小便后应及时清洁臀部及会阴，并勿污染及弄湿石膏。石膏污染后用布蘸少量洗涤剂擦拭，清洁后立即擦干。

（2）保持有效固定：行石膏管型固定者，因肢体肿胀消退或肌萎缩可导致原石膏失去固定作用，必要时应重新更换。

（3）*并发症的观察及护理*

①*骨筋膜室综合征*：*好发于***前臂掌侧**和**小腿**。应密切观察石膏固定肢体的末梢血液循环。若病人出现肢体血液循环受阻或神经受压的征象，应立即放平肢体，并通知医师全层剪开固定的石膏，严重者须拆除，必要时行肢体切开减压术。

②压疮：保持床单位的清洁、干燥，定时翻身，避免皮肤损伤。

③化脓性皮炎：主要表现为局部持续性疼痛、形成溃疡、有恶臭及脓性分泌物流出或渗出石膏，应及时开窗检查及处理。

④*石膏综合征*：*部分行躯干石膏固定的病人可能出现***反复呕吐**、**腹痛**甚至**呼吸窘迫**、*面色苍白、发绀、血压下降等表现，称为***石膏综合征**。原因：石膏包裹过紧，影响病人呼吸及进食后胃的扩张；手术刺激神经及后腹膜致神经反射性急性胃扩张；过度寒冷、潮湿等致胃肠功能紊乱。发生轻度石膏综合征可通过调整饮食、充分开窗等处理；严重者应立即拆除石膏，给予禁食、胃肠减压，静脉补液等处理。

⑤失用综合征：由于肢体长期固定、缺乏功能锻炼，导致肌萎缩；大量钙盐溢出骨骼致

骨质疏松；关节内纤维粘连致关节僵硬。因此应加强肢体的功能锻炼。

⑥出血：血液或渗出液渗至石膏外，用记号笔标记出范围、日期，并详细记录。必要时协助医师开窗以彻底检查。

⑦由于行石膏固定术后长期卧床，病人可能出现坠积性肺炎、便秘、泌尿道感染等并发症，应加强观察并及时处理。

3. *石膏拆除* 石膏拆除后，石膏下的新生皮肤较为敏感，避免搔抓，每日行局部按摩。指导病人加强患肢功能锻炼。

## 三、骨科病人的功能锻炼

（一）目的

（1）保持和恢复关节运动的幅度，防止关节僵硬。

（2）保持和恢复肌肉力量及耐力，防止肌肉萎缩。

（3）防止骨质脱钙，预防骨质疏松。

（4）促进血液循环改善局部条件，促进骨折愈合。

（5）早日恢复正常生活和工作。

（二）护理评估

1. *健康史* 包括性别、年龄、体重、身体健康状况、生活自理能力。

2. *身体状况*

（1）全身状况：生命体征是否正常、重要脏器功能是否完好、身体活动障碍程度等。

（2）局部状况：损伤部位、程度和处理方法，固定部位、牢固程度，有无开放性伤口等。

3. *心理状况* 对固定的认识及态度，功能锻炼是否有积极性，家属支持程度。

（三）护理措施

1. *分阶段锻炼*

（1）初期：术后1～2周，此期功能锻炼的主要目的是促进肢体血液循环，消除肿胀，防止失用综合征。此期病变部位可能由于疼痛、肿胀导致肢体活动受限，因此功能锻炼以肌肉等长舒缩运动为主。

（2）中期：术后2周，此时病变部位肿胀已消退，局部疼痛减轻，应根据病情需要，配合简单的器械或支架辅助锻炼，逐渐增加病变肢体的运动范围和运动强度。

（3）后期：此时病变部位已基本愈合，外固定支具拆除，应加强关节活动范围和肌力的锻炼，并配合理疗、按摩针灸等物理治疗和外用药物熏洗，促进恢复。

2. *功能锻炼方法*

（1）*被动运动*：完全靠自身以外的力量进行运动，*适应于严重瘫痪的病人*。主要依靠他人或健侧肢体带动。被动运动的方法有按摩、推拿、针灸、理疗、借助器械和被动活动。被动活动力量要柔和，不要过力，防止损伤，以病人不痛或轻痛为度。

（2）*主动运动*：依靠病人自身力量进行锻炼，*适应于有活动能力的病人*。对主动运动的病人要多指导、多鼓励。指导病人进行有利于骨折愈合的运动。

（3）助力运动：自身力量不足，需要外力协助，尤其在起动时需要帮助。外力可以是他人，也可以是健侧肢体或运动器。

（4）手法治疗：此法虽是被动运动，但并非一般的被动。适用于关节内粘连已完全机化，关节僵硬已定型的病人。为创造锻炼条件，采取一次性手法撕裂瘢痕组织。治疗必须在麻醉下进行，手法缓和，术后尽早锻炼。

## 第45单元　骨与关节损伤病人的护理

【复习指南】骨折概述中的定义、病因、分类、临床表现、诊断、并发症、骨折愈合过程和影响因素、急救及治疗要点应掌握。常见的四肢骨折病人的护理中，临床表现应熟练掌握；辅助检查、治疗要点、护理评估、护理措施应掌握；病因病理应熟悉。脊柱骨折的临床表现，急救搬运应熟练掌握；治疗要点应掌握；病因病理及分类、辅助检查应熟悉。骨盆骨折的临床表现及护理措施应掌握；病因病理、辅助检查、常见并发症及治疗要点应熟悉。关节脱位的并发症应掌握；定义、病因病理、分类、临床表现、辅助检查及治疗要点应熟悉。常见关节脱位的临床表现及护理应掌握；病因病理、辅助检查、治疗要点应熟悉。断肢再植的临床表现及护理措施应掌握；病因病理及治疗要点应熟悉。

### 一、骨折概述

（一）定义、病因、分类

1. 定义　骨折是指骨的完整性和连续性中断。

2. 病因

（1）直接暴力：暴力直接作用于局部骨骼使受伤部位发生骨折。

（2）间接暴力：暴力通过传导、杠杆、旋转和肌肉收缩等方式使受力点以外的骨骼部位发生骨折。

（3）积累性劳损：长期、反复、轻微的直接或间接损伤可致使肢体某一特定部位骨折，又称疲劳性骨折。

3. 分类

（1）根据骨折的程度和形态分类

①不完全骨折：按其形态又可分为裂缝骨折、青枝骨折。

②完全骨折：按骨折线的方向及其形态可分为横形骨折、斜形骨折、螺旋形骨折、粉碎性骨折、嵌插骨折、压缩骨折、凹陷骨折和骨骺分离等。

（2）根据骨折处是否与外界相通分类：开放性骨折、闭合性骨折。

（3）根据骨折端的稳定程度分类：稳定性骨折、不稳定性骨折。

（二）临床表现

1. 全身表现

（1）休克：多由于出血所致，特别是骨盆骨折、股骨骨折和多发性骨折，严重的开放性骨折或并发重要内脏器官损伤时也可导致休克。

（2）发热：当骨折大量出血后吸收可引起低热，但一般不会超过38.0℃，开放性骨折出现高热，应考虑感染的可能。

2. 局部表现

（1）一般表现：疼痛和压痛、肿胀和瘀斑、功能障碍等。

（2）特有体征：**畸形、反常活动、骨擦音或骨擦感**。

（三）诊断

1. 病史　损伤或相关病史。

2. 临床表现　特别是骨折专有体征，其中有一项即可确诊。

3. 辅助检查

（1）X 线检查：有助于了解骨折的部位、类型及移位情况，对于骨折的治疗具有重要指导意义。脂肪栓塞综合征时，胸部 X 线片可见多变的、进行性加重的肺部阴影。

（2）CT 和 MRI：可发现结构复杂的骨折和其他组织的损伤。

（3）骨扫描：有助于确定骨折的性质和并发症，如有无病理性骨折。

（四）并发症

1. 早期并发症

（1）休克：病人发生严重创伤时，骨折引起大出血或重要脏器损伤可致休克。

（2）脂肪栓塞综合征：由于骨折部位的骨髓组织被破坏，血肿张力过大，使脂肪滴经破裂的静脉窦进入血液循环，引起肺、脑、肾等部位脂肪栓塞。多发生于粗大的骨干骨折，如股骨干骨折。通常发生在骨折后 48 小时内，典型表现有进行性呼吸困难、发绀，胸部摄片有广泛性肺实变。动脉低血氧可致烦躁不安、嗜睡，甚至昏迷和死亡。

（3）重要内脏器官损伤：骨折可导致肝、脾、肺、膀胱、尿道和直肠等损伤。

（4）重要周围组织损伤：骨折导致重要血管、周围神经、脊髓等损伤。

（5）骨筋膜室综合征：内部因素为骨折的血肿和组织水肿使室内内容物体积增加；外部因素为包扎过紧、局部压迫使室内容积减小。当压力达到一定程度（前臂 65mmHg，小腿 55mmHg），供应肌肉血液的小动脉关闭，可形成缺血 - 水肿 - 缺血的恶性循环。根据缺血程度不同可导致不同结果：①濒临缺血性肌挛缩；②缺血性肌挛缩；③坏疽。

2. 晚期并发症

（1）坠积性肺炎：主要发生于因骨折长期卧床不起的病人，以老年人、体弱和伴有慢性病者多见，有时甚至危及病人生命。

（2）压疮：骨突处受压时，局部血液循环障碍易形成压疮。

（3）下肢深静脉血栓形成：由于下肢长时间制动，静脉血液回流缓慢，以及创伤导致的血液高凝状态等，都容易导致下肢深静脉血栓形成。

（4）感染：开放性骨折时，由于骨折断端与外界相通，存在感染的风险，严重者可能发生化脓性骨髓炎。

（5）缺血性骨坏死：骨折段的血液供应被破坏，导致该骨折段缺血坏死。

（6）缺血性肌挛缩：是骨折最严重的并发症之一，是骨筋膜室综合征的严重后果。一旦发生则难以治疗，可造成典型的爪形手或爪形足。

（7）急性骨萎缩：是损伤所致关节附近的痛性骨质疏松，又称反射性交感神经性骨营养不良。好发于手、足骨折后，典型症状是疼痛和血管舒缩紊乱。

（8）关节僵硬：是骨折和关节损伤中最常见的并发症。由于患肢长时间固定导致静脉和淋巴回流不畅，关节周围组织中浆液纤维性渗出和纤维蛋白沉积，发生纤维粘连，并伴有关节囊和周围肌肉挛缩，致使关节活动障碍。

（9）损伤性骨化：又称骨化性肌炎。关节扭伤、脱位或关节附近骨折时，骨膜剥离形成骨膜下血肿，若血肿较大或处理不当使血肿扩大，血肿机化并在关节附近的软组织内广泛骨化，严重影响关节活动功能。

（10）创伤性关节炎：关节内骨折后若未能准确复位，骨折愈合后关节面不平整，长期磨损易引起活动时关节疼痛。

（五）骨折愈合过程和影响因素

1. 骨折愈合过程　骨折后的愈合是一个复杂而连续的过程，根据组织学和细胞学的变化通常将其分为以下3个阶段。

（1）血肿炎症机化期：骨折后，在骨折断端及其周围形成血肿。伤后6～8小时，骨折断端的血肿凝结成血块。损伤可致部分软组织和骨组织坏死，在骨折处引起无菌性炎症反应。炎性细胞逐渐清除血凝块、坏死软组织和死骨，而使血肿机化形成肉芽组织。肉芽组织内成纤维细胞合成和分泌大量胶原纤维，转化为纤维结缔组织连接骨折两端，称为纤维连接。此过程约在骨折后2周完成。

（2）原始骨痂形成期：骨内、外膜增生，新生血管长入，成骨细胞大量增殖，合成并分泌骨基质，使骨折端附近内、外形成的骨样组织逐渐骨化，形成新骨，即膜内成骨。由骨内、外膜紧贴骨皮质内、外形成的新骨，分别称为内骨痂和外骨痂。填充于骨折断端间和髓腔内的纤维组织逐渐转化为软骨组织，软骨组织经钙化而成骨，即软骨内成骨，形成环状骨痂和髓腔内骨痂，即为连接骨痂。连接骨痂与内、外骨痂相连，形成桥梁骨痂，标志着原始骨痂形成。

（3）骨板形成塑形期：原始骨痂中新生骨小梁逐渐增粗，排列越来越规则和致密。随着破骨细胞和成骨细胞的侵入，完成骨折端死骨清除和新骨形成的爬行替代过程。原始骨痂被板层骨所替代，使骨折部位形成坚强的骨性连接，此过程需8～12周。随着肢体活动和负重，在应力轴线上成骨细胞相对活跃，有更多的新骨形成坚强的板层骨；在应力轴线以外破骨细胞相对活跃，吸收和清除多余的骨痂。最终，髓腔重新沟通，骨折处恢复正常骨结构，在组织学和放射学上不留痕迹。骨折愈合过程有一期愈合（直接愈合）和二期愈合（间接愈合），临床上以二期愈合多见。

2. 临床愈合标准　临床愈合是骨折愈合的重要阶段，其标准为：①局部无压痛及纵向叩击痛。②局部无反常活动。③X线片显示骨折处有连续性骨痂通过骨折线已模糊。④拆除外固定后，上肢能向前平举1kg重物持续达1分钟；下肢能不扶拐在平地连续步行3分钟，且不少于30步。⑤连续观察2周骨折处不变形。以上5条都必须达到。

3. 影响愈合的因素　影响骨折愈合的因素包括：①全身因素，如年龄、营养和代谢因素、健康状况。②局部因素，如骨折的类型和数量、骨折部位的血液供应、软组织损伤程度、软组织嵌入及感染等。③治疗方法，如反复多次的手法复位、骨折固定不牢固、过早和不恰当的功能锻炼、治疗操作不当等。

（六）急救

1. 抢救生命　应检查病人全身情况，首先处理休克、昏迷、呼吸困难、窒息或大出血等可能威胁病人生命的紧急情况。

2. 包扎止血　绝大多数创口出血可用加压包扎止血。用止血带阻断大血管的出血，但必须记录开始用止血带的时间，防止由于使用止血带过久而致肢体远端缺血坏死。若骨折端已戳出伤口并已污染，则不应现场复位，以免将污物带到伤口深处。

3. 妥善固定　凡有骨折或疑有骨折的病人应予以临时固定处理。固定物可以为特制的夹板，或就地取材的木板、木棍或树枝等。若无任何可利用的材料，可将骨折的上肢固定于胸部，骨折的下肢与对侧健肢捆绑固定。对疑有脊柱骨折者应尽量避免移动，可采用3人平托病人的头背、腰臀和双下肢部位的方法或滚动法将病人移至硬担架或木板。严禁1人抬头1人抬足，或用搂抱的方法搬运，以免造成或加重脊髓损伤。颈椎损伤者需有专人托扶头部并沿纵轴向上略加牵引，搬运后用沙袋或折好的衣服放在颈两侧以固定头颈部。

4. 迅速转运　病人经初步抢救、妥善包扎固定后，应尽快转运至就近的医院进行治疗。

（七）治疗

1. 复位　是将移位的骨折段恢复正常或接近正常的解剖关系，重建骨的支架作用，是骨折固定和康复治疗的基础。按复位程度分为解剖复位和功能复位。复位方法包括手法复位和切开复位。

（1）解剖复位：是指骨折段恢复了正常的解剖关系，对位（两骨折端的接触面）和对线（两骨折段在纵轴上的关系）完全良好。

（2）功能复位：是指骨折段虽未恢复正常的解剖关系，但骨折愈合后对肢体功能无明显影响。

（3）手法复位：适用于大多数骨折，其步骤包括解除疼痛、松弛肌肉、对准方向和拔伸牵引。复位时应争取达到解剖复位或接近解剖复位，如不易达到则功能复位，注意不能为了追求解剖复位而反复进行多次复位。

（4）切开复位：适用于手法复位失败、关节内骨折经手法复位无法达到解剖复位、手法复位未能达到功能复位、骨折并发主要血管或神经损伤、多处骨折等情况。

2. 固定　常用方法有外固定和内固定两类。内固定主要在切开复位后将骨折段固定在解剖复位的位置。成功内固定后可早期活动，预防长期卧床引起的并发症，尤其适合老年病人。外固定常用方法有小夹板、石膏绷带、外展架、持续牵引和外固定器等。

（1）小夹板：主要适用于四肢管状骨骨折者。其优点是能有效地防止移位。缺点是必须掌握正确的原则和方法，绑扎太松或太紧、固定垫应用不当等都不利于骨折愈合。

（2）石膏绷带：石膏绷带可根据肢体形状塑形，固定可靠，可维持时间较长。缺点是无弹性，不能调节松紧度，固定范围一般须超过骨折部的上、下关节，无法进行关节活动，易引起关节僵硬。

（3）外展架：外展架使患肢处于抬高位，有利于消肿、镇痛，且可避免因肢体重量的牵拉导致骨折分离移位。

（4）持续牵引：既有复位作用，也是外固定。应根据病人的年龄、性别、肌肉发达程度、软组织损伤情况和骨折的部位来选择牵引的方法和牵引重量。

（5）外固定器：外固定器主要用于开放性骨折，或闭合性骨折伴有局部软组织损伤或感染灶等情况。它具有固定可靠、易于处理伤口、不限制关节活动、可早期功能锻炼等优点。

3. 功能锻炼　是防止并发症和及早恢复患肢功能的重要保证。功能锻炼应遵循动静结合、主动与被动运动相结合、循序渐进的原则。

## 二、常见四肢骨折病人的护理

### （一）肱骨干骨折

肱骨干骨折是发生在肱骨外科颈下 1 ～ 2cm 至肱骨髁上 2cm 段内的骨折。在肱骨干中下 1/3 段后外侧有桡神经沟，此处骨折容易发生桡神经损伤。

1. 病因　肱骨干骨折可由直接暴力或间接暴力引起。

2. 临床表现

（1）症状：患侧上臂出现疼痛、肿胀、皮下瘀斑，上肢活动障碍。

（2）体征：患侧上臂可见畸形，反常活动，骨摩擦感或骨擦音。若合并桡神经损伤，可出现患侧**垂腕畸形**，各手指掌指关节不能背伸，拇指不能伸直，前臂旋后障碍，手背桡侧皮肤感觉减退或消失。

3. 辅助检查　X 线片可确定骨折类型、移位方向。

4. 治疗

（1）手法复位外固定：在镇痛、持续牵引和使肌肉放松的情况下复位，复位后可选择石膏或小夹板固定。

（2）切开复位内固定：在切开直视下复位后用加压钢板螺钉内固定或带锁髓内针固定。

（3）康复治疗：应早期进行康复治疗。在锻炼过程中，注意随时检查骨折对位、对线及愈合情况，可配合理疗、中医、中药治疗等。

### （二）肱骨髁上骨折

肱骨髁上骨折是指肱骨干与肱骨髁交界处发生的骨折，以儿童多见，多为间接暴力引起。在肱骨髁内、前方有肱动脉和正中神经，肱骨髁的内侧和外侧分别有尺神经和桡神经，骨折断端向前移位或侧方移位时可损伤相应神经血管。

1. 病因与分类　根据暴力类型和骨折移位方向，可分为屈曲型和伸直型。伸直型较常见。

（1）伸直型骨折：跌倒时肘关节处于半屈或伸直位，手掌着地，暴力经前臂传至肱骨下端，引起骨折，骨折远端向后上方移位，近端前下方移位，常同时有桡偏或尺偏移位，易合并肱动、静脉及正中神经、桡神经、尺神经损伤。

（2）屈曲型骨折：跌倒时肘关节屈曲位，肘后着地，暴力由肘后下方向前上传导引起骨折。骨折远端向前，近端向后移位，较少损伤血管神经。

2. 临床表现

（1）症状：肘部出现疼痛、肿胀、皮下瘀斑和功能障碍。

（2）体征：检查局部压痛和肿胀、反常活动、可发现骨擦音。畸形表现，屈曲型为肘部向后突出并处于半屈位，肘前方可触及骨折断端。伸直型肘后可触及骨折端。

检查时注意观察前臂肿胀程度，桡动脉搏动情况，以及手的感觉和运动功能。

3. 辅助检查　肘部正、侧位 X 线片能够确定骨折及移位情况。

4. 治疗

（1）手法复位外固定：对受伤时间短，局部肿胀轻，没有血液循环障碍者，可进行手法复位外固定。复位后用后侧石膏托在屈肘位固定 4 ～ 5 周。

（2）切开复位内固定：手法复位失败或有神经血管损伤者，在切开直视下复位后用作内固定。

（3）康复治疗：复位固定后应严密观察肢体血液循环及手的感觉、运动功能，同时进行功能锻炼。

（三）前臂双骨折

尺桡骨干双骨折较多见，以青少年多见，易发生骨筋膜室综合征。

1. 病因与分类

（1）直接暴力：多由于重物直接打击、挤压或刀砍伤引起。

（2）间接暴力：常为跌倒时手掌着地。

（3）扭转暴力：跌倒时手掌着地，同时前臂发生旋转，导致不同平面的尺桡骨螺旋形骨折或斜形骨折，尺骨的骨折线多高于桡骨的骨折线。

2. 临床表现

（1）症状：患侧前臂出现疼痛、肿胀、畸形及功能障碍。

（2）体征：可发现畸形、反常活动、骨擦音或骨擦感。尺骨上 1/3 骨干骨折可合并桡骨小头脱位，称为孟氏骨折。桡骨干下 1/3 骨折合并尺骨小头脱位，称为盖氏骨折。

3. 辅助检查　X 线片检查可发现骨折部位、类型、移位方向及是否合并有桡骨头脱位或尺骨小头脱位。

4. 治疗

（1）手法复位外固定：除了要达到良好的对位、对线外，特别注意防止畸形和旋转。复位成功后可采用石膏固定，一般 8 ～ 12 周可达到骨性愈合；也可采用小夹板固定。

（2）切开复位内固定：在骨折部位选择切口，在直视下准确对位，用加压钢板螺钉固定或髓内钉固定。

（四）桡骨远端骨折

桡骨远端骨折是指距桡骨远端关节面 3cm 以内的骨折，常见于有骨质疏松的中老年女性。

1. 病因与分类　多为间接暴力引起，根据受伤的机制不同，可发生伸直型骨折和屈曲型骨折。

（1）伸直型骨折（Colles 骨折）：多因跌倒后手掌着地、腕关节背伸、前臂旋前而受伤。

（2）屈曲型骨折（Smith 骨折）：常由于跌倒后手背着地、腕关节屈曲而受伤，也可由腕背部受到直接暴力打击而发，较伸直型骨折少见。

2. 临床表现

（1）症状：伤后腕关节局部疼痛和皮下瘀斑、肿胀、功能障碍。

（2）体征：患侧腕部压痛明显，腕关节活动受限。**伸直型骨折**由于远折端向背侧移位，从侧面看腕关节呈**银叉畸形**；又由于其远折端向桡侧移位，从正面看呈枪刺样畸形。屈曲型骨折者受伤后腕部出现下垂畸形。

3. 辅助检查　X 线片可见典型移位。骨折还可合并下尺桡关节损伤、尺骨茎突骨折和三角纤维软骨损伤。

4. 治疗

（1）手法复位外固定：对伸直型骨折者，手法复位后在旋前、屈腕、尺偏位用超腕关节石膏绷带固定或小夹板固定 2 周。水肿消退后，在腕关节中立位改用前臂管型石膏或继续用小夹板固定。屈曲型骨折的处理原则基本相同，复位手法相反。

（2）切开复位内固定：严重粉碎性骨折移位明显、手法复位失败或复位后外固定不能维持复位者，可行切开复位，用松质骨螺钉、T形钢板或钢针固定。

（五）股骨颈骨折

多发生于中老年女性，常出现骨折不愈合和股骨头缺血性坏死。

1. 病因　骨质疏松使骨质量下降，病人在遭受轻微扭转暴力时即可发生骨折。

2. 分类

（1）按骨折线部位分为：股骨头下骨折、经股骨颈骨折、股骨颈基底骨折。前两者由于股骨头的血液供应大部分中断，因而骨折不易愈合和易造成股骨头缺血坏死。基底骨折由于两骨折端的血液循环良好而较易愈合。

（2）按X线表现分为：①内收骨折，远端骨折线与两侧髂嵴连线的夹角大于50°，属于不稳定性骨折。②外展骨折，远端骨折线与两侧髂嵴连线的夹角小于30°，属于稳定性骨折。

（3）按移位程度分类：常采用Garden分型。分为：①不完全骨折。②完全骨折但不移位。③完全骨折，部分移位且股骨头与股骨颈有接触。④完全移位的骨折。

3. 临床表现

（1）症状：患肢疼痛，下肢活动受限，不能站立和行走。嵌插骨折畸形不明显，暂时可勉强行走，数天后表现加重。

（2）体征：患肢缩短，出现外旋畸形，一般在45°～60°。患侧大转子突出，局部压痛和轴向叩击痛。病人较少出现髋部肿胀和瘀斑。

4. 辅助检查　髋部正侧位X线片可明确骨折的部位、类型、移位情况。

5. 治疗

（1）非手术治疗：无明显移位的骨折、外展型或嵌插型等稳定性骨折者，年龄过大、全身情况差，或合并有严重心、肺、肾、肝等功能障碍者，可选择非手术治疗。病人可穿防旋鞋，下肢30°外展中立位皮肤牵引，卧床6～8周。

（2）手术治疗：适用于内收型骨折和有移位的骨折，65岁以上老年人的股骨头下型骨折、青少年股骨颈骨折、股骨颈陈旧骨折不愈合及影响功能的畸形愈合等。

①闭合复位内固定：对所有类型股骨颈骨折病人均可进行闭合复位内固定术。

②切开复位内固定：对闭合复位困难或复位失败者可行切开复位内固定术。

③人工关节置换术：对全身情况尚好的高龄病人股骨头下型骨折，已合并骨关节炎或股骨头坏死者，可选择单纯人工股骨头置换术或全髋关节置换术。

（六）股骨干骨折

股骨干骨折是指股骨转子以下、股骨髁以上部位的骨折，多见于青壮年。

1. 病因与分类　当股骨遭受强大暴力时会发生股骨干骨折。

（1）股骨上1/3骨折：由于髂腰肌，臀中、小肌和外旋肌的牵拉，使近折端向前、外及外旋方向移位；远折端则由于内收肌的牵拉而向内、后方向移位；有缩短畸形。

（2）股骨中1/3骨折：由于内收肌群的牵拉，可使骨折向外成角。

（3）股骨下1/3骨折：远折端由于腓肠肌的牵拉及肢体的重力作用而向后方移位，压迫或损伤腘动脉、腘静脉、胫神经或腓总神经；有缩短畸形。

2. 临床表现

（1）症状：患肢疼痛、肿胀，远端肢体异常扭曲，不能站立和行走。

（2）体征：患肢明显畸形，可出现反常活动、骨擦音。股骨骨折出血较多，病人可出现休克。中下 1/3 骨折易引起血管神经损伤，检查时注意肢体远端血供、感觉和运动功能。

3. 辅助检查　X 线检查可确定骨折部位、类型及移位情况。

4. 治疗

（1）非手术治疗

①皮牵引：儿童股骨干骨折多采用手法复位、小夹板固定，皮肤牵引维持方法治疗。

②骨牵引：适于成人各类型股骨骨折。

（2）手术治疗：非手术疗法失败、多处骨折、合并神经血管损伤、老年人不宜长期卧床者、陈旧骨折不愈合或有功能障碍的畸形愈合等病人，可行切开复位内固定。

（七）胫腓骨干骨折

胫腓骨干骨折是指胫骨平台以下至踝以上部分发生的骨折。是长骨骨折中最常见的一种，多见于青壮年和儿童。

1. 病因

（1）直接暴力：多为重物撞击、车轮碾轧等直接暴力损伤。

（2）间接暴力：多在高处坠落后足着地，身体发生扭转所致。

2. 分类

（1）胫腓骨干双骨折：最多见，并发症多。

（2）单纯胫骨干骨折：少见，移位少。

（3）单纯腓骨骨折：少见，预后好。

3. 临床表现

（1）症状：患肢局部疼痛、肿胀，不敢站立和行走。

（2）体征：患肢可有反常活动和明显畸形。开放性骨折有骨端外露；如有动脉损伤，足背动脉搏动消失，肢端苍白；如有骨筋膜室综合征，出现相应表现；腓骨颈移位损伤腓总神经，可出现相应感觉和运动功能障碍。

4. 辅助检查　X 线检查可确定骨折的部位、类型和移位情况。

5. 治疗

（1）非手术治疗

①手法复位外固定：稳定的胫腓骨干横形骨折或短斜形骨折可在手法复位后用小夹板或石膏固定，6 ～ 8 周可扶拐负重行走。

②牵引复位：不稳定的胫腓骨干双骨折可采用跟骨结节牵引。

（2）手术治疗：手法复位失败、损伤严重或开放性骨折者应切开复位，选择钢板螺钉或髓内针固定。

（八）四肢骨折病人的护理

1. 护理评估

（1）健康史：了解受伤史，包括损伤时间、地点、部位、伤后肢体功能情况、急救过程及搬动、骨骼既往状况等。

（2）身体状况：了解骨折类型、畸形及功能状况，有无并发症及合并伤、重要脏器功能情况、辅助检查经过、治疗情况等。

（3）心理状况：对骨折的认识及心理反应。

2. 护理措施

（1）心理护理：加强与病人交流，关心安慰病人，增强治疗的信心。

（2）减轻疼痛。

（3）病情观察：观察患肢变化，注意肿胀、疼痛、制动情况，抬高患肢至功能位。

（4）小夹板、石膏绷带固定及牵引病人的护理：做好准备工作，配合包扎，加强术后护理；根据病人牵引种类，进行相应的护理。

（5）指导功能锻炼：复位固定后尽早活动，以防止出现并发症。

（6）健康教育：股骨颈骨折病人尽量避免搬运或移动病人，搬运时将髋关节与患肢整个托起，防止关节脱位或骨折断端移位造成新的损伤；卧床期间保持患肢外展中立位，不可使患肢内收或外旋。

## 三、脊柱骨折

以胸腰段脊柱骨折最多见，颈椎骨折－脱位合并有脊髓损伤者，易致残甚至致命。

（一）脊椎骨折

1. 病因病理及分类　多数因间接暴力引起，少数脊柱骨折为直接暴力所致，如爆炸伤、直接撞伤等。

（1）胸腰椎骨折的分类

①单纯性楔形压缩性骨折：多因高处坠落时身体猛烈向前屈曲引起，椎体通常成楔形，脊柱仍保持稳定。

②稳定性爆破型骨折：多因高空坠落时脊柱保持垂直，胸腰段脊柱的椎体受力最大，因挤压而破碎，脊柱稳定，破碎的椎体与椎间盘可突出于椎管前方，损伤脊髓而产生神经症状。

③不稳定性爆破型骨折：由于脊柱不稳定，会出现创伤后脊柱后突和进行性神经症状。

④ Chance 骨折：为椎体水平状撕裂性损伤。属不稳定性骨折，临床上比较少见。

⑤屈曲－牵拉型损伤：往往是潜在性不稳定型骨折。

⑥脊柱骨折－脱位：此类损伤极为严重，伴脊髓损伤，预后差。

（2）颈椎骨折的分类

①屈曲型损伤：前柱压缩、后柱牵张损伤的结果。

a. 前方半脱位（过屈型扭伤）：30%～50%可发生迟发性脊椎畸形及四肢瘫痪，是一种隐匿型颈椎损伤。

b. 双侧脊椎间关节脱位：大多有脊髓损伤。

c. 单纯性楔形（压缩性）骨折：较多见，尤其多见于骨质疏松者。

②垂直压缩损伤：多见于高空坠落或高台跳水者。

a. 第1颈椎双侧性前、后弓骨折。

b. 爆破型骨折：为下颈椎椎体粉碎性骨折，瘫痪发生率可以高达80%。

③过伸损伤

a. 过伸性脱位：最常发生于急刹车或撞车时。

b. 损伤性枢椎椎弓骨折：以往多见于被缢死者，故又称缢死者骨折。目前多发生于高速公路上的交通事故。

④齿状突骨折：受伤机制尚不清楚。

2. 临床表现

（1）症状：颈椎骨折者可有局部疼痛、活动受限；伴有腹膜后血肿者常出现腹痛、腹胀、肠蠕动减慢等症状。

（2）体征：局部压痛和肿胀；活动受限和脊柱畸形，胸腰段脊柱骨折时常可摸到后凸畸形。严重者常合并脊髓损伤，造成截瘫。

3. 辅助检查　X 线有助于明确骨折的部位、类型和移位情况，是**首选的检查方法**。CT、MRI 可进一步显示骨骼、关节和椎管的变化。

4. 急救搬运　脊椎骨折、脱位易引起脊髓损伤，部分病人是由于急救搬运不当引起。因此，一定要正确搬运，即 3 人平托病人，同步行动，将病人放在脊柱板、木板或门板上；也可将病人保持平直体位，整体滚动到木板上。严禁弯腰、扭腰。

5. 治疗　脊柱损伤病人伴有颅脑、胸腔、腹腔器官损伤或并发休克时首先处理紧急问题，抢救生命。

（1）**卧硬板床**：胸腰椎单纯压缩骨折时，若椎体压缩不到 1/5 或病人年老体弱，可仰卧于硬板床上，骨折部位垫厚枕，使脊柱过伸。

（2）复位固定：对各种脊柱骨折可根据情况采取石膏固定或牵引复位。对有神经症状、骨折块挤入椎管内及不稳定性骨折等损伤严重的病人，应行切开复位内固定。

（3）腰背肌锻炼：单纯压缩骨折病人卧床 3 天后开始腰背部肌肉锻炼，严重的胸腰椎骨折和骨折脱位者也应进行腰背肌功能锻炼。

（二）脊髓损伤

脊髓损伤是脊柱骨折的严重并发症，多发生于颈椎下部和胸腰段。

1. 病因病理　根据脊髓损伤的部位和程度可出现不同病理变化。

（1）脊髓震荡：是最轻微的脊髓损伤。

（2）脊髓挫伤：为脊髓的实质性破坏，轻者为少量水肿和点状出血，重者有成片挫伤和出血。

（3）脊髓断裂：脊髓的连续性中断，可为完全性或不完全性。

（4）脊髓受压：及时去除压迫物后脊髓的功能可望部分或全部恢复；如果压迫时间过久，则瘫痪难以恢复。

（5）马尾神经损伤：第 2 腰椎以下骨折脱位可产生马尾神经损伤，但马尾神经完全断裂者少见。

（6）脊髓休克：各种较重的脊髓损伤后均可立即发生损伤平面以下弛缓性瘫痪，这是脊髓失去高级中枢控制的一种病理生理现象，称为脊髓休克。

2. 临床表现

（1）脊髓损伤：在脊髓休克期间表现为受伤平面以下的感觉、运动、反射及括约肌功能丧失，有感觉丧失平面及大小便不能控制。2 ～ 4 周后逐渐演变成痉挛性瘫痪，表现为肌张力增高，腱反射亢进，并出现病理性锥体束征。胸腰段脊髓损伤表现为截瘫；颈段脊髓损伤表现为四肢瘫痪，简称“四瘫”；上颈椎损伤时表现为四肢痉挛性瘫痪；下颈椎损伤病人的上肢表现为弛缓性瘫痪，下肢仍为痉挛性瘫痪。

脊髓半切征又称 Brown-Sequard 征，为脊髓的半横切损伤。损伤平面以下同侧肢体的运动及深感觉消失，对侧肢体痛觉和温觉消失。

（2）脊髓圆锥损伤：第 1 腰椎骨折可发生脊髓圆锥损伤，表现为会阴部皮肤鞍状感觉缺失，括约肌功能丧失致大小便不能控制和性功能障碍，双下肢的感觉和运动仍保留正常。

（3）马尾神经损伤：表现为损伤平面以下弛缓性瘫痪，有感觉及运动功能障碍及括约肌功能丧失，肌张力降低，腱反射消失。

3. 辅助检查

（1）X 线：尽早拍摄 X 线片，观察骨折、脱位及移位情况。脊髓造影，观察造影剂下流是否受阻。

（2）CT、MRI：可显示脊髓受压和椎管内软组织情况。

4. 并发症

（1）呼吸衰竭与呼吸道感染：呼吸衰竭与呼吸道感染是颈脊髓损伤的严重并发症。

（2）高热和低温：颈脊髓损伤后，自主神经系统功能紊乱，对气温的变化丧失了调节和适应能力。室温 $>$ 32℃时，闭汗使病人容易出现高热（$>$ 40℃）；若未有效保暖，大量散热也可使病人出现低温（$<$ 35℃），这些都是病情危险的征兆。

（3）泌尿系统感染和结石：脊髓损伤后括约肌功能障碍致排尿异常，长期留置尿管，容易发生泌尿系统感染与结石，男性病人还会发生附睾炎。

（4）便秘：脊髓损伤后，肠道的神经功能发生失调，结肠蠕动减慢，而活动减少和饮水减少也是便秘的原因。

（5）压疮：截瘫病人长期卧床，骨隆突部位的皮肤长时间受压而出现坏死，称为压疮，应加强皮肤护理。

5. 治疗

（1）非手术治疗

①固定和制动：可采用适当的牵引，防止因损伤部位移位而产生脊髓再损伤。

②减轻脊髓水肿和继发性损伤：可采取激素治疗、脱水、甲泼尼龙冲击疗法、高压氧治疗等。

（2）手术治疗：手术指征如下。①脊柱骨折 - 脱位有关节突交锁者。②脊柱骨折复位不满意，或仍有脊柱不稳定因素存在者。③影像学显示有碎骨片凸出至椎管内压迫脊髓者。④截瘫平面不断上升，提示椎管内有活动性出血者。

6. 护理措施

（1）心理护理：要加强心理支持，主动关心病人，使其正视现实，增强治疗信心。

（2）呼吸道护理：①观察病人的呼吸功能。②给予氧气吸入，改善机体的缺氧状态。③指导病人深呼吸和咳嗽咳痰，每 2 小时协助翻身叩背 1 次，遵医嘱给予雾化吸入，以促进肺膨胀和有效排痰。④减轻脊髓水肿。⑤控制感染，已经发生肺部感染者应遵医嘱选用合适的抗生素，注意保暖。

（3）高热和低温护理：病人体温升高时，应以物理降温为主，必要时给予输液和冬眠药物。对低温病人应以物理复温为主，如使用电热毯、热水袋，要防止烫伤，同时注意保暖。

（4）泌尿系护理：①留置导尿或间歇导尿，早期留置导尿持续引流，2～3周后定时开放，每4～6小时开放1次尿管，以使膀胱充盈，防止膀胱萎缩。②排尿训练，脊髓完全性损伤者需要进行排尿功能训练，同时根据病人病情训练膀胱的反射排尿功能。③预防感染，鼓励病人每日饮水量最好达3000ml以上，以稀释尿液，预防感染。

（5）便秘：护士应指导病人多食富含膳食纤维的食物、新鲜水果和蔬菜，多饮水。在餐后30分钟做腹部按摩，以刺激肠蠕动。对顽固性便秘者可遵医嘱给予灌肠或缓泻药，部分病人通过持续的训练可逐渐建立起反射性排便。

（6）压疮：对病人应加强皮肤护理，预防压疮。

（7）活动：对于瘫痪肢体应每日做被动的全范围关节活动和肌肉按摩，以防止肌萎缩和关节僵硬，减少截瘫后并发症。

## 四、骨盆骨折

1. 病因病理　骨盆骨折多由直接暴力挤压骨盆所致。常合并静脉丛和动脉大量出血，以及盆腔内脏器的损伤。年轻人骨盆骨折主要是由于交通事故和高处坠落引起，老年人最常见的原因是摔倒。

2. 临床表现

（1）症状：病人髋部肿胀、疼痛，不敢坐起或站立。大出血或严重内脏损伤者可有低血压和休克早期表现。

（2）体征

①**骨盆分离试验与挤压试验阳性**：检查者双手交叉撑开两髂嵴，此时两骶髂关节的关节面更紧贴，而骨折的骨盆前环产生分离，如出现疼痛即为骨盆分离试验阳性。检查者用双手挤压病人的两髂嵴，伤处出现疼痛为骨盆挤压试验阳性。

②肢体长度不对称：两下肢不等长。

③会阴部瘀斑：是耻骨和坐骨骨折的特有体征。

3. 辅助检查　X线检查可显示骨折类型及骨折块移位情况，但骶髂关节情况以CT检查更为清晰。

4. 常见并发症　骨盆骨折常伴有严重并发症，如腹膜后血肿、腹腔内脏损伤、膀胱或后尿道损伤、直肠损伤和神经损伤。

（1）腹膜后血肿：骨盆骨折后引起广泛出血，大量血液沿腹膜后疏松结缔组织扩散形成腹膜后血肿。大出血可造成出血性休克，**甚至造成病人迅速死亡**。

（2）腹腔内脏损伤：肝、肾、脾等实质脏器损伤可有腹痛与失血性休克；胃肠道的空腔脏器损伤可表现为急性弥漫性腹膜炎。

（3）膀胱或后尿道损伤：尿道的损伤远比膀胱损伤多见，表现为疼痛、血尿或无尿。

（4）直肠损伤：直肠破裂如发生在腹膜反折以上可引起弥漫性腹膜炎，发生在反折以下，可发生直肠周围感染。

（5）神经损伤：主要是腰骶神经丛和坐骨神经损伤。骶神经损伤表现为括约肌功能障碍。

5. 治疗　先处理休克和各种危及生命的并发症，再处理骨折。

（1）非手术治疗：①骨盆边缘性骨折、骶尾骨骨折和骨盆环单处骨折时无移位，以卧

**床休息为主**，卧床 3 ～ 4 周或至症状缓解即可。②牵引，单纯性耻骨联合分离且较轻者可用骨盆兜带悬吊固定。

（2）手术治疗：对骨盆环双处骨折伴骨盆变形者，多主张手术复位及内固定，再加上外固定支架。

**6. 护理措施**

（1）急救处理：有危及生命的并发症时应先抢救生命，对休克病人进行**抗休克**治疗，然后处理骨折。

（2）并发症的观察和护理

①腹膜后血肿：护士应严密观察生命体征和意识变化，立即建立静脉输液通道，遵医嘱输血输液，纠正血容量不足。若经抗休克治疗仍不能维持血压，应配合医师及时做好手术准备。

②腹腔内脏损伤：护士应严密观察病人的意识和生命体征，观察有无腹痛、腹胀或腹膜刺激征等表现，及时发现和处理内脏损伤。

③膀胱或后尿道损伤：注意观察有无血尿、无尿或急性腹膜炎等表现，及时发现和处理并发症。

④直肠损伤：较少见，应要求病人严格禁食，遵医嘱静脉补液，合理应用抗生素。有结肠造瘘口的病人，应做好造瘘口护理。

⑤神经损伤：注意观察病人是否有括约肌功能障碍，下肢某些部位感觉减退或消失，肌萎缩无力或瘫痪等表现，发现异常及时报告医师。

（3）骨盆兜带悬吊牵引护理：选择宽度适宜的骨盆兜带，悬吊重量以将臀部抬离床面为宜，不要随意移动，保持兜带平整，排便时尽量避免污染兜带。

（4）体位和活动：采取恰当体位，骨折愈合后才可患侧卧位。行牵引者 12 周以后可负重。长期卧床者需练习深呼吸，进行肢体肌肉等长舒缩。

## 五、关节脱位

### （一）概述

**1. 定义、病因病理及分类**

（1）定义：关节脱位是指骨与骨之间相对关节面失去正常的对合关系；四肢大关节中以肩关节和肘关节脱位最为常见，髋关节次之，膝、腕关节脱位则少见。

（2）病因病理

①创伤：由外来暴力间接作用于正常关节引起的脱位，多发生于青壮年，是导致脱位最常见的原因。

②病理改变：关节结构发生病变，骨端遭到破坏，不能维持关节面正常的对合关系。

③先天性关节发育不良：胚胎发育异常导致关节先天性发育不良，出生后即发生脱位且逐渐加重。

④习惯性脱位：创伤性脱位破坏了关节囊、韧带，使关节松弛，以后再受到轻微外力引起脱位。

（3）分类

①按脱位程度分类：分为全脱位与半脱位。

②按脱位发生的时间分类：分为新鲜性脱位与陈旧性脱位。

③按脱位后关节腔是否与外界相通分类：分为闭合性脱位与开放性脱位。

此外，还可以按远侧骨端的移位方向进行分类，分为前脱位、后脱位、侧方脱位、中央脱位等。

2. 临床表现

（1）症状：关节疼痛、肿胀、局部压痛，关节功能障碍。

（2）特有体征：**畸形、弹性固定、关节盂空虚**。

3. 辅助检查　常用 X 线检查。

4. 并发症　早期全身可合并复合伤、休克等，局部可合并骨折和神经血管损伤。晚期可发生骨化性肌炎、骨缺血性坏死和创伤性关节炎等。

5. 治疗

（1）复位：以手法复位为主，最好在脱位后 3 周内进行。若发生以下情况：①合并关节内骨折；②经手法复位失败或手法难以复位；③有软组织嵌入；④陈旧性脱位经手法复位失败者，应考虑行手术切开复位。

（2）固定：将复位后的关节固定于适当位置，一般固定 2 ～ 3 周，陈旧性脱位经手法复位后，固定时间应适当延长。

（3）功能锻炼：鼓励早期活动，防止肌萎缩及关节僵硬。

（二）常见关节脱位

1. 肩关节脱位

（1）病因病理：肩关节脱位多发生在青壮年，以男性居多，多由间接暴力引起。肩关节脱位常合并肱骨大结节撕脱骨折和肩袖损伤。

（2）临床表现

①症状：肩关节疼痛、肿胀、活动受限。常用健侧手扶持患肢前臂，头倾向患肩。

②体征：肩关节脱位后，关节盂空虚，肩峰突出，肩部失去正常饱满圆钝的外形，呈**“方肩”畸形**；**Dugas 征阳性**，即患肢肘部贴近胸壁，患手掌不能触及对侧肩；反之，患手掌搭到对侧肩时，患肘不能贴近胸壁。

（3）辅助检查：X 线检查能帮助明确脱位的类型及发现是否合并有骨折。

（4）治疗

①复位：手法复位，可用于新鲜性肩关节脱位，常用手牵足蹬法和悬垂法；切开复位，当合并大结节骨折、肩胛盂骨折移位、软组织嵌入等时，应积极采取手术治疗。

②固定：单纯肩关节脱位，复位后腋窝处垫棉垫，用三角巾悬吊上臂，保持肘关节屈曲 90°；关节囊破损明显或仍有肩关节半脱位者，将患侧手置于对侧肩上，上肢以绷带与胸壁固定，腋下垫棉垫。一般情况下，固定 3 ～ 4 周；有习惯性脱位病史的年轻病人适当延长固定期。

③功能锻炼：固定期间活动腕部与手指，解除固定后，逐渐活动肩关节。

2. 肘关节脱位

（1）病因病理：肘关节脱位的发生率仅次于肩关节脱位，好发于 10 ～ 20 岁青少年，多由间接暴力所致，根据脱位的方向可分为后脱位、侧方脱位及前脱位。

（2）临床表现

①症状：肘关节局部疼痛、肿胀、功能受限，肘关节处于半屈近于伸直位。

②体征：肘部变粗后突，前臂短缩，肘后三角关系失常。

（3）辅助检查：X 线检查帮助明确脱位的类型、移位情况及有无合并骨折。

（4）治疗

①复位：一般情况下，通过闭合方法可完成脱位关节的复位。手法复位失败时，应采取手术复位。

②固定：复位后，用超关节夹板或长臂石膏托固定于屈肘 90° 功能位，再用三角巾悬吊于胸前，3 周后去除固定。

③功能锻炼：固定期间，活动手指及肩部，去除固定后逐渐活动肘部。

3. 髋关节脱位

（1）病因病理：往往只有强大暴力才能导致髋关节脱位。按股骨头的移位方向，可分为后脱位、前脱位和中心脱位，其中以后脱位最常见，髋关节脱位常常伴有髋臼骨折和多发性损伤。

（2）临床表现

①症状：患侧髋关节疼痛，主动活动功能丧失。

②体征：患肢呈屈曲、内收、内旋及短缩畸形，臀部可触及股骨头。

（3）辅助检查：X 线前、后、侧和斜位片可明确诊断。

（4）治疗

①复位：脱位后力争在 24 小时内、麻醉状态下进行闭合复位，闭合复位不成功时采用手术切开复位。

②固定：复位后置患肢于外展中立位，皮牵引或穿丁字鞋固定，严禁屈曲、内收、内旋动作，避免再脱位。

③功能锻炼：固定期间鼓励病人进行股四头肌收缩锻炼及其余未固定关节的活动。去除外固定后，持双拐下地活动，3 个月内患肢不能负重，以免发生股骨头缺血性坏死或因受压而变形。

（三）关节脱位的护理

1. 护理评估

（1）健康史：一般情况；外伤史；既往史。

（2）身体状况

①局部情况：患肢疼痛程度、有无血管及神经受压的表现、皮肤有无受损。

②全身情况：生命体征、躯体活动能力、生活自理能力等。

③辅助检查：X 线检查有无阳性结果发现。

（3）心理 - 社会状况：病人的心理状态，所具有的疾病知识和对治疗、护理的期望。

2. 护理措施

（1）体位：抬高患肢并保持患肢于关节的功能位，以利静脉回流，减轻肿胀。

（2）缓解疼痛：可采取以下措施。①局部冷热敷。②避免不适活动加重疼痛。③非药物或镇痛药镇痛等方法。

（3）病情观察：定时观察患肢远端血运、皮肤颜色、温度、感觉和活动情况等，若发现异常及时通知医师并配合处理。

（4）保持皮肤完整性：使用石膏固定或牵引的病人，避免因固定物压迫而损伤皮肤。长期卧床的病人，预防压疮产生。对于皮肤感觉功能障碍的肢体，防止烫伤和冻伤。

（5）心理护理：加强沟通，耐心开导，使病人配合治疗。

（6）健康教育：向病人及家属讲解关节脱位治疗和康复的知识。说明复位后固定的目的、方法、重要意义及注意事项，使其充分了解固定的重要性、必要性及复位后必须固定的时限。

## 六、断肢再植

### （一）病因病理

按断离肢体损伤的原因及病理，可分为切割伤、碾压伤、撕裂伤。

### （二）临床表现

1. *全身表现* 大的肢体离断，往往会出现全身表现，由于出血和剧烈疼痛可引起休克。

2. *局部表现* 完全离断时，肢体远端与近端没有任何组织相连，或只有少量已严重损伤的组织连接。不完全离断时，伤肢软组织大部分离断，断面有骨折或脱位，离断肢体远端已无血液循环。

### （三）治疗

1. *急救处理*

（1）止血包扎：对断肢完全离断者首先控制近端出血。

（2）断肢保存：完全离断的肢体，原则上不做任何无菌处理，禁忌冲洗、涂药或浸泡。对断肢进行**干燥冷藏**，用无菌敷料或清洁布类将断肢包好后放入塑料袋内，再将其放入加盖的容器中，四周加放冰块。**避免断肢与冰块直接接触**而冻伤，同时也要**避免融化的冰水浸泡断肢**，造成组织细胞肿胀。**不可用任何液体浸泡断肢**，包括生理盐水。对不完全断离的肢体，包扎止血后，用夹板固定，以减轻疼痛及深部组织的进一步损伤。如断肢仍在机器中，应将机器拆开取出断肢，切不可强行拉出或将机器倒转，以免加重损伤。到医院后，立即检查断肢，刷洗消毒后用肝素盐水从动脉端灌注冲洗血管，然后用无菌敷料包好，放在无菌盘内，置入**4℃冰箱冷藏**。如为多指离断，分别包好，标记后放入冰箱，按再植顺序逐一取出。

（3）迅速转运：迅速将病人和断肢送往医院，争取在**6小时内**进行再植手术。转送途中注意监测病人的生命体征，了解有无其他并发症，积极防治休克；昏迷病人尤其应注意保持呼吸道通畅。

2. *再植的基本原则和程序* ①彻底清创。②重建骨的连续性。③缝合肌腱。④重建血液循环。⑤缝合神经。⑥闭合创口。⑦包扎。

### （四）护理措施

1. *术前护理*

（1）心理护理：给予病人关心和安慰，解除病人及其家属的忧虑。

（2）环境准备：病房安静、明亮、通风，空气新鲜，限制人员探视。

（3）病情观察：监测生命体征，严密观察有无其他器官损伤，以及离断肢体的局部情况。

2. 术后护理

（1）全身情况观察与处理：高位断肢再植，特别是缺血时间较长的高位断肢再植，病人可出现休克、肾衰竭等症状。

①休克的预防与处理：术中应补充血容量；术后严密观察病情变化，以便及早发现休克迹象，并采取积极有效的处理措施，还应注意观察有无神志改变和神经系统体征。若发生中毒性休克而危及病人生命时，应及时截除再植的肢体。

②肾功能监测：急性肾衰竭是断肢再植术后极其严重的并发症，可导致病人死亡。

（2）血管危象的观察、预防与处理

①主要观察指标：皮肤温度、皮肤颜色、毛细血管回流试验、指腹张力及指端侧方切开出血等。一般术后 48 小时内易发生血管危象，术后应每 1 ～ 2 小时观察 1 次。

②预防措施：体位，抬高患肢，减轻肢体肿胀；术后病人平卧 10 ～ 14 天，勿侧卧，勿起坐，以防影响血供。肢体加温，再植肢体局部可用落地灯照射。镇痛，应用麻醉性镇痛药镇痛。适当应用抗凝解痉药物。禁烟，以防刺激患肢血管发生痉挛。

③处理：血管危象由血管痉挛或栓塞所致，一旦发现应立即通知医师。

（3）抗感染：当感染严重并危及病人生命时，应将再植肢体截除。

（4）功能锻炼：遵循循序渐进、主动的原则，按计划进行，不可操之过急。

# 第 46 单元　骨与关节感染病人的护理

【复习指南】化脓性骨髓炎的临床表现、护理措施应熟练掌握；辅助检查、治疗要点要掌握；病因病理应熟悉。化脓性关节炎的临床表现及护理措施应熟练掌握；辅助检查、治疗要点应掌握；病因病理要熟悉。骨与关节结核部分，概述中的临床表现应掌握；病因病理、辅助检查、治疗要点应熟悉；脊柱结核、髋关节结核、膝关节结核的临床表现应掌握；病理、辅助检查、治疗要点应熟悉；骨与关节结核的护理应掌握。

## 一、化脓性骨髓炎

化脓性骨髓炎按病程发展可分为急性和慢性骨髓炎两类。急性骨髓炎多见于 12 岁以下儿童，男性多于女性。好发部位为长骨的干骺端，还可见于脊椎骨及髂骨等。一般认为，死骨形成是慢性骨髓炎的标志。

### （一）急性血源性化脓性骨髓炎

1. 病因病理　本病最常见的致病菌是**溶血性金黄色葡萄球菌**，其次为β溶血性链球菌。本病基本病理变化是脓肿、骨质破坏、骨吸收和死骨形成，同时出现反应性骨质增生。早期以**骨质破坏**为主，晚期以**修复性骨增生**为主。

2. 临床表现

（1）症状

①全身中毒症状：起病急骤，体温达到 39℃以上，有寒战，小儿可有烦躁不安、呕吐或惊厥等，重者有昏迷或感染性休克。

②局部症状：早期为患部剧痛，当穿破骨膜形成软组织深部脓肿时，疼痛反而减轻，但局部红、肿、热更明显。

（2）体征：患肢局部皮肤温度增高。早期压痛不一定严重，当脓肿进入骨膜下时，局部有明显压痛。

3. 辅助检查

（1）实验室检查：血白细胞计数升高，中性粒细胞比例增加。红细胞沉降率加快，血中C反应蛋白升高。病人高热或应用抗生素前抽血培养，可获得阳性致病菌。

（2）影像学检查

① X线：早期检查无异常，最少2周后才有所表现，病骨干骺区骨质破坏，之后骨密质破坏变薄，后期可见密度很高的死骨形成。

② CT、MRI：CT可以发现骨膜下脓肿。MRI有助于早期发现骨组织炎性反应。

③核素骨显像：发病48小时内可发现感染灶核素浓聚，对早期诊断有一定价值。

（3）局部脓肿分层穿刺：抽出脓液、浑浊液或血性液时应及时送检。若涂片中发现脓细胞或细菌，即可明确诊断，同时可做细菌培养和药物敏感试验。

4. 治疗

（1）非手术治疗

①全身支持治疗：高热病人予以降温，保持水、电解质和酸碱平衡，加强营养，增强抵抗力，可少量多次输新鲜血液。

②抗感染治疗：早期联合足量应用抗生素治疗，再根据细菌培养和药物敏感试验结果进行调整，并持续应用至少3周，直至体温正常。

③局部制动：为减轻疼痛，防止肢体挛缩畸形和病理骨折脱位，可局部持续皮牵引或石膏托固定。

（2）手术治疗：若经非手术治疗2～3日炎症仍未得到控制，应尽早手术治疗。手术方式分为局部钻孔引流或开窗减压引流。

5. 护理措施

（1）术前护理：①维持正常体温。②缓解疼痛。③避免意外伤害。

（2）术后护理：①保持有效引流，妥善固定引流装置；保持引流通畅。②功能锻炼，制动肢体可进行肌肉等长收缩，未制动部位进行功能锻炼。

（二）慢性血源性化脓性骨髓炎

1. 病因病理　大多继发于急性血源性化脓性骨髓炎，若细菌毒性低，也可在发病时即表现为慢性血源性化脓性骨髓炎。慢性骨髓炎的基本病理变化是病灶区域内有死骨、无效腔、骨性包壳和窦道。

2. 临床表现

（1）症状：病变静止期可无症状，急性发作时有疼痛和发热。

（2）体征：可见患肢增粗、畸形、窦道周围皮肤色素沉着、瘢痕及窦道。急性发作期，窦道的肉芽组织突出，流出臭味脓液或小死骨片。

3. 辅助检查　X线检查显示骨骼增粗、变形、骨质硬化、骨髓腔不规则，可见密度增高的死骨。死骨周围有透亮的无效腔。

4. 治疗　以手术治疗为主。清除死骨和肉芽组织，消灭无效腔。可行病灶清除术，消灭无效腔有蝶形手术，肌瓣填塞，闭式灌洗，抗生素骨水泥珠链填塞等。

5. 护理措施　①进行心理护理，帮助病人树立战胜疾病的信心。②术后注意观察伤口及脓液情况。③保持创口清洁。④改善营养状况。⑤预防压疮。⑥协助病人功能锻炼。

## 二、化脓性关节炎

### （一）病因病理

多见于小儿，男性多于女性，成人创伤后感染多见。**好发部位**为髋关节和膝关节，化脓性关节炎最常见的致病菌为**金黄色葡萄球菌**。病理改变分为以下 3 期。

1. 浆液性渗出期　此期如得到合理治疗，关节功能可完全恢复。

2. 浆液纤维素性渗出期　纤维蛋白沉积引起关节粘连，关节功能受损。

3. 脓性渗出期　遗留重度关节功能障碍。

### （二）临床表现

1. 症状　起病急骤，寒战、高热，体温可达到 39℃以上，甚至出现谵妄、昏迷与惊厥。

2. 体征

（1）浅表关节病变：局部可见红、肿、热及关节积液表现，压痛明显，关节呈半屈位，浮髌试验阳性。

（2）深部关节病变：局部红、肿、热、压痛多不明显，关节常处于屈曲、外展、外旋位。

### （三）辅助检查

1. 实验室检查　白细胞计数升高，中性粒细胞比例升高，红细胞沉降率增快，C 反应蛋白增加。血培养可为阳性。

2. 影像学检查　X 线检查早期可见关节周围软组织肿胀、关节间隙增宽；中期可见周围骨质疏松；后期可见骨质破坏或增生；甚至出现关节畸形或骨性强直。

3. 关节腔穿刺　关节腔穿刺液镜下可见大量脓细胞，细菌培养可明确致病菌。

### （四）治疗

1. 非手术治疗　①早期、足量、全身性使用广谱抗生素。②加强全身支持治疗，适量输血或血液制品改善营养状况。③局部治疗：关节腔穿刺减压术，适用于浆液性渗出期；关节腔灌洗，适用于表浅大关节，如膝关节感染者；牵引或石膏固定。

2. 手术治疗　①关节镜下手术，适用于浆液纤维性渗出期。②关节切开引流，适用于浆液纤维性渗出期或脓性渗出期。③关节矫形术，适用于关节功能严重障碍者。

### （五）护理措施

1. 休息与营养　急性期病人需卧床休息，并给予富含营养易消化饮食。

2. 维持体温　体温高的病人给予物理降温或药物降温。

3. 控制感染　遵医嘱应用抗生素，用药期间观察药物滴速和反应。

4. 患肢护理　为减轻疼痛，防止畸形和病理骨折，患肢制动，保持功能位。

5. 关节穿刺或灌洗的护理　一切操作遵循无菌原则。

6. 手术后护理　术后患肢制动，伤口观察，保持引流管通畅，观察并记录引流液量和性状。

## 三、骨与关节结核

### （一）概述

1. 病因病理　在中国，骨与关节结核绝大多数原发于肺结核，好发于儿童和青少年。发生部位以**脊柱最为常见**，其次为膝关节、髋关节和肘关节。病原菌主要是人型结核分枝杆菌。

根据病变部位和发展情况不同，可分为单纯性骨结核、单纯性滑膜结核和全关节结核。

2. 临床表现

（1）症状

①全身症状：起病缓慢，病人可有低热、乏力、盗汗、消瘦、食欲缺乏、体重减轻和贫血等症状。高热等急性感染症状，一般儿童多见。

②局部症状：发病初期局部疼痛不明显，当脓液破入关节腔使疼痛剧烈。儿童因疼痛不适，常有夜啼。

（2）体征

①关节积液与畸形：浅表关节病变可见肿胀与积液，并有压痛。

②脓肿与窦道：脓肿向体表破溃，形成窦道，流出米汤样脓液。脓肿与内脏器官相通，可形成内瘘。

3. 辅助检查

（1）实验室检查：结核活动期红细胞沉降率明显增快，是检测病变是否静止和有无复发的重要指标。病人可有轻度贫血，C 反应蛋白升高等。

（2）影像学检查：①早期 X 线检查无明显改变，一般 6 ～ 8 周后可有骨质疏松、钙化、关节囊肿胀、骨折破坏等。② CT 能确定软组织病变程度。③ MRI 有助于早期诊断。

4. 治疗

（1）非手术治疗：主要为全身支持疗法、抗结核药物治疗及局部制动。

（2）手术治疗：可缩短疗程，预防或矫正畸形，减少肢体残疾和复发。手术方法包括脓肿切开引流、病灶清除术等。

（二）脊柱结核、髋关节结核、膝关节结核

1. 脊柱结核

（1）病理：病理改变可分中心型和边缘型两种。中心型以骨质破坏为主；边缘型以溶骨性破坏为主。

（2）临床表现

①症状：a. 全身症状表现为低热、盗汗、疲倦、消瘦、食欲缺乏等结核中毒表现。b. 局部疼痛多为轻微钝痛；还可出现放射痛。

②体征：a. 姿势异常，颈椎结核常表现为斜颈、头前倾、颈短缩和双手托下颌。胸腰椎或腰骶椎病变可有挺胸凸肚。腰椎结核表现为拾物试验阳性。b. 脊柱畸形，脊椎后凸、侧凸畸形。c. 压痛和叩击痛。d. 寒性脓肿和窦道。e. 截瘫，脊髓受压，病人可有部分或完全截瘫，出现相应肢体感觉、运动异常和括约肌功能障碍。

（3）辅助检查

① X 线：可见椎骨中心或边缘骨质破坏。

② CT 检查：可清晰显示病灶部位及有无空洞或死骨。

③ MRI：观察脊髓受压情况，有早期诊断价值。

（4）治疗

①非手术治疗：改善营养状况；病人有低热和腰背痛时，严格卧硬板床休息；抗结核治疗。

②手术治疗：a. 病灶清除术，尽可能彻底清除病变组织，包括死骨和坏死的椎间盘，解除对脊髓的压迫。b. 植骨融合术，以稳定脊柱、促进病灶的愈合。c. 矫形手术，纠正脊柱后凸畸形。

2. 髋关节结核

（1）病理：髋关节结核中以单纯滑膜结核较多，其次为单纯骨结核和晚期全关节结核。

（2）临床表现

①症状：病人常有低热、乏力、倦怠、食欲缺乏，消瘦及贫血等全身中毒症状；早期症状为髋部疼痛，常呈放射性；小儿表现为夜啼。

②体征：a. 压痛。b. 窦道形成。c. 畸形。d. 跛行。e. 特殊体征，包括“4”字试验阳性，查髋关节屈曲、外展或外旋 3 种运动；髋关节过伸试验阳性，可用于检查儿童早期髋关节结核；**托马斯征阳性**，检查髋关节有无屈曲畸形。病人仰卧于检查床上，检查者将其健侧髋骨、膝关节完全屈曲，使膝部尽可能贴近前胸，此时腰椎前凸完全消失而腰背平贴于床面。

（3）辅助检查

① X 线：早期可见骨质疏松，关节囊肿胀，后期出现死骨、空洞、股骨头部和颈部完全破坏。

② CT、MRI：可早期发生微小病变，获得早期诊断。

（4）治疗要点

①单纯滑膜结核：局部关节穿刺注入抗结核药物，再行皮牵引和石膏固定。

②单纯骨结核：及早行病灶清除，自体松质骨置入术。

③全关节结核：尽快手术治疗，挽救关节功能。

3. 膝关节结核

（1）病理：初始为炎症表现，以充血、水肿、浆液性渗出为主，后期易发生寒性脓肿破溃，并发混合感染使窦道经久不愈，常导致屈曲及内外翻畸形。

（2）临床表现

①症状：表现为低热、盗汗、贫血、消瘦、易疲劳、食欲缺乏等。患儿可因夜间突发疼痛而产生夜啼、易哭闹等特有表现。

②体征：局部压痛；膝部肿胀；出现跛行；可有寒性脓肿和窦道；出现屈曲畸形。

（3）辅助检查

①影像学检查：单纯滑膜结核 X 线片可表现为髌上囊肿胀，局限性骨质疏松。中心型病变可呈磨砂玻璃样改变，可出现大块致密的死骨。边缘型主要表现在骨质边缘区的虫蛀样溶骨破坏，晚期全关节结核关节间隙狭窄或消失，严重者可见病理性脱位。

②关节镜检查：对膝关节滑膜结核早期诊断具有重要价值，可同时行组织活检及滑膜切除术。

（4）治疗

①非手术治疗：增加营养的支持疗法；应用抗结核药物；局部制动；关节穿刺抽出结核性渗液，注入抗结核药物。

②手术治疗：膝关节滑膜次全切除术；膝关节结核病灶清除术；关节融合术。

（三）护理

1. 护理评估

（1）健康史：了解病人是否有其他结核感染及治疗情况。

（2）身体状况：全身有无发热、盗汗、贫血等结核症状。评估局部疼痛性质、程度、加重或缓解的因素，有无放射痛。局部肿胀和脓肿发生的时间、部位，有无压痛和波动感，以及伴随症状，若有窦道注意有无异物排出。病变部位关节有无畸形或功能障碍。评估实验室及影像学检查结果，注意有无异常发现。

（3）心理－社会状况：因病程缓慢，病人可有焦虑、悲观的不良情绪。

2. 护理措施

（1）缓解疼痛：疼痛程度较轻者，指导其采取合适体位，减少局部压迫和刺激以缓解疼痛；疼痛严重者，严格卧床休息，减少局部活动；合理抗结核治疗，控制病变发展；给予心理护理。

（2）改善营养状况：饮食上注意保证牛奶、瘦肉、蔬菜和水果等食品的均衡摄入；根据病情为病人提供肠内或肠外营养支持；可根据病情和医嘱为病人输新鲜血或人体清蛋白，改善贫血或严重低蛋白血症。

（3）维持有效的气体交换：严密监测生命体征，保持呼吸通畅。

（4）抗结核药物治疗的护理

①观察抗结核药物的效果：用药后是否体温下降、食欲改善、体重增加、局部疼痛减轻及红细胞沉降率正常或接近正常，如有上述改变，说明药物有效，可进行手术治疗。

②观察有无药物不良反应：用药过程中若出现眩晕、口周围麻木、耳鸣、听力异常、肢端疼痛、麻木、恶心、胃区不适、肝功能受损等改变，及时通知医生调整药物。

（5）功能锻炼：活动量视病人病情和体力而定，循序渐进，持之以恒。

（6）健康教育：注意防止胸腹部屈曲，以免术后植骨块脱落或移动；服药期间，注意监测药物的作用和不良反应，定期到医院复诊，若出现耳鸣、听力异常改变立即停药并及时复诊；指导病人和家属出院后进行功能锻炼。

# 第 47 单元　腰腿痛及颈肩痛病人的护理

【复习指南】腰椎间盘突出症的临床表现、护理措施应熟练掌握，辅助检查应掌握，病因病理和治疗要点应熟悉。腰椎椎管狭窄症的临床表现应熟练掌握，辅助检查应掌握，病因病理及治疗要点要熟悉。颈椎病的护理措施应熟练掌握，临床表现及辅助检查应掌握，治疗要点要熟悉，病因病理了解即可。

## 一、腰椎间盘突出症

（一）病因病理

最多见于中年人，20～50 岁为多发年龄，男性多于女性。内因主要是腰椎退行性变，外因则有外伤、劳损、受寒受湿等。其中，椎间盘退行性变是腰椎间盘突出的基本病因。腰椎间盘血液供应少，营养极为有限，容易发生退变。腰椎间盘突出症以 $L_{4-5}$ 及 $L_5S_1$ 多见。

（二）临床表现

1. 症状

（1）腰痛：最多见，也是最早出现的症状。

（2）下肢放射痛：本病的主要症状是一侧下肢坐骨神经区域**放射痛**，多为刺痛。典型表现为从下腰部向臀部、大腿后方、小腿外侧直至足部的放射痛，伴麻木感。中央型腰椎间盘突出症可有双侧坐骨神经痛。咳嗽、打喷嚏时，因腹压增高，疼痛加剧。

（3）间歇性跛行：行走时随距离增加（一般为数百米）而出现腰背痛或患侧下肢放射痛、麻木感加重，蹲位或坐位休息一段时间后症状缓解，再行走症状再次出现，称为间歇性跛行。

（4）马尾综合征：突出的髓核或脱垂的椎间盘组织压迫马尾神经，出现鞍区感觉迟钝，大小便功能障碍。

2. 体征

（1）腰椎侧弯：系腰椎为减轻神经根受压而引起的姿势性代偿畸形。

（2）腰部活动障碍：以前屈受限最明显。

（3）压痛、叩痛：在病变椎间隙的棘突间，棘突旁侧1cm处有深压痛、叩痛，向下肢放射。

（4）直腿抬高试验及加强试验阳性。

（5）感觉及运动功能减弱：由于神经根受损，导致其支配区域的感觉及运动功能减弱甚至丧失，部分病人出现膝反射或跟腱反射减弱或消失。

（三）辅助检查

X线能直接反映腰部有无侧突、椎间隙有无狭窄等；CT可显示黄韧带是否增厚及椎间盘突出的大小、方向等；MRI显示椎管形态，对本病有较大诊断价值。

（四）治疗

1. 非手术治疗　适用于初次发作、病程较短且经休息后症状明显缓解，影像学检查无严重突出者。方法如下。

（1）**绝对卧床休息**：可以减少椎间盘承受的压力，缓解脊柱旁肌肉痉挛引起的疼痛。一般卧床3周或至症状缓解后，可戴腰围下床活动。

（2）骨盆牵引：牵引可增大椎间隙，减轻对椎间盘的压力和对神经的压迫，改善局部循环和水肿。多采用骨盆持续牵引。

（3）物理治疗：正确的理疗、推拿、按摩可缓解肌痉挛及疼痛，减轻椎间盘压力，减轻对神经根的压迫。

（4）皮质激素硬膜外注射：皮质激素可减轻神经根周围的炎症与粘连。

（5）髓核化学溶解法：将胶原酶注入椎间盘或硬脊膜与突出的髓核之间，达到选择性溶解髓核和纤维环、缓解症状的目的。

2. 手术治疗　非手术治疗无效，具有明显马尾神经症状，可行腰椎间盘突出物摘除术、人工椎间盘置换术或经皮穿刺髓核摘除术。

（五）护理措施

1. 术前护理

（1）卧硬板床：减轻负重和体重对椎间盘的压力，缓解疼痛。

（2）佩戴腰围卧床：3周后，戴腰围下床活动。

（3）保持有效牵引：牵引期间观察病人体位、牵引线及重量是否正确。经常检查牵引带压迫部位的皮肤情况。

（4）有效镇痛：遵医嘱给予镇痛药等药物，缓解疼痛。

（5）完善术前准备：术前常规戒烟、训练床上排便，告知其医护人员将采取的措施，增加其对手术及术后护理的认知度。

（6）心理护理。

2. 术后护理

（1）观察病情：包括生命体征、下肢皮肤温度、感觉及运动恢复情况；观察手术切口敷料有无渗液及渗出液的颜色、性状、量等，渗湿后应及时通知医生更换敷料，防止感染；观察病人术后有无疼痛，疼痛严重者予以镇痛药或镇痛泵。

（2）体位护理：术后平卧，2 小时后轴线翻身。

（3）引流管护理：防止引流管脱出、折叠，观察并记录引流液颜色、性状、量，有无脑脊液流出，是否有活动性出血，有异常及时报告医生。

（4）功能锻炼：病人宜早期行床上肢体功能锻炼，对于不能进行主动锻炼的病人可在病情允许的情况下协助病人活动，预防并发症。

（5）并发症的观察与护理：常见并发症为神经根粘连和脑脊液漏。应注意监测生命体征；加强引流液的观察，若发生脑脊液漏，须立即报告医生，适当抬高床尾，去枕卧位 7 ～ 10 天。脑脊液漏期间，须监测及补充电解质，预防颅内感染发生。

3. 健康教育　指导病人采取正确卧、坐、立、行和劳动姿势，减少急、慢性损伤发生的机会；加强营养可缓解机体组织及器官退行性病变；脊髓受压的患者，可佩戴腰围，直至神经压迫症状解除；积极参加体育锻炼，锻炼腰背肌。

## 二、腰椎椎管狭窄症

### （一）病因病理

在椎管发育不良的基础上发生退行性变是腰椎椎管狭窄症最常见的原因。椎管发育不良及退行性变使椎管容积减少，压力增加，导致其内的神经血管组织受压或缺血，出现马尾神经或神经根受压症状。

### （二）临床表现

主要临床表现为腰腿痛及**间歇性跛行**，可在外伤后出现症状或加重症状。

1. 症状　可有腰部、腰骶部及下肢疼痛，常伴有大腿外侧放射性疼痛、感觉异常；常在行走或站立时症状加重，下蹲或平卧时症状减轻或消失；中央型椎管狭窄或重症病人常出现间歇性跛行；由于马尾神经受压可表现为双侧大小腿、足跟后侧及会阴部感觉迟钝，大、小便功能障碍。

2. 体征　少数病人无明显体征。腰椎前凸减小，腰椎前屈正常，背伸受限。

### （三）辅助检查

X 线检查可见腰椎椎间隙狭窄、骨质增生等改变。椎管内造影、CT、MRI 等检查，可帮助明确诊断。

### （四）治疗

1. 非手术治疗　症状轻者可行非手术治疗。

2. 手术治疗　对于症状严重，经非手术治疗无效者；神经功能障碍明显，特别是马尾神经功能障碍者；腰骶部疼痛加重、有明显的间歇性跛行及影像学检查椎管狭窄严重者，常行椎管减压术，以解除对硬脊膜及神经根的压迫。

## 三、颈椎病

### （一）病因病理

**颈椎间盘退行性变**，是颈椎病发生和发展最基本的原因；损伤使已退变的颈椎和椎间盘损伤加重，加速其退行性变的发展过程；先天性颈椎管狭窄，即使仅有轻微退行性变，也可出现临床症状和体征。根据受压部位和临床表现的不同，可分为神经根型颈椎病、脊髓型颈椎病、椎动脉型颈椎病、交感神经型颈椎病。其中，神经根型颈椎病，占颈椎病的50%～60%。

### （二）临床表现

1. 神经根型颈椎病

（1）症状：颈部疼痛及僵硬，短期内加重并向肩部及上肢放射。皮肤可有麻木、过敏等感觉改变。上肢肌力减退、肌萎缩，手指动作不灵活。

（2）体征：颈部肌痉挛，颈肩部有压痛，颈部和肩关节活动有不同程度受限。上肢腱反射减弱或消失，上肢牵拉试验、压头试验阳性。

2. 脊髓型颈椎病　为症状最严重的类型。

（1）症状：**手部麻木**，运动不灵活，尤其是精细活动失调，手握力减退；下肢无力、步态不稳、有**踩棉花样感觉**；后期出现大小便功能障碍，表现为尿频或排尿、排便困难等。

（2）体征：肌力减退，四肢腱反射活跃或亢进，腹部反射、提睾反射和肛门反射减弱或消失。Hoffmann 征、髌阵挛及 Babinski 征等阳性。

3. 椎动脉型颈椎病

（1）症状：**眩晕**，最常见；**猝倒**，本型特有的症状，多在头部突然活动或姿势改变时发生；头痛，表现为发作性胀痛，发作时可有自主神经功能紊乱症状。

（2）体征：颈部压痛，活动受限。

4. 交感神经型颈椎病　可表现为偏头痛、视物模糊、眼球胀痛、听力下降、心律失常、血压增高等交感神经兴奋症状；也可表现为交感神经抑制症状，如畏光、流泪、头晕、眼花、血压下降等。

### （三）辅助检查

1. 实验室检查　脊髓型颈椎病者行脑脊液动力学试验显示椎管有梗阻现象。

2. 影像学检查　颈椎 X 线检查可见颈椎曲度改变，生理前凸减小、消失或反常，椎间隙狭窄，椎体后缘骨赘形成，椎间孔狭窄。CT 和 MRI 可示颈椎间盘突出，颈椎管矢状径变小，脊髓受压。

### （四）治疗

神经根型、椎动脉型和交感神经型颈椎病以非手术治疗为主；脊髓型颈椎病者不适宜牵引，忌用推拿按摩法等非手术治疗方法，应及时行手术治疗。

### （五）护理措施

1. 术前护理　①心理护理。②术前进行呼吸功能训练、气管、食管推移训练或俯卧位训练。③肌力下降致四肢无力时应预防烫伤和跌倒，步态不稳者预防摔倒，动脉型颈椎病病人避免头部过快转动或屈曲，以防猝倒。

2. 术后护理

（1）密切监测生命体征：前路手术最危急的并发症是呼吸困难，多发生于术后 1 ～ 3 天。一旦病人出现呼吸困难、张口状急迫呼吸、口唇发绀等表现，应立即通知医生，并做好气管切开及再次手术的准备。

（2）体位护理：行内固定植骨融合的病人，加强颈部制动。下床活动时，须行头颈胸支架固定颈部。

（3）并发症的观察与护理

①术后出血：注意观察生命体征、伤口敷料及引流液；若发现病人颈部明显肿胀，并出现呼吸困难、烦躁、发绀等表现时，报告并协助医生处理，必要时行气管切开术。

②脊髓神经损伤：病人可出现声嘶、四肢感觉运动障碍及大小便功能障碍等脊髓及神经损伤症状。

③植骨块脱落、移位：术后注意体位护理，防止植骨块脱落。

（4）功能训练：指导肢体能活动的病人做主动运动，以增强肢体肌肉力量；肢体不能活动者，病情许可时，协助并指导其做各关节的被动运动，以防肌肉萎缩和关节僵硬。

3. 健康教育　①纠正不良姿势。②保持良好睡眠体位。③选择合适枕头。④避免外伤。⑤加强功能锻炼。

## 第 48 单元　骨肿瘤病人的护理

【复习指南】　概述部分骨肿瘤的临床表现和护理措施应掌握，辅助检查、治疗要点应熟悉，分类和病理仅需了解。骨软骨瘤、骨巨细胞瘤、骨肉瘤的临床表现应掌握，辅助检查、治疗要点应熟悉，病理了解即可。

### 一、概述

（一）分类和病理

骨肿瘤分原发性和继发性两类。良性肿瘤中骨软骨瘤发病率最高，恶性肿瘤中骨肉瘤发病率最高。

（二）临床表现

1. 疼痛　良性肿瘤，多无疼痛或仅有轻度疼痛，恶性肿瘤，开始疼痛较轻，以后显著。

2. 肿块和肿胀　恶性骨肿瘤局部肿胀和肿块常发展迅速，良性骨肿瘤生长缓慢，通常偶然发现。

3. 功能障碍和压迫症状　邻近关节的骨肿瘤可使关节肿胀和活动受限；肿块巨大时，可压迫周围组织引起相应症状。

4. 病理性骨折　肿瘤生长可破坏骨质发生病理性骨折。

5. 其他　恶性肿瘤可出现贫血等全身症状，恶性骨肿瘤可经血流和淋巴向远处转移，如肺转移。

（三）辅助检查

1. 实验室检查　恶性骨肿瘤病人有广泛溶骨性病变时，可有血钙升高；血清碱性磷酸酶升高有助于骨肉瘤诊断；男性酸性磷酸酶升高对前列腺癌骨转移有意义；血、尿中 Bence-Jones 蛋白阳性提示浆细胞骨髓瘤。

2. *影像学检查*　X 线检查对骨肿瘤诊断有重要价值。良性肿瘤呈膨胀性骨病损，密度均匀，边界清楚。恶性肿瘤 X 线征象表现为骨质破坏呈虫蚀样或筛孔样。CT、MRI 或核素骨显像检查可辅助诊断。数字减影血管造影可显示肿瘤的血供。

3. *病理学检查*　活检组织的病理学检查是确诊骨肿瘤的唯一可靠检查。

4. *现代生物技术检测*　细胞遗传学研究揭示了骨肿瘤中有常染色体异常，能协助早期诊断和进行肿瘤分类。

（四）治疗

1. *良性肿瘤*　以手术切除为主。

2. *恶性肿瘤*　通常采用以手术治疗为主，化学治疗、放射治疗和生物治疗为辅的综合治疗。

（五）护理措施

1. *术前护理*

（1）减轻焦虑与恐惧：与病人沟通，了解病人的问题所在，有针对性地予以指导，保持病人情绪稳定，接受并配合治疗。

（2）缓解疼痛：疼痛较轻者可采用放松疗法、理疗等；对疼痛严重者，可遵医嘱应用镇痛药，以减轻疼痛。尽量减少诱发或加重疼痛的护理操作。

（3）预防病理性骨折：搬运病人时应轻柔，避免暴力。功能锻炼要循序渐进，病人开始站立或练习行走时应在旁保护，防止跌倒。一旦发生骨折，应按骨折病人进行护理。

2. *术后护理*

（1）促进关节功能恢复。

（2）病情观察：注意观察伤口有无出血、水肿，局部皮肤温度和肢体末梢血运情况；创口引流液的性质和引流量。

（3）放疗并发症的预防和护理

①放射性皮炎：放疗期间，注意保护照射部位皮肤，避免物理、化学因素的刺激。若皮肤破溃，应使用无刺激性药物治疗直至愈合。

②骨髓抑制：放疗病人应每周检查白细胞和血小板。注意预防感染，必要时遵医嘱输血或血液制品增强抵抗力。

（4）截肢术后并发症的护理

①术后伤口感染：按时换药，观察伤口渗出情况。若伤口剧痛或跳痛并伴体温升高，局部有波动感，可能有术区深部感染，应报告医生。

②幻肢痛：多为持续性，尤以夜间为甚，属精神因素性疼痛，可通过放松疗法等心理治疗手段逐渐消除幻肢感。

（5）健康教育：提供术后康复的相关知识；指导病人正确使用各种助行器，如拐杖、轮椅等，最大限度地恢复病人的生活自理能力；教会病人自我检查和监测，定期复诊。

## 二、常见骨肿瘤

（一）骨软骨瘤

1. *病理*　多见于 10 ～ 20 岁青少年，男性多于女性。骨软骨瘤有单发性及多发性两种。以单发性多见，多发性骨软骨瘤恶变机会较单发性高。

2. 临床表现　绝大多数无自觉症状，常无意中发现骨性肿块，当肿瘤长大对周围组织产生压迫时出现疼痛。

3. 辅助检查　X线检查表现为干骺端有骨性突起，可单发或多发，基底部可窄小成蒂或宽扁无蒂，其皮质和骨松质与正常骨相连，彼此骨髓腔相通。

4. 治疗　若肿瘤过大、生长较快、出现压迫症状影响功能或可疑恶变者应手术切除。

（二）骨巨细胞瘤

1. 病理　发病年龄多在20～40岁，女性多于男性，好发部位为股骨远端和胫骨近端，属于潜在恶性或低度恶性肿瘤。

2. 临床表现　主要表现为疼痛和肿胀，如肿瘤侵及关节将影响关节功能。

3. 辅助检查　X线检查显示长骨骨骺处偏心性溶骨性破坏，骨皮质膨胀变薄，界限较清晰，周围无骨膜反应。溶骨性破坏可呈**“肥皂泡”样改变**。血管造影可显示肿瘤血管丰富，并有动静脉瘘形成。

4. 治疗要点　手术治疗为主，根据病理改变选择刮除植骨术、瘤段切除术或截肢术。对手术清除肿瘤困难的部位可放疗，但易引起肉瘤变。

（三）骨肉瘤

1. 病理　发病年龄以10～20岁青少年多见，男性发病率高于女性。好发于长管状骨干骺端，股骨远端、胫骨和肱骨近端。瘤体一般呈梭形，恶性程度高，预后差。

2. 临床表现　起初为间断性疼痛，逐渐加重为剧烈疼痛，骨端近关节处可见肿块，局部皮温高，静脉怒张。关节活动受限，可伴有病理性骨折。

3. 辅助检查

（1）实验室检查：血清碱性磷酸酶、乳酸脱氢酶中度至大幅度升高，与肿瘤细胞的成骨活动有关。术后碱性磷酸酶可下降至正常水平。

（2）影像学检查：X线检查显示病变多起于长骨干骺端，表现为成骨性、溶骨性或混合性骨质破坏。肿瘤生长顶起骨外膜，骨膜下产生新骨，表现为三角状骨膜反应阴影，称**Codman三角**；若恶性肿瘤生长迅速，肿瘤骨与反应骨沿放射状血管方向沉积，表现为“日光射线”形态。

4. 治疗　骨肉瘤采用以手术为主的综合治疗。

# 第 3 部分

## 妇产科护理学

# 第1单元　女性生殖系统解剖生理

【复习指南】本单元内容有一定的难度，历年必考，应重点复习。内生殖器；骨盆的组成及分界，骨盆的平面及径线；女性一生各阶段的生理特点；卵巢周期性变化及内分泌功能中的卵巢功能及卵巢激素的生理功能；生殖器官的周期性变化中子宫内膜的周期性变化应熟练掌握。外生殖器；卵巢周期性变化及内分泌功能中的卵巢周期性变化；月经周期的调节及临床表现中的月经的临床表现；生殖器官的周期性变化中的子宫颈、输卵管、阴道黏膜的变化应掌握。骨盆的类型；血管及淋巴、神经名称、走向及特点；月经周期性调节应了解。

## 一、外生殖器

女性外生殖器又称外阴，是女性生殖器官的外露部分。

1. 阴阜　该部皮肤在青春期时开始生长阴毛，分布呈倒置的三角形，为耻骨联合前面隆起的脂肪垫。

2. 大阴唇　起自阴阜，止于会阴，靠近两股内侧的一对隆起的皮肤皱襞。

3. 小阴唇　表面湿润，褐色、无毛，富有神经末梢，故极敏感。位于大阴唇内侧。

4. 阴蒂　分为3部分，前端为阴蒂头，中为阴蒂体，后为两个阴蒂脚。位于小阴唇顶端的联合处，有勃起性。

5. 阴道前庭　此区域内有以下几个部位：

（1）前庭球：位于前庭两侧，由具有勃起性的组织构成，表面为球海绵体肌覆盖，又称球海绵体。

（2）前庭大腺：位于大阴唇后部，左右各一，大小如黄豆，又称巴氏腺。正常情况下此腺不能触及，遇有感染致腺管口闭塞，可形成脓肿或囊肿。于性兴奋时分泌黄白色黏液以润滑阴道。

（3）尿道口：位于阴蒂头的下方及前庭的前部，为一不规则的圆孔。

（4）阴道口及处女膜：位于尿道口下方，前庭的后部。阴道口覆盖一层较薄的黏膜，称为处女膜。

## 二、内生殖器

女性内生殖器包括阴道、子宫、输卵管及卵巢，后两者常被称为子宫附件。

1. 阴道　是性交器官，也是排出月经血和娩出胎儿的通道，阴道壁由黏膜层、肌层和纤维层构成。

2. 子宫　位于骨盆腔中央，呈倒置的梨形，前面扁平，后面稍凸出，是产生月经和孕育胎儿的空腔器官。成人子宫重约50g，长7～8cm，宽4～5cm，厚2～3cm，子宫腔的容积约5ml。子宫上部较宽称为子宫体；其上端隆突部分，称为子宫底；子宫底两侧为子宫角，与输卵管相通；子宫下部较窄，呈圆柱状，称为子宫颈。成人子宫体与子宫颈的比例为2：1；婴儿期为1：2。子宫体与子宫颈之间形成的最狭窄部分，称为子宫峡部，在非妊娠期约长1cm。子宫壁的外层为浆膜层，最薄，覆盖在子宫底及子宫的前后面，与肌层紧贴。维持子宫正常位置的韧带一共有4对，它们是圆韧带、阔韧带、主韧带和子宫骶韧带。主韧带横行于宫颈两侧和骨盆侧壁之间，对固定子宫颈的位置有重要作用。

3. 输卵管　为一对细长而弯曲的肌性管道，位于阔韧带上缘内，全长8～14cm，是精子和卵子相遇的场所。由内向外分为间质部、峡部、壶腹部及伞部。输卵管由三层构成，外层为浆膜层，中层为平滑肌层，内层为黏膜层。由单层高柱状上皮覆盖，上皮细胞分为纤毛细胞、无纤毛细胞、楔状细胞和未分化细胞 4 种。输卵管肌肉的收缩和黏膜上皮细胞的形态、分泌及纤毛摆动，均受性激素的影响而呈周期性变化。

4. 卵巢　为一对扁椭圆形腺体，是女性的腺器官，产生卵子和激素。成年女性的卵巢约为 4cm×3cm×1cm，重 5～6g，呈灰白色。青春期开始排卵，卵巢表面逐渐变得凹凸不平；绝经后，卵巢逐渐萎缩变小、变硬。表面无腹膜，有利于成熟卵子的排出，也易于卵巢癌的恶性细胞播散。

5. 内生殖器的邻近器官

（1）尿道：女性尿道长 4cm，短而直，邻近阴道，故易发生尿路感染。

（2）膀胱：为一空腔器官，位于子宫与耻骨联合之间，妇科检查及手术前必须排空膀胱。

（3）输尿管：为一对肌性圆索状长管，约长 30cm，粗细不一，最细部分的直径为 3～4cm，最粗可达 7～8cm。在行子宫切除结扎子宫动脉时，应避免损伤输尿管。

（4）直肠：前为子宫及阴道，后为骶骨，肛管长 2～3cm，在其周围有肛门内、外括约肌和肛提肌。妇科手术及分娩处理时均应注意避免损伤肛管、直肠。

（5）阑尾：其位置、长短、粗细变化颇大，有的下端可达右侧输卵管及卵巢部位。妇女患阑尾炎时可能累及子宫附件。

## 三、骨盆

1. 骨盆的组成及分界　骨盆由左右 2 块髋骨、1 块骶骨及 1 块尾骨组成。每块髋骨由髂骨、坐骨和耻骨融合而成，骶骨由 5～6 块骶椎合成，尾骨由 4～5 块尾椎组成。以耻骨联合上缘、髂耻缘、骶岬上缘的连线为界，分界线以上部分为假骨盆，又称大骨盆；分界线以下部分为真骨盆，又称小骨盆。真骨盆的标记有骶骨岬、坐骨棘、耻骨弓。

2. 骨盆的平面及径线

（1）骨盆分为 3 个假想平面：①骨盆入口平面为真、假骨盆的交界面，呈横椭圆形；②中骨盆平面最狭窄，呈前后径长的纵椭圆形；③出口平面由两个不在同一平面的三角形组成。

（2）骨盆的径线：骨盆测量分为骨盆外测量和骨盆内测量两种。

①骨盆外测量：a. 髂棘间径测量孕妇两侧髂前上棘外缘的距离，正常值为 23～26cm。b. 髂嵴间径是测量孕妇两侧髂嵴外缘最宽的距离，正常值 25～28cm，以上两径线可间接推测骨盆入口横径的长度。c. 骶耻外径是测量孕妇第 5 腰椎棘突下凹陷处至耻骨联合上缘中点的距离，正常值 18～20cm，此径线可推测骨盆入口前后径长短，是骨盆外测量中最重要的径线。d. 坐骨结节间径又称出口横径，是测量两侧坐骨结节内侧缘的距离，正常值为 8.5～9.5cm，平均值 9cm。出口横径与后矢状径之和大于 15cm 者，一般足月胎儿可以娩出。e. 耻骨弓角度：正常为 90°，小于 80° 为异常。

②骨盆内测量常用的径线：a. 对角径也称骶耻内径，是自耻骨联合下缘至骶岬上缘中点的距离，正常值 12.5～13cm，此值减去 1.5～2cm，即为真结合径值，又称入口前后径，正常值为 11cm，该径线是胎先露部进入骨盆入口的重要径线，其长短与分娩关系密切。b. 坐骨棘间径是测量两侧坐骨棘间的距离，正常值约 10cm。c. 坐骨切迹宽度为坐骨棘与骶骨下

部间的距离，即骶骨韧带的宽度，代表中骨盆矢状径，正常能容纳 3 横指，为 5 ～ 5.5cm。

3. 骨盆的类型　分为 4 种类型：女性型、男性型、类人猿型、扁平型。其中女性型骨盆宽，骨盆腔浅，结构薄且平滑，有利于胎儿娩出。

## 四、血管、淋巴及神经

1. 血管　女性内、外生殖器官的血液供应来自卵巢动脉、阴道动脉、子宫动脉及阴道内动脉。

2. 淋巴　女性生殖器官的淋巴管及淋巴结非常丰富，并有相应的血管伴行。分为内生殖器淋巴、外生殖器淋巴两大类。

3. 神经　阴部神经是支配外阴部的主要神经，属躯体神经，它们由Ⅱ、Ⅲ、Ⅳ骶神经的分支组成，与阴部内动脉伴行，在坐骨结节内侧下方分为 3 支，分布于肛门、阴蒂、阴唇和会阴部。

## 五、骨盆底

1. 骨盆底的组成　是由多层肌肉和筋膜组成，封闭骨盆出口，但有尿道、阴道及直肠穿过，其主要作用是支持盆腔脏器并使之保持正常的位置。骨盆底的前面为耻骨联合下缘，后面为尾骨尖，两侧为耻骨降支、坐骨升支及坐骨结节。骨盆底有 3 层组织。

（1）外层：为浅层筋膜与肌肉。

（2）中层：即泌尿生殖膈。

（3）内层：即盆膈，为骨盆底的最内层，由肛提肌及其筋膜组成，也为尿道、阴道及直肠贯通。

2. 会阴的特点　是指阴道口与肛门之间的软组织，包括皮肤、肌肉及筋膜，也是骨盆底的一部分，厚 3 ～ 4cm，由外向内逐渐变狭，呈楔状，表面为皮肤及皮下脂肪，内层为会阴中心腱，又称会阴体。妊娠期会阴组织变软，伸展性很大，有利于分娩。分娩时要保护此区，以免造成会阴裂伤。

## 六、女性一生各阶段的生理特点

1. 新生儿期　是指出生后 4 周内的新生儿。阴道可有少量血性分泌物排出，即假月经；乳房可稍肿大，甚至分泌少量乳汁。这些都是正常生理现象，短期内会自行消失。

2. 幼儿期　从出生 4 周至 12 岁为儿童期。此期儿童体格生长发育很快，但生殖器官仍处于幼稚状态。10 岁后，卵巢有少量卵泡发育，但不成熟也不排卵；乳房和内生殖器开始发育增大，脂肪分布开始出现女性特征，其他性征也开始出现。

3. 青春期　是指 10 ～ 19 岁，从月经初潮至生殖器官发育成熟的时期。这一时期是个体生长发育的重要时期，是从儿童向成年阶段的转变期，此期内身体生长发育迅速，妇女的第一性征进一步发育并出现第二性征，如声调较高、乳房丰满、阴毛和腋毛出现、骨盆宽大、皮下脂肪增多并出现女性特有的体态等。月经初潮是青春期的重要标志。

4. 性成熟期　又称生育期，从 18 岁开始，持续 30 年左右。此期的特征为卵巢功能成熟并分泌性激素，引起周期性排卵和行经。应做好月经期、妊娠期、分娩期、产褥期的健康教育和计划生育的指导工作。

5. 围绝经期　是指绝经前后的一段时期。一般于 40 岁起，历经 10 ～ 20 年，是妇女自有生育能力的性成熟期进入老年期的一个过渡时期，主要表现为卵巢功能逐渐减退，月经不规则，直至绝经，生殖器官开始逐步萎缩，丧失生育能力。

6. 老年期　是指60岁以后的妇女。此阶段卵巢及生殖器官进一步萎缩退化。主要表现为雌激素水平下降，不能维持女性第二性征；容易发生老年性阴道炎、骨质疏松等；其他各脏器也容易发生疾病。

## 七、卵巢周期性变化及内分泌功能

1. 卵巢周期性变化　从青春期开始到绝经前，卵巢在形态和功能上发生周期性变化。在妇女一生中仅400～500个卵泡发育成熟并排卵，其余的卵泡发育到一定程度就自行退化，称为卵泡闭锁。青春期时卵泡开始发育，形成生长卵泡，在许多生长卵泡中，每一个月经周期一般只有一个卵泡达到成熟，称为成熟卵泡。排卵多发生在两次月经中间，一般在下次月经来潮之前14日左右，卵子可由两侧卵巢轮流排出，也可由一侧卵巢连续排出。排卵后，卵泡壁塌陷，卵泡膜血管壁破裂，血液流入腔内形成血体，继而卵泡的破口由纤维蛋白封闭，残留的颗粒细胞变大，胞质内含黄色颗粒状的类脂质，此时血体变为黄体。

若卵子未受精，在排卵后9～10日黄体开始萎缩，血管减少，细胞呈脂肪变性，黄色消退，最后细胞被吸收，组织纤维化，外观色白，称为白体。排卵日至月经来潮为黄体期，一般为14日，黄体功能衰退后月经来潮，此时卵巢中又有新的卵泡发育，开始新的周期。

2. 卵巢分泌的激素　卵巢在黄体生成素（LH）及卵泡刺激素（FSH）作用下分泌雌激素、孕激素及少量雄激素。

3. 卵巢激素的生理功能

（1）雌激素：卵巢主要合成雌二醇（$E_2$）及雌酮（$E_1$），体内尚有雌三醇（$E_3$），系雌二醇和雌酮的降解产物。$E_2$是妇女体内生物活性最强的雌激素。雌激素的主要生理功能有促进卵泡及子宫发育，使子宫内膜增生，增强子宫对催产素的敏感性；增加输卵管上皮细胞的活动；促进阴道上皮的增生、角化，使细胞内糖原增加；促进乳腺管增生；促进体内水钠潴留及骨中钙质沉着等。

（2）孕激素：黄体酮是卵巢分泌的具有生物活性的主要孕激素。在排卵前，黄体酮主要来自肾上腺；排卵后，主要由卵巢内黄体分泌。黄体酮的主要生理功能有使子宫肌松弛，降低妊娠子宫对催产素的敏感性，有利于受精卵在子宫腔内生长发育；使增生期子宫内膜转化为分泌期内膜；抑制输卵管节律性收缩；促进阴道上皮细胞脱落；在已有雌激素影响的基础上，促进乳腺腺泡发育；孕激素通过中枢神经系统有升高体温的作用，正常妇女在排卵后基础体温可升高0.3～0.5℃，此特点可作为排卵的重要指标。此外，还促进体内水与钠的排泄等。

（3）雄激素：卵巢能分泌少量雄激素——睾酮。此外，卵巢合成雌激素的中间产物雄烯二酮，在外周组织中也能被转化为睾酮，也是维持女性正常生殖功能的重要激素。

排卵后随黄体的发育分泌量显著增加，排卵后7～8天，黄体成熟时达到高峰。

## 八、月经周期的调节及临床表现

1. 月经周期性调节　月经周期性变化是女性生殖系统的生理特点之一，月经则是这个周期性变化的重要标志，同时也是内生殖器已经发育成熟的指标。月经周期的调节主要通过下丘脑、垂体和卵巢的激素作用，称为下丘脑－垂体－卵巢轴，此轴又受中枢神经系统控制。与月经周期调节相关的激素如下。

（1）下丘脑性调节激素及其功能

①促性腺激素释放激素：为下丘脑调节月经的主要激素。它主要使垂体合成和释放促黄体生成素，还具有调节和促使垂体合成和释放促卵泡激素的作用。

②生乳素抑制激素：下丘脑通过抑制作用调节垂体的生乳激素分泌和释放。

（2）垂体性调节激素及其功能

①促卵泡激素：主要促进卵泡周围的间质分化成为泡膜细胞，又使卵泡的颗粒细胞增生及颗粒细胞内的芳香化酶系统活化。促卵泡激素属糖蛋白激素，有刺激卵巢卵泡发育的功能，但须与少量黄体生成素协同作用，才能使卵泡成熟，并分泌雌激素。

②促黄体生成素：也是一种糖蛋白激素。主要功能是与FSH协同作用，促使成熟卵泡排卵，从而促使黄体形成并分泌孕激素和雌激素。

2. 月经的临床表现　月经是性功能成熟的一项标志，在内分泌周期性调节下，子宫内膜从增生到分泌的反应。月经是指伴随卵巢周期性变化而出现的子宫内膜周期性脱落及出血。月经第一次来潮称初潮，年龄一般在11～18岁。两次月经第1天的间隔时间，称为月经周期，一般为21～35天，平均28天。每次月经持续的天数称为月经期，一般3～7天。月经量为30～50ml，每月失血量超过80ml为月经过多。月经含有血液、子宫内膜碎片、宫颈黏液、脱落的阴道上皮细胞。月经血的特点是不凝固，偶有小凝块。月经期个别可引起腰骶部酸胀、膀胱刺激症状、轻度神经系统不稳定症状、胃肠功能紊乱及鼻黏膜出血、皮肤痤疮等。

## 九、生殖器官的周期性变化

1. 子宫内膜的周期性变化

（1）增殖期：月经周期的第5～14天。行经时子宫内膜功能层剥落，随月经血排出，仅留下子宫内膜的基底层。在雌激素的影响下，内膜很快修复，逐渐增殖变厚，细胞增生。

（2）分泌期：月经周期的第15～28天，与卵巢周期中的黄体期对应。排卵后，卵巢内形成黄体，分泌雌、孕激素，出现分泌期的变化。子宫内膜继续增厚，至月经周期的第24～28天，子宫内膜可厚达10mm，呈海绵状。

（3）月经期：月经周期的第1～4天。子宫内膜血管远端的管壁及所供应的组织，由于缺血、缺氧而发生缺血性局灶性坏死，坏死的内膜剥落，与血液相混排出，表现为月经来潮。

2. 子宫颈、输卵管、阴道黏膜的变化

（1）子宫颈的变化：宫颈内膜受雌激素、孕激素的影响，有明显的周期性变化。月经过后由于体内雌激素水平低，宫颈黏液的分泌量也少。随激素水平不断增高，宫颈黏液分泌量也逐渐增多，并变稀薄透明，有利于精子通行，至排卵前黏液拉丝可长达10cm以上。取黏液涂于玻片，干燥后可见羊齿植物叶状结晶，这种结晶于月经周期的第6～7天即可出现，至排卵前最典型。排卵后，受孕激素影响，黏液分泌量减少，变浑浊、黏稠，拉丝易断，不利于精子通过，涂片干后，可见成排的椭圆体。

（2）输卵管的变化：受雌激素、孕激素的影响，输卵管也发生周期性变化，但不如子宫内膜明显。

（3）阴道黏膜的变化：在月经周期中，在雌激素、孕激素的影响下，阴道黏膜也发生周期性变化，阴道上段黏膜改变明显。在排卵期时，黏膜上皮增生和表层细胞角化明显，细胞内的糖原被分解为乳酸，使阴道保持酸性环境，抑制致病菌的繁殖；排卵后，阴道黏膜上皮大量脱落。

## 第 2 单元　妊娠期妇女的护理

【复习指南】熟练掌握妊娠期胎儿附属物的形成与功能；妊娠期母体的生理变化；妊娠诊断；胎产式、胎先露、胎方位；产前检查；妊娠期常见症状及其护理。掌握受精与着床；胎儿发育及生理特点；妊娠期母体心理变化；妊娠期健康教育。了解围生医学基本概念。

### 一、妊娠生理

妊娠是指胚胎和胎儿在母体内发育成长的过程。成熟卵子受精是妊娠的开始，胎儿及其附属物自母体排出是妊娠的终止。妊娠全过程平均约 40 周，是一个非常复杂而又极其协调的生理过程。

1. 受精与着床

（1）受精：精子与卵子的结合过程称为受精。通常受精发生在排卵后 12 小时内，整个受精过程约为 24 小时。

（2）受精卵的输送与发育：受精卵约在受精后第 3 天，分裂成 16 个细胞的实心细胞团，称为桑葚胚。约在受精后第 4 天，进入子宫腔。受精后第 5 ～ 6 天，早期胚泡的透明带消失，在子宫腔内继续分裂发育成晚期囊胚。

（3）着床：晚期囊胚侵入子宫内膜的过程，称为孕卵植入，也称着床。在受精后第 6 ～ 7 天开始，第 11 ～ 12 天结束。着床需经过定位、黏着和穿透 3 个阶段。

（4）蜕膜的形成：受精卵着床后，子宫内膜迅速发生蜕膜样改变，此时致密层蜕膜样细胞增大变成蜕膜细胞。

2. 胎儿附属物的形成与功能　胎儿附属物是指胎儿以外的组织，包括胎盘、胎膜、脐带和羊水。

（1）胎盘

①胎盘的形成：胎盘由羊膜、叶状绒毛膜和底蜕膜构成，是母体与胎儿间进行物质交换的重要器官。

a. 羊膜：是胎盘的最内层，构成胎盘的胎儿部分。附着在绒毛膜板表面，为光滑，无血管、神经或淋巴管的半透明薄膜，有一定弹性。

b. 叶状绒毛膜：构成胎盘的胎儿部分，是胎盘的主要部分。绒毛的形成经历 3 个阶段：一级绒毛、二级绒毛和三级绒毛。

c. 底蜕膜：底蜕膜是与囊胚及滋养层接触的蜕膜，将来发育成胎盘的母体部分。胎盘有母体和胎儿两套血液循环，两者的血液在各自封闭的管道内循环，互不相混，但可以通过绒毛间隙，隔着绒毛毛细血管壁、绒毛间质及绒毛表面细胞层，靠渗透、扩散及细胞的选择力进行物质交换。

②胎盘的结构：妊娠足月时，胎盘为圆形或椭圆形盘状，重 450 ～ 650g（胎盘实际重量受胎血和母血影响较大），约为足月初生儿体重的 1/6，直径 16 ～ 20cm，厚约 2.5cm，中间

厚，边缘薄。胎盘分为子面和母面，子面光滑，呈灰白色，表面为羊膜，中央或稍偏处有脐带附着。母面粗糙，呈暗红色，由 18 ～ 20 个胎盘小叶组成。

③胎盘功能：包括气体交换、营养物质供应、排出胎儿代谢产物、分泌激素、防御功能和合成功能等。

a. 气体交换：$O_2$ 是维持胎儿生命最重要的物质。在母体和胎儿之间，$O_2$ 及 $CO_2$ 以简单扩散的方式进行交换，替代胎儿呼吸系统的功能。

b. 营养物质供应：替代胎儿的消化系统的功能。

c. 排出胎儿代谢产物：替代胎儿的泌尿系统功能。胎儿的代谢产物，如尿酸、尿素、肌酐、肌酸等，经胎盘进入母血，由母体排出体外。

d. 防御功能：胎盘的屏障功能很有限。各种病毒（如风疹病毒、流感病毒、巨细胞病毒等）易通过胎盘侵袭胎儿；细菌、弓形虫、衣原体、支原体、螺旋体等可在胎盘形成病灶，破坏绒毛结构，从而感染胎儿；分子量小、对胎儿有害的药物亦可通过胎盘作用于胎儿，导致胎儿畸形，甚至死亡，故妊娠期用药应慎重。母血中的免疫物质（如 IgG）可以通过胎盘使胎儿得到抗体，对胎儿起保护作用。

e. 合成功能：胎盘能合成数种激素和酶，激素有蛋白激素（如绒毛膜促性腺激素和人胎盘生乳素等）和甾体激素（如雌激素和孕激素等），酶有催产素酶和耐热性碱性磷酸酶等。

人绒毛膜促性腺激素（hCG）：胚泡一经着床，10 天左右即可在母体血清中测出，成为诊断早孕的敏感方法之一。至妊娠第 8 ～ 10 周时分泌达高峰，持续 1 ～ 2 周后迅速下降，至妊娠中、晚期血清浓度仅为峰值的 10%，持续至分娩。正常情况下，分娩后 2 周内消失。

hCG 的主要生理作用：①作用于月经黄体，与黄体细胞膜上的受体结合，激活腺苷酸环化酶，产生生化反应以维持黄体寿命，使月经黄体继续增大发育成为妊娠黄体，增加甾体激素的分泌以维持妊娠；②促进雄激素芳香化转化为雌激素，同时能刺激黄体酮的形成；③抑制植物血凝素对淋巴细胞的刺激作用，保护胚胎滋养层免受母体的免疫攻击；④刺激胎儿睾丸分泌黄体酮，促进男性性分化；⑤与母体甲状腺细胞 TSH 受体结合，刺激甲状腺活性。

人胎盘生乳素（HPL）：由合体滋养细胞分泌。于妊娠的第 5 ～ 6 周开始分泌，至妊娠第 34 ～ 36 周达高峰，直至分娩。产后 HPL 迅速下降，约产后 7 小时即不能测出。

HPL 的主要功能：①促进乳腺腺泡发育，刺激乳腺上皮细胞合成乳白蛋白、乳酪蛋白、乳珠蛋白，为产后的泌乳做好准备；②有促胰岛素生成作用，使母血中胰岛素浓度增高，促进蛋白质合成；③通过脂解作用，提高游离脂肪酸、甘油的浓度，抑制母体对葡萄糖的摄取和利用，使多余葡萄糖运转给胎儿，成为胎儿的主要能源，也是蛋白质合成的能源；④抑制母体对胎儿的排斥作用。因此，HPL 是通过母体促进胎儿发育的重要的代谢调节因子。

雌激素和孕激素：为甾体激素。妊娠早期由卵巢妊娠黄体产生，自妊娠第 8 ～ 10 周起，由胎盘合成。雌激素、孕激素的主要生理作用为共同参与妊娠期母体各系统的生理变化。

酶：胎盘能合成多种酶，包括催产素酶和耐热性碱性磷酸酶。催产素酶能使催产素分子灭活，起到维持妊娠的作用。耐热性碱性磷酸酶于妊娠 16 ～ 20 周时从母血中可以测出，随着妊娠进展而逐渐增加，胎盘娩出后此值下降，产后 3 ～ 6 天内消失。

（2）胎膜：是由绒毛膜和羊膜组成。胎膜外层为绒毛膜，胎膜内层为羊膜。

（3）脐带：是由胚胎发育过程中的体蒂发展而来，胚胎及胎儿借助于脐带悬浮于羊水中。脐带一端连接于胎儿腹壁脐轮，另一端附着于胎盘的子面。足月胎儿的脐带长 30～70cm，平均约 55cm，脐带的表面由羊膜覆盖，内有一条管腔大而管壁薄的脐静脉和两条管腔小而管壁厚的脐动脉，血管周围有保护脐血管的胚胎结缔组织，称为华通胶。

（4）羊水：为充满于羊膜腔内的液体。妊娠早期的羊水是由母体血清经胎膜进入羊膜腔的透析液，妊娠中期以后，胎儿尿液成为羊水的重要来源。羊水的吸收约 50% 由胎膜完成，羊水在羊膜腔内不断进行液体交换以保持羊水量相对恒定。

羊水不断更新并保持母体、胎儿、羊水三者间液体平衡。随着胚胎的发育，羊水的量逐渐增加，正常足月妊娠羊水量为 1000～1500ml。妊娠期间羊水量超过 2000ml，称为羊水过多；少于 300ml 称为羊水过少。足月妊娠时，羊水略浑浊，不透明，相对密度为 1.007～1.025，呈中性或弱碱性，pH 为 7.20，内含有大量的上皮细胞及胎儿的一些代谢产物。穿刺抽取羊水，进行细胞染色体检查或测定羊水中某些物质的含量，可早期诊断某些先天性畸形。

羊膜和羊水在胚胎发育中起重要的保护作用，使胚胎在羊水中自由活动。

3. 胎儿发育及其生理特点

（1）胎儿发育：受精后 8 周的人胚称为胚胎，为主要器官结构完全分化的时期；从受精第 9 周起称为胎儿，为各器官进一步发育成熟的时期。胎儿发育的特征大致如下。

8 周末：胚胎初具人形，头的大小约占整个胎体的一半。可以分辨出眼、耳、口、鼻，四肢已具雏形，超声显像可见早期心脏已形成且有搏动。

12 周末：胎儿身长约 9cm，体重约 20g。胎儿外生殖器已发育，部分可辨男、女性别。

16 周末：胎儿身长约 16cm，体重约 110g。从外生殖器可确定性别，头皮已长毛发，胎儿已开始有呼吸运动，除胎儿血红蛋白外，开始形成成人血红蛋白。部分孕妇自觉有胎动，X 线检查可见到脊柱阴影。

20 周末：胎儿身长约 25cm，体重约 320g。临床可听到胎心音，全身有毳毛，出生后已有心跳、呼吸、排尿及吞咽运动。自 20 周至满 28 周前娩出的胎儿，称为有生机儿。

24 周末：胎儿身长约 30cm，体重约 630g。各脏器均已发育，皮下脂肪开始沉积，但皮肤仍呈皱缩状。

28 周末：胎儿身长约 35cm，体重约 1000g。皮下脂肪沉积不多，皮肤粉红色，可有呼吸运动，但肺泡Ⅱ型细胞中表面活性物质含量低，此期出生者易患特发性呼吸窘迫综合征，若加强护理，可以存活。

32 周末：胎儿身长约 40cm，体重 1700g。面部毳毛已脱，生活力尚可。此期出生者如注意护理，可以存活。

36 周末：胎儿身长约 45cm，体重 2500g。皮下脂肪发育良好，毳毛明显减少，指（趾）甲已超过指、趾尖，出生后能啼哭及吸吮，生活力良好，此期出生者基本可以存活。

40 周末：胎儿已成熟，身长约 50cm，体重约 3400g。体形外观丰满，皮肤粉红色，男性睾丸已下降，女性大小阴唇发育良好。出生后哭声响亮，吸吮力强，能很好存活。

（2）胎儿的生理特点

①循环系统解剖学特点

a. 脐静脉 1 条：带有来自胎盘氧含量较高、营养较丰富的血液进入胎体，脐静脉的末支为静脉导管；脐动脉 2 条：带有来自胎儿氧含量较低的混合血，注入胎盘与母血进行物质交换；动脉导管位于肺动脉与主动脉弓之间，出生后动脉导管闭锁成动脉韧带；卵圆孔位于左心房、右心房之间，多在出生后 6 个月完全闭锁。

b. 血液循环特点：来自胎盘的血液经胎儿腹前壁分 3 支进入体内。一支直接入肝，一支与门静脉汇合入肝，此二支血液最后由肝静脉入下腔静脉；还有一支静脉导管直接注入下腔静脉。故进入右心房的下腔静脉血是混合血，有来自脐静脉含氧较高的血，也有来自下肢及腹部盆腔脏器的静脉血，以前者为主。

c. 血液

红细胞：红细胞生成在妊娠早期主要是来自卵黄囊，妊娠 10 周时在肝，以后在脾、骨髓，妊娠足月时至少 90% 的红细胞是由骨髓产生的。

血红蛋白：胎儿血红蛋白从其结构和生理功能上可分为 3 种，即原始血红蛋白、胎儿血红蛋白和成人血红蛋白。随着妊娠的进展，血红蛋白的合成不只是数量的增加，其种类也从原始类型向成人类型过渡。

白细胞：妊娠 8 周后，胎儿循环中即出现白细胞，形成防止细菌感染的第一道防线，妊娠足月时可达（15 ～ 20）$\times 10^9$/L。当白细胞出现不久，胸腺及脾的发育，两者均产生淋巴细胞，成为机体内抗体的主要来源，构成了对抗外来抗原的第二道防线。

②呼吸系统：胎儿的呼吸功能是由母、儿血液在胎盘进行气体交换完成的。

③消化系统：早在妊娠 11 周时小肠即有蠕动，妊娠 16 周时胃肠功能即已基本建立。

④泌尿系统：胎儿肾在妊娠 11 ～ 14 周时有排泄功能，妊娠 14 周的胎儿膀胱内已有尿液。妊娠后半期胎尿成为羊水的重要来源之一。

⑤内分泌系统：胎儿甲状腺是胎儿期发育的第一个内分泌腺。早在受精后第 4 周甲状腺即能合成甲状腺素；胎儿肾上腺的发育最为突出，其重量与胎儿体重之比远超过成年人，且胎儿肾上腺皮质主要由胎儿带组成，占肾上腺的 85% 以上。孕妇测定血、尿雌三醇值已成为临床上了解胎儿、胎盘功能最常见的有效方法。

## 二、妊娠期母体变化

### （一）生理变化

1. 子宫

（1）子宫体：明显增大变软，早期子宫呈球形且不对称，妊娠 12 周时，子宫增大均匀并超出盆腔。子宫腔容积由非妊娠时 5ml 增加至妊娠足月时约 5000ml，子宫大小由非妊娠时的 7cm×5cm×3cm 增大至妊娠足月时的 35cm×22cm×25cm。

子宫各部的增长速度不一。子宫底部于妊娠后期增长速度最快，子宫体部含肌纤维最多，其次为子宫下段，子宫颈部最少。此特点适应临产后子宫阵缩向下依次递减，促使胎儿娩出。随着子宫增大和胎儿、胎盘的发育，子宫的循环血量逐渐增加。自妊娠 12 ～ 14 周起，子宫出现不规则的无痛性收缩，由腹部可以触及。

（2）子宫峡部：是子宫体与子宫颈之间最狭窄的部分。非妊娠期长约 1cm，随着妊娠的进展，形成子宫下段，临产时长 7 ～ 10cm。

（3）子宫颈：妊娠早期子宫颈管内腺体肥大，宫颈黏液分泌增多，形成黏稠的黏液栓，保护子宫腔不受感染。子宫颈鳞上皮、柱上皮交接部外移，子宫颈表面出现糜烂，称为假性糜烂。

（4）卵巢：略增大，停止排卵。一侧卵巢可见妊娠黄体，其分泌雌激素、孕激素以维持妊娠。妊娠 10 周后，黄体功能由胎盘取代。妊娠 3 ～ 4 个月时，黄体开始萎缩。

（5）输卵管：妊娠期输卵管伸长，但肌层无明显肥厚，黏膜上皮细胞变扁平，在基质中可见蜕膜细胞。

（6）阴道黏膜：着色、增厚、皱襞增多，结缔组织变松软，伸展性增加。分泌物增多呈糊状，阴道的 pH 降低。

（7）外阴：局部充血，皮肤增厚，大小阴唇有色素沉着；大阴唇结缔组织松软，伸展性增加。

2. 乳房　妊娠早期乳房开始增大，充血明显，孕妇自觉乳房发胀。乳头增大、着色，易勃起，乳晕着色，乳晕上的皮脂腺肥大形成散在的小隆起，称为蒙氏结节。近分娩期，挤压乳房时可有数滴稀薄黄色液体溢出，称为初乳。分娩后新生儿吸吮乳头时，乳汁正式分泌。

3. 循环及血液系统

（1）心脏：妊娠后期由于膈肌升高，心脏向左、向上、向前移位，更贴近胸壁，心尖部左移，心浊音界稍扩大。心脏容量从妊娠早期至妊娠晚期约增加 10%，心率每分钟增加 10 ～ 15 次。由于血流量增加、血流加速及心脏移位使大血管扭曲，多数孕妇的心尖区及肺动脉区可闻及柔和的吹风样收缩期杂音，产后逐渐消失。

（2）心排血量和血容量：心排血量自妊娠约 10 周即开始增加，至妊娠 32 ～ 34 周时达高峰，维持此水平直至分娩。临产后，尤其是第二产程期间，心排血量显著增加。

血容量自妊娠 6 周起开始增加，至妊娠 32 ～ 34 周时达高峰，约增加 35%，平均增加约 1500ml，维持此水平至分娩。血浆的增加多于红细胞的增加，血浆增加约 1000ml，红细胞增加约 500ml，使血液稀释，出现生理性贫血。

如孕妇合并心脏病，在妊娠 32 ～ 34 周、分娩期（尤其是第二产程）及产褥期最初 3 天，因心脏负荷较重，需密切观察病情，防止心力衰竭。

（3）血压：妊娠早期及中期，血压偏低；妊娠晚期，血压轻度升高。

（4）静脉压：妊娠期孕妇下肢、外阴及直肠的静脉压增高，加之妊娠期静脉壁扩张，孕妇易发生痔、外阴及下肢静脉曲张。

（5）血液成分

①红细胞：妊娠期骨髓不断产生红细胞，网织红细胞轻度增加。为适应红细胞增生、胎儿生长和孕妇各器官生理变化的需要，应在妊娠中、晚期补充铁剂，以防缺铁性贫血。

②白细胞：妊娠期白细胞稍增加，约为 $10\times10^9/L$，有时可达 $15\times10^9/L$，主要为中性粒细胞增加，淋巴细胞增加不多，单核细胞和嗜酸粒细胞均无明显变化。

③凝血因子：妊娠期凝血因子Ⅱ、Ⅴ、Ⅶ、Ⅷ、Ⅸ、Ⅹ均增加，仅凝血因子Ⅺ、ⅩⅢ降低，使血液处于高凝状态，对预防产后出血有利；血小板数无明显改变；妊娠期红细胞沉降率加快，可达 100mm/h。

④血浆蛋白：血浆蛋白在妊娠早期即开始降低，妊娠中期血浆蛋白值为 60 ～ 65g/L，主要是白蛋白减少，以后维持此水平至分娩。

4. 泌尿系统　由于孕妇及胎儿代谢产物增多，肾负担加重，肾小管对葡萄糖再吸收能力不能相应增加，故约 15% 的孕妇饭后可出现糖尿，应注意与真性糖尿病相鉴别。RPF 与 GFR 均受体位影响，孕妇仰卧位时尿量增加，故夜尿量多于日尿量。

妊娠早期出现尿频，妊娠 12 周以后压迫膀胱的症状消失。妊娠晚期孕妇再次出现尿频，甚至腹压稍增加即出现尿液外溢现象，此现象产后可逐渐消失，孕妇无须减少液体摄入量来缓解症状。

受孕激素影响，泌尿系统平滑肌张力下降，孕妇易发生肾盂肾炎，且以右侧多见，可采取左侧卧位预防。

5. 呼吸系统　妊娠早期孕妇呼吸时膈肌活动幅度增加；妊娠中期孕妇有过度通气现象；妊娠晚期孕妇以胸式呼吸为主，气体交换保持不减。

6. 消化系统　妊娠早期（约停经 6 周），孕妇出现恶心、呕吐，尤其于清晨起床时更为明显，如食欲缺乏，喜食酸咸食物，厌油腻，甚至偏食等，称为早孕反应，一般于妊娠 12 周左右自行消失。

由于雌激素影响，牙龈充血、水肿、增生，晨间刷牙时易有牙龈出血。孕妇常有唾液增多，有时有流涎。

由于孕激素的影响，易有上腹部饱胀感。妊娠中、晚期，易产生灼热感、便秘。

7. 内分泌系统　妊娠期腺垂体增大 1 ～ 2 倍，嗜酸粒细胞肥大、增多，形成“妊娠细胞”，于 10 日左右恢复。产后有出血性休克者，可使增生、肥大的垂体缺血、坏死，导致希恩综合征。

8. 皮肤　妊娠期孕妇面颊、乳头、乳晕、腹白线、外阴等处出现色素沉着。面颊呈蝶形分布的褐色斑，习称妊娠斑，于产后逐渐消退。随着妊娠子宫增大，腹壁皮肤出现紫色或淡红色不规则平行的裂纹，称为妊娠纹。产后变为银白色，持久不退。

9. 新陈代谢

（1）基础代谢率：于妊娠早期略下降，妊娠中期略增高，妊娠晚期可增高 15% ～ 20%。

（2）体重：于妊娠 12 周前无明显变化，以后平均每周增加 350g，正常不应超过 500g，至妊娠足月时，体重平均约增加 12.5kg，包括胎儿、胎盘、羊水、子宫、乳房、血液、组织间液、脂肪沉积等。

①糖类代谢：妊娠期孕妇空腹血糖略低于非孕妇女，糖耐量试验显示血糖增幅大，且恢复延迟。

②脂肪代谢：妊娠期血脂增高，脂肪较多存积。妊娠期能量消耗多，容易发生酮血症。

③蛋白质代谢：孕妇妊娠期间对蛋白质需求增加，呈正氮平衡。

④水代谢：妊娠期间，机体水分平均增加约 7L，水钠潴留与排泄形成适当的比例而不致水肿。但妊娠晚期因组织间液增加 1 ～ 2L 可导致水肿发生。

⑤矿物质代谢：胎儿生长发育需要大量的钙、磷、铁。孕妇至少应于妊娠后 3 个月补充维生素及钙，以提高血钙含量。胎儿造血及酶的合成需要较多的铁，孕妇体内储存铁量不够，需要补充铁剂，以免因血清铁值下降而发生缺铁性贫血。

10. 骨骼、关节及韧带　妊娠期间，骨质通常无变化。妊娠晚期，孕妇身体重心前移，为保持身体平衡，孕妇腰部向前挺出，头部、肩部向后仰，形成孕妇特有的姿势。

（二）心理变化

妊娠期良好的心理适应有助于产后亲子关系的建立及母亲角色的完善。孕妇常见的心理反应有惊讶和震惊、接受、情绪波动、内省。

美国妇产科护理学专家鲁宾提出妊娠期孕妇为接受新生命的诞生，维持个人及家庭的功能完整，必须完成4项妊娠期母性心理发展任务。

（1）确保自己及胎儿能安全顺利地度过妊娠期、分娩期。

（2）促使家庭重要成员接受新生儿。

（3）学习为孩子贡献自己。

（4）情绪上与胎儿连成一体。

## 三、妊娠诊断

根据妊娠不同时期的特点，临床上将妊娠分为3个时期：妊娠13周末以前称为早期妊娠；第14～27周末称为中期妊娠；第28周及其后称为晚期妊娠。

### （一）早期妊娠诊断

#### 1. 病史

（1）停经：月经周期正常的育龄妇女，一旦月经过期10天或以上，应首先考虑早期妊娠的可能。如停经已达8周，则妊娠的可能性更大。但停经不一定就是妊娠，精神、环境因素也可引起闭经，应予以鉴别。哺乳期妇女的月经虽未恢复，但可能再次妊娠。

（2）早孕反应：有半数左右的妇女，在停经6周左右出现晨起恶心、呕吐、食欲缺乏、喜食酸物或偏食，称为早孕反应。可能与体内hCG增多、胃酸分泌减少及胃排空时间延长有关。一般于妊娠12周左右早孕反应自然消失。

（3）尿频：妊娠早期因增大的子宫压迫膀胱而引起，约至12周，增大的子宫进入腹腔，尿频症状自然消失。

#### 2. 临床表现

（1）乳房：自妊娠8周起，在雌激素、孕激素作用下，乳房逐渐增大。孕妇自觉乳房轻度胀痛、乳头刺痛，乳房增大，乳头及周围乳晕着色，有深褐色蒙氏结节出现。

（2）妇科检查：子宫增大变软，妊娠6～8周时，阴道黏膜及子宫颈充血，呈紫蓝色，阴道检查子宫随停经月份而逐渐增大，子宫峡部极软，子宫体与子宫颈似不相连，称为黑加征。随着妊娠进展至8周，子宫约为非妊娠子宫的2倍，妊娠12周时，子宫约为非妊娠子宫的3倍，在耻骨联合上方可以触及。

#### 3. 相关检查

（1）妊娠试验：用免疫学方法测定受检者血或尿中hCG的含量，协助诊断早期妊娠。

（2）超声检查：是检查早期妊娠快速准确的方法。其最早在停经4～5周时，子宫腔内可见椭圆形或圆形胚胎囊，内可见胚芽和原始心血管搏动，诊断为宫内妊娠。并能听到有节律、单一高调的胎心音，胎心率120～160次/分。

（3）宫颈黏液检查：涂片干燥后光镜下仅见排列成行的椭圆体，不见羊齿植物叶状结晶，则早期妊娠的可能性较大。

（4）黄体酮试验：利用孕激素在体内突然撤退能引起子宫出血的原理，对疑为早孕的妇女，每日肌内注射黄体酮20mg，连用3～5天。如停药后7天仍未出现阴道流血，则早孕可能性大；如停药后3～7天出现阴道流血，则排除早孕的可能。

（5）基础体温测定：每日晨起前，未做任何活动（包括起床、进食、谈话等）之前，量体温5分钟（多测口腔体温）并记录于基础体温单上，按日连成曲线。如有感冒、发热或用药治疗等情况，在体温单上标明。停经后高温相持续18日不见下降者，早孕可能性大；如高温持续3周以上，则早孕可能性更大。

（二）中、晚期妊娠诊断

1. 病史　有早期妊娠的经历，且子宫明显增大，可感觉到胎动，触及胎体，听诊有胎心音，容易确诊。

2. 临床表现

（1）子宫增大：随着妊娠进展，子宫逐渐增大。通过测量子宫底和耻骨上子宫的高度，可以判断子宫大小与妊娠周数是否相符（表3-1）。

**表3-1　不同妊娠周数的子宫底高度及子宫长度**

| 妊娠周数 | 妊娠月份 | 手测子宫底高度 | 尺测子宫底高度（cm） |
|---|---|---|---|
| 满12周 | 3个月末 | 耻骨联合上2～3横指 | |
| 满16周 | 4个月末 | 脐耻之间 | |
| 满20周 | 5个月末 | 脐下1横指 | 18（15.3～21.4） |
| 满24周 | 6个月末 | 脐上1横指 | 24（22.0～25.1） |
| 满28周 | 7个月末 | 脐上3横指 | 26（22.4～29.0） |
| 满32周 | 8个月末 | 脐与剑突之间 | 29（25.3～32.0） |
| 满36周 | 9个月末 | 剑突下2横指 | 32（29.8～34.5） |
| 满40周 | 10个月末 | 脐与剑突之间或略高 | 33（30.0～35.3） |

（2）胎动：是指胎儿在子宫内冲击子宫壁的活动。妊娠18～20周时孕妇开始自觉有胎动，胎动每小时3～5次。妊娠周数越多，胎动越活跃，但至妊娠末期胎动逐渐减少。

（3）胎心音：妊娠12～18周时，用多普勒胎心仪可探测到胎心音，胎心音每分钟120～160次。妊娠24周以前，胎心音多在脐下正中或稍偏左或右听到。妊娠24周以后，胎心音多在胎儿背侧听得最清楚。注意须与子宫杂音、腹主动脉音及脐带杂音相鉴别。

（4）胎体：妊娠20周以后，经腹壁可以触及子宫内的胎体，妊娠24周以后，运用四步触诊法可以区分胎头、胎臀、胎背及胎儿四肢，从而判断胎产式、胎先露和胎方位。

3. 相关检查

（1）超声显像：能显示胎儿数目和胎盘位置，且能测定胎头双顶径，观察胎儿有无体表畸形。超声多普勒法可探测到胎心音、胎动音、脐带血流音及胎盘血流。

（2）胎儿心电图：通常于妊娠1周以后显示较规律的图形，20周以后的成功率更高。

## 四、胎产式、胎先露、胎方位

妊娠28周以前，羊水较多，胎体较小，胎儿在子宫内的活动范围较大，胎儿在宫内的位置和姿势易于改变。妊娠32周以后，胎儿由于生长发育迅速、羊水相对减少，胎儿与子宫壁贴近，胎儿在宫内的位置和姿势相对恒定。胎儿在子宫内的姿势，简称胎势。正常为胎头俯屈，颏部贴近胸壁，脊柱略前弯，四肢屈曲交叉弯曲于胸腹部前方。

1. 胎产式　身体纵轴与母体纵轴之间的关系称为胎产式。两轴平行者称为纵产式，占总数的99.75%；两轴垂直者称横产式，约占总数的0.25%；两轴交叉者称为斜产式，属于暂时的，在分娩过程中转为纵产式，偶尔转为横产式。

2. 胎先露　最先进入骨盆入口的胎儿部分称为胎先露。纵产式有头先露、臀先露，横产式有肩先露。头先露又可因胎头屈、伸程度不同分为枕先露、前囟先露、额先露、面先露；臀先露又可因入盆先露不同分为混合臀先露、单臀先露和足先露。偶见头先露或臀先露与胎手或胎足同时入盆，称为复合先露。

3. 胎方位　胎儿先露部的指示点与母体骨盆的关系称为胎方位，简称胎位。枕先露以枕骨、面先露以颏骨、臀先露以骶骨、肩先露以肩胛骨为指示。根据指示点与母体骨盆左、右、前、后、横的关系而有不同的胎位。

人为地将母体骨盆腔分为左前、右前、左后、右后、左横及右横 6 个部分。

顶先露以枕骨为指示点，额及面先露以前囟及颏、臀先露以骶骨、肩先露则以肩胛骨为指示点。

每种胎先露有 6 种胎方位，横位则为 4 种。

以顶先露为例，当枕骨位于母体骨盆腔的左前方时，称为“枕左前”，位于右前方时为“枕右前”，这两种方位最为常见。

其他较少见的为枕左后、枕右后、枕左横及枕右横。横位有肩左前、肩右前、肩左后及肩右后 4 种方位。臀先露有 6 种胎位：左骶前（LSA）、左骶横（LST）、左骶后（LSP）、右骶前（RSA）、右骶横（RST）、右骶后（RSP）。

## 五、产前检查及健康指导

1. 病史

（1）年龄：年龄过小容易发生难产；35 岁以上初孕妇容易并发妊娠期高血压疾病、产力异常等。

（2）职业：如接触有毒、有害或放射性物质的孕妇，应检测血常规和肝功能等相应检查。

（3）本次妊娠过程：了解妊娠早期有无病毒感染及用药史、发热及出血史；饮食营养、职业状况及工作环境、运动（劳动）、睡眠及大小便情况。

（4）推算预产期：从末次月经第 1 日算起，月份减 3 或加 9，如末次月经第 1 日是 2007 年 9 月 10 日，预产期应为 2008 年 6 月 17 日，若孕妇只知农历日期，应先换算成公历再推算预产期，实际分娩日期与推算的预产期有可能相差 1～2 周。若孕妇记不清末次月经日期或哺乳期尚未月经来潮而受孕者，可根据早孕反应开始出现时间、胎动开始时间、子宫底高度和 B 型超声检查的胎头大小、头臀长度、胎头双顶径及股骨长度值推算出预产期。

（5）月经史和孕产史：月经周期的长短影响了预产期的推算和胎儿生长发育的监测。月经周期延长、缩短或不规律者应及时根据 B 型超声检查结果重新核对孕周并推算预产期。如月经周期 45 日的孕妇，其预产期应相应推迟 15 日。初产妇应了解孕次、流产史；经产妇应了解有无难产史、死胎死产史、分娩方式及有无产后出血史，了解出生时新生儿情况。

（6）既往史和手术史：了解妊娠前有无高血压、心脏病、糖尿病、血液病、肝肾疾病、结核病等，以及做过何种手术。

（7）家族史：询问家族中有无妊娠合并症、双胎妊娠及其他遗传疾病等。对有遗传疾病家族史者可以在妊娠早期行绒毛活检，或在妊娠中期做胎儿染色体核型分析，应由专科医师做遗传咨询，以减少遗传病儿的出生率。

（8）配偶情况：着重询问健康状况和有无遗传疾病等。

2. 身体评估　观察孕妇发育、营养及精神状态；注意步态及身高，身材矮小（＜ 145cm）常伴有骨盆狭窄；测量体重，计算体重指数（BMI），BMI= 体重（kg）/ 身高（$m^2$），评估营养状况；测量血压，正常血压不应超过 140/90mmHg；注意心脏有无病变，必要时应在妊娠 20 周以后行心动超声检查；检查乳房发育情况、乳头大小及有无乳头凹陷；注意脊柱及下肢有无畸形；常规妇科检查了解生殖道发育及是否畸形。进行必要的辅助检查，如血常规和血型、尿常规、肝功能、肾功能、空腹血糖、梅毒螺旋体、HIV 筛查和 B 型超声检查。妊娠早期 B 型超声检查可确定是否宫内妊娠和孕周、胎儿是否存活、胎儿颈项透明层、胎儿数目、绒毛膜性质、子宫附件情况等。

3. 心理社会评估　①早期妊娠评估孕妇：对妊娠的态度是积极的还是消极的，有哪些影响因素；②妊娠中、晚期评估孕妇：对妊娠有无不良的情绪反应，即对为人母和分娩有无焦虑和恐惧心理。

4. 高危因素评估　产科检查包括腹部检查、骨盆测量、阴道检查、肛诊和绘制妊娠图。现已有充分的证据表明骨盆外测量并不能预测产时头盆不称，因此，孕妇不需要常规进行骨盆外测量。对于阴道分娩者，妊娠晚期可测定骨盆出口。

5. 健康指导　骨盆外测量的径线有髂棘间径，髂嵴间径，骶耻外径，坐骨结节间径。正常明显胎动 1 小时不少于 3 ～ 5 次，12 小时明显胎动次数为 30 ～ 40 次以上。妊娠 18 ～ 20 周时用多普勒胎心听诊仪经孕妇腹壁能听到胎心音为 120 ～ 160 次 / 分。早期妊娠诊断：①停经；②早孕反应，半数左右孕妇在 6 周左右出现早孕反应，12 周左右消失。如呕吐剧烈，影响孕妇营养时应考虑妊娠剧吐的可能，需住院治疗，纠正水电解质紊乱。定期测量体重，监测体重增长情况，正常平均每周增加不应大于 0.5kg。

6. 围生医学基本概念　围生期是从妊娠满 28 周至产后 1 周，是研究在围生期内加强对围生儿及孕、产妇的卫生保健，也就是研究胚胎的发育、胎儿的生理病理及新生儿和孕、产妇疾病的医学教育。

## 六、妊娠期常见症状及其护理

临床表现及护理措施如下。

1. 便秘　妊娠期间常见。排便习惯正常的孕妇可以在妊娠期预防便秘，每日需要饮 1 杯开水，多吃易消化的、含有纤维素多的新鲜蔬菜和水果，并且每日进行适当的运动，养成按时排便的良好习惯，必要时口服缓泻药，如开塞露、甘油栓，使粪便润滑容易排出。禁用泻药，也不应灌肠，以免引起流产或早产。

2. 痔　痔静脉曲张可在妊娠期间首次出现，妊娠也可使已有的痔复发和恶化。除多吃蔬菜和少吃辛辣食物外，通过温水坐浴、服用缓泻药可缓解痔引起的疼痛和肿胀感。

3. 消化系统症状　妊娠早期恶心、呕吐常见，应少食、多餐，忌油腻的食物。给予维生素 $B_6$ 10 ～ 20mg，每日 3 次，口服；消化不良者，口服维生素 $B_1$ 20mg、干酵母 3 片及胃蛋白酶 0.3g，饭时同服；每日 3 次呕吐，症状严重，属妊娠剧吐，按该病治疗。另外，可出现胃灼热，应避免弯腰和平躺，适当活动可减缓症状，或服用氢氧化铝等抑酸药。

4. 腰背痛　妊娠期间孕妇常出现轻微腰背痛。休息时，腰背部垫枕头可缓解疼痛，必要时应卧床休息、局部热敷及服镇痛药。若腰背痛明显者，应及时查找原因，按病因治疗。

5. 下肢及外阴静脉曲张　静脉曲张是由于增大的子宫压迫下腔静脉使股静脉压力增高所致，随妊娠次数增多逐渐加重。因此，于妊娠晚期，应尽量避免长时间站立，下肢绑以弹性绷带，晚间睡眠时应适当垫高下肢以利于静脉回流。分娩时应防止外阴部曲张的静脉破裂。

6. 贫血　孕妇于妊娠中、晚期对铁的需求增多，单靠饮食补充明显不足，应自妊娠第4—5个月开始补充铁剂，如硫酸亚铁0.3g，每日1次，口服，预防贫血。若已出现贫血，应查明原因，以缺铁性贫血最常见，应加大剂量口服硫酸亚铁0.6g，另外补充维生素C和钙剂能增加铁的吸收。

7. 下肢肌肉痉挛　是孕妇缺钙的表现，肌肉痉挛多发生在小腿腓肠肌，于妊娠晚期多见，常在夜间发作，多能迅速缓解。已出现下肢肌肉痉挛的孕妇应及时补充钙剂。

8. 下肢水肿　孕妇于妊娠晚期常有踝部、小腿下半部轻度水肿，休息后消退，属生理现象。睡眠取左侧卧位，下肢垫高15°能使下肢血液回流改善，水肿减轻。若下肢水肿明显，休息后不消退，应考虑到妊娠合并肾脏疾病、低蛋白血症等。

## 第3单元　分娩期妇女的护理

【复习指南】本单元熟练掌握影响妇女分娩的因素；正常分娩妇女的护理。掌握分娩的镇痛。

一、影响分娩的因素

1. 产力　子宫收缩力；腹壁肌及膈肌收缩力；肛提肌收缩力。

（1）子宫收缩力：子宫收缩力是临产后的主要产力，贯穿于整个分娩过程。

①节律性：宫缩的节律性是临产的重要标志。

临产的标志为有规律且逐渐增强的子宫收缩，持续30秒或以上，间歇5～6分钟，同时伴随进行性子宫颈管消失、宫颈扩张和胎先露下降。临产开始时，宫缩强度随产程进展逐渐增加，间歇期的子宫腔压力仅为6～12mmHg，临产初期升至25～30mmHg，于第一产程末可增至40～60mmHg，第二产程末可高达100～150mmHg。

②对称性：正常宫缩起自两侧子宫角部，迅速向子宫底中线集中，左右对称，再向子宫下段扩散，约在15秒内均匀协调地扩展至整个子宫，此为宫缩的对称性。

③极性：宫缩以子宫底部最强、最持久，向下逐渐减弱，子宫底部收缩力的强度几乎是子宫下段的2倍。

缩复作用：每当宫缩时，子宫体部肌纤维缩短变宽，间歇期肌纤维虽然松弛，但不能恢复到原来的长度，经反复收缩，肌纤维越来越短，这种现象称为缩复作用。

（2）腹壁肌及膈肌收缩力：腹壁肌收缩力及膈肌收缩力是第二产程时娩出胎儿的重要辅助力量。

（3）肛提肌收缩力：有协助胎先露部在骨盆腔进行内旋转的作用。当胎头枕部位于耻骨弓下时，能协助胎头仰伸及娩出。胎儿娩出后，有助于已剥离的胎盘娩出。

2. 产道

（1）骨产道：骨盆入口平面；中骨盆平面；骨盆出口平面；骨盆轴；骨盆倾斜度。

骨盆入口平面：呈横椭圆形，其前方为耻骨联合上缘，两侧为髂耻缘，后方为骶岬。①入口前后径，又称真结合径。耻骨联合上缘中点至骶岬前缘中点的距离，平均为11cm。

②入口横径，左右髂耻缘间的最大距离，正常值平均13cm。③入口斜径，左右各一，平均值12.75cm。

中骨盆平面：即骨盆最小平面，中骨盆平面有两条径线。中骨盆前后径：平均值约为11.5cm。中骨盆横径：也称坐骨棘间径，平均值10cm。

骨盆出口平面：即骨盆腔的下口，骨盆出口平面有4条径线。

出口前后径：是耻骨联合下缘至骶尾关节间的距离，正常值平均11.5cm。

出口横径：也称坐骨结节间径。两坐骨结节间的距离，平均值为9cm，是胎先露部通过骨盆出口的径线，其长短与分娩的关系密切。

出口前后径：耻骨联合下缘至坐骨结节间径中点间的距离，平均值为6cm。

出口后矢状径：骶尾关节至坐骨关节间径中点间的距离，平均值为8.5cm。

（2）软产道：子宫下段形成；骨盆底组织、阴道及会阴。

子宫下段形成：①子宫颈管消失，临产前的子宫颈管长2～3cm，临产后子宫颈管逐渐变短直至消失。②临产后，宫口扩张主要是子宫收缩及缩复向上牵拉的结果。胎先露部衔接使前羊水于宫缩时不能回流，加之子宫下段的蜕变发育不良，胎膜容易与该处蜕变分离而向子宫颈管突出，形成前羊水囊，协助扩张子宫口。胎膜多在子宫口近开全时自然破裂，破膜后，胎先露部直接压迫子宫颈，扩张子宫口的作用更显著。

3. 胎儿

（1）胎儿大小：胎儿大小是决定分娩难易的重要因素之一。

（2）胎头颅骨：由顶骨、额骨、颞骨各2块及枕骨1块构成。

胎头径线：①双顶径，足月平均值9.3cm。②枕额径，又称小斜径，足月平均值11.3cm。③枕下前囟径，足月平均值9.5cm。④枕颏径，又称大斜径，足月平均值13.3cm。

（3）胎位：有纵产式头先露、臀先露、肩先露。

（4）胎儿畸形。

4. 精神心理状态　虽然分娩是生理现象，但对于产妇确实是一种持久而强烈的应激源。分娩既可产生生理上的应激，也可产生精神心理上的应激。产妇一系列的精神心理因素，能够影响机体内部的平衡、适应力和健康。必须关注产妇精神心理因素对分娩的影响，相当多的初产妇是通过各种渠道了解到有关分娩的负面信息，害怕和恐惧分娩过程，怕痛、怕出血、怕发生难产，甚至有生命危险，致使临产后情绪紧张，常常处于焦虑、不安和恐惧的精神心理状态。开展家庭式产房，允许丈夫、家人或有经验的人员陪伴分娩，给予精神上的鼓励、心理上的安慰、体力上的支持，使产妇顺利度过分娩全过程。研究表明，陪伴分娩能缩短产程、减少产科干预、降低剖宫产率、降低围生期母婴患病率等。

## 二、正常分娩妇女的护理

妊娠满28周及以上，胎儿及其附属物从临产开始到全部从母体娩出的过程，称为分娩。妊娠满28周至不满37足周（196～258日）期间分娩，称为早产；妊娠满37周至不满42足周（259～293日）期间分娩，称为足月产；妊娠满42周（294日）及以后分娩，称为过期产。

（一）枕先露的分娩机制

1. 衔接　胎头双顶径进入骨盆入口平面，颅骨最低点接近或达到坐骨棘水平，称为衔接。

部分初产妇可在预产期前 1～2 周内胎头衔接，经产妇多在分娩开始后衔接。

2. 下降　胎头沿骨盆轴前进的动作称为下降，是胎儿娩出的首要条件，下降动作贯穿于分娩全过程，与其他动作相伴随。

3. 俯屈　当胎头继续下降至骨盆底时，原来处于半俯屈状态的胎头遇肛提肌阻力，借杠杆作用进一步俯屈，使下颏接近胸部，将胎头衔接时的枕额径（11.3cm）变为枕下前囟径（9.5cm），以适应产道，有利于胎头继续下降。

4. 内旋转　胎头围绕骨盆纵轴旋转，使矢状缝与中骨盆及骨盆出口前后相一致的动作称为内旋转。

5. 仰伸　完成内旋转后，俯屈的胎头下降达阴道外口时，宫缩和腹压继续迫使胎头下降，而肛提肌收缩力又将胎头向前推进，两者的合力作用使胎头沿骨盆轴下段向下向前的方向转向前，胎头枕骨下部达耻骨联合下缘时，以耻骨弓为支点，使胎头逐渐仰伸，胎头的顶、额、鼻、口、颏相继娩出。出胎头仰伸时，胎儿双肩径沿左斜径进入骨盆入口。

6. 复位及外旋转　胎头娩出时，胎儿双肩径沿骨盆入口左斜径下降。胎头娩出后，胎头枕部向左旋转 45°，称为复位；双肩径转成与骨盆出口前后径相一致的方向，胎头枕部需在外继续向左旋转 45°，以保持胎头与胎肩的垂直关系，称为外旋转。

7. 胎肩及胎儿娩出　胎头完成外旋转后，胎儿前（右）肩在耻骨弓下先娩出，随即后（左）肩从会阴前缘娩出。胎儿双肩娩出后，胎体及下肢随之娩出，完成分娩全过程。

（二）先兆临产

出现预示不久将临产的症状，称为先兆临产。孕妇在分娩发动前，常出现假临产。假临产的特点是宫缩持续时间短（＜30 秒），且不恒定，间歇时间长且不规律，宫缩强度不增加；宫缩时，子宫颈管缩短，子宫口不扩张，常在夜间出现，清晨消失；给予强镇静药能抑制宫缩。

先兆临产的症状：①假临产；②胎儿下降感；③见红，大多数孕妇在临产前 24～48 小时内（少数 1 周内），因子宫颈内口附近的胎膜与该处的子宫壁剥离，毛细血管破裂有少量出血并与子宫颈管内黏液栓相混，经阴道排出，称为见红，是分娩即将开始比较可靠的征象。

（三）临产诊断

临产开始的标志为规律且逐渐增强的子宫收缩，持续约 30 秒，间歇 5～6 分钟，同时伴随进行性子宫颈管消失、宫口扩张和胎先露部下降。用强镇静药不能抑制宫缩。

（四）产程分期

正常产程为 3 个产程之和，即从正式临产至胎盘娩出所需时间要小于 24 小时，一般为 8～12 小时，24 小时以上则为滞产。

（1）第一产程：又称宫颈扩张期。是指临产开始直至子宫口完全扩张即开全（10cm）为止。初产妇的子宫颈较紧，宫口扩张缓慢，需 11～12 小时；经产妇的子宫颈较松，宫口扩张较快，需 6～8 小时。

（2）第二产程：又称胎儿娩出期。从子宫口开全到胎儿娩出的全过程。初产妇需 1～2 小时，不应超过 2 小时；经产妇通常数分钟即可完成，也有长达 1 小时者，但不应超过 1 小时。

（3）第三产程：又称胎盘娩出期。从胎儿娩出后到胎盘、胎膜娩出，即胎盘剥离和娩出的全过程，需 5～15 分钟，不应超过 30 分钟。

（五）产程护理

1. 第一产程

（1）第一产程临床表现：①规律收缩，产程开始时，出现伴有疼痛的子宫收缩，宫缩持续 30 秒以上，间歇 5 ～ 6 分钟；宫口扩张。②胎先露下降，护士判断产程最重要的依据是胎先露下降，伴随着宫缩和子宫颈口扩张，胎儿先露部逐渐下降。胎头能否顺利下降，是决定能否经阴道分娩的重要观察项目；胎膜破裂。

（2）第一产程护理

①一般护理：产妇临产后应将产妇外阴部阴毛剃除，并用温肥皂水和温开水清洗。安慰产妇并讲解正常分娩的过程。鼓励产妇在宫缩间歇期在室内走动，鼓励产妇 2 ～ 4 小时排尿 1 次。每隔 4 ～ 6 小时，测量血压 1 次。初产妇宫口扩张小于 4cm、经产妇小于 2cm 时可行温肥皂水灌肠，既能清除粪便，避免分娩时排便污染消毒区，又能反射作用刺激宫缩，加速产程进展。灌肠禁忌证：包括胎膜早破、阴道出血、胎头未衔接、胎位异常、有剖宫产史、宫缩估计 1 小时内即将分娩及严重心脏病产妇等。纠正异常宫缩，遵医嘱应用镇静药、麻醉药以缓解疼痛。

②胎心：a. 胎心监测是产程中极为重要的观察指标。听诊器有普通听诊器、木制胎心听诊器和电子胎心听诊器 3 种，现常使用电子胎心听诊器。胎心听取应在宫缩间歇时，潜伏期应每隔 1 ～ 2 小时听胎心 1 次，活跃期宫缩较频时，应每 15 ～ 30 分钟听胎心 1 次，每次听诊 1 分钟。此法能获得每分钟胎心率，但不能分辨胎心率变异、瞬间变化及其与宫缩、胎动的关系。b. 使用胎儿监护仪。多用外监护描记胎心曲线，观察胎心率变异及其与宫缩、胎动的关系。观察时应每隔 15 分钟对胎心监护曲线进行评估，宫缩频时每隔 5 分钟评估 1 次。此法能较客观地判断胎儿在宫内的状态。

③宫口扩张及胎头下降：描记宫口扩张曲线及胎头下降曲线，是产程图中重要的两项指标，表明产程进展情况，并能指导产程处理。

a. 宫口扩张曲线：将第一产程分为潜伏期和活跃期，潜伏期指从临产出现规律宫缩至宫口扩张 3cm。此期间扩张速度较慢，平均 2 ～ 3 小时扩张 1cm，需 8 小时，最大时限 16 小时。活跃期是指宫门扩张 3 ～ 10cm。目前国际上倾向于将宫口扩张 4cm 作为活跃期的起点，且不主张在 6cm 前过多干预产程。此期间扩张速度加快，约 4 小时，最大时限为 8 小时。活跃期也分为 3 期：加速期指宫口扩张 3 ～ 4cm，约需 1.5 小时；最大加速期是指宫口扩张 4 ～ 9cm，约 2 小时；减速期是指宫口扩张至 9 ～ 10cm，约需 30 分钟。

b. 胎头下降曲线：以胎头颅骨最低点与坐骨棘平面关系标明胎头下降程度。坐骨棘平面是判断胎头最低的标志——胎头颅骨最低点平坐骨棘平面时，以“0”表示；在坐骨棘平面上 1cm 时，以“-1”表示；在坐骨棘平面下 1cm 时以“+ 1”表示，其余依此类推。潜伏期胎头下降不显著，活跃期下降加快，可作为估计分娩难易的有效指标。

④胎膜破裂：胎膜多在子宫口近开全时自然破裂，前羊水流出。一旦发现胎膜破裂，应立即听胎心，并观察羊水性状和流出量，有无宫缩，同时记录破膜时间。

⑤阴道检查：阴道检查能接触到子宫口四周边缘，准确估计子宫颈管消退、宫口扩张、胎膜破否、胎先露部及其位置。若先露为头，还能了解矢状缝及囟门，确定胎方位，并可减少肛查时手指进出肛门次数，以降低感染概率。因此，阴道检查有取代肛门检查之趋势。但

应注意，必须在严密消毒后进行，如宫口扩张及胎头下降程度不明、疑有脐带先露或脐带脱垂、轻度头盆不称，经试产4小时，产程进展缓慢时，阴道检查尤为重要。

⑥肛门检查：可适时在宫缩时进行，能了解子宫颈软硬度、厚薄，宫口扩张程度，是否破膜，骨盆腔大小，确定胎方位及胎头下降程度。肛查方法：产妇仰卧，两腿屈曲分开，检查前用消毒纸遮盖阴道口避免粪便污染，检查者右手示指戴指套蘸润滑剂伸入直肠内，拇指伸直，其余各指屈曲，示指向后触及尾骨尖端，了解尾骨活动度，再触摸两侧坐骨棘是否突出并确定胎头高低，然后用指端掌侧探查宫口，摸清其四周边缘，估计子宫颈管消退和宫口扩张情况。宫口近开全时仅能摸到边缘，宫口开全时摸不到宫口边缘。未破膜者在胎头前方可触到有弹性的胎胞；已破膜者能触到胎头，若无胎头水肿，还能扪及颅缝及囟门位置，有助于确定胎方位。

2. 第二产程

（1）第二产程临床表现

①子宫收缩增强。

②胎儿下降及娩出：胎儿下降及娩出，当胎头降至骨盆出口压迫骨盆组织时，产妇有排便感，不由自主地向下屏气。随着产程进展，会阴渐膨隆和变薄，肛门括约肌松弛。胎头于宫缩时露出阴道口，露出部分不断增大，在宫缩间歇期，胎头又缩回阴道口，称为胎头拨露。当胎头双顶径越过骨盆出口，宫缩间歇时胎头也不再回缩称为胎头着冠。此时会阴极度扩张，产程继续进展，胎头枕骨于耻骨弓下露出，出现仰伸动作，胎头娩出后，接着出现复位及外旋转，前肩和后肩相继娩出，胎体很快娩出，后羊水随之涌出。

（2）第二产程护理

①密切监测胎心：第二产程宫缩频而强，需密切监测胎儿有无急性缺氧，应勤听胎心，每5～10分钟听1次，有条件时应用胎儿监护仪监测。若发现胎心减慢，应立即行阴道检查，尽快结束分娩。

②指导产妇屏气：正确使用腹压是缩短第二产程的关键，胎头着冠但个别产妇不会正确向下用力。因此，应指导她们双足蹬在产床上，两手握产床把手，宫缩时深吸气屏住，然后如排便样向下屏气增加腹压。宫缩间歇时，产妇呼气并使全身肌肉放松。如此反复屏气，能加速产程进展。

③接产准备：当初产妇宫口开全、经产妇宫口扩张4cm且宫缩规律有力时，做好接产准备工作。让产妇仰卧于产床（少数坐于特制产椅上行坐位分娩），两腿屈曲分开露出外阴部，在臀下放便盆或塑料布，用消毒纱球蘸肥皂水擦洗外阴部，然后用温开水冲掉肥皂水。用消毒纱布盖住阴道口，防止冲洗液流入阴道。最后用聚维酮碘消毒，取下阴道口纱布球和臀下便盆或塑料布，铺无菌巾于臀下。接产者准备接产。

④接产

a. 会阴撕裂诱因：会阴水肿、会阴过紧缺乏弹性、耻骨弓过低、胎儿过大、胎儿娩出过快等均易造成会阴撕裂。接产者在接产前应做出正确判断。

b. 接产要领：保护会阴并协助胎头俯屈，让胎头以最小径线（枕下前囟径），在宫缩间歇时缓慢通过阴道口，这是预防会阴撕裂的关键，产妇屏气必须与接产者配合。胎肩娩出时也要注意保护好会阴。

c. 接产步骤：接产者站在产妇右侧，胎头拨露使阴唇后联合紧张时开始保护会阴。宫缩间歇时保护会阴右手稍放松，以免压迫过久引起会阴水肿。胎头娩出后，右手仍注意保护会阴，不要急于娩出胎肩，而先以左手自鼻根向下颏挤压，挤出口鼻内的黏液和羊水。双肩娩出后，保护会阴的右手方可放松，然后双手协助胎体及下肢相继以侧位娩出。分娩时若宫缩强，应嘱产妇张口哈气以解除腹压，让产妇在宫缩间歇时稍向下屏气，使胎头缓慢娩出。

3. 第三产程

（1）第三产程临床表现：子宫收缩；胎盘娩出；阴道流血。

（2）第三产程护理

①新生儿护理。

a. 清理呼吸道，吸除新生儿咽部及鼻腔内的黏液和羊水，以免发生吸入性肺炎。

b. 阿普加评分，用于判断有无新生儿窒息及窒息的严重程度。用 75% 乙醇消毒脐带根部及其周围，在距脐根 0.5cm 处用无菌粗丝线结扎第一道。再在结扎线外 0.5cm 处结扎第二道，丝线结扎时注意扎紧，同时避免用力过猛造成脐带断裂。在第二道结扎线外 0.5cm 处剪断脐带，挤出残余血液，用 20% 高锰酸钾液或 5% 聚维酮碘溶液消毒脐带断面，注意药液切不可接触新生儿皮肤，以免发生皮肤灼伤，最后脐带断面用无菌纱布覆盖，再用脐带布包扎。

c. 擦净新生儿足底胎脂，打足印及拇指印于病历上，仔细体格检查。

②协助胎盘娩出，减少产后出血。

③检查胎盘、胎膜有无损伤。

④检查软产道有无损伤。

⑤预防产后出血，正常产妇出血量多数不超过 300ml。

⑥产后观察。产后应在产房观察 2 小时，观察血压、脉搏、子宫收缩情况、子宫底高度、阴道出血量等。

⑦提供舒适的环境。

⑧情感支撑，帮助产妇接受新生儿。

⑨评估新生儿中枢反射及肌肉强健度。肌张力正常为 2 分，肌张力异常亢进或低下为 1 分，肌张力松弛为 0 分。

⑩评估新生儿对外界刺激的反应能力。对弹足底或其他刺激大声啼哭为 2 分，低声抽泣或皱眉为 1 分，毫无反应为 0 分。

## 三、分娩镇痛

1. *焦虑产妇的护理*　分娩是一种正常的生理现象，但也是一次强烈的生理、心理应激过程。由于分娩过程中存在许多不测和不适，很多产妇临产后情绪紧张，常常处于焦虑心理状态。而焦虑又可影响分娩的进程，最终导致子宫收缩乏力、产程延长及胎儿窘迫等。因此，减轻焦虑成为产科护理工作的重要环节。

2. *疼痛产妇的护理*　分娩期疼痛可能是每一位产妇都要经历的不适之一。虽然健康产妇都可以承受分娩疼痛，但剧烈疼痛产生的体内神经内分泌反应可引起胎儿和母体的一系列病理生理变化。绝大多数孕妇因分娩过程中所经历的疼痛而困扰，医护人员有责任、有义务通过科学的方法减轻其分娩疼痛，让每位产妇顺利度过分娩期，同时享受分娩的喜悦。

# 第 4 单元　产褥期妇女的护理 *

【复习指南】要求熟练掌握产褥期妇女的生理调适、产褥期妇女的护理及母乳喂养的指导。掌握产褥期妇女的心理调适及母乳喂养的优点。

## 一、产褥期母体变化

1. 产褥期妇女的生理调适

（1）子宫：产褥期子宫变化最大。在胎盘娩出后子宫逐渐恢复至未孕状态的全过程，称为子宫复旧。一般为 6 周，其主要变化为子宫体肌纤维缩复和子宫内膜的再生，同时还有子宫血管变化、子宫下段和子宫颈的复原等。

①子宫体肌纤维缩复：胎盘娩出后，子宫体逐渐缩小，于产后 1 周子宫缩小至约妊娠 12 周大小，在耻骨联合上方可触及。从胎盘娩出至产妇全身器官除乳腺外恢复至正常未孕状态所需的一段时间，称为产褥期，一般为 6 周。产褥期妇女的子宫于产后 10 日降至骨盆腔内，在腹部检查摸不到子宫底。产后 2 周，子宫底于耻骨上一指可及。子宫重量也逐渐减少，分娩结束时约为 1000g，产后 1 周时约为 500g，产后 2 周时约为 300g，产后 6 周恢复至 50 ～ 70g。

②子宫内膜再生：胎盘、胎膜从蜕膜海绵层分离并娩出后，遗留的蜕膜分为 2 层，表层发生变性、坏死、脱落，形成恶露的一部分自阴道排出；接近肌层的子宫内膜基底层逐渐再生新的功能层，内膜缓慢修复，约于产后第 3 周，除胎盘附着部位外，子宫腔表面均由新生内膜覆盖，胎盘附着部位全部修复需至产后 6 周。

③子宫血管变化：子宫复旧导致开放的子宫螺旋动脉和静脉窦压缩变窄，数小时后血管内形成血栓，出血量逐渐减少直至停止。若在新生内膜修复期间，胎盘附着面因复旧不良出现血栓脱落，可导致晚期产后出血。

④子宫下段及子宫颈变化：产后子宫下段肌纤维缩复，逐渐恢复为非孕时的子宫峡部。胎盘娩出后的子宫颈外口呈环状如袖口。于产后 2 ～ 3 日，子宫口仍可容纳 2 指。产后 1 周后子宫颈内口关闭，子宫颈管复原。产后 4 周子宫颈恢复至非孕时形态。分娩时子宫颈外口 3 点及 9 点处常发生轻度裂伤，使初产妇的子宫颈外口由产前圆形（未产型），变为产后“一”字形横裂（已产型）。

（2）阴道：分娩后阴道腔扩大，阴道黏膜及周围组织水肿，阴道黏膜皱襞因过度伸展而减少甚至消失，致使阴道壁松弛及肌张力低。阴道壁肌张力于产褥期逐渐恢复，阴道腔逐渐缩小，阴道黏膜皱襞约在产后 3 周重新显现，但阴道于产褥期结束时仍不能完全恢复至未孕时的紧张度。

（3）外阴：分娩后外阴轻度水肿，于产后 2 ～ 3 日内逐渐消退。会阴部血液循环丰富，若有轻度撕裂或会阴后一侧切开缝合后，均能在产后 3 ～ 4 日内愈合，处女膜在分娩时撕裂、形成残缺的处女膜痕。

（4）盆底组织：在分娩过程中，由于胎儿先露部长时间的压迫，使盆底肌肉和筋膜过度伸展致弹性降低，且常伴有盆底肌纤维的部分撕裂，产褥期应避免过早进行较强的重体力劳动。若能于产褥期坚持做产后康复锻炼，盆底肌可能在产褥期内即恢复至接近未孕状态。若盆底肌及其筋膜发生严重撕裂造成盆底松弛，加之产褥期过早参加重体力劳动；或者分娩次数过多，且间隔时间短，盆底组织难以完全恢复正常，以上均是导致阴道壁脱垂及子宫脱垂的重要原因。

（5）乳房：乳房主要的变化是泌乳。妊娠期妇女体内雌激素、孕激素、胎盘生乳素升高，使乳房发育及初乳形成。产后雌激素和孕激素水平急剧下降，至产后1周已降至未孕水平。当婴儿吸吮乳头时，由乳头传来的感觉信号，经传入神经纤维抵达下丘脑，通过抑制下丘脑分泌的多巴胺及其他催乳激素抑制因子，使腺垂体催乳素呈脉冲式释放，促使乳汁分泌。吸吮动作还反射性地引起神经垂体释放催产素，催产素使乳腺腺泡周围的肌上皮收缩，使乳汁从腺泡、小导管进入输乳导管和乳窦而喷出乳汁。因此，吸吮是不断排出泌乳的关键，不断排空乳房，也是维持泌乳的重要条件，并有利于生殖器官的恢复。

初乳蛋白质成分较高，尤其免疫球蛋白和分泌型免疫球蛋白，脂肪和乳糖含量较成熟乳少，极易消化。

（6）血液及其循环系统：妊娠期血容量增加，于产后2～3周恢复至未孕状态。产后72小时内增加15%～25%。产后脉搏每分钟60～70次。

2. 产褥期妇女的心理调适

（1）依赖期：产后前3天。表现为产妇的很多需要是通过别人来满足的。在依赖期，丈夫及家人的关心帮助，医务人员的悉心指导是极为重要的。

（2）依赖－独立期：产后3～14天。产妇表现出独立的行为，开始注意周围的人际关系。

（3）独立期：产后2周至1个月。新家庭形成并正常运作，它们是一个完整的系统，各自承担着角色。

## 二、产褥期妇女的护理

1. 临床表现

（1）发热：产褥期临床表现发热，一些产妇产后24小时内体温稍升高，但不超过38℃。

（2）恶露：正常恶露有血腥味，但无臭味，一般持续4～6周。产后恶露持续时间，血性恶露是产后最初3天，浆液性恶露是产后4～14天，白色恶露是产后14天以后。血性恶露内容物是大量血液及少量胎膜、坏死蜕膜组织，浆液性恶露含有少量血液、坏死蜕膜、宫颈黏液、细菌。

（3）会阴伤口水肿或疼痛：因为分娩时会阴部撕裂或侧切缝合，于产后3天内可出现局部水肿疼痛，拆线后症状自然消失。

（4）产后宫缩痛：产褥早期因宫缩引起的下腹部阵发性剧烈疼痛，于产后1～2天出现，持续2～3天自然消失。

（5）褥汗：产后1周内，孕妇潴留的水分通过皮肤排泄，在睡眠时明显，产妇醒来满头大汗，习称“褥汗”。

（6）排尿困难及便秘。

（7）乳房胀痛或皲裂。

（8）乳腺炎。

（9）产后压抑。

2. 辅助检查　产褥感染中，致病性最强，能产生各种有毒物质，导致严重败血症的细菌是β溶血性链球菌。产生内毒素，易发生菌血症而致感染性休克的细菌是革兰阳性球菌。

3. 护理措施

（1）定时监测生命体征：产后1小时进流食或清淡半流食，保持大小便通畅，分娩后4小时可鼓励产妇下床排尿。少数产妇排尿困难，发生尿潴留，其原因可能与膀胱长期受压及会阴部疼痛反射有关，应鼓励产妇尽量起床解小便，实在有困难也可请医生想办法，如仍不能排尿，应进行导尿。

产后6～12小时内即可下床活动，由于产妇产后盆底肌肉松弛，应避免负重劳动或蹲位活动，以防止子宫脱垂。

（2）观察子宫复旧及恶露。

（3）会阴及会阴伤口的护理：会阴小血肿者，24小时后可湿热敷或芒硝外敷或用95%乙醇热敷，切口剧烈疼痛应及时报告医师，以排除阴道壁及会阴部血肿；会阴及会阴伤口擦洗时，原则为由上至下，由内向外；会阴水肿者，用50%硫酸镁湿热敷，产后24小时后可用红外线照射外阴。

（4）乳房护理

①一般护理：应保持清洁、干燥，经常擦洗，哺乳期建议使用棉质乳罩，大小适中，避免过松或过紧。

②平坦及凹陷乳头护理：乳头伸展练习和乳头牵拉练习、配置乳头罩。

③乳房胀痛护理：尽早哺乳、外敷乳房、按摩乳房、配戴乳罩、生面饼外敷、服用药物。

（5）健康教育：产后42日之内禁止性交，根据产后检查情况给予适当的避孕措施，一般哺乳者选择工具避孕，不哺乳母亲采用药物避孕。

## 三、母乳喂养

1. 母乳喂养的优点

（1）母乳喂养有利于母婴健康。母乳蛋白质含量较低，由酪蛋白和乳白蛋白组成，前者提供氨基酸和无机磷。母乳中乳白蛋白约占总蛋白的2/3，主要成分有α乳白蛋白、乳铁蛋白、溶菌酶、白蛋白，富含必需氨基酸，营养价值高，在胃内形成凝块小，有利于消化吸收。

（2）哺乳可以帮助妈妈体形的恢复。

（3）哺乳可以帮助妈妈子宫的复原。

（4）母乳喂养可以减少母亲的患病风险。

（5）哺乳可帮助妈妈有效避孕。

（6）增强宝宝抵抗力，减少疾病。

2. 母乳喂养指导

（1）原则是按需哺乳，一般产后30分钟内开始哺乳，此时乳房内乳量虽少，但通过新生儿频繁吮吸动作可刺激乳汁分泌。吸吮是保持乳腺不断泌乳的关键环节。

（2）哺乳时，先挤压乳晕周围组织，挤出少量乳汁以刺激婴儿吮吸。保持正确哺乳姿势可使产妇避免发生乳头皲裂。

（3）每次哺乳时都应吸空一侧乳房后，再吮吸另一侧乳房。

（4）每次哺乳后，应将婴儿抱起轻拍背部1～2分钟，排出胃内空气，防止吐奶。

（5）哺乳期以10个月至1年为宜。

# 第5单元　新生儿保健

【复习指南】要求熟练掌握正常新生儿的护理及婴儿抚触的手法。掌握正常新生儿的生理特点及婴儿抚触的目的。

## 一、正常新生儿的生理解剖特点与护理

1. 正常新生儿的生理特点

（1）体温：新生儿体温调节中枢发育不完善，其体温随外环境温度的变化而波动，新生儿正常腋下体温为36～37.2℃。体温超过37.5℃者见于室温高、保温过度或脱水；体温低于36℃者见于室温较低、早产儿或感染等。

（2）皮肤黏膜：新生儿出生时体表有一层白色乳酪状胎脂，具有保护作用。新生儿皮肤薄易发生感染。新生儿出生后2～3天出现皮肤、巩膜发黄，持续4～10天后自然消退，称为生理性黄疸。

（3）呼吸系统：新生儿出生后约10秒有呼吸运动，以腹式呼吸为主，呼吸浅而快，40～60次/分，2天后降至20～40次/分。

（4）循环系统：新生儿耗氧量大，心率快。睡眠时心率120次/分，醒时140～160次/分。

（5）消化系统：易发生溢乳。

（6）泌尿系统：容易发生水、电解质紊乱，尿潴留或尿路感染。

（7）神经系统：新生儿肌张力高，睡眠时间长，痛觉、嗅觉、听觉较迟钝。

（8）免疫系统：新生儿出生6个月内具有抗传染病的免疫力。

（9）体重：新生儿出生后2～4天体重下降，下降范围一般不超过10%，4天后回升，7～10天恢复到出生时水平，属生理现象。

2. 护理措施

（1）一般护理：新生儿居室的温度与湿度应随气候温度变化调节，房间宜向阳，光线充足、空气流通；定时监测新生儿体温；观察呼吸道情况。

（2）喂养护理：①母乳喂养。优点是对婴儿可提供营养、促进发育、提高免疫力、预防疾病、保护牙齿、有利于心理健康；对母亲可预防产后出血、避孕。②人工喂养。不宜母乳喂养者可选人工喂养。

（3）日常护理

①沐浴：可以清洁皮肤，促进舒适；室温26～28℃，水温38～42℃；沐浴前不要哺乳；预防交叉感染；护士动作宜轻且敏捷，防止损伤。

②脐部护理：保持脐部清洁干燥。每次沐浴后用75%乙醇消毒脐带残端及脐轮周围，用无菌纱布覆盖包裹。

③皮肤护理：擦净皮肤，产后6小时除去胎脂，剪去过长的指甲。

④臀部护理：尿布松紧适中，及时更换尿布。

（4）免疫接种：①卡介苗。足月正常新生儿出生后12～24小时，接种卡介苗。②乙肝疫苗。正常新生儿出生后1天、1个月、6个月各注射乙肝疫苗1次。

## 二、婴儿抚触

1. 婴儿抚触的目的　促进胃液的释放，加快新生儿对食物的消化、吸收；促进新生儿神

经系统的发育；增加和改善睡眠；促进血液循环及皮肤新陈代谢；加快免疫系统的完善，提高免疫力；促进母子感情交流。

2. 婴儿抚触的手法　头面部、胸部、腹部、四肢、手和足、背部。

## 第6单元　高危妊娠妇女的护理

【复习指南】要求熟练掌握高危妊娠和胎儿窘迫、新生儿窒息的护理措施。掌握高危妊娠的范畴、诊断及监护措施、治疗要点；胎儿窘迫及新生儿窒息的病因、病理、临床表现、治疗要点。了解高危妊娠的辅助检查；胎儿窘迫、新生儿窒息的辅助检查。

### 一、高危妊娠及监护

1. 范畴

（1）社会经济因素及个人条件：如孕妇及其丈夫职业及稳定性差、收入低下、居住条件差、未婚或独居、营养低下、孕妇年龄小于16岁或者大于35岁、妊娠前体重超轻或者超重、身高低于145cm、孕妇受教育时间小于6年、家属中有明显的遗传疾病、未做或极晚做产前检查。

（2）疾病因素：①产科病史；②各种妊娠合并症；③目前产科情况；④不良嗜好。

2. 诊断

（1）孕龄及胎儿发育情况的估计：确定孕龄对高危妊娠的处理有重要意义。通过推算预产期，估计胎儿发育情况。也可测量胎头双顶径、头臂径、股骨长、胸径和腹径等综合判断。

（2）妊娠图：在每次产前检查时，将妊娠期母体体重、腹围及子宫长度、B超测得胎头双顶径值记录，制成一定的标准曲线，动态观察比较其增长情况，同时记录血压、尿蛋白、水肿、胎位及胎心率，可以估计胎儿的发育及大小，反映产妇及胎儿的情况。

（3）胎盘功能检查：①胎动；②雌三醇的测定；③尿雌激素 / 肌酐的比值；④血清胎盘泌乳素测定。

（4）胎儿成熟度检查：观察子宫底高度及胎儿大小；测羊水磷脂酰胆碱 / 鞘磷脂比值了解胎儿肺成熟度；测羊水肌酐值了解胎儿肾成熟度；测羊水胆红素值了解胎儿肝成熟度；B型超声检查胎头双顶径值，胎儿成熟值为9.3cm。

（5）胎儿电子监测：可以连续观察并记录胎心率（FHR）的动态变化而不受宫缩影响。

①胎心率的监测：用胎儿监护仪记录的胎心率可有两种基本变化，即基线胎心率及周期性胎心率。

②预测胎儿宫内储备能力。

a. 无应激试验：本试验是以胎动时伴有一过性胎心率加快为基础，故又称胎心率加速试验。通过本试验观察胎动时FHR的变化，以了解胎儿的储备能力。

b. 催产素激惹试验：其原理为用催产素诱导宫缩并用胎儿监护仪记录胎心率的变化。若多次宫缩后重复出现晚期减速，BFHR变异减少，胎动后无FHR增快，为阳性，提示胎儿缺氧；若BFHR有变异或胎动增加后FHR加快，但FHR无晚期减速，则为阴性。本试验一般在妊娠28～30周后即可进行。

（6）胎儿生物物理监测：是综合胎儿监护及B型超声所示某些生理活动，以判断胎儿有无急性或慢性缺氧的一种监护方法，可供临床参考。

（7）胎儿头皮血pH测定：胎儿缺氧和胎儿酸中毒之间存在密切关系。

（8）羊膜镜检查：这是应用羊膜镜通过子宫颈在胎膜处观察羊水性状的简单方法。看到受胎粪污染的羊水呈黄色、黄绿色，甚至绿色，可诊断胎儿存在缺氧；胎死宫内时羊水呈棕色、紫色或暗红色浑浊状；羊水过少或高位破膜则胎膜紧贴胎头；枕先露胎膜早破时可直接见到胎发。

（9）胎儿畸形的检查：B型超声显像、甲胎蛋白测定、染色体检查。

3. 监护措施

（1）子宫底高度曲线：是妊娠图中最重要的曲线。

（2）常用的方法：羊水中卵磷脂/鞘磷脂比值、羊水中肌酐值、胆红素类物质含量、淀粉酶值及脂肪细胞出现率等。

（3）卧床休息：可改善子宫、胎盘血液循环，一般建议孕妇采取左侧卧位。

（4）遗传疾病：对有下列情况的孕妇应做羊水穿刺遗传学诊断。孕妇年龄≥35岁；曾经生育唐氏综合征患儿或有家族史等。一般在妊娠16周左右做羊水穿刺，有异常者要终止妊娠。

（5）正常胎心基线变异在5～25次/分。

（6）减速：又可分为3种。早期减速是与子宫收缩几乎同时发生，子宫收缩后即恢复正常，正常减速幅度小于50次/分，这是宫缩时胎头受压，脑血流量一时性减少的表现，不受体位或吸氧而改变；变异减速是宫缩开始后，胎心率不一定减慢，减速与宫缩的关系不恒定，但减速出现后下降幅度大于70次/分，持续时间长短不一，恢复也迅速，这是因为子宫收缩时脐带受压兴奋迷走神经所致，嘱孕妇左侧卧位可减轻症状；晚期减速指子宫收缩开始后一段时间（一般在高峰后）出现胎心率减慢，但下降缓慢，下降幅度小于50次/分，持续时间长，恢复也缓慢，可能是子宫、胎盘功能不良、胎儿缺氧的表现。

（7）预测胎儿宫内储备能力的方法

①无应激试验（NST）：用于观察胎心基线的变异及胎动后胎心率的情况。正常情况下，20分钟内至少有3次以上胎动伴胎心率加速大于15次/分，称无应激试验有反应。

②宫缩压力试验（CST）或催产素激惹试验（OCT）：是通过子宫收缩造成的胎盘一过性缺氧负荷试验及测定胎儿储备能力的试验。

（8）12小时内胎动次数小于10次或低于自我测胎动规律的50%。

（9）羊水胎粪污染和胎儿头皮血pH下降，出现酸中毒。

4. 辅助检查　首先就是高危妊娠的孕妇需要做羊水穿刺，其次就是做好定期的孕中期检查，最后就是在孕20～28周做超声及胎儿心脏超声。正常胎心率为120～160次/分。

## 二、高危妊娠的治疗及护理

1. 治疗

（1）一般处理：增加营养和卧床休息。

（2）病因处理：遗传疾病，妊娠并发症，妊娠合并肾病，妊娠合并心脏病，妊娠合并糖尿病。

（3）产科处理：提高胎儿对缺氧的耐受力；间歇吸氧；预防早产；选择适当的时间用引产或剖宫产方式终止妊娠；产时严密观察胎心变化；从阴道分娩者应尽量缩短第二产程；高危儿应加强产时和产后的监护。

2. 护理措施

（1）增加营养，保证胎儿发育需要。

（2）对高危孕妇做好观察记录，观察孕妇的生命体征、活动耐受力、有无阴道流血、水肿、腹痛、胎儿缺氧等症状和体征。

（3）为妊娠合并糖尿病孕妇做好血糖测定，正确留置血、尿标本；对妊娠合并心脏病者要按医嘱正确给药。

## 三、胎儿窘迫及新生儿窒息的护理

### （一）胎儿窘迫的护理

1. 病因、病理

（1）病因

①母体因素：孕妇有高血压、慢性肾炎、妊娠期高血压疾病、重度贫血、心脏病、肺心病、高热、吸烟、产前出血性疾病和子宫不协调性收缩、催产素使用不当、产程延长、子宫过度膨胀、胎膜早破等。

②胎儿因素：胎儿心血管系统功能障碍、胎儿畸形，如严重的先天性心血管病、母婴血型不合引起的胎儿溶血、胎儿贫血、胎儿宫内感染等。

③脐带、胎盘因素：脐带因素有长度异常、缠绕、打结、扭转、狭窄、血肿；胎盘因素有植入异常、形状异常、发育障碍、循环障碍等。

（2）病理：胎儿窘迫的基本病理、生理变化是缺血、缺氧引起的一系列变化。缺氧早期，不产生严重的代偿障碍及器官损害，重度缺氧则可引起严重并发症。缺氧初期血压上升及心率加快，胎儿的大脑、肾上腺、心脏及胎盘血流增加，而肾、肺、消化系统等血流减少，出现羊水减少、胎儿发育迟缓等；若缺氧继续加重，有效循环血量减少，胎心率减慢；缺氧继续发展下去，可引起严重的脏器功能损害，尤其可以引起缺血缺氧性脑病，甚至胎死宫内。

2. 临床表现 胎儿窘迫的主要表现为胎心音改变、胎动异常及羊水胎粪污染或羊水过少，严重者胎动消失。

（1）急性胎儿窘迫：多发生在分娩期，主要表现为胎心率加快或减慢，CST 或 OCT 等出现频繁的晚期减速或变异减速；羊水胎粪污染和胎儿头皮血 pH 下降，出现酸中毒。羊水胎粪污染可以分为3度：Ⅰ度为浅绿色；Ⅱ度为黄绿色并浑浊；Ⅲ度为棕黄色、稠厚。

（2）慢性胎儿窘迫：慢性胎儿窘迫常发生在妊娠晚期，往往延续至临产并加重，主要表现为胎动减少或消失，NST 基线平直，胎儿生长受限，胎盘功能减退，羊水胎粪污染等。

3. 辅助检查

（1）胎盘功能检查：出现胎儿窘迫的孕妇一般 24 小时 $E_3$ 值急骤减少 30% ～ 40%，或于妊娠晚期连续多次测定 24 小时 $E_3$ 值在 10mg 以下。

（2）胎心监测：胎动时胎心率加速不明显，基线变异率＜ 3 次 / 分，出现晚期减速、变异减速等。

（3）胎儿头皮血血气分析：pH ＜ 7.20。

4. 治疗

（1）一般处理：左侧卧位，吸氧，停用催产素，阴道检查除外脐带脱垂并评估产程进展。

（2）病因治疗：若为不协调性子宫收缩过强或因催产素使用不当引起宫缩过频过强，

应单次静脉或皮下注射特布他林，也可给予硫酸镁或其他β受体兴奋药抑制宫缩。

（3）尽快终止妊娠：慢性胎儿窘迫应针对病因，根据孕周、胎儿成熟度及胎儿缺氧程度决定处理。积极治疗妊娠合并症及并发症，加强胎儿监护，注意胎动变化。如无法改变，则应在促使胎儿成熟后迅速终止妊娠。

5. 护理措施　①孕妇左侧卧位，间断吸氧，严密监测胎心变化。②为手术者做好术前准备。③做好新生儿抢救和复苏的准备。④心理护理：向孕产妇提供相关的信息；对胎儿不幸死亡的父母亲可安排远离其他婴儿和产妇的单人房间。

（二）新生儿窒息的护理

1. 病因、病理　胎儿窘迫；胎儿吸入羊水、黏液致呼吸道阻塞，造成气体交换受阻；缺氧、滞产、产钳术使胎儿颅内出血及脑部长时间缺氧致呼吸中枢受到损害；产妇在分娩过程中接近胎儿娩出时使用麻醉药、镇静药，抑制了呼吸中枢，早产、肺发育不良、呼吸道畸形等都可以引起新生儿窒息。

2. 临床表现　以阿普加评分为指征。

（1）轻度（青紫）窒息：阿氏评分 4 ～ 7 分。新生儿面部与全身皮肤呈青紫色；呼吸表浅或不规律；心跳规则且有力，心率减慢（80 ～ 120 次 / 分）；对外界刺激有反应；喉反射存在；肌张力好；四肢屈。

（2）重度（苍白）窒息：评分 0 ～ 3 分。新生儿皮肤苍白；口唇暗紫；无呼吸或仅有喘息样微弱呼吸；心跳不规则；心率小于 80 次 / 分且弱；喉反射消失；肌张力松弛。

3. 辅助检查

（1）实验室检查：血气分析可显示呼吸性酸中毒或代谢性酸中毒。当血 pH ≤ 7.25 时提示胎儿有严重缺氧征，需准备各种抢救措施。

（2）X 线检查：胸部 X 线可表现为边缘不清，大小不等的斑状阴影，有时可见部分或全部肺不张，灶性肺气肿、类似肺炎改变及胸腔可见积液等。

（3）心电图检查：P-R 间期延长，QRS 波增宽，波幅降低，T 波升高，ST 段下降。

4. 治疗　以预防为主，一旦发生及时复苏。复苏人员动作迅速、准确、轻柔，避免发生损伤。估计胎儿娩出后有窒息的危险应做好复苏准备。

5. 护理措施

（1）配合医师按 ABCDE 程序进行复苏

①清理呼吸道：胎儿娩出后立即清除口、鼻、咽部黏液及羊水。

②建立呼吸：确认呼吸道通畅后进行正压人工呼吸，通过气囊或面罩氧气吸入。托背法、口对口人工呼吸、人工呼吸器。

③维持正常循环，可行胸外心脏按压。

④药物治疗：建立有效静脉通道，保证药物应用。

（2）保暖：在抢救过程中注意保暖。

（3）氧气吸入。

（4）复苏后护理：复苏后还需加强新生儿护理，保证呼吸道通畅，密切观察面色、呼吸、心率、体温，预防感染。

（5）母亲护理：提供情感支持，刺激子宫收缩，预防产后出血。

# 第7单元　妊娠期并发症妇女的护理

【复习指南】要求熟练掌握流产、羊水量异常和多胎妊娠的临床表现及护理措施；异位妊娠早产、胎盘早期剥离的治疗要点及护理措施；妊娠期高血压疾病和前置胎盘的临床表现及分类、治疗要点及护理措施；胎盘早期剥离的病因、病理及临床表现。掌握流产病因、病理及治疗要点；异位妊娠病因、病理、临床表现；妊娠期高血压疾病病因、病理、辅助检查；前置胎盘病因、辅助检查、治疗要点；早产的病因、临床表现；过期妊娠治疗要点；羊水量异常治疗要点；多胎妊娠分类及治疗要点。了解流产、异位妊娠、胎盘早剥的辅助检查；过期妊娠的病因、病理；羊水量异常、多胎妊娠病因。

## 一、流产

1. 病因　包括胚胎因素、母体因素、父亲因素和环境因素。

（1）胚胎因素：胚胎或胎儿染色体异常是早期流产最常见的原因，占 50%～60%，而中期妊娠流产中约占 1/3，晚期妊娠胎儿丢失中仅占 5%。染色体异常包括数目异常和结构异常，其中数目异常以三体居首，三倍体及四倍体少见。结构异常引起流产并不常见，主要有平衡易位、倒置、缺失和重叠及嵌合体等。除遗传因素外，感染、药物等因素也可引起胚胎染色体异常。

（2）母体因素

①全身性疾病：孕妇全身性疾病，如严重感染、高热疾病、严重贫血或心力衰竭、血栓性疾病、慢性消耗性疾病、慢性肝肾疾病或高血压等，有可能导致流产。

②生殖器官异常：子宫畸形、子宫肌瘤、子宫腺肌瘤、宫腔黏膜等，且可影响胚胎着床发育而导致流产。子宫颈重度裂伤、子宫颈部分或全部切除术后、子宫颈内口松弛等可引发胎膜早剥而发生晚期自然流产。

③内分泌异常：女性内分泌功能异常，甲状腺功能减退、糖尿病血糖控制不良等，均可导致流产。

④强烈应激与不良习惯：妊娠期躯体受严重刺激或心理的不良刺激均可导致流产。孕妇过度吸烟，酗酒，过度饮咖啡、醋，吸食吗啡（海洛因）等毒品，均有导致流产的报道。

⑤免疫功能异常：妊娠后母儿双方免疫不适应，导致母体排斥胎儿发生流产；母体内有抗精子抗体也常导致早期流产。

（3）父亲因素：有研究证实，精子的染色体异常可以导致自然流产。

（4）环境因素：过多接触放射线和镉、铅、汞等，均可能引起流产。

2. 病理　孕 8 周前的早期流产，胚胎多先死亡，随后发生底蜕膜出血并与胚胎绒毛分离，已分离的胚胎组织如异物，可引起子宫收缩，妊娠物多能完全排出。早期流产时胚胎发育异常，一类是全胚发育异常，即生长结构障碍，包括无胚胎、结节状胚、圆柱状胚和发育阻滞胚；另一类是特殊发育缺陷，以神经管畸形、肢体发育缺陷等最常见。妊娠 8～12 周时胎盘绒毛发育旺盛，与底蜕膜联系较牢固，部分妊娠物滞留在子宫腔内，导致出血较多。妊娠 12 周以后的晚期流产，胎盘已完全形成，胎儿在子宫腔内死亡过久，被血块包裹，形成血样胎块而引起出血不止；也可因血红蛋白被吸收而形成肉样胎块，或胎儿钙化后形成石胎。其他还可见压缩胎儿、纸样胎儿、浸软胎儿、脐带异常等病理表现。

3. 临床表现 主要为停经后阴道出血和腹痛。

（1）早期流产时，妊娠物排出前胚胎多已死亡。开始时绒毛与蜕膜剥离，血窦开放，出现阴道出血，剥离的胚胎和血液刺激子宫收缩，排出胚胎及其他妊娠物，产生阵发性下腹部疼痛。胚胎及其附属物完全排出后，子宫收缩，血窦闭合，出血停止。

（2）晚期流产时，胚胎或胎儿排出前后往往还有生机，其原因多为子宫解剖异常，其临床过程与早产相似，胎儿娩出后胎盘娩出，出血不多；也有少数流产前胚胎或胎儿已死亡，其原因多非解剖因素所致，如严重胎儿发育异常、自身免疫异常、血栓前状态、宫内感染等。

（3）不全流产由难免流产发展而来，妊娠产物已部分排出体外，尚有部分残留于子宫内，从而影响子宫收缩，致使阴道出血持续不止，严重时可引起出血性休克，下腹痛减轻。妇科检查：子宫小于停经周数，子宫口已扩张，不断有血液自子宫口内流出，有时可见胎盘组织堵于子宫口或部分妊娠产物已排出于阴道内，而部分仍留在子宫腔内，有时子宫颈口已关闭。不全流产的处理原则是一经确诊，应行吸宫术或钳刮术以清除子宫腔内残留组织。

（4）完全流产妊娠产物已完全排出，阴道出血停止，腹痛随之消失。妇科检查：子宫接近正常大小或略大，子宫颈口已关闭。

（5）稽留流产又称过期流产，是指胚胎或胎儿已死亡滞留在子宫腔内尚未自然排出者。妇科检查：子宫小于妊娠周数，子宫颈口关闭。

（6）习惯性流产是指自然流产3次或3次以上者。

早期流产的临床过程表现为先出现阴道出血，后出现腹痛；晚期流产的临床过程表现为先出现腹痛（阵发性子宫收缩），后出现阴道出血。

4. 辅助检查

（1）B型超声检查：超声显像可显示有无胎囊、胎动、胎心等，从而可诊断并鉴别流产及其类型，指导正确处理。

（2）妊娠试验：多选用各种敏感方法连续测定hCG、胎盘生乳素、雌激素、孕激素等，进行定量测定，如测定的结果低于正常值，提示有流产的可能。

5. 护理诊断

（1）有感染的危险：与阴道出血时间过长、子宫腔内有残留组织等因素有关。

（2）焦虑：与担心胎儿健康等因素有关。

6. 护理措施 对于不同类型的流产孕妇，处理原则不同，其护理措施亦有差异。护士在全面评估孕妇身心状况的基础上，综合病史及诊断检查，明确处理原则，认真执行医嘱，积极配合医师为流产孕妇进行诊治，并为之提供相应的护理措施。

（1）先兆流产孕妇的护理：先兆流产孕妇需卧床休息，禁止性生活、禁灌肠等，以减少各种刺激。护士除了为其提供生活护理外，通常遵医嘱给孕妇适量镇静药、孕激素等。随时评估孕妇的病情变化，如是否腹痛加重、阴道出血量增多等。此外，由于孕妇的情绪状态也会影响其保胎效果，因此护士还应注意观察孕妇的情绪反应，加强心理护理，从而稳定孕妇情绪，增强保胎信心。护士需向孕妇及家属讲明以上保胎措施的必要性，以取得孕妇及家属的理解和配合。

（2）妊娠不能再继续的护理：护士应积极采取措施，及时做好终止妊娠的准备，协助医师完成手术过程，使妊娠产物完全排出，同时开放静脉，做好输液、输血准备，并严密监测孕妇的体温、血压及脉搏，观察其面色、腹痛、阴道出血及与休克有关的征象。有凝血功能障碍者应给予纠正，然后再行引产或手术。

（3）预防感染：护士应监测病人的体温、血常规及阴道出血、分泌物的性质、颜色、气味等，并严格执行无菌操作规程，加强会阴部护理；指导孕妇使用消毒会阴垫，保持会阴部清洁，维持良好的生活习惯；当护士发现感染征象后应及时报告医师，并按照医嘱进行抗感染处理；此外，护士还应嘱病人流产后 1 个月返院复查，确定无禁忌证后，方可以开始性生活。

## 二、异位妊娠

### 1. 病因

（1）输卵管炎症：是输卵管妊娠的主要病因。可分为输卵管黏膜炎和输卵管周围炎，输卵管黏膜炎轻者可使黏膜皱褶粘连，管腔变窄，或使纤毛功能受损，从而导致受精卵在输卵管内运行受阻而于该处着床；输卵管周围炎病变主要在输卵管浆膜层或浆肌层，常造成输卵管周围粘连，输卵管扭曲，管腔狭窄，蠕动减弱，影响受精卵运行。

（2）结节性输卵管峡部炎：是一种特殊类型的输卵管炎，多由结核分枝杆菌感染生殖道引起。

（3）输卵管妊娠史或手术史：曾有输卵管妊娠史，不管是经过非手术治疗后自然吸收，还是接受输卵管保守性手术，再次妊娠复发的概率达 10%。

（4）输卵管发育不良或功能异常：输卵管过长、肌层发育差、黏膜纤毛缺乏、双输卵管、输卵管憩室或有输卵管副伞等，均可造成输卵管妊娠。

（5）辅助生殖技术：近年由于辅助生殖技术的应用，使输卵管妊娠发生率增加，既往少见的异位妊娠，如卵巢妊娠、宫颈妊娠、腹腔妊娠的发生率增加。

（6）避孕失败：包括宫内节育器避孕失败、口服紧急避孕药失败，发生异位妊娠的机会较大。

（7）其他：子宫肌瘤或卵巢肿瘤压迫输卵管，影响输卵管管腔通畅，使受精卵运行受阻。输卵管子宫内膜异位可增加受精卵着床于输卵管的可能性。

### 2. 病理

（1）输卵管的特点：输卵管管腔狭小，管壁薄且缺乏黏膜下组织，其肌层远不如子宫肌壁厚与坚韧，妊娠时不能形成完好的蜕膜，不利于胚胎的生长发育，常发生以下结局。

①输卵管妊娠流产：多见于妊娠 8 ～ 12 周输卵管壶腹部妊娠，出血一般不多。

②输卵管妊娠破裂：多见于妊娠 6 周左右输卵管峡部妊娠。输卵管妊娠破裂，短期内可发生腹腔内大出血，使病人出现休克，出血远较输卵管妊娠流产多，腹痛剧烈，也可反复出血，形成盆腔及腹腔血肿。

③陈旧性宫外孕：输卵管妊娠流产或破裂，若长期反复内出血形成的盆腔血肿不消散，血肿机化变硬并与周围组织粘连，临床上称为陈旧性宫外孕。

④继发性腹腔妊娠：输卵管妊娠流产或破裂，胚胎从输卵管排入腹腔内或阔韧带内，多数死亡，偶尔也有存活者。若存活胚胎的绒毛组织附着于原位或排至腹腔后重新种植而获得营养，可继续生长发育，形成继发性腹腔妊娠。

（2）子宫的变化：输卵管妊娠和正常妊娠一样，甾体滋养细胞产生 hCG 维持黄体生长，使甾体激素分泌增加，致使月经停止来潮，子宫增大变软，子宫内膜出现蜕膜反应。

3. 输卵管妊娠的临床表现　与受精卵着床部位、有无流产或破裂及出血量多少和时间长短等有关。在输卵管妊娠早期，若尚未发生流产或破裂、尚无特殊的临床表现，其过程与早孕或先兆流产相似。

（1）症状：典型症状为停经后腹痛与阴道出血。

①停经：多有6～8周停经史，但输卵管间质部妊娠停经时间较长。

②腹痛：是输卵管妊娠病人的主要症状，占95%。当发生输卵管妊娠流产或破裂时，突感一侧下腹部撕裂样疼痛，常伴有恶心、呕吐。

③阴道出血：胚胎死亡后常有不规则阴道出血，色暗红或深褐，量少呈点滴状。

④晕厥与休克：由于腹腔内出血及剧烈腹痛，轻者出现晕厥，严重者出现失血性休克，出血越多越快症状出现越迅速越严重，但与阴道出血不成正比。

⑤腹部包块：输卵管妊娠流产或破裂时所形成的血肿时间较久者，由于血液凝固并与周围组织或器官发生粘连形成包块，包块较大或位置较高者，腹部可扪及。

（2）体征

①一般情况：当腹腔出血不多时，血压可代偿性轻度升高；当腹腔出血较多时、可出现面色苍白、脉搏快而细弱、心率增快和血压下降等休克表现。

②腹部检查：下腹有明显压痛及反跳痛。出血较多时，叩诊有移动性浊音。

③盆腔检查：阴道内常有来自子宫腔的少许血液。

4. 辅助检查

（1）hCG测定：尿或血hCG测定对早期诊断异位妊娠至关重要。异位妊娠时，病人体内hCG水平较宫内妊娠低。连续测定血hCG，若倍增时间大于7天，异位妊娠可能性极大；倍增时间小于1.4天，异位妊娠可能性极小。

（2）孕酮测定：血清孕酮的测定对判断正常妊娠胚胎的发育情况有帮助。输卵管妊娠时，血清孕酮水平偏低，多数在0～25ng/ml。如果血清孕酮值＞25ng/ml，异位妊娠概率＜5%；如果血清孕酮值＜25ng/ml，应考虑子宫内妊娠流产或异位妊娠。

（3）B型超声诊断：B型超声检查对异位妊娠诊断必不可少，还有助于明确异位妊娠部位和大小。将血hCG测定与超声检查相配合，对异位妊娠的诊断帮助很大。当血hCG＞2000U/L、阴道超声未见子宫内妊娠囊时，异位妊娠诊断基本成立。

（4）腹腔镜检查：腹腔镜检查是异位妊娠诊断的“金标准”。

（5）阴道后穹隆穿刺：是一种简单可靠的诊断方法，适用于疑有腹腔内出血的患者。腹腔内出血易积聚于直肠子宫陷凹，即使出血量不多，也能经阴道后穹隆穿刺抽出暗红色不凝血液，说明有血腹症存在。陈旧性宫外孕时，可抽出小块或不凝固的陈旧血液。

（6）诊断性刮宫：很少应用，适用于不能存活子宫内妊娠的鉴别诊断和超声检查不能确定妊娠部位者。

5. 治疗　以手术治疗为主，其次是药物治疗。

（1）手术治疗：应在积极纠正休克的同时，进行手术抢救。根据情况行患侧输卵管切除术或保留患侧输卵管及其功能的保守性手术。近年来，腹腔镜技术的发展，也为异位妊娠的诊断和治疗开创了新的手段。

（2）药物治疗：根据中医辨证论治方法，合理运用中药，或用中西医结合的方法，对输卵管妊娠进行非手术治疗已取得显著成果。近年来用化学药物氨甲蝶呤等方法治疗输卵管妊娠，已有成功的报道。治疗机制是抑制滋养细胞增生，破坏绒毛，使胚胎组织坏死、脱落、吸收。但在治疗中若有严重内出血征象，或疑输卵管间质部妊娠或胚胎继续生长时仍应及时进行手术治疗。

6. 护理措施

（1）接受手术治疗病人的护理：①积极做好术前准备；②提供心理支持。

（2）接受非手术治疗病人的护理：①严密观察病情；②加强化学药物治疗的护理；③指导病人休息与饮食；④监测治疗效果。

## 三、妊娠期高血压疾病

1. 病因

（1）病因：至今病因不明，因该病在胎盘娩出后常很快缓解或可自愈。关于其病因主要有以下学说。

①子宫螺旋小动脉重铸不足：正常妊娠时，子宫螺旋小动脉管壁平滑肌细胞、内皮细胞凋亡，代之以绒毛外滋养细胞，且深达子宫壁的浅肌层。妊娠期高血压疾病病人的滋养细胞浸润过浅，只有蜕膜层血管重铸，俗称“胎盘浅着床”。螺旋小动脉重铸不足使胎盘血流减少，引发子痫前期一系列表现。

②炎症免疫过度激活：胎儿是一个半移植物，成功的妊娠要求母体免疫系统对其充分耐受。子痫前期病人无论是母胎界面局部还是全身均存在着炎症免疫反应过度激活现象。

③遗传因素：妊娠期高血压疾病具有家族倾向性，提示遗传因素与该病发生有关，但遗传方式尚不明确。由于子痫前期的异质性，尤其是其他遗传学和环境因素的相互作用产生了复杂的表型。

④营养缺乏：已发现多种营养如低白蛋白血症及钙、镁、锌、硒等缺乏与子痫前期发生发展有关。

⑤胰岛素抵抗：与妊娠期高血压疾病的发生密切相关。

（2）病理：本病基本病理、生理变化是全身小血管痉挛、内皮损伤及局部缺血。全身各系统各脏器灌流减少，对母儿造成危害，甚至导致母儿死亡。

①脑：脑血管痉挛，通透性增加，可导致脑水肿、充血、局部缺血、血栓形成及出血等。

②肾：肾小球扩张，内皮细胞肿胀，纤维素沉积于内皮细胞。血浆蛋白自肾小球漏出形成蛋白尿，尿蛋白的多少与妊娠期高血压疾病的严重程度相关。

③肝：子痫前期可出现肝功能异常。

④心血管：血管痉挛，血压升高，外周阻力增加，心肌收缩力和射血阻力（即心脏后负荷）增加，心排血量明显减少、心血管系统处于低排高阻状态。心室功能处于高动力状态，加之内皮细胞活化使肌管通透性增加，血管内液进入细胞间质导致心肌缺血、间质水肿、心肌点状出血或坏死、肺水肿，严重时导致心力衰竭。

2. 临床表现及分类　见表3-2。

表 3-2 妊娠期高血压疾病的临床表现及分类

| 分类 | 血压 | 尿蛋白 | 其他症状 |
|---|---|---|---|
| 妊娠期高血压疾病 | ≥ 140/90mmHg | （－） | 可伴有上腹部不适或血小板减少 |
| 子痫前期：轻度 | ≥ 140/90mmHg | ≥ 0.3g/24h 或（+） | 伴头痛及上腹不适等症状 |
| 子痫前期：重度 | ≥ 160/110mmHg | ≥ 5.0g/24h 或（+++） | 出现微血管溶血；ALT 或 AST 增高；出现持续性头痛或视觉障碍，持续性上腹部不适 |
| 子痫 | ≥ 160/110mmHg | ≥ 5.0g/24h 或（+++） | 典型表现为眼球固定，瞳孔放大，头歪向一侧，牙关紧闭，继而口角及面部肌肉颤动，数秒后全身及四肢肌肉强直，双手紧握，双臂伸直 |
| 慢性高血压并发子痫前期 | 血压进一步升高，20 周以后尿蛋白≥ 0.3g/24h（妊娠 20 周以前有高血压但无蛋白尿） | | |
| 妊娠合并慢性高血压 | 妊娠前血压≥ 140/90mmHg，但妊娠期无明显加重；或妊娠 20 周后首次诊断高血压并持续到产后 12 周后 | | |

3. 辅助检查

（1）妊娠期高血压疾病应进行以下常规检查：血常规、尿常规、肝功能、血脂、肾功能、尿酸、凝血功能、心电图、胎心监测，B 型超声检查胎儿、胎盘、羊水。

（2）眼底检查：出现眼底小动脉痉挛、视网膜水肿、渗出及出血。

4. 治疗　妊娠期高血压疾病应休息、镇静、监测母胎情况，酌情降压治疗。子痫前期应镇静、解痉，有指征地降压、利尿，密切监测母胎情况，适时终止妊娠；子痫应控制抽搐，病情稳定后终止妊娠。

5. 护理措施

（1）保证休息：保证充分睡眠，每天不少于 10 小时，间断吸氧，改善子宫、胎盘血供。

（2）饮食护理：给予高蛋白、高维生素、高纤维饮食，从妊娠 20 周开始补充钙剂。

（3）病情观察：定期监测血压、胎儿发育状况及胎盘功能。

（4）抗高血压药护理：为防止血液浓缩和高凝倾向，妊娠期一般不使用利尿、抗高血压药，禁止使用血管紧张素转化酶抑制药和血管紧张素Ⅱ受体阻滞药降压。可选择的抗高血压药除 β 受体阻滞药和钙通道阻滞药外，还可以选择甲基多巴、酚妥拉明、硝酸甘油等。

轻度子痫前期应卧床休息，左侧卧位为宜，避免平卧；重度子痫前期应保持病情稳定，防止子痫发生，为分娩做准备。

## 四、前置胎盘

1. 病因　正常胎盘附着于子宫体部的后壁或侧壁。孕 28 周后若胎盘附着于子宫下段，甚至胎盘下缘达到或覆盖子宫颈内口处，其位置低于胎儿先露部时，称为前置胎盘。病因尚不清楚，多次流产及刮宫、高龄初产妇（＞ 35 岁）、产褥感染、剖宫产史、多孕产次、孕妇不良生活习惯、辅助生殖技术受孕、子宫形态异常、妊娠中期 B 型超声检查提示胎盘前置状态等为高危人群。

2. 临床表现及分类

（1）临床表现：典型症状为妊娠晚期或临产时，发生无诱因、无痛性反复阴道出血。

（2）分类：①完全性前置胎盘或称中央性前置胎盘，胎盘组织完全覆盖子宫颈内口。②部分性前置胎盘，胎盘组织部分覆盖子宫颈内口。③边缘性前置胎盘，胎盘边缘附着于子宫下段，边缘到达子宫颈内口，但未超越子宫颈内口（表 3-3）。

**表 3-3　前置胎盘的临床表现及分类**

| 分类 | 出血时间 | 出血量 | 出血次数 |
|---|---|---|---|
| 完全性前置胎盘 | 出血时间早，妊娠 28 周左右 | 量多，可导致休克 | 次数频繁 |
| 部分性前置胎盘 | 介于两者之间 | 介于两者之间 | 介于两者之间 |
| 边缘性前置胎盘 | 出血时间晚，妊娠 37 ～ 40 周或临产后 | 量少 | 次数少 |

3. 辅助检查

（1）超声检查：是最安全、有效的首选检查。超声检查的断层像可清楚看到子宫壁、胎头、子宫颈和胎盘的位置，胎盘定位准确率达到 95% 以上，可反复检查。

（2）产后检查胎盘、胎膜：胎盘的前置部分有陈旧性黑紫色血块附着，或胎膜破口与胎盘边缘距离＜ 7cm。

（3）阴道检查：阴道检查有可能扩大前置胎盘剥离面导致阴道大出血，危及生命，一般不主张采用。

4. 治疗　抑制宫缩、止血、纠正贫血和预防感染。根据阴道出血情况、有无休克、妊娠周数、产次、胎位、胎儿是否存活、是否临产及前置胎盘类型等综合做出决定。凶险性前置胎盘处理，应当在有条件的医院。

（1）期待疗法：适用于妊娠＜ 34 周、胎儿体重＜ 2000g、胎儿存活、阴道出血量不多、一般情况良好的孕妇。

（2）一般处理：取侧卧位，绝对卧床休息，血止后方可轻微活动；禁止性生活、阴道检查及肛查；密切观察阴道出血量；一般不采用阴道 B 型超声检查。胎儿电子监护仪监护胎儿宫内情况，包括胎心率、胎动计数等；为提高胎儿血氧供应，每日间断吸氧，每次 20 分钟；纠正孕妇贫血，补充铁剂，维持正常血容量，血红蛋白低于 70g/L 时，应输血，使血红蛋白＞ 100g/L，血细胞比容＞ 0.30。

（3）药物治疗：必要时给予地西泮等镇静药。

（4）紧急转运：如病人阴道出血多，怀疑凶险性前置胎盘，当地无医疗条件处理，应建立静脉通道，输血输液，止血，抑制宫缩，由有经验的医师护送，迅速转诊到上级医疗机构。

（5）终止妊娠：适用于反复大量出血甚至休克者；妊娠 36 周以上者；妊娠 34 ～ 36 周者，发生胎儿窘迫，促胎肺成熟后；胎儿死亡或难以存活。剖宫产是目前处理前置胎盘的主要手段。孕 36 周后终止妊娠的结局好于孕 36 周以上自然临产者。

5. 护理措施

（1）终止妊娠孕妇的护理：开放静脉通路，配血，做好输血准备。抗休克的同时做术前准备。

（2）期待疗法孕妇的护理：绝对卧床休息，左侧卧位，阴道出血停止后可轻微活动；禁止性生活；禁做阴道检查及肛查，减少刺激以免诱发出血；提供高蛋白，含铁丰富的食物。

（3）胎儿娩出后应及时使用子宫收缩药，以防产后大出血。

## 五、胎盘早期剥离

1. 病因

（1）孕妇血管病变：妊娠期高血压疾病，尤其是重度子痫前期、慢性高血压、慢性肾病或全身血管病变的孕妇，由于底蜕膜螺旋小动脉痉挛或硬化，引起远端毛细血管变性、坏死，甚至破裂出血，血液在底蜕膜层与胎盘之间形成胎盘后血肿，致使胎盘与子宫壁分离。妊娠晚期或临产后，孕妇长时间仰卧位，妊娠子宫压迫下腔静脉，回心血量减少、血压下降，子宫静脉淤血，静脉压突然升高，蜕膜静脉床淤血或破裂，形成胎盘后血肿，导致部分或全部胎盘剥离。

（2）胎膜受力不均：胎先露部高浮、头盆不称、胎位异常可使胎膜受压不均导致破裂；子宫腔内压力骤减，胎膜早破（妊娠足月前）；双胎妊娠分娩时，第一胎儿娩出过快；羊水过多时，人工破膜后羊水流出过快，子宫腔内压力骤减，子宫骤然收缩，胎盘与子宫壁发生错位而剥离。

（3）下生殖道感染：可由细菌、病毒或弓形体上行感染引起胎膜炎，使胎膜局部张力下降而破裂。

（4）机械性因素：外伤尤其是腹部直接受到撞击或挤压；脐带过短（＜30cm）或因脐带绕颈、绕体相对过短时，分娩过程中胎儿下降牵拉脐带；羊膜腔穿刺时，刺破前壁胎盘附着处血管，胎盘后血肿形成引起胎盘剥离。

（5）其他高危因素：如高龄孕妇、经产妇、吸烟、可卡因滥用、孕妇代谢异常、孕妇有血栓形成倾向、子宫肌瘤（尤其是胎盘附着部位肌瘤）等；营养因素，如缺乏维生素C、锌和铜；子宫颈内口松弛，由于先天性或创伤使子宫颈内口松弛；细胞因子升高；有胎盘早剥史的孕妇再次发生胎盘早剥的风险比无胎盘早剥史者高10倍。

2. 病理　主要病理改变是底蜕膜出血并形成血肿，使胎盘从附着处分离。按病理分为3种类型。

（1）显性剥离或外出血：为底蜕膜出血，量少，出血很快停止，多无明显的临床表现，仅在产后检查胎盘时发现胎盘母体面有凝血块及压迹。若底蜕膜继续出血，形成胎盘后血肿，胎盘剥离面随之扩大，血液经胎盘边缘沿胎膜与子宫壁之间自子宫颈管向外流出，有阴道流血。

（2）隐性剥离或内出血：若胎盘边缘仍附着于子宫壁或由于胎先露部固定于骨盆入口，使血液存聚于胎盘与子宫壁之间，无阴道出血。

（3）混合型出血：内出血过多，血液冲开胎盘边缘。

3. 临床表现

（1）Ⅰ度：以外出血为主，多见于分娩期。胎盘剥离面积小，常无腹痛或腹痛轻微，贫血体征不明显。腹部检查见子宫软，大小与妊娠周数相符。胎位清楚，胎心率正常，产后检查见胎盘母体面有凝血块及压迹即可诊断。

（2）Ⅱ度：胎盘剥离面1/3左右。常有突然发生的持续性腹痛、腰酸或腰背痛，疼痛的程度与胎盘后积血多少成正比。无阴道出血或流血量不多，贫血程度与阴道出血量不相符。腹部检查见子宫大于妊娠周数，子宫底随胎盘后血肿增大而升高。胎盘附着处压痛明显（胎盘位于后壁则不明显），宫缩有间歇，胎位可扪及，胎儿存活。

（3）Ⅲ度：胎盘剥离面超过胎盘面积1/2，临床表现较Ⅱ度加重。可出现恶心、呕吐、面色苍白、四肢湿冷、脉搏细数、血压下降等休克症状，且休克程度大多与母血丢失成比例。腹部检查见子宫硬如板状，宫缩间歇时不能松弛，胎位扪及不清，胎心消失。

4. 辅助检查

（1）B型超声检查：可协助了解胎盘的部位及胎盘早剥的类型，并可明确胎儿大小及存活情况。典型声像图显示胎盘与子宫壁之间出现边缘不清楚的液性低回声区即为胎盘后血肿，胎盘异常增厚或胎盘边缘“圆形”裂开，同时可排除前置胎盘。

（2）实验室检查：主要了解贫血程度及凝血功能，防止发生DIC和产后出血。重型应检查肾功能和二氧化碳结合力。

5. 治疗　胎盘早剥严重危及母儿生命，母儿的预后取决于处理是否及时与恰当。子宫底高度短时间内升高时，应当重视。治疗原则为早期识别、积极处理休克、及时终止妊娠、控制DIC、减少并发症。

（1）纠正休克：建立静脉通道，迅速补充血容量，改善血液循环。根据血红蛋白的多少，输注红细胞、血浆、血小板冷沉淀等，最好输新鲜血，既可补充血容量又能补充凝血因子，应使血细胞比容提高到0.30以上，尿量＞30ml/h。

（2）及时终止妊娠：胎儿娩出前胎盘剥离有可能继续加重，一旦确诊轻、重度胎盘早剥应及时终止妊娠。根据孕妇病情轻重、胎儿宫内状况、产程进展、胎产式等，决定终止妊娠的方式。

6. 护理措施

（1）纠正休克和凝血功能障碍。

（2）病情观察：严密观察病情变化，预防并发症。皮下黏膜或注射部位出血、子宫出血不凝提示凝血功能障碍。尿少或无尿提示急性肾衰竭。

（3）心理护理：表达同情、理解，稳定孕妇及家属情绪。

## 六、早产

1. 病因　早产是指妊娠满28周至不满37足周之间分娩者。

（1）孕妇因素：孕妇合并子宫畸形、急慢性疾病、妊娠并发症、不良行为及精神刺激等。

（2）胎儿及胎盘因素：胎膜早破、绒毛膜羊膜炎最常见。此外，前置胎盘、胎盘早剥、胎儿畸形、羊水过多及多胎妊娠等也可导致早产。

2. 临床表现　早产的主要临床表现是子宫收缩。最初为不规则宫缩，常伴有少许阴道出血或血性分泌物，以后可发展为规则宫缩，其过程与足月临产相似，胎膜早破较足月临产多，子宫颈管先逐渐消退，然后扩张。临床上，早产可分为先兆早产和早产临产两个阶段。先兆早产是指有规则或不规则宫缩，伴有子宫颈管的进行性缩短。早产临产符合下列条件：出现规律宫缩（20 分钟 4 次，或 60 分钟 8 次），伴有子宫颈的进行性改变，子宫颈扩张 1cm 以上，子宫颈展平 80%。诊断早产一般并不困难，但应与妊娠晚期出现的生理性子宫收缩相区别。生理性子宫收缩一般不规则、无痛感且不伴有子宫口缩短和子宫口扩张等改变。

3. 治疗

（1）继续妊娠：先兆早产，胎儿存活，无明显畸形，若无胎儿窘迫及胎膜早破，通过休息和药物治疗控制宫缩，可明显延长孕周。

（2）终止妊娠：早产临产，胎膜已破，早产不可避免，应尽量预防新生儿合并症，提高胎儿存活率。

4. 护理措施

（1）宫缩较频繁，但子宫颈无改变，不必卧床和住院，只需适当减少活动的强度和避免长时间站立即可；子宫颈已有改变的先兆早产者，需住院并相对卧床休息；已早产临产，应绝对卧床休息。

（2）应左侧卧位休息，慎做肛查及阴道检查。

（3）早产常出乎意料，易使孕妇产生内疚和无助的心理反应，且因担心早产儿预后产生焦虑。

## 七、过期妊娠

1. 病因及病理　平时月经周期规则妊娠达到或超过 42 周尚未分娩者，称为过期妊娠。

（1）胎盘：过期妊娠的胎盘病理有两种类型。一种是胎盘功能正常，另一种是胎盘功能减退。

（2）羊水：正常妊娠 38 周后，羊水量随妊娠推延逐渐减少；妊娠 42 周后羊水迅速减少，约 30% 减至 300ml 以下；羊水粪染率明显增高。

（3）胎儿过期妊娠：胎儿生长模式与胎盘功能有关，可分以下 3 种。

①正常生长及巨大儿：胎盘功能正常者，能维持胎儿继续生长，约 25% 成为巨大儿，其中 4% 胎儿出生体重＞ 4500g。

②胎儿过熟综合征：典型表现为皮肤干燥、松弛、起皱、脱皮，脱皮尤以手心和足心明显；身体瘦长、胎脂消失、皮下脂肪减少，表现为消耗状；头发浓密，指（趾）甲长；新生儿睁眼、异常警觉和焦虑，容貌似“小老人”。因为羊水减少和胎粪排出，胎儿皮肤黄染，羊膜和脐带呈黄绿色。

③胎儿生长受限：可与过期妊娠共存，后者更增加胎儿的危险性，约 1/3 过期妊娠死产儿为生长受限。

2. 治疗　妊娠 40 周以后胎盘功能逐渐下降，42 周以后明显下降，因此，在妊娠 41 周以后，即应考虑终止妊娠，尽量避免过期妊娠。应根据胎儿安危状况、胎儿大小、子宫颈成熟度综合分析，选择恰当的分娩方式。

（1）促子宫颈成熟：在子宫颈不成熟情况下直接引产，阴道分娩失败率较高，反而增加剖宫产率。

（2）引产术：子宫颈已成熟即可行引产术，常用静脉滴注催产素，诱发宫缩直至临产。胎头已衔接者，通常先人工破膜，1 小时后开始静脉滴注催产素引产。人工破膜既可诱发内源性前列腺素的释放，增加引产效果，又可观察羊水性状，排除胎儿窘迫。

（3）产程处理：进入产程后，应鼓励产妇左侧卧位、吸氧。产程中最好连续监测胎心，注意羊水性状，必要时取胎儿头皮血测 pH，及早发现胎儿窘迫，并及时处理。过期妊娠时，常伴有胎儿窘迫、羊水粪染，分娩时应做相应准备。

3. 护理措施

（1）加强产前检查，准确核实预产期，避免过期妊娠。

（2）预防并发症：协助孕妇左侧卧位，吸氧，监测胎心；协助医生终止妊娠，发现胎心异常或羊水浑浊及时报告，做好剖宫产及抢救新生儿窒息的准备。

## 八、羊水量异常

### （一）羊水过多

1. 病因　在羊水过多的孕妇中，约 1/3 的患病原因不明，称为特发性羊水过多。明显的羊水过多病人多数与胎儿畸形及妊娠合并症等因素有关。

（1）胎儿疾病：包括胎儿结构畸形、胎儿肿瘤、神经肌肉发育不良、代谢性疾病、染色体或遗传基因异常等。

（2）多胎妊娠：双胎妊娠羊水过多的发生率约为 10%，是单胎妊娠的 10 倍，以单绒毛膜双胎居多；还可能并发双胎输血综合征，两个胎儿间的血液循环相互沟通，受血胎儿的循环血量多，尿量增加，导致羊水过多。

（3）胎盘脐带病变：胎盘绒毛血管瘤直径＞1cm 时，15%～30% 合并羊水过多。巨大胎盘、脐带帆状附着也可导致羊水过多。

（4）妊娠合并症：妊娠期糖尿病，羊水过多的发病率为 13%～36%，母体高血糖致胎儿血糖增高，产生高渗性利尿，并使胎盘、胎膜渗出增加，导致羊水过多。母儿 Rh 血型不合，胎儿免疫性水肿、胎盘绒毛水肿影响液体交换，以及妊娠期高血压疾病、重度贫血，均可导致羊水过多。

2. 临床表现

（1）急性羊水过多：较少见，多发生在妊娠 20～24 周。羊水迅速增多，子宫于数日内明显增大，产生一系列压迫症状。孕妇自觉腹部胀痛，行动不便，表情痛苦，因横膈抬高，出现呼吸困难，甚至发绀，不能平卧。检查见腹壁皮肤紧绷发亮，严重者皮肤变薄，皮下静脉清晰可见。巨大的子宫压迫下腔静脉，影响静脉回流，出现下肢及外阴部水肿或静脉曲张。子宫明显大于妊娠月份，胎位不清，胎心遥远或听不清。

（2）慢性羊水过多：较多见，多发生在妊娠晚期。数周内羊水缓慢增多，症状较缓和，孕妇多能适应，仅感腹部增大较快，临床上无明显不适或仅出现轻微压迫症状，如胸闷、气急，但能忍受。

3. 治疗

（1）羊水过多合并胎儿畸形：及时终止妊娠。

（2）羊水过多合并正常胎儿：应寻找病因，积极治疗母体疾病。

（3）症状严重者穿刺放羊水，每小时约 500ml，一次不超过 1500ml。放羊水后腹部放置沙袋或腹带包扎，以防腹压骤降而发生休克。

4. 护理措施

（1）取左侧卧位，抬高下肢，减少增加腹压的动作，以免胎膜早破。

（2）一旦破膜抬高臀部，取头低足高位，防止羊水流出过多或脐带脱垂。

（二）羊水过少

1. 病因　羊水过少主要与羊水产生减少或羊水外漏增加有关。部分羊水过少原因不明，常见原因如下。

（1）胎儿畸形：以胎儿泌尿系统畸形为主，胎儿肾缺如（Potter 综合征）、肾小管发育不全、输尿管或尿路梗阻、膀胱外翻等引起少尿或无尿，导致羊水过少；染色体异常、脐膨出、膈疝、法洛四联症、水囊状淋巴管瘤、小头畸形、甲状腺功能减退等也可引起羊水过少。

（2）胎盘功能减退：过期妊娠、胎儿生长受限和胎盘退行性变均能导致胎盘功能减退。胎儿慢性缺氧引起胎儿血液重新分配，为保证胎儿脑和心脏血供，肾血流量降低，胎儿尿生成减少，导致羊水过少。

（3）羊膜病变：某些原因不明的羊水过少与羊膜通透性改变、炎症、宫内感染有关。胎膜破裂，羊水外漏速度超过羊水生成速度，可导致羊水过少。

（4）母体因素：妊娠期高血压疾病可致胎盘血流减少。孕妇脱水、血容量不足时，孕妇血浆渗透压增高，使胎儿血浆渗透压相应增高，尿液形成减少。孕妇服用某些药物，使用时间过长，可发生羊水过少。

2. 临床表现　羊水过少的临床症状多不典型，孕妇于胎动时感腹痛，胎盘功能减退时常有胎动减少。检查见宫高、腹围较同期孕周小，合并胎儿生长受限更明显，有子宫紧裹胎儿感。子宫敏感，轻微刺激易引发宫缩，临产后阵痛明显，且宫缩多不协调。阴道检查时，发现前羊膜囊不明显，胎膜紧贴胎儿先露部，人工破膜时羊水流出极少。

3. 治疗

（1）羊水过少合并胎儿畸形：确诊胎儿畸形应尽早终止妊娠。

（2）羊水过少合并正常胎儿：寻找与祛除病因。增加补液，改善胎盘功能，抗感染；孕妇自行计数胎动，进行胎儿生物物理评分；B 型超声动态监测羊水量及脐动脉收缩期最高血流速度与舒张期最低血流速度（SID）的比值；胎儿电子监护，严密监测胎儿宫内情况。

4. 护理措施　①取左侧卧位；②密切观察孕妇和胎儿情况，B 超动态监测羊水量；③终止妊娠者做好阴道助产或剖宫产准备。

## 九、多胎妊娠

1. 病因

（1）遗传：双方父母家庭中有分娩多胎者，多胎的发生率高。

（2）年龄及产次：由于年龄及产次增加，多胎妊娠的概率也增加。

（3）内源性促性腺激素：体内促卵泡激素较高，会导致自发性双卵双胎的发生。

（4）应用促排卵药物及辅助生殖技术：药物诱发排卵的主要并发症为引起多胎妊娠。

2. 分类

（1）双卵双胎：两个卵子分别受精形成的双胎妊娠，称为双卵双胎。双卵双胎约占双胎妊娠的 70%，与应用促排卵药物、多胚胎子宫腔内移植及遗传因素有关。两个卵子分别受精形成两个受精卵，各自的遗传基因不完全相同，故形成的两个胎儿有区别，如血型、性别不同或相同，但指纹、外貌、精神类型等多种表型不同。胎盘多为两个，也可融合成一个，但血液循环各自独立。

（2）单卵双胎：由一个受精卵分裂形成的双胎妊娠，称为单卵双胎。单卵双胎约占双胎妊娠的30%，形成原因不明。不受种族、遗传、年龄、胎次、医源的影响，一个受精卵分裂形成两个胎儿，具有相同的遗传基因，故两个胎儿性别、血型及外貌均相同。

3. 临床表现

（1）多有家族史，妊娠前曾用促排卵药或体外受精多个胚胎移植。但体外受精一胚胎移植后双胎未必一定为双卵双胎，亦可能移植两个胚胎后，只有一个胚胎存活，而该受精卵又分裂为单绒毛膜性双胎。双胎妊娠通常恶心、呕吐等早孕反应重；妊娠中期后体重增加迅速，腹部增大明显，下肢水肿、静脉曲张等压迫症状出现早且明显；妊娠晚期常有呼吸困难，活动不便。

（2）子宫大于停经周数，妊娠中、晚期腹部可触及多个小肢体或3个以上胎极；胎头较小，与子宫大小不成比例；不同部位可听到两个胎心，其间有无音区，或同时听诊1分钟，两个胎心率相差10次以上。

4. 治疗

（1）妊娠期处理及监护

①补充足够营养：进食含高蛋白质、高维生素及必需脂肪酸的食物，注意补充铁、叶酸及钙剂，预防贫血及妊娠期高血压疾病。

②防治早产：是双胎产前监护的重点，双胎孕妇应增加每日卧床休息时间，减少活动量，产兆若发生在34周以前，应给予宫缩抑制药。一旦出现宫缩或阴道流液，应住院治疗。

③及时防治妊娠期并发症：妊娠期发现妊娠期高血压疾病、妊娠期肝内胆汁淤积症等应及早治疗。

④监护胎儿生长发育情况及胎位变化：发现胎儿畸形，尤其是联体双胎，应及早终止妊娠。对双绒毛膜性双胎，定期（每4周1次）B型超声监测胎儿生长情况；对单绒毛膜性双胎，应每2周B型超声监测胎儿生长发育以期早期排除是否出现特殊并发症等。

（2）终止妊娠的指征：合并急性羊水过多，压迫症状明显，孕妇腹部过度膨胀，呼吸困难，严重不适；胎儿畸形；母亲有严重并发症，如子痫前期或子痫，不允许继续妊娠时；已到预产期尚未临产，胎盘功能减退者。

5. 护理措施

（1）妊娠期：注意卧床休息，左侧卧位为宜，避免意外事故；加强营养，增加高蛋白、高维生素食物，适当补充铁剂和叶酸；增加产检次数，有效预防并发症；鼓励孕妇说出内心的焦虑，减轻负面情绪。

（2）分娩期：保证充足的睡眠和营养。第一胎儿娩出后，断脐后防止第二胎儿失血。第二胎儿维持纵产式，两胎儿娩出时间间隔以15分钟为宜。腹部放置沙袋或腹带包扎，防止腹压骤降引起休克。

（3）新生儿护理：若血糖＜2.25mmol/L，应给予葡萄糖静脉滴注。

# 第8单元　妊娠期合并症妇女的护理

【复习指南】要求熟练掌握心脏病与妊娠、病毒性肝炎与妊娠的相互影响，妊娠期心脏病临床表现，妊娠合并贫血的治疗要点，妊娠期心脏病、妊娠合并病毒性肝炎、妊娠合并糖尿病、妊娠合并急性肾盂肾炎、妊娠合并贫血的护理措施。掌握妊娠期心脏病、妊娠合并病毒性肝炎、妊娠合并糖尿病、妊娠合并急性肾盂肾炎的辅助检查及治疗要点，妊娠合并贫血的辅助检查。

## 一、心脏病

1. 心脏病与妊娠的相互影响　妊娠期随妊娠进展，胎盘循环建立，母体代谢增加，内分泌系统发生许多变化，对氧和循环血液的需求大大增加，在血容量、血流动力学等方面均发生一系列变化，孕妇的总血容量较非妊娠期增加，一般自妊娠第6周开始，32～34周达高峰，较妊娠前增加30%～45%。此后维持在较高水平，产后2～6周逐渐恢复正常。

2. 临床表现　临床表现不尽相同，主要表现为呼吸困难、心悸、咳嗽、咯血、端坐呼吸、胸痛、肝大、水肿等心力衰竭的症状。25%～40%的病人出现相应器官栓塞症状，轻者仅有心电图T波改变而无症状。胸部X线摄片见心脏普遍增大。心电图示ST段及T波异常改变，可伴有各种心律失常。B型超声心动图显示心腔扩大，以左心室、左心房大为主，室壁运动普遍减弱，射血分数减少一部分，病人可因发生心力衰竭、肺梗死或心律失常而死亡。初次心力衰竭经早期治疗后，1/3～1/2的患者可以完全康复，再次妊娠可能复发。

3. 辅助检查

（1）心电图：有严重心律失常，如心房颤动、心房扑动、三度房室传导阻滞、ST段及T波异常改变等。

（2）X线检查：显示心脏显著扩大，尤其个别心腔扩大。

（3）B型超声心动图检查：精确的反映各心腔大小的变化。

4. 治疗　主要根据心功能级别、心脏病种类、病变程度等决定能否妊娠。妊娠合并心脏病孕妇处理原则是积极防治心力衰竭和感染。妊娠期心脏病终止妊娠的指征：心脏病变较重；心功能Ⅲ级以上或曾有心力衰竭病史者。

5. 护理措施

（1）妊娠期：加强妊娠期保健，改善心功能。不宜妊娠者，应于妊娠12周前行人工流产；妊娠36～38周提前住院待产；每天至少10小时睡眠且中午休息2小时，取左侧卧位或半卧；妊娠16周后限盐，每天小于5g。

（2）分娩期：心功能Ⅰ～Ⅱ级，胎儿不大，胎位正常，子宫颈条件良好者，在严密监护下可经阴道分娩，缩短第二产程，减少产妇体力消耗，第二产程时需给予阴道助产，防止心力衰竭和产后出血发生。第二产程时避免用力屏气，第三产程时按摩子宫同时注射催产素以减少出血，但禁用麦角新碱，以免静脉压升高。产房观察4小时。

（3）产褥期：产后24小时绝对卧床，产后72小时严密观察生命体征，心功能Ⅰ～Ⅱ级者每4小时1次；心功能Ⅲ～Ⅳ级者每2小时1次。心功能Ⅰ～Ⅱ级者，鼓励母乳喂养；心功能Ⅲ～Ⅳ级者、不宜妊娠者，剖宫产的同时行输卵管结扎术，或在产后1周行绝育手术。

## 二、病毒性肝炎

1. 病毒性肝炎与妊娠的相互影响

（1）妊娠本身不增加对肝炎病毒的易感性，但妊娠期的生理变化及代谢特点，导致肝炎病情易波动。孕妇基础代谢率增高，各种营养物质需要量增加，肝内糖原储备减少；胎儿代谢产物部分靠母体肝完成解毒；妊娠期产生的大量雌激素需在肝内代谢和灭活；妊娠期内分泌系统变化，可导致体内 HBV 再激活；分娩时的疲劳、缺氧、出血、手术及麻醉等均加重肝负担；妊娠期细胞免疫功能增强，因而妊娠期重型肝炎发生率较非妊娠期增高。

（2）妊娠期并发症增多：妊娠期高血压疾病的发生率增加，可能与肝对醛固酮的灭活能力下降有关；产后出血发生率增加，是由于肝功能损害使凝血因子产生减少致凝血功能障碍，尤其是重型肝炎常并发弥散性血管内凝血（DIC）；孕产妇病死率升高，与非妊娠期相比，妊娠合并肝炎易发展为重型肝炎，以乙型、戊型多见，妊娠合并重型肝炎病死率可高达 60%。对胎儿、新生儿的影响：妊娠早期合并急性肝炎易发生流产；妊娠晚期合并肝炎易出现胎儿窘迫、早产、死胎，新生儿死亡率增高。

2. 辅助检查

（1）血清病原学检测

①甲型病毒性肝炎：检测血清 HAV 抗体及血清 HAV-RNA。

②乙型病毒性肝炎：检查血清中 HBV 标志物，主要是“乙肝两对半”和 HBV-DNA。

③丙型病毒性肝炎：单项 HCV 抗体阳性多为既往感染，不可作为抗病毒治疗的证据。

④丁型病毒性肝炎：HDV 是一种缺陷的嗜肝 RNA 病毒，需依赖 HBV 的存在而复制和表达，伴随 HBV 引起肝炎。需同时检测血清中 HDV 抗体和“乙肝两对半”。

⑤戊型病毒性肝炎：由于 HEV 抗原检测困难，而抗体出现较晚，在疾病急性期有时难以诊断，即使抗体阴性也不能排除诊断，需反复检测。

（2）肝功能检查：主要包括 ALT、AST 等，其中 ALT 是反映肝细胞损伤程度最常用的敏感指标。

（3）影像学检查：主要是B型超声检查，必要时可行磁共振成像（MRI）检查，主要观察肝、脾大小，有无肝硬化、腹水、肝脂肪变性等。

3. 治疗

（1）妊娠前咨询：育龄女性应常规检测 HBV 标志物，若无抗体者应进行常规乙型肝炎疫苗接种，以预防妊娠期感染 HBV。感染 HBV 的育龄女性在妊娠前应行肝功能、血清 HBV-DNA 检测及肝 B 型超声检查。最佳的受孕时机是肝功能正常、血清 HBV-DNA 低水平、肝 B 型超声无特殊改变。孕前若有抗病毒指征，药物首选干扰素。

（2）妊娠期处理

①非重型肝炎：主要采用护肝、对症、支持疗法。治疗期间严密监测肝功能、凝血功能等指标。病人经治疗后病情好转，可继续妊娠；治疗效果不好、肝功能及凝血功能指标继续恶化的孕妇，应考虑终止妊娠。分娩方式以产科指征为主，但对于病情较严重者或血清胆汁酸明显升高的病人可考虑剖宫产。

②重型肝炎

护肝治疗：人血白蛋白可促进肝细胞再生，改善低蛋白血症；肝细胞生长因子、胰高血糖素加胰岛素疗法可促进肝细胞再生。选用葡萄糖醛酸内酯、多烯磷脂酰胆碱、腺苷蛋氨酸为主的两种以上护肝药物。

对症支持治疗：可采用新鲜冰冻血浆与冷沉淀改善凝血功能，注意维持水和电解质平衡。必要时可以考虑短期使用肾上腺皮质激素酸化肠道，减少氨的吸收。肝肾综合征、肝性脑病、高钾血症、肺水肿时可考虑血液透析。

防治并发症：妊娠合并重型肝炎病人病程中常常会出现多种并发症，主要有凝血功能障碍、肝性脑病、肝肾综合征、感染等。

防治感染：重型肝炎病人易发生胆道、腹腔、肺部等部位的细菌感染。注意无菌操作、口腔护理、会阴擦洗等护理以预防感染；有计划地逐步升级使用强有力的广谱抗生素，最初可选用头孢类第二、第三代抗生素；使用广谱抗生素2周以上可经验性使用抗真菌药；使用丙种球蛋白增强机体抵抗力。

4. 护理措施

（1）妊娠期的护理

①一般护理：注意休息，避免体力劳动；加强营养，注意补充蛋白质、葡萄糖等；注意定期产前检查等；对于妊娠合并急性病毒性肝炎病人，为防止交叉感染，医疗机构需开设隔离诊室或病房。

②妊娠合并急性重症肝炎病人的护理：注意保持大便通畅，减少和抑制肠道内有毒物质的吸收，预防及治疗弥散性血管内凝血。

（2）分娩期的护理：密切观察产程进展情况，为产妇提供心理支持，解除产妇紧张恐惧心理。注意孕妇的出血、凝血功能，预防宫缩乏力及产后出血等。正确处理产程，防止母婴传播及产后出血，第二产程给予阴道助产，严格执行操作程序，避免产道损伤及新生儿产伤等引起的母婴传播。胎儿娩出后抽脐带血做血清学及肝功能检查。指导母乳喂养，目前认为如乳汁中HBV-DNA阳性者不宜哺乳，母血HBsAg、HBeAg及抗–HBc 3项或后两项阳性的产妇均不宜哺乳。目前主张只要新生儿接受免疫注射，母亲仅HBsAg阳性者可以母乳喂养。新生儿免疫，新生儿出生后24小时内注射乙型肝炎疫苗30μg，出生后1个月、6个月再分别注射10μg。

（3）产褥期的护理：预防产后出血，观察子宫复旧情况。预防感染，应用对肝损害小的广谱抗生素。

## 三、糖尿病

1. 糖尿病与妊娠的相互影响

（1）妊娠对糖尿病的影响：妊娠可使既往无糖尿病的孕妇发生妊娠糖尿病（GDM），也可使原有糖尿病前期患者的病情加重，妊娠早期空腹血糖较低，应用胰岛素治疗的孕妇如果未及时调整胰岛素用量，部分患者可能会出现低血糖。随妊娠进展，对抗胰岛素样物质增加，胰岛素用量需要不断增加。分娩过程中体力消耗较大，进食过少，若不及时减少胰岛素用量，容易发生低血糖。产后胎盘排出体外，胎盘分泌的抗胰岛素物质迅速消失，胰岛素应立即减少，由于妊娠期糖代谢的复杂变化应用胰岛素治疗的孕妇，若未及时调整胰岛素用量，部分病人可能会出现血糖过低或过高，严重者甚至导致低血糖昏迷及酮症酸中毒。

（2）糖尿病对妊娠的影响：妊娠合并糖尿病对母儿的影响及影响程度取决于糖尿病病

情及血糖控制水平，病情较重或血糖控制不良者，对母儿的影响极大，母儿的近、远期并发症较高。

（3）对孕妇的影响

①高血糖可使胚胎发育异常甚至死亡，流产发生率达 15% ～ 30%。糖尿病病人宜在血糖控制正常后再考虑妊娠。

②发生妊娠期高血压疾病的可能性较非糖尿病孕妇高 2 ～ 4 倍。GDM 并发妊娠高血压与存在严重胰岛素抵抗状态及高胰岛素血症有关。

③感染是糖尿病主要的并发症。未能很好控制血糖的孕妇易发生感染，感染也可加重糖尿病代谢紊乱，甚至诱发酮症酸中毒等急性并发症。

④羊水过多发生率较非糖尿病孕妇多 10 倍。其原因可能与胎儿高血糖、高渗性利尿致胎尿排出增多有关。

⑤巨大胎儿发生率明显增高，难产、产道损伤、手术产概率增高，产程延长易发生产后出血。

⑥易发生糖尿病酮症酸中毒。由于妊娠期复杂的代谢变化，加之高血糖及胰岛素相对或绝对不足，代谢紊乱进一步发展到脂肪分解加速，血清酮体急剧升高，进一步发展为代谢性酸中毒。

⑦ GDM 孕妇再次妊娠时，复发率高达 33% ～ 69%。远期患糖尿病概率增加，17% ～ 63% 将发展为 2 型糖尿病。同时，远期心血管系统疾病的发生率也高。

（4）对胎儿的影响

①巨大胎儿：发生率高达 25% ～ 42%。其原因为孕妇血糖高，胎儿长期处于母体高血糖所致的高胰岛素血症环境中，促进蛋白质、脂肪合成和抑制脂解作用，导致躯体过度发育。

②胎儿生长受限（FGR）：发生率为 21%。妊娠早期高血糖有抑制胚胎发育的作用，导致妊娠早期胚胎发育落后。

③流产和早产：妊娠早期血糖高可使胚胎发育异常，最终导致胚胎死亡而流产。

④胎儿畸形：发生率高于非糖尿病孕妇，严重畸形发生率为正常妊娠的 7 ～ 10 倍，与受孕后最初数周高血糖水平密切相关，是构成围生儿死亡的重要原因。

2. 辅助检查

（1）血糖测定：2 次或 2 次以上空腹血糖 5.8mmol/L 即诊断为糖尿病。

（2）糖筛查试验：常在妊娠 24 ～ 28 周用于筛查妊娠期糖尿病。

3. 治疗

（1）饮食控制是糖尿病治疗的基础。

（2）应用胰岛素调节血糖水平。不宜使用口服降血糖药治疗，防止对胎儿产生毒性反应。

（3）加强产前检查，妊娠早期至 10 周每周检查 1 次，妊娠中期每 2 周检查 1 次，妊娠 32 周后每周检查 1 次。

4. 护理措施

（1）妊娠期：遵医嘱使用胰岛素，防止低血糖反应。

（2）分娩期：严密监测血糖、尿糖、尿酮体，及时调整胰岛素用量，预防低血糖。

（3）产褥期：分娩后 24 小时内胰岛素减至原用量的 1/2，48 小时减少到原用量的 1/3，出生后取脐带血测血糖，30 分钟后定时喂 25% 葡萄糖溶液，预防新生儿低血糖的发生。

## 四、急性肾盂肾炎

1. 急性肾盂肾炎与妊娠的相互影响　急性肾盂肾炎是妊娠期最常见而严重的内科并发症之一，一般是双侧感染，如果是单侧时，则以右侧为主。

2. 辅助检查

（1）尿常规及细菌培养：尿的颜色一般无变化，如为脓尿则呈浑浊；尿沉渣可见白细胞满视野、白细胞管型，红细胞每高倍视野可超过 10 个。细菌培养多数为阳性，以大肠埃希菌最为常见，其次为副大肠埃希菌、变形杆菌、产气荚膜梭菌、葡萄球菌及粪链球菌，铜绿假单胞菌少见。

（2）血白细胞计数：变动范围很大，白细胞计数可以从正常到 $17\times10^9$/L 或＞ $17\times10^9$/L。

（3）其他实验室检查：①血清肌酐在约 20% 急性肾盂肾炎孕妇中可升高，而同时有 24 小时尿肌酐清除率下降；②有些孕妇出现血细胞比容下降。

（4）血培养：对体温超过 39℃者需做血培养，如阳性应进一步做分离培养及药敏试验。对血培养阳性者应注意可能发生败血症、休克及 DIC。

（5）B 超检查：可了解肾大小、形状，肾盂、肾盏状态及有无肾积水。

3. 治疗

（1）急性肾盂肾炎均应住院治疗。孕妇应卧床休息，并取侧卧位，以左侧卧位为主，减少子宫对输尿管的压迫，使尿液引流通畅。

（2）持续高热时要积极采取降温措施，妊娠早期发病可引起胎儿神经系统发育障碍，无脑儿发生率远较正常妊娠者发生率高。控制高热也减少了流产、早产之危险。

（3）鼓励孕妇多饮水以稀释尿液，每天保持尿量达 2000ml 以上，但急性肾盂肾炎孕妇多数有恶心、呕吐、脱水，并且不能耐受口服液体及药物，故应给予补液及胃肠外给药。

（4）监护母儿情况，定期监测母体生命体征，包括血压、呼吸、脉搏及尿量；监护宫内胎儿情况、胎心及 B 超生物物理评分。

（5）抗生素治疗：应给予有效的抗生素治疗。经尿或血培养发现致病菌和药敏试验指导合理用药。

4. 护理措施

（1）饮食宜清淡，注意卫生，合理搭配膳食。

（2）加强妊娠期保健，提高健康水平；注意外阴清洁，排便后手纸应自前方向后擦，减少肠道细菌污染阴道前庭及尿道口的机会，每晚清洗外阴部；治疗无症状菌尿症。

（3）经常采取左侧卧位有利于尿液引流及防止感染的发生。

## 五、贫血

1. 贫血与妊娠的相互影响

（1）对孕妇的影响：贫血孕妇的抵抗力低下，对分娩、手术和麻醉的耐受能力差，即使是轻度或中度贫血，孕妇在妊娠和分娩期间的风险也会增加。

（2）对胎儿的影响：孕妇骨质和胎儿在竞争摄取孕妇血清铁的过程中，胎儿组织占优势。

而铁通过胎盘由孕妇运至胎儿是单向运输，胎儿缺铁程度不会太严重。但当孕妇患重度贫血时，经胎盘供氧和营养物质不足以满足胎儿生长所需，容易造成胎儿生长受限、胎儿窘迫、早产或死胎。

2. 辅助检查

（1）血常规：外周血涂片为小细胞低色素性贫血。血红蛋白＜110g/L，红细胞＜$3.5 \times 10^{12}$/L，血细胞比容＜0.30，红细胞平均体积（MCV）＜80fl，红细胞平均血红蛋白浓度（MCHC）＜32%，而白细胞计数及血小板计数均在正常范围。

（2）血清铁浓度：能灵敏反映缺铁状况，正常成年妇女血清铁为7～27μmol/L。若孕妇血清铁＜6.5μmol/L可以诊断为缺铁性贫血。

（3）骨髓象：红系造血呈轻度或中度增生活跃，以中、晚幼红细胞增生为主；骨髓铁染色可见细胞内、外铁均减少，尤以细胞外铁减少明显。

3. 治疗　治疗原则是补充铁剂和去除导致缺铁性贫血的原因。一般性治疗包括增加营养和食用含铁丰富的饮食，对胃肠道功能紊乱和消化不良给予对症处理等。

（1）补充铁剂：以口服给药为主。硫酸亚铁0.3g或琥珀酸亚铁0.1g，每日3次，同时口服维生素C 0.1～0.3g促进铁的吸收；也可选用10%枸橼酸铁铵10～20ml，每日3次口服；多糖铁复合物的不良反应较少，每次150mg，每日1～2次；对妊娠后期重度缺铁性贫血或因严重胃肠道反应不能口服铁剂者，可用右旋糖酐铁或山梨醇铁。

（2）输血：多数缺铁性贫血孕妇经补充铁剂后血常规很快改善，不需输血。当血红蛋白60g/L接近预产期或短期内需行剖宫产术者，应少量、多次输红细胞悬液或全血，避免加重心脏负担诱发急性左侧心力衰竭。

（3）产时及产后的处理：重度贫血产妇于临产后应配血备用；严密监护产程，防止产程过长，可阴道助产缩短第二产程，但应避免发生产伤；积极预防产后出血，当胎儿前肩娩出后，肌内注射或静脉注射催产素10～20U；如无禁忌证，胎盘娩出后可肌内注射或静脉注射麦角新碱2mg，同时应用催产素20U加于5%葡萄糖注射液中静脉滴注，持续至少2小时；出血多时应及时输血；产程中严格无菌操作，产时及产后应用广谱抗生素预防感染。

4. 护理措施　避免同时饮用浓茶、咖啡、牛奶，因其影响铁的吸收。告知孕妇服用铁剂后可出现黑粪，避免孕妇紧张。

# 第9单元　异常分娩的护理

【复习指南】要求熟练掌握产力异常的原因、临床表现、对母儿的影响、护理措施，骨盆异常的临床表现及护理措施；掌握产力异常概念、分类及治疗要点，骨盆分类及特征，软产道异常的临床表现，产道异常对母儿的影响及治疗要点，持续性枕后位、枕横位临床表现，胎儿发育异常；了解臀先露的临床表现及治疗要点。

## 一、产力异常

1. 概念　在分娩过程中，子宫收缩的节律性、对称性及极性不正常或强度、频率有改变，称子宫收缩力异常，简称产力异常。初产妇总产程不到3小时，经产妇不超过2小时者，均属于急产范围。

2. 分类　临床上子宫收缩力异常分为子宫收缩乏力（简称宫缩乏力）和子宫收缩过强（简

称宫缩过强）两类，每类又分为协调性子宫收缩和不协调性子宫收缩。

3. 原因

（1）头盆不称或胎位异常：由于胎儿先露部下降受阻，不能紧贴子宫下段及子宫颈内口，不能引起反射性子宫收缩，导致继发性宫缩乏力。

（2）子宫局部因素：子宫肌纤维过度伸展（如多胎妊娠、巨大胎儿、羊水过多等）使子宫肌纤维失去正常收缩能力；高龄产妇、经产妇或宫内感染者子宫肌纤维变性、结缔组织增生等均可引起原发性宫缩乏力。

（3）精神因素：产妇恐惧及精神过度紧张使大脑皮质功能紊乱。待产时间长、睡眠减少、疲乏、膀胱充盈、临产禁进食及过多地消耗体力、水及电解质紊乱，均可导致宫缩乏力。

（4）内分泌失调：临产后产妇体内催产素、乙酰胆碱和前列腺素合成与释放不足，或子宫对这些促进子宫收缩的物质敏感性降低，以及雌激素不足致催产素受体减少，均可导致宫缩乏力。

（5）药物影响：产程早期使用大量镇静、镇痛药及宫缩抑制药，如硫酸镁、哌替啶、吗啡等，可以使宫缩受到抑制。

4. 临床表现

（1）协调性子宫收缩乏力：其特点为子宫收缩具有正常的节律性、对称性和极性，但收缩力弱，持续时间短，间歇期长且不规律，宫缩＜2次/10分钟。

（2）不协调性宫缩乏力：其特点为子宫收缩的极性倒置，宫缩的兴奋点不是起自两侧子宫角部，而是来自子宫下段的一处或多处冲动，子宫收缩波由下向上扩散，收缩波小而不规律，频率高，节律不协调，宫缩时子宫底部不强，而子宫下段强，宫缩间歇期子宫壁也不完全松弛，这种宫缩不能使子宫口如期扩张，不能使胎先露部如期下降，属于无效宫缩。产妇自觉下腹部持续疼痛、拒按，烦躁不安，严重者出现脱水、电解质紊乱、肠胀气、尿潴留，胎盘–胎儿循环障碍，出现胎儿窘迫。

5. 对母儿的影响

（1）对产妇的影响：由于产程延长，产妇休息不好，进食少，精神与体力消耗，可出现疲乏、无力、肠胀气、排尿困难等，严重时可引起脱水、酸中毒低钾血症，影响子宫收缩，手术产率升高。

（2）对胎儿的影响：宫缩乏力导致产程延长，胎头和脐带受压时间过久，易发生胎儿窘迫；同时由于手术助产率升高，致新生儿产伤、窒息、颅内出血及吸入性肺炎等发生率增加；不协调性宫缩乏力不能使子宫壁完全放松，对胎盘–胎儿循环影响大，容易发生胎儿窘迫。

6. 治疗

（1）协调性宫缩乏力：若发现有头盆不称或胎位异常，不能经阴道分娩者，应及时行剖宫产术；若判断无头盆不称和胎位异常，能经阴道分娩者，应采取加强宫缩的措施。可采取以下方法加强子宫收缩：①针刺穴位；②刺激乳头可加强宫缩；③人工破膜；④催产素静脉滴注。

（2）不协调性宫缩乏力：处理原则是调节子宫收缩，恢复正常节律性和极性。给予吗啡10mg肌内注射或地西泮10mg静脉注射，使产妇充分休息，醒后不协调性宫缩多能恢复为协调性宫缩。在宫缩恢复协调性之前，严禁应用催产素。

7. 护理措施

（1）协调性宫缩乏力：关心、安慰产妇，消除其紧张情绪，保证充分休息。

（2）不协调性宫缩乏力：提供心理支持，指导产妇宫缩时深呼吸，给予腹部按摩及放松。

（3）预防急产：有急产史的产妇应提前2周住院待产，住院后不宜远离病房或独自行动。

## 二、产道异常

1. 骨盆分类及特征

（1）骨盆入口平面狭窄：常见于扁平型骨盆，骨盆入口平面前后径狭窄。Ⅰ级为临界性狭窄，多数可以经阴道分娩；Ⅱ级为相对性狭窄，阴道分娩的难度明显增加；Ⅲ级为绝对性狭窄，必须以剖宫产结束分娩。扁平型骨盆常见以下两种类型：单纯扁平骨盆和佝偻病性扁平骨盆。单纯扁平骨盆是指骨盆外测量小于正常值的径线，是骶耻外径的一种症状，骶岬向前下突出，使骨盆入口前后径缩短而横径正常。

（2）中骨盆平面狭窄。

（3）骨盆出口平面狭窄：①漏斗型骨盆；②横径狭窄骨盆。

（4）骨盆3个平面狭窄。

（5）畸形骨盆。

2. 骨盆异常的临床表现

（1）骨盆入口平面狭窄：胎头衔接受阻，若由于骨盆入口狭窄时，于妊娠晚期或临产后胎头衔接受阻，不能入盆，临产后前羊水囊受力不均，易致胎膜早破。或者胎头入盆不均，或胎头骑跨在耻骨联合上方，表现为继发性宫缩乏力，潜伏期和活跃早期延长。胎头双顶径一旦通过入口平面，可经产道分娩。如跨耻征阳性者强行经阴道分娩可致子宫破裂。

（2）中骨盆平面狭窄

①胎头能正常衔接：潜伏期及活跃期早期进展顺利，当胎头下降达中骨盆时，由于内旋转受阻，胎头双顶径被阻于中骨盆狭窄部位之上，常出现持续性枕横位或枕后位，以及同时出现继发性宫缩乏力，活跃期晚期及第二产程延长，甚至第二产程停滞。

②胎头受阻于中骨盆：有一定可塑性的胎头开始变形，颅骨重叠，胎头受压，使软组织水肿，产瘤较大，严重时可发生颅内出血及胎儿窘迫，若中骨盆狭窄程度严重，宫缩又较强，可发生先兆子宫破裂及子宫破裂。强行阴道助产，可导致严重软产道裂伤及新生儿产伤。

（3）骨盆出口平面狭窄：骨盆出口平面狭窄与中骨盆平面狭窄常同时存在，单纯骨盆出口平面狭窄者，第一产程进展顺利，胎头达盆底受阻，第二产程停滞，继发性宫缩乏力，胎头双顶径不能通过出口横径。强行阴道助产，可导致严重软产道裂伤及新生儿产伤。

3. 软产道异常的临床表现

（1）阴道横隔：阴道横隔影响胎先露部下降，当横隔被撑破，此时可在直视下自小孔处将横隔作X形切开。待分娩结束再切除剩余的隔，用可吸收线间断或连续锁边缝合残端。若横隔高且坚韧，阻碍胎先露部下降，则需行剖宫产术结束分娩。

（2）阴道纵隔：阴道纵隔若伴有双子宫、双子宫颈，位于一侧子宫内的胎儿下降，通过该侧阴道分娩时，纵隔被推向对侧，分娩多无阻碍。当阴道纵隔发生于单子宫颈时，有时纵隔位于胎先露部的前方，胎先露部继续下降，若纵隔薄可自行断裂，分娩无阻碍；若纵隔厚阻碍胎先露部下降时，须在纵隔中间剪断，待分娩结束后，再剪除剩余的隔，用可吸收线间断或连续锁边缝合残端。

（3）阴道包块：包括阴道囊肿、阴道肿瘤和阴道尖锐湿疣。

4. 对母儿的影响

（1）对产妇的影响：若为骨盆入口平面狭窄影响胎先露部衔接，容易发生胎位异常；若为中骨盆平面狭窄，影响胎头内旋转，容易发生持续性枕横位或枕后位。由于胎头下降受阻，常引起继发性宫缩乏力，导致产程延长致使手术助产、产后出血以及软产道裂伤增多，严重梗阻且难产，若不及时处理，可导致先兆子宫破裂，甚至子宫破裂。因胎膜早破、手术助产增加及产程异常行阴道检查次数过多，产褥感染机会也增加。

（2）对胎儿及新生儿的影响：骨盆入口狭窄使胎头高浮，容易发生胎膜早破及脐带脱垂，导致胎儿窘迫，甚至胎儿死亡；产程延长、胎头受压，缺血缺氧容易发生颅内出血；产道狭窄，手术助产机会增多，易发生新生儿产伤及感染。

5. 治疗

（1）骨盆入口平面狭窄的处理：骨盆入口狭窄影响先露部的衔接，易发生胎位异常；临产后由于胎先露在骨盆入口之上，不能入盆，下降造成继发性子宫收缩乏力，产程延长或停滞；或因子宫收缩过强，出现病理性子宫缩复环，进一步导致子宫破裂。足月活胎不能入盆，即应行剖宫产术结束分娩。

（2）中骨盆平面狭窄的处理：中骨盆平面狭窄主要导致胎头俯屈及内旋转受阻，易发生持续性枕横位或枕后位，产程多表现活跃期或第一产程延长及停滞、继发性宫缩乏力等。若子宫口开全，胎头双顶径达坐骨棘水平或更低，可经阴道徒手旋转胎头为枕前位，待其自然分娩或行产钳或胎头吸引术助产；若胎头双顶径未达坐骨棘水平或出现胎儿窘迫征象，应行剖宫产术结束分娩。

（3）骨盆出口平面狭窄的处理：骨盆出口平面狭窄不应进行阴道试产，足月胎儿不易经阴道分娩，应行剖宫产术结束分娩。

（4）骨盆 3 个平面狭窄的处理：若估计胎儿不大，产力、胎位及胎心均正常，头盆相称，可以阴道试产，通常可通过胎头变形和极度俯屈，以胎头最小径线通过骨盆腔，可能经阴道分娩。若胎儿较大，头盆不称，胎儿不能通过产道，应及时行剖宫产术。

（5）畸形骨盆的处理：根据畸形骨盆种类、狭窄程度、胎儿大小、产力等情况具体分析。若畸形严重，明显头盆不称者，应及时行剖宫产术。

6. 护理措施

（1）观察产程情况，严密注意胎儿宫内情况。

（2）有轻度头盆不称，在严密监护下可以试产。

（3）漏斗骨盆者遵医嘱做好阴道手术助产和剖宫产的术前准备。

（4）心理护理：缓解产妇焦虑内心。

（5）防止并发症。

## 三、胎位、胎儿发育异常

1. 持续性枕后位、枕横位临床表现　临产后胎头衔接较晚及俯屈不良，胎先露部不易紧贴子宫下段及子宫颈内口，常导致协调性宫缩乏力及子宫口扩张缓慢。枕骨持续性位于骨盆后方压迫直肠。枕后位的产妇自觉肛门坠胀及排便感，致使子宫口尚未开全时过早使用腹压，发生子宫颈前唇水肿和产妇疲劳，影响产程进展。持续性枕后（横）位常致活跃晚期及第二产程延长。若在阴道口已见到胎发，多次宫缩时屏气却不见胎头继续下降，应考虑持续性枕后位。

2. 臀先露的临床表现及治疗要点　孕妇常感肋下有圆而硬的胎头。由于胎臀不能紧贴子宫下段及子宫颈，常导致子宫收缩乏力，子宫颈扩张缓慢，致使产程延长。在子宫底部触到圆而硬、按压时有浮球感的胎头，在耻骨联合上方触及软而宽、不规则的胎臀，胎心在脐上左（右）侧听得最清楚。

（1）妊娠期：妊娠 30 周前，臀先露多能自行转为头先露。若妊娠 30 周后仍为臀先露应予矫正。常用的矫正方法如下。

①胸膝卧位：让孕妇排空膀胱，松解裤带，胸膝卧位的姿势，每日 2 次，每次 15 分钟，连续做 1 周后复查。这种姿势可使胎臀退出盆腔，借助胎儿重心的改变，使胎头与胎背所形成的弧形顺着子宫底弧面滑动完成。

②激光照射或艾灸至阴穴：近年多用激光照射两侧至阴穴，也可用艾条灸。

③外倒转术：应用上述矫正方法无效者，于妊娠 32 ～ 34 周时，可行外倒转术，因有发生胎盘早剥、脐带缠绕等严重并发症的可能，应用时要慎重。孕妇平卧，露出腹壁，查清胎位，听胎心率。步骤包括松动胎先露部，转胎。动作应轻柔，间断进行。若术中或术后发现胎动频繁而剧烈、胎心率异常，应停止转动并退回原始位并观察半小时。

（2）分娩期：应根据产妇年龄、胎产次、骨盆大小、胎儿大小、胎儿是否存活、臀先露类型以及有无合并症，于临产初期做出正确判断，决定分娩方式。阴道分娩的孕妇应在待产过程中少活动，尽量少做肛查，禁灌肠。一旦胎膜早破，立即观察胎心，抬高床尾。

3. 胎儿发育异常

（1）胎头水肿或血肿：产程进展缓慢或停滞时，胎头先露部软组织长时间受产道挤压或牵拉使骨膜下血管破裂，形成胎头水肿（又称产瘤）或头皮血肿。

（2）胎头下降受阻：临产后，发现胎头下降受阻，应想到骨盆狭窄、胎位异常、子宫收缩乏力、软产道异常、胎头过大胎儿畸形、子宫痉挛狭窄环等；潜伏期胎头迟迟不入盆，应检查胎头有无跨耻征，警惕宫缩乏力及头盆不称；活跃期及第二产程，胎头下降速度 < 1cm/h 或停留原处，最多见为中骨盆狭窄及持续性枕后位及枕横位、脐带缠绕过紧等。

（3）胎儿窘迫：产程延长，尤其第二产程延长，导致胎儿缺氧，胎儿代偿能力下降或失代偿可出现胎儿窘迫征象。

## 四、产程曲线异常

滞产：指总产程超过 24 小时。

第二产程延长：初产妇超过 2 小时、经产妇超过 1 小时尚未分娩，称为第二产程延长。

潜伏期延长：从临产规律宫缩开始至子宫颈口未达到 3cm 为潜伏期。初产妇潜伏期正常约 8 小时，最大限度 16 小时，大于 16 小时称为潜伏期延长。

活跃期延长：活跃期超过 8 小时。

胎头下降延缓：在子宫颈扩张减速期及第二产程，胎头下降速度初产妇 < 1.0cm/h、经产妇 < 2.0cm/h。

胎头下降停滞：减速期后胎头下降停止＞ 1 小时。

## 第 10 单元　分娩期并发症妇女的护理

【复习指南】要求熟练掌握胎膜早破概念、病因、临床表现及并发症、辅助检查、对母儿影响、预防、治疗要点、护理措施；产后出血概念、病因、临床表现及并发症、治疗要点、预防、护理措施；子宫破裂临床表现及护理措施；羊水栓塞临床表现、并发症及护理措施。掌握子宫破裂概念、分类、病因、治疗要点；羊水栓塞概念、病因、病理生理、治疗要点及预防。

### 一、胎膜早破

1. 概念　胎膜早破是指在临产前胎膜自然破裂。

2. 病因　①缺乏维生素 C、锌及铜，使胎膜抗张能力下降；②下生殖道感染；③羊膜腔压力增高，如多胎妊娠、羊水过多、巨大儿等；④胎膜受力不均或发育不良；⑤子宫颈内口松弛；⑥机械性刺激，如创伤或晚期性交等。

3. 临床表现与并发症　90% 的病人突感有较多液体从阴道流出，有时可混有胎脂及胎粪，无腹痛等其他产兆；肛诊上推胎先露部，见阴道流液增加；阴道窥器检查见阴道穹后部有羊水积聚或有羊水自子宫口流出；pH 试纸变蓝（pH ≥ 6.5），即可确诊胎膜早破。伴羊膜腔感染时，阴道流液有臭味，并有发热、母胎心率增快、子宫压痛、白细胞计数增多、C 反应蛋白与降钙素原升高；隐匿性羊膜腔感染时，无明显发热，但常出现母、胎心率增快，流液后常很快出现宫缩及子宫口扩张。

4. 辅助检查

（1）阴道液 pH 测定：正常阴道液 pH 为 4.5 ～ 5.5，羊水 pH 为 7.0 ～ 7.5。若 pH 为 6.5，提示胎膜早破，准确率为 90%，血液、尿液、宫颈黏液、精液及细菌污染可出现假阳性。

（2）阴道液涂片检验：取阴道穹后部积液置载玻片上，干燥后镜检可见羊齿植物叶状结晶，0.5% 硫酸尼罗蓝染色显微镜下见橘黄色胎儿上皮细胞。

（3）胎儿纤连蛋白测定：是胎膜分泌的细胞外基质蛋白。当子宫颈及阴道分泌物内含量＞ 0.05mg/L 时，胎膜抗张能力下降，易发生胎膜早破。

（4）胰岛素样生长因子结合蛋白检测：羊水检测试纸检测，特异性强，不受血液、精液、尿液和宫颈黏液的影响。

（5）羊膜腔感染检测：羊水细菌培养、羊水涂片革兰染色检查细菌。

（6）羊膜镜检查：可直视胎先露部，看见头发或其他胎儿部分，看不到前羊膜囊即可诊断为胎膜早破。

（7）B 型超声检查：羊水量减少可协助诊断。

5. 对母儿影响

（1）对母体影响：破膜后，阴道内的病原微生物易上行感染，感染程度与破膜时间有关，超过 24 小时，感染率增加 5 ～ 10 倍；若突然破膜，有时可引起胎盘早剥；羊膜腔感染易发生产后出血。

（2）对胎儿影响：围产儿死亡率为 2.5% ～ 11%。常诱发早产，早产儿易发生呼吸窘迫综合征；并发绒毛膜羊膜炎时，易引起新生儿吸入性肺炎，严重者发生败血症、颅内感染等危及新生儿生命；脐带受压、脐带脱垂可致胎儿窘迫。

6. 预防

（1）尽早治疗下生殖道感染：妊娠期应及时治疗滴虫阴道炎、细菌性阴道病、子宫颈沙眼衣原体感染、淋病奈瑟菌感染等。

（2）加强围生期卫生宣教与指导：妊娠晚期禁止性生活，避免突然腹压增加。

（3）注意营养平衡：补充足够的维生素、钙、锌及铜等营养素。

（4）治疗子宫颈内口松弛：子宫颈内口松弛者妊娠 14 ～ 18 周行子宫颈环扎术，并卧床休息。

7. 治疗　妊娠＜ 24 周的孕妇应终止妊娠；妊娠 28 ～ 35 周的孕妇若胎肺不成熟，无感染征象、无胎儿窘迫可期待治疗，但必须排除绒毛膜、羊膜炎；若胎肺成熟或有明显感染时，应立即终止妊娠；对胎儿窘迫的孕妇，妊娠＞ 36 周，终止妊娠。

8. 护理措施

（1）严密观察胎儿变化，包括胎心率、胎动次数，如羊水混有胎粪，提示胎儿宫内缺氧，应立即吸氧。

（2）每天冲洗会阴 2 次，保持外阴清洁。胎膜破裂超过 12 小时应用抗生素预防感染。

（3）胎膜早破、胎先露未衔接者，告知孕妇取左侧卧位并抬高臀部绝对卧床，防止脐带脱垂引起胎儿缺氧或窘迫。如发生此现象，应立即终止妊娠。

## 二、产后出血

1. 概念　产后出血是指胎儿娩出后 24 小时内失血量超过 500ml，剖宫产时超过 1000ml。产后出血是分娩期的严重并发症，是产妇死亡的重要原因之一，在我国居产妇死亡原因首位，其发生率占分娩总数的 2% ～ 3%，其中 80% 以上发生在产后 2 小时之内。

2. 病因

（1）子宫收缩乏力是最常见的原因。占产后出血总数的 70% ～ 80%。胎儿娩出后，子宫平滑肌的收缩和缩复对肌束间的血管起到有效的压迫作用，故影响子宫平滑肌收缩及缩复功能的因素均可引起子宫收缩乏力性出血。

（2）胎盘因素，如胎盘滞留、胎盘粘连或植入、胎盘部分残留。

（3）软产道损伤。

（4）凝血功能障碍。

3. 临床表现　胎儿娩出后阴道出血及出现失血性休克、严重贫血等相应症状，是产后出血的主要临床表现。

（1）阴道出血：胎儿娩出后立即发生阴道出血，色鲜红，应考虑软产道裂伤；胎儿娩出后数分钟出现阴道出血，色暗红，应考虑胎盘因素；胎盘娩出后阴道出血较多，应考虑子宫收缩乏力或胎盘、胎膜残留；胎儿娩出后阴道持续出血，且血液不疑，应考虑凝血功能障碍；失血表现明显，伴阴道疼痛而阴道出血不多，应考虑隐匿性软产道损伤，如阴道血肿。剖宫产时主要表现为胎儿、胎盘娩出后胎盘剥离面的广泛出血，宫腔不断被血充满或切口裂伤处持续出血。

（2）低血压症状：患者头晕、面色苍白，出现烦躁、皮肤湿冷、脉搏细数、脉压缩小时，产妇已处于休克早期。

4. 并发症

（1）产后出血的并发症：失血性休克，心力衰竭，水、电解质紊乱而致死亡。

（2）生殖道感染：产后出血引起产妇贫血，抵抗力低下，加以子宫腔操作机会增加，使产后感染概率增加，因此，宜采用广谱抗生素防治生殖道感染。

（3）席汉综合征：严重的产后出血引起循环衰竭者可继发垂体前叶缺血性坏死，内分泌功能遭到破坏，患者因缺乏泌乳素而无乳汁分泌，缺少甲状腺素，故有畏寒、体重增加、基础代谢率降低、葡萄糖耐量试验升高。

5. 治疗 针对出血原因，迅速止血。补充血容量，纠正失血性休克，防治感染。宫缩乏力性出血者，立即按摩子宫。

6. 预防

（1）产前预防：通过系统围生保健，对有可能发生产后出血的高危人群进行一般转诊和紧急转诊，防止产后出血的发生，并做好抢救措施。

（2）产时预防：消除孕妇分娩时的紧张情绪，密切观察产程进展，防止产程延长。正确处理第二、三产程，尽早使用催产素。

（3）产后预防：因产后出血多发生在产后2小时内，故胎盘娩出后，应分别在第15分钟、30分钟、60分钟、90分钟、120分钟监测生命体征，包括血压、脉搏、阴道出血量、子宫高度、膀胱充盈情况，及早发现出血和休克。鼓励产妇排空膀胱，与新生儿早接触、早吸吮，以便能反射性引起子宫收缩，减少出血量。

7. 护理措施

（1）加强妊娠期保健，定期产前检查，高危孕妇提前入院。

（2）第三产程胎盘未剥离前不可过早牵拉脐带或按压子宫。

（3）针对不同原因，迅速止血。

（4）积极纠正休克，补充血容量。取平卧位，给予吸氧和保暖。

## 三、子宫破裂

1. 概念 子宫破裂是指在妊娠晚期或分娩期子宫体部或子宫下段发生裂开，是直接危及产妇及胎儿生命的严重并发症。子宫破裂的发生率随着剖宫产率增加有上升趋势。

2. 分类 根据发生的时间分为妊娠期破裂和分娩期破裂。

根据部位分为子宫体部破裂和子宫下段破裂。

根据程度分为完全性破裂和不完全性破裂。

根据破裂原因分为自然破裂和损伤性破裂。

3. 病因

（1）瘢痕子宫：是近年来导致子宫破裂的常见原因。如剖宫产术、子宫肌瘤剔除术、子宫角切除术、子宫成形术后。在妊娠晚期或分娩期由于子宫腔内压力增高可使瘢痕破裂。前次手术后伴感染、切口愈合不良、剖宫产后间隔时间过短再次妊娠者，临产后发生子宫破裂的危险性更大。

（2）梗阻性难产：主要见于高龄孕妇、骨盆狭窄、头盆不称、软产道阻塞、宫颈瘢痕、胎位异常胎儿、畸形等均可因胎先露下降受阻，为克服阻力子宫强烈收缩，使子宫下段过分伸展变薄发生子宫破裂。

（3）子宫收缩药使用不当：胎儿娩出前催产素使用指征或剂量不当，或未正确使用前列腺素类制剂等，可导致子宫收缩过强，加之瘢痕子宫或产道梗阻可造成子宫破裂。

（4）产科手术损伤：子宫颈口未开全时行产钳助产或臀牵引术，中、高位产钳牵引等可造成子宫颈裂伤延及子宫下段；毁胎术、穿颅术可因器械、胎儿骨片损伤子宫导致破裂；肩先露无麻醉下行内转胎位术或强行剥离植入性胎盘或严重粘连胎盘，也可引起子宫破裂。

（5）其他：子宫发育异常或多次子宫腔操作，局部肌层菲薄也可导致子宫破裂。

4. 临床表现　子宫破裂多发生于分娩期，部分发生于妊娠晚期。按其破裂程度，分为完全性破裂和不完全性破裂。子宫破裂发生通常是渐进的，多数由先兆子宫破裂进展为子宫破裂。

（1）先兆子宫破裂：常见于产程长、有梗阻性难产因素的产妇。表现为子宫呈强直性或痉挛性过强收缩，产妇烦躁不安、呼吸及心率加快、下腹剧痛难忍，出现少量阴道出血。

（2）子宫破裂

①不完全性子宫破裂：子宫肌层部分或全层破裂，但浆膜层完整，子宫腔与腹腔不相通，胎儿及其附属物仍在子宫腔内，称为不完全性子宫破裂。多见于子宫下段剖宫产切口瘢痕破裂，常缺乏先兆破裂症状，仅在不全破裂处有压痛，体征也不明显。

②完全性子宫破裂：子宫肌壁全层破裂，子宫腔与腹腔相通，称为完全性子宫破裂。继先兆子宫破裂症状后，产妇突感下腹一阵撕裂样剧痛，子宫收缩骤然停止。腹痛稍缓和后，待羊水、血液进入腹腔，又出现全腹持续性疼痛，并伴有低血容量休克的征象。全腹压痛明显、有反跳痛，腹壁下可清楚扪及胎体子宫位于侧方，胎心胎动消失。阴道检查可有鲜血流出，胎先露部升高，开大的子宫颈口缩小，部分产妇可扪及子宫颈及子宫下段裂口。

5. 治疗

（1）先兆子宫破裂，应立即抑制子宫收缩，肌内注射哌替啶100mg，或静脉全身麻醉。立即行剖宫产术。

（2）子宫破裂在输液、输血、吸氧和抢救休克同时，无论胎儿是否存活均应尽快手术治疗。

①子宫破口整齐、距破裂时间短、无明显感染者，或产妇全身状况差不能承受大手术，可行破口修补术；子宫破口大、不整齐、有明显感染者，应行子宫次全切除术；破口大、撕伤超过子宫颈者，应行子宫全切除术。

②手术前、后给予大量广谱抗生素控制感染。

（3）严重休克者应尽可能就地抢救，若必须转院，应输血、输液、包扎腹部后方可转送。

6. 护理措施

（1）严格掌握子宫收缩药使用体征和方法。

（2）密切观察病情，及时发现病情变化，做好术前准备。

（3）向孕妇解释病情，取得治疗和护理的配合。

## 四、羊水栓塞

1. 概念　羊水栓塞是指在分娩过程中羊水突然进入母体血液循环引起急性肺栓塞、变应性休克、弥散性血管内凝血（DIC）、肾衰竭等一系列病理改变的严重分娩并发症。

2. 病因　一般认为，羊水栓塞是由于胎粪污染的羊水中的有形物质进入母体血液循环所引起羊膜腔内压力增高、胎膜破裂和子宫颈或子宫体损伤处有开放的静脉或血窦，是导致羊水栓塞发生的基本条件。高龄初产妇和多产妇、自发或人为导致的宫缩过强、急产、胎膜早破、前置胎盘、胎盘早剥、子宫不完全破裂、剖宫产术等均可诱发羊水栓塞。

3. *病理生理*　羊水进入母体血液循环后，可引起一系列病理、生理变化。

（1）肺动脉高压：羊水中有形物质如胎儿绒毛、胎脂、胎粪、角化上皮细胞等直接进入肺循环，导致急性右心扩张，并出现充血性右侧心力衰竭。而左心房回心血量减少，左心排血量明显减少，导致周围血液循环衰竭，血压下降，出现休克，甚至死亡。

（2）变应性休克：羊水有形物质成为致敏原作用于母体，引起 I 型变态反应，导致变应性休克。

（3）弥散性血管内凝血（DIC）：羊水中含多批促凝物质类似于组织凝血活酶，进入母血后易在血管内产生大量的微血栓，消耗大量凝血因子及纤维蛋白原而发生 DIC。DIC 时，由于大量凝血物质消耗和纤溶系统激活，产妇血液系统由高凝状态迅速转为纤溶亢进，血液不凝，极易发生严重产后出血及失血性休克。

（4）急性肾衰竭：由于休克和 DIC 使母体多脏器受累，常见为急性肾缺血导致肾功能障碍和肾衰竭。

4. *临床表现与并发症*　羊水栓塞起病急骤，临床表现复杂是其特点。多发生于分娩过程中，尤其是胎儿娩出前后的短时间内，但也有极少数病例发生于羊膜腔穿刺术中、外伤时或羊膜腔灌注等情况下。

（1）典型羊水栓塞：是以骤然的血压下降（血压与失血量不符合）、组织缺氧和消耗性凝血病为特征的急性综合征。一般经过 3 个阶段：①心肺功能衰竭和休克；②出血；③急性肾衰竭。羊水栓塞临床表现的 3 个阶段通常按顺序出现，有时也可不完全出现。

（2）不典型羊水栓塞：有些病情发展缓慢，症状隐匿，缺乏急性呼吸循环系统症状或症状较轻。有些产妇羊水破裂时突然一阵呛咳，之后缓解，未在意；也有些仅表现为分娩或剖宫产时的一次寒战，几小时后才出现大批阴道出血，无血凝块，伤口渗血、酱油色血尿等，并出现休克症状。

5. *治疗*　①一旦怀疑羊水栓塞，立刻抢救。②抗过敏：解除肺动脉高压，改善低氧血症。③抗休克：羊水栓塞引起的休克比较复杂，与过敏、肺源性、心源性及 DIC 等多种因素有关，应综合考虑。④防治 DIC。⑤预防肾衰竭。

6. *预防*　加强产前检查，注意诱发因素，及时发现前置胎盘、胎盘早剥等并发症并及时处理；严密观察产程进展，正确掌握催产素的使用方法，防止宫缩过强；严格掌握破膜时间，人工破膜宜在宫缩间歇期，破口要小并控制羊水的流出速度；中期引产者，羊膜穿刺次数不应超过 3 次，钳刮时应先刺破胎膜，使羊水流出后再钳夹胎块。

7. *护理措施*　①预防护理：加强产前检查，严密观察产程，严格掌握破膜时间。②取半卧位，加压给氧。③监测产妇生命体征、产程进程、宫缩强度及胎儿情况。

## 第 11 单元　产后并发症妇女的护理

【复习指南】要求熟练掌握产褥感染概念、病因、临床表现、治疗要点及护理措施，晚期产后出血临床表现、护理措施，尿路感染护理措施，产后抑郁症护理措施；掌握晚期产后出血概念、病因、治疗要点，尿路感染概念、病因、临床表现及治疗要点，产后抑郁症治疗要点及预防；了解产后抑郁症概念及原因。

## 一、产褥感染

1. 概念　产褥感染是指分娩及产褥期生殖道受病原体侵袭，引起局部或全身感染，其发病率为6%。产褥感染与产科出血、妊娠合并心脏病及严重的妊娠期高血压疾病，是导致孕产妇死亡的四大原因。造成产褥病的原因以产褥感染为主，但也包括生殖道以外的其他感染，如急性乳腺炎、上呼吸道感染、尿路感染、血栓性静脉炎等。

2. 病因

（1）诱因：正常女性阴道对外界致病因子侵入有一定防御能力，其对入侵病原体的反应与病原体的种类、数量、毒力和机体的免疫力有关。妇女的阴道有自净作用，羊水中含有抗菌物质，妊娠和正常分娩通常不会给产妇增加感染的机会。只有在机体免疫力、细菌毒力、细菌数量三者之间的平衡失调时，才会增加感染的机会，导致感染发生。如产妇体质虚弱、营养不良、妊娠期贫血、妊娠期卫生不良、胎膜早破、羊膜腔感染、慢性疾病、产科手术、产程延长、产前产后出血过多、多次子宫颈检查等，均可成为产褥感染的诱因。

（2）病原体种类：正常女性阴道寄生大量微生物，包括需氧菌、厌氧菌、真菌、衣原体和支原体，可分为致病微生物和非致病微生物。有些非致病微生物在一定条件下可以致病称为条件病原体，但即使致病微生物也需要达到一定数量或机体免疫力下降时才会致病。引起产褥感染的病原体种类较多，较常见者有链球菌、大肠埃希菌、厌氧菌等。①需氧性链球菌是外源性感染的主要致病菌，尤其B族溶血性链球菌产生外毒素与溶组织酶，有极强的致病力、毒力和播散力，可致严重的产褥感染。发展快者易并发菌血症、败血症。②大肠埃希菌属，包括大肠埃希菌及其相关的革兰阴性杆菌、变形杆菌等，也为外源性感染的主要致病菌之一，也是菌血症和感染性休克最常见的病原体。③球菌，以消化球菌和消化链球菌多见，多与需氧菌混合感染。

3. 临床表现　发热、疼痛、异常恶露为产褥感染三大主要症状。产褥早期发热的最常见原因是脱水，但在2～3天低热后突然出现高热，应考虑感染可能。由于感染部位、程度、扩散范围不同，其临床表现也不同。依感染发生部位，分为会阴、阴道、子宫颈、腹部伤口、子宫切口局部感染及急性子宫内膜炎、急性盆腔结缔组织炎、腹膜炎、血栓静脉炎、脓毒血症、败血症等。

4. 治疗

（1）支持疗法：加强营养并补充足够维生素，增强全身抵抗力，纠正水、电解质紊乱；病情严重或贫血者，多次少量输新鲜血或血浆，以增加抵抗力；取半卧位，利于恶露引流或使炎症局限于盆腔。

（2）切开引流：会阴伤口或腹部切口感染，及时行切开引流术；疑盆腔脓肿可经腹或后穹窿切开引流。

（3）胎盘、胎膜残留处理：经有效抗感染同时，清除子宫腔内残留物。产妇急性感染伴发高热，应有效控制感染和体温下降后，再彻底刮宫，避免因刮宫引起感染扩散和子宫穿孔。

（4）应用抗生素：未能确定病原体时，应根据临床表现及临床经验，选用广谱高效抗生素，然后依据细菌培养和药敏试验结果，调整抗生素种类和剂量，保持有效血药浓度。当中毒症状严重时，短期加用肾上腺皮质激素，提高机体应激能力。

（5）肝素治疗：血栓性静脉炎时，应用大量抗生素同时，可加用肝素钠，用药期间监测凝血功能。也可口服双香豆素、阿司匹林等，也可用活血化瘀中药治疗。

（6）手术治疗：子宫严重感染，经积极治疗无效，炎症继续扩展，出现不能控制的出血、败血症或脓毒血症时，应及时行子宫切除术，清除感染源，抢救产妇生命。

5. 护理措施　①采取半卧位，以促进恶露引流，炎症局限；②遵医嘱正确使用抗生素；③严密监测生命体征；④进食高热量、高蛋白、高维生素、易消化的食物；⑤保持会阴清洁。

## 二、晚期产后出血

1. 概念　分娩 24 小时后，在产褥期内发生的子宫大量出血，称为晚期产后出血。以产后 1 ～ 2 周发病最常见，也有迟至产后 2 月余发病者。阴道出血少量或中等量，持续或间断；亦可表现为急骤大量出血同时有血凝块排出。产妇多伴有寒战、低热，且常因失血过多导致贫血或失血性休克。

2. 病因　①胎盘、胎膜残留最常见；②蜕膜残留；③子宫胎盘附着面复旧不全；④感染；⑤剖宫产术后子宫切口裂开；⑥产后子宫滋养细胞肿瘤、子宫黏膜下肌瘤等。

3. 临床表现

（1）胎盘残留：第三产程处理不当，过早牵拉娩出胎盘，如有大块胎盘缺损或副胎盘残留在子宫腔内而未能及时发现，残留的胎盘组织发生变性、坏死、机化，形成胎盘息肉，当其坏死脱落时，其基底部血管破裂出血。临床表现常为红色恶露时间延长，反复出血，甚至突然大出血，失血性休克，多发生于产后 10 天左右。妇科检查发现子宫复旧不全，子宫口松弛，有时可见残留组织堵塞子宫口，产妇可伴有发热。

（2）胎膜残留：可引起晚期产后出血。主要表现为持续性红色恶露时间过长，大出血少见。

（3）蜕膜残留：正常蜕膜组织多于产后 1 周内脱落，并随恶露排出。子宫畸形，如双子宫、双角子宫等，蜕膜容易剥离不全而长时间残留，影响子宫复旧，容易继发子宫内膜炎，导致晚期产后出血。好发于产后 2 周左右。

（4）子宫复旧不全或子宫内膜修复不全：胎盘附着部位子宫复旧不全或子宫内膜修复不全，子宫胎盘附着部位血管在胎盘排出后即有血栓形成，其后血栓机化，透明样变，血管上皮增厚，管腔狭窄、堵塞。

（5）剖宫产术后子宫切口裂开：剖宫产术后子宫切口裂开多见于子宫下段剖宫产横切口的两侧端。切口裂开产妇常表现为术后 3 周左右突然发生的无痛性大量阴道出血，并反复发作，短时间内产妇陷于休克状态。

（6）其他因素：其他胎盘部位滋养细胞肿瘤、子宫黏膜下肌瘤、子宫内膜息肉、子宫腔内异物、宫颈糜烂、宫颈恶性肿瘤等均可能引起晚期产后出血。

4. 治疗　治疗原则：针对出血原因，迅速止血，补充血容量，纠正失血性休克，防止感染。

（1）子宫收缩乏力：加强宫缩能迅速止血。导尿排空膀胱后可采用以下方法：按摩子宫和腹部 - 阴道双手压迫子宫法。

（2）应用子宫收缩药：催产素加于0.9%生理盐水500ml中静脉滴注，必要时催产素自子宫体注射，催产素无效时，尽早使用前列腺素类药物。

（3）子宫腔纱条填塞：助手在腹部固定子宫，术者用卵圆钳将无菌特制宽6～8cm、长1.5～2m、4～6层小脱脂棉纱布条自子宫底由内向外有序地填紧子宫腔，压迫止血，若留有空隙可造成隐性出血，24小时后取出纱条，取出前使用子宫收缩药，并给予抗生素预防感染。

（4）结扎盆腔血管：经上述处理无效，出血不止者，为抢救产妇生命，先经阴道结扎子宫动脉上行支，如无效应迅速开腹结扎。经上述处理无效，可分离出髂内动脉起始点，以7号丝线结扎髂内动脉。

（5）髂内动脉或子宫动脉栓塞：行股动脉穿刺插入导筒至髂内动脉或子宫动脉，注入明胶海绵颗粒栓塞动脉。栓塞剂可于2～3周后吸收，血管复通。适用于产妇生命体征稳定时进行。

（6）切除子宫：经积极抢救无效、危及产妇生命时，应行子宫次全切除或子宫全切除术，以挽救产妇生命。

（7）胎盘因素：胎儿娩出后，疑有胎盘滞留时，立即做子宫腔检查，若胎盘已剥离则应立即取出胎盘；若胎盘粘连，可试行徒手剥离胎盘后取出。若剥离困难疑有胎盘植入，停止剥离，根据产妇出血情况及胎盘剥离面积行非手术治疗或子宫切除术。

5. 护理措施

（1）预防休克：仔细评估出血量及失血性休克表现。

（2）预防感染：操作严格无菌，做好外阴处理，观察恶露。

（3）与产妇和家属进行及时有效沟通：耐心解释病情变化，鼓励产妇积极配合治疗和护理，帮助其保持良好的心态。

## 三、尿路感染

1. 概念　尿路感染（UTI）是由各种病原体入侵泌尿系统引起的疾病。

2. 病因　UTI 95%以上由单一细菌引起，革兰阴性肠杆菌属是主要致病菌，其中以大肠埃希菌最多见。约90%门诊病人和50%住院病人的病原菌是大肠埃希菌，多见于无症状性菌尿、非复杂性UTI及初次UTI。克雷伯杆菌、假单胞菌属和变形杆菌属感染则常见于复发UTI。近10%～15%的UTI还可由革兰阳性菌引起，主要为葡萄球菌属和粪肠球菌。其中腐生性葡萄球菌是引起女性（尤其年轻女性）急性UTI的重要原因，对女大学生有症状UTI病人的调查发现，其感染率仅次于大肠埃希菌。真菌感染（主要为念珠菌属）多发生于留置导管、糖尿病、使用广谱抗生素或免疫抑制药的病人。某些病毒感染可累及尿路，临床多无症状，但腺病毒Ⅱ型感染可引起学龄期儿童急性出血性膀胱炎。支原体感染少见，但能引起急性尿道综合征。多种病原体混合感染仅见于长期留置导尿管、尿道异物（结石或肿瘤）、尿潴留伴反复器械检查，以及尿道-阴道（肠道）瘘等病人。

3. 临床表现

（1）肾盂肾炎：产后出现寒战、高热，体温可达39℃以上，可出现反射性的呕吐、腰痛，以右侧多见。疼痛沿输尿管方向向膀胱部位放射，故病人有时主诉下腹痛。有的有膀胱刺激症状，如尿频、尿急、尿痛等，肾区有压痛或叩击痛。实验室检查可发现大量菌尿。

（2）膀胱炎：产褥期膀胱炎的临床表现与一般非妊娠期膀胱炎基本相同，有尿频、尿痛、尿急，可有发热。但其尿痛症状较明显，尿急症状较轻，这可能与产后膀胱张力低、敏感度差有关。

4. 治疗

（1）肾盂肾炎：诺氟沙星，哺乳者忌用；头孢氨苄可适当用；病情严重者应根据尿细菌培养结果，选择敏感的抗生素肌内注射或静脉用药治疗。如肠球菌、变形杆菌可选用青霉素、羧苄西林等；对铜绿假单胞菌、大肠埃希菌感染者，可选用羧苄西林、哌拉西林（或第三代头孢类的药物）；肾功能正常者还可选用氨基糖苷类抗生素如阿米卡星或妥布霉素。如致病菌为真菌，应选用酮康唑或氟胞嘧啶，用药 48 小时无效则应更换药物。用药疗程一般为 10 ～ 14 天，停药后每周复查尿常规和尿培养，治愈标准为症状、体征消失，尿常规正常，尿细菌培养连续 3 次阴性，并须经过半年随访，无复发征象者方可认为痊愈。

（2）膀胱炎：治疗无特别，同非孕期。一般口服氨苄西林、呋喃妥因即可。

5. 护理措施

（1）一般护理：①仔细评估产妇产后子宫底的高度，恶露量并识别尿潴留的临床表现；②指导产妇保持会阴部的清洁；③急性感染期应卧床休息，摄取营养丰富、易消化、少刺激的食物。

（2）执行医嘱；按医嘱给予抗生素。

（3）健康指导：指导产妇养成定时排尿的习惯，保证摄入充足的液体。

## 四、产后抑郁症

1. 概念　产后抑郁症是指产妇在产褥期出现的抑郁症状，是产褥期非精神病性精神综合征中最常见的一种类型。

2. 原因　病因不明，可能与下列因素有关。

（1）分娩因素：机体疲惫，尤其产时、产后并发症、手术产等给产妇带来紧张与恐惧。

（2）心理因素：最主要的是产妇的个性特征。敏感、情绪不稳定、固执、性格内向等个性特点人群易发生产后心理障碍。

（3）内分泌因素：分娩后 hCG、人胎盘生乳素、孕激素急剧下降，可能对产后抑郁症发生起重要作用。

（4）社会因素：妊娠期发生不良生活事件。

（5）遗传因素：有精神病家族史尤其是家族抑郁症病史的产妇发病率高。

3. 临床表现　情绪改变：心理压抑、沮丧、焦虑、易怒等；自我评价降低：自暴自弃、自罪感，与家人关系不协调；创造性思维受损，主动性降低；对生活缺乏信心，出现食欲缺乏、睡眠障碍，甚至绝望、自杀，有时陷入错乱或昏迷状态。

4. 治疗　包括心理治疗和药物治疗。

（1）心理治疗：为重要治疗手段，包括心理支持、咨询和社会干预等。

（2）药物治疗：适用于中、重度抑郁症及心理治疗无效病人。尽量选用不进入乳汁的抗抑郁药，首选 5- 羟色胺再摄取抑制药。

5. 预防　加强对孕产妇的精神关怀，利用孕妇学校等多种渠道普及有关妊娠、分娩常识，减轻孕产妇对妊娠、分娩的紧张、恐惧心情，完善自我保健。

6. 护理措施

（1）一般护理：提供舒适环境，让产妇多休息，保证足够睡眠，护理人员应鼓励或陪伴产妇白天从事多次短暂的活动。

（2）心理护理：使产妇感到被支持、尊重，加强自我控制，建立与他人的良好交流能力。

（3）协助并促进产妇适应母亲角色。

（4）防止暴力行为发生。

（5）治疗配合：指导正确使用抗抑郁药，注意观察疗效及不良反应。

（6）做好出院指导与家庭随访工作。

## 第12单元　遗传咨询与产前诊断

【复习指南】要求熟练了解遗传咨询、环境因素与出生缺陷及产前诊断。

### 一、遗传咨询

1. 概念　遗传咨询是由从事医学遗传的专业人员或咨询医师，对咨询者就其提出的家庭中遗传疾病的发病原因、遗传方式、诊断、预后、复发风险、防治等问题予以解答，并就咨询者提出的婚育问题提出医学建议。

2. 人类疾病的遗传方式　人类染色体疾病分为5类：染色体疾病、单基因遗传病、多基因遗传病、体细胞遗传病、线粒体遗传病。

3. 咨询的内容　婚前咨询、孕前咨询、产前咨询、一般遗传咨询。

4. 咨询的方法　明确诊断；确定遗传方式；近亲结婚对遗传病的影响；提出医学建议（不能结婚；暂缓结婚；可以结婚，但禁止生育；限制生育；领养孩子；人工授精；捐卵者卵子体外受精）。

5. 咨询的对象　夫妇双方或家系成员患有某些遗传疾病或先天畸形者；不明原因智力低下或先天畸形儿的父母；不明原因的反复流产或死胎、死产夫妇；妊娠期接触不良环境因素及患有某些慢性病的夫妇；常规检查或常见遗传疾病筛查发现异常者；其他需要咨询者，如婚后多年不孕的夫妇，或35岁以上高龄孕妇。

### 二、出生缺陷

1. 由于胎儿本身发育异常导致胎儿的结构和功能畸形。

2. 子宫内环境发生改变导致胎儿结构的畸形。

3. 发育正常的胎儿遭受外界的损害，阻断了正常的发育过程。

### 三、产前诊断

1. 诊断对象　①羊水过多或过少者；②妊娠早期时接触过可能导致胎儿先天缺陷的物质；③胎儿发育异常或胎儿可疑畸形；④曾分娩过先天性严重缺陷婴儿；⑤夫妇一方患有先天性疾病或遗传疾病，或有遗传疾病家族史；⑥年龄35周岁。

2. 诊断方法　①观察胎儿的结构；②分析染色体核型；③检测基因；④检测基因产物。

## 第13单元　妇科护理病历

【复习指南】掌握病史内容；熟练掌握病史采集方法及身体评估。

一、病史采集方法

健康史采集方法：女性生殖系统疾病常常涉及病人隐私和与性生活有关的内容，收集资料时在可能的情况下要避免第三者在场，这样才能收集到护理对象真实的健康史、生理、心理和社会资料。

二、病史内容

1. 一般项目　姓名、年龄、婚姻、籍贯、职业、民族、教育程度、宗教信仰、家庭住址等，记录入院日期，观察病人的入院方式。

2. 主诉　了解病人入院的主要问题、主要症状、出现的时间和病人的应对方式。产科常见的就诊问题有停经、停经后阴道出血和（或）下腹疼痛不适、见红、产后发热伴下腹痛等。妇科常见症状有外阴瘙痒、阴道出血、白带异常、闭经、下腹痛、下腹包块及不孕等。

3. 现病史　围绕主诉了解发病的时间、发病的原因及可能的诱因、病情发展经过、就医经过、采取的护理措施及效果，还需了解**病人有无伴随症状**及其出现的时间、特点和演变过程，特别是与主要症状的关系。

4. 月经史

5. 婚育史

6. 既往史　询问既往健康情况，曾患何种疾病，特别是妇科疾病及与妇产科疾病密切相关的病史。

7. 个人史　询问病人的**生活和居住情况，出生地和曾居住地区、个人特殊嗜好、自理程度、生活方式、睡眠、饮食、营养、卫生习惯等**。

三、身体评估

身体评估主要包括全身检查、腹部检查和盆腔检查。

1. 全身体格检查　测量体温、脉搏、呼吸、血压、身高、体重；观察精神状态、全身发育。

2. 腹部检查　是妇产科体格检查的重要组成部分。

3. 骨盆测量

4. 肛门指诊检查

5. 盆腔检查　是妇科特有的检查。检查器械包括无菌手套、阴道窥器、宫颈刮板、玻片、棉拭子、消毒液、液体石蜡、肥皂水、生理盐水等。

6. 阴道窥器检查　**如拟做宫颈细胞学检查或取阴道分泌物做涂片时，不宜用润滑剂，可改用生理盐水**。

## 第14单元　女性生殖系统炎症病人的护理

【复习指南】本单元为重点学习内容，外阴部炎症、阴道炎症、子宫颈炎症及盆腔炎症都是考点。

一、概述

1. 女性生殖器官自然防御功能　女性生殖器的解剖和生理特点具有比较完善的自然防御功能，增强了对感染的防御能力。

（1）外阴：外阴皮肤为鳞状上皮，抵御感染能力强。两侧大阴唇自然合拢，遮掩阴道口、尿道口，防止外界微生物污染。

（2）阴道：由于盆底肌的作用，阴道口闭合，阴道前、后壁紧贴，减少外界微生物的侵入。经产妇的阴道松弛，这种防御功能较差。生理情况下，阴道上皮在卵巢分泌的雌激素影响下增生变厚，增加抵抗病原体侵入的能力，同时上皮细胞中含有丰富糖原，在阴道杆菌的作用下分解为乳酸，维持阴道正常的酸性环境（pH 在 3.8 ～ 4.4），使适应于弱碱性环境中繁殖的病原体受到抑制。此外，阴道分泌物可维持巨噬细胞活性，防止细菌侵入阴道黏膜。

（3）子宫颈：子宫颈内口紧闭，子宫颈管黏膜为分泌黏液的高柱状上皮所覆盖，分泌大量黏液形成胶冻状黏液栓，为上生殖道感染的机械屏障；子宫颈管黏膜形成皱褶、嵴突或陷窝，从而增加黏膜表面积；黏液栓内含乳铁蛋白、溶菌酶等，可抑制细菌侵入子宫内膜。

（4）子宫内膜：育龄妇女子宫内膜周期性剥脱，是消除子宫腔感染的有利条件。此外，子宫内膜分泌液也含有乳铁蛋白、溶菌酶，清除少量进入子宫腔的病原体。

（5）输卵管：输卵管黏膜上皮细胞的纤毛向子宫腔方向摆动及输卵管的蠕动，均有利于阻止病原体的侵入。输卵管分泌液与子宫内膜分泌液一样，含有乳铁蛋白、溶菌酶，清除偶尔进入输卵管的病原体。

（6）生殖道的免疫系统：生殖道黏膜如子宫颈和子宫聚集有不同数量的淋巴组织及散在的淋巴细胞，包括 T 细胞、B 细胞。此外，中性粒细胞、巨噬细胞、补体及一些细胞因子均在局部有重要的免疫功能，发挥抗感染作用。

2. 病原体

（1）细菌：大多为化脓菌，如葡萄球菌、链球菌、大肠埃希菌、厌氧菌、变形杆菌、淋病奈瑟菌、结核分枝杆菌等。葡萄球菌为革兰阳性球菌，是产后、手术后生殖器炎症及伤口感染常见的病原菌，金黄色葡萄球菌致病力最强；革兰阳性链球菌的种类很多，乙型溶血性链球菌的致病力强，使感染扩散，并引起败血症；大肠埃希菌为革兰阴性杆菌，是肠道及阴道的正常寄生菌，一般不致病，但当机体极度衰弱时可引起严重感染，甚至产生内毒素；厌氧菌主要有革兰阴性脆弱类杆菌及革兰阳性消化链球菌、消化球菌等，脆弱类杆菌致病力最强，感染的特点是容易形成盆腔脓肿、感染性血栓性静脉炎，脓液有粪臭并有气泡；消化链球菌和消化球菌多见于产褥感染、感染性流产、输卵管炎。

（2）原虫：以阴道毛滴虫最为多见，其次为阿米巴原虫。

（3）真菌：以假丝酵母菌为主。

（4）病毒：以疱疹病毒、人乳头瘤病毒为多见。

（5）螺旋体：多见苍白密螺旋体。

（6）衣原体：常见为沙眼衣原体，感染症状不明显，但常导致严重的输卵管黏膜结构及功能破坏，并可引起盆腔广泛粘连。

（7）支原体：是正常阴道菌群的一种，在一定条件下可引起生殖道炎症，包括人型支原体、生殖支原体及解脲支原体。

3. 传播途径　沿生殖器黏膜上行蔓延，病原体侵入外阴、阴道后，或阴道内的菌群沿黏膜面经子宫颈、子宫内膜、输卵管黏膜至卵巢及腹腔，是非妊娠期、非产褥期盆腔炎性疾病的主要感染途径。

（1）经血液循环蔓延。

（2）经淋巴系统蔓延。

（3）直接蔓延。

## 二、外阴部炎症

### 1. 外阴炎

（1）病因：若不注意皮肤清洁，阴道分泌物、月经血、产后恶露、尿液、粪便等刺激均可引起外阴不同程度的炎症；其次，如尿瘘病人的尿液、粪瘘病人的粪便、糖尿病病人的糖尿的长期浸渍等；此外，穿紧身化纤内裤，月经垫通透性差，局部经常潮湿等均可引起外阴部的炎症。

（2）临床表现：外阴皮肤瘙痒、疼痛、红肿、灼热感，于性交、活动、排尿、排便时加重。病情严重时形成外阴溃疡而致行走不便。检查见局部充血、肿胀、糜烂，常有抓痕，严重者形成溃疡或湿疹。慢性炎症者，外阴局部皮肤或黏膜增厚、粗糙、皲裂等，甚至苔藓样变。

（3）治疗：包括病因治疗和局部治疗。积极寻找病因并处理，因糖尿病的尿液刺激引起的外阴炎应治疗糖尿病；由尿液、粪便引起的外阴炎则应及时修补瘘孔。

（4）护理措施

①治疗指导：教会病人坐浴的方法，包括浴液的配制、温度、坐浴的时间及注意事项。取高锰酸钾结晶加温开水配成1：5000约40℃溶液，肉眼观为淡玫瑰红色。通常使用1：5000的高锰酸钾溶液坐浴，每日2次，每次15～30分钟，5～10次为1个疗程；坐浴后涂抗生素软膏或紫草油。急性期病人还可选用微波或红外线进行局部物理治疗。注意提醒病人正确配制溶液，浓度不宜过浓，以免灼伤皮肤。坐浴时要使会阴部浸没于溶液中，月经期停止坐浴。

②健康教育：指导护理对象注意个人卫生，保持外阴清洁、干燥，穿纯棉内裤并经常更换，做好经期、妊娠期、分娩期及产褥期卫生；勿饮酒，少进食辛辣食物；局部严禁搔抓，勿用刺激性药物或肥皂擦洗；外阴溃破者要预防继发感染，使用柔软无菌会阴垫，减少摩擦和混合感染的机会。

### 2. 前庭大腺炎

（1）病因：主要病原体为葡萄球菌、链球菌、大肠埃希菌、肠球菌等，随着性传播疾病发病率的增加，淋病奈瑟菌及沙眼衣原体已成为常见病原体。

（2）临床表现：炎症多发生于一侧。初起时局部肿胀、疼痛、灼热感，感行走不便，有时致大小便困难，部分病人出现发热等全身症状。检查见局部皮肤红肿、发热、压痛明显，患侧前庭大腺开口处有时可见白色小点。当脓肿形成时，疼痛加剧，脓肿呈鸡蛋大小肿块，直径达3～6cm，局部可触及波动感，表面皮肤发红、变薄，脓肿自行破溃，若破孔大，可自行引流，炎症较快消退而痊愈；若破孔小，引流不畅，则炎症持续不消退，并可反复急性发作。

（3）治疗：根据病原体选择敏感的抗生素控制急性炎症；脓肿/囊肿形成后可切开引流并做造口术。

（4）护理措施：①急性期病人应卧床休息，保持局部清洁；由前庭大腺开口处取分泌物进行细菌培养及药敏试验，按医嘱给予抗生素及镇痛药，也可选用蒲公英、紫花地丁、金银花、连翘等局部热或坐浴。②脓肿或囊肿切开术后，局部用引流条引流，引流条需每日更换；外阴用消毒液常规擦洗，伤口愈合后，可改用坐浴。

## 三、阴道炎症

### 1. 滴虫阴道炎

（1）病因及发病机制：滴虫阴道炎是由阴道滴虫引起的常见的阴道炎。滴虫呈梨形，体积为多核白细胞的 2 ～ 3 倍，其顶端有 4 根鞭毛，体侧有波动膜，后端尖并有轴柱凸出，无色透明如水滴，鞭毛随波动膜的波动而活动。适宜滴虫生长的温度为 25 ～ 40℃、pH 为 5.2 ～ 6.6 的潮湿环境。滴虫滋养体生命力较强，能在 3 ～ 5℃生存 21 天，在 46℃生存 20 ～ 60 分钟，在半干燥环境中约生存 10 小时，在 pH 为 5.0 以下或 7.5 以上的环境中则不生长。滴虫阴道炎病人的阴道 pH 一般在 5.0 ～ 6.5，多数＞ 6.0。月经前、后阴道 pH 发生变化，月经后接近中性，故隐藏在腺体及阴道皱襞中的滴虫于月经前、后常得以繁殖，引起炎症的发作。妊娠期、产后等阴道环境改变，适于滴虫生长繁殖而发生滴虫阴道炎。滴虫能消耗或吞噬阴道上皮细胞内的糖原，阻碍乳酸生成，以降低阴道酸度而有利于繁殖。滴虫不仅寄生于阴道，还侵入尿道或尿道旁腺，甚至膀胱、肾盂及男方的包皮皱褶、尿道或前列腺中。

（2）临床表现：潜伏期 4 ～ 28 天，25% ～ 50% 的病人感染初期无症状，典型症状是稀薄的泡沫状阴道分泌物增多及外阴瘙痒，分泌物可呈脓性、黄绿色，有臭味。分泌物呈脓性是因分泌物中含有白细胞，若合并其他感染则呈黄绿色；呈泡沫状、有臭味是因滴虫无氧酵解糖类，产生腐臭气体。瘙痒部位主要为阴道口及外阴间，或有灼热、疼痛、性交痛等。若尿道口有感染，可有尿频、尿痛，有时可见血尿。阴道滴虫能吞噬精子，并能阻碍乳酸生成，影响精子在阴道内存活，可致不孕。妇科检查时可见病人阴道黏膜充血，严重者有散在出血斑点，甚至子宫颈有出血斑点，形成“草莓样”子宫颈，后穹窿有多量白带，呈灰黄色、黄白色稀薄液体或黄绿色脓性分泌物，常呈泡沫状。少数病人阴道内有滴虫存在而无炎症反应，阴道黏膜无异常，称为带虫者。

（3）辅助检查。

（4）治疗：切断传染途径，杀灭阴道毛滴虫，恢复阴道正常 pH，保持阴道自净功能。

①全身用药：甲硝唑 400mg，每日 2 次，7 天为 1 个疗程；初期病人单次口服甲硝唑 2g 或替硝唑 2g，可收到同样效果。口服吸收好，疗效高，治愈率为 90% ～ 95%，药物毒性小，应用方便。性伴侣应同时治疗。孕早期及哺乳期妇女慎用。

②局部用药：不能耐受口服药物或不适宜全身用药者可以局部单独给药，也可全身及局部联合用药，以联合用药效果佳。甲硝唑阴道泡腾片 200mg 每晚塞入阴道 1 次，7 天为 1 个疗程。

（5）护理措施

①指导病人自我护理：注意个人卫生，保持外阴部清洁、干燥，尽量避免搔抓外阴部致皮肤破损；治疗期间禁止性生活、勤换内裤；内裤、坐浴及洗涤用物应煮沸消毒 5 ～ 10 分钟以消灭病原体，避免交叉和重复感染的机会。

②指导病人配合检查：做分泌物培养之前，告知病人取分泌物前 24 ～ 48 小时避免性行为、阴道灌洗或局部用药。分泌物取出后应及时送检并注意保暖，否则滴虫活动力减弱，造成辨认困难。

③告知全身用药注意事项：甲硝唑口服后偶见胃肠道反应，如食欲缺乏、恶心、呕吐，此外，偶见头痛、皮疹、白细胞减少等，一旦发现应报告医师并停药。甲硝唑用药期间及停药 24 小时内、替硝唑用药期间及停药 72 小时内禁止饮酒，由于甲硝唑抑制乙醇在体内氧化而产生有毒的中间代谢产物，故用药期间应禁酒。甲硝唑可透过胎盘到达胎儿体内，亦可从乳汁中排泄，故孕 20 周前禁用，哺乳期不宜用药。

④指导病人正确阴道用药：告知病人各种剂型的阴道用药方法，酸性药液冲洗阴道后再塞药的原则。在月经期间暂停坐浴、阴道冲洗及阴道用药。

⑤强调治愈标准及随访：滴虫阴道炎常于月经后复发，故治疗后检查滴虫阴性时，仍应每次月经后复查阴道分泌物，若经 3 次检查均阴性，方可称为治愈。

⑥解释坚持治疗的重要性：向病人解释坚持按照医嘱正规治疗的重要性。治疗后检查滴虫阴性时，仍应于下次月经后继续治疗 1 个疗程，以巩固疗效。

⑦要求性伴侣同时治疗：滴虫阴道炎主要由性行为传播，性伴侣应同时进行治疗，治疗期间禁止性交。

⑧随访治疗失败者：治疗后无症状者不需随访。对甲硝唑 2g 单次口服，治疗失败且排除再次感染者，按医嘱增加甲硝唑疗程及剂量仍有效。若为初次治疗失败，可重复应用甲硝唑 400mg，每天 2 次，连服 7 天；或替硝唑 2g，单次口服。若治疗仍失败，给予甲硝唑 2g，每天 1 次，连服 5 天或替硝唑 2g，每天 1 次，连服 5 天。

⑨说明妊娠期治疗中的注意事项：妊娠期是否用甲硝唑治疗目前尚有争议。美国疾病控制中心推荐甲硝唑 2g，单次口服，但用药前最好取得病人知情同意。

2. 外阴阴道假丝酵母菌病（VVC）

（1）病因及发病机制：外阴阴道假丝酵母菌病是由假丝酵母菌引起的常见外阴阴道炎症。80% ～ 90% 的病原体为白假丝酵母菌，10% ～ 20% 为非白假丝酵母菌（光滑假丝酵母菌、近平滑假丝酵母菌、热带假丝酵母菌等）引起。酸性环境适宜假丝酵母菌生长，假丝酵母菌感染的病人阴道 pH 多在 4.0 ～ 4.7，通常＜ 4.5。假丝酵母菌对热的抵抗力不强，加热至 60℃后 1 小时即可死亡，但对于干燥、日光、紫外线及化学制剂等抵抗力较强。

白假丝酵母菌为条件致病菌，10% ～ 20% 非孕妇女及 30% 孕妇阴道中有此菌寄生，但菌量极少，呈酵母相，并不引起症状。只有在全身及阴道局部细胞免疫能力下降、假丝酵母菌大量繁殖并转变为菌丝相才出现症状。常见发病诱因有：①长期应用抗生素，抑制了乳杆菌生长，有利于假丝酵母菌繁殖；②妊娠及糖尿病者，机体免疫力下降，性激素水平高，阴道组织内糖原增加，酸度增加，有利于假丝酵母菌生长；③大量应用免疫抑制药，如皮质类固醇激素等，使机体的抵抗力降低；④其他诱因有胃肠道假丝酵母菌、应用含高剂量雌激素的避孕药、穿紧身化纤内裤、肥胖等，可使会阴局部的温度及湿度增加，假丝酵母菌易于繁殖引起感染。

（2）临床表现：主要表现为外阴瘙痒、灼痛、性交痛及尿痛，部分病人阴道分泌物增多。尿痛特点是排尿时尿液刺激水肿的外阴及前庭导致疼痛。阴道分泌物由脱落上皮细胞和菌丝体、酵母菌和假丝菌组成，其特征是白色稠厚呈凝乳或豆腐渣样。妇科检查可见外阴红斑、水肿，常伴有皮肤抓痕，严重者可见皮肤皲裂、表皮脱落。阴道黏膜红肿，小阴唇内侧及阴道黏膜附有白色膜状物，擦除后露出红肿黏膜面，急性期还可见到糜烂及浅表溃疡。目前根据其流行情况、临床表现、微生物学、宿主情况分为单纯性外阴阴道假丝酵母菌病和复杂性外阴阴道假丝酵母菌病。

（3）治疗：去除诱因，根据病人具体情况选择局部或全身用药。

①去除诱因：积极治疗糖尿病，及时停用广谱抗生素、雌激素及皮质类固醇激素。

②局部用药：单纯性 VVC 主要以局部短程抗真菌药物为主，咪唑类药物的疗效高于制霉菌素。可选用下列药物放于阴道内：①咪康唑栓剂，每晚 1 粒（200mg），连用 7 天；或每晚 1 粒（400mg），连用 3 天；或 1 粒（1200mg），单次用药。②克霉唑栓剂，每晚 1 粒（150mg），塞入阴道深部，连用 7 天；或每天早、晚各 1 粒（150mg），连用 3 天；或 1 粒（500mg），单次用药。③制霉菌素栓剂，每晚 1 粒（10 万 U），连用 10 ～ 14 天。复杂性 VVC 病人局部用药需要适当延长为 7 ～ 14 天。

③全身用药：若不能耐受局部用药者、未婚妇女及不愿采用局部用药者，可选用口服药物。单纯性 VVC 病人也可全身用药，全身用药与局部用药的疗效相似，治愈率为 80% ～ 90%。常用药物有酮康唑、伊曲康唑、酮康唑等。复杂性 VVC 病人口服药物治疗应延长治疗时间，若口服氟康唑 150mg，则 72 小时后加服 1 次。

（4）护理措施：基本同滴虫阴道炎病人。

①健康指导：与病人讨论发病的因素及治疗原则，积极配合治疗方案；培养健康的卫生习惯，保持局部清洁；避免交叉感染。勤换内裤，用过的内裤、盆及毛巾均应用开水烫洗。

②用药护理：要向病人说明用药的目的与方法，取得配合，按医嘱完成正规疗程。根据病人的具体情况，选择不同的用药途径。需要阴道用药的病人应洗手后戴手套，用示指将药沿阴道后壁推进达阴道深部（详见第 21 单元），为保证药物局部作用时间，宜在晚上睡前放置。为提高用药效果，可用 2% ～ 4% 碳酸氢钠溶液坐浴或阴道冲洗后用药。

③性伴侣治疗：约 15% 男性与女性病人接触后患有龟头炎，对有症状男性应进行假丝酵母菌检查及治疗，预防女性重复感染。

④妊娠期合并感染者：为避免胎儿感染，应坚持局部治疗，禁用口服唑类药物，可选用克霉唑栓剂等，以 7 天疗法效果为佳。

3. 老年性阴道炎

（1）病因及发病机制：常见于自然绝经及卵巢去势后妇女，也可见于产后闭经或药物假绝经治疗的妇女。因卵巢功能衰退，雌激素水平降低，阴道壁萎缩，黏膜变薄，上皮细胞内糖原含量减少，阴道内 pH 增高，多为 5.0 ～ 7.0，嗜酸性的乳杆菌不再为优势菌，局部抵抗力降低，其他致病菌过度繁殖或容易入侵引起炎症。

（2）临床表现：主要症状为外阴灼热不适、瘙痒及阴道分泌物增加。多数阴道分泌物稀薄，呈淡黄色，感染严重者呈血样脓性白带。由于阴道黏膜萎缩，可伴有性交痛。妇科检查可见阴道呈萎缩性改变，上皮皱襞消失、萎缩、菲薄；阴道黏膜充血，常伴有散在小出血点或点状出血斑，有时见浅表溃疡；溃疡面可与对侧粘连，严重时造成狭窄甚至闭锁，炎症分泌物引流不畅形成阴道积脓或子宫腔积脓。

（3）治疗：治疗原则为抑制细菌生长，补充雌激素，增强阴道抵抗力。

①抑制细菌生长：阴道局部应用抗生素，如甲硝唑 200mg 或诺氟沙星 100mg，放入阴道深部，每天 1 次，7 ～ 10 天为 1 个疗程。对于阴道局部干涩明显者，可应用润滑剂。

②增加阴道抵抗力：针对病因，补充雌激素是萎缩性阴道炎的主要治疗方法（乳腺癌或子宫内膜癌病人慎用）。雌激素制剂可局部给药，也可全身用药。0.5% 己烯雌酚软膏或结合雌激素软膏局部涂抹，每天 1 ～ 2 次，14 天为 1 个疗程。全身用药可口服尼尔雌醇，首次 4mg，以后每 2 ～ 4 周 1 次，每晚 2mg，维持 2 ～ 3 个月。

（4）护理措施

①加强健康教育：注意保持会阴部清洁，勤换内裤，出现症状应及时诊断并治疗。

②用药护理：使病人理解用药的目的、方法与注意事项，主动配合治疗过程。病人可采用 1% 乳酸或 0.5% 醋酸冲洗阴道，每天 1 次，以增加阴道酸度，抑制细菌生长繁殖，通常在阴道冲洗后进行阴道局部用药。本人用药有困难者，指导其家属协助用药或由医务人员帮助使用。

## 四、宫颈炎症

1. 病因　正常情况下，子宫颈具有多种防御功能，是阻止病原菌进入上生殖道的重要防线。但因子宫颈容易受分娩、流产、性交或手术操作的损伤，子宫颈管的单层柱状上皮抗感染的能力较差，容易发生感染。病原体主要为性传播疾病病原体和内源性病原体。性传播疾病的病原体，如淋病奈瑟菌、沙眼衣原体，主要见于性传播疾病的高危人群。因子宫颈阴道部鳞状上皮与阴道鳞状上皮相延续，阴道炎症可引起子宫颈阴道部炎症。

2. 临床表现　大部分病人无症状，有症状者主要表现为阴道分泌物增多。分泌物的性状依据病原体的种类、炎症的程度而不同，可呈乳白色黏液状，或呈淡黄色脓性，或血性白带。阴道分泌物刺激可引起外阴瘙痒，有时也可出现月经间期出血、性交后出血等症状。若合并尿路感染，可出现尿急、尿频、尿痛等症状。

妇科检查时可见子宫颈充血、水肿、黏膜外翻，有黏液、脓性分泌物附着甚至从子宫颈管流出，子宫颈管黏膜质脆，容易诱发出血。若为淋病奈瑟菌感染，因尿道旁腺、前庭大腺受累，可见尿道口、阴道口黏膜充血、水肿及多量脓性分泌物。

部分病人子宫颈外口处的子宫颈阴道部外观呈细颗粒状的红色区，称为宫颈糜烂样改变。以往的教科书称为“宫颈糜烂”，并认为是慢性宫颈炎的最常见病理改变。随着阴道镜的发展以及对子宫颈病理生理认识的提高，“宫颈糜烂”这一术语在西方国家的妇产科教材中已被废弃，而改称宫颈柱状上皮异位，并认为“宫颈糜烂”并不是上皮脱落、溃疡的真性糜烂；也不等同于病理学上的慢性宫颈炎的诊断标准。宫颈糜烂样改变有可能是宫颈原始鳞柱交界部的外移；也可能是病理性的，如炎症时的宫颈柱状上皮充血、水肿；或宫颈上皮内瘤变及宫颈癌的早期表现。

3. 治疗　排除早期宫颈癌后，针对病原体及时采用足量抗生素治疗。宫颈糜烂样改变只是妇科检查时常见的一个体征，是否需要治疗需根据具体情况而定。目前，对于宫颈糜烂的治疗，国内外学者存在观念的差异。国外学者认为：无临床症状者，不需任何治疗，仅需要做细胞学筛查，若细胞学异常，则根据细胞学结果进行相应处理。国内部分学者认为：子宫颈管的柱状上皮抵抗力低，病原体易侵入，发生炎症，主张采取各种治疗方法破坏柱状上皮和化生上皮，使子宫颈阴道部全部为新生的鳞状上皮覆盖，以减少异常化生及感染的机会。目前，物理治疗是临床最常用的有效治疗方法。

4. 护理措施

（1）一般护理：加强会阴护理。

（2）物理治疗注意事项：临床常用的物理治疗方法有激光治疗、冷冻治疗、红外线凝结疗法及微波疗法等。其原理都是将宫颈糜烂面的单层柱状上皮破坏，结痂脱落后新的鳞状上皮覆盖创面，为期 3 ～ 4 周，病变较深者，需 6 ～ 8 周，宫颈恢复光滑外观。接受物理治疗的病人应注意，治疗前应常规做宫颈刮片行细胞学检查；有急性生殖器炎症者列为禁忌；治疗时间选择在月经干净后 3 ～ 7 天内进行；术后应每日清洗外阴 2 次，保持外阴清洁，在创面尚未愈合期间（4 ～ 8 周）禁盆浴、性交和阴道冲洗；病人术后均有阴道分泌物增多，在子宫颈创面痂皮脱落前，阴道有大量黄水流出，在术后 1 ～ 2 周脱痂时可有少量血水或少许流血，如出血量多者需急诊处理，局部用止血粉或压迫止血，必要时加用抗生素；一般于两次月经干净后 3 ～ 7 天复查，了解创面愈合情况，同时注意观察有无子宫颈管狭窄。未痊愈者可择期做第二次治疗。

（3）指导妇科体检：指导妇女定期接受妇科检查，及时发现有症状的宫颈炎病人，并予以积极治疗。治疗前常规行宫颈刮片细胞学检查，以除外癌变可能。

（4）随访：对持续性宫颈炎症病人，需要对其进行全面评估，分析原因，调整治疗方案，包括了解有无再次感染性传播疾病，性伴侣是否已进行治疗，阴道菌群失调是否持续存在等。

（5）采取预防措施，积极治疗急性宫颈炎。

（6）定期做妇科检查，发现急性宫颈炎症者及时治疗并力争痊愈。

（7）提高助产技术，避免分娩时或器械损伤子宫颈。

（8）产后发现子宫颈裂伤应及时正确缝合。

## 五、盆腔炎症

### 1. 急性盆腔炎

（1）病因：女性生殖系统有较完整的自然防御功能，但当机体免疫力下降、内分泌发生变化及致病体侵入时，即可导致炎症的发生。引起盆腔炎症性疾病的病原体有内源性病原体，来自寄居于阴道内的菌群，包括需氧菌（金黄色葡萄球菌、溶血性链球菌等）和厌氧菌（脆弱类杆菌、消化球菌等）；外源性病原体，主要是性传播疾病的病原体，如淋病奈瑟菌、沙眼衣原体、支原体等。需氧菌或厌氧菌可以单独引起感染，但以混合感染多见。病原体可经生殖道黏膜上行蔓延；或经外阴、阴道、子宫颈及子宫体创伤处的淋巴管经淋巴系统蔓延；或病原体先侵入人体的其他系统再经血液循环传播（结核）；也可因腹腔内其他脏器感染后直接蔓延到内生殖器，如阑尾炎可引起右侧输卵管炎。

（2）临床表现

①轻者：无症状或症状轻微不易被发现，常因延误正确治疗而导致上生殖道感染后遗症。常见症状为下腹痛、发热、阴道分泌物增多，腹痛为持续性、活动或性交后加重。妇科检查可发现子宫颈举痛或子宫体压痛或附件区压痛等。

②重者：可有寒战、高热、头痛、食欲缺乏。月经期发病者可出现月经量增多、经期延长；腹膜炎者出现消化系统症状如恶心、呕吐、腹胀、腹泻等。若有脓肿形成，可有下腹包块及局部压迫刺激症状，包块位于子宫前方可出现排尿困难、尿频等膀胱刺激症状，若引起膀胱肌炎还可有尿痛等；包块位于子宫后方可有直肠刺激症状；若在腹膜外可导致腹泻、里急后重感和排便困难。病人若有输卵管炎的症状及体征并同时伴有右上腹疼痛者，应怀疑有肝周围炎。

身体检查：发现病人呈急性病容，体温升高，心率加快，下腹部有压痛、反跳痛及肌紧张，叩诊鼓音明显，肠鸣音减弱或消失。盆腔检查：阴道充血，可见大量脓性臭味分泌物从子宫颈口外流；穹窿有明显触痛，子宫颈充血、水肿、举痛明显；子宫体增大，有压痛，活动受限；子宫两侧压痛明显。若为单纯输卵管炎，可触及增粗的输卵管，压痛明显；若为输卵管积脓或输卵管卵巢脓肿，可触及包块且压痛明显，不活动。子宫旁结缔组织炎时可扪及子宫旁一侧或两侧片状增厚，或两侧子宫旁韧带高度水肿、增粗，压痛明显；若有盆腔脓肿形成且位置较低时，可扪及后穹窿或侧穹窿有肿块且有波动感。三合诊常能协助进一步了解盆腔情况。

2. *盆腔炎性疾病后遗症*　病人有时出现低热、乏力等，临床多表现为不孕、异位妊娠、慢性盆腔痛或盆腔炎性疾病反复发作等症状。根据病变涉及部位，妇科检查可呈现不同特点：通常发现子宫大小正常或稍大、常呈后位、活动受限或粘连固定、触痛；子宫旁组织增厚，子宫骶韧带增粗、触痛；或在附件区可触及条索状物、囊性或质韧包块、活动受限，有触痛。如果子宫被固定或封闭于周围瘢痕化组织中，则呈“冰冻骨盆”状态。

（1）治疗：主要为及时、足量的抗生素治疗，必要时手术治疗。对于盆腔炎性疾病后遗症者，多采用综合性治疗方案控制炎症，缓解症状，增加受孕机会，包括中西药治疗、物理治疗、手术治疗等，同时注意增强机体抵抗力。

（2）护理措施

①健康教育：做好月经期、妊娠期及产褥期的卫生宣教；指导性生活卫生，减少性传播疾病，月经期禁止性交。对沙眼衣原体感染的高危妇女进行筛查和治疗可减少盆腔炎性疾病发生率。若有下生殖道感染需及时接受正规治疗，防止发生盆腔炎性疾病后遗症。

②对症护理：病情严重者或经门诊治疗无效者应住院治疗，并提供相应的护理：卧床休息，提倡半卧位，有利于脓液积聚于子宫直肠陷凹使炎症局限；给予高热量、高蛋白、高维生素饮食，并遵医嘱纠正电解质紊乱和酸碱失衡；高热时采用物理降温，若有腹胀应行胃肠减压；减少不必要的盆腔检查以避免炎症扩散。

③执行医嘱：根据病原体的特点及时选择高效的抗生素，通过静脉给药途径达到收效快的目的；要使病人了解及时、足量的抗生素治疗的重要性在于可清除病原体，改善症状及体征，减少后遗症；经恰当的抗生素积极治疗，绝大多数盆腔炎性疾病病人能彻底治愈，使其建立信心，主动配合；护士应经常巡视病人，保证药液在体内的有效浓度，并观察病人的用药反应；对于药物治疗无效、脓肿持续存在、脓肿破裂者需要手术切除病灶，根据病人情况选择经腹手术或腹腔镜手术；需要手术治疗者，为其提供相应的护理措施。

④心理护理：关心病人的疾苦，耐心倾听病人的诉说，提供病人表达不适的机会，尽可能满足病人的需求，解除病人思想顾虑，增强对治疗的信心。和病人及其家属共同探讨适合于个人的治疗方案，取得家人的理解和帮助，减轻病人的心理压力。

⑤预防盆腔炎（PID）后遗症的发生：应注意严格掌握手术指征，严格遵循无菌操作规程，为病人提供高质量的围手术期护理；及时诊断并积极正确治疗 PID；注意性生活卫生，减少性传播疾病。对于被确定为 PID 后遗症的病人，要使其了解通过中西医结合的综合性治疗方案有望缓解症状，以减轻病人的焦虑情绪。其中，物理疗法能促进盆腔局部血液循环，改善组织营养状态，提高新陈代谢，有利于炎症吸收和消退，常用的有激光、短波、超短波、微波、

离子透入等；中药治疗，结合病人特点，通过清热利湿、活血化瘀或温经散寒、行气活血达到治疗目的；西药治疗，针对病原菌选择有效抗生素控制炎症，还可采用透明质酸酶等使炎症吸收；不孕妇女可选择辅助生育技术达到受孕目的。

⑥指导随访：对于接受抗生素治疗的病人，应在72小时内随诊以确定疗效，包括评估有无临床情况的改善，如体温下降，腹部压痛、反跳痛减轻，子宫颈举痛、子宫压痛、附件区压痛减轻。若此期间症状无改善，则需进一步检查，重新进行评估，必要时行腹腔镜或手术探查。对沙眼衣原体及淋病奈瑟菌感染者，可在治疗后4～6周复查病原体。

## 六、尖锐湿疣

### 1. 病因及感染途径

（1）病因：尖锐湿疣（CA）是由人乳头瘤病毒（HPV）感染生殖器官及附近表皮引起的鳞状上皮疣状增生病变的性传播疾病。近年发病率明显升高，仅次于淋病，位居第二位，常与多种性传播疾病同时存在。早年性交、多个性伴侣、免疫力低下、吸烟及高性激素水平等是发病高危因素，温暖、潮湿的外阴皮肤易于HPV的生长。患糖尿病和影响细胞免疫功能的全身疾病者，尖锐湿疣生长迅速，且不易控制。妊娠者机体免疫功能受抑制，性激素水平高，阴道分泌物增多，外阴湿热，容易患尖锐湿疣。少部分病人的尖锐湿疣可自行消退，但机制不明。HPV除可引起生殖道的尖锐湿疣外，还可能与生殖道恶性肿瘤有关。

（2）感染途径：主要的感染途径是经性交直接传播，病人性伴侣中约60%发生HPV感染；其次是通过污染的衣物、器械间接传播。新生儿则可在通过患病母亲的产道时吞咽含HPV的羊水、血或分泌物而感染。

2. 临床表现　潜伏期为3周至8个月，平均3个月，病人以20～29岁年轻女性居多。临床症状常不明显，部分病人有外阴瘙痒、烧灼痛或性交后疼痛不已。典型体征是初起微小散在或呈簇状增生的粉色或白色小乳头状疣，柔软，其上有细小的指样突起，或为小而尖的丘疹，质地稍硬。病灶逐渐增大、增多，互相融合成鸡冠状、桑葚状或菜花状，顶端可有角化或感染溃烂。病变多发生在外阴性交时易受损的部位，如阴唇后联合、小阴唇内侧、阴道前庭、尿道口等。

3. 治疗　目前尚无根除HPV方法，治疗原则是去除外生疣体，改善症状和体征。

（1）妊娠36周前病灶小、位于外阴者，可选用局部药物治疗，以减轻疼痛，药物选用苯甲酸（安息香酸酐）、50%三氯醋酸等外用于局部病灶。巨大尖锐湿疣可直接行手术切除湿疣主体，待痊愈后再采用药物局部治疗。配偶或性伴侣同时治疗。

（2）妊娠近足月或足月、病灶局限于外阴者，仍可行冷冻或手术切除病灶，再经阴道分娩。

### 4. 护理措施

（1）尊重病人现状：以耐心、热情、诚恳的态度对待病人，了解并解除其思想顾虑，使病人做到患病后及早到医院接受正规诊断和治疗。

（2）加强健康教育：保持外阴清洁卫生，避免混乱的性关系，贯彻预防为主的重要性；被污染的衣裤、生活用品要及时消毒。WHO推荐性伴侣应进行尖锐湿疣的检查，并告知病人尖锐湿疣具有传染性，推荐使用避孕套阻断传播途径，强调配偶或性伴侣同时治疗。

（3）患病孕妇护理：妊娠期做好外阴护理，足月或近足月孕妇病灶大，影响阴道分娩者应选择剖宫产术，并为其提供相应的手术护理。

（4）随访指导：尖锐湿疣病人的治愈标准是疣体消失，治愈率高，但有复发可能，病人需要遵循医嘱随访接受指导。对反复发作的顽固病例及时取活检排除恶变。

（5）新生儿：出生后需彻底洗澡，如无窒息，则不用吸管清理呼吸道，以免损伤喉黏膜，导致日后婴幼儿喉乳头瘤的发生。

## 七、淋病

### 1. 病因及感染途径

（1）病因：淋病是由淋病奈瑟菌（简称淋菌）引起的以泌尿生殖系统化脓性感染为主要表现的性传播疾病。近年来其发病率居我国性传播性疾病首位。淋菌为革兰阴性双球菌，离开人体不易生存，一般消毒剂易将其杀灭。淋菌以侵袭生殖、泌尿系统黏膜的柱状上皮和移行上皮为特点，淋菌外膜有菌毛，黏附于子宫颈管柱状上皮而被上皮细胞吞饮。

（2）感染途径

①直接感染：成人淋病绝大多数是通过性交直接接触传染，多为男性先感染淋菌后再传播给女性，可波及尿道、尿道旁腺、前庭大腺处，以子宫颈管受感染最为多见。若病情继续发展，沿生殖道黏膜上行，可引起子宫内膜炎、输卵管黏膜炎或积脓、盆腔腹膜炎及播散性淋病。若急性淋病治疗不当，可迁延不愈或反复急性发作。

②间接感染：比例较小，可通过接触染菌衣物、毛巾、床单、浴盆等物品及消毒不彻底的检查器械等感染外阴和阴道。新生儿多在分娩通过软产道时接触污染的阴道分泌物传染。

**2. 临床表现**　潜伏期 1 ～ 10 天，平均 3 ～ 5 天。50% ～ 70% 的病人感染淋病奈瑟菌后无症状，易被忽视或致他人感染。感染初期病变局限于下生殖道、泌尿道，随病情发展可累及上生殖道。按病理过程分为急性和慢性两种。

（1）急性淋病：在感染淋病后 1 ～ 14 天出现尿频、尿急、尿痛等急性尿道炎的症状，白带增多呈黄色、脓性，外阴部红肿、有烧灼样痛，继而出现前庭大腺炎、急性宫颈炎的表现。如病程发展至上生殖道，可发生子宫内膜炎、急性输卵管炎及积脓、输卵管卵巢囊肿、盆腔脓肿、弥漫性腹膜炎，甚至中毒性休克。病人表现为发热、寒战、恶心、呕吐、下腹两侧疼痛等。

（2）慢性淋病：急性淋病未经治疗或治疗不彻底可逐渐转为慢性淋病。病人表现为慢性尿道炎、尿道旁腺炎、前庭大腺炎、慢性宫颈炎、慢性输卵管炎、输卵管积水等。淋菌虽不存在于生殖道的分泌物中，但可长期潜伏在尿道旁腺、前庭大腺或宫颈黏膜腺体深处，作为病灶可引起反复急性发作。

**3. 治疗**　治疗原则为尽早、彻底治疗，遵循及时、足量、规范用药原则。由于耐青霉素菌株增多，目前首选药物以第三代头孢菌素为主。对轻症可用大剂量单次给药，使血中有足够高药物浓度杀灭淋菌；重症应连续每日给药，保证足够治疗时期彻底治愈。20% ～ 40% 淋病同时合并沙眼衣原体感染，可同时应用抗衣原体药物。妊娠期禁用喹诺酮类及四环素类药物，可首选头孢曲松钠加用红霉素治疗。性伴侣应同时治疗。

### 4. 护理措施

（1）心理护理：尊重病人，给予适当的关心、安慰，解除病人求医的顾虑。向病人强调急性期及时、彻底治疗的重要性和必要性，解释头孢曲松钠治疗的作用和效果，以防疾病转为慢性，帮助病人树立治愈的信心。

（2）健康教育：治疗期间严禁性交。因为淋病病人有同时感染滴虫和梅毒的可能，所以同时监测阴道滴虫、梅毒血清反应。此外，教会病人自行消毒隔离的方法，病人的内裤、浴盆、毛巾应煮沸消毒 5 ～ 10 分钟，病人所接触的物品及器具用 1% 碳酸溶液浸泡。

（3）指导随访：指导病人随访，判断疗效。病人于治疗结束后 2 周内，在无性接触史情况下符合下列标准为治愈：临床症状和体征全部消失；治疗结束后 4 ～ 7 天取子宫颈管分泌物做涂片及细菌培养，连续 3 次均为阴性，方能确定治愈。

（4）急性淋病病人的护理：嘱病人卧床休息，做好严密的床边隔离。将病人接触过的生活用品进行严格的消毒灭菌，污染的手须经消毒液浸泡消毒，防止交叉感染等。

（5）孕妇护理：在淋病高发地区，孕妇应于产前常规筛查淋菌，最好在妊娠早、中、晚期各做一次子宫颈分泌物涂片镜检淋菌，进行淋菌培养，以便及早确诊并得到彻底治疗。

（6）新生儿护理：淋病产妇娩出的新生儿，均用 1% 硝酸银液滴眼，预防淋菌性眼炎，预防用头孢曲松钠 25 ～ 50mg/kg（最大剂量不超过 125mg）肌内注射或静脉注射，单次给药。新生儿可发生播散性淋病，于出生后不久出现淋菌关节炎、脑膜炎、败血症等，治疗不及时可致新生儿死亡。淋病新生儿双亲必须同时治疗。

## 八、梅毒

1. 病因及感染途径

（1）病因：梅毒是由苍白（梅毒）螺旋体引起的慢性全身性的性传播疾病。苍白（梅毒）螺旋体在体外干燥条件下不易生存，一般消毒剂及肥皂水均可杀灭。但其耐寒力强，4℃存活 3 天，-78℃保存数年，仍具有传染性。

（2）感染途径

①直接感染：最主要的传播途径是性接触直接传播，占 95%。未经治疗的病人在感染后 1 年内最具传染性。随病期延长，传染性逐渐减弱，病期超过 4 年者基本无传染性。

②间接感染：少数病人可因医源性途径、接吻、哺乳、衣裤、被褥、浴具等直接接触病人的皮肤黏膜而间接感染，个别病人可通过输入有传染性梅毒病人的血液而感染。

③垂直感染：患梅毒的孕妇即使病期超过 4 年，其螺旋体仍可通过妊娠期胎盘感染给胎儿，引起先天梅毒，一般先天梅毒儿占死胎 30% 左右。若孕妇软产道有梅毒病灶，新生儿可通过软产道感染，但不属于先天梅毒。

2. 临床表现　梅毒的潜伏期为 2 ～ 4 周。不同期别的梅毒病人临床表现不同：一期梅毒主要表现为硬下疳；二期梅毒主要表现为梅毒疹；三期梅毒主要表现为永久性皮肤黏膜损害，愈后留有瘢痕。故早期主要表现为皮肤黏膜损害，晚期能侵犯心血管、神经系统等重要脏器，产生各种严重症状和体征，造成劳动力丧失，甚至死亡。

3. 治疗　治疗原则是早期明确诊断，及时治疗，用药足量，疗程规范。

4. 护理措施

（1）心理护理：正确对待病人，尊重病人，帮助其建立治愈的信心和生活的勇气。

（2）健康教育：治疗期间禁止性生活，性伴侣应同时进行检查及治疗，治疗后接受随访。治愈标准为临床治愈及血清学治愈。各种损害消退及症状消失为临床治愈；抗梅毒治疗 2 年内，梅毒血清学试验由阳性转为阴性，脑脊液检查阴性，为血清学治愈。治疗后至少 2 年内不妊娠。

（3）随访指导：经充分治疗后，应随访2～3年。第1年每3个月复查1次，以后每半年复查1次，包括临床及血清试验。若在治疗后6个月内血清滴度未下降4倍，应视为治疗失败或再感染，除需重新加倍治疗剂量外，还应行脑脊液检查，观察有无神经梅毒。多数一期梅毒在1年内、二期梅毒在2年内血清学试验转阴。少数晚期梅毒血清非密螺旋体抗体滴度低水平持续3年以上，可判为血清固定。

（4）孕妇护理：建议所有孕妇在初次产科检查时做梅毒血清学筛查，必要时在妊娠晚期或分娩期重复检查，以明确诊断及时治疗。对用药的孕妇提供相应护理，使患有梅毒的孕妇了解治疗方案，用药目的、原则及注意事项，取得配合。目前，首选青霉素治疗，青霉素过敏者，可选用盐酸红霉素、多西环素或四环素，但疗效较青霉素差。妊娠晚期病人采用红霉素治疗梅毒同样有效，但不能防治先天梅毒，可改用头孢类抗生素，如头孢类抗生素过敏，最好采用青霉素脱敏法处理。所有已确诊为先天梅毒的新生儿均需要按医嘱接受治疗，若青霉素过敏，可改用红霉素。在治疗过程中要求病人主动配合，并严格按医嘱及时、足量、规范完成治疗方案。

## 九、获得性免疫缺陷综合征（艾滋病）

1. 病因及感染途径

（1）性接触传染：是艾滋病的主要传染途径，同性恋、异性恋均可传播。

（2）注射及血源途径：药物依赖者共用针头，或输注含病毒的血液及血液制品。

（3）母婴传播：感染HIV的孕妇可通过胎盘、分娩过程及产后血性分泌物和哺乳传播给婴儿。

（4）其他途径：应用HIV感染者的器官移植或人工授精，被污染的针头刺伤或破损皮肤意外感染。

2. 临床表现　本病潜伏期长，一般认为2～10年可发展为艾滋病。

艾滋病分期：①急性感染期，轻微发热、全身不适、头痛、畏食、肌肉关节疼痛及淋巴结肿大等，症状持续3～14天后自然消失；②无症状感染期；③持续性全身淋巴结肿大期；④艾滋病期，易发生机会性感染及恶性肿瘤。

3. 治疗　①抗病毒治疗，早期抗病毒是治疗的关键；②并发症治疗；③支持及对症治疗；④预防性治疗。

4. 护理措施

（1）隔离：艾滋病期病人应在执行血液/体液隔离的同时实施保护性隔离。

（2）病情观察。

（3）休息与活动：急性感染期和艾滋病期应卧床休息，以减轻症状。无症状期可以正常工作，避免劳累。

（4）加强个人卫生：加强口腔护理和皮肤清洁。

（5）用药护理：早期抗病毒治疗可减少机会性感染。

（6）饮食护理：给予高热量、高蛋白、高维生素、易消化饮食。

（7）心理护理。

# 第15单元　月经失调病人的护理

【复习内容】功能失调性子宫出血是本单元重点掌握内容。

## 一、功能失调性子宫出血

### （一）病因及发病机制

1. 无排卵型功血　好发于青春期和绝经过渡期，但也可发生于生育年龄。青春期功血的病人下丘脑－垂体－卵巢轴激素间的反馈调节尚未成熟，大脑中枢对雌激素的正反馈作用存在缺陷；绝经过渡期妇女因卵巢功能下降，卵巢对垂体促性腺激素的反应低下，卵泡发育受阻而不能排卵；生育年龄妇女有时因为应激等因素的干扰，也会发生无排卵。各种因素造成的无排卵，均导致子宫内膜受单一的雌激素刺激，无黄体酮对抗而发生雌激素突破性出血或撤退性出血。

2. 有排卵型功血　较无排卵型功血少见，多发生于生育期妇女，有周期性排卵，因此临床上仍有可辨认的月经周期。

### （二）临床表现

1. 无排卵型功血　临床表现为子宫不规则出血，特点是月经周期紊乱，月经期长短不一，出血量时多时少，量可少至点滴淋漓，或可多至大量出血，有时有数周至数月停经，然后出现不规则出血，血量往往较大，持续2～3周甚至更长时间，不易自止。少数表现为类似正常月经的周期性出血，但量较多。出血期不伴有下腹疼痛或其他不适，出血多或时间长的病人常伴贫血，甚至休克。

2. 有排卵型功血　月经过多是指月经周期规则，月经期正常，但月经量＞80ml。常因子宫内膜纤溶酶活性过高或前列腺素等血管舒缩因子分泌失调所致。

### （三）辅助检查

1. 妇科检查　盆腔检查排除器质性病灶，常无异常发现。

诊断性刮宫简称诊刮，止血的同时能明确子宫内膜病理诊断。于月经前3～7天或月经来潮6小时（不超过12小时）内刮宫，以确定排卵或黄体功能。有排卵型功血者应在月经期第5～6天进行，不规则出血者可随时进行刮宫。诊刮时应注意子宫腔大小、形态、子宫壁是否光滑，刮出物的性质和量。

2. 子宫镜检查　直接观察子宫内膜情况，表面是否光滑，有无组织突起及充血。在子宫镜直视下选择病变区如子宫内膜息肉、子宫黏膜下肌瘤、子宫内膜癌等进行活检，较盲取内膜的诊断价值高。

3. 基础体温测定　是测定排卵的简易可行方法。无排卵型功血者基础体温无上升改变而呈单相曲线，提示无排卵。排卵型功血者则表现为基础体温呈双相，其中黄体功能不全者排卵后体温上升缓慢，上升幅度偏低，升高时间仅维持9～10天即下降。若黄体萎缩不全致子宫内膜脱落不全者，则基础体温呈双相，但下降缓慢。

4. 宫颈黏液结晶检查　月经前仍可见羊齿植物叶状结晶，提示无排卵。

5. 阴道脱落细胞涂片检查　可间接反映卵巢功能，同时判断雌激素影响程度，一般表现为中、高度雌激素影响。

6. 激素测定　为确定有无排卵，可测定血清黄体酮或尿、孕二酮，若为卵泡期水平则为无排卵。为排除其他内分泌疾病，测定血催乳激素水平及甲状腺功能。

（四）治疗

止血、纠正贫血、调整月经周期并防治感染。

1. 无排卵型功血

（1）止血

①性激素：无排卵型功血的治疗首选性激素。

②孕激素：孕激素治疗也称子宫内膜脱落法或药物刮宫。无排卵型功血由单一雌激素刺激所致，补充孕激素使处于增生期或增生过长的子宫内膜转化为分泌期，停药后短期内内膜脱落，出现撤药性出血。适用于血红蛋白＞ 80g/L、生命体征稳定的病人。常用药物有黄体酮肌内注射或地屈孕酮、微粒化黄体酮胶囊、醋酸甲轻孕酮等口服。

③雌激素：应用大剂量雌激素可迅速提高血内雌激素浓度，促使子宫内膜生长，短期内修复创面而止血，也称子宫内膜修复法。适用于出血时间长、量多致血红蛋白＜ 80g/L 的青春期功血病人。常用药物有苯甲酸雌二醇、结合雌激素（倍美力）等，血止 3 天后按每 3 天递减 1/3 的量调整。

（2）复方短效口服避孕药：适用于长期而严重的无排卵型出血。高效合成孕激素可使子宫内膜萎缩，从而达到内膜萎缩和止血目的。但此法不适用于青春期病人，常用药物是妇康片。

（3）刮宫术：既可迅速止血，也具有诊断价值，可了解子宫内膜病理变化，除外恶性病变。对于绝经过渡期及病程长的育龄期妇女应首先考虑使用刮宫术，对未婚、无性生活史的青少年不轻易选择刮宫术，仅适于大量出血且药物治疗无效需立即止血，或需要行子宫内膜组织病理学检查者。术前应征得病人知情同意。

（4）辅助治疗：一般止血药包括氨甲环酸或酚磺乙胺（止血敏）、维生素 K 等。

（5）口服避孕药：可很好地控制周期，尤其适用于有避孕需求的病人。

（6）手术治疗：适用于药物治疗效果不佳或不宜用药且无生育要求的病人，尤其是不易随访的年龄较大者及内膜病理为癌前病变或癌变者，可以做子宫内膜去除术或子宫全切除术。

2. 有排卵型功血　月经过多的治疗如下。

（1）药物治疗：止血药，子宫腔放置左炔诺孕酮宫内缓释系统，放置后，该系统可在子宫腔内释放左炔诺孕酮，有效期一般为 5 年；高效合成孕激素，使用高效合成孕激素可使子宫内膜萎缩。

（2）手术治疗：子宫内膜去除术、子宫全切除术或子宫动脉栓塞术。

（3）月经期延长：周期第 5 ～ 7 天，给予小剂量雌激素帮助修复子宫内膜，或枸橼酸氯米酚促卵泡正常发育，或在前一个周期的黄体期应用孕激素，促进子宫内膜脱落。

（4）月经间期出血：一般于月经第 1 ～ 5 天开始，周期性使用口服避孕药 3 ～ 6 个周期。

（五）护理措施

1. 补充营养　病人体质往往较差，应加强营养，改善全身情况，可补充铁剂、维生素 C 和蛋白质。成人体内大约每 100ml 血中含 50mg 铁，行经期妇女每天从食物中吸收铁 0.7 ～ 2.0mg，经量多者应额外补充铁。向病人推荐含铁较多的食物，如猪肝、豆角、蛋黄、胡萝卜、葡萄干等。按照病人的饮食习惯，为病人制订适合于个人的饮食计划，保证病人获得足够的营养。

2. 维持正常血容量　观察并记录病人的生命体征、出入量，嘱病人保留出血期间使用的会阴垫及内裤，以便更准确地估计出血量。出血量较多者，督促其卧床休息，避免过度疲劳和剧烈活动。贫血严重者，遵医嘱做好配血、输血、止血措施，执行治疗方案维持病人正常血容量。

3. 预防感染　严密观察与感染有关的征象，如体温、脉搏、子宫体压痛等，监测白细胞计数和分类，同时做好会阴部护理，保持局部清洁。

4. 遵医嘱使用性激素

（1）按时、按量正确服用性激素，保持药物在血中的稳定水平，不得随意停服和漏服。

（2）药物减量必须按医嘱规定在血止后才能开始，每 3 天减量 1 次，每次减量不得超过原剂量的 1/3，直至维持量。

（3）维持量服用时间，通常按停药后发生撤退性出血的时间与病人上一次行经时间相应考虑。

（4）指导病人在治疗期间如出现不规则阴道出血应及时就诊。

5. 加强心理护理

（1）鼓励病人表达内心感受，耐心倾听病人的诉说，了解病人的疑虑。

（2）向病人解释病情及提供相关信息，帮助病人澄清问题，解除思想顾虑，摆脱焦虑。也可交替使用放松技术，如看电视、听广播、看书等分散病人的注意力。

需要接受手术治疗的病人，为其提供手术常规护理。

## 二、闭经

### （一）病因及发病机制

闭经是妇科常见症状，表现为无月经或月经停止。通常根据既往有无月经来潮将闭经分为原发性和继发性两类。原发性闭经是指年龄超过 16 岁（有地域性差异）、第二性征已发育、月经尚未来潮，或年龄超过 14 岁、尚无女性第二性征发育者；继发性闭经是指以往曾建立正常月经周期，后因某种病理性原因月经停止 6 个月以上者，或按自身原来月经周期计算停经 3 个周期以上者。原发性闭经较少见，往往由于遗传学原因或先天性发育缺陷引起，如米勒管发育不全综合征、雄激素不敏感综合征、卵巢不敏感综合征等；继发性闭经发生率明显高于原发性闭经，病因复杂。根据其发生原因，闭经又可分为生理性和病理性两大类。闭经按生殖轴病变和功能失调的部位分为下丘脑性闭经、垂体性闭经、卵巢性闭经、子宫性闭经及下生殖道发育异常性闭经。

### （二）辅助检查

1. 妇科检查　检查第二性征发育情况，注意内、外生殖器的发育，有无缺陷、畸形和肿瘤，腹股沟区有无肿块。

2. 子宫功能检查　主要了解子宫、子宫内膜状态及功能。

诊断性刮宫：适用于已婚妇女，用以了解子宫腔深度和宽度，子宫颈管或子宫腔有无粘连。刮取子宫内膜做病理学检查，可了解子宫内膜对卵巢激素的反应，还可以确定子宫内膜结核的诊断，刮出物同时做结核菌培养。

3. 子宫输卵管碘油造影　了解子宫腔形态、大小及输卵管情况，用以诊断生殖系统发育不良畸形、结核及子宫腔粘连等病变。

4. 子宫镜检查　在子宫镜直视下观察子宫腔及内膜有无宫腔粘连、可疑结核病变，常规取材送病理学检查。

5. 药物撤退试验　常用孕激素试验和雌激素、孕激素序贯试验。①孕激素试验，用以评估内源性雌激素水平，服用孕激素（黄体酮或醋酸甲轻孕酮）5天，停药3～7天后出现撤药性出血（阳性反应），提示子宫内膜已受一定水平的雌激素影响，但无排卵；如孕激素试验无撤药性出血（阴性反应），说明病人体内雌激素水平低下，对孕激素无反应，应进一步做雌激素、孕激素序贯试验。②雌激素试验，目的是以雌激素刺激子宫内膜增生，停药后出现撤退性出血，可以了解子宫和下生殖道情况。服用雌激素20天，最后5天加用孕激素，停药后3～7天发生撤药性出血为阳性，提示子宫内膜功能正常，对甾体激素有反应，闭经是由于病人体内雌激素水平低落所致，应进一步寻找原因。若无撤药性出血为阴性，可再重复试验一次，若两次试验均阴性，提示子宫内膜有缺陷或被破坏，可诊断为子宫性闭经。

6. 卵巢功能检查　基础体温测定：有排卵者的基础体温在正常月经周期中显示双相型，即月经周期后半期的基础体温较前半期上升0.3～0.6℃，则提示卵巢有排卵或黄体形成。

（1）阴道脱落细胞检查：涂片见有正常周期性变化，提示闭经原因在子宫；涂片中见中底层细胞，表层细胞极少或无，无周期性变化，若FSH升高，提示病变在卵巢；涂片表现不同程度雌激素低落，或持续轻度影响，若FSH、LH均低，提示垂体或以上中枢功能低下引起的闭经。

（2）宫颈黏液结晶检查：羊齿状结晶越明显、越粗，提示雌激素作用越显著；若涂片上见成排的椭圆体，提示雌激素作用的基础上已受孕激素影响。

（3）血甾体激素测定：做雌二醇、黄体酮及睾酮的放射免疫测定。若雌激素、孕激素浓度低，提示卵巢功能不正常或衰竭；若睾酮值高，提示有多囊卵巢综合征、卵巢男性化肿瘤或睾丸女性化等疾病的可能。

（4）B型超声监测：从月经周期第10天开始用B型超声动态监测卵泡发育及排卵情况。卵泡直径达18～20mm时为成熟卵泡，估计约在72小时内排卵。

（5）卵巢兴奋试验：又称尿促性素（HMG）刺激试验。用HMG连续肌内注射4天，了解卵巢是否产生雌激素。若卵巢对垂体激素无反应，提示病变在卵巢；若卵巢有反应，则病变在垂体或垂体以上。

7. 垂体功能检查　雌激素试验阳性提示病人体内雌激素水平低落，为确定原发病因在卵巢、垂体或下丘脑，需做以下检查。

（1）血PRL、FSH、LH放射免疫测定：PRL＞25μg/L时称高催乳素血症，PRL升高时应进一步作头颅X线摄片或CT检查，以排除垂体肿瘤；FSH＞40U/L，升高提示卵巢功能衰竭；LH＞25U/L，升高高度怀疑多囊卵巢；FSH、LH均＜5U/L，提示垂体功能减退，病变可能在垂体或下丘脑。

（2）垂体兴奋试验：又称GnRH刺激试验，用以了解垂体功能减退起因于垂体或下丘脑。静脉注射LHRH 15～60分钟后LH较注射前高2～4倍以上说明垂体功能正常，病变在下丘脑；若经多次重复试验，LH值仍无升高或增高不显著，提示引起闭经的病变在垂体。

（3）影像学检查：疑有垂体肿瘤时应做蝶鞍 X 线摄片，阴性时需再做 CT 或 MRI 检查。疑有子宫畸形、多囊卵巢、肾上腺皮质增生或肿瘤时可做 B 型超声检查。

（4）其他检查：疑有先天性畸形者，应做染色体核型分析及分带检查。考虑闭经与甲状腺功能异常有关者应测定血 $T_3$、$T_4$、TSH；闭经与肾上腺功能有关时可做尿 17- 酮、17- 羟类固醇或血皮质醇测定。

（三）治疗

1. 病因治疗　部分病人祛除病因后可恢复月经。

2. 心理学治疗　在闭经中占重要位置，如因神经、精神应激起因的病人应给予有效的心理疏导疗法。

3. 雌激素和（或）孕激素治疗　对青春期女性及成人低雌激素血症所致的闭经应采用雌激素治疗。青春期女性的周期疗法建议选用天然或接近天然的孕激素，如地屈孕酮和微粒化黄体酮，有利于生殖轴功能的恢复；有雄激素过多体征的病人，可采用抗雄激素作用的孕激素配方制剂；对有一定水平的内源性雌激素的闭经病人，则定期采用孕激素治疗，使子宫内膜定期脱落。

4. 针对疾病病理、生理紊乱的内分泌治疗　根据闭经的病因及其病理、生理机制，采用针对性的内分泌药物来纠正体内紊乱的激素水平。

5. 诱发排卵

6. 辅助生育治疗　对于有生育要求者，诱发排卵后没有成功妊娠，或合并有输卵管问题的闭经病人或男方因素不孕者可采用辅助生育技术治疗。

（四）护理措施

（1）加强心理护理。

（2）促进病人与社会的交往，鼓励病人与同伴、亲人交流，参与力所能及的社会活动，保持心情舒畅，正确对待疾病。

（3）鼓励病人加强锻炼，供给足够的营养，保持标准体重，增强体质。

## 三、痛经

（一）病因及发病机制

原发性痛经多见于青少年期，其疼痛与子宫肌肉活动增强所导致的子宫张力增加和过度痉挛性收缩有关。原发性痛经的发生受内分泌因素、遗传因素、免疫因素、精神因素、神经因素等的影响。

（1）内分泌因素：痛经经常发生在有排卵的月经周期，无排卵型子宫内膜因无黄体酮刺激，所含 PG 浓度甚低，月经周期一般不伴有腹痛。

（2）精神、神经因素。

（3）遗传因素：女儿与母亲发生痛经有相关关系。

（4）免疫因素：痛经病人免疫细胞和免疫反应有改变。

（二）临床表现

月经期下腹痛是原发性痛经的主要症状，疼痛多数位于下腹中线或放射至腰骶部、外阴与肛门，少数人的疼痛可放射至大腿内侧。疼痛的性质以坠痛为主，重者呈痉挛性。疼痛时月经未来潮或仅见少量经血，行经第 1 天疼痛最剧烈，持续 2 ～ 3 天后疼痛即可缓解，可伴随恶心、呕吐、腹泻、头晕、乏力等症状，严重时面色发白、出冷汗。妇科检查无异常发现，偶有触及子宫呈过度的前倾前屈或过度的后倾后屈位。

（三）治疗

处理原则是避免精神刺激和过度疲劳，以对症治疗为主。

（四）护理措施

1. 健康教育

（1）进行月经期保健的教育工作：包括注意经期清洁卫生，经期禁止性生活，加强经期保护，预防感冒，注意合理休息和充足睡眠，加强营养。

（2）重视精神、心理护理：关心并理解病人的不适和恐惧心理，阐明月经期可能有一些生理反应，如小腹坠胀和轻度腰酸，不影响日常生活、学习和工作。讲解有关痛经的生理知识，疼痛不能忍受时提供非麻醉性镇痛治疗。

2. 缓解症状　腹部局部热敷和饮用热的饮料，如热汤或热茶。

3. 服用镇痛药　若因每一次月经期习惯服用镇痛药，则应防止成瘾，疼痛不能忍受时应遵医嘱服用麻醉药以减轻疼痛。

4. 指导用药　口服避孕药和前列腺素合成酶抑制药可以有效地治疗原发性痛经。避孕药适用于有避孕要求的痛经妇女，可抑制子宫内膜生长，使月经量减少；药物抑制排卵，缺乏黄体，无内源性黄体酮产生，而黄体酮刺激为子宫内膜生物合成 PG 所必需，从而使月经血 PG 浓度降低。前列腺素合成酶抑制药可抑制环氧合酶系统而减少 PG 的产生。

5. 应用生物反馈法　增加病人的自我控制感，使身体放松，以解除痛经。

## 四、围绝经期综合征

（一）病因及发病机制

1. 内分泌因素　卵巢功能减退，血中雌 - 孕激素水平降低，使正常的下丘脑 - 垂体 - 卵巢轴之间平衡失调，影响了自主神经中枢及其支配下的各脏器功能，从而出现一系列自主神经功能失调的症状。

2. 神经递质　血 β- 内啡肽及其自身抗体含量明显降低，引起神经内分泌调节功能紊乱。神经递质 5- 羟色胺（5-HT）水平异常，与情绪变化密切相关。

3. 种族、遗传因素　个体人格特征、神经类型，以及职业、文化水平均与围绝经期综合征的发病及症状严重程度可能有关。围绝经期综合征病人大多神经类型不稳定，且有精神压抑或精神上受过较强烈刺激的病史。另外，经常从事体力劳动的人发生围绝经综合征的较少，即使发生也较轻、消退较快。

（二）临床表现

1. 近期症状

（1）月经改变：绝经前半数以上妇女出现月经紊乱，主要有以下 4 种表现，即月经频发、月经稀发、不规则子宫出血、闭经。

（2）血管舒缩症状：主要表现为潮红、潮热，为围绝经期最常见且典型的症状。

（3）自主神经失调症状：常出现心悸、眩晕、头痛、耳鸣、失眠等自主神经失调症状。

（4）精神神经症状：主要包括情绪、记忆及认知功能症状，其临床特征是绝经期首次发病，多伴有性功能衰退，主要精神症状是忧郁、焦虑、多疑等，可有兴奋型和抑郁型两种表现。

2. 远期症状

（1）泌尿、生殖道症状：出现外阴、阴道干燥，性交痛及反复发生阴道炎。排尿困难、尿急、尿失禁，易反复发作膀胱炎，常有张力性尿失禁。

（2）骨质疏松：绝经后妇女骨质吸收速度快于骨质生成，促使骨质丢失变为疏松，围绝经期过程中约25%的妇女患有骨质疏松，其发生与雌激素下降有关。骨质疏松主要是指骨小梁减少，最后可能引起骨骼压缩使体格变小，严重者导致骨折，桡骨远端、股骨颈椎体等部位易发生，骨折将引起一系列问题如疼痛、残废等。

（3）阿尔茨海默病：近年来研究发现雌激素缺乏对发生阿尔茨海默病可能有潜在危险，表现为老年痴呆、记忆丧失、失语失认、定向计算判断障碍及性格、行为、情绪改变。

（4）心血管病变：病人可有血压升高或血压波动、假性心绞痛，有时伴心悸、胸闷等。

（5）皮肤和毛发的变化：皮肤皱纹增多加深，皮肤变薄、干燥甚至皲裂，皮肤色素沉着，出现斑点。

（三）治疗

选择心理治疗配合对症治疗或激素治疗。

1. 一般治疗　围绝经期精神症状可因神经类型不稳定或精神状态不健全而加剧，故应进行心理治疗。必要时可选用适量的镇静药以助睡眠，谷维素有助于调节自主神经功能，可以缓解潮热症状。为预防骨质疏松，病人应坚持身体锻炼，增加日晒时间，饮食注意摄取足量蛋白质及含钙丰富食物，并按医嘱补充钙剂。

2. 激素替代治疗（HRT）　是一种医疗措施。当机体缺乏性激素，并由此发生或将会发生健康问题时，需要外源地给予具有性激素活性的药物，以纠正与性激素不足有关的健康问题。

（1）适应证：包括缓解绝经相关症状（如血管舒缩症状及与其相关的睡眠障碍等），尤其是血管舒缩障碍如潮热、盗汗，睡眠障碍等；同时有助于改善疲倦感。

（2）禁忌证：包括已知或怀疑妊娠、原因不明的阴道出血、已知或怀疑患有乳腺癌、已知或怀疑患有性激素依赖性恶性肿瘤、患有活动性静脉或动脉血栓栓塞性疾病（最近6个月内）、严重肝肾功能障碍、血卟啉症、耳硬化症、脑膜瘤（禁用孕激素）等。

（3）药物及剂量：主要药物为雌激素，常同时使用孕激素。

（4）用药途径：口服以片剂为主，经皮肤有皮贴、皮埋片、涂抹胶，经阴道有霜、片、栓、硅胶环及盐悬剂，肌内注射有油剂及鼻喷用制剂。

（5）用药方案：序贯给药，有子宫者在雌激素治疗的后半周期加用孕激素制剂；联合用药，雌、孕激素合剂。

（6）用药时间：应用HRT时，应个性化用药。

（四）护理措施

1. 健康教育

（1）向围绝经期妇女及其家属介绍绝经是一个生理过程，绝经发生的原因及绝经前后身体将发生的变化，帮助病人消除因绝经变化产生的恐惧心理，并对将发生的变化做好心理准备。

（2）介绍绝经前、后减轻症状的方法，以及预防围绝经期综合征的措施。如适当地摄取钙和维生素 D，将减少因雌激素降低所致骨质疏松；规律的运动如散步、骑自行车等可以促进血液循环，维持肌肉良好的张力，延缓老化的速度，还可以刺激骨细胞的活动，延缓骨质疏松的发生；正确对待性生活等。

（3）设立妇女围绝经期门诊，以利咨询、指导和加强护理。具体咨询内容如下。

①帮助病人了解围绝经期是正常生理过程，消除无谓的恐惧和焦虑，以乐观积极的态度对待老年的到来，帮助解决各种心理矛盾、情绪障碍、心理冲突、思维方法等问题。

②耐心解答病人提出的问题，使护患合作和相互信任，共同发挥防治作用。

③防癌检查，主要是女性生殖道和乳腺肿瘤。

④对围绝经期妇女的性要求和性生活等方面给予关心和指导。

⑤积极防治围绝经期妇女常见病、多发病，如糖尿病、高血压、冠状动脉粥样硬化性心脏病、肿瘤和骨质疏松。

⑥防治围绝经期妇女常见、多发的妇女病，如阴道炎症、绝经后出血、子宫脱垂、尿失禁等。

⑦宣传雌激素补充疗法的有关知识。

2. 心理护理

（1）与围绝经期妇女交往时，通过语言、表情、态度、行为等去影响病人的认识、情绪和行为，使护理人员和病人双方发挥积极性，相互配合，达到缓解症状的目的。

（2）使其家人了解绝经期妇女可能出现的症状，并给予同情、安慰和鼓励。

3. 指导用药

（1）帮助病人了解用药的目的、药物剂量、适应证、禁忌证、用药时可能出现的反应等，督促长期使用性激素者接受定期随访。开始 HRT 后，可于 1 ～ 3 个月复诊，以后随诊间隔可为 3 ～ 6 个月，1 年后的随诊间隔可为 6 ～ 12 个月。若出现异常的阴道出血或其他不良反应应随时复诊，每次复诊须仔细询问病史及其他相关问题。推荐每年 1 次体格检查，如血压、体重、身高、乳腺及妇科检查；推荐每年 1 次辅助检查，如盆腔 B 超、血糖、血脂及肝肾功能检查，乳腺 B 超或钼靶照片；每 3 ～ 5 年做 1 次骨密度测定。根据病人情况，可酌情调整检查频率。

（2）指导病人用药期间注意观察，若子宫不规则出血，应做妇科检查并进行诊断性刮宫，刮出物送病理检查以排除子宫内膜病变。雌激素剂量过大时可引起乳房胀痛、白带多、阴道出血、头痛、水肿或色素沉着等；孕激素不良反应包括抑郁、易怒、乳腺痛和水肿；雄激素有发生高血脂、动脉粥样硬化、血栓栓塞性疾病危险，大量应用出现体重增加、多毛及痤疮，口服时影响肝功能。

## 第 16 单元　妊娠滋养细胞疾病病人的护理

【复习指南】葡萄胎、侵蚀性葡萄胎和绒毛膜癌的临床表现和护理措施是本单元熟练掌握内容。

### 一、葡萄胎

（一）概述

妊娠后胎盘绒毛滋养细胞增生、间质水肿变性，形成大小不一的水泡，水泡间相连成串，形如葡萄，称为葡萄胎。葡萄胎可分为完全性葡萄胎和部分性葡萄胎两类。

（二）病理改变

病变局限于子宫腔内，不侵入肌层，也不发生远处转移。完全性葡萄胎大体检查水泡状物形如串串葡萄，其大小为直径数毫米至数厘米，其间由纤细的纤维素相连，常混有血块及蜕膜碎片；部分性葡萄胎仅部分绒毛变为水泡，常合并胚胎或胎儿组织，胎儿多已死亡，合并足月儿极少，且常伴发育迟缓或多发性畸形。

（三）临床表现

1. 完全性葡萄胎

（1）停经后阴道出血：为最常见的症状。

（2）子宫异常增大、变软：半数以上病人的子宫大于停经月份，质地极软，并伴血清 hCG 水平异常升高。

（3）妊娠呕吐。

（4）妊娠期高血压疾病征象。

（5）卵巢黄素化囊肿：大量绒毛膜促性腺激素（hCG）刺激卵巢卵泡内膜细胞发生黄素化而形成囊肿，称为卵巢黄素化囊肿。

（6）腹痛：为阵发性下腹隐痛。

（7）甲状腺功能亢进征象。

2. 部分性葡萄胎　子宫大小与停经月份多数相符或小于停经月份，妊娠呕吐少见并较轻，多无子痫前期症状，常无腹痛及卵巢黄素化囊肿。

（四）辅助检查

1. 产科检查　子宫大于停经月份，较软，腹部检查扪不到胎体。

2. 多普勒胎心测定　只能听到子宫血流杂音，无胎心音。

3. 人绒毛膜促性腺激素（hCG）测定　病人的血、尿 hCG 处于高值范围且持续不降或超出正常妊娠水平。

4. 超声检查　是诊断葡萄胎的重要辅助检查方法，采用经阴道彩色多普勒超声效果更好。

（五）治疗

一旦确诊，应及时清除子宫腔内容物，如黄素化囊肿蒂扭转且卵巢血供发生障碍应手术切除患侧卵巢。

（六）护理措施

1. 心理护理　详细评估病人对疾病的心理承受能力，鼓励病人表达不能得到良好妊娠结局的悲伤，对疾病、治疗手段的认识，确定其主要的心理问题。

2. 严密观察病情　观察和评估腹痛及阴道出血情况，流血过多时，密切观察血压、脉搏、呼吸等生命体征。

3. 做好术前准备及术中护理　刮宫前配血备用，建立静脉通路，准备好催产素和抢救药品及物品。为防止子宫收缩时将水泡挤入血管造成肺栓塞或转移，催产素应在充分扩张宫口、开始吸宫后使用。

4. 健康教育　让病人和家属了解坚持正规的治疗和随访是根治葡萄胎的基础，懂得监测 hCG 的意义。饮食中缺乏维生素 A 及其前体胡萝卜素和动物脂肪者发生葡萄胎的概率明显增高。

5. 随访指导　葡萄胎的恶变率为10%～25%，正常情况下，葡萄胎排空后血清hCG稳定下降，首次降至阴性的平均时间约为9周，最长不超过14周。如果葡萄胎排空后hCG持续异常，应考虑为滋养细胞肿瘤，因此必须重视刮宫术后的定期随访。随访内容包括hCG定量测定，葡萄胎清空后每周1次，直至连续3次正常，然后每月1次持续至少半年，此后可每半年1次，共随访2年；在随访血、尿hCG的同时应注意月经是否规律，有无阴道异常出血，有无咳嗽、咯血及其他转移灶症状，定时做妇科检查、盆腔B超及X线胸片检查。

6. 避孕　葡萄胎病人随访期间必须严格避孕1年。首选避孕套，也可选择口服避孕药，一般不选用宫内节育器，以免穿孔或混淆子宫出血的原因。

## 二、侵蚀性葡萄胎

### （一）概述

继发于葡萄胎排空后半年以内的妊娠滋养细胞肿瘤的组织学诊断多数为侵蚀性葡萄胎。

### （二）病理改变

侵蚀性葡萄胎的大体检查可见子宫肌壁内有大小不等、深浅不一的水泡状组织。当侵蚀病灶接近子宫浆膜层时，子宫表面可见紫蓝色结节，侵蚀较深时可穿透子宫浆膜层或阔韧带。镜下可见侵入子宫肌层的水泡状组织的形态与葡萄胎相似，可见绒毛结构及滋养细胞增生和分化不良。绒毛结构也可退化仅见绒毛阴影。

### （三）辅助检查

1. 妇科检查　子宫增大，质软，发生阴道、宫颈转移时局部可见紫蓝色结节。

2. 血和尿的绒毛膜促性腺激素（hCG）测定　病人往往于葡萄胎排空后9周以上，或流产、足月产、异位妊娠4周以上，血、尿hCG测定持续高水平或一度下降后又上升，排除妊娠物残留或再次妊娠，结合临床表现可诊断为滋养细胞肿瘤。

3. 超声检查　子宫正常大小或呈不同程度增大，肌层内可见高回声团，边界清但无包膜；或肌层内有回声不均区域或团块，边界不清且无包膜；彩色多普勒超声主要显示丰富的血流信号和低阻力型血流频谱。

4. 组织学诊断　在子宫肌层或子宫外转移灶中若见到绒毛结构或退化的绒毛阴影，则诊断为侵蚀性葡萄胎；若原发灶和转移灶诊断不一致，只要在任一组织切片中见有绒毛结构均可诊断为侵蚀性葡萄胎。

### （四）护理措施

1. 心理护理　评估病人及家属对疾病的心理反应，让病人宣泄痛苦心理及失落感；对住院者做好环境、病友及医护人员的介绍，减轻病人的陌生感；向病人提供有关化学药物治疗及其护理的信息，以减少恐惧及无助感；帮助病人分析可利用的支持系统，纠正消极的应对方式；详细解释病人所担心的各种疑虑，减轻病人的心理压力，帮助病人和家属树立战胜疾病的信心。

2. 严密观察病人　腹痛及阴道出血情况，记录出血量，出血多时除密切观察病人的血压、脉搏、呼吸外，配合医师做好抢救工作，及时做好手术准备。动态观察并记录血hCG的变化情况，识别转移灶症状，发现异常立即通知医师并配合处理。

3. 做好治疗配合　接受化疗者按化疗病人的护理常规护理；手术治疗者按妇科手术前后护理常规实施护理。

4. 减轻不适　对疼痛、化疗不良反应等问题积极采取措施减轻症状，尽可能满足病人的合理要求。

## 三、绒毛膜癌

### （一）概述

1年以上者多数为绒毛膜癌。半年至1年者绒毛膜癌和侵蚀性葡萄胎均有可能，时间间隔越长，绒毛膜癌的可能性越大。

### （二）病理改变

绒毛膜癌多原发于子宫，肿瘤常位于子宫肌层内，也可突入子宫腔或穿破浆膜，单个或多个，无固定形态，与周围组织分界清，质地软而脆，剖视可见癌组织呈暗红色，常伴出血、坏死及感染。镜下表现为滋养细胞不形成绒毛或水泡状结构，极度不规则增生，排列紊乱，广泛侵入子宫肌层及血管，周围大片出血、坏死。肿瘤不含间质和自身血管，瘤细胞靠侵蚀母体血管获取营养。

### （三）临床表现

1. 不规则阴道出血

2. 子宫复旧不全或不均匀增大

3. 卵巢黄素化囊肿

4. 腹痛　一般无腹痛，若肿瘤组织穿破子宫，可引起急性腹痛和腹腔内出血症状。黄素化囊肿发生扭转或破裂时也可出现急性腹痛。

5. 假孕症状　由于肿瘤分泌hCG及雌激素、孕激素的作用，表现为乳房增大，乳头、乳晕着色，甚至有初乳样分泌，外阴、阴道、子宫颈着色，生殖道质地变软。

6. 转移性妊娠滋养细胞肿瘤　大多为绒毛膜癌，症状和体征视转移部位而异。主要经血行播散，最常见的转移部位是肺（80%），其次是阴道（30%）、入盆腔（20%）、肝（10%）、脑（10%）等，各转移部位共同特点是局部出血。

### （四）辅助检查

1. 妇科检查　子宫增大、质软，发生阴道、子宫颈转移时局部可见紫蓝色结节。

2. 血和尿的绒毛膜促性腺激素（hCG）测定　病人往往于葡萄胎排空后9周以上，或流产、足月产、异位妊娠4周以上，血、尿hCG测定持续高水平或一度下降后又上升，排除妊娠物残留或再次妊娠，结合临床表现可诊断为滋养细胞肿瘤。

3. 超声检查　子宫正常大小或呈不同程度增大，肌层内可见高回声团，边界清但无包膜；或肌层内有回声不均区域或团块，边界不清且无包膜；彩色多普勒超声主要显示丰富的血流信号和低阻力型血流频谱。

4. 组织学诊断　若仅见大量的滋养细胞浸润和坏死出血，未见绒毛结构者诊断为绒毛膜癌。

### （五）护理措施

1. 心理护理　评估病人及家属对疾病的心理反应，让病人宣泄痛苦心理及失落感；对住院者做好环境、病友及医护人员的介绍，减轻病人的陌生感；向病人提供有关化学药物治疗及其护理的信息，以减少恐惧及无助感；帮助病人分析可利用的支持系统，纠正消极的应对方式；详细解释病人所担心的各种疑虑，减轻病人的心理压力。

2. 严密观察病人　腹痛及阴道出血情况，记录出血量，出血多时除密切观察病人的血压、脉搏、呼吸外，配合医师做好抢救工作，及时做好手术准备。动态观察并记录血 hCG 的变化情况，识别转移灶症状，发现异常立即通知医师并配合处理。

3. 做好治疗配合　接受化疗者按化疗病人的护理常规护理，手术治疗者按妇科手术前后护理常规实施护理。

4. 减轻不适　对疼痛、化疗不良反应等问题积极采取措施减轻症状，尽可能满足病人的合理要求。

5. 随访　出院后严密随访，2 年内的随访同葡萄胎病人，2 年后仍需每年 1 次，持续 3～5 年，随访内容同葡萄胎。随访期间需严格避孕，化疗停止 12 个月方可妊娠。

# 第 17 单元　妇科恶性肿瘤化疗病人的护理

【复习指南】化疗病人的护理是熟练掌握内容。

## 一、常用药物

### （一）常用药物的种类

1. 内膜癌常用化疗药物有顺铂、多柔比星、紫杉醇、环磷酰胺、氟尿嘧啶、丝裂霉素、依托泊苷等。

2. 宫颈癌常用化疗药物有顺铂、卡铂、氟尿嘧啶、紫杉醇等。

3. 卵巢上皮性癌常用的化疗药物有紫杉醇、顺铂、卡铂、环磷酰胺等。

4. 卵巢恶性生殖细胞肿瘤常用的化疗药有依托泊苷、顺铂、博来霉素等。

5. 单一药物化疗常用的化疗药有氨甲蝶呤、放线菌素 D、氟尿嘧啶、环磷酰胺、长春新碱、依托泊苷。

### （二）化疗药物的作用机制

化疗药物的主要作用机制为主要影响去氧核糖核酸（DNA）的合成，干扰核糖核酸（RNA）的复制及转录、抑制信使核糖核酸（mRNA）的合成，阻止纺锤丝的形成及蛋白质的合成。

### （三）化疗常见的不良反应

1. 骨髓抑制　主要表现为外周血白细胞和血小板计数减少，且有一定的规律性。服药期间细胞计数虽有下降，在停药后多可自然恢复。

2. 消化系统损害　最常见的表现为恶心、呕吐，多数在用药后 2～3 天开始，5～6 天后达高峰，停药后逐步好转。

3. 神经系统损害　长春新碱对神经系统有毒性作用，表现为指（趾）端麻木、复视等。

4. 药物中毒性肝炎　主要表现为用药后血转氨酶值升高，偶见黄疸。一般在停药后一定时期恢复正常，但未恢复时不能继续化疗。

5. 泌尿系统损伤　环磷酰胺对膀胱有损害，某些药如顺铂、甲氨蝶呤对肾有一定的毒性，肾功能正常者才能应用。

6. *皮疹和脱发皮疹* 最常见于应用甲氨蝶呤后，严重者可引起剥脱性皮炎。脱发最常见于应用放线菌素 D（更生霉素）者，1 个疗程即可全脱，但停药后均可生长。

## 二、化疗病人的护理

### （一）化疗前的准备

1. *准确测量并记录体重* 化疗时应根据体重来正确计算和调整药量，一般在每个疗程的用药前及用药中各测一次体重，应在早上、空腹、排空大小便后进行测量，酌情减去衣服重量。如体重不准确，用药剂量过大，可发生中毒反应，过小则影响疗效。

2. *正确使用药物* 根据医嘱严格“三查七对”，正确溶解和稀释药物，并做到现配现用，一般常温下不超过 1 小时。如果联合用药应根据药物的性质排出先后顺序。放线菌素 D（更生霉素）、顺铂等需要避光的药物，使用时要用避光罩或黑布包好。

### （二）化疗中的护理

一旦怀疑或发现药物外渗应重新穿刺，遇到局部刺激较强的药物，需立即停止滴入并给予局部冷敷，同时用生理盐水或普鲁卡因局部封闭，以后用金黄散外敷，防止局部组织坏死，减轻疼痛和肿胀。化疗结束前用生理盐水冲管，以降低穿刺部位拔针后的残留浓度，起到保护血管的作用。对经济条件允许的病人建议使用 PICC 及输液港等给药，以保护静脉减少反复穿刺的痛苦。按医嘱定期测定白细胞计数，如低于 $3.0\times10^9/L$ 应与医师联系考虑停药；对于白细胞计数低于正常的病人要采取预防感染的措施，严格无菌操作。如白细胞低于 $1.0\times10^9/L$，则机体几乎已没有自身免疫力，极易因轻微的感染而导致败血症威胁生命，要进行保护性隔离、尽量谢绝探视、禁止带菌者入室、净化空气；按医嘱应用抗生素、输入新鲜血或白细胞浓缩液、血小板浓缩液等。

### （三）化疗不良反应的护理

化疗药的停药指征如下：①白细胞低于 $3.0\times10^9/L$ 或血小板低于 $80\times10^9/L$ 时，应停药观察；②肝肾功能或心肌损伤严重者；③感染发热，体温 38℃以上者；④出现并发症，如胃肠道出血穿孔、肺部大咯血。

### （四）健康教育

1. *讲解化疗护理的常识* 包括化疗药物的类别，不同药物对给药时间、剂量浓度、滴速、用法的不同要求；有些药物需要避光；化疗药物可能发生的不良反应的症状；出现口腔溃疡或恶心、呕吐等消化道不适时仍需坚持进食的重要性；化疗造成的脱发并不影响生命器官，化疗结束后就会长出秀发。

2. *教会病人化疗时的自我护理* 进食前后用生理盐水漱口，用软毛牙刷刷牙，如牙龈出血，改用手指缠绕纱布清洁牙齿；化疗时和化疗后 2 周内是化疗反应较重的阶段，不宜吃损伤口腔黏膜的坚果类和油炸类食品；为减少恶心、呕吐，避免吃油腻的、甜的食品，鼓励病人少量多餐，每次进食以不吐为度，间隔时间以下次进食不吐为准；与家属商量根据病人的口味提供高蛋白、高维生素、易消化饮食，保证所需营养的摄取及液体的摄入。

# 第 18 单元　妇科手术病人的护理

【复习指南】本单元是考试重点掌握内容，有历年考试出题较多的知识点，要求对疾病的临床表现和护理措施熟练掌握。

## 一、腹部手术病人的一般护理

### （一）妇产科腹部手术的种类

按手术急、缓程度可分为择期手术、限期手术和急诊手术。按手术范围区分主要有剖腹探查术、全子宫切除术、次全子宫切除术、附件切除术、全子宫及附件切除术、次全子宫及附件切除术、子宫根治术、剖宫产术等。子宫、附件切除术也可经由阴道施行。

### （二）手术前准备

1. 手术前一日准备

(1)皮肤准备：备皮，其范围是上至剑突下，下至两大腿上1/3处及外阴部，两侧至腋中线。

(2)消化道准备：一般手术前一日灌肠1～2次，或口服缓泻药，使病人能排便3次以上。

2. 手术日护理　手术日晨，护士宜尽早看望病人，测量体温、血压、脉搏、呼吸等，询问病人的自我感受。拟行全子宫切除术者，手术日晨常规冲洗后，分别用2.5%碘酊、75%乙醇消毒子宫颈口，擦干后再用1%甲紫涂子宫颈及阴道穹窿（作为手术者切除子宫的标志）。

3. 手术后护理　按手术及麻醉方式决定病人的术后体位。采用全身麻醉的病人在尚未清醒前应有专人守护，去枕平卧，头侧向一旁，稍垫高一侧肩胸，以免呕吐物、分泌物呛入气管，引起吸入性肺炎或窒息。蛛网膜下隙麻醉者，去枕平卧12小时；硬膜外麻醉者，去枕平卧4～6小时；腰麻者术后宜多平卧一段时间，以防头痛。

## 二、宫颈癌

宫颈癌是最常见的妇科恶性肿瘤之一，原位癌的高发年龄为30～35岁，浸润癌为50～55岁，严重威胁妇女的生命。我国宫颈癌死亡率占总癌症死亡率的第四位，占女性癌的第二位。

发病机制为宫颈上皮内瘤变（CIN），是一组与宫颈浸润癌密切相关的癌前期病变的统称，包括子宫颈不典型增生及宫颈原位癌。

病因可能与以下因素相关：

1. 病毒感染　高危型HPV持续感染是宫颈癌的主要危险因素。90%以上的宫颈癌伴有高危型HPV感染。

2. 性行为及分娩次数　多个性伴侣、初次性生活＜16岁、初产年龄小、多孕多产等与宫颈癌发生密切相关。

3. 其他生物学因素　沙眼衣原体、单纯疱疹病毒Ⅱ型、滴虫等病原体的感染在高危HPV感染导致宫颈癌的发病过程中有协同作用。

4. 其他行为因素　吸烟作为HPV感染的协同因素可以增加宫颈癌的患病风险。另外，营养不良、卫生条件差也可影响疾病的发生。

### （一）宫颈上皮内瘤变

正常子宫颈上皮生理：子宫颈上皮是由子宫颈阴道部的鳞状上皮和子宫颈管柱状上皮共同组成，两者交接部位在子宫颈外口，称为原始鳞－柱交接部或鳞柱交界。根据肿瘤的组织来源，宫颈癌的病理类型有鳞状细胞癌、腺癌和腺鳞癌。以鳞状细胞癌为主，占80%～85%，多发生于子宫颈鳞状上皮与柱状上皮交界处，常呈外生型生长。按子宫颈病变的发生和发展过程，可分为宫颈上皮内瘤变（CIN）和宫颈浸润癌。

CIN分为以下3级。①Ⅰ级：即轻度不典型增生；②Ⅱ级：即中度不典型增生；③Ⅲ级：

即重度不典型增生和原位癌。

（二）宫颈浸润癌

1. 宫颈表现

（1）糜烂型：环绕子宫颈外口表面有粗糙的颗粒状糜烂区，或有不规则的溃破面，触之极易出血。

（2）外生型：又称增生型或菜花型。由息肉样或乳头状隆起，继而发展向阴道内突出的大小不等的菜花状赘生物，质脆易出血。

（3）内生型：又称浸润型。癌组织向子宫颈深部组织浸润、子宫颈肥大而硬，但表面仍光滑或仅有浅表溃疡。

（4）溃疡型：不论外生型或内生型，进一步发展后，癌组织坏死脱落，形成溃疡，甚至整个子宫颈为一大空洞所替代，因常有继发性感染，故有恶臭的分泌物排出。宫颈癌尤其是腺癌也可向子宫颈管内生长，使子宫颈成桶状增大，这也是内生型的一种。

2. 临床表现　早期病人常无明显症状和体征，随着病变发展可出现以下表现。

（1）阴道出血：当癌肿侵及间质内血管时出现出血，出血量与病灶大小、侵及间质内血管情况有关。早期表现为性交后或双合诊检查后有少量出血，称为接触性出血。

（2）阴道排液：多发生在阴道出血之后，病人有白色或血性、稀薄如水样或米汤样排液，伴有腥臭味。晚期癌组织坏死继发感染时则出现大量脓性或米汤样恶臭白带。

（3）疼痛：此为晚期症状，表示子宫颈旁已有明显浸润。

3. 治疗　根据临床分期、病人年龄、生育要求和全身情况，医院设备及医护技术水平等综合分析后制订适合于个体的治疗方案。采用以手术和放疗为主、化疗为辅的综合治疗方案。

（1）手术治疗：主要适用于Ⅰa～Ⅱa的早期病人，无严重内、外科合并症，无手术禁忌证者。根据病情选择不同术式，如全子宫切除术或根治性子宫切除术及盆腔淋巴结切除术等。手术治疗的优点是使年轻的病人可以保留卵巢和阴道的功能。

（2）放射治疗：一般而言，放射治疗（简称放疗）适用于各期病人，包括腔内照射和体外照射。

（3）手术及放射综合治疗：适用于子宫颈局部病灶较大者，术前进行放疗待癌灶缩小后再行手术。或手术后证实淋巴结或子宫旁组织有转移者，可将放疗作为术后的补充治疗。

4. 相关检查

（1）盆腔检查：通过双合诊或三合诊可见不同临床分期病人的局部体征。

（2）宫颈刮片细胞学检查：是普查常用的方法，也是目前发现宫颈癌前期病变和早期宫颈癌的主要方法。

（3）阴道镜检查。

（4）碘试验。

（5）宫颈锥切术：适用于宫颈刮片检查多次阳性而宫颈活检阴性者，或宫颈活检为原位癌需要确诊者。可采用冷刀切除等方法行子宫颈锥切，将切除组织送检，做连续病理切片（24～36张）检查。目前采用的子宫颈环形电切除术（LEEP）是治疗CINII和CINDI较好的方法。

（6）子宫颈和子宫颈管活体组织检查：是确诊宫颈癌前期病变和宫颈癌的最可靠方法。

5. 护理措施

（1）一般护理：鼓励摄入足够营养，维持个人卫生，提供预防保健知识。

（2）协助病人接受各种诊治方案。

（3）以最佳身心状态接受手术治疗：按腹部、会阴部手术护理内容；手术前3天消毒子宫颈及阴道，有活动性出血者，消毒纱条填塞止血，按时取出或更换；手术前夜做好清洁灌肠；宫颈癌合并妊娠者的处理。

（4）协助术后康复：记录生命体征及出入量；保持导尿管、引流管通畅；按医嘱术后48～72小时去除引流管；术后7～14天拔除尿管，防止尿潴留的发生；指导病人进行床上肢体活动；需接受放疗、化疗者按有关内容进行护理。

（5）做好出院指导：手术病人见到病理报告单方可决定是否出院。告知复诊时间，进行饮食、锻炼、性生活指导。

## 三、子宫肌瘤

子宫肌瘤是女性生殖器官中最常见的良性肿瘤，多见于育龄妇女。确切病因尚不清楚，可能与雌激素长期刺激、神经中枢活动和遗传因素有关。

1. 病理与分类

（1）病理：①巨检可见球形实质性结节、假包膜、质硬、切面白色、螺旋状；②镜检可见平滑肌纤维、纤维结缔组织变性，呈玻璃样变、囊性变、红色变、肉瘤变、钙化。

（2）分类：按生长部位分为子宫体部、子宫颈部，按与子宫关系分为黏膜下、浆膜下、肌壁间。

2. 辅助检查

（1）超声检查：为目前最为常用的辅助诊断方法。它可显示子宫增大，形状不规则，肌瘤数目、部位、大小及肌瘤内部是否均匀或液化、囊变等。超声检查既有助于诊断子宫肌瘤，并为区别肌瘤是否有变性提供参考，又有助于与卵巢肿瘤或其他盆腔肿块鉴别。

（2）诊断性刮宫：通过宫腔探针探测子宫腔大小及方向，感觉子宫腔形态，了解子宫腔内有无肿块及其所在部位。对于子宫异常出血的病人常需鉴别子宫内膜病变，诊断性刮宫具有重要价值。

（3）宫腔镜检查：在宫腔镜下可直接观察宫腔形态、有无赘生物，有助于黏膜下肌瘤的诊断。

（4）腹腔镜检查：当肌瘤须与卵巢肿瘤或其他盆腔肿块鉴别时，可行腹腔镜检查，直接观察子宫大小、形态、肿瘤生长部位并初步判断其性质。

3. 临床表现

（1）月经改变：月经周期缩短、经期延长、经量增多、不规则阴道出血等。

（2）下腹部肿块。

（3）白带增多：脱出于阴道内的黏膜下肌瘤表面极易感染、坏死，可产生大量脓血性排液或有腐肉样组织排出，伴有恶臭的阴道溢液。

（4）腹痛、腰痛、下腹坠胀。

（5）压迫症状。

（6）不孕或流产。

4. 治疗　手术仍然是目前子宫肌瘤的主要治疗方法。

5. 护理措施

（1）提供信息，增强信心。

（2）观察病情，认真护理。

①出血多者：观察生命体征，止血、补液、抗感染。

②有压迫症状者：导尿，软化粪便。

③手术治疗者：腹部 / 阴道手术护理。

④肿瘤脱出者：保持清洁，防止感染。

⑤合并妊娠者：非手术治疗 / 剖宫产。

（3）出院指导：明确随访时间、地点、目的，告知用药名称、目的、剂量、方法、不良反应及应对，进行性生活、日常活动指导。

## 四、子宫内膜癌

1. 病因与病理

（1）病因：①长期持续的雌激素刺激；②常与肥胖、高血压、糖尿病伴随；③其他：月经紊乱、绝经迟、未婚、少育、未育、遗传等。

（2）病理：①巨检可见弥漫型、局限型；②镜检时，腺癌最常见，其他包括腺癌伴鳞状上皮分化、透明细胞癌、浆液性腺癌。

2. 辅助检查

（1）B 超检查：B 超检查可以了解子宫大小、子宫内膜厚度、有无回声不均或子宫腔内赘生物，有无肌层浸润及其程度等，其诊断符合率达 80% 以上。由于子宫内膜癌病人肥胖者甚多，因此经阴道超声比经腹部超声更具优势。由于 B 超检查方便及无创，因此成为诊断子宫内膜癌最常规的检查，也是初步筛查的方法。

（2）分段诊刮：是确诊子宫内膜癌最常用、最有价值的方法。不仅可以明确是否为癌，子宫内膜癌是否累及子宫颈管，还可鉴别子宫内膜癌和子宫颈腺癌，从而指导临床治疗。对于围绝经期阴道大量出血或出血淋漓不断的病人，分段诊刮还可以起到止血的作用。分段诊刮的标本需要分别标记送病理学检查，以便确诊或排除子宫内膜癌。

（3）宫腔镜检查：宫腔镜下可直接观察子宫腔及子宫颈管有无癌灶存在，癌灶部位、大小、病变范围及子宫颈管有否受累等；直视下对可疑病变取材活检，有助于发现较小的或较早期的病变，减少了对子宫内膜癌的漏诊率，宫腔镜直视下活检准确率接近 100%。宫腔镜检查和分段诊刮均有发生出血、感染、子宫穿孔、子宫颈裂伤、人流综合反应等并发症，宫腔镜检查尚有发生水中毒等风险。对于宫腔镜检查是否可导致子宫内膜癌播散尚有争议，目前大部分研究认为宫腔镜检查不会影响子宫内膜癌的预后。

（4）细胞学检查：可通过宫腔刷、宫腔吸引涂片等方法获取子宫内膜标本，诊断子宫内膜癌，但其阳性率低，不推荐常规应用。

3. 临床表现

（1）阴道出血：主要表现为绝经后不规则阴道出血。

（2）阴道排液：多为血性或浆液性分泌物，合并感染则有脓性或血性排液，有恶臭。

（3）疼痛：晚期癌瘤浸润周围组织或压迫神经时可引起下腹及腰骶部疼痛。

4. 治疗　手术治疗是子宫内膜癌病人首选治疗方法。

5. 护理措施

（1）健康教育：①普及防癌知识，定期防癌检查；②注意高危因素，重视高危病人；③严格掌握雌激素的用药指征；④警惕绝经后阴道流血；⑤提供疾病知识，缓解焦虑。

（2）协助病人配合治疗：①进行手术治疗者执行腹部及阴道手术护理；②接受放疗 / 化疗者的护理；③孕激素治疗者，剂量大 / 周期长，需要耐心配合；④三苯氧胺治疗者，不良反应为类更年期综合征。

（3）出院指导：①定期随访。术后 2 年内，每 3 ～ 6 个月 1 次；术后 3 ～ 5 年内，每 6 个月到 1 年 1 次。②注意复发病灶。③性生活及体力劳动的指导。

## 五、卵巢肿瘤

（一）常见卵巢肿瘤及病理特点

卵巢上皮性肿瘤是最常见的卵巢肿瘤，其恶性类型占卵巢恶性肿瘤的 85% ～ 90%。

（1）浆液性囊腺瘤表面光滑，囊内充满淡黄色清澈浆液。

（2）交界性浆液性囊腺瘤。

（3）浆液性囊腺癌。

（4）黏液性囊腺瘤。

（5）交界性黏液性囊腺瘤。

（6）黏液性囊腺癌。

（二）组织学分类

1. 卵巢生殖细胞肿瘤　①畸胎瘤：成熟畸胎瘤属于良性肿瘤，未成熟畸胎瘤是恶性肿瘤；②无性细胞瘤：属于中等恶性的实质肿瘤，对放疗最敏感；③卵黄囊瘤：又称内胚窦瘤，属于高度恶性肿瘤，对化疗十分敏感。

2. 卵巢性索间质肿瘤　①颗粒细胞瘤：是最常见的功能性肿瘤，属于低度恶性肿瘤，肿瘤能分泌雌激素；②卵泡膜细胞瘤：属于良性肿瘤；③纤维瘤；④支持细胞 - 间质细胞瘤：也称睾丸母细胞瘤，罕见；⑤卵巢转移性肿瘤。

3. 卵巢瘤样病变　属于卵巢非赘生性肿瘤，是卵巢增大的常见原因。

（1）滤泡囊肿。

（2）黄体囊肿。

（3）黄素囊肿，本身无手术指征。

（4）多囊卵巢。

（5）卵巢子宫内膜异位囊肿，又称卵巢巧克力囊肿。

（三）卵巢肿瘤并发症

1. 蒂扭转　妇科常见急腹症。

2. 破裂　外伤性、自发性。

3. 感染

（四）临床表现

与肿瘤的大小、位置、转移、并发症和组织学类型有关，出现症状时一般已到晚期。

（1）包块及压迫症状。

（2）腹胀、腹水。

（3）恶病质。

（五）治疗要点

原则上一经确诊首选手术治疗。

（六）辅助检查

（1）妇科检查。

（2）B 超检查。

（3）腹腔镜检查。

（4）细胞学检查。

（5）细针穿刺活检。

（6）放射学诊断。

（7）肿瘤标志物。

①血清 CA125：敏感性高，特异性较差。

②血清 AFP：对卵黄囊瘤有特异性诊断价值。

③ hCG：对原发性卵巢绒毛膜癌有特异性。

④性激素：颗粒细胞瘤、卵泡细胞瘤产生较高水平雌激素，浆液性、黏液性囊腺瘤等有时也可分泌一定量雌激素。

（七）护理措施

1. 心理支持　协助病人应对压力。

2. 协助病人接受检查和治疗　放腹水速度宜缓慢，一次放腹水 3000ml 左右，不宜过多；巨大肿瘤病人需准备沙袋腹部加压；做好术前准备和术后护理。

3. 做好随访　①定期复查；②坚持完成治疗计划。

4. 加强预防

（1）饮食：高蛋白、高维生素 A 饮食，避免高胆固醇饮食。

（2）高危妇女：预防性口服避孕药，半年体检一次。

## 六、子宫内膜异位症

本病是发生于子宫体内膜层的一组上皮性恶性肿瘤，以来源于子宫内膜腺体的腺癌最为常见。

1. 病因及发病机制　病因仍不清楚，有两种发病类型：①雌激素依赖型；②非雌激素依赖型。

2. 病理改变

（1）巨检：①弥散型；②局灶型。

（2）显微镜检：①内膜样癌占 80% ～ 90%；②腺癌伴鳞状上皮分化；③透明细胞癌；④浆液性腺癌。

3. 辅助检查

（1）妇科检查：早期病人妇科检查时无明显异常，随病情发展，发现子宫大于其相应的年龄应有的大小，质稍软，晚期偶见癌组织自子宫颈口脱出，质脆，触之易出血。

（2）分段诊断性刮宫：目前早期诊断子宫内膜癌最常用且最有价值的诊断方法。分段诊断性刮宫的优点是能鉴别子宫内膜癌和子宫颈管腺癌，同时可以明确子宫内膜癌是否累及子宫颈管。

（3）细胞学检查：采用特制的宫腔吸管或宫腔刷放入宫腔，吸取分泌物，做细胞学检查，供筛选检查用。

（4）宫腔镜检查：可直观观察子宫腔及子宫颈管内有无病灶存在，了解病灶的生长情况，并在直视下取可疑病灶活组织送病理检查。

（5）B 超检查：经阴道 B 型超声检查可了解子宫大小、子宫腔形状、子宫腔内有无赘生物、子宫内膜厚度、基层有无浸润及深度等。

4. 临床表现

（1）痛经和慢性盆腔痛。

（2）月经失调。

（3）不孕。

（4）其他：卵巢的子宫内膜异位症最为常见。较大的卵巢子宫内膜异位囊肿发生破裂时囊内液流入盆腹腔，病人可出现突发性剧烈腹痛，伴恶心、呕吐和肛门坠胀，引起急腹症。

5. 治疗

（1）手术治疗：是子宫内膜癌病人首选的治疗方法，通过手术切除病灶，同时进行手术病理分期。

（2）放射治疗：是治疗子宫内膜癌有效方法之一，适用于已有转移或可疑淋巴转移及复发的内膜癌病人。

（3）药物治疗：①孕激素。适用于晚期或癌症复发者，不能手术切除或年轻、早期、要求保留生育功能者，选用大剂量孕激素也可以获得一定效果。②抗雌激素制剂。适应证与孕激素相同，与孕激素配合使用可望增加疗效。③化学药物。适用于晚期不能手术或治疗后复发者。

6. 护理措施

（1）普及防癌知识。

（2）提供疾病知识，缓解焦虑。

（3）协助病人配合治疗。

## 第 19 单元　外阴、阴道手术病人的护理

【复习指南】本单元重点掌握内容是外阴、阴道手术病人的一般护理，子宫脱垂的临床表现，护理措施是重点考试内容，考试常见。

### 一、外阴、阴道手术病人的一般护理

1. 外阴、阴道手术种类　按手术范围区分：外阴癌根治术、外阴切除术、局部病灶切除术、前庭大腺切开引流术、处女膜切开术、子宫颈手术、陈旧性会阴裂伤修补术、阴道成形术、阴道前后壁修补术、尿瘘修补术、子宫黏膜下肌瘤摘除术、阴式子宫切除术。

2. 手术前准备

（1）心理准备：检查前保护病人隐私，尽量减少暴露部位。

（2）全身情况准备：术前药物过敏试验，配血备用。

（3）健康教育。

（4）做好皮肤准备、肠道准备、阴道准备、膀胱准备和特殊用物准备。

3. 手术后护理　不同手术采取相应的体位，做好切口护理、尿管的护理和肠道护理，避免增加腹压，减轻疼痛。进行出院指导，会阴部手术一般休息 3 个月，禁止性生活和盆浴。

## 二、外阴癌

1. 病因　尚不完全清楚。

2. 病理　外阴癌的癌前病变称为外阴上皮内瘤样病变，包括外阴上皮不典型增生及原位癌。

3. 临床表现

（1）局部肿物：主要为不易治愈的外阴皮肤瘙痒和各种不同形态的肿物。

（2）疼痛。

4. 辅助检查

（1）妇科检查。

（2）特殊检查：外阴活体组织病理检查以明确诊断。

5. 治疗　手术治疗为主，辅以放射治疗与化学药物治疗。

6. 护理措施

（1）心理护理：耐心讲解外阴癌的相关知识。

（2）术前准备：指导病人练习深呼吸、咳嗽、床上翻身。

（3）术后护理：给予病人积极镇痛，采取平卧、外展、屈膝体位。

（4）放疗病人的皮肤护理。

（5）出院指导：告知病人应于外阴根治术后 3 个月返回医院复诊以全面评估术后恢复情况。外阴癌放疗以后 2 年内复发的病人约占 85%，5 年内约占 90%，故应指导病人具体随访时间，第 1 年：1 ～ 6 月每月 1 次，7 ～ 12 月每 2 个月 1 次；第 2 年：每 3 个月 1 次；第 3 ～ 4 年：每半年 1 次；第 5 年及以后每年 1 次。随访内容，包括放疗的效果、不良反应及有无肿瘤复发的征象等。

## 三、外阴、阴道创伤

1. 病因　分娩是导致外阴、阴道创伤的主要原因。

2. 临床表现

（1）疼痛：为主要症状。

（2）局部肿胀：为水肿或血肿，是常见的表现。

（3）外出血。

（4）其他：病人可有头晕、乏力、心悸、出汗等贫血或失血性休克的症状。

3. 治疗　止血、镇痛、防治感染和抗休克。

4. 护理措施

（1）严密观察生命体征，预防和纠正休克。

（2）心理护理，鼓励病人面对现实，积极配合治疗。

（3）非手术治疗病人的护理，采取正确的体位，避免血肿受压，保持外阴清洁、干燥。

（4）做好术前准备和术后护理。

## 四、先天性无阴道

1. 概述　先天性无阴道为双侧副中肾管发育不全的结果。

2. 临床表现　一般无症状，多数病人青春期后无月经来潮或婚后性交困难而就诊。

3. 治疗要点　通过手术纠正。

4. 护理措施

（1）心理护理。

（2）术前特殊准备。

（3）术后护理：观察人工阴道的血供情况，分泌物的量、性状，有无感染。

（4）出院指导：出院前评估病人是否掌握阴道模型的消毒及放置方法。鼓励病人出院以后坚持使用阴道模型，并每天消毒更换，青春期女性应用阴道模型至结婚有性生活为止，要求结婚者术后应到医院复查，阴道伤口完全愈合后方可有性生活。

## 五、子宫脱垂

1. 病因　①分娩损伤为子宫脱垂最主要的原因；②长期腹压增加；③盆底组织发育不良或退行性变。

2. 临床分度　以病人平卧用力向下屏气时子宫下降的最低点，将子宫脱垂分为3度。

（1）Ⅰ度：①轻型，子宫颈外口距离处女膜缘＜4cm，未达处女膜缘；②重型，子宫颈已达处女膜缘，阴道口可见子宫颈。

（2）Ⅱ度：子宫颈及部分子宫体已脱出阴道口外。①轻型，子宫颈脱出阴道口，子宫体仍在阴道内；②重型，部分子宫体脱出阴道口。

（3）Ⅲ度：子宫颈及子宫体全部脱出阴道口外。

3. 临床表现　下坠感及腰背酸痛，肿物自阴道脱出，排便异常。

4. 治疗

（1）非手术治疗：用于Ⅰ度轻型子宫脱垂、年老不耐受或需生育的病人。

①支持疗法，避免重体力劳动，加强盆底肌肉的锻炼。

②子宫托治疗。

③其他疗法，盆底肌肉训练，补充雌激素、中药。

（2）手术治疗：适用于非手术治疗无效或Ⅱ度、Ⅲ度以上脱垂者。

## 六、尿瘘

尿瘘是指生殖道和泌尿道之间形成的异常通道。

1. 病因

（1）产伤是引起尿瘘的最主要原因。产伤尿瘘多为难产引起，如头盆不称、产程延长时，阴道前壁、尿道、膀胱等软组织较长时间被挤压在胎头和母体耻骨联合之间，因缺血、缺氧而坏死，最后坏死组织脱落形成瘘管。

（2）妇科手术创伤。

（3）其他。

2. 临床表现

（1）漏尿：为主要的临床表现，尿液经瘘口从阴道流出。

（2）外阴皮炎：由于尿液长期刺激，外阴部、臀部，甚至大腿内侧常出现湿疹或皮炎，病人感到外阴瘙痒、灼痛，行走不便等。

（3）尿路感染：因泌尿道与生殖道相通，可带来泌尿道逆行感染，出现尿频、尿急、尿痛等症状。

（4）闭经：约 15% 的病人出现闭经或月经失调。

3. 辅助检查

（1）妇科检查：部分病人伴有阴部存在湿疹，注意湿疹面积的大小、涉及的范围、有无溃疡等。

（2）特殊检查

①亚甲蓝实验：目的在于鉴别膀胱阴道瘘、膀胱宫颈瘘或输尿管阴道瘘。

②靛胭脂试验：将靛胭脂 5ml 注入静脉，10 分钟内如看见蓝色液体流入阴道，可确诊为输尿管阴道瘘。

4. 治疗　手术修补为主要治疗方法。

5. 护理措施　①心理护理；②适当体位；③鼓励病人饮水；④做好术前准备；⑤术后护理：术后护理是尿瘘修补手术成功的关键，术后必须留置导尿管或耻骨上膀胱造口 7 ～ 14 日；⑥出院指导：按医嘱继续服用抗生素或雌激素药物，3 个月内禁止性生活及重体力劳动，教会病人保持外阴清洁的方法。

## 第 20 单元　不孕症妇女的护理

【复习指南】本单元重点掌握内容包括不孕症的病因及发病机制；熟练掌握护理措施。

### 一、不孕症

凡婚后未避孕、有正常性生活、同居 2 年未曾受孕，称为不孕症。按照曾否受孕，不孕症可分为原发性不孕和继发性不孕。婚后未避孕而从未妊娠者称为原发性不孕，曾有过妊娠而后未避孕连续 2 年不孕称为继发性不孕。

1. 病因及发病机制　女方因素包括如下。

（1）输卵管因素：是不孕症最常见的因素。

（2）卵巢因素：包括排卵因素和内分泌因素。无排卵是最严重的一种导致不孕的原因。

（3）子宫因素。

（4）子宫颈因素。

（5）阴道因素。

2. 辅助检查

（1）卵巢功能检查：方法有基础体温测定、宫颈黏液结晶检查、阴道脱落细胞涂片检查等，了解卵巢有无排卵及黄体功能状态。

（2）输卵管功能检查：常用方法有子宫输卵管通液术、子宫输卵管碘油造影、B 型超声下输卵管过氧化氢溶液通液术、腹腔镜直视下行输卵管通液术。纤维输卵管镜检查能显著改善输卵管性不孕的诊治。

（3）宫腔镜检查：用于了解子宫内膜情况。

3. 治疗要点　针对不孕症的病因进行处理，根据具体情况采用辅助生殖技术。

4. 护理措施　①向病人解释诊断性检查可能引起的不适；②指导病人用药；③注重心理护理；④教会病人提高妊娠的技巧；⑤协助选择人工辅助生育技术；⑥帮助夫妇进行交流；⑦提高病人的自我控制感；⑧降低病人的孤独感；⑨提高病人的自我形象；⑩正视不孕症治疗的结局。

## 二、辅助生殖技术及护理

常见并发症有卵巢过度刺激综合征（OHSS）。对中、重度病人遵医嘱给予静脉滴注白蛋白、低分子右旋糖酐，以增加胶体渗透压为主。

1. 人工授精　人工授精是用器械将精液注入子宫颈管内或子宫腔内取代性交使女性妊娠的方法。

（1）体外受精及胚胎移植：体外受精与胚胎移植，即试管婴儿。

（2）配子输卵管内移植：是直接将卵母细胞和洗涤后的精子移植到输卵管壶腹部的一种助孕技术。

2. 护理措施　①详细询问健康史；②咨询常做的辅助检查；③严密观察，每 4 小时测量 1 次生命体征，记录出入量，每天测量体重和腹围，每天监测血细胞比容、白细胞计数、血电解质、肾功能；④配合治疗；⑤采取预防措施。

# 第 21 单元　计划生育妇女的护理

## 一、计划生育妇女的一般护理

计划生育措施主要包括避孕（工具避孕、药物避孕及其他避孕方法）、绝育（输卵管结扎术、输卵管粘堵术等）以及避孕失败补救措施（早期人工流产术、中期妊娠引产术）。

（一）护理评估

1. 健康史　详细询问欲采取计划生育措施、妇女的现病史、既往史、婚育史、月经状况等。

2. 身心状况　要全面评估欲采取计划生育措施、妇女的身体状况、有无体温升高、急慢性疾病体征。

（二）护理措施

（1）短期内不想生育的新婚夫妇可采用男用避孕套或女用阴道套。若避孕套破裂或脱落时需采用紧急避孕，也可用口服短效避孕药或女性外用避孕药。

（2）有一个孩子的夫妇，宫内节育器是首选的避孕方法。

（3）有两个或两个以上孩子的夫妇最好采用绝育措施。

（4）哺乳期妇女宜选用宫内节育器、男用避孕套或女用阴道套，不宜选用药物避孕。

（5）围绝经期妇女可选用宫内节育器、避孕套或外用避孕药。年龄超过 45 岁的妇女一般不用口服避孕药。

## 二、避孕方法及护理

（一）工具避孕

1. 阴茎套　也称男用避孕套，性生活前将其套在阴茎上，射精时精液排在阴茎套内，精子不能进入子宫腔，达到避孕的目的。使用阴茎套还有防止艾滋病等性传播疾病的作用。

2. 女用避孕套　既有避孕作用，也有防止艾滋病等性传播疾病的作用。

3. 宫内节育器（IUD）

（1）适应证：已婚育龄妇女无禁忌证，自愿要求放置IUD者均可放置。

（2）禁忌证：妊娠或可疑妊娠；月经过频、经量过多或不规则阴道出血；生殖器官急、慢性炎症；生殖器官肿瘤、子宫畸形。

（3）宫内节育器的不良反应：阴道出血常发生于前3个月内，主要表现为经量过多、经期延长和月经周期中期点滴出血。

（4）宫内节育器的并发症及其护理：①感染。②嵌顿或断裂。③异位。④脱落。⑤带器妊娠。一旦发生带器妊娠，可行人工流产术终止妊娠。

（二）药物避孕

1. 原理　①抑制排卵；②干扰受精卵着床，孕激素可增加宫颈黏液黏稠度，不利于精子穿透，阻碍受精。

2. 短效口服避孕药用法及注意事项　单相片，自月经周期第5天起，每晚1片，连续服用22天不间断，若漏服必须于次晨补服。三相片，于月经周期第3天开始服药，每天1片，连续21天不间断。速效口服避孕药，又称探亲避孕药，服用方法是在探亲前1天或当天中午服用1片，以后每晚服用1片，连续服用10～14天。

（三）其他避孕方法

其他避孕方法包括紧急避孕、自然避孕、外用避孕药、免疫避孕法、黄体生成激素释放激素类似物避孕。

## 三、终止妊娠方法及护理

（一）早期终止妊娠方法及护理

1. 手术流产

（1）适应证：妊娠14周内自愿要求终止妊娠而无禁忌证者，因各种疾病不宜继续妊娠者。

（2）禁忌证：生殖器官急性炎症，严重的全身性疾病或全身状况不良，不能耐受者；术前相隔4小时两次体温均在37.5℃以上者。

（3）操作方法

①负压吸引术：适用于妊娠10周以内者。

②钳刮术：适用于妊娠10～14周者。

（4）并发症及防治

①人工流产综合反应：是指在术中或手术即将结束时，部分受术者出现心动过缓、心律失常、血压下降、面色苍白、头晕、胸闷、大汗，甚至出现昏厥和抽搐等，也称人工流产综合征。一旦出现心率减慢，静脉注射阿托品0.5～1mg，即可迅速缓解症状。

②子宫穿孔：是手术流产的严重并发症。当手术器械进入子宫腔探不到子宫底或进入子宫腔深度明显超过检查时子宫腔深度，提示子宫穿孔。难以排除腹腔内出血或脏器损伤时，应立即剖腹探查，修补损伤的器官。

③吸宫不全。

④漏吸。

⑤术中出血。

⑥术后感染。

⑦羊水栓塞：偶发于钳刮术。

2. 药物流产　适用于妊娠49天以内者。

（二）中期终止妊娠方法及护理

1. 适应证　妊娠13周至不足28周患有严重疾病不宜继续妊娠者；妊娠早期接触导致胎儿畸形因素，检查发现胚胎异常者。

2. 禁忌证

（1）严重的全身性疾病。

（2）各种急性传染病，或慢性传染病急性发作期，生殖器官急性炎症。

（3）剖宫产术或子宫肌瘤剔除术2年内，子宫壁有瘢痕、子宫颈有陈旧性裂伤者慎用。

（4）术前24小时内体温两次超过37.5℃。

（5）前置胎盘或局部皮肤感染者。

### 四、女性绝育方法及护理

经腹输卵管绝育术、经腹腔镜输卵管绝育术。

适应证：①夫妻双方不愿再生育、自愿接受女性绝育手术且无禁忌证者；②患有严重心脏病、肝病等全身性疾病不宜生育者；③患遗传疾病不宜生育者。

## 第22单元　妇女保健

【复习指南】本单元复习重点内容是妇女各期保健，应熟练掌握；妇女普查防治及劳动保护是掌握内容。

### 一、概述

1. 妇女保健工作的意义　①妇女保健是我国卫生保健事业重要的组成部分；②与临床医学、疾病预防控制构成我国医学卫生防病的基本体系；③以预防为主，保健和临床相结合；④开展以生殖健康为中心的妇女一生的保健内容。

2. 妇女保健的工作方法　①多部门协作；②加强三级妇幼保健网的建设；③深入调查研究；④广泛开展社会宣传。

3. 妇女保健工作的组织机构

（1）行政机构：包括国家卫生健康委员会内设妇幼健康司，下设妇女、儿童卫生保健部门；省级卫生健康委员会设基层卫生与妇幼保健处，市级卫生健康委员会设妇幼保健科，县级卫生健康委员会设妇幼保健所。

（2）专业机构：包括妇幼卫生专业机构、各级妇幼保健机构。

### 二、妇女保健工作范围

1. 青春期保健

（1）一级预防：保健指导。

（2）二级预防：减少或避免诱发因素。

（3）三级预防：治疗和康复。

2. 围婚期保健　是指围绕结婚前后，为保障婚配双方及其后代健康所进行的一系列保健服务措施，包括婚前医学检查、围婚期健康教育及婚前卫生咨询。

3. 生育期保健　①维护正常的生殖功能；②降低孕产妇和围生儿死亡率；③计划生育指导；④妇女病普查。

4. 围生期保健

（1）一般情况：①男女双方年龄及健康状况；②心理社会因素。

（2）疾病处理。

（3）职业因素。

（4）生活方面。

（5）受孕时机的选择。

（6）重视合理营养：叶酸。

（7）适宜的性生活。

（8）特殊孕产史：习惯性早期流产、死胎、死产、新生儿死亡、遗传病史。

（9）孕前医学检查：妇科检查、白带常规、乳腺、盆腔B超、支原体及衣原体检查等。①孕早期：营养指导，预防各种致畸因素。②孕中期：营养指导，补钙、遵医嘱补铁；产前检查，监测宫内发育情况及筛查畸形；孕期家庭监护，包括胎心、胎动、宫高、腹围、体重，进行胎教。③孕晚期：营养指导，分娩前准备。五防：防滞产、防感染、防产伤、防产后出血、防新生儿窒息。一加强：加强对高危妊娠的产时监护和产程处理。

5. 围绝经期保健　①健康宣教：卫生、营养、运动、生活。②预防子宫脱垂和张力性尿失禁。③综合保健措施：激素替代HRT。④绝经1年后取出宫内节育器。⑤预防功血，警惕绝经后阴道出血。

6. 老年期保健　①老年期：65岁以后。②生理、心理发生改变。③定期体检。④保持规律生活。⑤适当参加体力和脑力活动。

## 三、妇女病普查普治及劳动保护

国家卫生健康委员会关于《贯彻2011—2020年中国妇女儿童发展纲要实施方案》中提出：对妇女开展疾病防治行动，加强乳腺癌、宫颈癌、贫血等重大疾病防治，继续实施并逐步扩大农村妇女乳腺癌、宫颈癌检查及预防艾滋病、梅毒和乙肝母婴传播等重大公共卫生服务项目。

1. 月经期　女职工在月经期不得从事装卸、搬运等重体力劳动和高处、低温、冷水、野外作业。

2. 妊娠期　妇女怀孕后，在劳动时间进行产前检查可按劳动工时计算，妊娠期不得加班加点，妊娠满7个月后不得安排夜班劳动，不得从事工作中频繁弯腰、攀高、下蹲的作业，不允许女职工孕产期、哺乳期降低其基本工资及解除劳动合同。

3. 产期　女职工产假为90天，其中产前休息15日，难产增加产假15日。

4. 哺乳期　哺乳期为1年，每班工作应给予2次授乳时间，每次授乳时间单胎为30分钟，有未满1周岁婴儿的女职工，不得安排夜班及加班。

5. 围绝经期　应该得到社会广泛的体谅和关怀，经医疗保健机构诊断为围绝经期综合征者，经治疗效果不佳，已不适应现任工作时，应暂时安排其他适应的工作。

6. 其他　妇女应遵守国家计划生育法规，但也有不育的自由，各单位对妇女应定期进行以防癌为主的妇女普查，普治。

## 第23单元　妇产科常用护理技术

【复习指南】本单元所有内容均要求熟练掌握。

### 一、会阴擦洗/冲洗

1. 目的　①通过会阴擦洗可以保持病人会阴部清洁，使病人舒适；②促进会阴部伤口愈合，预防尿路和生殖道感染；③为行导尿术、中段尿留取及会阴部手术前准备。

2. 适应证　①妇科或产科手术后、留置导尿管者；②会阴部手术术后病人；③产后会阴部有伤口者；④长期卧床病人、急性外阴炎、长期阴道出血者。

3. 护理要点　①擦洗时，应注意观察会阴部及会阴伤口周围组织有无红肿、分泌物及其性质和伤口愈合情况；②产后及会阴部手术的病人，每次排便后均应擦洗会阴，预防感染；③对有留置导尿管者，应注意管路是否通畅，有无脱落、扭曲等；④注意最后擦洗有伤口感染的病人，以免交叉感染；⑤每次擦洗前、后护士应洗净双手，注意无菌操作；⑥如会阴水肿可用50%硫酸镁或95%乙醇湿热敷；⑦操作时注意为病人遮挡，保暖。

### 二、阴道灌洗

1. 目的　阴道灌洗可促进阴道血液循环，减少阴道分泌物，缓解局部充血，达到控制和治疗炎症的目的。

2. 适应证

（1）各种阴道炎、宫颈炎的治疗。

（2）子宫切除术前或阴道手术前的常规阴道准备。

3. 操作要点　①核对病人床号、姓名，向其说明阴道灌洗/冲洗的目的方法，取得配合；②嘱病人排空膀胱，协助上诊查床取膀胱截石位，暴露外阴，臀下铺橡皮中单，单上放便盆；③根据病人病情，按需要配制灌洗液500～1000ml，将灌洗桶挂于距床沿60～70cm的支架上，先排出管内空气，调节适当的水温（40℃左右）后备用；④操作者戴一次性手套，用右手持冲洗头，先用灌洗液冲洗外阴部，然后用左手将小阴唇分开，将灌洗头沿阴道纵侧壁的方向缓缓插入阴道达阴道后穹窿部；⑤当冲洗液约剩100ml时，夹住皮管，拔出冲洗头和窥阴器；⑥灌洗/冲洗结束后，用干纱布擦干外阴，撤离便盆，整理用物及床单，并协助病人采取舒适体位。

### 三、会阴热敷

1. 目的　促进局部血液循环，改善组织营养，增强局部白细胞的吞噬作用，加速组织再生和消炎、镇痛。可使陈旧性血肿局限，有利于外阴伤口愈合。

2. 适应证　①会阴部水肿及会阴血肿的吸收期；②会阴伤口硬结及早期感染等病人。

3. 护理要点　①会阴湿热敷应在会阴擦洗、清洁外阴局部伤口的污垢后进行；②湿热敷温度为41～48℃，时间为30分钟；③湿热敷的面积应是病损范围的2倍；④定期检查热源，对休克、虚脱、昏迷及术后感觉不敏感的产妇尤其应警惕烫伤；⑤湿热敷过程中要注意观察会阴切口及会阴肿胀情况，发现异常应及时告知医生，遵医嘱给予相应处理。

四、阴道、子宫颈上药

1. 目的　治疗各种阴道和子宫颈的炎症。

2. 适应证　各种阴道炎、宫颈炎或术后阴道残端炎。

3. 护理要点　①上非腐蚀性药物时，应转动窥阴器，使阴道四壁均能涂药；②应用腐蚀性药物时，只涂于子宫颈病灶局部，不得涂于病灶以外的正常子宫颈、阴道组织，以免造成不必要的损伤；③棉棍上的棉花必须捻紧，以防脱落到阴道中；④阴道栓剂最好晚上或休息上药，以免脱出，影响效果；⑤未婚女性不用窥镜上药；⑥月经期或子宫出血不宜给药；⑦用药期间应禁止性生活。

## 第24单元　妇产科诊疗及手术病人的护理

【复习指南】本单元熟练掌握内容包括阴道及子宫颈细胞学检查、子宫颈活体组织检查。

### 一、阴道及子宫颈细胞学检查

1. 适应证　①早期宫颈癌筛查，30岁以上已婚妇女应每年检查1次；②宫颈炎症需除外癌变者；③卵巢功能检查，适用于卵巢功能低下、功能失调性子宫出血、性早熟等病人；④怀疑子宫颈管恶性病变者；⑤胎盘功能检查，适用于疑似妊娠期间胎盘功能减退的孕妇。

2. 禁忌证　生殖性阴道炎和月经期。

3. 方法

（1）阴道涂片：了解未孕妇女的卵巢功能或妊娠妇女的胎盘功能。受检者取膀胱截石位。

（2）宫颈刮片：是筛查早期宫颈癌的重要方法。取材应在子宫颈外口鳞、柱状上皮交界处，以子宫颈外口为圆心，用木质小刮板轻轻刮取1周，避免损伤组织引起出血而影响涂片质量和检查结果。白带过多的病人，应先拭净黏液后再刮取标本，然后均匀地涂在玻片上并固定。

（3）宫颈管涂片：用于了解子宫颈管内状况。

4. 描述性诊断　巴氏5级分类法如下。

（1）巴氏Ⅰ级：未见不典型或异常细胞，为正常阴道细胞涂片。

（2）巴氏Ⅱ级：发现不典型细胞，但无恶性特征细胞，属良性改变或炎症。

（3）巴氏Ⅲ级：发现可疑恶性细胞，为可疑癌。

（4）巴氏Ⅳ级：发现不典型癌细胞，待证实，为高度可疑癌。

（5）巴氏Ⅴ级：发现多量典型的癌细胞。

### 二、宫颈活体组织检查

1. 适应证　①**宫颈脱落细胞涂片检查巴氏Ⅲ级及以上者，宫颈脱落细胞涂片检查巴氏Ⅱ级经过抗感染治疗后复查仍为巴氏Ⅱ级者，TBS分类为鳞状上皮细胞异常者**；②阴道镜检查时反复可疑阳性或阳性者；③疑似有宫颈癌或慢性特异性炎症者。

2. 禁忌证　①生殖道急性或亚急性炎症；②妊娠或月经期；③血液病有出血倾向者。

3. 护理要点　术后观察有无阴道出血，12小时后自行取出带尾棉球或带尾纱布卷，保持会阴清洁，1个月内禁止性生活及盆浴。

## 三、诊断性刮宫

诊断性刮宫是刮取子宫内膜组织做病理学检查，以明确诊断，指导治疗，又可以治疗疾病。

**1. 适应证**　①月经失调：如功能失调性子宫出血或闭经者，需了解子宫内膜变化及其对性激素的反应；②子宫异常出血：如不规则阴道出血、月经间期出血、绝经后阴道出血者等；③不孕症：了解有无排卵或子宫内膜炎症（如子宫内膜结核）；④不全流产、过期流产、葡萄胎等导致子宫长时间出血者。刮宫不仅能协助诊断，还有止血的效果。

**2. 刮宫的部位的选择**

（1）功能失调性子宫出血者，应将肥厚的内膜全面、彻底刮干净，既可送病理学检查明确诊断，又达到止血的目的。

（2）闭经怀疑为结核性子宫内膜炎者，应注意刮取两侧子宫角部组织。

（3）分段诊刮，先用小刮匙刮取子宫颈管内组织，然后再刮取子宫腔组织，将刮取组织分别送检。以确定疾病原发部位是在子宫颈或子宫腔。

（4）因不孕症进行诊刮，应选择月经来临前或月经来潮12小时内，以便判断有无排卵。

**3. 术后护理**

（1）术后严密观察病人有无腹痛和阴道出血情况，若无异常，1小时后可让病人回家休息。

（2）嘱病人注意保持外阴清洁、禁止性生活和盆浴2周，1周后来医院复查，并了解病理检查结果。

## 四、输卵管通畅术

输卵管通畅术是测定输卵管是否通畅的方法，主要有输卵管通气术、通液术及造影术。临床上主要应用于女性不孕症的检查、诊断和治疗。

**1. 适应证**　①原发或继发性不孕症，男方精液正常，疑有输卵管阻塞者；②检验或评价各种绝育手术、输卵管再通术或输卵管成形手术效果；③对轻度粘连的输卵管有通畅作用。输卵管再通术后经子宫腔注液或通气，可防止吻合口粘连，保证手术效果。

**2. 禁忌证**　①生殖器官急性炎症或慢性盆腔炎急性或亚急性发作者；②月经期或有不规则阴道流血者；③有严重的心、肺疾病者；④碘过敏者不能做输卵管造影术者。

**3. 术前护理**　①手术时间一般选在月经干净后3～7天内进行。②器械必须严格消毒。检查用物是否完备，各种导管是否通畅。通水所用的生理盐水应适当加温，使其接近体温。③对输卵管碘油造影术者，术前应询问病人过敏史，做好碘过敏试验。④术前向病人解释通畅术的目的、步骤及配合要求，以取得合作。

**4. 术中护理**

（1）在通畅术过程中，宫颈导管必须紧贴子宫颈，以免漏气、漏液。通气、通液时，速度以60ml/min为宜，每加压10mmHg应稍停，而且最高压力不可超过200mmHg，以免输卵管损伤、破裂，甚至引起内出血。

（2）畅通过程中随时了解病人的感受，观察病人下腹部疼痛的性质、程度，如有异常应及时处理。

（3）对通气术需重复试验者，应先放出气体，休息片刻再进行，一般重复不超过2次。

（4）在碘油造影过程中注意观察病人有无过敏症状。

5. 术后护理

（1）对通气术者，由于气体对横膈的刺激，病人可出现胸闷、呼吸困难等，严重者可出现休克。因此，术后应嘱病人取头低臀高位，使腹部气体趋向盆腔，减轻刺激后症状可缓解。

（2）手术后按医嘱使用抗生素。

（3）通畅术后2周内禁止性生活和盆浴。

## 五、阴道后穹隆穿刺术

1. 适应证　①疑有子宫直肠陷凹积液、积血需要明确诊断者；②盆腔积脓者在抽取脓液以后注入抗生素。

2. 操作方法　①病人排尿或导尿后，取膀胱截石位，外阴、阴道常规消毒，戴手套，铺无菌孔巾；②用阴道窥器暴露子宫颈及后穹窿部，再次消毒；③用子宫颈钳夹持子宫颈后唇向前牵引，以充分暴露阴道后穹窿，用碘酊、乙醇消毒穿刺部位；④注射器接上腰椎穿刺针头，于子宫颈阴道黏膜交界下方1cm后穹窿中央部位与子宫颈平行方向刺入，当针穿过阴道壁后失去阻力、有落空感时，表示进入直肠子宫陷凹，穿刺深度2～3cm，抽出标本5ml；⑤拔出针头，观察局部有无出血，出血时用纱布压迫止血，取出窥器；⑥整理用物，脱手套，洗手。

## 六、内镜检查术

内镜检查已成为目前妇产科临床诊断与治疗的常用技术。目前临床上常用的内镜有阴道镜、宫腔镜和腹腔镜。

### （一）阴道镜检查术

阴道镜检查是利用阴道镜将子宫颈的阴道部黏膜放大10～40倍，来观察子宫颈异常上皮细胞、异型血管及早期癌变，以便准确选择可疑部位做宫颈活体组织检查。

护理要点：①在检查前24小时内不应有性交、阴道检查、冲洗等操作；②做好解释；③备齐检查用物，协助医生调整灯光，接通电源；④使用阴道窥器时不蘸润滑剂，以免影响观察；⑤术中配合医生调整光源，及时传递所需用物；⑥术后嘱病人休息，如有标本注明标记，及时送检。

### （二）宫腔镜检查术

子宫镜检查是利用宫腔镜直接观察子宫颈管及子宫腔情况，用于指导诊刮、活检和疾病治疗等。

1. 适应证　子宫异常出血的探查、原发性或继发性不孕的子宫内病因诊断、宫内节育器的定位与取出、宫内异物取出、输卵管粘连的治疗等。

2. 禁忌证　急性或亚急性生殖道炎症、活动性子宫出血，以及近期有子宫手术史者，早期宫内妊娠者希望继续妊娠者，子宫颈恶性肿瘤者，严重心、肺或血液疾病者。

3. 护理要点

（1）一般选择月经干净5天内进行检查，因为此时子宫内膜薄，检查时不易出血，子宫镜下图像清晰。

（2）术中注意观察病人身体情况。

（3）子宫镜检查的并发症有子宫颈裂伤、子宫穿孔、感染等，在术中、术后应密切观察病人的情况，如有异常应及时处理。

（4）术后嘱病人按医嘱使用抗生素 3 ～ 5 天；告知病人子宫镜检查后 2 ～ 7 天可能有少量血性分泌物，需保持会阴清洁；检查后 2 周内禁止性交和盆浴。

（三）腹腔镜检查术

腹腔镜检查是将腹腔镜自腹壁插入盆腔、腹腔内观察病变的部位、形态，必要时取组织送病理学检查，以明确诊断的方法。目前临床上已普遍使用腹腔镜对腹部（盆腔）疾病进行检查与治疗。

1. 适应证

（1）诊断不清的盆腔包块、肿瘤、炎症、不孕症、异位妊娠、子宫内膜异位等。

（2）生殖道发育异常。

（3）不明原因的急、慢性下腹痛。

（4）不孕症及内分泌疾病。

（5）人工流产放环术后可疑子宫穿孔。

（6）恶性肿瘤手术和化疗后的效果评价。

2. 禁忌证

（1）严重心、肺疾病不能耐受检查者，膈疝、脐疝、脐部感染者，血液病及严重神经症者不宜进行此项检查。

（2）结核性腹膜炎等原因造成的腹腔粘连者禁忌检查。

（3）腹部巨大肿瘤者。

（4）过度肥胖。

3. 并发症

（1）腹膜外气肿：因通气针尚未进入腹腔前充气所致。

（2）大出血：因手术过程中损伤腹主动脉或下腔静脉。

（3）膈肌气肿：腹腔充气压力过高，气体通过横膈裂孔进入纵隔。

（4）气栓：充气过急，气体进入血管或组织。

（5）脏器损伤：充气针误伤腹腔脏器。

（6）感染：原有感染灶被激惹扩散等。

4. 护理要点

（1）术前准备

①评估病人身心状况，做好解释。

②排空膀胱，取膀胱截石位，进行检查时病人臀部抬高 15°。

③腹部常规消毒，范围与一般腹部手术相同，皮肤切口局部选用相应的麻醉方式。

（2）术中配合

①体位：随 $CO_2$ 气体进入腹腔，将病人改为臀高头低位，并按医生要求及时更换所需体位。

②严密观察病人的生命体征，如有异常及时处理。

③陪伴病人，并指导病人与医生配合的技巧。

（3）术后护理

①卧床休息半小时，询问病人感受，注意观察生命体征，有无并发症的出现，发现异常及时汇报医生处理。

②向病人讲解可能因腹腔残留气体而感肩痛及上肢不适等症状会逐渐缓解。2 周内禁性交，如有发热、出血、腹痛等应及时到医院就诊。

③遵照医嘱应用抗生素。

④观察脐部伤口情况，鼓励病人每天下床活动。

⑤嘱其按时复查。

## 七、会阴切开缝合术

会阴切开术是为了减轻分娩时的阻力，避免会阴严重裂伤，在胎儿娩出前切开会阴的一种手术。常用的有会阴侧切术及会阴正中切开术两种。

（一）手术方法

1. 会阴侧切缝合术

（1）评估病人一般情况，听胎心音，了解胎儿大小、产力情况、会阴部情况，根据情况选择切开的方式和切口大小。

（2）向产妇解释会阴切开的目的。

（3）选择切口部位，用 2.5% 碘酊、75% 乙醇消毒局部皮肤，用 0.5% 普鲁卡因进行局部麻醉，一般的麻醉方法有局部浸润麻醉和会阴部神经阻滞麻醉。

（4）切开会阴：术者将左手示指、中指伸入胎头先露和阴道侧壁之间，以保护胎儿并指示切口位置，右手持剪刀自会阴后联合向左下方与正中线成 45° ～ 60°，在宫缩时剪开会阴全层，切口长 3 ～ 5cm，局部压迫或结扎止血。

（5）缝合：胎儿、胎盘娩出后，检查子宫颈、阴道有无撕裂伤，阴道内填塞纱条 1 根，用 0 号或 1 号铬制肠线自切口顶端间断或连续缝合阴道黏膜，再用 0 号或 1 号铬制肠线间断缝合肌层和皮下组织，最后用丝线间断缝合皮肤。缝合时注意解剖关系，对合整齐，不留死腔。

（6）缝合完毕，取出阴道内的纱球，常规进行肛门检查。

2. 会阴正中切开缝合术　消毒后沿会阴后联合中线垂直切开 2 ～ 3cm，此法出血少，易缝合，但分娩过程中应注意避免会阴切口延长，造成会阴重度撕伤，其他步骤同侧切。

（二）护理要点

（1）进行会阴切开术前，向产妇及家属说明情况，解释目的和意义，征得产妇及其丈夫的同意。

（2）关心体贴产妇，给予支持与安慰，消除紧张心理。

（3）密切观察产程进展，备好会阴切开各种用物，选择最佳时机切开会阴。

（4）术后保持会阴清洁、干燥，嘱产妇取健侧卧位，及时更换卫生巾。术后 3 天内每天外阴冲洗 2 次。

（5）注意观察外阴伤口有无渗血、红肿、脓性分泌物及硬结等，如有异常及时通知医生处理；如有外阴伤口肿胀、疼痛者可用 50% 硫酸镁或 95% 乙醇湿热敷。

（6）会阴伤口术后3～5天拆线。

## 八、胎头吸引术

胎头吸引术是将胎头吸引器置于胎头上，形成负压后吸住胎头，通过牵引帮助胎儿娩出的手术。目前常用的胎头吸引器有直筒状、牛角形或扁圆形3种。

1. 适应证

（1）第二产程延长者，胎头拨露于会阴部达0.5小时，胎儿未能娩出者。

（2）妊娠合并心脏病、妊娠期高血压疾病、临产宫缩乏力或胎儿窘迫，需缩短第二产程者。

（3）有剖宫产史或子宫有瘢痕，不宜过分用力者。

2. 禁忌证

（1）胎儿不能或不宜由阴道分娩者，如严重头盆不称、产道阻塞、尿瘘修补术后。

（2）子宫颈口未开全或胎膜未破者。

（3）胎头先露位置高，未达阴道口者。

（4）除头顶先露以外的其他异常头位，如面先露、额先露等。

3. 护理要点

（1）做好解释。

（2）注意吸引器压力适当，如负压不足容易滑脱、负压过大则易使胎儿头皮受损，胎头娩出阴道口时，应立即放松负压，取下吸引器。

（3）牵引时间不宜过长，一般20分钟内结束分娩。

（4）牵引过程中如有滑脱，可重新放置，但一般不超过2次，如牵引失败应改用产钳助产或剖宫产。

（5）术后注意检查子宫颈和阴道，如有裂伤应及时缝合。

（6）新生儿护理：①密切观察新生儿头皮产瘤位置、大小及头皮有无血肿、头皮损伤及颅内出血征象；②观察新生儿面色、反应、肌张力等，并做好新生儿抢救的准备；③新生儿静卧24小时，避免搬动，3天以内禁止洗头；④新生儿处理好后，遵医嘱肌内注射维生素K 110mg。

## 九、人工剥离胎盘术

人工剥离胎盘术是指徒手剥离并取出滞留于子宫腔内的胎盘的手术。

适应证：①胎盘滞留。胎儿娩出后30分钟胎盘仍未剥离。②胎盘剥离不全。胎儿娩出后胎盘部分剥离引起子宫出血，经按摩子宫、使用子宫收缩药、牵拉脐带等方法，胎盘不能排出者。③胎儿娩出后，胎盘娩出前有活动性出血者。④前置胎盘或胎盘早期剥离，胎儿娩出后仍有活动性出血者。

## 十、产钳术

产钳术是指使用产钳牵引胎头帮助胎儿娩出的手术。根据放置产钳时胎头在盆腔内位置的高低分为：①低位产钳。是指胎头骨质部分已达骨盆底，矢状缝在骨盆出口前后径上。②中位产钳。是指胎头双顶径已过骨盆入口，但未达到骨盆底。③高位产钳。是指胎头尚未衔接，即双顶径未过骨盆入口。目前低位产钳较常用。

1. 适应证　①同胎头吸引术；②臀位分娩后出头困难者；③胎头吸引术失败者。

2. 禁忌证　①同胎头吸引术；②胎头骨质部的最低点在坐骨棘水平或以上，有明显头盆不称时；③确定死胎、胎儿畸形者，应尽可能做穿颅术，以免损伤产道。

## 十一、剖宫产术

剖宫产术是指经腹切开子宫取出胎儿的手术。

1. 适应证

（1）产道异常：骨盆狭窄或畸形，软产道阻塞（如肿瘤、畸形）。

（2）产力异常：子宫收缩乏力，发生滞产经处理无效者。

（3）胎儿方面：胎位异常，如横位、初产臀位、胎儿窘迫或巨大胎儿。

（4）妊娠合并症及并发症：妊娠合并心脏病、严重妊娠期高血压疾病、前置胎盘。

（5）其他：高危初产妇、瘢痕子宫、生殖道修补术后，以及各种头盆不称者。

2. 手术方式

（1）子宫下段剖宫产术：在妊娠期或临产后，于子宫下段切开子宫膀胱腹膜反折，下推膀胱，暴露子宫下段，在子宫下段前壁正中做横小切口，并钝性撕开 10～12cm，取出胎儿、胎盘。

（2）子宫体剖宫产术。

（3）腹膜外剖宫产术。

3. 护理要点

（1）术前护理

①评估产妇的一般情况，测量生命体征，了解产程进展和胎儿情况。观察子宫收缩、听胎心音，进行产科检查，了解胎先露和宫口扩张情况，注意检查有无阴道出血等情况。

②向产妇家属讲解剖宫产的必要性、手术过程、麻醉方法、手术方式及术后注意事项，取得孕妇家属配合。

③按要求备皮和药物过敏试验。

④常规留置导尿管，做好输血准备。

⑤按医嘱给术前用药，听胎心音并记录，配合手术室护士送产妇进手术室。

（2）术中护理配合

①协助摆放好产妇的体位，一般为仰卧位，对有血压下降或胎儿窘迫者，可稍倾斜手术台或取侧卧位。

②术中密切观察产妇血压、脉搏、呼吸等生命体征情况，根据情况按医嘱输液、输血，配合医师完成手术。

（3）术后护理

①按一般腹部手术常规护理及产褥期产妇的护理。

②产妇回病房后了解手术情况，及时测量血压、脉搏、呼吸；检查输液管、导尿管是否通畅；查看腹部切口敷料是否干燥，有无渗血；并做好记录。

③术后 24 小时内应密切观察子宫收缩及阴道出血情况，出血多者应遵医嘱给予子宫收缩药。

④鼓励产妇术后早期活动，术后 24 小时拔尿管后早下床活动，并鼓励产妇术后做深呼吸，

在床上勤翻身，早期下床活动，以防肺部感染和肠粘连等并发症。

⑤保持外阴清洁，每日擦洗外阴 2 次，防止逆行感染。

⑥术后留置导尿管 24 小时，拔除导尿管后注意产妇排尿情况。

⑦健康教育包括产后保健操、会阴、乳房、饮食等护理及性生活指导。术后 6 周内禁止性生活，术后 42 天复查，落实避孕措施等。

# 第 4 部分

## 儿科护理学

# 第 1 单元 绪论

【复习指南】本单元内容多为识记部分，应熟练掌握。儿科护理学的任务和范围历年常考，应重点复习。儿科护士的角色与素质要求应掌握。

## 一、儿科护理学的任务和范围

### （一）儿科护理学的任务

儿科护理学的任务是从体格、智能、社会及行为等各方面来研究和保护儿童，利用先进的医学、护理学及相关学科的理论和技术，为儿童提供照护，达到增强儿童体质，降低儿童发病率和病死率，提高疾病治愈率，保障和促进儿童身心健康，提高人类整体健康素质的目的。

### （二）儿科护理学的范围

儿童时期健康及卫生相关问题均属于儿科护理学的**范围**，包括儿童生长发育、正常儿童身心保健、儿童疾病的防治与护理，同时与产科学、儿童心理学、教育学、社会学等多门学科存在广泛联系。

## 二、儿科护士的角色与素质要求

### （一）素质要求

1. 思想道德素质

（1）热爱护理事业，有高度的责任感和严谨的工作态度，爱护儿童，具有奉献精神。

（2）具有诚实的品格、较高的慎独修养、高尚的道德情操。

（3）具有正视现实、面向未来的目光，忠于职守，救死扶伤，廉洁奉公，实行人道主义。

2. 科学文化素质　具备一定的文化素养，了解自然科学、社会科学、人文科学等多学科知识，掌握一门外语及现代科学发展的新理论及新技术。

3. 专业素质

（1）掌握系统完整的专业理论知识和较强的实践技能。

（2）具有敏锐的观察力和综合分析判断能力，具有与儿童及其家庭有效沟通的能力，能用护理程序解决患儿的健康问题。

（3）具有开展护理教育和护理科研的能力。

4. 身体心理素质

（1）具有健康的心理和身体。

（2）具有较强的适应能力、良好的忍耐力及自我控制力。

（3）具有进取心，不断学习新知识。

（4）具有良好的人际沟通能力。

### （二）儿科护士的角色

儿科护士作为一个有专门知识的独立的实践者，被赋予多元化角色。

1. 专业照护者　儿童身体各器官、系统的功能尚未发育完善，生活尚不能自理或不能完全自理。儿科护士最重要的角色是在帮助儿童保持、促进或恢复健康的过程中，给儿童及其家庭提供直接的专业照护。

2. 护理计划者　护士运用专业的知识和技能，收集儿童生理、心理、社会状况等方面的资料，全面评估儿童的健康状况及儿童家庭在面临疾病和伤害时所产生的反应，找出健康问题，并根据儿童不同阶段生长发育的特点，制订全面可行的护理计划，采取有效的护理措施，以减轻儿童的痛苦，帮助儿童适应医院、社区、家庭的生活。

3. 健康教育者　在儿童护理过程中，护士应根据各年龄阶段儿童智力发展的水平，向其解释疾病的治疗和护理过程，帮助其建立自我保健意识，培养良好的生活习惯，纠正其不良行为。

4. 健康协调者　护士需协调有关人员及机构的相互关系，维持一个有效的沟通网，以使诊断、治疗、救助及儿童保健工作得以相互协调配合，保证儿童获得最适宜的整体性医护照顾。

5. 健康咨询者　护士通过倾听患儿及其家长的讲述，了解儿童及其家长在医院环境中的感受，解答他们疾病和健康相关的问题，提供有关治疗信息，给予健康指导等。

6. 儿童及其家庭代言人　护士是儿童及其家庭权益的维护者。护士还要评估有碍儿童健康的问题及事件，提供给医院行政部门加以改进，或提供给卫生行政单位作为制定卫生政策和计划的参考。

7. 护理研究者　护士应积极进行护理研究，以此来验证、扩展护理理论和知识，发展护理新技术，指导、改进护理工作，提高儿科护理质量，促进专业发展。

## 第2单元　生长发育

【复习指南】本单元内容有一定难度，历年必考，应作为重点复习。小儿生长发育及其影响因素历年必考，应重点复习；小儿年龄分期、生长发育的规律应熟练掌握；影响生长发育的因素应掌握。小儿生长体格及评价历年必考，应重点复习；小儿体格生长的指标、骨骼及牙齿的发育、生殖系统的发育应熟练掌握。小儿神经、心理行为发展及评价历年必考，应重点复习；了解神经系统的发育，对于感知的发育、运动功能的发育、语言的发育、心理活动的发展要熟练掌握。

### 一、小儿生长发育及其影响因素

#### （一）小儿年龄分期

1. 胎儿期　从受精卵形成到胎儿出生为止为胎儿期，共40周。母亲妊娠期间如受感染、创伤、滥用药物、接触放射性物质、毒品，以及营养缺乏、严重疾病和心理创伤等都可能影响胎儿的正常生长发育，导致流产、畸形或子宫内发育不良等。

2. 新生儿期　从胎儿娩出脐带结扎至28天之前称为**新生儿期**。按年龄划分，此期包含在婴儿期内。由于此期在生长发育和疾病方面具有明显的特殊性，且发病率及病死率高，因此，单独列为婴儿期中的一个特殊时期。分娩过程中的损伤、感染延续存在，先天性畸形也常在此期表现。

3. 婴儿期　从出生到1周岁之前为**婴儿期**。此期是小儿生长发育最迅速的阶段，因此，对营养的需求量亦相对较高。此期各系统器官的生长发育继续进行，但不够成熟完善，尤其是消化系统常常难以适应对大量食物的消化吸收，容易发生营养和消化功能紊乱。同时，来自母体的抗体逐渐减少，而自身的免疫功能尚未成熟，因此，抗感染能力较弱，易发生各种感染和传染性疾病。

4. 幼儿期　从满1周岁至3周岁之前为**幼儿期**。此时体格生长发育速度较前略减慢，但智能发育迅速。同时，活动范围渐广，接触社会事物渐多。此阶段消化系统功能仍不完善，营养的需求量仍然相对较高，而断乳和其他食物添加须在此期完成，因此，正确的喂养仍是保持正常生长发育的重要环节。此期小儿对危险的识别和自我保护能力有限，导致意外伤害事故发生率非常高，应加强防护。

5. 学龄前期　从3周岁至6～7岁入小学前为**学龄前期**。体格生长发育速度减慢，呈稳步增长状态，而智能发育更加迅速，与同龄儿童和社会事物进行广泛的接触，自理能力和初步社交能力得到锻炼。

6. 学龄期　从入小学始（6～7岁）至青春期前为**学龄期**。儿童的体格生长速度相对缓慢，除生殖系统外，各系统器官外形均已接近成人。智能发育更加成熟，可以接受系统的科学文化教育。

7. 青春期　以性发育为标志进入**青春期**，一般女孩从11～12岁开始到17～18岁，男孩从13～14岁开始到18～20岁。此时，体格生长再次加速，出现第二个生长高峰。同时，生殖系统发育加速并趋于成熟。至本期末各系统发育已成熟，体格生长逐渐停止。此时的患病率和病死率相对较低，但由于接触社会增多，受外界环境影响越来越大，常出现心理、行为、精神方面的问题。因此，在保证营养供给，加强体格锻炼，注意充分休息的同时，还要进行生理、心理卫生和性知识的教育，使之树立正确的人生观和养成优良的道德品质，建立健康的生活方式。

（二）生长发育的规律

1. 生长发育的连续性和阶段性　生长发育是连续的过程，但各年龄阶段生长发育的速度不同，具有阶段性。生后6个月内生长最快，尤其是头3个月，出现生后**第一个生长高峰**，后半年生长速度逐渐减慢，至青春期生长速度又加快，出现第二个生长高峰。

2. 各系统器官发育的不平衡性　各系统的发育快慢不同。神经系统发育先快后慢，生殖系统发育先慢后快，淋巴系统则先快而后回缩，年幼时皮下脂肪较发达，肌肉组织到学龄期才发育加速。

3. 生长发育的个体差异性　小儿生长发育虽按一定规律发展，在一定范围内受遗传、环境等各种因素的影响，每个人生长的“轨道”不会完全相同，生长差异较大，到青春期则差异更明显。

4. 生长发育的**顺序性**　生长发育遵循由上到下、由近到远、由粗到细、由低级到高级、由简单到复杂的规律。

（三）影响生长发育的因素

1. 遗传因素　遗传因素和外界因素是影响小儿生长发育的两个最基本因素。不同种族、家族、性别间的差异影响着人的皮肤颜色、面形特征、身材高矮、性成熟的早晚及对疾病的易感性等。

2. 环境因素

（1）营养：充足和合理的营养是小儿生长发育的物质基础，子宫内营养不良的胎儿不仅体格生长落后，严重时还影响脑的发育；生后营养不良，特别是第1～2年的严重营养不良影响体重、身高及智能的发育。

（2）疾病：疾病对生长发育的阻挠作用十分明显。急性感染常使体重减轻，长期慢性疾病则影响体重和身高的发育，内分泌疾病常引起骨骼生长和神经系统发育迟缓，先天性疾病，如先天性心脏病可造成生长迟缓。

（3）母亲情况：胎儿在子宫内的发育受孕母生活环境、营养、情绪、疾病等各种因素的影响。

（4）生活环境：小儿的生活环境不仅包括物理环境，还包括家庭的经济、社会、文化状况等。良好的居住环境、卫生条件能促进小儿生长发育。

## 二、小儿体格生长发育及评价

### （一）体格生长指标

体格生长常选择易于测量、有较大人群代表性的指标来表示。一般常用的形态指标有体重、身高（长）、坐高（顶臀长）、头围、胸围、上臂围、皮下脂肪等。

1. 体重　为各器官、系统、体液的总重量。其中骨骼、肌肉、内脏、体脂、体液为主要成分。因体脂与体液变化较大，体重在体格生长指标中最易波动。体重易于准确测量，是最易获得的反映儿童生长与营养状况的指标。儿科临床中用体重计算药量、静脉输液量。

新生儿出生体重与胎次、胎龄、性别及子宫内营养状况有关。我国2005年九市城区调查结果显示平均男婴出生体重为3.3±0.4kg，女婴为3.2±0.4kg。出生后体重增长应为胎儿子宫内体重增长的延续。部分新生儿在生后1周内因奶量摄入不足，加之水分丢失、胎粪排出，可致暂时性体重下降，称**生理性体重下降**，在生后3～4天达最低点，下降范围为3%～9%，以后逐渐回升，至出生后第7～10天应恢复到出生时的体重。

新生儿出生前3个月体重增长最快，6个月内婴儿体重每月平均增长600～700g，6～12个月婴儿体重每月平均增长250～300g，之后儿童体重每年增长2.5～3kg。因此，生后3个月末达出生体重2倍，出生后12个月时达出生体重的3倍。生后第1年是体重增长的最快速时期，为**第一个生长高峰**。

儿童体重增长为非匀速增长，存在个体差异。当无条件测量体重时，为计算儿童药量和液体量，可用公式简单估算体重。

1～6个月婴儿体重（kg）＝出生体重＋月龄×0.7

7～12个月婴儿体重（kg）＝6＋月龄×0.25

2岁至青春前期体重（kg）＝年龄（岁）×2＋7（或8）

2. 身高（长）　为头部、脊柱与下肢骨骼长度的总和。多数3岁以下儿童立位测量不易准确，应仰卧位测量，称为身长。身高（长）的增长规律与体重相似，年龄越小增长越快，也出现婴儿期和青春期两个生长高峰。新生儿出生时仅50cm，生后第1年身长增长最快，约为25cm；前3个月身长增长11～12cm，约等于后9个月的增长值，1岁时身长约75cm；第2年身长增长速度减慢，为10～12cm，即2岁时身长约87cm；2岁以后身高每年增长5～7cm，至青春期出现第二个身高增长加速期。

2～10岁身长（高）估算公式：身高（cm）＝年龄（岁）×7＋77

3. 坐高（顶臀长）　是头顶到坐骨结节的长度。3岁以下儿童仰卧位测量为顶臀长。坐高增长代表头颅与脊柱的生长。

4. 头围　是指从眉弓上缘经枕骨结节绕头一周的长度，是反映脑发育及颅骨生长的重要指标。新生儿出生时头围33～34cm，1岁内增长迅速，1岁时约达46cm。1岁后增长速度减慢，2岁时约48cm。头围的测量在2岁以内最有价值。15岁时为54～58cm，基本同成年人。

若有头小畸形，提示脑发育不良；若头围过大，则要怀疑脑积水。

5. 胸围　是乳头下缘经肩胛骨下绕胸一周的长度，反映胸廓与肺的发育。出生时胸围 32cm，略小于头围 1 ～ 2cm，1 岁左右胸围约等于头围。1 岁至青春前期胸围应大于头围［约为头围 + 年龄（岁）－ 1cm］。

6. 上臂围　是指沿肩峰与尺骨鹰嘴连线中点的水平绕上臂一周的长度。上臂围代表肌肉、骨骼、皮下脂肪和皮肤的生长。1 岁以内上臂围增长迅速，1 ～ 5 岁增长缓慢。在无条件测体重和身高的地区，可用测量上臂围筛查 5 岁以下儿童营养状况：上臂围＞ 13.5cm 为营养良好，上臂围 12.5 ～ 13.5cm 为营养中等，上臂围＜ 12.5cm 为营养不良。

（二）骨骼、牙齿的发育

1. 骨骼发育

（1）颅骨发育：婴儿出生时前囟 1.5 ～ 2cm，1 ～ 1.5 岁时闭合。前囟过小或过早闭合见于小头畸形；前囟迟闭、过大见于佝偻病、先天性甲状腺功能减退症等；前囟饱满常提示颅内压增高，见于脑积水、脑瘤、脑出血等疾病；而前囟凹陷则见于极度消瘦或脱水者。后囟出生时很小或闭合，最迟生后 6 ～ 8 周闭合。

（2）脊柱发育：脊柱的增长反映脊椎骨的生长。出生后第 1 年脊柱生长快于四肢，以后四肢生长快于脊柱。3 个月左右抬头动作的出现使颈椎前凸；6 个月后能坐，出现胸椎后凸；1 岁左右开始行走，出现腰椎前凸。这样的脊椎自然弯曲至 6 ～ 7 岁才为韧带所固定。

（3）长骨发育：长骨的生长主要由长骨干骺端的软骨骨化、骨膜下成骨，使长骨增长、增粗。用 X 线检查测定不同年龄儿童长骨干骺端骨化中心出现的时间、数目、形态的变化，并将其标准化，即为骨龄。腕部于出生时无骨化中心，出生后其骨化中心的出现次序为头状骨、钩骨（3 个月左右）、下桡骨骺（约 1 岁）、三角骨（2 ～ 2.5 岁）、月骨（3 岁左右）、大多角骨、小多角骨（3.5 ～ 5 岁）、舟骨（5 ～ 6 岁）、下尺骨骺（6 ～ 7 岁）、豆状骨（9 ～ 10 岁）。10 岁时出全，共 10 个，故 1 ～ 9 岁腕部骨化中心的数目大约为其岁数加 1。

2. 牙齿发育　人的一生有乳牙 20 颗、恒牙 32 颗两副牙齿。出生后 4 ～ 10 个月乳牙开始萌出，2 ～ 2.5 岁出齐，2 岁以内乳牙萌出数目为月龄减 4 ～ 6，12 个月后未萌出为**乳牙萌出延迟**。6 岁左右萌出第一颗恒牙，12 岁萌出第二恒磨牙，18 岁以后萌出第三恒磨牙，但也有人终身不出此牙。

出牙为生理现象，出牙时个别婴儿可有低热、唾液增多、发生流涎及睡眠不安、烦躁等症状。牙齿的健康生长与蛋白质、钙、磷、氟、维生素 A、维生素 C、维生素 D 等营养素和甲状腺激素有关。食物的咀嚼有利于牙齿生长。

（三）生殖系统发育

受下丘脑 - 垂体 - 性腺轴的调节，生殖系统直至青春期前才开始发育，在体格生长明显加速，出现生长发育第二高峰的同时，性器官迅速发育，出现第二性征。青春期持续 7 ～ 10 年，分为 3 个阶段。①青春前期（2 ～ 3 年）：女孩 9 ～ 11 岁，男孩 11 ～ 13 岁，体格生长明显加速，出现第二性征；②青春中期（2 ～ 3 年）：出现生长发育的第二个高峰，第二性征全部出现，性器官在解剖和生理功能上均已成熟；③青春后期（2 ～ 4 年）：体格生长停止，生殖系统发育完全成熟。

青春期开始和持续时间受多种因素的影响，个体差异较大。女孩在 8 岁以前，男孩在 9

岁以前，出现第二性征，为**性早熟**，即青春期提前出现；女孩14岁以后，男孩16岁以后，无第二性征出现，为性发育延迟。

1. 女性生殖系统发育　女性生殖系统发育包括女性生殖器官的形态、功能发育和第二性征发育。出生时卵巢发育已较完善，但处于原始状态。进入青春前期后卵巢内滤泡发育，通常9～10岁时骨盆加宽，乳头发育，子宫逐渐增大；10～11岁时乳房发育，出现阴毛；13岁左右乳房进一步增大，出现初潮。月经初潮是性功能发育的主要标志，大多在乳房发育1年后或第二生长高峰后出现，受遗传、营养和经济文化水平等因素的影响。

2. 男性生殖系统发育　男性生殖系统发育包括男性生殖器官的形态、功能发育和第二性征发育。第二性征主要表现为阴毛、腋毛、胡须、变声及喉结的出现。出生时睾丸大多已降至阴囊，少数未降者即为隐睾。男孩进入青春期后，睾丸进一步发育，睾丸增大是男性青春期的第一性征，其分泌的雄激素促进第二性征的出现。通常10～11岁时睾丸、阴茎开始增大；12～13岁时开始出现阴毛；14～15岁时出现腋毛，声音变粗；16岁后长胡须，出现痤疮、喉结，肌肉进一步发育。首次遗精是男性青春期的生理现象，多在阴茎生长1年后或第二生长高峰后出现。

## 三、小儿神经、心理行为发展及评价

### （一）神经系统的发育

神经、心理发育主要反映为日常的行为，包括感知、运动、语言的发育，以及记忆、思维、情感、性格等心理活动的发展，故此期的发育也称为行为发育。儿童神经、心理的发育与环境密切相关。

出生时小儿即具有觅食、吸吮、吞咽、拥抱、握持等一些非条件反射和对强光、寒冷、疼痛的反应。其中有些无条件反射，如吸吮、握持、拥抱等反射会随年龄增长和大脑皮质的发育而逐渐消退，否则将影响动作发育，握持反射应于3～4个月时消失，如继续存在则将妨碍手指精细动作的发育。新生儿和婴儿肌腱反射不如成年人灵敏，腹壁反射和提睾反射也不易引出，到1岁时才稳定。3～4个月前小儿肌张力较高，凯尔尼格征可为阳性，2岁以下小儿巴宾斯基征阳性也可为生理现象。

### （二）感知的发育

感知是通过各种感觉器官从环境中选择性地获取信息的能力。感知的发育对儿童运动、语言、社会能力的发育起着重要促进作用。

1. 视感知发育　新生儿具有视觉感应功能，瞳孔有对光反应，但因视网膜黄斑区发育不全和眼外肌协调较差，只对15～20cm范围内事物最清晰。在安静、清醒状态下可短暂注视和追随近处缓慢移动的物体；在第2个月起可协调地注视物体，开始有头眼协调；3～4个月时头眼协调较好；6～7个月时目光可随上下移动的物体垂直方向转动，出现眼手协调动作，喜红色等鲜艳明亮的颜色；8～9个月时开始出现视深度感觉，能看到小物体；18个月时区别各种形状；2岁时两眼调节好，可区别垂直线和横线；5岁时已可区别各种颜色；6岁时视深度已充分发育。

2. 听感知发育　出生时听力差，但对强声可有瞬目、震颤等反应；生后3～7日听觉已发育良好，声音可引起呼吸节律改变；1个月时可分辨“吧”和“啪”的声音；3～4个月时头可转向声源（定向反应），听到悦耳声时会微笑；6个月时能区别父母声音，唤其名有应答反应；7～9个月时能确定声源，区别语言的意义；1岁时听懂自己名字；2岁时能区别高低不同的声音，听懂简单吩咐；4岁时听觉发育完善。

3. 味觉和嗅觉发育　出生时味觉发育已很完善。4～5个月甚至对食物轻微的味道改变已很敏感，此期应适时添加各类转乳期食物。

出生时嗅觉中枢与神经末梢已发育成熟，生后1～2周的新生儿可分辨母亲与其他人的气味，3～4个月时能区别愉快与不愉快的气味，7～8个月开始对芳香气味有反应。

4. 皮肤感觉的发育　新生儿以眼、口周、手掌、足底等部位触觉最为敏感，触之即有瞬目、张口、缩回手足等反应。新生儿已有痛觉，但较迟钝，疼痛刺激后出现泛化的现象，第2个月起逐渐改善。新生儿温度觉灵敏，冷的刺激比热的刺激更能引起明显的反应。2～3岁时儿童通过接触能区分物体的软、硬、冷、热等属性，5～6岁时能分辨体积和重量不同的物体。

5. 知觉发育　随着语言的发展，小儿的知觉开始在语言的调节下进行。1岁开始有空间和时间知觉的萌芽；3岁能辨上下；4岁能辨前后；5岁开始辨别以自身为中心的左右；4～5岁已有时间的概念，能区别早上、晚上、今天、明天、昨天；5～6岁时逐渐掌握周内时序、四季等概念。

（三）运动功能的发育

运动发育可分为大运动和精细运动两大类。大运动是身体对大运动的控制，如抬头、坐、爬、站、走、跑、跳等；精细动作是相对于大运动而言较小的动作，如抓握物品、涂画等。运动的发育遵循自上而下、由近到远、从不协调到协调、先正向动作后反向动作的规律。

1. 平衡和运动

（1）抬头：新生儿俯卧位时能抬头1～2秒，3个月时抬头较稳，4个月时抬头很稳，且可自由转动。

（2）翻身：出现翻身动作的先决条件是不对称颈紧张反射的消失。婴儿大约7个月时能有意识地从仰卧位翻至俯卧位，然后从俯卧位翻至仰卧位。

（3）坐：新生儿3个月扶坐时腰呈弧形，6个月能双手向前撑住独坐，8个月时坐稳并左右转身；1岁左右身体前倾时出现向后伸手的保护性反应。

（4）匍匐、爬：新生儿俯卧位时已有反射性的匍匐动作，2个月俯卧位时能交替踢腿，3～4个月时能用手撑起上身数分钟，7～8个月时能用手支撑胸腹在原地转动身体或后退，8～9个月时能用双上肢向前爬。通过爬行有助于胸部及智力的发育，并能提早接触周围环境，促进神经系统的发育。

（5）站、走、跳：新生儿直立时出现踏步反射和立足反射，5～6个月扶立时双下肢可负重做上下跳动，8～9个月时可扶站片刻，10个月左右能扶走，11个月时可独站片刻，15个月时可独自走稳，18个月时已能跑及倒退，2岁时可并足跳，2岁半时可独足跳1～2次，3岁时可双足交替走下楼梯，5岁时能跳绳。

2. 精细动作　新生儿双手呈握拳状，3～4个月时握持反射消失，开始有意识的取物；6～7个月时能独自玩弄或摇摆小物体，出现捏、敲、物品换手等探索性动作；9～10个月时可用拇、示指取物；12～15个月时学会用匙，乱涂画，可几页、几页地翻书；18个月时能叠2～3块积木；2岁时可叠6～7块方积木，一页一页翻书，可握杯喝水；3岁时在帮助下会穿衣服，临摹简单图形；4岁时基本上能自己脱衣服；5岁时能学习写字。

（四）语言的发育

语言是人类特有的高级神经活动，是儿童学习、社会交往、个性发展中的一个重要能力，与智能关系密切。正常儿童天生就具备发展语言技能的机制和潜能，但是必须提供适当的环境条件。语言发育必须具备听觉、发音器官和大脑正常功能，并须经过发音、理解和表达3个阶段。

1. 发音阶段　新生儿已能哭叫，并且因饥饿、疼痛等不同刺激所反映出来的哭叫声在音响度、音调上有所不同。婴儿3～4个月咿呀发音，7～8个月能发“爸爸”“妈妈”等叠音，8～9个月时喜欢模仿成年人的口唇动作练习发音。

2. 理解语言阶段　婴儿在发音的过程中逐渐理解语言。小儿通过视觉、触觉、体位觉等与听觉联系，逐渐理解一些日常用品，如奶瓶、电灯等的名称。6个月时小儿可听懂自己的名字，9个月左右已能听懂简单的词意，如“再见”“张嘴”等，10个月左右的婴儿已能有意识地叫“爸爸”“妈妈”。

3. 表达语言阶段　在理解的基础上，小儿学会表达语言。一般12个月时开始会说单词，如“再见”“没了”；18个月时可用15～20个字，并正确说出家庭主要成员的称谓；24个月时能指认常见的物品，会说短歌谣；4岁能讲述简单的故事情节。

（五）心理活动的发展

小儿出生时不具备心理现象，条件反射的形成即标志着心理活动发育的开始，且随着年龄增长，心理活动不断发展。

1. 注意的发展　注意是人的心理活动集中于一定的人或物，可分无意注意和有意注意，前者为自然发生的，后者为自觉的、有目的的行为。婴儿期以无意注意为主。3个月能短暂集中注意人脸和声音。随着年龄增长、活动范围的扩大，儿童逐渐出现有意注意，但幼儿时期的稳定性差，易分散、转移；5～6岁后儿童才能较好地控制自己的注意力。

2. 记忆力的发展　记忆是将所获得的信息“贮存”和“读出”的神经、心理活动过程。婴幼儿时期的记忆特点是时间短、内容少，易记忆带有欢乐、愤怒、恐惧等情绪的事情，且以机械记忆为主，精确性差。随着年龄的增长，儿童有意识的逻辑记忆逐渐发展，记忆内容广泛、复杂，记忆的时间变长。

3. 思维的发展　思维是人应用理解、记忆和综合分析能力来认识事物的本质和掌握其发展规律的一种高级心理活动。1岁以后儿童开始产生思维，婴幼儿的思维为直觉活动思维，学龄前期小儿则以具体形象思维为主。

4. 想象的发展　想象是对感知过的事物进行思维加工改造，形成现实中从未有过的事物的形象的思维活动。新生儿没有想象能力；1～2岁儿童有想象的萌芽；3岁后儿童想象内容稍多，但仍为片段、零星的；学龄前期儿童想象力有所发展，但以无意想象和再想象为主，想象的主题易变；学龄期儿童有意想象和创造性想象迅速发展。

5. 情绪、情感的发展　情绪指个体生理或心理需要是否得到满足时的心理体验和表现。情感则指在情绪的基础上产生的对人、物的关系的体验，属较高级复杂的情绪。新生儿因不适应子宫外环境，常表现出不安、啼哭等消极情绪。6个月后小儿能辨认陌生人，易产生对母亲的依恋及分离性焦虑情绪，9～12个月时依恋达高峰。

6. 意志的发展　意志是自觉主动地克服困难以达到预期目标或完成任务的心理过程。新生儿无意识，婴幼儿开始有意识行动或抑制自己某些行动时即为意志的萌芽。

7. 个性和性格的发展　个性指在处理环境关系时所表现出来的与他人不同的习惯行为和倾向性，包括思想方法、情绪反应、行为风格等。性格是在人的内动力与外环境产生矛盾和解决矛盾的过程中发展起来的，具有阶段性。婴儿期具有对亲人的依赖性和信任感；幼儿期常出现违拗言行与依赖行为交替现象；学龄前期儿童生活基本自理，主动性增强，当主动行为失败时易出现失望和内疚；学龄期儿童可因学习不好而产生自卑；青春期少年体格生长和性发育开始成熟，社交增多，心理适应能力加强但容易波动，在感情问题、伙伴问题、职业问题、道德评价和人生观等问题上处理不当时易发生性格变化。

## 第 3 单元　小儿保健

【复习指南】本单元内容多为识记部分，常有考点。不同年龄期小儿保健的特点历年必考，熟练掌握。新生儿期保健、婴儿期保健、幼儿期保健、学龄前期保健、学龄期保健，历年必考，熟练掌握；预防接种为重点内容，历年必考。人工获得的免疫方式熟练掌握；计划免疫历年必考，重点复习。

### 一、不同年龄期小儿保健特点

#### （一）新生儿期保健

1. 新生儿的特点　新生儿各器官系统发育尚未成熟，对外界环境变化的适应性差，抵抗力弱，易患各种疾病。新生儿发病率和病死率极高，婴儿死亡中约 2/3 是新生儿，＜1 周的新生儿占新生儿死亡数的 70% 左右，故新生儿保健是儿童保健的重点，而生后 1 周内新生儿的保健是重中之重。

2. 新生儿的保健

（1）家庭访视：新生儿期一般家访 2 ～ 3 次，高危儿适当增加访问次数。①询问新生儿出生情况、生后生活状态；②观察新生儿居住环境及一般情况，重点观察有无产伤、黄疸、畸形、皮肤与脐部感染等；③体格检查，包括头颅、前囟、心、肺、腹、四肢、外生殖器，测量头围、体重等，视、听觉筛查；④提供指导及咨询，问题严重者应立即就诊。

（2）合理喂养：母乳是新生儿的最佳食品，宣传母乳喂养的优点，教授哺乳的方法和技巧，并指导母亲观察乳汁分泌是否充足、新生儿吸吮是否有力。母乳充足，新生儿哺乳后则安静入睡，大小便正常，体重正常增长；低出生体重儿但吸吮力强者可按正常新生儿的喂养方法进行；吸吮力弱者可将母乳挤出，用滴管哺喂，一次量不宜过多，以免误吸。食后右侧卧位，略抬高床头，避免溢乳引起窒息。无母乳或母乳不足者，指导母亲采取科学的人工喂养方法。

（3）保暖：新生儿室应阳光充足，温湿度适宜，室内温度保持在 22 ～ 24℃，湿度 55%；在寒冷季节要特别注意新生儿保暖，指导家长正确使用热水袋及代用品保暖以防止烫伤；要随着气温的变化适时增减衣被及包裹。

（4）日常护理：指导家长观察新生儿的精神状态、面色、呼吸、体温、哭声和大小便等情况；新生儿脐带未脱落前要保持局部清洁干燥；着棉质柔软衣物以防过敏；观察大小便的颜色，注意应勤换勤洗尿布，保持臀部皮肤清洁干燥，防尿布性皮炎。

（5）预防疾病和意外：定时通风换气，保持室内空气清新；新生儿食具专用，用后消毒；保持衣服、被褥和尿布清洁干燥；母亲在哺乳和护理新生儿前应洗手；家人患感冒时必须戴口罩接触新生儿；按时接种卡介苗和乙肝疫苗；新生儿出生2周后应遵医嘱口服维生素D，预防佝偻病的发生；注意防止因包被蒙头过严、哺乳姿势不当导致乳房堵塞新生儿口鼻等造成新生儿窒息；新生儿早期应进行先天性遗传代谢性疾病的筛查，如先天性甲状腺功能减退症、苯丙酮尿症、半乳糖血症和听力筛查。

（6）早期教养：新生儿的视、听、触觉已初步发展，可通过反复的视、听觉训练，建立各种条件反射，培养新生儿定向力及反应能力。

（二）婴儿期保健

1. 婴儿的特点　婴儿期的体格生长十分迅速，但婴儿的消化功能尚未成熟，故易发生消化功能紊乱和营养缺乏性疾病。随着月龄的增加，从母体获得的免疫物质逐渐减少，而自身的免疫功能尚未成熟，故易患肺炎等感染性疾病和传染病。

2. 婴儿的保健

（1）合理喂养：4～6个月以内婴儿提倡纯母乳喂养。部分母乳喂养或人工喂养则首选配方奶粉。6个月以上婴儿要及时添加换乳食品。家长应掌握换乳食品添加的顺序和原则、食物的选择和制作方法等，在添加换乳食品的过程中，家长要注意观察婴儿的排便情况，以及时判断换乳食品添加是否得当。断奶应采用渐进的方式，以春、秋两季较为适宜。

（2）日常护理

①清洁卫生：每天早晚给婴儿洗脸、足和臀部，勤换衣裤，用尿布保护会阴部皮肤清洁。

②衣着：婴儿应着简单、宽松而少接缝的衣物。衣服上不宜用纽扣，以免婴儿误食或误吸，造成意外伤害。注意按季节增减衣服和被褥，以婴儿两足温暖为宜。

③睡眠：充足的睡眠是保证婴儿健康的先决条件之一。婴儿所需的睡眠时间个体差异较大，随年龄增长睡眠时间逐渐减少，且两次睡眠的间隔时间延长。一般1～2个月小婴儿尚未建立昼夜生活节律，可夜间哺乳1～2次，但不应含奶头入睡；3～4个月后逐渐停止夜间哺乳。

④牙齿：4～10个月乳牙开始萌出，婴儿会有如吸吮手指、咬东西的表现，严重的会表现烦躁不安、无法入睡和拒食等。

⑤户外活动：家长应每日带婴儿到户外活动，呼吸新鲜空气和晒太阳；有条件者可进行空气浴和日光浴，以增强体质和预防佝偻病的发生。

（3）早期教育

①大小便训练：婴儿3个月以后可以把尿，当排便次数逐渐减少至每天1～2次时，即可开始训练定时排便。婴儿会坐后可以练习坐盆排便，每次3～5分钟。

②视、听能力训练：3个月内的婴儿，可在其床上悬吊颜色鲜艳、能发声及转动的玩具，逗引婴儿注意；3～6个月婴儿可选择各种颜色、形状、发声的玩具，逗引婴儿看、摸和听；对6～12个月的婴儿培养其稍长时间的注意力，以询问方式让其看、指、找，从而使其视觉、听觉与心理活动紧密联系起来。

③动作的发展：家长为婴儿提供运动的空间和机会。2个月时，培养俯卧抬头，扩大婴

儿的视野；3 ～ 6 个月时练习婴儿的抓握能力、训练翻身等；7 ～ 9 个月时，用能够滚动的玩具逗引婴儿爬行；10 ～ 12 个月，鼓励婴儿学走路。

④语言的培养：语言的发展是一个连续的有序过程。婴儿出生后，家长就要和婴儿说话或逗引婴儿“咿呀”学语，以促进其语言发育；5 ～ 6 个月可以培养其对简单语言做出动作反应，以发展理解语言的能力；9 个月开始注意培养婴儿有意识地模仿发音，如“爸爸”“妈妈”等。

（4）防止意外：此期常见的意外事故有异物吸入、窒息、中毒、跌伤、触电、溺水和烫伤等，应向家长特别强调意外的预防。

（5）预防疾病和促进健康：婴儿对传染性疾病普遍易感，必须切实完成计划免疫程序的基础免疫，预防急性传染病的发生。定期为婴儿进行健康检查和体格测量，6 个月以内婴儿体检每月 1 次，7 ～ 12 个月婴儿 2 ～ 3 个月 1 次，高危儿、体弱儿适当增加体检次数。预防佝偻病、营养不良、肥胖症和营养性、缺铁性贫血等疾病。婴儿期常见健康问题包括婴儿腹泻、营养物质过敏、湿疹、尿布性皮炎和脂溢性皮炎等。

（三）幼儿期保健

1. 幼儿的特点　幼儿生长发育速度较前减慢，但神经、心理发育迅速，自主性及独立性发展，语言及动作能力迅速增强。免疫功能不健全，对危险事物识别能力差，故感染性及传染性疾病高发，意外事故多发。

2. 幼儿的保健

（1）合理安排膳食：供给足够的能量及优质蛋白质以保证营养素充足及均衡。乳类供应不低于总量的 1/3。2 岁以前，食物应细、软、烂，多样化。幼儿生长发育速度减慢，需要量相对下降，以及受外界环境的吸引，18 个月左右出现**生理性厌食**，幼儿表现为对食物缺乏兴趣及偏食，此时指导家长掌握合理的喂养方法及技巧，如鼓励幼儿自己进食，一次不要投入大量食物到幼儿碗里，吃完后再添加，使幼儿有成就感。创造良好的进餐环境，培养良好进餐习惯，餐前 15 分钟做好生理及心理上的就餐准备。

（2）日常护理

①衣着：幼儿衣着应颜色鲜艳便于辨认，穿、脱方便以便自理。3 岁学习穿、脱衣服，整理个人用物。

②睡眠：幼儿睡眠时间逐渐减少。每晚可睡 10 ～ 12 小时，白天小睡 1 ～ 2 次。睡前常需家人或喜爱的玩具陪伴，以增加安全感。睡前不做剧烈的游戏或讲紧张的故事。

③口腔保健：幼儿不能自理时，家长协助其清洁牙齿；2 ～ 3 岁后，指导幼儿自己刷牙，早晚各 1 次，做到饭后漱口；少吃易致龋齿的食物，如糖果、甜点等；定期进行口腔检查。

（3）早期教育

①大小便训练：18 ～ 24 个月时，幼儿开始能自主控制肛门和尿道括约肌，知道何时何地适合排便，能够表达便意。大便训练较小便先完成，用尿布不会影响大小便能力的培养，2 ～ 3 岁时幼儿已多能控制膀胱排尿，如 5 岁后仍不能随意控制排尿应就医。

②动作的发展：玩具可促进动作的发育，根据不同年龄选择合适的玩具。12 ～ 15 个月对走路、扔捡或取放东西等感觉快乐；18 个月喜欢能推拉的玩具；2 岁后开始模仿成人的活动，喜欢玩水、泥沙、橡皮泥等，喜欢奔跑、蹦跳，喜欢在纸上涂鸦。故 2 ～ 3 岁选择形象玩具、能装拆的玩具。

③语言的发展：幼儿具有较强的好奇心、求知欲及表现欲，爱问问题，唱简单的歌谣，翻看故事书或看动画片。

④卫生习惯的培养：应从小养成饭前、便后洗手，不喝生水，不食未洗净的瓜果，不吃落地食物，不随地吐痰及大小便等良好习惯。

⑤品德教育：幼儿要学习尊敬长辈，礼貌待人，关爱他人，懂得分享。因幼儿模仿力强，家长要树立榜样。在对做错事的小孩进行惩罚时，要保护幼儿的自尊。

（四）学龄前期保健

1. 学龄前儿童特点　学龄前儿童体格发育减慢，神经精神、语言、思维发育较快，具有好奇、多问的特点。防病能力增加，但易患急性肾炎、风湿病等免疫性疾病。学龄前期是儿童性格形成的关键时期，应加强早期教育。

2. 学龄前儿童保健

（1）合理营养：注意饮食均衡，保证能量和蛋白质的摄入，优质蛋白质占总蛋白的1/2。

（2）日常护理：锻炼儿童的自理能力，营造良好的睡眠环境，如睡前讲轻松愉快的故事，做轻松愉快的游戏。

3. 早期教育　培养儿童良好的品德及多方面的兴趣爱好；注意智力的发展，培养儿童的动手能力。

4. 预防疾病和意外　每年进行1～2次体检，3岁后每年测视力及血压各1次。开展安全教育，预防意外事故的发生，如外伤、溺水、中毒等。

5. 防治常见的心理行为等问题　吮拇指、咬指甲、遗尿、手淫、攻击性和破坏性行为等是学龄前儿童常见的心理问题。

（五）学龄期保健

1. 学龄儿童的特点　学龄儿童具有分析、理解事物的能力，认知和社会心理发展迅速。学龄期是接受科学教育的关键时期，也是心理发展的重大转折时期。此期儿童抗病能力强，但要注意眼卫生和口腔卫生，防治精神、行为等方面的问题。

2. 学龄儿童保健

（1）合理营养。饮食营养充分而均衡，保证身心发展及学习的需要。

（2）加强体格锻炼，促进儿童体力、耐力的发展，锻炼要循序渐进，切勿操之过急。

（3）预防疾病。①保证充足的休息和睡眠；②每年体检一次，按时预防接种；③防止近视及龋齿；④养成正确的坐、立、行走姿势。

（4）学习安全知识，防止意外事故发生，如交通事故、溺水、擦伤等。

（5）遵守社会公德，培养良好习惯，如不吸烟、不随地吐痰、不饮酒等。

（6）防治常见的心理、行为问题。

（六）青春期保健

1. 青春期少年特点　在性激素作用下，青少年体重、身高明显增加，出现第二个生长发育高峰，有明显性别差异。心理与社会适应能力发展缓慢，常感到压抑，具有反抗性与依赖性、闭锁性与开放性、自卑和自满。此期小儿神经内分泌调节不稳定。

2. 青春期少年的保健

（1）供给充足的营养。

（2）加强健康教育。培养良好的卫生习惯，保证充足睡眠，养成健康的生活方式，进行性教育。

（3）注重法制和品德教育。

（4）预防疾病和意外。

（5）防治常见的心理、行为问题。

## 二、预防接种

### （一）人工获得的免疫方式

人工获得的免疫方式包括主动免疫和被动免疫两种。

1. 主动免疫及其常用制剂　**主动免疫**是指给易感者接种非特异性抗原，刺激机体产生特异性的免疫力。主动免疫是预防接种的主要方式，须经过一定期限产生抗体，持续 1 ～ 5 年后逐渐减少，故需要加强免疫，以巩固免疫效果。

主动免疫制剂统称为疫苗。按其生物性质可分为灭活疫苗、减毒活疫苗、类毒素疫苗、组分疫苗（亚单位疫苗）及基因工程疫苗。

2. 被动免疫及其常用制剂　未接受主动免疫的易感者在接触传染源后，被给予相应的抗体，而立即获得免疫力，称为**被动免疫**。抗体留在体内的时间一般约 3 周，因此，主要用于应急预防和治疗。如给未注射麻疹疫苗的麻疹易感儿注射丙种球蛋白以预防麻疹，受伤时注射破伤风抗毒素以预防破伤风。

被动免疫制剂包括特异性免疫球蛋白、抗毒素、抗血清。此类制剂来源于动物血清，对人体是一种异体蛋白，注射后易引起过敏反应或血清病，尤其是重复使用时，更应慎重。

### （二）计划免疫

儿童计划免疫是根据小儿免疫特点和感染病疫情的监测情况制订的免疫程序，是有计划、有目的地将生物制品接种到婴幼儿体内，以确保儿童可获得可靠的抵抗疾病的能力，从而达到预防、控制乃至消灭传染病的目的。预防接种是计划免疫的核心。2008 年国家卫生部颁布了扩大免疫计划，全国范围内使用的疫苗包括卡介苗、脊髓灰质炎减毒活疫苗、无细胞百白破疫苗、乙肝疫苗、麻疹疫苗、麻腮风疫苗、乙脑疫苗、甲肝疫苗、白破疫苗、流脑疫苗。详见表 4-1。

**表 4-1　儿童计划免疫程序**

| 疫苗名称 | 接种对象月（年）龄 | 接种剂次 | 接种部位 | 接种途径 | 接种剂量 / 剂次 | 备注 |
|---|---|---|---|---|---|---|
| 卡介苗 | 出生后 | 1 | 上臂三角肌中、下部 | 皮内注射 | 0.1ml | |
| 乙肝疫苗 | 0、1、6 个月 | 3 | 上臂三角肌 | 肌内注射 | 酵母苗 5μg / 0.5ml；CHO 苗 10μg / ml、20μg / ml | 出生后 24 小时内接种第 1 次，第 1、2 剂次间隔 ≥ 28 天 |
| 脊髓灰质炎疫苗 | 2、3、4 个月，4 周岁 | 4 | | 口服 | 1 粒 | 第 1、2 剂次及第 2、3 剂次间隔 ≥ 28 天 |

续表

| 疫苗名称 | 接种对象月（年）龄 | 接种剂次 | 接种部位 | 接种途径 | 接种剂量/剂次 | 备注 |
| --- | --- | --- | --- | --- | --- | --- |
| 麻腮风疫苗（麻腮疫苗，麻疹疫苗） | 18～24个月 | 1 | 上臂三角肌下缘附着处 | 皮下注射 | 0.5ml | 18～24个月接种1次麻腮风疫苗，麻腮风疫苗不足部分使用麻腮疫苗替代，麻腮疫苗不足部分继续使用麻疹疫苗 |
| 麻风疫苗（麻疹疫苗） | 8个月 | 1 | 上臂三角肌外侧下缘附着处 | 皮下注射 | 0.5ml | 8个月接种1次麻风疫苗，麻风疫苗不足部分继续使用麻疹疫苗 |
| 百白破疫苗 | 3、4、5个月，18～24个月 | 4 | 上臂三角肌外侧 | 肌内注射 | 0.5ml | 第1、2剂次及第2、3剂次间隔≥28天 |
| 白破疫苗 | 6周岁 | 1 | 上臂三角肌 | 肌内注射 | 0.5ml | |
| 乙脑减毒活疫苗 | 8个月，2周岁 | 2 | 上臂三角肌下缘附着处 | 皮下注射 | 0.5ml | |
| 乙脑灭活疫苗 | 8个月（2剂次），2周岁，6周岁 | 4 | 上臂三角肌下缘附着处 | 皮下注射 | 0.5ml | 第1、2剂次间隔7～10天 |
| A+C流脑疫苗 | 3周岁，6周岁 | 2 | 上臂三角肌下缘附着处 | 皮下注射 | 100μg/0.5ml | 2剂次间隔≥3年；第1剂次与A群流脑疫苗第2剂次间隔≥12个月 |
| A群流脑疫苗 | | | 上臂三角肌下缘附着处 | 皮下注射 | 30μg/0.5ml | 第1、2剂次间隔3个月 |
| 甲肝灭活疫苗 | 18个月，24～30个月 | 2 | 上臂三角肌附着处 | 肌内注射 | 0.5ml | 2剂次间隔≥6个月 |
| 甲肝减毒活疫苗 | 18个月 | 1 | 上臂外侧三角肌下缘附着处 | 皮下注射 | 1ml | |

1. 乙肝疫苗　属于基因工程疫苗。其接种的禁忌对象有乙型肝炎病毒携带者、对疫苗中任何成分过敏者、神经系统疾病者、重度营养不良者、先天性免疫功能缺陷者及正在应用免疫抑制药治疗者。现正在发热、患有急性或慢性严重疾病者（如活动性肝炎、活动性肺结核、

严重心肾疾病者等）及其痊愈不足 2 周者，建议推迟接种。乙肝疫苗很少引起不良反应，个别儿童可有低热或局部轻度红肿、疼痛，一般不必处理。

2. 卡介苗　系减毒活疫苗。其接种的禁忌对象为患有结核病、急性传染病、肾炎、心脏病、湿疹、免疫缺陷症或其他皮肤疾病者。卡介苗接种后，2 周左右可出现局部红肿，6 ～ 8 周显现结核菌素试验阳性，8 ～ 12 周后结痂。如出现化脓、形成小溃疡，腋下淋巴结肿大，可局部处理以防感染扩散。

3. 脊髓灰质炎疫苗　属于减毒活疫苗。其接种禁忌对象有：①患有免疫缺陷性疾病或正在接受免疫抑制药治疗者；②对牛奶及其他乳制品过敏者；③凡有发热、腹泻及急性传染病者暂缓接种。脊髓灰质炎疫苗接种后，极少数婴儿可出现低热、腹泻，但能自愈。

4. 无细胞百白破疫苗及白破疫苗　无细胞百白破疫苗由无细胞百日咳疫苗（系灭活疫苗）、精制白喉类毒素和精制破伤风类毒素组成。其接种禁忌对象有：①患有神经系统疾病或癫痫有抽搐史者；②有明确过敏史者；③急性传染病（包括恢复期）者、发热者暂缓接种。接种百白破疫苗后，局部可出现红肿、疼痛，伴或不伴低热、疲倦等，偶见过敏性皮疹、血管性水肿。若全身反应严重者，应及时就诊。白破疫苗禁忌证及不良反应参见无细胞百白破疫苗。

5. 麻疹疫苗及麻腮风疫苗　均为减毒活疫苗。其接种禁忌对象为：①先天性免疫功能缺陷及免疫力低下者，如接受大剂量皮质激素治疗者；②有过敏史者，尤其是鸡蛋过敏者慎用；③患有严重疾病、发热、传染病（包括恢复期）者暂缓接种。疫苗接种后，局部一般无反应，少数儿童可在 6 ～ 11 天出现一过性发热，产生轻微麻疹，或伴有耳后及枕后淋巴结肿大，2 ～ 3 天可自行消退，必要时对症处理。

6. 乙脑疫苗　有减毒活疫苗和灭活疫苗两种制剂。其接种禁忌对象为发热及中耳炎、急性传染病、严重慢性疾病、脑及神经系统疾病、免疫系统功能缺陷或正在使用免疫抑制药治疗、过敏性疾病者。疫苗接种后，一般无不良反应，少数人局部红肿、疼痛，偶见低热和过敏性皮疹。

7. 流脑疫苗　属于组分疫苗。其接种禁忌对象有：①神经系统疾病及精神病者，如癫痫、癔症、脑炎后遗症、抽搐者或有上述病史者；②有过敏史者；③有严重疾病者，如肾病、心脏病等；④急性传染病及发热者。疫苗接种后一般无严重的局部反应和全身反应，个别儿童局部出现红晕、轻疼痛，低热，偶有过敏反应。一般自行恢复，必要时对症处理。

8. 甲肝疫苗　有减毒活疫苗和灭活疫苗两种剂型。其接种禁忌对象有发热、急性传染病（包括恢复期）、严重疾病、免疫缺陷或正在接受免疫抑制药治疗及过敏体质者。接种疫苗后，大多数儿童没有不良反应，少数儿童可能出现局部疼痛、红肿及头痛、疲劳、发热、恶心和食欲缺乏，偶见皮疹，一般可自行缓解，无须特殊处理，必要时可对症处理。

（三）预防接种准备注意事项

1. 环境准备　室内光线充足，空气新鲜，温度适宜；接种及急救物品摆放有序。

2. 心理准备　做好健康宣教，消除家长和儿童的紧张、恐惧心理；接种不宜空腹进行。

3. 严格掌握禁忌证　通过问诊及查体，了解儿童有无接种禁忌证。

4. 严格执行免疫程序　掌握接种剂量、次数、间隔时间和不同疫苗的联合免疫方案。做好记录预约，交代接种后的注意事项及处理措施。

5. 严格执行查对制度及无菌操作原则　接种活疫苗时，只用 **70% ～ 75% 乙醇消毒**；抽吸后如有剩余药液，其放置不能超过 2 小时；接种后剩余活菌应烧毁。

6. 其他　①2 个月以上婴儿接种卡介苗前应做 PPD 试验，阴性者才能接种；②脊髓灰质炎疫苗冷开水送服，且服用后 1 小时内禁热饮；③接种麻疹疫苗前 1 个月及接种后 2 周避免使用胎盘球蛋白、丙种球蛋白制剂。

（四）预防接种的反应及处理

疫苗是异体蛋白，在诱导机体免疫系统产生对特定疾病的抵抗力的同时，疫苗本身的生物学特性和人体的个体差异（如健康状况、过敏性体质、免疫功能、精神因素等）可能会导致儿童出现一些不良反应。

1. 一般反应　即疫苗本身所引起的反应。多为一过性，于 24 小时内出现，主要表现为发热、局部红肿、疼痛，可伴食欲缺乏、全身乏力不适等。多数儿童的反应轻微，一般持续 2 ～ 3 天自行消退，无须特殊处理。适当休息，多饮水即可。反应较重者，可对症处理，如物理降温、局部热敷等；反应严重者，如局部红肿持续扩大、高热不退，应到医院就诊。

2. 异常反应　少数儿童可能出现晕厥、血管神经性水肿、变应性休克、过敏性皮疹等。一旦发生，应立即抢救治疗。

3. 偶合症　是指受种者正处于某种疾病的潜伏期，或者存在尚未发现的基础疾病，接种后巧合发病，因此，偶合症的发生与疫苗接种无关，仅是时间上的巧合，如冬季偶合流感，夏季偶合腹泻等。

## 第 4 单元　小儿营养与喂养

【复习指南】本单元内容多为识记部分，常有考点。能量与营养素的需要历年必考，应重点复习，熟练掌握能量与营养素。婴儿喂养历年必考，应重点复习，熟练掌握母乳喂养、混合喂养、人工喂养及辅助食品的添加。儿童、少年膳食安排历年必考，应重点复习，对幼儿的膳食、学龄前儿童的膳食、学龄儿童的膳食、青春发育期少年的膳食要熟练掌握。

### 一、能量与营养素的需要

（一）能量

适宜的能量供应，是维持小儿健康的必要前提。能够供给人体能量的 3 大营养素是蛋白质、脂肪、糖类，它们在体内实际产能约为蛋白质 17kJ/kg（4kcal/kg），脂肪 38kJ/kg（9kcal/kg），糖类 17kJ/kg（4kcal/kg）。小儿对能量的需要包括以下 5 个方面：基础代谢、食物的热力作用、活动、生长、排泄。

1. 基础代谢　婴幼儿时期，基础代谢的能量需要占总能量的 50% ～ 60%。小儿按每日每公斤体重计算，1 岁以内需能量约 230.2kJ（55kcal），7 岁需能量约 184.2kJ（44kcal），12 岁时与成人相近，需能量约 104.6 ～ 125.6kJ（25 ～ 30kcal）。

2. 食物热力作用　人体进食后，产热比进食前有所增加，食物这种刺激能量代谢的作用称为食物的热力作用。蛋白质的热力作用最高，为本身产生能量的 30%。婴儿饮食中蛋白质较多，食物的热力作用占总热量 7% ～ 8%，年长儿占 5%。

3. 生长所需　这一部分能量消耗为小儿所特有。所需能量与生长速度成正比，若饮食所供给的能量不足，生长发育即会停顿或迟缓。婴儿此项能量占总热量的 25% ～ 30%，初生数月的婴儿达 167.4 ～ 209.3kJ/（kg・d）［40 ～ 50kcal/（kg・d）］，1 岁时为 62.8kJ/（kg・d）［15kcal/（kg・d）］。

4. 活动所需　不同年龄的小儿活动所需能量差异很大，新生儿只能啼哭、吮奶，这项需要较少，婴儿为 62.8 ～ 83.7kJ/（kg・d）［15 ～ 20kcal/（kg・d）］，需要量随年龄增长而增加，12 岁时约为 125.6kJ/（kg・d）［30kcal/（kg・d）］。

5. 排泄的消耗　每天摄入的食物不能完全吸收，一部分食物未经消化吸收即排泄于体外，此项能量损失不超过 10%，但腹泻时，此项能量丢失大增。

以上 5 个方面的总和是小儿每日需要的总能量。实际应用时，主要依据年龄、体重来估计总能量的需要。每千克体重每日所需能量：新生儿第一周约为 251.2kJ（60kcal），第 2 ～ 3 周为 418.6kJ（100kcal），第 2 ～ 6 个月需 460.4 ～ 502.3kJ（110 ～ 120kcal）。简单计算法：小于 1 岁为 460.4kJ/（kg・d）［110kcal/（kg・d）］，以后每 3 岁减去 41.9kJ/（kg・d）［10kcal/（kg・d）］，至 15 岁时为 251.2kJ/（kg・d）［60kcal/（kg・d）］左右，成人为 125.6kJ/（kg・d）［30kcal/（kg・d）］左右。

（二）营养素

1. 宏量营养素

（1）蛋白质：小儿对蛋白质的需要量相对较多，因小儿不仅需要蛋白质补充损耗，还需蛋白质构成和增长新的组织，维持正常的生长发育。蛋白质所供给的能量约占每日总能量的 15%。蛋白质来源于动、植物食品，其中奶、蛋、肉、鱼和豆类中含有的必需氨基酸高，其生物学价值比谷类食物中蛋白质高。

（2）脂肪：作用是提供能量（供能占总能量的 35%），提供必需脂肪酸，协助脂溶性维生素的吸收，防止散热，机械的保护作用。脂肪所提供的能量占每天总能量的比例依年龄不同略有变化，如婴儿期的饮食以乳类为主，脂肪所提供的能量占每日总能量的 45% 左右（35% ～ 50%），随年龄增长，其比例逐渐下降，但仍应占总能量的 25% ～ 30%。脂肪来源于食物中的乳类、肉类、植物油或由体内糖类和蛋白质转化而来，必需脂肪酸（如亚麻油酸）必须由食物供给。

（3）糖类：是食物的重要成分之一，为人体最主要的供能物质。还可储存糖原、构成组织细胞。由糖类所产生的能量应占总能量的 50% ～ 60%。婴儿对糖类的需要量相对较多，每天需 12g/kg。食物中乳类、谷类、水果、蔬菜中均富含糖类。

2. 微量营养素

（1）维生素：虽不供给能量，但是维持正常生长及生理功能所必需的营养素，参与和调节代谢过程，并可构成某些辅酶成分。人体对维生素的需要量有限，但因体内不能合成或合成的数量不足，而必须由食物供给。维生素的种类很多，按其溶解性可分为脂溶性（维生素 A、维生素 D、维生素 E、维生素 K）与水溶性（B 族维生素和维生素 C）两大类。其中脂溶性维生素可储存于体内，因排泄较慢，缺乏时症状出现较迟，过量易中毒。如维生素 A 可促进生长发育，维持上皮细胞的完整性，增加皮肤黏膜的抵抗力，为形成视紫红质所必需成分，促进免疫功能，来源于肝、牛乳、鱼肝油、胡萝卜素等。水溶性维生素易溶于水，其多余部分可迅速从尿中排泄，不易在体内储存，必须每天供给，若体内缺乏可迅速出现相应症状，但过量常不易发生中毒现象。

（2）矿物质：不供给能量，但参与机体的构成，具有维持体液渗透压、调节酸碱平衡的作用。包括常量元素和微量元素。

（3）水：机体内新陈代谢和能量的需要量决定水的需要量，小儿新陈代谢旺盛，能量需要量大，因此，对水的需要量大。婴儿每日需水 150ml/kg，以后每增 3 岁减少 25ml/kg，9 岁时每日约为 75ml/kg，至成人则每日需 45 ～ 50ml/kg。

（4）膳食纤维：分可溶性膳食纤维和非可溶性膳食纤维。纤维素可吸收水分、使粪便体积增加、促进排便。

## 二、婴儿喂养

婴儿喂养方式有母乳喂养、部分母乳喂养及人工喂养 3 种。

### （一）母乳喂养

母乳是婴儿出生数天内天然的最好食物，母乳喂养是全球提倡的婴儿健康喂养方式。一般健康的母亲可提供足月儿正常生长到 4 ～ 6 个月所需营养素、能量及液体量。

#### 1. 母乳的成分

（1）蛋白质：生物效价高，易被婴儿利用。母乳含必需氨基酸比例适宜，蛋白质以乳清蛋白为主，母乳中酪蛋白与乳清蛋白的比例为 1 ∶ 4，在胃内形成凝块小，易被消化吸收。

（2）碳水化合物：母乳中乙型乳糖（β－双糖）含量丰富，利于脑发育；利于双歧杆菌、乳酸杆菌生长，并产生 B 族维生素；利于促进肠蠕动；乳糖在小肠远端与钙形成螯合物，降低钠在钙吸收时的抑制作用，避免了钙在肠腔内沉淀，同时乳酸使肠腔内 pH 下降，有利于小肠对钙的吸收。

（3）脂肪：母乳含不饱和脂肪酸较多，初乳中更高，有利于脑发育。人乳的脂肪酶使脂肪颗粒易于消化吸收。

（4）矿物质：母乳中电解质浓度低、蛋白质分子小，适宜婴儿不成熟的肾发育水平。母乳中钙、磷比例适当（2 ∶ 1），含乳糖多，钙吸收好；母乳中含低分子量的锌结合因子——配体，易吸收，锌利用率高；人乳中铁含量为 0.05mg/dl，与牛奶（0.05mg/dl）相似，但人乳中铁吸收率（49%）高于牛奶（4%）。

（5）维生素：母乳中维生素 D 含量较低，婴儿出生后 3 周起，应补充维生素 D 10μg/d，并鼓励家长让婴儿生后尽早户外活动，促进皮肤维生素 D 的光照合成；母乳中维生素 K 含量亦较低，新生儿出生时一次性肌内注射维生素 $K_1$ 10.5 ～ 1mg（早产儿连用 3 天），预防维生素 $K_1$ 缺乏所致出血性疾病。

（6）免疫物质：①免疫球蛋白。初乳含丰富的 SIgA，具有抗感染和抗过敏作用。②细胞成分。有较多的巨噬细胞、淋巴细胞、中性粒细胞等免疫活性物质发挥免疫调节作用。③乳铁蛋白。母乳含乳铁蛋白，乳铁蛋白对铁有较强的螯合能力，能夺走大肠埃希菌、多数厌氧菌及白念珠菌赖以生长的铁，从而抑制其生长。④溶菌酶。有杀菌、抗病毒、抗炎、调理细胞因子的作用。⑤其他。促进乳酸杆菌的生长，抑制大肠埃希菌。

（7）生长调节因子：为一组对细胞增殖、发育有重要作用的因子，如牛磺酸、激素样蛋白（上皮生长因子、神经生长因子），以及某些酶和干扰素。

2. 母乳成分的变化

（1）初乳：产后 4 天内乳汁。质稠而发黄，脂肪球含量少而蛋白质含量多，又富有微量元素及免疫物质，特别适合新生儿的需要，应尽量让新生儿得到宝贵的初乳。

（2）过渡乳：5 ～ 14 天的乳汁，含脂肪最高，而蛋白质和矿物质逐渐减少。

（3）成熟乳：14 天以后的乳汁，质较稳定，量随乳儿增长而增加

（4）晚乳：10 个月以后的乳汁，各种营养成分均有所下降，量也减少。

3. 母乳喂养的优点

（1）营养丰富，比例合适，增强婴儿免疫力。

（2）母乳喂养经济方便，温度适宜，不易污染。

（3）新鲜无污染。

（4）有利于母婴感情建立。

（5）利于母亲子宫复原，起到一定的避孕作用；也较少发生乳腺癌和卵巢癌等。

（6）利于母亲形体的恢复。

4. 母乳喂养的护理

（1）喂哺时间：尽早开奶，即产后 15 分钟至 2 小时开奶，满月前按需哺乳；婴儿 2 个月内每 2 ～ 3 小时喂一次，每次喂奶时间 15 ～ 20 分钟；3 ～ 4 个月每 4 小时喂一次。

（2）喂哺方法：喂乳前换尿布，洗净双手，清洁乳头、乳晕，乳母宜取坐位，斜抱婴儿，一手的示指、中指轻夹乳晕两旁，使婴儿含住大部分乳晕及乳头，防止乳房堵住鼻孔而影响呼吸。

（3）注意事项：①注意个人卫生和奶头清洁；②孕母精神愉快，生活规律，保证足够的睡眠；③加强营养，禁烟酒，禁用通过乳汁排泄的药物；④母亲患急慢性传染病或重症精神疾病，不利喂乳；⑤患乳腺炎、乳头有裂口、硬块，暂停喂乳；⑥每次喂乳应先吸空一侧，再吸另一侧，有利于乳汁分泌；⑦哺乳结束后应将婴儿竖抱，头靠母亲肩上用手掌轻拍背部，帮助空气排出，防止发生溢乳；⑧禁止含空乳头睡觉。

（二）混合喂养

母乳与配方乳或其他食物同时喂养婴儿为混合喂养，有两种情况。

1. 补授法　母乳量不足的喂养方法。母乳喂哺次数一般不变，每次先喂母乳，待两侧乳房吸空后，再根据婴儿需要补充其他乳品。补授法可使婴儿多得母乳，且刺激乳汁分泌，防止母乳进一步减少。

2. 代授法　用配方奶或其他乳品一次或数次代替母乳的方法。代授法多在 4 ～ 6 个月龄儿准备断离母乳、开始引入配方奶或其他乳品时采用。即在某一次母乳哺喂时，有意减少哺母乳量，以增加配方乳或其他乳品量，逐渐替代此次母乳量。以此类推，直到完全替代所有母乳。

（三）人工喂养

以配方奶或其他代乳品完全替代母乳喂养的方法，称为人工喂养。4 ～ 6 个月婴儿由于各种原因不能进行母乳喂养时采用此方法。

1. 配方奶　以母乳组成为生产依据，对牛乳进行改造，不具备母乳中的免疫物质和酶，

不能代替母乳，在不能母乳喂养时首选配方奶粉，按不同年龄段选用。婴儿用配方奶粉20g/（kg·d），加7倍水即可。

2. 牛乳　人工喂养时常用牛乳，但成分不适合婴儿。需经稀释、加糖、煮沸，加水使之适合婴儿的消化能力及肾功能。

（1）稀释：降低牛乳矿物质、蛋白质浓度，减轻婴儿消化道、肾负荷。稀释度应据婴儿月龄而定。生后不足2周者采用2∶1奶（2份奶加1份水）；以后逐渐过渡到3∶1奶或4∶1奶；满月后即可用全奶。

（2）加糖：加糖改变宏量营养素的比例，利于吸收，软化粪便。一般100ml牛奶加5～8g糖，以蔗糖常用。

（3）加热：煮沸可达到灭菌的要求，且能使奶中的蛋白质变性，使之在胃中不易凝成大块。煮沸时间不宜过长，否则短链脂肪酸易挥发而失去香味，酶及维生素也易被破坏。

3. 奶量摄入的估计

（1）配方奶粉摄入量估计：婴儿能量需要量约为460kJ（110kcal）/（kg·d），一般市售婴儿配方奶粉100g供能约2029kJ（500kcal），故婴儿配方奶粉约20g/（kg·d）可满足需要。按规定调配的配方奶可满足婴儿每日营养素、能量及液体总量需要。

（2）全牛奶摄入量估计：100ml全牛奶供能约272kJ（65kcal），8%糖牛奶100ml供能约418kJ（100kcal），婴儿的能量需要量为460kJ（110kcal）/（kg·d），故婴儿需8%糖牛奶100ml/（kg·d）。全牛奶喂养时，因蛋白质与矿物质浓度较高，应两次喂哺之间加水。婴儿每日总液量150ml/kg，减去进乳量即为饮水量。

4. 人工喂养的注意事项

（1）选择适宜的奶瓶、奶头，奶头软硬度应适宜，奶头孔的大小以奶瓶盛水倒置时液体呈滴状连续滴出为宜，乳汁应充满奶头，避免空气吸入。

（2）新鲜配制。

（3）乳汁的浓度不可过稀、过浓或过少，乳液温度与体温相似，滴在成人手腕腹面不感到过热为宜。

（4）正确喂养，哺喂时斜抱起婴儿，将奶瓶斜置，使乳汁充满奶头。喂毕抱起婴儿轻拍后背，使吞咽的气体排出。

（5）加强奶具卫生，所用用具每次用后均要洗净，消毒。

（6）因人而异，随时调整乳量。

（四）辅助食品的添加

1. 辅助食品添加的目的

（1）补充乳类营养素的不足。

（2）改变食物的性质，为断奶做准备。

（3）培养小儿良好的饮食习惯。

2. 辅助食品添加的原则　由少到多、由稀到稠、由细到粗、由一种到多种。在婴儿健康、消化功能正常时逐步添加。

3. 添加辅助食品的顺序　汁、泥、末、碎。见表4-2。

（1）出生15天：给浓缩鱼肝油滴剂或维生素D制剂。

（2）3 ～ 4 周：水状食物为主，供给富含维生素 C 的液体，如水果汁、菜汤。

**表 4-2　添加辅食顺序**

| 月龄 | 食物状态 | 添加辅食 | 供给营养素 |
| --- | --- | --- | --- |
| 4 ～ 6 | 泥状食物 | 米汤、米糊、粥、蛋黄、豆腐、动物血、菜泥、水果泥 | 补充能量及动植物蛋白、铁、维生素、纤维素、矿物质 |
| 7 ～ 9 | 末状食物 | 粥、烂面、饼干、蛋、鱼、肝泥、肉末 | 补充能量及动植物蛋白、铁、锌、维生素 |
| 10 ～ 12 | 碎食物 | 稠粥、软饭、面条、馒头、豆制品、碎肉、油 | 补充能量、维生素、蛋白质、矿物质、纤维素 |

### 三、儿童、少年膳食安排

（一）幼儿的膳食

幼儿的生长发育较快，牙齿渐出齐，食物需多样化，但蛋白质应以优质蛋白为主，能量需要充分，比例要适宜，食物制作要求做到细、烂、软、碎、易于咀嚼，此期是培养习惯的关键期，主要培养幼儿的良好饮食习惯。

（二）学龄前儿童的膳食

与成人饮食接近，须做到粗细粮交替，荤素食搭配，营养素比例适宜，保证营养均衡，避免坚硬、油腻、辛辣食品。食物制作多样化，以促进小儿食欲，达到营养均衡的目的。

（三）学龄儿童的膳食

与成人食物近同，但因其体格、智力发育加快，学习紧张，活动量大，故对营养素和总能量的需求均比成人相对多。因此，早餐一定要吃好，营养素搭配合理，以增强理解力及记忆力，满足上午的体力活动和脑力消耗。提倡课间加餐，随身带水。

（四）青春发育期少年的膳食

青春期少年体格发育进入第二高峰期，尤其是肌肉、骨骼的增长速度快，对各种营养素和总能量的需要量明显增加。尤其是蛋白质，应以优质蛋白为主。保证营养素要充足、合理搭配，此外，女孩因月经来潮，应补充铁剂。

## 第 5 单元　小儿心理、用药护理及护理技术

【复习指南】本单元内容为识记与技能部分。住院患儿的心理护理为识记内容。儿童对疾病的认识、住院儿童主要压力来源及各年龄段儿童住院的心理反应及护理要掌握。小儿用药的护理要掌握药物的选择，药物剂量的计算及给药方法。儿科常见护理技术 PICC 及光照疗法要熟练掌握。

### 一、住院患儿的心理护理

（一）儿童对疾病的认识

由于认知能力的局限，儿童对住院的认识因年龄的不同而有所差异。各年龄阶段小儿对疾病的认识有以下特点。

1. 幼儿与学龄前期小儿　此期小儿知道自己身体各部位的名称，但不知其功能；开始了解疾病，但只注重疾病的现象，不能从疾病的现象中找出原因，常将疼痛等感觉与惩罚相联系，对疾病的发展和预后缺乏认识。

2. 学龄期小儿　此期小儿具有一定的抽象思维能力，开始了解身体各部分的功能，对疾病的病因有一定的认识，认为道德行为与病因有关，并能注意疾病的程度，开始恐惧身体的伤残和死亡。

3. 青少年　此期小儿的抽象思维能力进一步发展，能够认识到疾病的原因，明确疾病与器官功能不良有关，对疾病的发生及治疗有一定的理解，能够用言语表达身体的不适，并具有一定的自我控制能力。患儿往往焦虑、恐惧，并且常常夸大疾病的程度，产生对死亡的恐惧，甚至因不当的幻想而失眠，无法得到充分的休息。

（二）住院儿童的主要压力来源

患儿住院来到陌生环境，有不安全感，会有一定的精神压力，护士要关心住院儿童，帮助他们尽快适应新的环境。

1. 环境陌生、缺乏安全感　小儿患病由家庭来到医院，环境发生巨大的变化，陌生的环境及面孔，加之各种检查仪，特殊的药味，使患儿失去安全感。

2. 与父母分离　由于住院治疗需要患儿与父母及朋友分离，在经历分离的焦虑时，患儿还要接受各种检查及治疗的疼痛，所以表现不同寻常的哭闹甚至打闹，表现出攻击行为，拒绝护士的关爱，因找不到父母而失望无助。

3. 疾病本身及各种治疗所带来的痛苦　疾病本身给患儿带来躯体上的不适，如疼痛、发热、食欲缺乏等；各种频繁的检查，如采血、肌内注射、吸痰、骨髓穿刺等不仅使患儿感到医院很恐怖，且觉得自己是不听话才被送到医院的，这给患儿带来了极大的痛苦。

4. 自主与独立功能丧失　由于住院要遵守医院的规章制度，很多活动都受到了限制，日常生活被打乱，使其感到失去了自己的控制和自身的力量，从而感到忧虑。

5. 对疾病的认识不足　由于对疾病不能正确地认识，常把疾病与惩罚联系在一起。离开父母后，感到孤独、郁闷，害怕被抛弃，使患儿不敢睡觉，无法得到充分的休息，影响治疗效果。

6. 躯体形象改变　当患儿患病后，应用一些激素、免疫抑制药，使身体部分功能发生改变，尤其是身体外形的改变使患儿精神受创，感到焦虑、恐惧。

7. 学习中断　患病后学习中断，离开学校及同学，年长儿还担心自己考不上大学，甚至还担心日后工作。所以患儿在住院期间情绪低落，随着时间的推移，易产生退化行为。

8. 父母不良情绪的影响　由于儿童患病，家庭每一个成员都很担心，尤其是父母的情绪及面部表情直接影响患儿的情绪。他们每时每刻都在观察自己父母的情绪直到父母露出笑容，他们才能高兴。

（三）各年龄阶段儿童对住院的心理反应及护理

1. 婴儿对住院的反应　6 个月以内的婴儿，如生理需要获得满足，一般比较平静。6 个月后婴儿开始认生，对母亲或抚育者的依恋性越来越强。对住院的主要反应是**分离性焦虑**，即婴儿与其父母或最亲密的人分开所表现出来的行为特征，可有哭闹不止、寻找父母、避开和拒绝陌生人，亦可有抑郁、退缩等表现。

护理措施：①了解患儿的生活习惯，耐心细致进行护理；②多与其沟通，了解患儿的喜好。

2. 幼儿对住院的反应

（1）分离性焦虑。

（2）退化现象：即小儿倒退出现过去发展阶段的行为，如尿床、吸吮奶嘴和过度依赖等，这是小儿逃避压力常用的一种行为方式。

（3）无安全感：陌生的人，陌生的环境，使其缺乏安全感。

（4）孤独感：由于语言表达能力及理解能力有限，使他们易被误解和忽视，因而产生孤独感和反抗情绪。此期间心理变化具体表现为3个阶段。

①反抗：哭闹，采用打、踢、跑等行为，寻找父母，拒绝他人的劝阻、照顾。

②失望：因不能找到父母而悲哀、沮丧，对周围事物不感兴趣。

③否认：长期与父母分离者可进入此阶段。即把对父母的思念压抑下来，克制自己的情感，能与周围人交往，以满不在乎的态度对待父母来院探望或离去。

护理措施：①实施责任制整体护理，为患儿提供持续护理服务。采用讲故事，玩玩具，做游戏的方法消除患儿恐惧感。②多与患儿进行语言沟通。③注意患儿行为方面的护理。允许患儿发泄自己的情绪，不责备患儿，帮助患儿恢复应有的行为及生活习惯。

3. 学龄前小儿对住院的反应

（1）分离性焦虑。

（2）恐惧陌生环境。

（3）疑虑被遗弃和受惩罚。

（4）恐怕身体的完整性和器官功能被破坏。

护理措施：①重视入院介绍；②用患儿能理解的语言及方式讲明病因及治疗；③鼓励患儿参加力所能及的活动；④组织患儿参加治疗性游戏。

4. 学龄儿对住院的反应

（1）担心住院与学校及同学分离，怕陌生的环境和医护人员。

（2）缺乏对疾病的了解，担心疾病的诊断、治疗及愈后。

（3）担心住院给家庭造成严重的经济负担而感到内疚。

护理措施：①多与患儿交谈，增强患儿的信任与安全感；讲解疾病相关知识，使其正确认识疾病。②关心与尊重患儿。③帮助患儿保持与学校及同学的联系。④将疾病的治疗过程作为教育过程。多采用示范法，帮助患儿形象地理解和掌握健康知识。

5. 青春期少年对住院的反应　青春期少年的个性基本形成，住院后常常不愿受医护过多的干涉，心理适应能力加强但情绪容易波动，也易出现日常生活被打乱的问题。

## 二、小儿用药的护理

药物治疗是小儿综合治疗的重要组成部分，合理、正确地用药在治疗中常常起到关键作用。但由于小儿具有许多和成人不相同的解剖生理特点，且小儿病情多变，因此，对小儿用药必须慎重、准确、针对性强，做到合理用药。

### （一）药物选择

小儿用药应慎重选择，不可滥用。应结合小儿的年龄、病情，有针对性地选择药物，注意观察用药效果和不良反应。

1. 抗生素的应用　严格掌握适应证，有针对性地使用。通常应用一种抗生素为宜，一旦抗生素滥用可引起二重感染(霉菌感染)或细菌耐药性的发生，如婴儿应用大量或多种抗生素，尤其是口服广谱抗生素时，较易发生鹅口疮、肠道菌群失调和消化功能紊乱等。在应用抗生素时还要注意药物的不良反应，如患儿应用链霉素、卡那霉素、庆大霉素等时，注意有无听神经、肾损害，且此类药剂量不要过大，疗程不宜过长。

2. 镇静药的应用　小儿有高热、过度兴奋、烦躁不安、频繁呕吐等情况，使用镇静药可以使患儿得到休息，以利病情恢复。小儿对吗啡类药物（可待因等）特别敏感，易产生呼吸中枢抑制。常用药物有苯巴比妥、地西泮、水合氯醛等，使用中特别应注意观察呼吸情况，以免患儿发生呼吸抑制。

3. 镇咳、化痰、平喘药　小儿呼吸道较窄，发生炎症时黏膜肿胀，分泌物较多，咳嗽反射较弱，容易出现呼吸困难。因此，在呼吸道感染时一般不用镇咳药，而应用祛痰药或雾化吸入法稀释分泌物，配合体位引流排痰，使之易于咳出。哮喘患儿应用平喘药时应注意观察有无精神兴奋、惊厥等。

4. 泻药和止泻药　小儿便秘应先调整饮食，可吃些蜂蜜、水果、蔬菜等，在十分必要的时候才使用缓泻药。小儿腹泻时也应先调整饮食，补充液体，一般不主张使用止泻药，因为使用止泻药后虽然腹泻可以得到缓解，但是可以加重肠道毒素吸收，甚至发生全身中毒现象。

5. 退热药　小儿疾病中多有发热表现，通常使用对乙酰氨基酚退热，但剂量不可过大，用药时间不可过长。用药后注意观察患儿的体温和出汗情况，及时补充液体。复方解热镇痛片（APC），对胃有一定刺激性，可引起白细胞减少、再生障碍性贫血、过敏等不良反应，大量服用时会因出汗过多、体温骤降而导致虚脱，婴幼儿应禁用此类药物。

6. 肾上腺皮质激素的应用及护理　严格掌握使用指征，在诊断未明确时避免滥用，以免掩盖病情。不可随意减量或停药，防止出现反弹现象。较长期使用，可影响蛋白质、脂肪、糖代谢，抑制骨骼生长，降低机体免疫力。此外，患水痘时用药可使病情加重，应禁止使用。

（二）药物剂量的计算

小儿用药剂量较成人更应计算准确，可按下列方法计算。

1. 按体重计算　是最基本的计算方法，按体重计算总量方便易行，故在临床广泛应用。

每日（次）剂量＝患儿体重（kg）× 每日（次）每千克体重所需药量

患儿体重应按照实际测得值为准。若计算结果超出成人剂量，则以成人量为限。

2. 按体表面积计算　按体表面积计算药物剂量较其他方法更为准确，但计算过程相对复杂。

每日（次）剂量＝患儿体表面积（$m^2$）× 每日（次）每平方米体表面积所需药量

小儿体表面积可按下列公式计算，也可按“小儿体表面积图或表”求得。

＜ 30kg 小儿体表面积（$m^2$）＝体重（kg）×0.035+0.1

＞ 30kg 小儿体表面积（$m^2$）＝［体重（kg）－ 30］×0.02+1.05

3. 按年龄计算　方法简单易行，用于剂量幅度不大、不需十分精确的药物，如营养类药物。

4. 从成人剂量折算　仅用于未提供小儿剂量的药物，所得剂量一般偏小，故不常用。

小儿剂量＝成人剂量 × 小儿体重（kg）/50

（三）小儿给药方法

小儿给药的方法应以保证用药效果为原则，综合考虑患儿的年龄、疾病、病情，决定适当的剂型、给药途径，以排除各种不利因素，减少患儿的痛苦。

1. 口服法　是最常用的给药方法，对患儿身心的不良影响小，只要条件许可，尽量采用口服给药。婴幼儿通常选用糖浆、水剂或冲剂，也可将药片捣碎加糖水吞服。年长儿可用片剂或药丸。

注意不要让婴儿完全平卧或在其哽咽时给药，喂药时最好抱起小儿或抬高其头部，以防呛咳。婴儿喂药应在喂奶前或两次喂奶间进行，以免因服药时呕吐而将奶吐出引起误吸。任何药不应混于奶中喂哺。

2. 注射法　见效快，但对小儿刺激大，易造成患儿恐惧，且肌内注射次数过多可造成臀肌挛缩，影响下肢功能，故非病情必须不宜采用。对年长儿注射前应作适当解释，注射中给予鼓励。肌内注射一般选择臀大肌外上方，对不合作、哭闹挣扎的婴幼儿，可采取“三快”的特殊注射技术，即进针、注药及拔针均快，以缩短时间，防止发生意外。

## 三、儿科护理技术操作

### （一）经外周静脉置入中心静脉导管

经外周静脉置入中心静脉导管（PICC）是将导管从外周浅静脉进行穿刺，循静脉走向到达靠近心脏的大静脉的置管技术。PICC 置管成功率高、操作简单、无须局部麻醉，在儿科护理中已广泛应用。

1. 目的　①为静脉穿刺困难的患儿提供中期至长期的静脉输液治疗；②给予刺激性药物；③进行全静脉营养支持。

2. 评估和准备

（1）遵医嘱进行操作，征得患儿家长同意并签字。评估患儿身体和用药情况，观察穿刺部位皮肤和静脉情况。

（2）准备

物品准备：PICC 穿刺包（包含套管针、导管、孔巾、治疗巾、10ml 注射器、消毒液、敷料、纱布、止血带、纸尺、胶布和镊子）、无菌手套 2 副、无菌生理盐水、肝素生理盐水稀释液、可来福接头或肝素帽、弯盘、污物桶。

护士准备：操作前洗手、戴口罩。

3. 操作步骤

（1）选择合适穿刺部位：贵要静脉、肘正中静脉、头静脉，以及大隐静脉都可作为穿刺静脉，其中贵要静脉一般为最佳选择。

（2）患儿体位：仰卧，穿刺手臂外展 90°，测量置管的长度。

（3）测量并记录上臂中段臂围，用于监测可能出现的并发症，如渗漏和栓塞。

（4）打开 PICC 导管包，建立无菌区，戴无菌手套，按无菌技术在患儿手臂下垫治疗巾。

（5）按规定消毒，范围在穿刺部位上下各 10cm，两侧到臂缘。

（6）更换无菌手套，铺孔巾，检查导管的完整性，冲洗管道。

（7）请助手扎止血带。穿刺，同常规静脉穿刺，见回血后再进少许，固定导引套管，让助手松开止血带，示指固定导引套管，中指压在套管尖端所处血管处以减少出血，退出穿刺针。

（8）用镊子或手从导引套管轻轻送入PICC导管，当导管进入肩部时，让患儿头转向穿刺侧，下颌贴向肩部，避免导管误入颈内静脉。将导管置入预计刻度后，退出导引套管，同时注意固定导管。

（9）用生理盐水注射器抽吸回血并注入生理盐水，确保管道通畅，无血液残留，连接可来福接头或肝素帽，用肝素盐水正压封管。

（10）清理穿刺点，再次消毒，固定导管，注明穿刺日期、时间。

（11）操作完毕行X线检查，观察导管尖端是否处在预计位置。

（12）确定导管的位置正确后，将输液装置与导管相连，即可输入药物。

（13）交代患儿及家长注意事项，清理用物，洗手，记录置管过程。

4. 注意事项

（1）导管送入要轻柔，注意观察患儿反应。

（2）每次静脉输液结束后应及时冲管，减少药物沉淀。

（3）封管时禁用小于10ml的注射器，以防压力过大导管断裂，使用静脉输液泵时防止压力过大。

（4）封管时应采取脉冲方式，并维持导管内正压，如为肝素帽接头，退针时应维持推注，以防止血液回流导致导管堵塞。

（5）指导患儿和家长，切勿进行剧烈活动，特别是穿脱贴身衣物时，应保护导管防止移位或断裂。

（6）穿刺处透明敷贴应在第一个24小时更换，以后根据敷料及贴膜的使用情况决定更换频次；敷料潮湿、卷曲、松脱应立即更换。

（7）每天测量上臂中段臂围，注意观察导管置入部位有无液体外渗、炎症等现象。

（8）导管的留置时间遵医嘱。拔除导管时，动作应轻柔平缓。拔除导管后，立即压迫止血，创口涂抗菌药膏封闭皮肤创口以防止空气栓塞，用敷料封闭式固定后，每24小时换药至创口愈合。拔除的导管应测量长度，观察有无损伤或断裂。

（二）光照疗法

光照疗法又称光疗，是降低血清未结合胆红素的简便易行的方法，主要通过一定波长的光线使新生儿血液中脂溶性的未结合胆红素转变为水溶性异构体，易于从胆汁和尿液中排出体外，从而降低胆红素水平。其中以波长450nm的蓝光最为有效，绿光、日光灯或太阳灯也有此效果。一般照射时间较长，但以不超过4天为宜。光疗的不良反应有发热、腹泻、皮疹、核黄素（维生素$B_2$）缺乏、低钙血症、贫血、青铜症等，应注意观察。

1. 目的　治疗新生儿高胆红素血症，降低血清胆红素浓度。

2. 评估和准备

（1）评估患儿：日龄、体重、黄疸、胆红素检查结果、生命体征、反应。

（2）准备

①物品准备：遮光眼罩，光疗箱、光疗灯或光疗毯，光疗灯管和反射板应清洁无灰尘，光疗箱需预热至适中温度。

②护士准备：操作前洗手。

3. 操作步骤

（1）核对医嘱，做好解释工作。

（2）将患儿全身裸露，用尿布遮盖会阴部，男婴注意保护阴囊；佩戴遮光眼罩，避免光线损伤患儿的视网膜，光疗箱或光疗灯附近如有其他患儿，也应遮挡设备，避免对其他患儿造成影响。

（3）记录照射开始时间。

（4）单面光疗每 2 小时翻身一次。

（5）监测患儿体温，2 ～ 4 小时测体温一次，以此调整箱温，维持患儿体温稳定。

（6）观察患儿精神反应、呼吸、脉搏、皮肤颜色和完整性、大小便，以及四肢张力有无变化、黄疸进展程度，并记录。

（7）患儿出箱后清洁消毒光疗设备，记录出箱时间及灯管使用时间。

4. 注意事项

（1）患儿入箱皮肤清洁，禁忌在皮肤上涂粉剂和油剂。

（2）患儿光疗时随时观察眼罩、会阴遮盖物有无脱落，观察皮肤有无破损。

（3）患儿光疗时，如体温高于 37.8℃或低于 35℃，应暂停光疗。

（4）患儿光疗过程中出现烦躁、嗜睡、高热、皮疹、呕吐、拒奶、腹泻及脱水症状时，及时与医师联系，妥善处理。

（5）光疗超过 24 小时会造成体内核黄素缺乏，遵医嘱补充核黄素，以防止继发的红细胞谷胱甘肽还原酶活性降低导致的溶血。

（6）保持灯管及反射板的清洁，每日擦拭，防止灰尘影响光照强度。

（7）灯管与患儿的距离需遵照设备说明调节，使用时间达到设备规定时限必须更换。

## 第 6 单元　新生儿及新生儿疾病患儿的护理

【复习指南】本单元内容有一定难度，历年必考，应作为重点复习。掌握新生儿的分类，重点掌握足月新生儿的特点及护理、早产儿的特点。熟练掌握新生儿窒息、新生儿黄疸、新生儿缺血缺氧性脑病、新生儿颅内出血、新生儿肺透明膜病、新生儿肺炎、新生儿寒冷损伤综合征、新生儿破伤风的病因、临床表现、治疗原则及护理措施。掌握新生儿胃 - 食管反流、新生儿低血糖的病因、临床表现及护理措施。

### 一、概述

**新生儿**是指从脐带结扎到生后 28 天内的婴儿。**围生期**是指产前、产时和产后的一个特定时期。我国将围生期定义为自妊娠 28 周至生后 7 天。围生期的婴儿称围生儿。新生儿分类有以下几种。

（一）根据胎龄分类

1. 足月儿　是胎龄满 37 周未满 42 周（259 ～ 293 天）的新生儿。

2. 早产儿　是胎龄未满 37 周（＜ 259 天）的新生儿。

3. 过期产儿　是胎龄大于等于 42 周（≥ 294 天）的新生儿。

（二）根据出生体重分类

1. **正常出生体重儿**　是出生体重在 2500 ～ 4000g 的新生儿。

2. 低出生体重儿　是出生体重小于 2500g 的新生儿，其中体重小于 1500g 称极低出生体重儿，体重小于 1000g 称超低出生体重儿。

3. 巨大儿　是出生体重大于 4000g 的新生儿。

（三）根据出生体重和胎龄的关系分类

1. 适于胎龄儿　是婴儿的体重在同胎龄儿平均出生体重的第 10 ～ 90 百分位。

2. 小于胎龄儿　是婴儿的体重在同胎龄儿平均出生体重的第 10 百分位以下。

3. 大于胎龄儿　是婴儿的体重在同胎龄儿平均出生体重的第 90 百分位以上。

（四）高危新生儿

高危新生儿是指已发生或可能发生危重疾病而需要监护的新生儿。常见于以下情况：

1. 母亲疾病史　母亲有糖尿病、妊娠高血压、先兆子痫、阴道出血、感染、吸烟、吸毒或酗酒史，母亲为 Rh 阴性血型，过去有死胎、死产或性传播病史等。

2. 异常分娩史　难产、手术产、急产、产程延长、分娩过程中使用镇静药和镇痛药史等。

3. 出生时异常的新生儿　窒息、多胎儿、早产儿、小于胎龄儿、巨大儿、宫内感染和先天畸形等。

## 二、足月新生儿的特点及护理

（一）新生儿的特点

正常足月新生儿是指胎龄≥ 37 周且＜ 42 周，出生体重≥ 2500g 且≤ 4000g，无畸形或疾病的活产婴儿。

1. 外观特点　正常足月新生儿体重在 2500g 以上（约 3000g），身长 47cm 以上（约 50cm），哭声响亮，肌肉有一定张力，四肢屈曲状，皮肤红润，胎毛少，耳壳软骨发育良好，乳晕清楚，乳头突起，乳房可扪及结节，整个足底有较深足纹，男婴睾丸下降，女婴大阴唇覆盖小阴唇。

2. 生理特点

（1）呼吸系统：新生儿呼吸中枢发育不完善，安静时呼吸约为 40 次 / 分。胸廓呈圆桶状，肋间肌薄弱，呼吸主要靠膈肌的升降，呈腹式呼吸。

（2）循环系统：出生后血液循环动力学发生重大变化。①胎盘 - 脐血液循环终止；②肺循环阻力下降，肺血流增加；③回流至左心房血量明显增多，体循环压力上升；④卵圆孔、动脉导管功能上关闭。新生儿心率波动范围较大，通常为 90 ～ 160 次 / 分。足月儿血压平均为 70/50mmHg（9.3/6.7kPa）。

（3）消化系统：足月新生儿吞咽功能已经完善，但食管下部括约肌松弛，胃呈水平位，幽门括约肌较发达，易溢乳，甚至呕吐。消化道面积相对较大，利于营养物质的吸收。除淀粉酶外，消化道已能分泌充足的消化酶，因此，不宜过早喂淀粉类食物。胎粪由胎儿肠道分泌物、胆汁及咽下的羊水等组成，呈糊状，为墨绿色，足月儿在生后 24 小时内排胎粪，2 ～ 3 天排完。若生后 24 小时仍不排胎粪，应排除肛门闭锁或其他消化道畸形。

（4）血液系统：足月新生儿出生时血红蛋白为 170g/L（140 ～ 200g/L），血红蛋白中胎儿血红蛋白占 70% ～ 80%，随后逐渐被成人型血红蛋白取代。血容量为 85 ～ 100ml/kg，由于胎儿肝维生素 $K_1$ 储存量少，故出生后常规注射维生素 $K_1$。

（5）泌尿系统：足月新生儿一般在出生后 24 小时内开始排尿。如出生后 48 小时无尿，需检查原因。生后一周内每日排尿可达 20 次。

（6）神经系统：新生儿脑相对较大，重 300 ～ 400g，占体重 10% ～ 20%（成人仅 2%）。新生儿期间视、听、味觉、触觉、温觉发育良好，痛觉、嗅觉（除对母乳外）相对差些。足月新生儿出生时已具有原始的神经反射，如**觅食反射、吸吮反射、握持反射、拥抱反射和交叉伸腿反射**。新生儿巴宾斯基征、凯尔尼格征、佛斯特征阳性属正常现象。

（7）免疫系统：新生儿非特异性和特异性免疫功能均不成熟。免疫球蛋白 IgG 可通过胎盘，因此，新生儿对一些传染病（如麻疹）不易感染。IgA 和 IgM 不能通过胎盘，因此，易发生呼吸道、消化道感染和大肠埃希菌、金黄色葡萄球菌败血症。

（8）体温调节：新生儿体温调节中枢功能尚不完善，皮下脂肪薄，体表面积相对较大，易散热。寒冷时无寒战反应而靠棕色脂肪化学产热。环境温度过低可引起寒冷损伤综合征。生后环境温度显著低于子宫内温度，新生儿生后 1 小时体温下降 2.5℃，如环境温度适中体温可回至 36 ～ 37℃。适中温度是指使机体维持体温正常所需的代谢率和耗氧量最低时的最适宜环境温度。

（9）能量、水及电解质代谢：新生儿总能量消耗为生后第 1 周每天 209 ～ 293kJ/kg（50 ～ 70kcal/kg），以后增至每天 419 ～ 502kJ/kg（100 ～ 120kcal/kg）。初生婴儿体内含水量占体重的 70% ～ 80%，生后第 1 天需液体量为每天 60 ～ 100ml/kg，以后每天增加 30ml/kg，直至每天 150 ～ 180ml/kg。

（二）新生儿常见的特殊生理状态

1. 生理性黄疸

2. “马牙”和“螳螂嘴”　在口腔上腭中线和齿龈部位，有黄白色、米粒大小的小颗粒，是由上皮细胞堆积或黏液腺分泌物积留形成，俗称“马牙”，数周后可自然消退；两侧颊部各有一隆起的脂肪垫，有利于吸吮乳汁。两者均属正常现象，不可挑破，以免发生感染。

3. 乳腺肿大和假月经　男女新生儿生后 4 ～ 7 天均可有乳腺增大，如蚕豆或核桃大小，2 ～ 3 周消退，切忌挤压，以免感染。

4. 假月经　部分女婴生后 5 ～ 7 天阴道流出少许血性分泌物，或大量非脓性分泌物，可持续 1 周。上述现象均由于来自母体的雌激素中断所致。

5. 新生儿红斑及粟粒疹　生后 1 ～ 2 天，在头部、躯干及四肢常出现大小不等的多形性斑丘疹，称为新生儿红斑，1 ～ 2 天后自然消失。也可因皮脂腺堆积在鼻尖、鼻翼、颜面部形成小米粒大小黄白色皮疹，称为新生儿粟粒疹，脱皮后自然消失。

6. 生理性体重下降　新生儿初生数日内，因丢失水分较多及胎粪排出，出现体重下降，但一般不超过 10%，生后 10 天左右恢复到出生时体重。

（三）护理措施

1. 保持呼吸道通畅

（1）在新生儿娩出后，开始呼吸前，应迅速清除口、鼻部的黏液及羊水，保持呼吸道通畅，以免引起吸入性肺炎。

（2）经常检查鼻孔是否通畅，清除鼻孔内的分泌物。

（3）保持新生儿适宜的体位，一般取右侧卧位，如仰卧时避免颈部前屈或过度后仰；给予俯卧时，专人看护防止窒息。

（4）避免随意将物品阻挡新生儿口、鼻腔或按压其胸部。

2. 维持体温稳定

（1）保暖：生后立即擦干全身，毛巾保暖。提供“适中温度”。保暖方法有头戴帽、母体胸前怀抱、母亲“袋鼠”怀抱、热水袋、婴儿培养箱和远红外辐射床等。此外，接触婴儿的手、仪器、物品等均应预热，以免导致传导散热。

（2）新生儿室条件：阳光充足、空气清新。保持室温在 22 ～ 24℃，相对湿度在 55% ～ 65%。

3. 预防感染

（1）建立消毒隔离制度：接触新生儿前后勤洗手，避免交叉感染。每季度对工作人员做 1 次咽拭子培养，对带菌者及患感染性疾病者应暂时调离新生儿室。

（2）保持脐部清洁干燥：一般脐带在新生儿分娩后立即脐带结扎，遵守无菌操作，消毒处理好脐残端。同时应每天检查脐部，涂以 95% 乙醇，使其干燥。如有感染可用 3% 过氧化氢洗净后，再用 0.2% ～ 0.5% 碘伏棉签擦拭。

（3）皮肤的护理：体温正常后每天沐浴 1 次。检查脐带及有无肛旁脓肿等情况。排便后及时清洗，保持臀部皮肤清洁干燥，防止尿布性皮炎。

4. 供给营养

（1）喂养：正常足月儿一般生后 30 分钟即可让母亲哺乳，鼓励按需喂奶。确实无法母乳喂养者先试喂 5% ～ 10% 葡萄糖水，无消化道畸形及吸吮、吞咽功能良好者可给予配方乳。人工喂养者，奶具专用并消毒，奶流速以能连续滴出为宜。奶量以喂奶后安静、不吐、无腹胀和理想体重增长为宜。

（2）监测体重：定时、定磅秤，确保测得体重的精确度，为了解营养状况提供可靠依据。

5. 确保新生儿安全　避免新生儿处于危险的环境，如高空台面，可能触及的热源、电源及尖锐物品，工作人员的指甲要短而钝。

6. 健康教育

（1）促进母婴感情建立：大力提倡母婴同室和母乳喂养，促进感情交流，有利于婴儿身心发育。

（2）宣传育儿保健常识：向家长介绍喂养、保暖、防感染、预防接种等有关知识。

（3）新生儿筛查：对新生儿进行筛查的项目，如先天性甲状腺功能减退症及苯丙酮尿症等先天性代谢缺陷病。

## 三、早产儿的特点及护理

### （一）早产儿的特点

1. 外观特点　早产儿体重大多在 **2500g** 以下，身长不到 **47cm**，哭声轻、颈肌软弱、四肢肌张力低下、皮肤红嫩、胎毛多、耳壳软、乳晕不清、足底纹少、男婴睾丸未降或未全降、女婴大阴唇不能盖住小阴唇。

2. 生理特点

（1）呼吸系统：早产儿呼吸中枢相对更不成熟，呼吸不规则，常发生呼吸暂停。呼吸暂停指呼吸停止时间达 **15 ～ 20 秒**，或虽不到 **15 秒**，但伴有心率减慢（**＜ 100 次 / 分**）和出现发绀。早产儿的肺发育不成熟，表面活性物质少，易发生肺透明膜病。有宫内窘迫史的早产儿，易发生吸入性肺炎。

（2）循环系统：早产儿心率快，血压较足月儿低，部分伴有动脉导管未闭。

（3）消化系统：早产儿吞咽反射弱，容易呛乳而发生乳汁吸入。胃贲门括约肌松弛、容量小，易溢乳。早产儿以母乳喂养为宜，但需及时增加蛋白质。早产儿易发生坏死性小肠炎，要注意乳汁的渗透压不可超过 **460mmol/L**。早产儿肝不成熟，葡萄糖醛酸转移酶不足，生理性黄疸较重，持续时间长，易引起胆红素脑病。因肝功能不完善，肝内维生素 K 依赖凝血因子合成少，易发生出血症。

（4）血液系统：血小板数量较足月儿低，贫血常见；维生素 K、铁及维生素 D 储备少，更易发生贫血、出血及佝偻病。

（5）泌尿系统：肾功能更差，易发生低钠血症；葡萄糖阈值低，易发生糖尿。

（6）神经系统：神经系统的功能和胎龄有密切关系，胎龄越小，反射越差。早产儿易发生缺氧，导致缺氧缺血性脑病。此外，由于早产儿脑室管膜下存在发达的胚胎生发层组织，因而易导致颅内出血。

（7）免疫系统：皮肤娇嫩，屏障功能差，IgG 和补体水平更低，易感染。

（8）体温调节：体温调节功能更差，棕色脂肪少，基础代谢低，产热少，而体表面积相对大，皮下脂肪少，易散热，汗腺发育不成熟和缺乏寒冷发抖反应。因此，早产儿的体温易随环境温度变化而变化。

（二）护理措施

1. 维持体温稳定　早产儿体温中枢发育不完善，体温升降不定，多为体温低下。因此，早产儿室的温度应保持在 **24～26℃**，晨间护理时提高到 **27～28℃**，相对湿度 **55%～65%**。应根据早产儿的体重、成熟度及病情，给予不同的保暖措施，加强体温监测，每日 **2～4 次**。一般体重小于 2000g 者置于暖箱保暖，大于 2000g 者箱外保暖。

2. 合理喂养　尽早开奶，防止低血糖症。喂乳量根据早产儿耐受力而定，以不发生胃潴留及呕吐为原则。吸吮能力差者可用滴管、胃管喂养和补充静脉高营养液。每天详细记录出入量、准确称体重，以便分析、调整补充营养。

早产儿易缺乏维生素 K 依赖凝血因子，出生后应补充维生素 $K_1$，预防出血症。除此之外，还应补充维生素 A、维生素 C、维生素 D、维生素 E 和铁剂等物质。

3. 维持有效呼吸　保持呼吸道通畅，颈下垫软枕。有缺氧症状者给予氧气吸入，保持动脉血氧分压 50～80mmHg 或经皮血氧饱和度 90%～95%。呼吸暂停者给予弹足底、托背、吸氧处理。

4. 密切观察病情　早产儿病情变化快，除注意观察其生命体征外，还要观察患儿进食、精神反应、哭声、肤色、肢体末梢温度等。严格控制患儿的液体入量及输液速度，防止高血糖症、低血糖症发生。

5. 预防感染　严格执行消毒隔离制度，护理人员固定，物品定期消毒，强化洗手意识，严格控制医源性感染。

6. 健康教育　指导家属正确认识早产儿，掌握早产儿喂养知识，鼓励父母加入早产儿的照护过程。出院后及时进行预防接种及随访。

## 四、新生儿窒息

新生儿窒息是指婴儿出生后无自主呼吸或呼吸抑制而导致低氧血症和混合性酸中毒，是引起新生儿死亡和儿童伤残的重要原因之一。

（一）病因及发病机制

1. 孕母因素　①孕母有慢性或严重疾病，如心功能不全、肺功能不全、严重贫血、糖尿病、高血压等；②妊娠并发症，如妊娠期高血压疾病；③孕妇吸毒、吸烟或被动吸烟、年龄≥ 35 岁或＜ 16 岁及多胎妊娠等。

2. 胎盘和脐带因素　前置胎盘、胎盘早剥和胎盘老化等。脐带脱垂、绕颈、打结、过短或牵拉等。

3. 胎儿因素　①早产儿或巨大儿；②先天性畸形，如食道闭锁、喉蹼、肺发育不全、先天性心脏病等；③宫内感染；④呼吸道阻塞，如羊水、黏液或胎粪吸入等。

4. 分娩因素　头盆不称、宫缩乏力、臀位、使用高位产钳、胎头吸引、臀位抽出术及产程中麻醉药、镇痛药或催产素使用不当等。

（二）临床表现

1. 胎儿宫内窒息　早期有胎动增加，胎心率≥ 160 次 / 分；晚期则胎动减少，甚至消失，胎心率＜ 100 次 / 分；羊水胎粪污染。

2. 阿普加（Apgar）评分　是一种简易的临床上评价新生儿窒息程度的方法。内容包括皮肤颜色、心率、对刺激的反应、肌张力和呼吸 5 项指标。每项 0 ～ 2 分，总共 10 分，8 ～ 10 分为正常，4 ～ 7 分为轻度窒息，0 ～ 3 分为重度窒息。生后 1 分钟评分判定窒息程度，5 分钟和 10 分钟评分有助于判断复苏效果和预后，见表 4-3。

**表 4-3　新生儿 Apgar 评分标准**

| 体征 | 0 | 1 | 2 | 生后评分<br>1 分钟 | 5 分钟 |
|---|---|---|---|---|---|
| 皮肤颜色 | 青紫或苍白 | 身体红、四肢青紫 | 全身红 | | |
| 心率（次 / 分） | 无 | ＜ 100 | ＞ 100 | | |
| 弹足底或插鼻管反应 | 无反应 | 有些动作，如皱眉 | 哭泣 | | |
| 肌张力 | 松弛 | 四肢略屈曲 | 四肢能活动 | | |
| 呼吸 | 无 | 慢、不规则 | 正常、哭声大 | | |

3. 各器官系统表现　①中枢神经系统：缺氧缺血性脑病和颅内出血。②呼吸系统：羊水或胎粪吸入综合征、肺出血，以及急性肺损伤或急性呼吸窘迫综合征等。③心血管系统：持续性肺动脉高压、缺氧缺血性心肌损害，后者表现为心律失常、心力衰竭、心源性休克等。④泌尿系统：肾功能不全、肾衰竭及肾静脉血栓形成等。⑤代谢方面：低血糖症或高血糖症、低钙血症及低钠血症等。⑥消化系统：应激性溃疡、坏死性小肠结肠炎及黄疸加重或时间延长等。⑦血液系统：DIC（常在生后数小时或数天内出现）；血小板减少（骨髓缺血性损伤可致骨髓抑制，5 ～ 7 天后可逐渐恢复）。

（三）治疗

1. 预防及积极治疗孕母疾病　如治疗糖尿病、心脏病等。

2. 早期预测　估计胎儿娩出后有窒息危险时，应做好充分准备工作，包括人员、技术和仪器、物品等。

3. 及时复苏　ABCDE 复苏方案。A（air way）：清理呼吸道；B（breathing）：建立呼吸，增加通气；C（circulation）：维持正常循环，保证每搏输出量；D（drug）：药物治疗；E（evaluation and environment）：评价和环境（保温）。其中 A B C 最为重要，A 是根本，B 是关键，评价和保温贯穿于整个复苏过程。

4. 复苏后处理　加强监测，维持酸碱平衡，控制惊厥，治疗脑水肿。

（四）护理措施

1. 复苏　新生儿窒息的复苏应由产科及儿科医师、护士共同合作进行。

（1）复苏程序：严格按照 A → B → C → D 步骤进行，顺序不能颠倒。复苏过程中严密心电监护。

A. 通畅气道（要求在 15 ～ 20 秒完成）：①保暖，新生儿娩出后立即置于预热的开放式抢救台上，设置腹壁温度为 36.5℃；②摆好体位，置新生儿头轻微伸仰位，肩部垫高 2 ～ 3cm；③清理呼吸道，新生儿娩出后，立即用吸球或吸管，先口咽，后鼻腔，吸净口、咽和鼻腔的黏液；④擦干，用温热干毛巾快速揩干全身。

B.建立呼吸：①触觉刺激，拍打足底、托背。②正压通气，无自主呼吸建立或心率＜100次/分，通气频率40～60次/分，吸呼比1∶2。30秒后再评估，心率＞100次/分，有自主呼吸可予以观察；心率＜100次/分或无规律性呼吸，需进行气管插管正压通气。

C. 恢复循环：气管插管正压通气 30 秒后，心率＜ 60 次 / 分，应同时进行胸外心脏按压。可采用双拇指法，中、示指法进行胸外心脏按压，按压胸骨体下 1/3 处，频率为 90 次 / 分（每按压 3 次，正压通气 1 次），按压深度为胸廓前后径的 1/3。

D.药物治疗：①建立有效静脉通路。②遵医嘱正确用药，1∶10 000肾上腺素0.1～0.3 ml/kg静脉或气管内给药；母亲产前4～6小时有注射麻醉药史的新生儿，纳洛酮每次0.1mg/kg，静脉或气管内注入。

（2）复苏后监护：监护主要内容为体温、呼吸、心率、血压、尿量、肤色和窒息所导致的神经系统症状；注意酸碱平衡失调、电解质紊乱、大小便异常、感染和喂养等问题。认真观察并做好相关记录。

2. 保暖　可将患儿置于远红外保暖床上，病情稳定后置暖箱中保暖或暖水袋保暖，维持患儿肛温 36.5 ～ 37.0℃。

3. 家庭支持　耐心细致地解答病情，告诉家长患儿目前的情况和可能的预后，帮助家长树立信心，促进父母角色的转变。

## 五、新生儿缺氧缺血性脑病

新生儿缺氧缺血性脑病是指各种围生期窒息引起的部分或完全缺氧、脑血流减少或暂停而导致胎儿或新生儿脑损伤。是引起新生儿急性死亡和慢性神经系统损伤的主要原因之一。

（一）病因及发病机制

1. 病因　缺氧是发病的核心，其中围生期窒息是最主要的病因。另外，出生后肺部疾病、心脏病变及严重失血或贫血也可引起脑损伤。

2. 发病机制

（1）脑血流改变：当缺氧缺血为部分性或慢性时，体内血液出现代偿性重新分配，以保证小脑的血液供应。随着缺氧时间延长，这种代偿机制丧失，脑血流量最终因心功能受损、全身血压下降而锐减，遂出现第2次血流重新分配，大脑半球血流减少，以保证代谢最旺盛部位，如基底神经节、脑干、丘脑及小脑的血液供应。而大脑皮质矢状旁区及其下部的白质（大脑前、中、后动脉的边缘带）最易受损。缺氧和高碳酸血症还可导致脑血管自主调节功能障碍，形成“压力被动性脑血流”，即脑血流灌注完全随全身血压的变化而波动。当血压高时，脑血流过度灌注可致颅内血管破裂出血；当血压下降、脑血流减少，则引起缺血性脑损伤。

（2）脑组织代谢改变：葡萄糖是人类脑组织能量的最主要来源。缺氧时，由于脑组织无氧酵解增加，组织中乳酸堆积，产生低血糖和代谢性酸中毒。细胞膜上钠－钾泵、钙泵功能不足，破坏脑细胞膜的完整性及通透性。

3. 神经病理学改变　①脑水肿，为早期主要的病理改变；②选择性神经元死亡及梗死，足月儿主要病变在脑灰质，包括脑皮质、海马、基底节、丘脑、脑干和小脑半球，后期表现为软化、多囊性变或瘢痕形成；③出血，包括脑室、原发性蛛网膜下腔、脑实质出血；④早产儿主要表现为脑室周围白质软化和脑室周围室管膜下－脑室内出血。

（二）临床表现

主要表现为意识改变及肌张力变化，严重者可伴有脑干功能障碍。根据病情不同可分为轻、中、重3度。

1. 轻度

（1）表现为兴奋、激惹、肢体及下颏颤动、吸吮反射正常、拥抱反射活跃、肌张力正常、呼吸平稳、前囟平，一般不出现惊厥。

（2）一般生后24小时内明显，3天内逐渐消失，预后良好。

2. 中度

（1）表现为嗜睡、反应迟钝、肌张力减低、肢体自发动作减少，可出现惊厥。

（2）前囟张力正常或稍高、拥抱反射和吸吮反射减弱、瞳孔缩小、对光反应迟钝。

（3）症状在生后72小时内明显，可留有后遗症。

3. 重度

（1）意识不清、常处于昏迷状态、肌张力低下、肢体自发动作消失、惊厥频繁、反复呼吸暂停。

（2）前囟张力高、拥抱反射消失、吸吮反射消失、瞳孔不等大或瞳孔放大、对光反应差、心率减慢。

（3）病死率高，存活者多留有后遗症。

（三）辅助检查

（1）血清肌酸激酶同工酶（CPK-BB），正常值＜10U/L，脑组织受损时升高。

（2）神经元特异性烯醇化酶（NSE），正常值＜6μg/L，神经元受损时此酶活性升高。

（3）脑电图根据脑损害程度显示不同程度的改变。轻度脑电图正常，中度可见癫痫样波或电压改变，重度脑电图及影像学诊断明显异常。脑干诱发电位也异常。

（4）头颅B超可见脑室及其周围出血，具有较高的特异性。

（5）CT扫描有助于了解水肿范围、颅内出血类型，对预后的判断有一定的参考价值，最适合的检查时间为生后2～5天。

（四）治疗

做好围生期保健，减少致病因素。本病以支持疗法、控制惊厥和治疗脑水肿为主。

1. 支持疗法

（1）给氧：选择适当给氧方法，保持 $PaO_2 > 50 \sim 70mmHg$，$PaCO_2 < 40mmHg$，要防止 $PaO_2$ 过高和 $PaCO_2$ 过低。

（2）纠正酸中毒：改善通气以纠正呼吸性酸中毒，使用碳酸氢钠纠正代谢性酸中毒。

（3）维持血糖在正常高值（2.80 ～ 5.04mmol/L）：但应注意防止高血糖症，因为缺氧脑组织血糖过高所造成的组织酸中毒的危害甚至比低血糖症更为严重。

（4）维持血压稳定：保证各脏器的血液灌注，可用多巴胺和多巴酚丁胺。

2. 控制惊厥　首选苯巴比妥钠，负荷量 20mg/kg，于 15 ～ 30 分钟静脉滴注。若不能控制惊厥，1 小时后可加用 10mg/kg，12 ～ 24 小时后给维持量，每日 3 ～ 5mg/kg。肝功能不全者改用苯妥英钠，顽固性抽搐者加用地西泮或水合氯醛。

3. 治疗脑水肿　控制入量，可用呋塞米（速尿）静脉注射，严重者可用 20% 甘露醇。

4. 亚低温治疗　采用人工诱导方法将体温下降 2 ～ 4℃，减少脑组织的基础代谢，保护神经细胞，仅用于足月儿。降温的方式可以采用全身性或选择性头部降温。

（五）护理措施

1. 正确给氧　及时清除呼吸道分泌物，保持呼吸道通畅。根据患儿缺氧情况，选择适宜的给氧方式，可给予鼻导管吸氧或头罩吸氧，若缺氧严重，可考虑气管插管及机械辅助通气，维持血氧饱和度的稳定。

2. 监护　观察神志、肌张力、前囟张力、瞳孔、体温、呼吸、心率、血压、尿量和窒息所致各系统症状。遵医嘱应用脱水药物，避免外渗，观察用药反应，认真填写护理记录。执行无菌操作，操作前后勤洗手，减少探视次数，防止交叉感染。

3. 合理喂养，保证足够的热量供给　不能经口喂养者，可鼻饲喂养，保证患儿的生理需要量。

4. 亚低温治疗的护理

（1）降温：采用循环水冷却法进行选择性头部降温，起始水温保持在 10 ～ 15℃，直至体温降至 35.5℃时开启体部保暖，脑温下降至 34℃的时间应控制在 30 ～ 90 分钟，否则将影响效果。

（2）维持：亚低温治疗是使头颅温度维持在 34 ～ 35℃。在亚低温治疗的同时必须注意保暖，可给予远红外或热水袋保暖。远红外保暖时，肤温控制设定在 35 ～ 35.5℃；热水袋保暖时，使热水袋的水温维持在 50℃左右，冷却后及时更换，防止发生烫伤。在保暖的同时保证亚低温的温度要求，患儿给予持续的肛温监测，维持体温在 35.5℃左右。

（3）复温：亚低温治疗结束后，必须给予复温。复温宜缓慢，时间＞ 5 小时，保证体温上升速度不高于每小时 0.5℃，避免快速复温引起的低血压。

（4）监测：持续动态心电监护，同时观察患儿的面色、反应、末梢循环情况，总结 24 小时出入液量。

5. 早期康复干预　有功能障碍者，固定肢体在功能位，病情平稳后，早期开展动作训练，给予感知刺激的护理干预措施，促进脑功能恢复。

## 六、新生儿颅内出血

新生儿颅内出血主要因缺氧或产伤引起，早产儿发病率较高，是新生儿早期的重要疾病与死亡原因。预后较差。

### （一）病因和发病机制

1. **产伤性颅内出血** 以足月儿多见。因胎头过大，臀产、急产、产程过长、高位产钳、多次吸引器助产等，均可使胎儿头部受挤压而导致小脑天幕撕裂而致硬脑膜下出血，大脑表面静脉撕裂常伴有蛛网膜下腔出血。

2. **缺氧缺血性颅内出血**

（1）32 周以下的早产儿，因毛细血管发育不成熟、脆弱，当动脉压突然升高时，易导致毛细血管破裂、出血。

（2）缺血缺氧窒息时，引起低氧及酸中毒，直接损伤毛细血管内皮细胞，使其通透性增加或破裂出血，可导致颅内出血的发生。

（3）缺氧和酸中毒还可导致脑血管自主调节功能障碍，形成压力被动性脑血流，当血压升高过大时，可造成脑室周围毛细血管破裂出血，而低血压时脑血流减少，又可引起缺血性损伤。

3. **其他** 新生儿肝功能不成熟，凝血因子不足，高渗透压的液体输入过快、机械通气不当、血压波动过大、操作时对头部按压过重均可引起颅内出血；还有少数颅内出血，是由原发性出血性疾病或脑血管畸形引起的。

### （二）临床表现

颅内出血的症状和体征与出血部位及出血量有关，一般生后 1 ～ 2 天内出现。常见症状包括：①神志改变，激惹、过度兴奋、嗜睡或昏迷等；②眼征，凝视、斜视、眼球上转困难、眼球震颤等；③颅内压增高表现，如脑性尖叫、前囟隆起、惊厥等；④呼吸改变，出现呼吸增快、减慢、不规则或暂停等；⑤肌张力改变，早期肌张力增高，以后减低；⑥瞳孔对光反应消失；⑦其他，不明原因的苍白、贫血和黄疸。

### （三）辅助检查

脑脊液检查、影像学检查、CT 和 B 超检查等有助于诊断和判断预后。

### （四）治疗

1. **止血** 可选择使用维生素 $K_1$、酚磺乙胺（止血敏）、卡巴克洛（安络血）和巴曲亭（立止血）等。

2. **镇静、止痉** 选用地西泮、苯巴比妥等。

3. **降低颅内压** 有颅内高压者可选用呋塞米。如有瞳孔不等大、呼吸节律不整、叹息样呼吸或双吸气等，可使用甘露醇。

4. **应用脑代谢激活药** 出血停止后，可给予胞磷胆碱、脑活素静脉滴注，10 ～ 14 天为 1 个疗程。

5. **外科处理** 腰椎穿刺放脑脊液或侧脑室引流。

### （五）护理措施

1. 绝对保持病室安静，减少噪声；使患儿头高侧卧位或头偏向一侧，肩部垫高 15° ～ 30°；护理操作要轻、稳、准；静脉穿刺使用留置针保留，尽量减少对患儿移动和刺激，避免头皮血管穿刺，以防止加重颅内出血。

2. 合理用氧。根据缺氧程度给予用氧，注意用氧的方式及浓度，维持血氧饱和度在 85% ～ 95%，防止氧浓度过高或用氧时间过长导致的氧中毒症状。

3. 维持体温稳定。体温过高时应予物理降温，体温过低时用远红外床、暖箱或热水袋保暖。

4. 不能进食者，应给予鼻饲。少量多餐，保证患儿热量及营养物质的供给，准确记录 24 小时出入量。

5. 及时清除呼吸道分泌物，保持呼吸道通畅。

6. 15 ～ 30 分钟巡视病房 1 次，密切观察并记录患儿生命体征、神志、瞳孔的变化，出现脉搏减慢、呼吸节律不规则、瞳孔不等大等圆、对光反应减弱或消失等症状，立即报告医师，并做好抢救准备工作。

7. 遵医嘱给予镇静药、脱水药、止血药，观察用药后的机体反应，如皮肤弹性、黏膜湿润的程度等。

8. 预防感染。

9. 健康教育。向家长讲解颅内出血的严重性，可能会出现的后遗症。鼓励家长坚持治疗和随访，发现有后遗症时，尽早带患儿进行功能训练和智力开发，减轻脑损伤影响。增强战胜疾病的自信心。

## 七、新生儿黄疸

新生儿黄疸又称新生儿高胆红素血症，是新生儿时期由于胆红素在体内积聚，而引起巩膜、皮肤、黏膜、体液和其他组织被染成黄色的现象，可分为生理性黄疸和病理性黄疸两种。重者可导致胆红素脑病（核黄疸），严重者病死率高，存活者常引起严重后遗症。

### （一）新生儿胆红素代谢特点

1. *胆红素生成较多*　新生儿每日生成胆红素约 8.8mg/kg，而成人仅为 3.8mg/kg。其原因是：①胎儿期处于氧分压偏低的环境，故生成的红细胞数较多，出生后环境氧分压提高，红细胞相对过多、破坏亦多；②胎儿血红蛋白半衰期短，新生儿红细胞寿命比成人短 20 ～ 40 天（早产儿低于 70 天，足月儿约 80 天，成人 120 天），形成胆红素的周期缩短；③其他：来自肝等器官的血红素蛋白（过氧化氢酶、细胞色素 $P_{450}$ 等）和骨髓中无效造血（红细胞成熟过程中有少量被破坏）的胆红素前体较多。

2. *运转胆红素的能力不足*　胆红素进入血液循环，与白蛋白联结后，运送到肝进行代谢，与白蛋白联结的胆红素，不能透过细胞膜及血脑屏障引起细胞和脑组织的损伤。刚娩出的新生儿常有不同程度的酸中毒，影响血中胆红素与白蛋白的联结，早产儿白蛋白的数量较足月儿为低，均使运送胆红素的能力不足。

3. *肝功能发育未完善*　①新生儿肝细胞内摄取胆红素必需的 Y、Z 蛋白含量低，5 ～ 10 天后才达成人水平；②新生儿肝细胞内脲苷二磷酸葡萄糖醛酸基转移酶（UDPGT）的含量低且活力不足（仅为正常的 0 ～ 30%），形成结合胆红素的功能差，不能有效地将脂溶性未结合胆红素（间接胆红素）与葡萄糖醛酸结合成水溶性结合胆红素（直接胆红素），此酶活性在 1 周后逐渐正常；③排泄结合胆红素的能力差，易致胆汁淤积。

4. *肠肝循环的特性*　初生婴儿的肠道内细菌量少，不能将肠道内的胆红素还原成粪胆原、尿胆原；肠腔内葡萄糖醛酸酶活性较高，能将结合胆红素水解成葡萄糖醛酸及未结合胆红素，后者又被肠吸收经门静脉而达肝。

由于上述特点，新生儿摄取、结合、排泄胆红素的能力仅为成人的1%～2%，因此，极易出现黄疸，尤其当新生儿处于饥饿、缺氧、胎粪排出延迟、脱水、酸中毒、头颅血肿或颅内出血等状态时黄疸加重。

（二）新生儿黄疸的分类

1. *生理性黄疸*　出生后2～3天全身皮肤发黄，头面部、颈部、躯干、腿部及口腔黏膜比较明显，5～7天达到高峰，以后逐渐消退。在此期间，患儿的体温、体重、食欲及大小便均正常，可自行痊愈。血清胆红素＜205.2μmol/L（12mg/dl）。

2. *病理性黄疸*　①生后24小时内出现黄疸，并迅速加重；②黄疸程度重、发展快，血清胆红素迅速增高，＞205.2μmol/L（12mg/dl）或每天上升＞85μmol/L（5mg/dl）；③黄疸持续时间过长（足月儿大于2周，早产儿大于4周）；④黄疸退而复现；⑤血清结合胆红素＞26μmol/L（1.5mg/dl）。

（三）临床表现

1. *生理性黄疸*　轻者呈浅黄色局限于面颈部，或波及躯干，巩膜亦可黄染，2～3天后消退，至第5～6天皮色恢复正常；重者黄疸同样先头后足可遍及全身，呕吐物及脑脊液等也能黄染，时间长达1周以上，特别是个别早产儿可持续至4周，其粪仍系黄色，尿中无胆红素。

（1）黄疸色泽：轻者呈浅黄色，重者颜色较深，但皮肤红润，黄里透红。

（2）黄疸部位：多见于躯干、巩膜及四肢近端，一般不过肘、膝。

（3）新生儿：一般情况好，无贫血，肝脾不大，肝功能正常，不发生胆红素脑病。

（4）早产儿：生理性黄疸较足月儿多见，可略延迟1～2天出现，黄疸程度较重，消退也较迟，可延至2～4周。

2. *病理性黄疸*　常有以下特点：①出现早，生后24小时内出现；②程度重，血清胆红素足月儿大于12.9mg/dl，早产儿大于15mg/dl；③进展快，血清胆红素每天上升超过5mg/dl；④持续时间长，或退而复现。

（1）黄疸程度：除面部、躯干外还可累及四肢，手、足心均黄。

（2）黄疸颜色：未结合胆红素升高为主，呈橘黄色或金黄色；结合胆红素升高为主，呈暗绿色或阴黄色。

（3）伴随表现：溶血性黄疸多伴有贫血、肝脾大、出血点、水肿、心力衰竭；感染性黄疸多伴发热、感染中毒症状及体征；梗阻性黄疸多伴肝大，粪便色发白，尿色黄。

（4）全身症状：重症黄疸时可发生，表现为反应差、精神萎靡、食欲缺乏、肌张力低，继而易激惹、高声尖叫、呼吸困难、惊厥或角弓反张、肌张力增高等。

（四）病理性黄疸的常见病因

1. *感染性*　①新生儿肝炎，以巨细胞病毒、乙型肝炎病毒为常见；②新生儿败血症、尿路感染等。

2. *非感染性*　①新生儿溶血：ABO系统和Rh系统血型不合最为常见。②胆道闭锁：多在出生后2周开始出现黄疸并呈进行性加重，粪便颜色由浅黄转为白色，肝进行性增大，边缘硬而光滑；肝功能改变以结合胆红素增高为主，3个月后逐渐发展为肝硬化。③胎粪延迟排出。④母乳性黄疸：发生率 0.5% ～ 2%，其特点是非溶血性未结合胆红素增高，常与生理性黄疸重叠且持续不退，血清胆红素可高达 342μmol/L（20mg/dl），婴儿一般状态良好，黄疸于 4 ～ 12 周后下降，不引起其他疾病。停止母乳喂养后 3 天，如黄疸下降即可确诊。目前认为是因为此种母乳内 β－葡萄糖醛酸酶活性过高，使胆红素在肠道内重吸收增加而引起黄疸；也有学者认为是此种母乳喂养患儿肠道内能使胆红素转变为尿、粪胆原的细菌过少造成。⑤遗传疾病：红细胞葡萄糖 -6- 磷酸脱氢酶（G6PD）缺陷在我国南方多见，胆红素脑病发生率较高；其他如红细胞丙酮酸激酶缺陷病、球形红细胞增多症、半乳糖血症、囊性纤维病等。⑥药物性黄疸：如由维生素 $K_3$、维生素 $K_4$、樟脑丸等药物引起。⑦其他：如低血糖症、酸中毒、缺氧、体内出血和失水等原因可加重黄疸。

（五）治疗

1. 找出原因，采取相应的治疗

2. 蓝光疗法

3. 换血疗法

4. 药物治疗

（1）适当输入血浆和白蛋白，以增加胆红素与白蛋白的联结，减少胆红素脑病的发生。

（2）纠正酸中毒：应用 5% 碳酸氢钠 3 ～ 5ml/kg，有利于胆红素与白蛋白联结。

（3）肝酶诱导药：常用苯巴比妥每日 5mg/kg，分 2 次口服，共 4 ～ 5 天，或尼可刹米每日 100mg/kg。

5. 纠正缺氧，防止低血糖症、低体温等

（六）护理措施

1. 密切观察病情，做好相关护理

（1）观察皮肤颜色：根据皮肤黄染的部位、范围和深度，估计血清胆红素增高的程度，判断其转归。

（2）观察生命体征：体温、脉搏、呼吸及有无出血倾向，观察患儿哭声、吸吮力、肌张力的变化，判断有无胆红素脑病发生。

（3）观察排泄情况：大小便的次数、量及性质，如有胎粪延迟排出，应给予灌肠处理。

2. 饮食　尽早开始喂养，促进胎粪排出。少量多次，保证患儿营养及热量摄入的需要。

3. 疗法　采用光照疗法时按光照疗法护理，采用换血疗法按换血疗法护理。

4. 用药　遵医嘱用药给予补液和白蛋白治疗，纠正酸中毒和防止胆红素脑病的发生。

5. 健康教育　讲解黄疸病因及临床表现，使家长了解病情的转归；胆红素脑病后遗症，应给予康复治疗和护理指导；母乳性黄疸的患儿，母乳喂养可暂停 1 ～ 4 天，或改为隔次母乳喂养，黄疸消退后再恢复母乳喂养；红细胞 G6PD 缺陷者，需忌食蚕豆及其制品；患儿衣物保管时勿放樟脑丸，并注意药物的选用，以免诱发溶血。

## 八、新生儿肺透明膜病

新生儿肺透明膜病又称新生儿呼吸窘迫综合征（NRDS），是指出生后不久即出现进行性呼吸困难、发绀、呼气性呻吟、吸气性三凹征和呼吸衰竭。主要见于早产儿，因肺表面活性物质（PS）不足导致进行性肺不张。其病理特征为肺泡壁至终末细支气管壁上附有嗜伊红透明膜。

1. 病因和发病机制　PS 由肺泡Ⅱ型上皮细胞合成和分泌，它具有降低肺泡表面张力，保持功能残气量，防止呼气末肺泡萎陷，稳定肺泡内压和减少液体自毛细血管向肺泡渗出的功能。PS 在妊娠 18 ～ 20 周开始产生，增加缓慢，到 35 ～ 36 周迅速增加，故本病在胎龄小于 35 周的早产儿更为多见。此外，糖尿病孕母的新生儿由于血中高浓度胰岛素拮抗肾上腺皮质激素对 PS 合成的促进作用，故 NRDS 发生率比正常高 5 ～ 6 倍。另外，围生期窒息、低体温、各种原因所致的胎儿血流量减少，均可影响 PS 合成，从而诱发 NRDS。PS 的缺乏使肺泡壁表面张力增高，肺顺应性降低。呼气时功能残气量降低，肺泡萎陷；吸气时肺泡不能充分扩张，潮气量和肺泡通气量减少，导致缺氧和 $CO_2$ 潴留。由于肺泡通气量较少，而肺泡逐渐萎陷，导致通气不良，出现缺氧发绀。缺氧、酸中毒引起肺血管痉挛，阻力增加，导致在动脉导管、卵圆孔水平亦发生右向左分流，发绀加重，缺氧明显，同时也可导致肺动脉高压。肺灌流量下降使肺组织缺氧更加严重，毛细血管通透性增高，纤维蛋白渗出沉积，透明膜形成，缺氧、酸中毒更加严重，造成恶性循环。

2. 临床表现

（1）出生后 6 小时内出现呼吸窘迫、呼吸急促（＞ 60 次 / 分）、鼻翼扇动、呼气性呻吟、吸气三凹征、发绀。

（2）呼吸窘迫呈进行性加重是本病特点。

（3）可出现肌张力低下，呼吸暂停，甚至出现呼吸衰竭。

（4）出生后第 2、3 天病情严重，72 小时后明显好转。

3. 辅助检查

（1）X 线检查有特征性表现：早期两肺野普遍透明度降低，内有散在的细小颗粒和网状阴影，以后出现支气管充气征，重者可整个肺野不充气呈“白肺”。

（2）血气分析：$PaO_2$ 低，$PaCO_2$ 增高，pH 降低。

（3）分娩前抽取羊水测磷脂（PL）和鞘磷脂（S）的比值：如低于 2∶1，提示胎儿肺发育不成熟。

（4）胃液振荡试验：胃液（代表羊水）1ml 加 95% 乙醇 1ml，振荡 15 秒后静止 15 分钟，如果沿管壁有多层泡沫为阳性，阳性者可排除本病。

4. 治疗

（1）支持治疗：保证液体和营养供给，补液量不宜过多，以防止动脉导管开放。

（2）纠正缺氧：根据患儿情况可给予头罩吸氧、鼻塞持续气道正压吸氧、气管插管、机械呼吸。

（3）替代治疗：表面活性物质制剂的使用。

（4）维持酸碱平衡：呼吸性酸中毒以改善通气为主，代谢性酸中毒用 5% 碳酸氢钠治疗。

5. 护理措施

（1）保持呼吸道通畅：头稍后仰使气道伸直，及时清除口、鼻、咽部分泌物。

（2）供氧：使 $PaO_2$ 维持在 50 ～ 70mmHg，$SaO_2$ 维持在 85% ～ 95%。①选择与患儿头相适应的头罩型号，用氧流量不小于 5L/min，以防止 $CO_2$ 聚集于头罩内。②气道内正压通气（CPAP）辅助呼吸，以增加功能残气量，防止肺泡萎陷。撤离 CPAP 时应逐渐降低呼气末压力。③气管插管用氧，如用 CPAP 后，病情仍无好转者，采用间隙正压通气（IPPV）及呼气末正压呼吸（PEEP）。

（3）保暖：环境温度维持在 22 ～ 24℃，皮肤温度在 36 ～ 36.5℃，相对湿度在 55% ～ 65%，减少水分消耗。

（4）保证营养供给：不能吸乳、吞咽者可用鼻饲法或静脉补充营养。

（5）预防感染：因为 NRDS 的患儿多为早产儿，抵抗力较差，极易发生院内感染，做好消毒隔离工作。

（6）健康教育：让家属了解治疗过程和进展，取得最佳配合，让父母参与照顾患儿，为患儿出院后得到良好的照顾打下基础。

## 九、新生儿肺炎

新生儿肺炎分为吸入性肺炎和感染性肺炎。

### （一）病因与发病机制

**1. 吸入性肺炎的病因与发病机制**　羊水、胎粪、乳汁等吸入，其中以胎粪吸入所致肺炎最为严重。新生儿肺炎通过羊水感染常见的致病菌是大肠埃希菌。

胎粪吸入引起气管、细支气管阻塞而出现肺不张和肺气肿、肺内水肿、充血等炎性反应。羊水吸入性肺炎主要由于子宫内或生产过程中，胎儿因缺氧而出现呼吸运动加强引起。

**2. 感染性肺炎的病因与发病机制**

（1）产前感染：在子宫内吸入污染的羊水；胎膜早破时孕母阴道细菌上行导致感染；母妊娠期感染病毒、细菌等，病原体通过胎盘达胎儿血液循环至肺部引发感染。

（2）产时感染：在分娩过程中吸入污染的产道分泌物或断脐消毒不严发生血行感染。

（3）产后感染：由上呼吸道下行感染肺部或病原体通过血液循环直接引发肺部感染。

### （二）临床表现

**1. 吸入性肺炎**　病情较重，婴儿皮肤、指甲、口腔黏膜等均被胎粪染成黄绿色，导致呼吸衰竭、肺不张、肺气肿、缺氧缺血性脑病等。

**2. 感染性肺炎**　患儿一般症状不典型，主要表现为反应差、哭声弱、拒乳、口吐白沫、呼吸浅促、发绀、呼吸不规则、体温不稳定；病情严重者出现点头样呼吸或呼吸暂停；肺部体征不明显，有的表现为双肺呼吸音粗。金黄色葡萄球菌肺炎易并发气胸、脓胸、脓气胸等，病情常较严重。

### （三）治疗

**1. 吸入性肺炎**　气管插管，机械呼吸，合并气胸时可做胸腔闭式引流；纠正酸中毒，用抗生素以防继发感染。

**2. 感染性肺炎**　控制感染，针对病原菌不同选择合适的药物；保持呼吸道通畅，注意保暖、合理喂养和氧疗。

### （四）护理措施

**1. 保持呼吸道通畅**　经常变换体位、拍背，必要时采取雾化吸入和吸痰。

**2. 合理给氧**　根据病情选用供氧方法及辅助呼吸方法，多采用头罩法供给氧气。

**3. 调节体温**　体温偏低者，注意采取保暖措施；体温过高时实施降温措施。

**4. 合理喂养，保证营养及能量的供给**　病情严重者用鼻饲管喂养，或静脉补液。遵循少量多次的原则。

5. 遵医嘱给药　为了保证药量，取得较好疗效，抗生素治疗宜采用静脉给药。

6. 观察病情变化　认真观察病情和做好记录，并积极配合治疗。

## 十、新生儿败血症

新生儿败血症是指新生儿期细菌侵入血液循环，并在其中繁殖和产生毒素所造成的全身性感染，有时还在体内产生迁移病灶。仍是目前新生儿期很重要的疾病，其发生率占活产婴儿的 1‰～10‰，早产婴儿中发病率更高。

### （一）病因

1. 自身因素　新生儿免疫系统功能不完善，屏障功能差，血中补体少，白细胞在应激状态下杀菌力下降，T 细胞对特异性抗原反应差，细菌一旦入侵易致全身感染。

2. 病原菌　我国以葡萄球菌最常见，其次是大肠埃希菌。近年来由于极低出生体重儿的存活率提高和血管导管、气管插管技术的广泛使用，表皮葡萄球菌、克雷伯菌、铜绿假单胞菌等条件致病菌败血症增多。

3. 感染途径　新生儿败血症感染可发生在产前、产时或产后。

### （二）临床表现

无特征性表现。生后 7 天内出现症状者称为早发型败血症，7 天以后出现者称为迟发型败血症。早期表现为精神不佳、食欲缺乏、哭声弱、体温异常等，进而发展为精神萎靡、嗜睡、不吃、不哭、不动，面色欠佳及出现病理性黄疸、呼吸异常。少数严重者很快发展为循环衰竭、呼吸衰竭、DIC、中毒性肠麻痹、酸碱平衡紊乱和胆红素脑病，常并发化脓性脑膜炎。

### （三）辅助检查

外周血检测、血培养、直接涂片找细菌、病原菌抗体检测、急相蛋白和红细胞沉降率检查等有助于明确诊断。

### （四）治疗

1. 正确选择抗菌药物　早期、联合、足量、静脉使用抗生素，一般 10～14 天。

2. 对症、支持治疗　保暖、供氧、纠正酸中毒及水电解质紊乱，及早处理脐炎、脓疱疮等病灶，保证营养供给，必要时输新鲜血、血小板，早产儿可静脉注射免疫球蛋白。

### （五）护理措施

1. 维持体温稳定　当体温低或体温不升时，给予保暖；当体温过高时，给予物理降温及多饮水，一般不给予退热药物。

2. 正确使用抗菌药物　注意药物不良反应。

3. 及时处理局部病灶部位　促进皮肤早日愈合，防止感染继续蔓延扩散。

4. 保证营养供给　必要时考虑静脉内营养。

5. 观察病情　加强巡视，如患儿出现面色青灰、呕吐、脑性尖叫、前囟饱满、两眼凝视提示有脑膜炎的可能，如患儿面色青灰、皮肤发花、四肢厥冷、脉搏细弱、皮肤有出血点等应考虑感染性休克或 DIC，应立即与医师取得联系，专人守护。

6. 健康教育　指导家长正确喂养和护理患儿，保持皮肤清洁。

## 十一、新生儿寒冷损伤综合征

新生儿寒冷损伤综合征又称新生儿冷伤，主要由受寒引起，其临床特征是低体温和多器官功能损伤，严重者出现皮肤和皮下脂肪变硬和水肿，此时又称新生儿硬肿症。以早产儿发病率高。

（一）病因及发病机制

寒冷、早产、感染和窒息是其主要致病因素。

1. 新生儿体温调节与皮下脂肪组成特点　①新生儿体温调节中枢不完善；②体表面积相对大，皮下脂肪层薄而易散热；③能量贮备少，产热不足，尤以早产儿、低出生体重儿和小于胎龄儿明显；④皮下脂肪中饱和脂肪酸含量多，其熔点高，遇冷时易凝固变硬；⑤早产儿体内棕色脂肪少，产热贮备量小，在窒息、严重感染时因缺氧使产热过程受到抑制。

2. 寒冷损伤　寒冷环境或保温不当使新生儿失热增加，当产热不抵失热时，体温随即下降。

3. 其他　新生儿严重感染（肺炎、败血症、化脓性脑膜炎等）、早产儿颅内出血和红细胞增多症等也易发生体温调节和能量代谢紊乱，出现低体温和硬肿。

（二）临床表现

1. 低体温　体核温度（肛门内5cm处温度）常降至35℃以下，重症小于30℃。

2. 硬肿　呈对称性，发生顺序：小腿→大腿外侧→整个下肢→臀部→面颊→上肢→全身。

3. 多器官功能损害　肾衰竭、心力衰竭、DIC、肺出血等。

4. 一般表现　患儿多有“五不”，即不哭、肢体不动或少动、不吃奶、体重不增、体温不升等。

5. 病情分度　根据临床表现，可分为轻、中、重3度。

（三）治疗

复温是治疗的关键，复温原则是逐步复温，循序渐进；支持疗法；合理用药；对症处理。

（四）护理措施

1. 复温　是治疗护理的关键措施，复温的原则是循序渐进，逐步复温。如肛温＞30℃，腋－肛温差为正值的轻、中度硬肿患儿可放入30℃暖箱中，根据体温恢复的情况逐渐调整到30～34℃，6～12小时恢复正常体温。无条件者用温暖的襁褓包裹，置于25～26℃室温环境中，并用热水袋保暖（水温从40℃逐渐升至60℃）；也可用热炕、母亲怀抱保暖。如肛温＜30℃，腋－肛温差为负值的重度患儿，先将患儿置于比肛温高1～2℃的暖箱中，并逐步提高暖箱的温度，每小时升高1℃，每小时监测肛温、腋温1次，于12～24小时恢复正常体温。体温恢复正常后，将患儿放置于调至中性温度的暖箱中。

2. 合理喂养　提供能量与水分，保证足够热量供给。

3. 预防感染　加强消毒管理，严格遵守操作规范，保持患儿皮肤完整性。

4. 观察病情　详细记录护理单，监测体温、心率、呼吸及硬肿范围，记录出入量，发现问题及时与医生取得联系。观察暖箱及室内温度、湿度的变化并及时调整。

5. 健康教育　向家长解释病情，介绍有关硬肿症的疾病知识，嘱母亲坚持排乳、保持母乳通畅，避免因患儿住院而造成断奶，介绍相关保暖、喂养、防感染、预防接种等育儿知识。

## 十二、新生儿破伤风

（一）病因

破伤风梭菌为革兰阳性厌氧菌，其芽孢抵抗力强，普通消毒剂无效。破伤风梭菌广泛存在于土壤、尘埃和粪便中，当用该菌污染的器械断脐或包扎时破伤风梭菌即进入脐部，包扎引起的缺氧环境更有利于破伤风梭菌繁殖。其产生的痉挛毒素沿神经干、淋巴液等传至脊髓和脑干运动神经核，与中枢神经组织中神经节苷酯结合，使后者不能释放抑制性神经介质（甘氨酸、氨基丁酸），引起全身肌肉强烈持续收缩。此毒素也可兴奋交感神经，引起心动过速、血压升高、多汗等。

（二）临床表现

潜伏期 4 ～ 8 天，常于生后 4 ～ 7 天发病，故本病又有“七日风”的俗称。潜伏期越短，病情越重，病死率也越高。早期症状为哭闹、口张不大、吃奶困难，如用压舌板压舌时，用力越大，张口越困难，有助于早期诊断。随后发展为牙关紧闭、面肌紧张、口角上牵、呈“苦笑”面容，伴有阵发性双拳紧握，上肢过度屈曲，下肢伸直，呈角弓反张状。呼吸肌和喉肌痉挛可引起发绀、窒息。痉挛发作时患儿神志清楚为本病的特点，任何轻微刺激即可诱发痉挛发作。经合理治疗 1 ～ 4 周后痉挛逐渐减轻，发作间隔时间延长，能吮乳，完全恢复需 2 ～ 3 个月。病程中常并发肺炎和败血症。

（三）治疗

保证营养；控制痉挛，首选地西泮，其次为苯巴比妥，10% 水合氯醛等；对症治疗和预防感染。

（四）护理措施

1. 控制痉挛，保持呼吸道通畅

（1）遵医嘱用药，注射破伤风抗毒素（用前须做皮试）、镇静药等。

（2）建立静脉通路。

（3）保持病室环境安静，避光、隔音，各种处置集中完成。

（4）遵医嘱正确给氧，但避免鼻导管给氧（鼻导管的插入和氧气直接刺激鼻黏膜可使患儿不断受到不良刺激，加剧骨骼肌痉挛），可选用头罩给氧，氧流量至少 5L/min。

（5）密切观察病情变化，专人护理，详细记录病情变化，如抽搐时用药情况、生命体征变化。

2. 脐部护理

（1）保持脐部清洁、干燥，近端用 3% 过氧化氢或 1∶4000 高锰酸钾溶液清洗后涂以碘酊。

（2）遵医嘱用破伤风抗毒素 3000U 做脐周封闭，以中和未进入血流的游离毒素。

3. 保证营养　给予静脉营养或鼻饲喂养。

4. 防止继发感染和损伤

（1）口腔护理：应及时清除口腔分泌物，做好口腔清洁，涂石蜡油等保护口唇。

（2）皮肤护理：应适当松包降温，及时擦干汗渍，保持患儿皮肤干燥；定时翻身，预防坠积性肺炎。

5. 健康教育　对患儿家长讲授有关育儿知识，指导家长做好脐部护理。

## 十三、新生儿胃 – 食管反流

### （一）病因及发病机制

1. *食管下括约肌（LES）抗反流屏障功能低下*　① LES 压力降低：是引起胃 – 食管反流（GER）的主要原因；② LES 周围组织薄弱或缺陷：缺少腹腔段食管，致使腹内压增高时不能将其传导至 LES 使之收缩达到抗反流的作用。

2. *食管廓清能力降低*　正常情况下，食管廓清能力是依靠食管的推动性蠕动、唾液的冲洗、对酸的中和作用、食管的重力和食管黏膜细胞分泌的碳酸氢盐等多种因素完成其对反流物的清除作用，以缩短反流物和食管黏膜的接触时间。当食管蠕动减弱或消失，或出现病理性蠕动时，食管清除反流物的能力下降，这样就延长了有害的反流物质在食管内停留时间，增加了对黏膜的损伤。

3. *食管黏膜的屏障功能破坏*　反流物中的某些物质，如胃酸、胃蛋白酶，以及从十二指肠反流入胃的胆盐和胰酶使食管黏膜的屏障功能受损，引起食管黏膜炎症。

4. *胃、十二指肠功能失常*　胃排空能力低下，使胃内容物及其压力增加，当胃内压增高超过 LES 压力时可使 LES 开放。胃容量增加又导致胃扩张，致使贲门食管段缩短，使其抗反流屏障功能降低。十二指肠病变时，幽门括约肌关闭不全则导致十二指肠、胃反流。

### （二）临床表现

1. *呕吐*　新生儿和婴幼儿以呕吐为主要表现。85% 患儿于生后第 1 周即出现呕吐，另有 10% 患儿于生后 6 周内出现症状。

2. *体型*　体重不增，营养不良。

3. *反流性食管炎*　患儿表现为喂奶困难、烦躁、拒食，严重的反流性食管炎可发生缺铁性贫血。

4. *肺部并发症*　表现为窒息、呼吸暂停、发绀，甚至突然死亡。

### （三）护理措施

1. *喂养护理*　①少量多餐，定时定量，避免过饱；②增加食物的黏稠度；③进行非营养性吸吮，促进胃排空，提高食管对反流物的清除率；④喂养后的体位护理，拍嗝。

2. *体位护理*　①头高脚低斜坡左侧卧位；②俯卧倾斜位；③双角度体位。

3. *用药护理*　遵医嘱正确用药。

4. *密切观察病情变化*　给予心电监护，监测生命体征，加强巡视，及时发现反流情况，及时处理。

## 十四、新生儿低血糖

### （一）病因及发病机制

1. *葡萄糖产生过少和需要量增加*　①早产儿、小于胎龄儿，主要与肝糖原、脂肪、蛋白质储存不足和糖原异生功能低下有关；②败血症、寒冷损伤、先天性心脏病，主要由于能量摄入不足，代谢率高，而糖的需要量增加，糖原异生作用下降；③先天性内分泌和代谢性缺陷疾病常出现持续性顽固低血糖症。

2. *葡萄糖消耗增加*　多见于糖尿病母亲婴儿、Rh 溶血病、Beckwith 综合征、窒息及婴儿胰岛细胞增多症等，均由高胰岛素血症所致。

（二）临床表现

大多数低血糖者无临床症状；少数可出现喂养困难、嗜睡、发绀、哭声异常、颤抖、震颤，甚至惊厥等非特异性症状，经静脉注射葡萄糖后上述症状消失，血糖恢复正常，称为“症状性低血糖”。

（三）治疗

保持血糖稳定，防止低血糖发生。无症状低血糖者，可口服葡萄糖，如无效改为静脉注射；有症状低血糖者，应静脉注射葡萄糖，足月儿 3 ～ 5mg/（kg · min），早产适于胎龄儿 4 ～ 6mg/（kg · min），早产小于胎龄儿 6 ～ 8mg/（kg · min）。对持续反复低血糖者，除注射葡萄糖外，根据病情需要可增加氢化可的松、胰高血糖素治疗。

（四）护理措施

1. 保持血糖稳定　无症状能进食者，根据病情给予 10% 葡萄糖或者吸吮母乳；早产儿或窒息儿尽快建立静脉通路，保证葡萄糖输入。

2. 定期监测患儿血糖　静脉滴注葡萄糖时及时调整输液量及速度，用输液泵控制并每小时观察记录 1 次。

3. 观察病情变化　注意有无震颤、多汗、呼吸暂停等，有呼吸暂停者及时处理。

## 第 7 单元　营养性疾病患儿的护理

【复习指南】本单元内容有一定难度，历年必考，应作为重点复习。①小儿营养不良历年必考，应重点复习，熟练掌握其病因、发病机制、临床表现、并发症、辅助检查、治疗原则及护理措施。②小儿肥胖症历年必考，应重点复习，掌握病因、辅助检查及治疗原则，重点掌握临床表现及护理措施。小儿维生素 D 缺乏性佝偻病历年必考，应重点复习，熟练掌握其病因、发病机制、临床表现、治疗原则及护理措施。③小儿维生素 D 缺乏性手足搐搦症历年必考，应重点复习，熟练掌握病因及发病机制、临床表现、治疗原则及护理措施。④锌缺乏症历年必考，应重点复习，熟练掌握病因及辅助检查，掌握临床表现、治疗原则及护理措施。

### 一、营养不良

（一）病因

1. 长期摄入不足　喂养不当是婴儿营养不良的主要原因，如：母乳不足而未及时添加其他乳品；骤然断奶而未及时添加辅食；奶粉配制过稀；长期以淀粉类食品喂养为主。较大儿的营养不良是婴儿营养不良的继续，或因不良饮食习惯，如长期偏食、挑食、吃零食过多、早餐过于简单、学校午餐摄入不足等引起。

2. 消化吸收障碍　消化系统解剖或功能的异常，如唇裂、腭裂、幽门梗阻、迁延性腹泻、过敏性肠炎、肠吸收不良综合征等，均可影响食物的消化和吸收。

3. 需要量增多　急、慢性传染病（如麻疹、伤寒、肝炎、结核）后的恢复期、双胎早产、生长发育快速时期等均可因需要量增多而造成相对不足。

4. 消耗量过大　糖尿病、大量蛋白尿、长期发热、烧伤、甲状腺功能亢进症、恶性肿瘤等均可使蛋白质消耗或丢失增多。

（二）发病机制

1. 蛋白质　由于蛋白质摄入不足或蛋白质丢失过多，使体内蛋白质代谢处于负平衡，新陈代谢异常。当血清总蛋白浓度＜ 40g/L、白蛋白＜ 20g/L 时，便可发生低蛋白性水肿。抗体合成减少，重者肌萎缩。

2. 脂肪　能量摄入不足时，体内脂肪大量消耗导致血清胆固醇浓度下降。当体内脂肪消耗过多，超过肝的代谢能力时可造成脂肪肝。

3. 糖类　由于摄入不足和消耗增多，轻度时症状并不明显，重者可引起低血糖昏迷，甚至猝死。

4. 水、盐代谢　由于脂肪大量消耗，故细胞外液容量增加，低蛋白血症可进一步加剧而呈现水肿，易出现低渗性脱水、酸中毒、低钾血症、低钠血症、低钙血症和低镁血症。

5. 消化系统　由于消化液和酶的分泌减少、酶活力降低、肠蠕动减弱、菌群失调，致消化功能低下，易发生腹泻。

6. 循环系统　心脏收缩力减弱，心排血量减少，血压偏低，脉细弱。

7. 神经系统　精神抑郁但时有烦躁不安、表情淡漠、反应迟钝、记忆力减退、条件反射不易建立。

8. 泌尿系统　肾小管重吸收功能减低，尿量增多而尿比重下降。

9. 免疫系统　由于免疫功能全面低下，患儿极易并发各种感染。

（三）临床表现

体重不增是营养不良的早期表现，继而出现体重逐渐下降，皮下脂肪减少以至消失。皮下脂肪层消耗的顺序是腹部→躯干→臀部→四肢→面颊。腹部皮下脂肪层厚度是判断营养不良程度的重要指标之一。营养不良初期，身高并无影响，但随着病情加重，骨骼生长减慢，身高亦低于正常，出现精神萎靡、皮肤干燥、苍白、基础代谢率降低、体温偏低、心音低钝、血压偏低、脉搏变缓、呼吸浅表等。

（四）并发症

常见的并发症有以下几种。

1. 营养性贫血　以小细胞低色素性贫血最为常见。

2. 多种维生素缺乏　尤以脂溶性维生素 A、维生素 D 缺乏常见。

3. 感染　由于免疫功能低下，故易患各种感染，如反复呼吸道感染、肺炎等；婴儿腹泻常迁延不愈加重营养不良，形成恶性循环。

4. 自发性低血糖　患儿可突然表现为面色灰白、神志不清、脉搏减慢、呼吸暂停、体温不升，但一般无抽搐，若不及时诊治，可致死亡。

（五）辅助检查

血清白蛋白浓度降低是最重要的改变，胰岛素样生长因子 1（IGF1）不仅反应灵敏且受其他因素影响较小，是诊断蛋白质营养不良的较好指标。牛磺酸、转铁蛋白、血清淀粉酶、脂肪酶、胆碱酯酶、转氨酶、碱性磷酸酶、胰酶和黄嘌呤氧化酶等活力均下降。

（六）治疗原则

尽早发现，早期治疗，采取综合性治疗措施，包括调整饮食及补充营养物质；去除病因，治疗原发病；控制继发感染；促进消化和改善代谢功能；治疗并发症。

（七）护理措施

1. 饮食管理　原则为循序渐进，逐渐补充。根据营养不良的程度、消化功能来调整饮食的量及种类。

（1）对于轻度营养不良患儿，在基本维持原膳食的基础上，较早添加含蛋白质和能量较高的食物。开始每日可供给能量 250 ～ 330kJ/kg（60 ～ 80kcal/kg），以后逐渐递增。

（2）对于中、重度营养不良患儿，能量和营养物质的供给应由低到高，逐渐增加。供给能量从每日 165 ～ 230kJ/kg（45 ～ 55kcal/kg）开始，逐步少量增加，若消化吸收能力较好，可逐渐增加到每日 500 ～ 727kJ/kg（120 ～ 170kcal/kg），并按实际体重计算所需能量。待体重恢复，可供给正常生理需要量。

（3）选择食物的原则：①适合患儿的消化能力，轻度营养不良患儿，可从牛奶开始，逐渐过渡到带有肉末的辅食；中、重度营养不良患儿则可先给稀释奶或脱脂奶，再给全奶，然后才能给带有肉末的辅食。②符合营养需要，即高蛋白、高能量、高维生素的饮食，还要根据情况适当补充铁剂。

2. 促进消化、改善食欲　遵医嘱给予各种消化酶（胃蛋白酶、胰酶等）和 B 族维生素口服，以助消化；给予蛋白同化类固醇制剂，如苯丙酸诺龙肌内注射，以促进蛋白质的合成和增进食欲。必要时少量多次输血或给予氨基酸、脂肪乳等静脉营养物质。

3. 预防感染　保持皮肤清洁、干燥，防止皮肤破损；做好口腔护理；保持生活环境舒适卫生；注意做好保护性隔离，防止交叉感染。

4. 观察病情　密切观察患儿尤其是重度营养不良患儿的病情变化。观察有无低血糖、维生素 A 缺乏、酸中毒等临床表现，发现病情变化应及时报告，并做好急症抢救准备。治疗和护理开始后应每日记录进食情况及对食物的耐受情况，定期测量体重、身高及皮下脂肪的厚度，以判断治疗效果。

5. 提供舒适的环境，促进生长发育　合理安排生活，减少不良刺激，保证患儿精神愉快和有充足的睡眠；对住院治疗的患儿，鼓励父母陪伴；及时纠正先天畸形；进行适当的户外活动和体格锻炼，促进新陈代谢，利于生长发育。

## 二、小儿肥胖症

### （一）病因

单纯性肥胖占肥胖的 95% ～ 97%，不伴有明显的内分泌和代谢性疾病。

1. 能量摄入过多　摄入的营养超过机体代谢需要，多余的能量便转化为脂肪储存体内，导致肥胖。

2. 活动量过少　长期体力活动少是发生肥胖症的重要因素，即使摄食量不多，也可引起肥胖。

3. 遗传因素　肥胖有高度的遗传性，肥胖双亲的后代发生肥胖者高达 70% ～ 80%；双亲之一肥胖者，后代肥胖发生率为 40% ～ 50%；双亲正常的后代发生肥胖者仅 10% ～ 14%。

4. 其他　如进食过快，或饱食中枢和饥饿中枢调节失衡以致多食；精神创伤及心理异常等因素也可致儿童过量进食。

### （二）临床表现

肥胖可发生于任何年龄，但最常见于婴儿期、5 ～ 6 岁和青春期。患儿食欲极好，好甜食和高脂肪食物，体重增长迅速。明显肥胖儿童常有疲劳感，用力时气短或腿痛。严重肥胖者由于脂肪的过度堆积限制了胸廓和膈肌运动，使肺通气量不足，呼吸浅快，故肺泡换气量减少，造成低氧血症、气急、发绀、红细胞增多、心脏扩大或出现充血性心力衰竭，甚至死亡，称肥胖－换氧不良综合征。

体格检查可见患儿皮下脂肪丰满，但分布均匀，腹部膨隆下垂，严重肥胖者可因皮下脂肪过多，使胸、腹、臀部及大腿皮肤出现皮纹；因体重过重，走路时两下肢负荷过重可致膝外翻和扁平足。女孩胸部脂肪堆积应与乳房发育相鉴别，后者可触到乳腺组织硬结。男性肥胖儿因大腿内侧和会阴部脂肪堆积，阴茎可隐匿在阴阜脂肪垫中而被误诊为阴茎发育不良。肥胖小儿性发育常较早，故最终身高常略低于正常小儿。由于怕被别人讥笑而不愿与其他小儿交往，故常有心理上的障碍，如自卑、胆怯、孤独等。

（三）辅助检查

三酰甘油、胆固醇大多增高；常有高胰岛素血症；血生长激素水平减低，生长激素刺激试验的峰值也较正常小儿为低；肝超声波检查常有脂肪肝。

（四）治疗

肥胖症的治疗原则是减少产热能性食物的摄入和增加机体对能量的消耗，使体内脂肪不断减少，体重逐步下降。饮食疗法和运动疗法是两项最主要的措施，药物治疗效果不很肯定，外科手术治疗的并发症严重，不宜用于小儿。

（五）护理措施

1. *饮食疗法*　鉴于小儿正处于生长发育阶段及肥胖治疗的长期性，故多推荐低脂肪、低糖类和高蛋白质食谱。应鼓励其多吃体积大而热能低的蔬菜类食品，其纤维还可减少糖类的吸收和胰岛素的分泌，并能阻止胆盐的肠肝循环，促进胆固醇排泄，且有一定的通便作用。萝卜、胡萝卜、青菜、黄瓜、番茄、莴苣、苹果、柑橘、竹笋等均可选择。良好的饮食习惯对减肥具有重要作用，如避免晚餐过饱、不吃夜宵、不吃零食、少吃多餐、减慢进食速度、细嚼慢咽等。

2. *运动疗法*　适当的运动能促使脂肪分解，减少胰岛素分泌，使脂肪合成减少，蛋白质合成增加，促进肌肉发育。鼓励患儿选择喜欢、有效、易于坚持的运动，如晨间跑步、散步、做操等，每天坚持至少运动30分钟，活动量以运动后轻松愉快、不感到疲劳为原则。运动要循序渐进，不要求之过急，如果运动后疲惫不堪、心悸、气促及食欲大增均提示活动过度。

3. *行为矫正和心理支持*　行为疗法在控制体重方面效果显著。让患儿充分参与制订饮食控制和运动计划，提高他们坚持饮食和运动锻炼的兴趣。引导肥胖儿正确认识自身体态改变，帮助其对自身形象建立信心，消除因肥胖带来的自卑心理，鼓励其参与正常的社交活动。

4. *健康教育*　告知家长科学育儿知识，对生长发育进行监测。

## 三、维生素D缺乏性佝偻病

（一）病因

1. *围生期维生素D不足*　母亲妊娠期，特别是妊娠后期维生素D营养不足，以及早产、双胎均可使婴儿的体内维生素D储存不足。

2. *日照不足*　因紫外线不能通过玻璃窗，婴幼儿缺少室外活动，使内源性维生素D生成不足。城市高大建筑、大气污染、气候可影响内源性维生素D的生成。

3. *生长速度快，需要增加*　生长发育快，需要维生素D多。婴儿早期生长速度较快，也易发生佝偻病。重度营养不良婴儿生长迟缓，发生佝偻病者不多。

4. 食物中补充维生素 D 不足　因天然食物中含维生素 D 少，即使纯母乳喂养，婴儿若户外活动少也易患佝偻病。

5. 疾病影响　胃肠道或肝胆疾病影响维生素 D 吸收，如婴儿肝炎综合征、慢性腹泻等，肝、肾严重损害可致维生素 D 羟化障碍；长期服用抗惊厥药可使体内维生素 D 不足，如苯妥英钠、苯巴比妥，可刺激肝细胞微粒体的氧化酶系统活性增加，使维生素 D 和 25-(OH)$D_3$ 加速分解为无活性的代谢产物；糖皮质激素有对抗维生素 D 对钙的转运作用。

（二）发病机制

维生素 D 缺乏性佝偻病可以看成是机体为维持血钙水平而对骨骼造成的损害。长期严重维生素 D 缺乏造成肠道吸收钙、磷减少和低钙血症，以致甲状旁腺功能代偿性亢进，甲状旁腺素（PTH）分泌增加以动员骨钙释出，使血清钙浓度维持在正常或接近正常的水平；但 PTH 同时也抑制肾小管重吸收磷，继发机体严重钙、磷代谢失调，特别是严重低磷血症的结果。细胞外液钙、磷浓度不足破坏了软骨细胞正常增殖、分化和凋亡的程序；钙化管排列紊乱，使长骨钙化带消失，骺板失去正常的形态，参差不齐；骨基质不能正常矿化，成骨细胞代偿增生，碱性磷酸酶分泌增加，骨样组织堆积于干骺端，骺端增厚，向两侧膨出形成“串珠”“手足镯”；骨膜下骨矿化不全，成骨异常，骨皮质被骨样组织替代，骨膜增厚，骨皮质变薄，骨质疏松；负重出现弯曲；颅骨骨化障碍致颅骨软化，颅骨骨样组织堆积出现“方颅”。

（三）临床表现

多见于 3 个月至 2 岁婴幼儿。主要表现为生长最快部位的骨骼改变，并可影响肌肉发育及神经兴奋性的改变。本病在临床上可分为初期、活动期（激期）、恢复期、后遗症期。

1. 初期（早期）　多见于 6 个月以内，特别是 3 个月以内小婴儿。多为神经兴奋性增高的表现，如易激惹、烦躁、哭闹、汗多刺激头皮而摇头等。但这些并非佝偻病的特异症状，仅作为临床早期诊断的参考依据。此期常无骨骼病变，骨骼 X 线可正常，或钙化带稍模糊，血清 25-(OH)$D_3$ 下降，PTH 升高，血钙下降，血磷降低，碱性磷酸酶正常或稍高。

2. 活动期（激期）　早期维生素 D 缺乏的婴儿未经治疗，继续加重，出现 PTH 功能亢进和钙、磷代谢失常的典型骨骼改变。

（1）骨骼改变

①头部：6 个月以内婴儿的佝偻病以颅骨改变为主，前囟边较软，颅骨薄，检查者用双手固定婴儿头部，指尖稍用力压迫枕骨或顶骨的后部，可有压乒乓球样的感觉；6 个月以后，尽管病情仍在进展，但颅骨软化消失。正常婴儿的骨缝周围亦可有乒乓球样感觉。额骨和顶骨中心部分常常逐渐增厚，至 7 ～ 8 个月时，变成“方盒样”头形即方头（从上向下看），头围也较正常增大。

②胸部：沿肋骨方向于肋骨与肋软骨交界处可扪及圆形隆起，从上至下如串珠样凸起，以第 7 ～ 10 肋骨最明显，称佝偻病串珠；手腕、足踝部也可形成钝圆形环状隆起，称“手足镯”；1 岁左右的小儿可见到胸骨和邻近的软骨向前凸起，形成“鸡胸样”畸形；严重佝偻病小儿胸廓的下缘形成一水平凹陷，即**肋膈沟或郝氏沟**。

③四肢：由于骨质软化与肌肉、关节松弛，小儿开始站立与行走后双下肢负重，可出现股骨、胫骨、腓骨弯曲，形成严重膝内翻（“O”形）或膝外翻（“X”形），有时有“K”形

样下肢畸形。

④脊柱：患儿会坐与站立后，因韧带松弛可致脊柱后凸或侧凸畸形。

（2）运动功能发育迟缓：肌张力低下，韧带松弛，表现为头颈软弱无力，坐、立、行等运动功能落后，腹肌张力下降，腹部膨隆如蛙腹。

（3）神经精神发育迟缓：患儿表情淡漠，语言发育滞后；免疫力低下，易合并感染和贫血。

3. 恢复期　经治疗或日光照射后，临床症状、体征逐渐减轻或消失。

4. 后遗症期　多见于 2 岁以后的儿童。因婴幼儿期严重佝偻病，残留不同程度的骨骼畸形。

（四）治疗

目的在于控制活动期，防止骨骼畸形。治疗的原则应以口服维生素 D 为主，一般剂量为每日 2000 ～ 4000U，或 1,25-（OH）$_2$D$_3$ 0.5 ～ 2.0μg，1 个月后改预防量 400U/d。大剂量维生素 D 与治疗效果无正比例关系，不缩短疗程，与临床分期无关，且采用大剂量维生素 D 治疗佝偻病的方法缺乏可靠的指标来评价血中维生素 D 代谢产物浓度、维生素 D 的毒性、高钙血症的发生及远期后果。因此，大剂量维生素 D 治疗应有严格的适应证。当重症佝偻病有并发症或无法口服者可大剂量肌内注射维生素 D 20 万～ 30 万 U1 次，3 个月后改预防量。治疗 1 个月后应复查，如临床表现、血生化与骨骼 X 线改变无恢复征象，应与抗维生素 D 佝偻病相鉴别。除采用维生素 D 治疗外，应注意加强营养，保证足够奶量，及时添加转乳期食品，坚持每日户外活动。

（五）护理措施

1. 户外活动　指导家长每日带患儿进行一定时间的户外活动，直接接受阳光照射。生后 2 ～ 3 周后即可带婴儿户外活动，冬季也要保证每日 1 ～ 2 小时户外活动时间。夏季气温太高，应避免太阳直射，可在阴凉处活动，尽量多暴露皮肤。冬季室内活动时开窗，让紫外线能够透过。

2. 补充维生素 D

（1）提倡母乳喂养，按时添加辅食，给予富含维生素 D、钙、磷和蛋白质的食物。

（2）遵医嘱给予维生素 D 制剂，注意维生素 D 过量中毒表现，如遇过量立即停服维生素 D。

3. 预防骨骼畸形和骨折　衣着柔软、宽松，床铺松软，避免早坐、站、行；避免久坐、久站，以防发生骨骼畸形。严重佝偻病患儿肋骨、长骨易发生骨折，护理操作时应避免重压和强力牵拉。

4. 加强体格锻炼　对已有骨骼畸形者，可采取主动和被动运动的方法矫正。如遗留胸廓畸形，可作俯卧位抬头展胸运动；下肢畸形可施行肌肉按摩，“O”形腿按摩外侧肌，“X”形腿按摩内侧肌，以增加肌张力，矫正畸形。对于行外科手术矫治者，指导家长正确使用矫形器具。

5. 预防感染　保持空气清新，温、湿度适宜，阳光充足，避免交互感染。

6. 健康教育　给孕妇及患儿父母讲述有关疾病的预防、护理知识，鼓励多进行户外活动和晒太阳，选择富含维生素 D、钙、磷和蛋白质的食物；宣传母乳喂养，尽早开始户外活动；新生儿出生 2 周后每日给予维生素 D 400 ～ 800U；对于处于生长发育高峰的婴幼儿，更应加强户外活动，给予预防量维生素 D 和钙剂，并及时添加辅食，在预防用药的同时，告知家长过量服用可造成中毒。以示范和指导练习的方式教授户外活动、日光浴、服维生素 D 及按摩肌肉矫正畸形的方法。

## 四、维生素 D 缺乏性手足搐搦症

### （一）病因及发病机制

血清钙离子降低是引起惊厥、喉痉挛、手足抽搐的直接原因。维生素 D 缺乏的早期，钙吸收减少，血钙降低，而甲状旁腺素分泌不足，不能促进骨钙动员和增加尿磷排泄，致血钙进一步下降。血钙的正常值为 2.1 ～ 2.6mmol/L，当血钙低于 1.75mmol/L 或血清钙离子浓度在 1mmol/L 时，即可导致神经肌肉兴奋性增高，出现惊厥、喉痉挛、手足抽搐等症状。

### （二）临床表现

典型的临床表现为惊厥、手足抽搐、喉痉挛发作，并有不同程度的激期佝偻病的表现。

1. 惊厥　惊厥发作多见于婴儿，特别是佝偻病患儿，常于户外活动后发作。表现为突然发生两眼上翻、面肌抽动、四肢抽动、神志不清，发作时间持续数秒至数分钟，发作时间持续久者可有发绀。发作停止后意识恢复，精神萎靡而入睡，醒后活泼如常。发作次数可数日 1 次至 1 日数次甚至数十次。一般不发热，发作轻时仅有短暂的眼球上窜和面肌抽动，神志清楚。

2. 手足抽搐　手足抽搐多见于较大的婴儿、幼儿和年长儿童。表现为突然发生手足肌肉痉挛成弓状、手腕屈曲、手指僵直、拇指内收贴紧掌心、踝关节僵直、足趾弯曲向下，发作停止后活动自如。

3. 喉痉挛　喉痉挛主要见于 2 岁以下的小儿，表现为喉部肌肉、声门突发痉挛，出现呼吸困难；吸气时喉鸣。严重者可发生窒息而死亡。

4. 特殊性的体征　在不发作时，可通过刺激神经、肌肉引出下列体征。

（1）**面神经征**：以手指或叩诊锤轻击患儿颧弓与口角间的面颊，可引起眼睑和口角抽动者为阳性。

（2）陶瑟征：以血压计袖带包裹上臂打气后，使血压维持在收缩压与舒张压之间，5 分钟内该手出现痉挛状为阳性。

（3）**腓反射**：用叩诊锤骤击膝下外侧腓神经处，可引起足向外侧收缩者为阳性。

### （三）治疗

1. 急救处理　立即吸氧，保持呼吸道通畅。控制惊厥可应用镇静药、解痉药，首选地西泮，每次 0.1 ～ 0.3mg/kg，肌内或静脉注射；或苯巴比妥，每次 5 ～ 7mg/kg，肌内注射；或 10% 水合氯醛，每次 40 ～ 50mg/kg 保留灌肠。喉痉挛时应先将舌头拉出口外，做人工呼吸或加压给氧，必要时行气管插管术。

2. 钙剂治疗　对惊厥或喉痉挛发作者可用 10% 葡萄糖酸钙 5 ～ 10ml（或 1ml/kg）加 10% 葡萄糖溶液 10 ～ 20ml 静脉滴注，或缓慢静脉注射（10 分钟以上），若注射过快，可引起血钙骤升发生心搏骤停。重症者每日可重复 2 ～ 3 次，直到惊厥停止后改为口服钙剂。轻症或惊厥、喉痉挛控制后先口服 10% 氯化钙，每次 5 ～ 10ml，稀释于 3 ～ 5 倍糖水内口服，以减少对胃的刺激，1 天 3 次。氯化钙有酸化血液的作用，使钙离子浓度迅速升高，但不宜久服，以防高氯血症，故 3 ～ 5 天后改为活性钙、牡蛎碳酸钙咀嚼片（盖天力）或葡萄糖酸钙等口服。

3. 维生素 D 治疗　应用钙剂后同时给予维生素 D，每日 50 ～ 125μg（2000 ～ 5000U）口服。重症病例可采用维生素 D，或维生素 $D_3$ 肌内注射，用法同佝偻病，1 个月后改为预防量。

（四）护理措施

1. 控制惊厥、喉痉挛　遵医嘱立即使用镇静药、钙剂。静脉注射钙剂时需缓慢推注（10 分钟以上）或滴注，以免因血钙骤升发生呕吐，甚至心搏骤停。避免药液外渗，以免造成局部坏死。

2. 防止窒息　密切观察惊厥、喉痉挛的发作情况，做好气管插管或气管切开的术前准备。一旦发现症状应及时吸氧，喉痉挛者需立即将舌头拉出口外，同时将患儿头偏向一侧，清除口鼻分泌物，保持呼吸道通畅，避免吸入窒息；对已出牙的小儿，应在上、下门齿间放置牙垫，避免舌被咬伤，必要时行气管插管或气管切开。

3. 其他　定期户外活动，补充维生素 D。

## 五、锌缺乏症

（一）病因

1. 摄入不足　动物性食物不仅含锌丰富而且易于吸收，坚果类（核桃、板栗、花生等）含锌也不低，其他植物性食物则含锌少，故素食者容易缺锌。

2. 吸收障碍　各种原因所致的腹泻皆可妨碍锌的吸收；谷类食物中含大量植酸和粗纤维，妨碍锌吸收；长期纯牛乳喂养也可致缺锌；肠病性肢端皮炎是一种常染色体隐性遗传病，因小肠缺乏吸收锌的载体，故可表现为严重缺锌。

3. 需要量增加　在生长发育迅速阶段的婴儿，或组织修复过程中，或营养不良恢复期等状态下，机体对锌需要量增多，如未及时补充，可发生锌缺乏。

4. 丢失过多　如反复出血、溶血、大面积灼伤、慢性肾脏疾病、长期透析、蛋白尿及应用金属螯合剂（如青霉胺）等均可因锌丢失过多而导致锌缺乏。

（二）临床表现

1. 消化功能减退

2. 生长发育落后　表现为生长发育迟缓、体格矮小、性发育延迟和性腺功能减退。

3. 免疫机能降低　缺锌可导致 T 淋巴细胞功能损伤而容易发生感染。

4. 智能发育延迟　缺锌可使脑 DNA 和蛋白质合成障碍，脑内谷氨酸浓度降低，从而引起智能发育迟缓。

5. 其他　如脱发、皮肤粗糙、皮炎、地图舌、反复口腔溃疡、伤口愈合延迟、视黄醛结合蛋白减少而出现夜盲、贫血等。

（三）辅助检查

1. 血清锌测定　正常最低值为 11.47μmol/L（75μg/dl）。

2. 餐后血清锌浓度反应试验（PICR）　测空腹血清锌浓度（$A_0$）作为基础水平，然后给予标准饮食（按全天总能量的 20% 计算，其中蛋白质为 10% ～ 15%，脂肪为 30% ～ 35%，糖类为 50% ～ 60%），2 小时后复查血清锌（$A_2$），按公式 $PICR = (A_0 - A_2)/A_0 \times 100\%$ 计算，若 PICR ＞ 15% 提示缺锌。

3. 发锌测定　不同部位的头发和不同的洗涤方法均可影响测定结果，轻度缺锌时发锌浓度降低，严重时头发生长减慢，发锌值反而增高，故发锌不能反映近期体内的锌营养状况。

（四）治疗

针对病因治疗原发病。多进食富含锌食物。口服锌制剂，常用葡萄糖酸锌，每日剂量为锌元素 0.5 ～ 1.0mg/kg，疗程一般为 2 ～ 3 个月。锌制剂的毒性较小，但剂量过大也可引起胃部不适、恶心、呕吐、腹泻等消化道刺激症状，甚至脱水和电解质紊乱。锌中毒可干扰铜代谢，引起低铜血症、贫血、中性粒细胞减少、肝细胞中细胞色素氧化酶活力降低等中毒表现。

（五）护理措施

1. 改善营养，促进生长发育　多供给含锌的食物，如鱼肉、动物肝、瘦肉等；鼓励母乳喂养，合理添加辅食，培养良好饮食习惯。

2. 避免感染

3. 健康教育　让家长了解导致缺锌的原因，给予配合和治疗。

## 第 8 单元　消化系统疾病患儿的护理

【复习指南】本单元内容有一定难度，历年必考，应作为重点复习。小儿消化系统解剖、生理特点历年必考，应重点复习，婴儿粪便的特点要熟练掌握。小儿腹泻的病因、发病机制及临床表现要熟练掌握；了解辅助检查；对治疗原则、护理措施要熟练掌握。急性坏死性小肠结肠炎要掌握病因及发病机制，熟练掌握临床表现，了解辅助检查，掌握治疗原则及护理措施。肠套叠要掌握其病因、发病机制、临床表现、治疗原则及护理措施。先天性巨结肠的病因、发病机制，临床表现，治疗原则及护理措施要了解。小儿液体疗法及护理历年必考，应重点复习，掌握小儿体液平衡特点；掌握水、电解质和酸碱平衡紊乱；掌握常用液体的种类、成分及配制；掌握几种特殊情况下的液体疗法。

### 一、小儿消化系统解剖生理特点

（一）口腔

足月新生儿出生时已具有较好的吸吮及吞咽功能，早产儿则较差。新生儿及婴幼儿口腔黏膜薄嫩，血管丰富，唾液腺不发达，口腔黏膜干燥，易受损伤和发生局部感染。3 个月以下小儿唾液中淀粉酶含量低，不宜喂淀粉类食物。3 ～ 4 个月婴儿唾液分泌开始增加，5 ～ 6 个月时明显增多，因婴儿口底浅，不能及时吞咽所分泌的唾液，常出现**生理性流涎**。

（二）食管

食管长度新生儿时为 8 ～ 10cm，1 岁时为 12cm，5 岁时为 16cm，学龄期儿童时为 20 ～ 25cm，成人时为 25 ～ 30cm。婴儿的食管呈漏斗状，黏膜纤弱、腺体缺乏、弹性组织和肌层不发达，食管下端贲门括约肌发育不成熟，控制能力差，常发生胃 - 食管反流，一般在 8 ～ 10 个月时症状消失。

（三）胃

婴儿胃呈水平位，幽门括约肌发育良好而贲门括约肌发育不成熟，加上吸奶时常吞咽过多空气，易发生溢奶和呕吐。胃容量小，新生儿为 30 ～ 60ml，1 ～ 3 个月时为 90 ～ 150ml，1 岁时为 250 ～ 300ml，5 岁时为 700 ～ 850ml，成人时约为 2000ml。胃排空时间因食物种类不同而异，水 1.5 ～ 2 小时，母乳 2 ～ 3 小时，牛乳 3 ～ 4 小时。早产儿胃排空慢，易发生胃潴留。

（四）肠及肠道菌群

小儿肠管相对比成人长，一般为身长的 5 ～ 7 倍，黏膜血管丰富，小肠绒毛发育较好，有利于消化吸收。但肠黏膜肌层发育差，肠系膜柔软而长，固定差，易发生肠套叠和肠扭转。肠壁薄，通透性高，屏障功能差，故肠内毒素、消化不全产物及过敏原等易通过肠黏膜吸收进入体内，引起全身感染和变态反应性疾病。婴幼儿肠道正常菌群脆弱，易受内外界因素影响而致菌群失调，引起消化功能紊乱。

（五）肝

小儿肝细胞发育尚不完善，肝功能也不成熟，解毒能力较差。婴儿期胆汁分泌较少，对脂肪的消化、吸收功能较差。

（六）消化酶

胰液分泌量在小儿出生时少，3 ～ 4 个月时随着胰腺的发育而增多，但 6 个月以内胰淀粉酶活性较低，1 岁后才接近成年人。婴儿胰脂肪酶和胰蛋白酶的活性均较低，故对脂肪和蛋白质的消化吸收不够完善，易发生消化不良。

（七）婴儿粪便

食物进入消化道至粪便排出时间因年龄及喂养方式而异，母乳喂养儿平均为 13 小时，人工喂养儿平均为 15 小时，成人平均为 18 ～ 24 小时。

1. **纯人乳喂养儿粪便**呈黄色或金黄色，均匀糊状，偶有细小乳凝块，不臭，有酸味，每天排便 2 ～ 4 次。一般在添加辅食后次数减少，1 周岁后减至每天 1 ～ 2 次。

2. **人工喂养儿粪便**呈淡黄色或灰黄色，较稠，为碱性或中性，量多，较臭，每天 1 ～ 2 次，易发生便秘。

3. 混合喂养儿粪便与单纯牛乳喂养儿相似，但较软、黄色。添加辅食后，粪便性状逐渐接近成年人。每天 1 ～ 2 次。

二、小儿腹泻

（一）病因和发病机制

1. 病因

（1）易感因素

①婴幼儿消化系统发育不完善：胃酸及消化酶分泌少，消化酶活性低，对食物量和质的变化耐受性差。

②生长发育快：对营养物质的需求相对较多，胃肠道负担重。

③机体防御功能较差：胃酸低，血液中免疫球蛋白和胃肠道 SIgA 均较低，对感染的防御能力差。

④肠道菌群失调：正常的肠道菌群对入侵的致病微生物具有拮抗作用，新生儿出生后尚未建立正常的肠道菌群，或因使用广谱抗生素等导致肠道菌群失调，而引起肠道感染。

⑤人工喂养：不能从母乳中获得 SIgA 等成分，且食物和食具易被污染。发病率明显高于母乳喂养者。

（2）感染因素

①肠道内感染：可由病毒、细菌、真菌、寄生虫引起。主要由病毒、细菌引起，秋、冬季的婴幼儿腹泻 80% 以上是由病毒感染所致，以轮状病毒感染最为常见；其次是埃可病毒

和柯萨奇病毒等。细菌感染（不包括法定传染病）以致病性大肠埃希菌为主。

②肠道外感染：如肺炎等疾病可因发热、病原体毒素作用使消化功能紊乱，或肠道外感染的病原体同时感染肠道而引起腹泻。

（3）非感染性因素

①饮食因素：主要是喂养不当。如喂养不定时、食物的质和量不适宜、过早给予淀粉类或脂肪类食物等均可引起腹泻。

②过敏因素：如对牛奶及某些食物成分过敏或不耐受而引起腹泻。

③气候因素：腹部受凉使肠蠕动增加或天气过热使消化液分泌减少等可诱发消化功能紊乱而引起腹泻。

2. 发病机制

（1）**感染性腹泻**：病原微生物多通过污染的水、食物、日用品、手、玩具等进入消化道，或通过带菌者传播。病原微生物能否引起肠道感染，取决于宿主的防御能力、病原微生物数量的多少及毒力。当机体的防御功能下降、大量的微生物侵袭并产生毒力时可引起腹泻。病原体侵入消化道，可致肠黏膜发生充血、水肿、炎症细胞浸润、溃疡和渗出等病变，使食物的消化、吸收发生障碍，未消化的食物被细菌分解（腐败、发酵），其产物造成肠蠕动亢进及肠腔内渗透压升高引起腹泻。另外，病原体产生毒素，使小肠液分泌增加，超过结肠的吸收能力导致腹泻。腹泻后丢失大量的水和电解质，引起脱水、酸中毒及电解质紊乱。

（2）**非感染性腹泻**：主要由饮食不当引起。当摄入食物量过多或食物的质发生改变，食物不能被充分消化、吸收而堆积于小肠上部，使局部酸度减低，肠道下部细菌上移和繁殖，使未消化的食物发生腐败和发酵造成消化功能紊乱、肠蠕动亢进，引起腹泻、脱水、电解质紊乱。

（二）临床表现

1. 根据病因　分为感染性腹泻和非感染性腹泻。

2. 根据病程　分为急性腹泻（病程＜2 周），迁延性腹泻（病程在 2 周至 2 个月），慢性腹泻（病程＞2 个月）。

3. 根据病情　分为轻型腹泻及重型腹泻。

（1）轻型腹泻：多为饮食因素或肠道外感染所致，以胃肠道症状为主，表现为食欲缺乏，偶有呕吐，排便次数增多，但一般每日在 10 次以内，每次粪便量不多，一般为黄色或黄绿色稀水样，常见白色或黄白色奶瓣和泡沫。患儿体温大多正常，无明显脱水及全身中毒症状，经治疗多在数日内痊愈。

（2）重型腹泻：多由肠道内感染引起，除有较重的胃肠道症状以外，还有明显的脱水、电解质紊乱、酸碱平衡失调及全身中毒症状。

①胃肠道症状：食欲缺乏，常有呕吐，腹泻频繁，每日排便 10 余次至数十次，多为黄水样便或蛋花汤样便，量多，有少量黏液。

②全身中毒症状：发热、烦躁不安、精神萎靡、嗜睡，甚至昏迷、休克。

③水、电解质和酸碱平衡紊乱：主要表现为脱水、代谢性酸中毒、低钾血症、低钙血症及低镁血症等。

几种常见肠炎的临床特点见表 4-4。

**表 4-4　几种常见肠炎的临床特点**

| 类型 | 发病特点 | 全身症状 | 粪便特点 | 粪便检查 |
| --- | --- | --- | --- | --- |
| 轮状病毒肠炎（又称秋季腹泻） | 多发生在秋、冬季，以 6 ~ 24 个月婴幼儿为多 | 常伴有呼吸道感染症状，感染中毒症状不明显，常并发脱水、酸中毒 | 黄色水样便或蛋花汤样，含少量黏液，无腥臭味，每日几次到十几次，量多 | 少量白细胞，血清抗体多在感染后 3 周上升 |
| 致病性和产毒性大肠埃希菌肠炎 | 多见于气温较高季节 | 可伴有发热、脱水、电解质紊乱和酸中毒 | 腹泻频繁，蛋花汤样或水样便，含有黏液 | 可见少量白细胞 |
| 侵袭性大肠埃希菌肠炎 | 同上 | 常有恶心、呕吐、里急后重及全身中毒症状，甚至休克 | 粪便呈黏液、脓血便，有腥臭味 | 可见大量脓细胞、白细胞和红细胞 |
| 出血性大肠埃希菌肠炎 | 同上 | 伴有腹痛，体温多正常 | 开始为黄色水样便，后转为血样便，有特殊气味 | 有大量红细胞，常无白细胞 |
| 空肠弯曲菌肠炎 | 多发生在夏季 | 有剧烈腹痛，并发症较多 | 脓血便 | 可见大量白细胞、红细胞 |
| 金黄色葡萄球菌肠炎 | 多继发于使用大量抗生素后 | 不同程度的全身中毒症状、脱水和电解质紊乱，甚至发生休克 | 典型粪便为暗绿色，量多含黏液，少数为血便 | 有大量脓细胞和成簇的革兰阳性球菌，培养有葡萄球菌生长，凝固酶试验阳性 |
| 真菌性肠炎 | 常为白念珠菌所致，多见于 2 岁以下婴幼儿 | 病程迁延，常伴鹅口疮 | 稀黄，泡沫较多带黏液，有时可见豆腐渣样细块 | 可见真菌孢子和菌丝 |
| 生理性腹泻 | 多见于 6 个月以下婴儿，出生后不久即腹泻不需要特殊治疗。不影响生长发育 | 外观虚胖，常有湿疹，精神、食欲好，体重增长正常 | 除排便次数增加外，无其他症状，添加辅食后，排便即逐渐转为正常 | |

（三）辅助检查

1. 粪便检查　轻型腹泻患儿粪便镜检可见大量脂肪球；中、重型腹泻患儿粪便镜检可见大量白细胞，有些可有不同数量红细胞。粪便细菌培养可做病原学检查。

2. 血液生化检查　血钠测定可提示脱水性质，血钾测定可反映体内缺钾的程度，血气分析可了解酸碱平衡性质和失衡程度。

（四）治疗

1. 调整饮食　腹泻时进食和吸收减少，而营养需要量增加，强调继续饮食，满足生理需要，补充疾病消耗，以缩短腹泻后的康复时间。

2. 预防和纠正水、电解质和酸碱平衡紊乱

（1）口服补液：适用于轻、中度脱水无明显呕吐者。口服补液盐（ORS）溶液是世界卫生组织（WHO）推荐用于急性腹泻合并脱水的一种溶液，有多种配方。

（2）静脉补液：适用于中度以上脱水、呕吐或腹胀明显的患儿。

3. 药物治疗

（1）控制感染：合理使用抗生素。病毒性肠炎应以饮食疗法和支持疗法为主（水样便），一般不用抗生素；黏液、脓血便应针对病原菌选用抗生素；大肠埃希菌、空肠弯曲菌等感染所致肠炎选用抗 $G^-$ 杆菌抗生素及大环内酯类抗生素；金黄色葡萄球菌肠炎、真菌性肠炎应立即停用原使用的抗生素，根据症状选用万古霉素、甲硝唑等药物或抗真菌药物治疗。

（2）肠道微生态疗法：有助于恢复肠道正常菌群的生态平衡，抑制病原菌定植和侵袭，控制腹泻。常用双歧杆菌、嗜酸乳杆菌等制剂。

（3）肠黏膜保护药的应用：具有吸附病原体和毒素、保护肠黏膜的作用，如蒙脱石散。

（4）对症治疗：腹泻一般不用止泻药，因止泻会增加毒素的吸收。腹胀明显者可肌内注射新斯的明或肛管排气，呕吐严重者可肌内注射氯丙嗪或针刺足三里等。

（五）护理措施

1. 调整饮食　限制饮食过严或禁食过久常造成营养不良，并发酸中毒，造成病情迁延不愈而影响生长发育，故应继续进食，以满足生理需要，缩短病程，促进恢复。母乳喂养者可继续哺乳，减少哺乳次数，缩短每次哺乳时间，暂停换乳期食物添加；人工喂养者可喂米汤、酸奶、脱脂奶等，待腹泻次数减少后给予流质或半流质饮食，如粥、面条，少量多餐，随着病情稳定和好转，逐步过渡到正常饮食；呕吐严重者，可暂时禁食 4 ～ 6 小时（不禁水），待好转后继续喂食，由少到多，由稀到稠；病毒性肠炎多有双糖酶缺乏，不宜用蔗糖，并暂停乳类喂养，改用酸奶、豆浆等。腹泻停止后逐渐恢复营养丰富的饮食，并每日加餐 1 次，共两周。对少数严重病例口服营养物质不能耐受者，应加强支持疗法，必要时全静脉营养。

2. 维持水、电解质及酸碱平衡

（1）口服补液：ORS 用于腹泻时预防脱水及纠正轻、中度脱水。轻度脱水需 50 ～ 80ml/kg，中度脱水需 80 ～ 100ml/kg，于 8 ～ 12 小时内将累积损失量补足。脱水纠正后，可将 ORS 用等量水稀释，按病情需要随时口服。有明显腹胀、休克、心肺功能不全或其他严重并发症者及新生儿不宜口服补液。

（2）静脉补液：用于中、重度脱水或吐泻严重或腹胀的患儿。根据不同的脱水程度和性质，结合患儿年龄、营养状况、自身调节功能，决定补给溶液的总量、种类和输液速度。

①第一天补液：a. 输液总量包括累积损失量、继续损失量和生理需要量。对于营养不良及心、肺、肾功能不全的患儿应根据具体病情分别进行精确计算。b. 输液种类根据脱水性质而定，临床判断脱水性质有困难时，可先按等渗性脱水处理。c. 输液速度主要取决于累计损失量（脱水程度）和继续损失量，遵循“先快后慢”的原则，若呕吐、腹泻缓解，可酌情减少补液量或改为口服补液。

②第 2 天及以后补液：此时脱水和电解质紊乱已基本纠正，一般只补继续损失量和生理需要量，于 12 ～ 24 小时内均匀输入，能口服者应尽量口服。

3. 控制感染　按医嘱选用针对病原菌的抗生素以控制感染。严格执行消毒隔离，感染性

腹泻与非感染性腹泻患儿应分室居住，护理患儿前后认真洗手，腹泻患儿用过的尿布、便盆应分类消毒，以防交叉感染。

4. 保持皮肤完整性（尿布皮炎的护理）　选用吸水性强、柔软布质或纸质尿布，勤更换，避免使用不透气塑料布或橡皮布；每次便后用温水清洗臀部并擦干，以保持皮肤清洁、干燥；局部皮肤发红处涂以 5% 鞣酸软膏或 40% 氧化锌油并按摩片刻，促进局部血液循环；局部皮肤糜烂或溃疡者，可采用暴露法，臀下仅垫尿布，不加包扎，使臀部皮肤暴露于空气中或阳光下；也可用灯光照射，每次照射 20 ～ 30 分钟，每日 1 ～ 2 次，使局部皮肤蒸发干燥，照射时护士必须坚持守护患儿，避免烫伤，照射后局部皮肤涂以油膏。女婴尿道口接近肛门，应注意会阴部的清洁，预防上行性尿路感染。

5. 密切观察病情

（1）监测生命体征：如神志、体温、脉搏、呼吸、血压等。体温过高时应给患儿多饮水、擦干汗液、及时更换汗湿的衣服，并给予头部冰敷等物理降温。

（2）观察排便情况：观察并记录排便次数、颜色、气味、性状、量，做好动态比较，为输液方案和治疗提供可靠依据。

（3）观察全身中毒症状：如发热、精神萎靡、嗜睡、烦躁等。

（4）观察水、电解质和酸碱平衡紊乱症状：如脱水情况及其程度、代谢性酸中毒表现、低钾血症表现。

6. 健康教育

（1）指导护理：向家长解释腹泻的病因、潜在并发症及相关的治疗措施；指导家长正确洗手并做好污染尿布及衣物的处理、出入量的监测及脱水表现的观察；说明调整饮食的重要性；指导家长配制和使用 ORS 溶液，强调应少量多次饮用，呕吐不是禁忌证。

（2）做好预防：①指导合理喂养，提倡母乳喂养，避免在夏季断奶，按时逐步加换乳期食物，防止过食、偏食及饮食结构突然变动。②注意饮食卫生，食物要新鲜，食具要定时消毒。教育儿童饭前便后洗手，勤剪指甲，培养良好的卫生习惯。③加强体格锻炼，适当户外活动；注意气候变化，防止受凉或过热。④避免长期滥用广谱抗生素。

### 三、急性坏死性小肠结肠炎

#### （一）病因及发病机制

目前有关其确切机制尚不清楚，多认为与下列因素有关。

1. 早产儿胃肠道功能不成熟　胃酸分泌少，胃肠动力差，消化酶活力不足，消化道黏膜通透性高，消化吸收能力及局部免疫反应低下。

2. 肠黏膜缺氧缺血　机体缺氧缺血时将重新分配全身血液，以保证心、脑等重要脏器的血液供应，而此时肠系膜血管收缩、肠道血流可减少至正常的 35% ～ 50%，若肠黏膜缺血持续存在或缺血后再灌注发生，均可导致肠黏膜损伤而发生急性坏死性小肠结肠炎（NEC）。如围生期窒息、严重呼吸暂停、严重心肺疾病、休克、脐动脉插管、低体温、红细胞增多症等。

3. 感染　败血症或肠道感染时，细菌及其毒素可直接损伤肠道黏膜，或通过激活免疫细胞产生多种细胞因子，从而介导肠黏膜的损伤。此外，因肠道内细菌的过度繁殖而造成的肠管胀气也导致肠道黏膜损伤。较常见的细菌有大肠埃希菌、梭状芽孢杆菌、铜绿假单胞菌、沙门菌、克雷伯菌、产气荚膜梭菌等。病毒和真菌也可引起本病。

4. 其他　摄入渗透压过高（＞460mmol/L）的配方乳，渗透压较高的药物，如维生素 E、茶碱、吲哚美辛等，使大量液体由血管渗入肠腔，减少肠黏膜的血流灌注。此外，高渗乳或高渗液也可直接损伤尚未发育成熟的肠黏膜。

（二）临床表现

本病多见于早产儿。大多在生后 2 周内（2 ～ 12 天）发病，极低出生体重儿可延迟至 2 个月。病初可表现为体温不升、呼吸暂停、心动过缓、拒乳及嗜睡等，同时或继之出现不同程度的胃潴留、腹胀、呕吐、腹泻及血便等。体格检查可见腹壁发红、腹部压痛、肠鸣音减弱或消失。严重者常并发败血症、肠穿孔和腹膜炎等，最后发展为呼吸衰竭、休克、DIC 而死亡。

（三）辅助检查

腹部 X 线对诊断本病有重要意义。主要表现为麻痹性肠梗阻、肠壁间隔增宽、肠壁积气、门静脉充气征，重者肠襻固定（肠坏死）、腹水（腹膜炎）和气腹（肠穿孔）。肠壁积气和门静脉充气征为本病的特征性表现。严重者常伴有外周血中性粒细胞及血小板的减少、代谢性酸中毒和（或）呼吸性酸中毒、休克及 DIC 等，故血气分析、血常规、C 反应蛋白、血培养及 DIC 的监测对判定病情尤为重要。

（四）治疗

1. 禁食　疑似患儿禁食 3 天，确诊病例禁食 7 ～ 10 天，重症病例禁食 14 天或更长。待其临床表现好转，腹胀消失，粪便隐血转阴后可逐渐恢复进食。恢复喂养要从水开始，再试喂糖水、稀释奶，以后根据病情逐步增加稀释奶浓度。

2. 胃肠减压　禁食期间需进行胃肠减压。

3. 抗感染　依据细菌培养及药敏试验结果选择敏感抗生素。

4. 支持疗法和其他治疗　禁食期间应给予静脉营养维持水、电解质平衡及能量需求，并注意补充必需氨基酸、必需脂肪酸和维生素。

5. 外科治疗　明显腹膜炎时可考虑手术，肠穿孔时应立即手术。

（五）护理措施

（1）监测体温变化，及时给予物理或药物降温。

（2）减轻腹胀、腹痛，控制腹泻。立即禁食，行胃肠减压；遵医嘱使用抗生素。

（3）密切观察病情变化，记录生命体征；观察粪便的次数、性质、颜色及量；保持臀部皮肤清洁干燥。

（4）补充液体，维持营养。禁食期间，静脉补充能量、水及电解质；病情好转后，逐渐恢复饮食，并注意观察排便及腹胀情况。

（5）健康教育。指导家长饮食控制、口腔、皮肤卫生的护理知识，使其了解病情，配合治疗。

## 四、肠套叠

（一）病因及发病机制

肠套叠分原发性和继发性两种。95% 为原发性，多为婴幼儿；5% 为继发性，多为年长儿。发生套叠的肠管多有明显的机械原因，如梅克尔憩室翻入回肠腔内，成为肠套叠的起点。肠息肉、肠肿瘤、肠重复畸形、腹型紫癜致肠壁血肿等均可牵引肠壁而发生肠套叠。此外，饮食改变、病毒感染及腹泻等可导致肠蠕动的节律发生紊乱，从而诱发肠套叠。

（二）临床表现

1. 急性肠套叠

（1）腹痛：突然发作剧烈的阵发性肠绞痛，患儿哭闹不安、屈膝缩腹、面色苍白、拒食、出汗，持续数分钟或更长时间后，腹痛缓解，安静或入睡，间歇 10 ～ 20 分钟又反复发作。阵发性腹痛系由于肠系膜受牵拉和套叠鞘部强烈收缩所致。

（2）呕吐：初为乳汁、乳块和食物残渣，后可含胆汁，晚期可吐粪便样液体，说明有肠管梗阻。

（3）血便：为重要症状。出现症状的最初几小时粪便可正常，以后粪便少或无便。约 85% 病例在发病后 6 ～ 12 小时排出果酱样黏液血便，或做直肠指检时发现血便。

（4）腹部包块：多数病例在右季肋区下可触及有轻微触痛的套叠肿块，呈腊肠样，光滑不太软，稍可移动。晚期发生肠坏死或腹膜炎时，出现腹胀、腹水、腹肌紧张和压痛，不易扪及肿块，有时腹部扪诊和直肠指检双合检查可触及肿块。

（5）全身情况：患儿在早期一般情况尚好，体温正常，无全身中毒症状。随着病程延长，病情加重，并发肠坏死或腹膜炎时，全身情况恶化，常有严重脱水、高热、嗜睡、昏迷及休克等中毒症状。

2. 慢性肠套叠

年龄越大，发病过程越缓慢。主要表现为阵发性腹痛，腹痛时上腹或脐周可触及肿块，不痛时腹部平坦柔软无包块，病程有时长达 10 余日。由于年长儿肠腔较宽阔可无梗阻现象，肠管也不易坏死。呕吐少见，便血发生也较晚。

（三）治疗

急性肠套叠是一种危及生命的急症，其复位是一个紧急的治疗过程，一旦确诊需立即进行。

1. 非手术疗法　灌肠疗法适用于肠套叠在 48 小时内，全身情况良好，腹部不胀，无明显脱水及电解质紊乱。方法包括 B 超监视下水压灌肠、空气灌肠、钡剂灌肠复位 3 种。首选空气灌肠，钡剂灌肠复位已很少用。

2. 手术治疗　肠套叠超过 48 ～ 72 小时，虽时间不长但病情严重疑有肠坏死或穿孔者，以及小肠型肠套叠均需手术治疗。根据患儿全身情况及套叠肠管的病理变化程度选择进行肠套叠手法复位、肠切除吻合术或肠造瘘术等。5% ～ 8% 患儿可有肠套叠复发，灌肠复位比手术复位的复发率高。

（四）护理措施

1. 密切观察病情　健康婴幼儿突发阵发性腹痛、呕吐、便血和腹部扪及腊肠样肿块时可确诊肠套叠，应密切观察腹痛的特点及部位，以助于诊断。

2. 非手术治疗效果观察　密切观察患儿腹痛、呕吐、腹部包块情况。灌肠复位成功的表现：①拔出肛管后排出大量带臭味的黏液血便或黄色粪水；②患儿安静入睡，不再哭闹及呕吐；③腹部平软，触不到原有的包块；④复位后给予口服 0 ～ 1g 活性炭，6 ～ 8 小时后可见粪便内炭末排出。如患儿仍然烦躁不安，阵发性哭闹，腹部包块仍存在，应怀疑是否套叠还未复位或又重新发生套叠，应立即通知医师做进一步处理。

3. 手术护理　术前密切观察生命体征、意识状态，特别注意有无水、电解质紊乱及出血、腹膜炎等征象，做好术前准备；向家长说明选择治疗方法的目的，消除其心理负担，争取对治疗和护理的支持与配合。对于术后患儿，注意维持胃肠减压功能，保持胃肠道通畅，预防感染及吻合口瘘。患儿排气、排便后可拔除胃肠引流管，逐渐恢复由口进食。

## 五、先天性巨结肠

### （一）病因及发病机制

该病发生是多基因遗传和环境因素共同作用的结果。其基本病理变化是肠壁肌间和黏膜下神经丛内缺乏神经节细胞，在形态学上可分为痉挛段、移行段和扩张段 3 部分。除形成巨结肠外，其他病理、生理变化还有排便反射消失等。根据病变肠管痉挛段的长度，本病可分为：①常见型（约占 85%）；②短段型（10% 左右）；③长段型（4% 左右）；④全结肠型（1% 左右）。

### （二）临床表现

1. 胎粪排出延迟、顽固性便秘和腹胀　生后 48 小时内多无胎粪或仅有少量胎粪排出，可于生后 2 ～ 3 天出现低位肠梗阻症状，随即有顽固性便秘，3 ～ 7 天甚至 1 ～ 2 周排便一次。严重者发展成不灌肠不排便，腹胀逐渐加重，腹壁紧张发亮，有静脉扩张，可见肠型及蠕动波，肠鸣音增强，膈肌上升引起呼吸困难。

2. 呕吐、营养不良和发育迟缓　由于功能性肠梗阻，可出现呕吐，量不多，呕吐物含少量胆汁，严重者可见粪样液，加上长期腹胀、便秘使患儿食欲缺乏，影响营养物质吸收导致发育迟缓、消瘦、贫血或有低蛋白血症伴水肿。

3. 并发症　小肠结肠炎、肠穿孔及继发感染。

### （三）治疗

应进行根治手术切除无神经节细胞肠段和部分扩张结肠。先天性巨结肠许多并发症发生在生后 2 个月内，故要特别重视此期间的治疗。

1. 非手术治疗　①口服缓泻药、润滑剂，帮助排便；②使用开塞露、扩肛等刺激括约肌，诱发排便；③灌肠：肛管插入深度要超过狭窄段，每日 1 次注入生理盐水，揉腹后使灌肠水与粪水排出，反复数次，逐渐使积存的粪便排出。

2. 手术治疗　包括结肠造瘘术和根治术。凡合并小肠结肠炎不能控制者，合并有营养不良、高热、贫血、腹胀、不能耐受根治术者，或非手术治疗无效、腹胀明显影响呼吸者，均应及时行结肠造瘘术。现多主张早期进行根治手术，一般认为体重在 3kg 以上，自身情况良好即可行根治术。

### （四）护理措施

1. 术前护理

（1）清洁肠：解除便秘。

（2）改善营养：对存在营养不良、低蛋白血症者应加强支持疗法。

（3）观察病情：特别注意有无小肠结肠炎的征象，如高热、腹泻、排出奇臭粪液，伴腹胀、脱水及水、电解质紊乱等，并做好术前准备。

（4）做好术前准备：清洁肠道；术前 2 天按医嘱口服抗生素，检查脏器功能并做相应处理。

（5）健康教育：向家长说明选择治疗方法的目的，消除其心理负担，争取对治疗和护理的支持与配合。

2. 术后护理

（1）常规护理：禁食至肠蠕动功能恢复，胃肠减压防止腹胀，记尿量，更换伤口敷料以防感染，按医嘱应用抗生素。

（2）观察病情：观察体温、排便情况，如体温升高、排便次数增多、肛门处有脓液流出，直肠指检可扪及吻合口裂隙，表示盆腔感染；如术后仍有腹胀，并且无排气、排便，可能与病变肠段切除不彻底，或吻合口狭窄有关，均应及时报告医生进行处理。

（3）健康教育：指导家长术后 2 周左右开始每天扩肛一次，坚持 3 ～ 6 个月，同时训练排便习惯，以改善排便功能，若不能见效，应进一步检查和处理；定期复诊，确定是否有吻合口狭窄。

## 六、小儿液体疗法及护理

### （一）小儿体液平衡的特点

1. 体液的总量和分布　体液的总量和分布与年龄有关。年龄越小，体液总量相对越多，这主要是间质液的比例高，而血浆和细胞内液的比例基本稳定，与成人相近，见表 4-5。

**表 4-5　不同年龄小儿的体液分布（占体重的 %）**

| 年龄 | 细胞内液 | 血 浆 | 间质液 | 体液总量 |
|---|---|---|---|---|
| 新生儿 | 35 | 6 | 37 | 78 |
| 约 1 岁 | 40 | 5 | 25 | 70 |
| 约 14 岁 | 40 | 5 | 20 | 65 |
| 成人 | 40 ～ 45 | 5 | 10 ～ 15 | 55 ～ 60 |

2. 体液的成分　电解质组成与成年人相似，新生儿血钾、氯、磷、乳酸偏高，血钠、钙、碳酸氢盐偏低。细胞内液以 $K^+$、$Mg^{2+}$、$HPO_4^{2-}$ 和蛋白质为主，细胞外液以 $Na^+$、$Cl^-$、$HCO_3^-$ 为主。$Na^+$ 占阳离子总量的 90% 以上，对维持细胞外液的渗透压起主要作用，临床上常测定血钠来判断血浆的渗透压，血浆渗透压（mmol/L）=（血钠 +10）×2。

3. 水代谢的特点

（1）水的交换：小儿需水量大，交换快，不显性失水较多，对缺水的耐受力差，病理情况下，如呕吐、腹泻时易出现脱水。小儿每代谢 419kJ（100kal）能量，需消耗水 120 ～ 150ml，且年龄越小，所需能量越高，需水量越多。

（2）体液调节：正常情况下水分排出的多少主要靠肾浓缩和稀释功能调节，小儿肾功能不成熟，体液调节功能差，易出现水、电解质代谢紊乱。

（3）小儿体液的特点：①年龄越小，体液总量相对越多；②年龄越小，间质液所占比例越大；③年龄越小，需水量越大，与能量成正比；④年龄越小，出入量越大，不显性失水增多，水的交换率快，易出现脱水；⑤年龄越小，肾调节能力越不成熟，越易出现水、电解质紊乱。

（二）水、电解质和酸碱平衡紊乱

1. 脱水　是指水分摄入不足或丢失过多所致的体液总量尤其是细胞外液的减少。除失水外，尚有钠、钾等电解质的丢失。

（1）脱水程度：根据病史及临床表现，将脱水分为轻、中、重 3 度，见表 4-6。

**表 4-6　不同程度脱水的临床表现**

| 指　标 | 轻　度 | 中　度 | 重　度 |
|---|---|---|---|
| 失水占体重百分比 | 3% ～ 5% | 5% ～ 10% | ＞10% |
| 精神状态 | 稍差，略烦躁 | 烦躁或萎靡 | 昏睡，甚至昏迷 |
| 皮肤弹性 | 稍差 | 差 | 极差或消失 |
| 口腔黏膜 | 稍干燥 | 干燥 | 极干燥或干裂 |
| 眼窝及前囟 | 稍凹陷 | 明显凹陷 | 深凹陷，眼睑不能闭合 |
| 眼泪 | 有 | 少 | 无 |
| 口渴 | 轻 | 明显 | 烦渴 |
| 四肢 | 温 | 稍凉 | 厥冷 |
| 尿量 | 稍少 | 少 | 极少或无 |
| 休克症状 | 无 | 无 | 有 |

（2）由于腹泻时水和电解质丢失比例不同而导致体液渗透压发生不同的改变，据此可分为低渗、等渗、高渗性脱水，临床以等渗性、低渗性脱水多见，见表 4-7。

**表 4-7　不同性质脱水的临床表现**

| 指　标 | 低渗性 | 等渗性 | 高渗性 |
|---|---|---|---|
| 主要原因 | 营养不良伴慢性腹泻 | 呕吐，腹泻 | 腹泻时补含钠液过多 |
| 水、电解质丢失比例 | 电解质丢失多于水 | 水、电解质成比例丢失 | 水丢失多于电解质 |
| 血钠（mmol/L） | ＜130 | 130 ～ 150 | ＞150 |
| 渗透压（mmol/L） | ＜280 | 280 ～ 320 | ＞320 |
| 主要丧失液区 | 细胞外液 | 细胞外液 | 细胞内脱水 |
| 口渴 | 不明显 | 明显 | 极明显 |
| 皮肤弹性 | 极差 | 稍差 | 尚可 |
| 血压 | 明显下降 | 下降 | 正常 / 稍低 |
| 神志 | 嗜睡 / 昏迷 | 萎靡 | 烦躁 / 惊厥 |

2. 酸碱平衡紊乱

（1）代谢性酸中毒

发生原因：①呕吐、腹泻丢失大量碱性物质；②进食少，肠吸收不良，能量不足导致脂肪分解增加，产生大量酮体；③血容量减少，血液浓缩使血流缓慢，组织缺氧导致乳酸堆积；④肾血流量不足，尿量减少，酸性代谢产物滞留体内。

临床表现：见表 4-8。

**表 4-8　代谢性酸中毒的分度及临床表现**

| 指　标 | 轻　度 | 中　度 | 重　度 |
|---|---|---|---|
| $HCO_3^-$ | 13 ～ 18mmol/L | 9 ～ 13mmol/L | ＜ 9mmol/L |
| 精神状态 | 正常 | 精神萎靡、烦躁不安 | 昏睡、昏迷 |
| 呼吸改变 | 呼吸稍快 | 呼吸深大 | 呼吸深快、节律不整、有烂苹果味 |
| 口唇颜色 | 正常 | 樱桃红 | 发绀 |

治疗：主要治疗原发病。中、重度酸中毒或经补液后仍有酸中毒症状者，应补充碱性药物。一般主张 pH ＜ 7.3 时用碱性药物，首选 5% 碳酸氢钠，临床应用时一般应加 5% 或 10% 葡萄糖液稀释 3.5 倍成等张液体（1.4% 碳酸氢钠），在抢救重度酸中毒时可不稀释而直接静脉注射，但不宜过多使用。

（2）代谢性碱中毒：是细胞外液强碱或碳酸氢盐的增加。

常见原因：严重呕吐、低钾血症、摄入或输入过多的碳酸氢盐。

临床表现：轻度代谢性碱中毒可无明显症状，重症者表现为呼吸抑制、精神萎靡。当因碱中毒致游离钙降低时，可引起抽搐；有低钾血症时，可出现相应的临床症状。

治疗：①去除病因；②停用碱性药物，纠正水、电解质平衡失调，静脉滴注生理盐水；③重症者给予氯化铵静脉滴注。

（3）呼吸性酸中毒：是原发于呼吸系统紊乱，引起肺泡 $PaCO_2$ 增加所致。

常见原因：呼吸道阻塞、肺部及胸部疾病。

呼吸性酸中毒治疗：主要应针对原发病，必要时应用人工辅助通气。

（4）呼吸性碱中毒：是由于肺泡通气过度增加致血二氧化碳分压降低。

常见原因：呼吸过度、水杨酸中毒、高热等。

典型临床表现为呼吸深快。

治疗：主要针对原发病。

（5）混合性酸碱平衡紊乱：当有两种或两种以上的酸碱紊乱分别同时作用于呼吸或代谢系统称为混合性酸碱平衡紊乱。积极治疗原发病，保持呼吸道通畅，必要时给予人工辅助通气。

3. 钾代谢异常

（1）低钾血症：当血清钾浓度低于 3.5mmol/L 时称为低钾血症。

常见原因：①呕吐、腹泻时大量丢失钾盐；②进食少，钾摄入不足；③肾保钾功能比保钠差，故腹泻时患儿多有不同程度的低钾血症。

主要表现：①神经肌肉兴奋性降低。精神不振、无力、腱反射减弱或消失、腹胀、肠鸣音减弱或消失。②心脏损害。心率增快、心肌收缩无力、心音低钝、心律失常、血压下降、心电图出现U波等。③肾损害。多尿、夜尿、口渴、多饮等。

治疗：主要为补钾。一般每天可给钾3mmol/kg，严重低钾者可给4～6mmol/kg。补钾浓度不超过0.3%，时间不短于8小时，切忌静脉注射。原则是见尿补钾，持续4～6天。

（2）高钾血症：血清钾浓度≥5.5mmol/L时称为高钾血症。

常见原因：①排钾减少。肾衰竭、肾小管性酸中毒、肾上腺皮质功能低下等使排钾减少。②分布异常。休克、重度溶血以及严重挤压伤等使钾分布异常。③摄入过多。由于输入含钾溶液速度过快或浓度过高等。

主要表现：①心电图异常与心律失常。心率减慢而不规则，可出现室性期前收缩和心室颤动，甚至心搏骤停；心电图可出现高耸的T波、P波消失、心室颤动及心搏骤停等。②神经、肌肉症状。高钾血症时患儿精神萎靡、嗜睡、手足感觉异常、腱反射减弱或消失，严重者出现弛缓性瘫痪、尿潴留，甚至呼吸麻痹。

治疗：要积极治疗原发病。所有的含钾补液及口服补钾必须终止。应用碳酸氢钠、胰岛素、呋塞米、10%葡萄糖酸钙对抗高钾血症，但同时必须监测心电图。

（3）低钙和低镁血症：发生原因为腹泻患儿进食少，吸收不良，从粪便丢失钙、镁，使体内钙、镁减少，表现为抽搐或惊厥。钙缺乏多见，镁缺乏少见。出现抽搐或惊厥，应先给予10%葡萄糖酸钙静脉缓慢注射，若不见好转，考虑低镁血症，应深部肌内注射25%硫酸镁。

（三）常用液体的种类、成分及配置

1. 非电解质溶液　常用5%或10%葡萄糖溶液，主要供给水分和供应部分能量，5%葡萄糖溶液为等渗液，10%葡萄糖溶液为高渗液，因葡萄糖输入体内将被氧化分解成水，没有维持血浆渗透压的作用。

2. 电解质溶液　主要用于补充损失的体液、电解质和纠正酸碱失衡。

（1）生理盐水（0.9%氯化钠溶液）：为等渗液，常与其他液体混合后使用，含$Na^+$和$Cl^-$的量各为154mmol/L，$Na^+$接近于血浆浓度（142mmol/L），$Cl^-$高于血浆浓度（103mmol/L），输入过多可使血氯过高，尤其在酸中毒或肾功能不佳时有加重酸中毒的危险，故临床常以2份生理盐水和1份1.4%碳酸氢钠混合，使其$Na^+$与$Cl^-$之比为3∶2，与血浆中钠氯之比相近。

（2）氯化钾溶液：用于补充缺钾、生理需要和继续丢失的钾。常用的有10%和15%氯化钾溶液，均不能直接应用，须稀释成0.15%～0.3%浓度的溶液静脉滴注，含钾溶液不能静脉注射，注入速度过快可发生心肌抑制而死亡。

（3）碳酸氢钠溶液：可直接增加缓冲碱，纠正酸中毒作用迅速，是治疗代谢性酸中毒的首选药物。1.4%碳酸氢钠为等渗液，5%碳酸氢钠为高渗液，临床一般用10%葡萄糖按3.5倍稀释为等渗液使用。乳酸钠溶液：经肝代谢，显效慢，临床少用。

3. 混合溶液　为适应临床不同情况的需要，将几种溶液按一定比例配制成不同的混合液，以互补其不足，常用混合溶液的组成见表4-9。

**表 4-9　几种常用混合液的简便配置**

| 混合液 | 包含液体 | 液体张力 | 加入溶液（ml） | | |
|---|---|---|---|---|---|
| | | | 5% 或 10% 葡萄糖 | 10% 氯化钠 | 5% 碳酸氢钠 |
| 2 ：1 含钠液 | 2 份① 1 份③ | 1 | 加至 500 | 30 | 47 |
| 1 ：1 含钠液 | 1 ①，1 份② | 1/2 | 加至 500 | 20 | — |
| 1 ：2 含钠液 | 1 份①，2 份② | 1/3 | 加至 500 | 15 | — |
| 1 ：4 含钠液 | 1 份①，4 份② | 1/5 | 加至 500 | 10 | — |
| 2 ：3 ：1 含钠液 | 2 份①，3 份②，1 份③ | 1/2 | 加至 500 | 15 | 24 |
| 4 ：3 ：2 含钠液 | 4 份①，3 份②，2 份③ | 2/3 | 加至 500 | 20 | 33 |

① 0.9% 氯化钠液；② 5% 或 10% 葡萄糖液；③ 1.4% 碳酸氢钠液

4. 口服补液盐（ORS）溶液　是世界卫生组织（WHO）推荐用于急性腹泻合并脱水的一种溶液，有多种配方。①传统口服补液盐配方（2/3 张），总渗透压为 310mmol/L。由氯化钠 3.5g，枸橼酸钠 2.5g，氯化钾 1.5g，葡萄糖 20g，加水 1000ml 溶解。② WHO 2002 年推荐的低渗透压口服补液盐配方（1/2 张），总渗透压为 245mmol/L。由氯化钠 2.6g，枸橼酸钠 2.9g，氯化钾 1.5g，葡萄糖 13.5g，用前以温开水 1000ml 溶解，适用于轻、中度脱水无明显呕吐者。新生儿和有明显呕吐、腹胀、心肾功能不全等患儿不宜采用，在用于补充继续损失量和生理需要量时需适当稀释。

（四）液体疗法

液体疗法的目的是纠正水、电解质和酸碱平衡紊乱，以维持或恢复正常的体液容量和成分，保持正常的生理功能。补液时应确定补液的总量、性质和速度，同时应遵循“先盐后糖、先浓后淡（指电解质浓度）、先快后慢、见尿补钾、抽搐补钙”的补液原则。第 1 天的补液总量包括累计损失量、继续损失量和生理需要量 3 个方面。“三定”：定量、定性、定速，见表 4-10。“三先”：先盐后糖、先浓后淡（指电解质浓度）、先快后慢。“二补”：见尿补钾、见惊补钙。

**表 4-10　液体疗法时的定量、定性与定时**

<table>
<tr><th colspan="2"></th><th>累计损失量</th><th>继续损失量</th><th>生理需要量</th></tr>
<tr><td rowspan="3">定量</td><td>轻度脱水</td><td>30 ～ 50ml/kg</td><td rowspan="3">10 ～ 40ml/kg</td><td rowspan="3">60 ～ 80ml/kg</td></tr>
<tr><td>中度脱水</td><td>50 ～ 100ml/kg</td></tr>
<tr><td>重度脱水</td><td>100 ～ 150ml/kg</td></tr>
<tr><td rowspan="3">定性</td><td>低渗性脱水</td><td>2/3 张</td><td rowspan="3">1/3 ～ 1/2 张</td><td rowspan="3">1/4 ～ 1/5 张</td></tr>
<tr><td>等渗性脱水</td><td>1/2 张</td></tr>
<tr><td>高渗性脱水</td><td>1/3 ～ 1/5 张</td></tr>
<tr><td>定时</td><td></td><td>于 8 ～ 12 小时输入（每小时 8 ～ 10ml/kg）</td><td colspan="2">在补完累积损失量后的 12 ～ 16 小时输入（每小时 5ml/kg）</td></tr>
</table>

1. 补充累积损失量　是指发病后至补液时所损失的水和电解质量。

（1）定补液量（定量）：补液量根据脱水的程度而定。原则上婴幼儿轻度脱水 30 ～ 50ml/kg，中度脱水 50 ～ 100ml/kg，重度脱水 100 ～ 120ml/kg，实际应用时先按上述量的 2/3 给予，学龄前儿童及学龄儿童应酌减 1/4 ～ 1/3。

（2）定补液种类（定性）：补液的种类根据脱水的性质而定。一股情况下是低渗性脱水补 2/3 张至等张含钠液，等渗性脱水补 1/2 ～ 2/3 张含钠液，高渗性脱水补 1/3 ～ 1/5 张含钠液。如临床判断脱水性质有困难，可先按等渗性脱水处理，同时应测血钠、钾、氯含量，以确定脱水性质，指导补液。

（3）定补液速度（定速）：补液的速度取决于脱水的程度，原则上先快后慢。

**累积损失量**应在 8 ～ 12 小时内补足，滴速为 8 ～ 10ml/（kg・h）。

重度脱水或有周围循环衰竭者应首先静脉注射或快速滴入 2 ：1 等张含钠液 20ml/kg，总量不超过 300ml，于 30 ～ 60 分钟内静脉输入，以扩充血容量，改善血液循环和肾功能。

2. 补充继续损失量　继续损失量是补液开始后继续丢失的液体量。补充继续损失量一般用 1/3 ～ 1/2 张含钠液。此部分应按实际损失量补充，即“丢多少，补多少”。但腹泻患儿的排便量较难准确计算，一般按每日 10 ～ 40ml/kg 估计，适当增减。此部分的损失量连同生理需要量在补完累积损失量后的 12 ～ 16 小时内输入（每小时 5ml/kg）。

3. 供给生理需要量　即补充基础代谢所需要的量，每日为 60 ～ 80ml/kg，实际用量应除去口服部分，用 1/5 ～ 1/4 张含钠液补充。

继续损失量和生理需要量在后 12 ～ 16 小时内输入，滴速约为 5ml/（kg・h）。

在实际补液过程中，要对以上 3 部分需要进行综合分析，对补液量的计算为以上 3 部分合计，第 1 天的补液总量一般为：**轻度脱水 90 ～ 120ml/kg，中度脱水 120 ～ 150ml/kg，重度脱水 150 ～ 180ml/kg**。第 2 天以后的补液量，一般只补继续损失量和生理需要量，于 12 ～ 24 小时内均匀输入，能口服者尽量口服。

（五）补液护理

1. 口服补液　正确配制口服补液盐，超过 24 小时未饮用完应弃去。2 岁以下患儿每 1 ～ 2 分钟喂 5ml（约 1 小勺），稍大的患儿可用杯子少量多次饮用；如有呕吐，停 10 分钟后再喂，每 2 ～ 3 分钟喂 5ml，4 ～ 6 小时服完。应注意：①服用期间应让患儿照常饮水，防止高钠血症的发生；②如患儿出现眼睑水肿，应停止服用，改为口服白开水。

2. 静脉补液

（1）输液前全面了解患儿的病情，熟悉所输液体的组成、张力、配制方法。

（2）输液中根据先快后慢、先浓后淡、先盐后糖、见尿补钾的原则按医嘱分批输入液体。

（3）严格掌握输液速度，输液过快容易导致肺水肿、心力衰竭，过慢脱水不能及时纠正，最好使用输液泵控制速度。

（4）观察补液效果：准确记录第一次排尿时间，若补液合理，3 ～ 4 小时应排尿，表明血容量恢复；若 24 小时患儿皮肤弹性及前囟、眼窝凹陷恢复，说明脱水已纠正；若仅是尿量多而脱水未纠正，可能是输入的液体中葡萄糖比例过高；若补液后患儿出现眼睑水肿，可能是电解质溶液比例过高，应及时通知医生调整补液。

（5）准确记录 24 小时出入量，为医生调整液量及输液速度提供依据。婴幼儿大小便不易收集，可用称尿布法计算排出量。

（6）保证静脉输液通畅，观察局部有无红肿、渗液。

（六）几种特殊情况下的液体疗法

1. 新生儿时期的补液　新生儿对水、电解质和酸碱平衡的调节功能差，对钠、氯的排泄功能低，易出现水肿和酸中毒。新生儿正常情况下血钾即偏高，生后几天内钾无明显损失，短期补液可不给钾。生后 10 天有明显缺钾时，在补液时应注意肾功能及尿量情况，每日给钾总量为 2 ～ 3mmol/kg，浓度不超过 0.15%，输液速度宜缓。新生儿补液速度，除极需扩充血容量外，一般不应超过 10ml/（kg・h）。因新生儿肝功能发育不完善，纠正酸中毒时宜用碳酸氢钠，而不用乳酸钠。

2. 婴幼儿肺炎的补液　小儿肺炎时因发热、呼吸增快，可使不显性失水增多，重症肺炎因通气、换气功能障碍及进食减少，可引起呼吸性酸中毒和代谢性酸中毒，出现水、电解质紊乱，此时应补充能量和水分。为减轻心脏前负荷，应尽量选择口服补液。若进食不足或不能进食必须静脉补液时，补液量要控制在生理需要量最低值 60 ～ 80ml/kg。电解质浓度不宜过高，速度宜缓。肺炎合并腹泻的补液原则与婴幼儿腹泻相同，但补液量按总量的 3/4 补充。

3. 营养不良伴腹泻的补液　营养不良情况下，体液平时处于偏低渗状态，当呕吐、腹泻时出现低渗性脱水。因皮下脂肪少，在评估脱水程度时多易估计偏高，故补液应以减少总补液量的 1/3 为宜，选用 2/3 张含钠液。此类患儿在补液过程中易发生低钾血症、低钙血症、低镁血症，应及时补充。由于心功能较差，补液速度应稍慢。为补充热量，预防低血糖症，可用 10% ～ 15% 葡萄糖配制液体。

4. 急性感染的补液　急性感染时，高热、呼吸增快、多汗，消耗增加，但摄入能量不足，常出现高渗性脱水和代谢性酸中毒。应适当给予输液，如无特殊损失可给予 1/5 ～ 1/4 张含钠液，按生理需要量补充水分及能量。当脱水纠正，恢复排尿后，一般酸中毒可自然纠正。严重酸中毒另外补充碱性液体，休克患儿则按休克护理。

## 第 9 单元　呼吸系统疾病患儿的护理

【复习指南】在本单元中，需要掌握小儿呼吸系统解剖、生理特点及免疫特点；急性上呼吸道感染的病因、临床表现、并发症、辅助检查、治疗原则及护理措施；急性支气管炎的病因、临床表现、治疗原则和护理措施；小儿肺炎的病因、发病机制、临床表现及护理措施。

护理历年常考的内容包括小儿呼吸系统解剖特点；上呼吸道感染的常见致病菌、临床表现、常见并发症及护理要点；急性支气管炎的临床表现；小儿肺炎的常见致病菌、临床表现及治疗要点、常见并发症、护理问题及护理措施；金黄色葡萄球菌肺炎的典型 X 线表现；肺炎支原体肺炎的突出表现；支气管哮喘的诱因及临床表现；毛细支气管炎的常见致病菌。

### 一、小儿呼吸系统解剖及生理特点

（一）解剖特点

呼吸系统以**环状软骨下缘**为界，分为上、下呼吸道。上呼吸道包括鼻、鼻窦、咽、咽鼓管、会厌及喉，下呼吸道包括气管、支气管、毛细支气管、呼吸性细支气管、肺泡管及肺泡。

1. 上呼吸道　婴幼儿鼻根宽而扁，鼻腔相对短小，后鼻道狭窄，黏膜柔嫩并富于血管，感染时黏膜肿胀，易堵塞，导致呼吸困难或张口呼吸。由于鼻窦黏膜与鼻腔黏膜相连续，鼻窦口相对大，所以急性鼻炎常累及鼻窦，易发生鼻窦炎。婴幼儿鼻泪管短，开口接近于内眦部，且瓣膜发育不全，故鼻腔感染常易侵入结膜引起炎症。婴幼儿咽部较狭窄且垂直。**咽鼓管较宽，呈水平位，直而短，故鼻咽炎时易致中耳炎**。儿童喉部呈漏斗状，较窄，淋巴组织和血管丰富，所以，发生炎症时易有水肿、充血，导致喉头狭窄，从而出现吸气性呼吸困难和声音嘶哑等症状。

2. 下呼吸道　婴幼儿的气管、支气管较成人短且较狭窄，黏膜柔嫩，血管丰富；软骨柔软，缺乏弹性组织，支撑作用差；黏液腺分泌不足，气道较干燥，纤毛运动较差，清除能力差，所以，婴幼儿容易发生呼吸道感染造成呼吸道阻塞。

3. 胸廓　婴幼儿胸廓呈桶状，前后径相对较长，而上下径较短；肋骨呈水平位，膈肌位置较高，胸腔小而肺相对较大；呼吸肌发育差。因此，在呼吸时，肺的扩张受到限制，不能充分换气，当肺部病变时，容易发生呼吸困难。小儿纵隔体积相对较大，周围组织松软且有弹性，所以，在胸腔积液或气胸时易致纵隔移位。

（二）生理特点

1. 呼吸频率与节律　儿童年龄越小，呼吸频率越快（表 4-11）。新生儿及生后数月的婴儿，呼吸不稳定，可出现呼吸节律不整、间歇、暂停等现象。测量患儿的呼吸频率，要在睡眠或安静状态下进行。

**表 4-11　不同年龄段小儿呼吸频率**

| 年　龄 | 呼吸频率（次 / 分） |
|---|---|
| 新生儿 | 40 ～ 44 |
| 1 个月至 1 岁 | 30 |
| 1 ～ 3 岁 | 24 |
| 4 ～ 7 岁 | 22 |
| 8 ～ 14 岁 | 20 |

2. 呼吸类型　婴幼儿胸廓活动范围小，呼吸肌发育不全，呼吸时呈腹膈式呼吸。随着年龄增长，膈肌和腹腔器官下降，肋骨由水平位变为斜位，逐渐转化为胸腹式呼吸。7 岁以后以混合式呼吸为主。

3. 呼吸功能　小儿各项呼吸功能储备能力较差，患呼吸系统疾病时易有呼吸功能不全发生。小儿发生呼吸障碍时其代偿呼吸量最大不超过正常量的 2.5 倍，而成人可达 10 倍，因此，易发生呼吸衰竭。

4. 血气分析　新生儿和婴幼儿的肺功能检查难以进行，但可根据血气分析的结果，了解血液酸碱平衡状态和血氧饱和度水平，为诊断和治疗提供依据。

（三）免疫特点

小儿呼吸道的特异性和非特异性免疫功能均较差，肺泡吞噬细胞功能不足。婴幼儿辅助性 T 细胞功能暂时性低下，使分泌型 IgA、IgG，尤其是 IgG 亚类含量低。此外，乳铁蛋白、干扰素、补体及溶菌酶等的数量和活性不足，易患呼吸道感染。

## 二、急性上呼吸道感染

急性上呼吸道感染（简称上感）是由各种病原体引起的上呼吸道的急性感染，是小儿最常见的疾病。该病主要侵犯鼻、鼻咽和咽部。该病一年四季均可发生，以冬、春季及气候骤变时多见。主要是空气、飞沫传播，可反复患病。

### （一）病因

各种细菌和病毒均可致病。90% 以上为病毒感染，主要有鼻病毒、腺病毒、呼吸道合胞病毒、冠状病毒、流感病毒、副流感病毒等。病毒感染后可继发细菌感染，最常见为溶血性链球菌，其次为肺炎链球菌、流感嗜血杆菌等。肺炎支原体不仅可引起肺炎，也可引起上呼吸道感染。婴幼儿时期由于上呼吸道的解剖、生理特点和免疫特点而易患本病。

### （二）临床表现

1. 一般类型的上感

（1）局部症状和体征：**喷嚏、干咳、鼻塞、流涕、咽部不适和咽痛等**，多在 3 ～ 4 天自然痊愈。体格检查时可见咽部充血、扁桃体肿大、下颌和颈淋巴结肿大。肺部听诊一般正常。肠道病毒感染者可见不同形态的皮疹。

（2）全身症状：**发热、头痛、烦躁不安、乏力、全身不适等，可伴有食欲缺乏、腹泻、腹痛、呕吐等消化道症状**。腹痛多为脐周阵发性疼痛，无压痛，可能为肠痉挛所致；如腹痛持续存在，多为并发急性肠系膜淋巴结炎。婴幼儿起病急，全身症状为主，常有消化道症状，局部症状较轻。

2. 流行性感冒　简称流感，由流感病毒、副流感病毒引起，有明显的流行病学史，潜伏期一般 1 ～ 3 天，起病初期传染性最强。典型流感，呼吸道症状可不明显，而全身症状重。

3. 特殊类型的上感

（1）疱疹性咽峡炎：病原体为**柯萨奇 A 组病毒**。多发于夏、秋季节。起病急，临床表现为高热、流涎、咽痛、厌食、呕吐等。体格检查可发现咽部充血，在腭咽弓、软腭、腭垂的黏膜上可见 2 ～ 4mm 灰白色的疱疹，周围有红晕，破溃后形成小溃疡，疱疹也可发生于口腔的其他部位。病程为 **1 周**左右。

（2）咽结合膜热：病原体为**腺病毒**。以发热、结膜炎、咽炎为特征。好发于春、夏两季。体格检查发现咽部充血、可见白色点块状分泌物，周边无红晕，易于剥离；一侧或双侧眼并发滤泡性结膜炎，可伴球结膜出血；颈及耳后淋巴结肿大。病程 1 ～ 2 周。

### （三）并发症

病变若向邻近器官组织蔓延可引起中耳炎、鼻窦炎、咽后壁脓肿、扁桃体周围脓肿、颈淋巴结炎、喉炎、支气管炎及肺炎等。**婴幼儿时期最严重的并发症是肺炎**。年长儿若患 **A 组溶血性链球菌咽峡炎**，以后可引起**急性肾小球肾炎和风湿热**，其他病原体也可引起类风湿病等结缔组织病。

### （四）辅助检查

病毒感染者外周血白细胞计数正常或偏低，病毒分离和血清学检查可明确病原；细菌感染者外周血白细胞可增高，中性粒细胞增高。

（五）治疗

1. 一般治疗　病毒感染者，应告知患儿家长该病是自限性疾病，注意休息、保持良好的环境、多饮水和补充大量维生素C等，预防并发症的发生。

2. 抗感染治疗

（1）抗病毒药物：病毒感染时，可给予抗病毒药物，如利巴韦林（病毒唑）等，3～5天为1个疗程。若为流感病毒感染，可用磷酸奥司他韦口服，5天为1个疗程。合并结膜炎者，可用0.1%阿昔洛韦滴眼液滴眼。

（2）抗生素治疗：细菌性上呼吸道感染或病毒性上呼吸道感染继发细菌感染者可选用抗生素治疗，常选用青霉素类、头孢菌素类及大环内酯类抗生素，3～5天为一疗程。若既往有风湿热、肾炎病史者或证实为链球菌感染，青霉素疗程应为10～14天。

（3）对症治疗：高热可口服对乙酰氨基酚或布洛芬，也可采用物理降温；发生热性惊厥的患儿可予以止惊、镇静等处理。

（六）护理措施

1. 一般护理　减少活动、注意休息。做好呼吸道隔离，保持室内空气清新，但应避免空气对流。

2. 发热的护理　保持室内温湿度适宜、通风良好；保持皮肤清洁，可用温水擦浴，并及时更换浸湿的衣被，衣被不可过厚，以免影响机体散热；每4小时测量体温1次，并及时记录，如有热性惊厥史或为超高热者需1～2小时测量体温1次；退热处置1小时后复测体温，并随时注意有无新的症状或体征出现；加强口腔护理；体温＞38.5℃时遵医嘱给予药物降温或物理降温，若婴幼儿虽有发热甚至高热，但精神状态较好的，可在严密观察下暂不处置，若有热性惊厥史的患儿则应及早给予处置。

3. 促进舒适　保持温湿度适宜；做好口腔护理，保持口腔清洁；及时清除咽喉及鼻腔的分泌物和干痂，保持鼻孔周围的清洁，减轻分泌物的刺激；为避免炎症经咽鼓管向中耳发展引起中耳炎，要嘱患儿不要用力擤鼻；咽部不适时可给予雾化吸入或润喉含片。

4. 保证充足的营养及水分　进食易消化、富含营养的食物。

5. 病情的观察　观察神经系统症状、口腔黏膜改变、咳嗽的性质及皮肤是否出现皮疹等，以便早期发现是否为急性传染病；观察咽部充血、化脓及水肿等情况，要注意防止脓肿破溃后脓液流入气管引起窒息。加强巡视有可能发生热性惊厥的患儿，密切观察体温变化，床边设床档，备好急救药品及物品。

6. 用药护理　使用解热药后应注意多饮温水，以免因大量出汗引起虚脱；热性惊厥的患儿使用镇静药后，应注意观察药物的效果及是否有不良反应；使用抗生素时，应注意观察是否发生过敏反应。

7. 健康教育　儿童居室应整洁、宽敞、采光好，经常开窗通气，保持室内的空气新鲜；合理喂养，婴儿提倡母乳喂养，及时添加辅食，纠正偏食，营养均衡；多晒太阳，多进行户外活动，增强体质，加强体格锻炼；在上感的高发季节，避免带儿童去人多的公共场所，如有流行趋势时，可用食醋熏蒸法消毒室内空气；在气候骤变时，及时增减衣服。

## 三、急性感染性喉炎

急性感染性喉炎是指喉部黏膜急性弥漫性炎症，以声嘶、喉鸣、犬吠样咳嗽、吸气性呼吸困难为临床特征。冬、春季多发，且多见于婴幼儿。

（一）病因

由病毒或细菌感染引起，也可并发于百日咳、麻疹及流感等急性传染病。常见的病毒为副流感病毒、腺病毒及流感病毒，常见的细菌为金黄色葡萄球菌、肺炎链球菌、链球菌。

（二）临床表现

症状重、起病急，可有发热、声嘶、吸气性喉鸣、犬吠样咳嗽及三凹征。喉镜检查可见喉部、声带有不同程度的充血、水肿。一般夜间入睡后加重。喉阻塞可以分为 4 度。Ⅰ度：患儿仅于活动后出现呼吸困难及吸气性喉鸣。Ⅱ度：安静状态下也可出现吸气性呼吸困难及喉鸣，肺部听诊可闻及管状呼吸音或喉传导音。Ⅲ度：除出现上述喉阻塞症状外，患儿还可能出现烦躁不安、双眼圆睁、惊恐万状、头面部出汗、口唇及指（趾）发绀，肺部呼吸音明显降低。Ⅳ度：患儿昏睡状态，面色苍白发灰，由于呼吸无力，三凹征可不明显，肺部听诊呼吸音几乎消失，仅有气管传导音，心音低钝，心律失常。

（三）治疗

1. *保持呼吸道通畅*　可用吸入性糖皮质激素，如布地奈德溶液和 1% ～ 3% 麻黄碱雾化吸入，促进黏膜水肿消退。

2. *控制感染*　及时静脉输入足量抗生素，一般给予青霉素类、头孢菌素类或大环内酯类抗生素等，严重者给予两种以上抗生素联合使用。

3. *糖皮质激素的使用*　病情较轻者可口服泼尼松，Ⅱ度喉阻塞以上的患儿静脉滴注地塞米松、氢化可的松或甲泼尼龙。

4. *对症治疗*　躁动的患儿可用异丙嗪镇静，不宜使用氯丙嗪和吗啡；缺氧者予以吸氧；痰多可使用祛痰药，必要时直接喉镜吸痰。

5. *气管切开*　上述处理后仍缺氧严重的患儿或Ⅲ度以上喉阻塞者，应及时行气管切开术。

（四）护理措施

（1）避免哭闹，注意休息、减少活动，集中护理。

（2）改善呼吸功能，保持呼吸道通畅。保持室内空气清新，维持室内湿度在 60% 左右。缓解喉肌痉挛、湿化气道、稀释呼吸道分泌物，对减轻呼吸困难有明显效果。

（3）抬高床头以保持体位舒适，持续低流量吸氧，必要时超声雾化吸入。

（4）耐心细致地喂养，避免进食时发生呛咳。

（5）密切观察病情变化，并根据患儿三凹征、喉鸣、发绀及烦躁的表现来判断缺氧的程度；及时抢救喉阻塞，随时做好气管切开的准备，以免因吸气性呼吸困难而窒息致死。

## 四、急性支气管炎

急性支气管炎是指由于各种病原体引起的支气管黏膜炎症，由于气管常同时受累，故称为急性气管支气管炎。常继发于上呼吸道感染之后或为急性传染病一种表现，是儿童时期常见的呼吸道疾病，婴幼儿多见。

（一）病因

病原体为各种病毒或细菌，或为混合感染。能引起上呼吸道感染的病原体都可引起支气管炎，以病毒为主要病因。特异性体质、免疫功能低下、佝偻病、营养障碍和支气管局部结构异常等均为本病的危险因素。

（二）临床表现

大多先有上呼吸道感染症状，之后以咳嗽为主要症状。开始为干咳，以后有痰。婴幼儿症状较重，常有发热、呕吐及腹泻等，一般无全身症状。双肺呼吸音粗，可有不固定的散在干、湿啰音。

（三）辅助检查

1. 血常规检查　白细胞正常或稍高，合并细菌感染时，可明显增高。

2. 胸部 X 线检查　无异常改变或有肺纹理增粗。

（四）治疗

主要是控制感染和对症治疗。

1. 一般治疗　多饮水，经常变换体位，使呼吸道分泌物易于咳出。

2. 控制感染　由于病原体多为病毒，一般不采用抗生素。如怀疑是细菌感染的可以选用适当的抗生素，如青霉素类、大环内酯类抗生素等。

3. 对症治疗　应使痰液易于咳出，故不使用镇咳药。对喘憋严重者，可雾化吸入沙丁胺醇等 $\beta_2$ 受体激动药，或用氨茶碱口服或静脉给药。喘息严重者可短期使用糖皮质激素，如口服泼尼松 3 ～ 5 天。

（五）护理措施

1. 一般护理　保持室内温湿度适宜、空气清新；患儿应避免剧烈的活动，注意休息，卧床时须经常更换体位，鼓励多饮水；给予易消化、营养丰富的饮食，但要少量多餐；保持口腔卫生，增加舒适感；婴幼儿可在进食后喂适量温水，以清洁口腔；年长儿在晨起、餐后、睡前漱口。

2. 发热的护理　保持皮肤清洁，可用温水擦浴，并及时更换浸湿的衣被，衣被不可过厚，以免影响机体散热；每 4 小时测量体温 1 次，并及时记录，如有热性惊厥史或为超高热的须 1 ～ 2 小时测量体温 1 次；退热处置 1 小时后复测体温，并随时注意有无新的症状或体征出现；加强口腔护理；体温＞ 38.5℃时遵医嘱给予药物降温或物理降温。若婴幼儿虽有发热甚至高热，但精神状态较好的，可在严密观察下暂不处置，若有热性惊厥史的患儿则应及早给予处置。

3. 保持呼吸道通畅　指导患儿有效咳嗽，观察咳嗽、咳痰的性质；对咳嗽无力的，经常给予更换体位、叩背，促使呼吸道分泌物的排出；痰液黏稠时可适当提高室内湿度，以湿润呼吸道，也可遵医嘱进行雾化吸入；必要时，可进行吸痰，以保持呼吸道通畅。

4. 病情观察　注意呼吸变化，如果患儿出现发绀、呼吸困难，应给予吸氧，并遵医嘱积极处理。

5. 用药护理　注意观察药物的疗效及不良反应。口服止咳糖浆后不要立即喝水，以便药物更好地发挥疗效。

6. 健康教育　增强体质、加强营养。积极进行体格锻炼，开展户外活动，增强机体免疫力，积极预防贫血、营养不良、佝偻病及各种传染病，按时预防接种。

## 五、小儿肺炎

肺炎是指不同病原体及其他因素所引起的肺部炎症。多由急性上呼吸道感染或支气管炎向下蔓延所致，以冬、春寒冷季节及气候骤变时多见。本病是我国儿童保健重点防治的“四大疾病”之一，是婴幼儿时期的常见病，其发病率、病死率高，占我国住院儿童死因的第一位。

（一）支气管肺炎

支气管肺炎是累及支气管壁和肺泡的炎症，为小儿时期最常见的肺炎，2 岁以内儿童多发。一年四季均可发病，北方多发生于冬、春寒冷季节及气候骤变时。

1. 病因 **发展中国家以细菌感染为主，发达国家以病毒为主**。细菌以**肺炎链球菌多见**，其他有**葡萄球菌、革兰阴性杆菌、厌氧菌及链球菌**等；病毒以**呼吸道合胞病毒最多见**，其次是**腺病毒、副流感病毒、流感病毒等**。

2. 发病机制 主要变化是由于支气管、肺泡炎症引起通气和换气障碍，导致缺氧和二氧化碳潴留，从而造成一系列病理、生理改变。

（1）循环系统：病原体和毒素作用于心肌引起心肌炎；缺氧使肺小动脉反射性收缩，肺循环压力增高，导致右心负荷增加。中毒性心肌炎和肺动脉高压是诱发心力衰竭的主要原因。重症患儿常出现微循环障碍、休克，甚至弥散性血管内凝血。

（2）消化系统：病原体毒素和低氧血症致使胃肠道黏膜出现出血、糜烂、上皮细胞坏死脱落等，导致胃肠功能紊乱，黏膜屏障功能破坏，出现呕吐、腹泻，严重时出现消化道出血和中毒性肠麻痹。

（3）神经系统：$CO_2$ 潴留和缺氧可导致脑部毛细血管舒张，血流减慢，血管壁的通透性增加而致脑水肿。严重缺氧可使脑细胞无氧代谢增强，ATP 生成减少，乳酸堆积，$Na^+$-$K^+$ 泵转运功能障碍，引起钠、水潴留，形成脑细胞水肿。

（4）水、电解质紊乱及酸碱平衡失调：重症肺炎可出现混合性酸中毒：$H_2CO_3$ 增加、$CO_2$ 潴留可导致呼吸性酸中毒；而缺氧严重时体内需氧代谢障碍，酸性代谢产物增多，可导致代谢性酸中毒；$CO_2$ 潴留和缺氧还可引起肾小动脉痉挛而导致水、钠潴留，重症者可造成稀释性低钠血症。

3. 临床表现

（1）呼吸系统症状和体征：主要表现为**发热、气促、咳嗽、肺部固定性的中、细湿啰音**。固定的中、细湿啰音以背部两肺下方脊柱旁较多，吸气末最为明显。患儿还常伴有烦躁不安、食欲缺乏、精神不振、呕吐、轻度腹泻等全身症状。重症患儿除呼吸系统及全身症状加重外，常出现神经、消化及循环等系统的功能障碍及相应的临床表现。

（2）循环系统：可发生心肌炎、心力衰竭。心肌炎主要表现为面色苍白、心音低钝、心律失常、心动过速及心电图 T 波平坦或倒置、ST 段下移。心力衰竭的表现：患儿突然**烦躁不安，面色苍白或发灰**，明显发绀；**心率＞ 180 次 / 分，呼吸＞ 60 次 / 分，颈静脉怒张，心音低钝、奔马律；肝迅速增大；少尿或无尿**，眼睑或双下肢水肿。

（3）神经系统：轻度缺氧患儿表现为精神萎靡、嗜睡或烦躁不安；脑水肿患儿表现为意识障碍、前囟膨隆、惊厥，可有脑膜刺激征，瞳孔对光反应迟钝或消失，呼吸不规则。

（4）消化系统：一般为呕吐、食欲缺乏、腹泻。发生中毒性肠麻痹时表现为严重腹胀，膈肌升高，加重了呼吸困难。消化道出血的患儿还可呕吐咖啡样物，粪便隐血阳性或柏油样便。

（5）DIC：表现为四肢凉，脉搏细速而弱，血压下降，皮肤、黏膜及胃肠道出血。

4. 辅助检查

（1）外周血检查：细菌性感染白细胞及中性粒细胞增多，核左移，胞质可有中毒颗粒，血清C反应蛋白上升；病毒性肺炎的白细胞计数大多正常或偏低。

（2）胸部X线检查：早期出现肺纹理增粗，以后可见大小不等的斑片状阴影，可融合成片，以双肺下野、中内带多见。可有肺气肿及肺不张。

（3）病原学检查：采集血液、气管分泌物、痰液、胸腔穿刺液等做细菌培养和鉴定，鼻咽拭子或气管分泌物做病毒分离鉴定，免疫学方法进行病原特异性抗原检测。

5. 治疗　原则是控制炎症、改善通气功能、对症治疗、防止和治疗并发症。

（1）控制感染：明确为病毒感染继发细菌感染或细菌感染者，合理选择抗生素。使用原则是根据病原菌选用敏感药物；联合用药，早期治疗，足量、足疗程；选用渗入下呼吸道浓度高的药物。重症宜静脉给药。

**肺炎链球菌肺炎：首选青霉素G或阿莫西林**（羟氨苄青霉素）；流感嗜血杆菌肺炎：首选阿莫西林加克拉维酸或氨苄西林（氨苄青霉素）加舒巴坦；肠杆菌肺炎：首选头孢曲松或头孢噻肟；肺炎支原体或衣原体肺炎：首选大环内酯类，如红霉素、罗红霉素及阿奇霉素；葡萄球菌肺炎：首选苯唑西林（苯唑青霉素）或氯唑西林（氯唑青霉素）。病毒感染者应选用利巴韦林、干扰素等抗病毒药物。抗生素一般用至体温正常后的5～7天，临床症状、体征消失后3天。支原体肺炎至少用药2～3周；球菌性肺炎易复发及产生并发症，体温正常后继续用药2周，总疗程6周。

（2）对症治疗：有发热、咳嗽、咳痰的患儿，给予退热、祛痰、止咳，保持呼吸道通畅；缺氧患儿应及时吸氧；喘憋严重者遵医嘱使用支气管解痉药；腹胀伴低钾血症时要及时补钾；有中毒性肠麻痹的给予禁食、行胃肠减压、皮下注射新斯的明等；纠正水、电解质、酸碱平衡紊乱。

（3）其他：防治心力衰竭、中毒性脑病、中毒性肠麻痹等，积极治疗脓气胸、脓胸等并发症。中毒症状明显或严重喘憋、呼吸衰竭、感染性休克、脑水肿者，可短期应用糖皮质激素。

6. 常见护理问题

（1）**气体交换受损　与肺部炎症有关**。

（2）清理呼吸道无效　与呼吸道分泌物多、黏稠，患儿体弱、无力排痰有关。

（3）体温过高　与肺部炎症有关。

（4）营养失调：低于机体的需要量　与消耗增加、摄入不足有关。

（5）潜在并发症：心力衰竭、中毒性肠麻痹、中毒性脑病。

7. 护理措施

（1）降低体温：参见上呼吸道感染的发热护理。

（2）改善呼吸功能：注意休息，保持室内空气新鲜，温湿度适宜；内衣宽松，被褥要轻暖，穿衣不要过多；保持皮肤清洁，使患儿感觉舒适；治疗应集中进行；有缺氧症状的患儿应及早吸氧，吸氧过程中应保持管道通畅，观察患儿缺氧症状是否改善，发现异常及时处理。使用抗生素治疗，促进气体交换。

（3）保持呼吸道通畅：根据病情采取相应的体位，以利于呼吸道分泌物的排出及肺的扩张；经常变换体位，促进炎症吸收；合并心力衰竭的患儿宜采取半坐卧位，以利于呼吸运动；指导患儿进行有效咳嗽；及时清除口鼻分泌物；可进行雾化吸入，使痰液变稀，利于咳出；病情许可的情况下，可进行体位引流，不能有效排痰者，可给予吸痰。密切监测生命体征和呼吸窘迫程度，以帮助了解疾病的进展情况。

（4）补充营养和水分：进食时要少量多餐，保证足量的维生素和蛋白质。哺喂婴儿时要有耐心，喂食时抱起或将头部抬高，以免呛入气管发生窒息。进食困难者，遵医嘱静脉补充营养。鼓励患儿多饮水，保持呼吸道黏膜湿润，利于痰液咳出的同时，防止发热导致的脱水。重症患儿应准确记录 24 小时出入量，**控制静脉输液速度，最好使用输液泵，保持液体均匀输入**，以免发生心力衰竭。

（5）密切观察病情变化：观察患儿神志、呼吸、面色、心音、心率等变化，要注意是否发生心力衰竭或肺水肿等情况；观察意识、瞳孔、肌张力、囟门的变化；观察有无腹胀、肠鸣音是否减弱或消失、是否有呕吐及呕吐物的性质、是否有便血等症状；如患儿病情突然加重，出现烦躁不安、面色发绀、呼吸困难、剧烈咳嗽、胸痛及一侧呼吸运动受限等，提示出现了脓胸、脓气胸，应及时报告医师并配合胸腔穿刺术或胸腔闭式引流。

（6）健康教育：加强营养，培养良好的饮食及卫生习惯；经常户外活动，锻炼身体，增强体质，增强抵抗力；婴幼儿尽量少去人多的公共场所，避免接触呼吸道感染病人；积极治疗原发病，如贫血、营养不良等；教会家长处理呼吸道感染的方法，使患儿在疾病早期能得到及时有效的控制；按时预防接种，定期健康检查。

（二）**呼吸道合胞病毒肺炎**

由呼吸道合胞病毒感染所致，是最常见的病毒性肺炎，多见于 1 岁以内的婴儿。轻症患儿发热、呼吸困难等症状不重，重症者有较明显的口唇发绀、喘憋、呼吸困难、鼻扇及三凹征。肺部听诊多有中、细湿啰音。X 线表现为两肺可见小点、片状、斑片状阴影。

（三）腺病毒肺炎

为腺病毒感染所致，病死率较高，冬、春季高发，多见于 6 个月至 2 岁婴儿。临床表现为起病急、中毒症状重、持续时间长。高热，体温在 1 ～ 2 天即可达到 39℃以上，持续 2 ～ 3 周。患儿咳嗽剧烈，阵咳或频咳，发绀、呼吸困难、阵发性喘憋等。患儿早期出现精神萎靡、面色苍白、嗜睡、烦躁等全身症状，肺部啰音出现较晚，常在高热 3 ～ 7 天后才出现，病变融合后可出现肺实变体征。肺部 X 线改变较肺部体征早，可见大小不等的片状阴影或融合成大病灶。

（四）金黄色葡萄球菌肺炎

冬、春季高发，常见于新生儿及婴儿，病原体可由呼吸道侵入或经血行播散入肺。临床表现为起病急、进展快、病情重、中毒症状明显。患儿烦躁不安、面色苍白、呻吟、呼吸困难、咳嗽，可伴有腹胀、呕吐，皮肤可见荨麻疹样皮疹或猩红热样皮疹，严重者出现惊厥、休克。肺部体征出现早，双肺可闻及中、细湿啰音。容易并发脓胸、脓气胸、肺脓肿、肺大疱等。胸部 X 线表现依病变不同，可出现**小片浸润影、肺大疱、小脓肿或胸腔积液**等。

（五）流感嗜血杆菌肺炎

多见于 4 岁以下儿童。临床表现为起病缓慢，病程呈亚急性，但全身中毒症状明显，表现为发热、面色苍白、精神萎靡、发绀、呼吸困难、痉挛性咳嗽、鼻翼扇动和三凹征等，肺部有湿啰音或实变体征。外周血白细胞数明显增多。胸部 X 线表现多种多样，可为大叶性肺炎阴影或支气管肺炎征象，常有胸腔积液。

（六）肺炎支原体肺炎

占儿童肺炎的20%左右。全年均可发生，各年龄段的儿童均可发病。临床表现为起病缓慢，潜伏期2～3周。初期有头痛、乏力、全身不适等症状，2～3天后出现发热，体温39℃左右，持续1～3周。除发热外，突出的表现是**刺激性干咳**。肺部体征不明显，少数可闻及干、湿啰音。

（七）衣原体肺炎

由衣原体引起的肺炎，衣原体有肺炎衣原体、沙眼衣原体、鹦鹉热衣原体和家畜衣原体。与人类关系密切的为沙眼衣原体和肺炎衣原体，偶见鹦鹉热衣原体肺炎。

1. 肺炎衣原体肺炎　5岁以上儿童多见，多为轻症，无特异性表现。早期为上感症状，1～2周后咳嗽逐渐加重，可持续1～2个月。两肺部可闻及干、湿啰音。胸部X线可见肺炎病灶，多为单侧肺下叶浸润，少数呈广泛单侧或双侧性病灶。

2. 沙眼衣原体肺炎　主要通过母婴垂直传播，沙眼衣原体是导致6个月以下婴儿肺炎的重要病因。起病缓慢，多不发热或仅有低热。开始可出现鼻塞、流涕等上感症状，后出现频繁咳嗽、气促，偶见呼吸暂停或呼气喘鸣。肺部有湿啰音。胸部X线可见弥漫性间质或小片状浸润，双肺过度充气。

（八）肺炎球菌肺炎

又名大叶性肺炎，是由肺炎双球菌等细菌感染引起的急性肺实质炎症，呈大叶性分布的肺部急性炎症。常见诱因有受寒、淋雨、醉酒或全身麻醉手术后、镇静药过量等。主要病理改变为肺泡的渗出性炎症和实变。临床症状有突然寒战、高热、咳嗽、胸痛、咳铁锈色痰。血白细胞计数增高。典型的X线表现为肺段、肺叶实变。病程短，及时应用青霉素等抗生素治疗可痊愈。

## 六、支气管哮喘

支气管哮喘简称哮喘，是由嗜酸性粒细胞、T淋巴细胞、肥大细胞等多种细胞参与的气道慢性炎症性疾病。这种慢性炎症导致气道反应性的增加，通常出现广泛多变的可逆性气流受限，并引起反复发作性喘息、气促、胸闷或咳嗽等症状，常在夜间和（或）清晨发作或加剧，多数患儿可经治疗缓解或自行缓解。

（一）病因

病因尚未完全清楚，遗传过敏体质与本病有密切的关系。多数患儿有婴儿湿疹、食物过敏史及变应性鼻炎、药物过敏史，部分伴有轻度免疫缺陷。本病大多为多基因遗传病，多数患儿在5岁以前发病，20%有家族史，发病常与环境因素（呼吸道感染、气候变化、过敏原吸入等）有关。

（二）发病机制

主要为慢性气道炎症、气流受限及气道高反应性。气道的慢性炎症是哮喘的本质，以嗜酸性粒细胞与活化T淋巴细胞浸润、肥大细胞的激活、许多炎性介质产生为特点。哮喘的基本特征之一是气道高反应性，指气道对多种刺激因素，如过敏原、理化因素、运动和药物等呈现高度敏感状态，在一定程度上反映了气道炎症的严重性。气道炎症通过气道上皮损伤、炎症介质、细胞因子的作用引起气道高反应性。

（三）诱因

1. 接触或吸入过敏原　室内的尘螨、蟑螂、花粉、动物毛屑及排泄物、室内真菌、室外的花粉等。

2. **食入过敏原　摄入异体蛋白质，如蛋、奶、鱼、虾和花生等**。

3. 感染　呼吸道感染，尤其是病毒及支原体感染。

4. 强烈的情绪变化

5. 运动和过度通气

6. 药物　如阿司匹林等。

7. 其他　空气干燥、寒冷、职业粉尘、强烈气味的化学制剂等。

（四）临床表现

典型的症状是胸闷、咳嗽、喘息及呼气性呼吸困难，阵发性发作，以晨起和夜间为重。婴幼儿起病缓慢，发病前 1 ～ 2 天有上呼吸道感染；年长儿起病急，多在夜间发作，发作前常有胸闷、喷嚏、流泪、刺激性干咳等先兆症状，出现咳嗽、喘息，咳大量白色黏痰，伴有呼气性呼吸困难和喘鸣声。重症患儿面色苍白、烦躁不安、口唇及指甲发绀、呼吸困难、鼻翼扇动、大汗淋漓，被迫端坐位。体检可见三凹征、桶状胸，伴有颈静脉怒张。叩诊呈鼓音，并有膈肌下移，心浊音界缩小，提示已发生肺气肿。发作间歇期多数无任何症状和体征。儿童慢性或反复咳嗽有时可能是支气管哮喘的唯一症状，即咳嗽变异性哮喘，常在清晨和夜间发作，运动可加重咳嗽，一般可自行缓解或用平喘药物后缓解症状。哮喘严重发作，用药后仍有严重或进行性呼吸困难的，称为哮喘危重状态（哮喘持续状态）。此时，由于通气量减少，两肺几乎听不到呼吸音，称为“闭锁肺”，是支气管哮喘最危险的体征。反复发作的患儿，常有营养障碍和生长发育落后。

（五）辅助检查

1. 肺功能测定　5 岁以上患儿适用。1 秒用力呼气容积占用力肺活量比值及呼气峰流速值均降低，用力呼气容积占用力肺活量比值为成人＞ 75%，儿童＞ 85%，比值为 70% ～ 75% 提示气流受限，比值越低受限程度越重。若测定有气流受限，吸入支气管扩张药 15 ～ 20 分钟后，比值增加 12% 或更多，则表明可逆性气流受限，为诊断支气管哮喘的有利依据。

2. 胸部 X 线检查　急性期 X 线胸片可正常或呈间质性改变，可有肺气肿或肺不张。

3. 变态反应状态测试　过敏原皮肤试验是诊断变态反应的首要工具；血清特异性 IgE 检测可了解患儿过敏状态；痰或鼻分泌物查找嗜酸性粒细胞可作为哮喘气道炎症指标。

（六）治疗

治疗原则是持续、规范、长期、个体化。急性发作期：抗炎、平喘，快速缓解症状；临床缓解期和慢性持续期：防止症状加重、预防复发。治疗目标：达到并维持症状的控制，使肺功能水平尽量接近正常，预防哮喘急性发作，维持正常活动，避免治疗哮喘药物导致的不良反应，预防哮喘导致的死亡。

1. 祛除病因　去除诱发因素，避免接触过敏原，积极治疗、清除感染病灶。

2. 急性发作期治疗　主要是抗炎、解痉治疗。糖皮质激素是最有效的抗炎药。支气管扩张药中：$\beta_2$ 受体激动药可舒张气道平滑肌，增加黏液纤毛清除功能，调节肥大细胞、嗜碱性粒细胞介质的释放；茶碱类药物可舒张支气管平滑肌，利尿、强心、扩张冠状动脉；抗胆碱药可抑制迷走神经释放乙酰胆碱，使呼吸道平滑肌松弛。疑伴有呼吸道细菌感染时，可选用合适的抗生素进行治疗。

3. 哮喘慢性持续期治疗　局部吸入糖皮质激素是目前控制哮喘的最有效的首选药；白三烯受体拮抗药具有舒张支气管平滑肌，减轻和预防黏膜炎性细胞浸润等作用；缓释茶碱主要是协助吸入性糖皮质激素抗炎；长效 $\beta_2$ 受体激动药、肥大细胞膜稳定药用于预防运动及其他刺激诱发的哮喘。

4. 哮喘持续状态的治疗　给氧、补液、纠正酸中毒。

5. 避免接触过敏原以预防复发　去除各种诱发因素，积极治疗和清除感染灶。吸入维持量糖皮质激素，控制气道反应性炎症，是预防复发的关键。

（七）护理措施

慢性持续期主要是让患儿及其家长掌握基本的防治知识，避免各种诱发因素，提高用药的依从性，巩固治疗效果。急性期的护理措施如下。

1. 环境与休息　保持室内温湿度适宜、空气清新，避免强光及有害气味的刺激。护理操作尽可能集中进行。

2. 缓解呼吸困难，维持气道通畅

（1）患儿取半卧位或坐位，给予吸氧，定时进行血气分析，及时调整氧流量。

（2）遵医嘱给予糖皮质激素和支气管扩张药，观察效果和副作用。

（3）给予雾化吸入，对痰液多而无力咳出者，及时叩背、吸痰。

（4）保证足够的水分，以降低分泌物的黏稠度。

（5）有感染的患儿遵医嘱抗生素治疗。

（6）教会并鼓励患儿做深而慢的呼吸运动。

3. 密切观察病情变化　监测生命体征，注意病情变化及呼吸困难的表现。若出现意识障碍、呼吸衰竭等及时给予机械通气；若患儿出现大汗、心率增快、发绀、呼吸音减弱、血压下降等表现，及时报告医生并抢救。

4. 心理护理　哮喘发作时，安抚并守护患儿，鼓励患儿及时将不适症状告知医护人员，尽可能满足患儿的合理要求。允许患儿及家长表达感情；向患儿家长解释哮喘的诱因、治疗及预后，指导他们正确地对待患儿；采取措施缓解患儿的恐惧心理。

5. 健康教育

（1）指导呼吸运动，以加强呼吸肌的功能。

（2）介绍用药方法及预防知识：指导患儿多进行户外活动，多晒太阳，增加营养，增强体质，预防呼吸道感染；去除各种诱发因素，避免接触可能的过敏原；教会患儿及家长正确、安全用药，掌握不良反应的预防和处理对策；教会年长患儿及家长对病情进行监测，会识别哮喘发作的早期征象、发作表现及掌握适当的处理方法；通过有效的哮喘防治教育与管理，建立医患之间的伙伴关系，可以实现哮喘临床控制。哮喘防治教育是达到哮喘良好控制目标最基本的环节。

## 七、毛细支气管炎

毛细支气管炎是一种婴幼儿较常见的下呼吸道感染，以喘憋、三凹征和气促为主要临床特点，多见于 1～6 个月的小婴儿。在国内认为是一种特殊类型的肺炎，有人称为喘憋性肺炎。

（一）病因

主要由**呼吸道合胞病毒（RSV）**引起，副流感病毒、鼻病毒、人类偏肺病毒、某些腺病毒及肺炎支原体也可引起本病。

（二）发病机制

在 RSV 引起的毛细支气管炎的发病机制中存在免疫损害。

（三）临床表现

喘憋和肺部哮鸣音为其突出表现。主要表现为下呼吸道梗阻症状，出现呼气性呼吸困难、呼气相延长伴喘鸣。呼吸困难可呈阵发性，间歇期呼气性哮鸣消失。本病高峰期在呼吸困难发生后的 48～72 小时，病程一般为 1～2 周。

（四）辅助检查

外周血白细胞计数及分类大多在正常范围内；采集鼻咽拭子或分泌物使用免疫荧光技术、免疫酶技术及分子生物学技术可明确病原；胸部 X 线检查可见不同程度肺气肿或肺不张，也可以见到支气管周围炎及肺纹理增粗。

（五）治疗

主要为氧疗、控制喘憋、抗病原体药物治疗及免疫疗法。保持呼吸道通畅，保证液体摄入量、纠正酸中毒，并及时发现和处理呼吸衰竭及其他生命体征危象，具体参见支气管肺炎治疗内容。

## 第 10 单元 循环系统疾病患儿的护理

【复习指南】在本单元中，需要熟练掌握的内容为：小儿循环系统解剖特点、生理特点，各年龄段小儿心脏、心率、血压的特点；常见的先天性心脏病的病因及发病机制、临床表现、治疗原则及护理；病毒性心肌炎的病因、发病机制、护理措施。历年常考的内容包括：心脏的胚胎发育；小儿血压的计算公式及动脉导管关闭的时间；先天性心脏病的病因、分类及最常见先心病的类型；法洛四联症的 4 种畸形、临床表现、典型的 X 线征象、常见并发症，缺氧发作的原因、治疗及护理；病毒性心肌炎的常见致病菌、实验室检查及护理措施。

### 一、小儿循环系统解剖、生理特点

（一）心脏的胚胎发育

原始心脏开始形成的时间是**胚胎第 2 周**，它是一个纵直管道，外表收缩环把它分为 3 部分：心房、心室、心球。在遗传基因的作用下，心管逐渐扭曲生长，构成静脉窦、心球、共同心室、共同心房和动脉总干。胚胎第 4 周时心室和心房是共腔的，最早的心房和心室的划分是在房室交界处的腹、背两面各长出一心内膜垫，两垫最后相接将心脏分为心房和心室。左、右心房之分起始于胚胎第 3 周末，先是心房腔的前背部向心内膜垫长出第一房间隔。至胚胎第 5 和第 6 周，第一房间隔右侧长出第二房间隔。此隔向心内膜延伸过程中，其游离缘留下一个孔道为卵圆孔。胚胎发育过程中，若心内膜垫未能与第一房间隔完全接合，第一孔没有关闭，就形成房间隔第一孔缺损（原发孔缺损）；若第一房间隔上部吸收过多，或第二房间隔发育不良，就形成第二孔缺损（继发孔缺损），临床上以继发孔缺损多见。3 个来源形成了心室间隔：由原始心室底壁向上生长的肌隔，部分地将左、右心室分开；心内膜垫向下生长与肌隔相合，构成室间隔；小部分为动脉总干及心球分化成主动脉与肺动脉时的中隔向下延伸部分。后两部分形成室间隔的膜部。在胚胎发育过程中，膜部未长成，则形成室间隔的高位缺损；如果肌部发育不良，则形成室间隔的低位缺损。心脏在胚胎第4周开始有循环作用，在胚胎第8周房室中隔完全形成，成为具有四腔的心脏。动脉总干以后被隔分开，形成肺动脉和主动脉，肺动脉向右向前旋转并与右心室相连，主动脉向左向后旋转并与左心室相连。胚胎发育过程中，若纵隔发育障碍、分隔不均或扭转不全，则会造成主动脉骑跨、肺动脉狭窄或大血管错位等畸形。**胚胎2～8周是心脏胚胎发育的关键时期**，在此期间如受到某些理化因素或生物因素的影响，则易引起心血管发育畸形。

（二）胎儿血液循环和出生后的改变

1. 正常胎儿血液循环　由于气体交换部位的不同，引起胎儿血液循环与成人血液循环在许多方面也是不同的。因为胎儿不存在有效的呼吸运动，所以肺的循环血量很少。胎儿时期的气体交换和营养代谢都是通过胎盘和脐血管与母体之间以弥散的方式进行的，含氧量较高的动脉血经脐静脉进入胎儿体内，在肝下缘分流为两支：一支经静脉导管直接进入下腔静脉，与来自下半身的静脉血混合，流入右心房；另一支入肝与门静脉汇合后经肝静脉进入下腔静脉。来自下腔静脉的血液（以动脉血为主）进入右心房后，2/3血量流入右心室；1/3血量经卵圆孔流入左心房，再经左心室流入升主动脉，主要供应心脏、头部和上肢（上半身）。从上腔静脉回流的来自上半身的静脉血，进入右心房后，绝大部分流入右心室，再入肺动脉。由于胎儿肺无呼吸功能，肺血管阻力高，所以肺动脉的血只有少量流入肺，大部分进入右心室的血液经动脉导管流入降主动脉，与来自升主动脉的血汇合，供应腹腔器官和下肢，最后血液经脐动脉回到胎盘，再次进行营养和气体交换。由此可见胎儿期供应脑、心、肝和上肢的血液的含氧量远比下半身高。

2. 出生后血液循环的改变　主要改变是胎盘血液循环停止而肺循环建立，血液气体交换由胎盘转移至肺。卵圆孔生后5～7个月解剖上关闭。动脉导管解剖上关闭时间80%在生后3个月内，95%在生后1年内，若1岁后仍未闭，即认为畸形存在。

（三）各年龄正常小儿心脏、心率、血压的特点

1. 心脏大小和位置　新生儿和小于2岁婴幼儿的心脏多呈横位，心尖部主要为右心室，心尖搏动位于锁骨中线外侧、左侧第4肋间处；以后心脏逐渐转为斜位，3～7岁心尖搏动已位于锁骨中线、左侧第5肋间处，左心室形成心尖部；7岁以后心尖位置逐渐移到锁骨中线以内0.5～1cm。

2. 心率　由于小儿交感神经兴奋性较高、新陈代谢旺盛，所以心率较快，随着年龄增长心率逐渐减慢。新生儿心率每分钟120～140次，1岁以内每分钟110～130次，2～3岁每分钟100～120次，4～7岁每分钟80～100次，8～14岁每分钟70～90次。一般体温每升高1℃，心率增快10～15次/分。

3. 血压　新生儿收缩压平均**60～70mmHg**，1岁时**70～80mmHg**，2岁以后收缩压计算公式：收缩压（mmHg）＝年龄×2＋80mmHg，舒张压＝收缩压的2/3。收缩压高于此标准20mmHg为高血压，低于此标准20mmHg为低血压。正常情况下，上肢的血压比下肢约低20mmHg。

## 二、先天性心脏病

### （一）概述

先天性心脏病（简称先心病）是小儿最常见的心脏病，是胎儿时期心脏血管发育异常导致的心血管畸形。发病率为活产婴儿的 7‰～ 8‰，早产儿中的发生率为成熟儿的 2 ～ 3 倍。近 30 多年来，许多常见的先天性心脏病得到准确的诊断，先心病的预后已大为改观，但仍为儿童因先天发育异常致死的重要原因。

1. 病因和预防　目前认为心血管畸形的发生主要由**遗传和环境因素**及其相互作用所致。

（1）遗传因素：主要包括染色体易位与畸变、多基因病变、单一基因突变和先天性代谢紊乱。

（2）环境因素：主要是孕早期宫内感染，孕妇患代谢紊乱性疾病，引起子宫内缺氧的慢性疾病，孕妇接触大剂量的放射线和服药史，妊娠早期吸食毒品、饮酒等。对孕妇加强保健工作，特别在妊娠早期积极预防流感、风疹等病毒性疾病和避免接触与发病有关的高危因素，谨慎用药，对预防先天性心脏病是很重要的。

2. 分类　根据左、右心腔或大血管间有无直接分流和临床有无青紫，可分为以下 3 类。

（1）左向右分流型（潜在青紫型）：常见有室间隔缺损、房间隔缺损、动脉导管未闭。

（2）右向左分流型（青紫型）：常见的有法洛四联症、大动脉错位等。

（3）无分流型（无青紫型）：常见有**主动脉缩窄、肺动脉狭窄和右位心**等。

### （二）常见的先天性心脏病

常见的有室间隔缺损、房间隔缺损、肺动脉狭窄、法洛四联症、动脉导管未闭和大动脉错位等。室间隔缺损是最常见的先天性心脏病。

1. 房间隔缺损　女性较多见，男女比约为 1 ∶ 2，占先天性心脏病发病总数 7% ～ 15%。根据解剖病变的不同可分为继发孔型缺损（约占 70%）、原发孔型缺损（占 5% ～ 10%）和静脉窦型缺损（较少见）。小儿时期症状较轻，不少患儿到成年后才发现。

（1）病因及发病机制：出生后随着肺循环血量的增加，右心房压力低于左心房压力，分流自左向右，缺损的大小和两侧心室顺应性决定分流量的大小。新生儿及婴儿早期，由于左、右心室充盈压相似，通过房间隔缺损的分流量受到限制。随着年龄的增大，体循环压力增加，右心室压力及肺阻力降低，心房水平自左向右的分流增加。分流造成右心室及右心房负荷过重而产生右心室及右心房增大，体循环血量减少、肺循环血量增多。分流量大时可产生肺动脉压力升高，晚期当左心房压力小于右心房压力时，可产生右向左分流，出现持续性青紫。

（2）临床表现：缺损的大小导致房间隔缺损的症状不同。缺损小者可无症状，仅在体检时发现胸骨左缘第 2 ～ 3 肋间有收缩期杂音；缺损大的患儿表现为体型瘦长、面色苍白、易感乏力，患儿活动后气促、易患呼吸道感染，这是由于肺循环血量的增多使肺充血所致。当哭闹、患肺炎或心力衰竭时，右心房压力可超过左心房，出现暂时性青紫。

体格检查：体格消瘦、发育落后，心前区隆起、心浊音界扩大、心尖搏动弥散，胸骨左缘 2 ～ 3 肋间可闻及Ⅱ～Ⅲ级收缩期杂音，呈喷射性（**肺动脉瓣相对狭窄**），肺动脉瓣区第二心音增强或亢进，并固定分裂（**肺动脉瓣延迟关闭**）。分流量大时，胸骨左缘下方可闻及舒张期隆隆样杂音（**三尖瓣相对狭窄**）。

并发症：常见的为肺炎，至青、中年期可合并肺动脉高压、心律失常和心力衰竭。

（3）辅助检查

①心电图检查：典型表现为电轴右偏和不完全右束支传导阻滞，部分患儿右心房、右心室肥大。原发孔未闭者，常有电轴左偏及左心室肥大。

②超声心动图：右心房增大，右心室流出道增宽。二维超声心动图可见房间隔回声中断，并可显示缺损的大小和部位。多普勒彩色血流显像可观察到分流的部位、方向且能估测分流的大小。

③胸部X线检查：心脏外形增大，右心房及右心室增大为主，肺门血管影增粗，肺动脉段突出，肺野充血，主动脉影缩小。透视下可见肺门肺动脉总干及分支随心脏搏动而一明一暗的"肺门舞蹈"征。

④心导管检查：右心导管可发现右心房血氧含量高于上、下腔静脉。导管可通过缺损进入左心房。

（4）治疗

①介入性心导管术：通过介入性心导管用扣式双盘堵塞装置、蘑菇伞或蚌状伞关闭房间隔缺损。

②手术治疗：缺损较大影响生长发育的患儿，宜在学龄前做房间隔缺损修补术。

（5）预后：一般预后较好，小型房间隔缺损在1岁内有可能自然闭合，1岁以上自然闭合的可能性很小。

2. 室间隔缺损 **室间隔缺损**是最常见的先天性心脏病之一，发病率占小儿先天性心脏病的30%～50%。根据缺损位置不同分为膜部缺损、肌部缺损和干下型缺损3类。肌部缺损及膜部缺损，有可能自然闭合。干下型缺损很少自然闭合。根据缺损的大小可分为大型缺损（＞1.0cm），中型缺损（缺损为0.5～1.0cm），小型缺损（缺损＜0.5cm）。

（1）病因及发病机制：室间隔缺损主要是在左、右心室间有一异常通道。由于右心室压力低于左心室，室间隔缺损所致的分流是从左向右，一般无青紫。分流致肺循环血量增加，回流至左心室和左心房的血量增多，加重左心室和左心房的负荷，导致左心室和左心房肥大。随着病情的发展、分流量增大，可产生肺动脉高压，此时左向右分流量减少，最后出现双向分流或反向分流而呈现青紫。艾森曼格综合征：当肺动脉高压显著，产生自右向左分流时，临床出现持久性青紫。

（2）临床表现：临床表现取决于肺循环的阻力及缺损的大小。小型室间隔缺损，患儿生长发育正常，无明显症状，胸廓无畸形，多于体检时在胸骨左缘第3～4肋间听到响亮粗糙的全收缩期杂音，肺动脉第二心音稍增强；大、中型室间隔缺损，患儿出现体循环供血不足的表现，面色苍白、吃奶费劲常要间歇、生长发育落后、呼吸急促、多汗等，反复肺部感染，甚至心力衰竭。长期肺动脉高压的患儿多有青紫、活动能力的下降和杵状指。

体格检查：心前区隆起、心界向左下增大，心尖搏动弥散，胸骨左缘第3～4肋间可闻及Ⅲ～Ⅴ级粗糙的全收缩期杂音，传导广泛，杂音最响部位可触及震颤。肺动脉第二心音亢进。明显肺动脉高压者，出现青紫。

并发症：易并发支气管炎、支气管肺炎、充血性心力衰竭、感染性心内膜炎、肺水肿。

（3）辅助检查

①心电图检查：大型室间隔缺损者左、右心室肥大；中型室间隔缺损者左心室肥大；小型室间隔缺损者心电图基本正常。

②超声心动图检查：左心室、左心房和右心室内径增大，主动脉内径缩小。二维超声心动图可示室间隔回声中断，提示缺损的大小和部位。多普勒彩色血流显像可直接见到分流的部位、方向和区别分流的大小，还能确诊多个缺损的存在。

③胸部 X 线检查：大、中型缺损者心影增大，肺血流增多，肺动脉段突出明显，搏动强烈。左心室增大为主，左心房也常增大，晚期可出现右心室增大。小型缺损者无明显改变。

④心导管检查：如合并重度肺动脉高压、对解剖有疑点或其他心脏畸形，需做右心导管检查，可见右心房血氧含量明显低于右心室，肺动脉和右心室压力升高。小型缺损不必进行心血管造影和创伤性心导管检查。

（4）治疗

①内科治疗：主要是并发症的处理，如肺炎、心力衰竭及感染性心内膜炎等。

②手术治疗：大型缺损且症状重者可于婴幼儿期手术。6 个月以内发生难以控制的充血性心力衰竭和反复肺炎的患儿，应给予手术治疗；6 个月至 2 岁的婴幼儿，心力衰竭虽能控制，但肺动脉压力持续增高、大于体循环动脉压的 1/2，也应及时手术修补缺损；中型缺损临床上有症状者，宜于学龄前在体外循环心内直视下做修补手术；小型缺损者不主张外科手术。

（5）预后：大型缺损在婴儿期易出现心力衰竭，甚至死亡，年长后可发展成梗阻型肺动脉高压，错失手术时机。小型缺损预后良好。

3. 动脉导管未闭　占先心病发病总数的 9% ～ 12%（不包括早产儿的动脉导管未闭），男女比例为 1 ∶（2 ～ 3）。动脉导管是胎儿时期主动脉与肺动脉间的正常通道，是胎儿循环的重要途径。于生后数小时至数天在功能上关闭，生后 3 个月左右解剖上完全关闭。若持续开放、出现左向右分流者即为动脉导管未闭。一般分为 3 个类型：漏斗型、窗型、管型。

（1）病理生理：动脉导管的开放使肺动脉和主动脉之间存在通道，分流量的大小与主动脉、肺动脉之间的压力差及导管的粗细有关，由于肺动脉压力低于主动脉压力，收缩期或舒张期血液均由主动脉向肺动脉分流，肺循环血量增加，回流至左心室和左心房的血量增加，导致左心房、左心室肥厚扩大，甚至出现左侧心力衰竭。长期的左向右分流，导致肺小动脉痉挛，肺循环压力升高，右心室负荷加重、逐渐肥大。当肺动脉压力超过主动脉时，产生右向左分流，患儿呈现差异性发绀，表现为下半身青紫，左上肢轻度青紫。

（2）临床表现：临床症状取决于肺动脉压力的大小和动脉导管的粗细。导管口径较细、分流量小及肺动脉压力正常，仅在体检时发现心脏杂音，可无临床症状。导管口径粗、分流量大影响生长发育的患儿，在活动后疲劳、多汗、气急，易发生反复呼吸道感染及充血性心力衰竭。偶有声音嘶哑。

体格检查：患儿消瘦，心前区隆起，心尖搏动增强，轻度胸廓畸形，胸骨左缘第 2、3 肋间可闻及粗糙响亮的连续性机器样杂音，向左上和腋下传导，可伴有震颤，肺动脉瓣区第二心音增强或亢进。伴有明显肺动脉高压的患儿可出现差异性青紫，多限于下半身及左上肢青紫。

并发症：常见充血性心力衰竭、肺血管的病变、感染性心内膜炎等。

（3）辅助检查

①心电图检查：分流量大、导管粗的可有左心室肥大和左心房肥大，合并肺动脉高压时右心室肥大；分流量小、导管细的心电图正常。

②超声心动图检查：显示左心房、左心室及主动脉内径增宽。多普勒彩色血流显像可直接见到分流的大小和方向。二维超声心动图可直接显示降主动脉与肺动脉间存在导管，并显示导管的长度和管径。

③胸部X线检查：分流量小、导管细者可无异常发现；分流量大、导管粗的有左心房、左心室增大，肺动脉段突出，肺野充血，肺门血管影增粗。有肺动脉高压时，右心室增大，主动脉弓可有增大。

④心导管检查：如有肺动脉高压或伴发其他畸形者进行心导管检查。右心导管检查显示右心室血氧含量低于肺动脉，证明肺动脉部位有左向右的分流。右心室及肺动脉压力可正常或不同程度升高。部分患儿导管从未闭的动脉导管由肺动脉进入降主动脉。多数患儿不需要该项检查，早产儿禁忌。

（4）治疗

①内科治疗：早产儿的治疗有口服抑制前列腺素合成，促使导管平滑肌收缩而关闭导管的药物，如阿司匹林或吲哚美辛。但口服上述药物对足月儿无效。

②介入性心导管术：动脉导管未闭首选介入性治疗，可采用蘑菇伞或微型弹簧圈堵塞动脉导管。

③手术治疗：切断缝扎或手术结扎导管即可，宜于1～6岁施行，必要时任何年龄均可手术。

（5）预后：足月婴儿和小儿的动脉导管未闭通常不会自然关闭，其预后与导管的粗细及分流量的大小有关。分流量较小、导管口径细的患儿，预后良好；分流量大、导管口径粗的，婴儿期易患肺部炎症、心力衰竭，是本病常见的死亡原因。若不予治疗，最终因严重的肺动脉高压，出现反流及右心衰竭而于成人期死亡。

4. *法洛四联症*　是1岁以后儿童最常见的青紫型先天性心脏病，其发病率占所有先心病的10%～15%，男女发病比例接近。法洛四联症是由4种畸形组成：肺动脉狭窄、室间隔缺损、主动脉骑跨、右心室肥厚。以**肺动脉狭窄最主要**，对患儿的病理、生理和临床表现有重要影响。

（1）病因及发病机制：主要取决于室间隔缺损的大小和肺动脉狭窄的程度。由于肺动脉狭窄，导致血液进入肺循环受阻，右心室压力增大、心室代偿性肥大；严重狭窄时，左心室压力低于右心室，形成右向左分流，血液大部分进入骑跨的主动脉。由于主动脉骑跨于左、右两心室之上，主动脉除接受左心室的血液外，还接受了来自右心室的一部分静脉血，出现青紫。另外肺动脉狭窄导致肺循环进行气体交换的血流减少，加重了青紫的程度。

（2）临床表现

①**青紫**：其轻重和出现早晚与肺动脉狭窄程度成正比。出生时多不明显，3～6个月后逐渐明显，并随年龄的增大而加重。青紫常在毛细血管丰富的部位明显，如唇、口腔黏膜、耳垂、球结膜、指（趾）等，哭闹与活动后加重。

②**蹲踞**：是法洛四联症患儿活动后常见的症状。下蹲时下肢屈曲，使静脉回心血量减少，下肢动脉受压，体循环阻力增加，使右向左分流减少，使缺氧症状暂时性缓解。

③**缺氧发作**：2 岁以下的患儿常有缺氧发作，在晨起吃奶、哭闹或排便后出现烦躁、青紫加重、阵发性呼吸困难，严重者可引起抽搐、突然晕厥或脑血管意外，这是在肺动脉漏斗部狭窄的基础上，突然发生**该处肌肉痉挛**，引起一时性**肺动脉梗阻**，使**缺氧**加重所致。年长儿常出现头痛、头晕。

④**杵状指（趾）**：由于长期缺氧，致患儿指（趾）端毛细血管扩张增生，局部软组织和骨组织也增生肥大，随后指（趾）末端膨大如鼓槌状。

体格检查：青紫、生长发育迟缓、心前区可稍隆起、杵状指（趾），胸骨左缘第 2 ～ 4 肋间可闻及Ⅱ～Ⅲ级喷射性收缩期杂音，第 3 肋间最响，其响度取决于肺动脉狭窄程度。狭窄重，流经肺动脉的血液少，杂音轻而短。肺动脉第二心音减弱或消失。

并发症：**脑血栓**，是由于长期缺氧，红细胞增加，血液黏稠度高，血流变慢引起的；若为细菌性血栓，则会形成**脑脓肿**。常见的还有亚急性细菌性心内膜炎。

（3）辅助检查

①实验室检查：周围血中血红蛋白和血细胞比容增高，红细胞计数增多。

②心电图：电轴右偏，右心室肥大，狭窄严重者也可见右心房肥大。

③胸部 X 检查：心脏大小正常或稍增大。**心影呈“靴形”。肺门血管影减小，肺纹理减少，透亮度增加**。

④超声心电图：二维超声心动图可显示主动脉内径增宽并向右移位，左心室内径缩小，右心室内径增大，流出道狭窄。多普勒彩色血流显像可见右心室直接将血液注入骑跨的主动脉。

⑤心导管检查：导管宜从右心室进入主动脉，有时能从右心室入左心室。心导管从肺动脉向右心室退出时，可记录到右心室和肺动脉之间的压力差，根据压力曲线可判断肺动脉狭窄的类型。股动脉血氧饱和度降低，证明有右向左的分流。

⑥心血管造影：造影剂注入右心室，可见肺动脉与主动脉几乎同时显影。主动脉影位置偏前、稍偏右且增粗。也可以显示肺动脉狭窄的程度、部位及肺血管的情况。

（4）治疗

①内科治疗：及时治疗呼吸道感染，预防脱水及并发症，防治感染性心内膜。

缺氧发作时的处理：轻者置患儿于**膝胸**位即可缓解；及时**吸氧，保持安静；皮下注射吗啡**，每公斤体重 0.1 ～ 0.2mg，可抑制呼吸中枢，消除呼吸急促；**静脉应用碳酸氢钠**，纠正代谢性酸中毒；**重者可缓慢静脉注射 β 受体阻滞药**，如普萘洛尔（心得安），以减慢心率，缓解发作，口服普萘洛尔可预防缺氧的再次发作。

②外科治疗：手术年龄一般在 2 ～ 3 岁以上，以根治手术治疗为主。

（5）预后：与肺动脉狭窄的程度、手术的早晚及并发症有关。如果不手术，其自然生存率平均 10 年左右。

5. 肺动脉狭窄　是右心室流出道梗阻的先天性心脏病。按狭窄部位的不同，分为肺动脉瓣狭窄（最常见）、肺动脉干及肺动脉分支狭窄、漏斗部狭窄。发病率占先天性心脏病总数的 10% ～ 20%。

（1）病因及发病机制：由于肺动脉狭窄，右心室排出受阻，收缩期负荷加重，压力增高，导致右心室肥大。当右心室失代偿时，右心房压力也升高，出现右心衰竭。伴有卵圆孔未闭或房间隔缺损，产生右向左分流、出现青紫。

（2）临床表现：轻度患儿一般无症状，只在体检时发现。狭窄程度越重，症状越明显，主要表现为生长发育落后，活动后有气急、心悸、乏力。重症者在婴儿期即可发生右侧心力衰竭、青紫，青紫主要为通过未闭的卵圆孔的左向右分流所致。

体格检查：胸骨左缘搏动较强，心前区隆起。肺动脉瓣区可触及震颤，可闻及响亮的喷射性全收缩期杂音，向颈部传导。杂音部位与狭窄的类型有关：漏斗部狭窄以第3、第4肋间最响，瓣膜型以第2肋间最响。

（3）辅助检查

①心电图检查：轻者正常；中度以上狭窄者，显示不同程度的电轴右偏，右心室肥大。

②胸部X线检查：右心室、右心房亦扩大，肺动脉段明显凸出。肺野清晰，肺纹理减少。

③超声心动图检查：右心房、室内径增宽，右心室前壁和室间隔增厚。

④心导管检查：右心导管显示右心室收缩压升高、肺动脉收缩压降低。导管从肺动脉拉到右心室时进行连续测压，可记录到右心室和肺动脉间的压力阶差，一般＞ 15mmHg。

（4）治疗

①内科治疗：药物治疗，严重肺动脉狭窄并发绀的新生儿应用前列环素 $E_1$ 开放动脉导管，缓解缺氧。

②介入性心导管术：治疗肺动脉瓣狭窄首选经皮穿刺心导管球囊扩张成形术。

③手术治疗：对肺动脉瓣膜显著增厚、漏斗部有狭窄或合并其他心脏结构异常时宜及早外科手术治疗。

（三）先天性心脏病患儿的护理

1. 护理评估

（1）健康史：了解母亲妊娠史，尤其妊娠初期2～3个月内有无感染史、用药史及吸烟、饮酒史、接触放射线史；母亲是否有代谢性疾病，家族中是否有先天性心脏病病人。发现患儿心脏病的时间、有无青紫、出现青紫的时间；小儿生长发育的情况、活动耐力是否有下降，有无声音嘶哑、苍白多汗、喂养困难、反复呼吸道感染，是否喜蹲踞、有无阵发性呼吸困难或突然晕厥发作。

（2）身体状况：患儿精神状态、生长发育的情况、皮肤黏膜有无发绀及发绀程度，检查有无呼吸急促、心率加快、鼻翼扇动，以及肺部啰音、肝增大等心力衰竭的表现。胸廓有无畸形、有无震颤、有无杵状指（趾），心脏杂音的部位、性质、时间和程度，肺动脉瓣区第二心音是增强还是减弱，是否有分裂。了解X线、超声心动图、血液检查、心电图的结果和临床意义。

（3）心理－社会状况：评估患儿是否出现自卑、抑郁、焦虑等心理，了解家长的焦虑和恐惧等。

2. 常见护理诊断／问题

（1）活动无耐力　与体循环血量减少或血氧饱和度下降有关。

（2）营养失调：低于机体需要量　与体循环血量减少、组织缺氧及喂养困难有关。

（3）有感染的危险　与肺血增多及心内缺损易致心内膜损伤有关。

（4）生长发育迟缓　与体循环血量减少或血氧下降影响生长发育有关。

3. 护理措施

（1）供给充足营养：注意营养搭配，供给充足能量、维生素和蛋白质，增强体质，提高对手术的耐受。要耐心喂养，可少量多餐，避免呛咳和呼吸困难。心功能不全有水、钠潴留者，采用无盐饮食或低盐饮食。

（2）建立合理的生活制度：安排好作息时间，安排适当的活动量，减少心脏负担。集中护理，避免情绪激动和大哭大闹。病情严重的患儿应卧床休息。

（3）预防感染：按气温改变及时增减衣服，避免受凉引起呼吸系统感染。保护性隔离，避免交叉感染。一旦发生感染应积极治疗。

（4）注意观察病情，防止并发症发生：注意观察，防止法洛四联症患儿因哭闹、活动或便秘引起的缺氧发作，一旦发生置小儿于**膝胸**卧位，此体位可增加体循环阻力，使右向左分流减少，同时吸氧，并遵医嘱给予吗啡及普萘洛尔抢救治疗。法洛四联症患儿要注意供给充足液体，必要时可静脉输液。观察有无呼吸困难、端坐呼吸、吐泡沫样痰、心率增快、肝大、水肿等心力衰竭的表现，如果出现，立即取半卧位、吸氧，并按心力衰竭护理。

（5）心理护理：态度和蔼，关心爱护患儿，消除患儿的紧张，建立良好的护患关系。解释病情和检查、治疗经过，取得患儿及家长的理解和配合。

（6）健康教育：指导家长掌握先天性心脏病的日常护理，建立合理的生活制度，预防感染和其他并发症，合理用药。定期复查。

## 三、病毒性心肌炎

病毒性心肌炎是指病毒侵犯心肌，引起心肌细胞变性、坏死和间质炎症。本病临床表现轻重不一，轻者预后大多良好，重者可发生心力衰竭、心源性休克甚至猝死。

### （一）病因和发病机制

很多病毒感染可引起心肌炎，主要是肠道和呼吸道病毒，**柯萨奇病毒 $B_1$ ～ $B_6$ 型**最常见，其次为埃可病毒。其他病毒有脊髓灰质炎病毒、流感和副流感病毒、腺病毒、腮腺炎病毒、单纯疱疹病毒等，轮状病毒也可引起心肌的损害。

### （二）临床表现

1. 前驱症状　在起病前数日或 1 ～ 3 周多有上呼吸道或肠道等前驱病毒感染史，常伴有全身不适、发热、咽痛、肌痛、腹泻、腹痛和皮疹等症状。

2. 心肌炎表现　轻症无自觉症状，仅有心电图的异常。一般病例患儿表现为疲乏无力、精神萎靡、气促、食欲缺乏、腹痛、恶心呕吐、心悸和心前区不适或胸痛。重症者可暴发心源性休克、急性心力衰竭，可在数小时或数天内死亡。体格检查：心脏大小正常或扩大，安静时心动过速，第一心音低钝，出现奔马律，有心包炎者可听到心包摩擦音。严重时发展为充血性心力衰竭或心源性休克。

3. 分期　急性期、迁延期、慢性期。

### （三）辅助检查

1. 实验室检查

（1）血清心肌酶谱测定：病程早期**血清肌酸激酶（CK）及其同工酶（CK-MB）、血清谷草转氨酶（sGOT）、乳酸脱氢酶（LDH）及其同工酶（LDH1）增高。心肌肌钙蛋白 T（cTnT）升高**，具有高度的特异性。恢复期血清中检测相应抗体，病程中多有抗心肌抗体增高。

（2）血常规及红细胞沉降率：急性期白细胞总数轻度增高，中性粒细胞为主；部分红细胞沉降率轻度或中度增快。

（3）病毒分离：疾病早期可从咽拭子、血液、粪便、心包液或心肌中分离出病毒，但阳性率低。

（4）聚合酶链反应（PCR）：早期可检测出病毒核酸。

2. X 线检查　透视下心搏动减弱，胸片示心影正常或增大，合并大量心包积液时心影显著增大。心功能不全时两肺呈淤血表现。

3. 心电图检查　呈持续性心动过速，多导联 ST 段偏移，QT 间期延长，T 波低平、双向或倒置，QRS 波群低电压。心律失常以期前收缩为多见。

（四）治疗

本病为自限性疾病，无特效治疗，主要是减轻心脏负担，促进心肌修复，改善心肌代谢和心功能。

1. 休息　减轻心脏负担。

2. 使用保护心肌、清除自由基的药物

（1）大剂量维生素 C 和能量合剂：维生素 C 可清除自由基，改善心肌代谢，促进其恢复，对心肌炎有一定疗效。

（2）泛癸利酮（辅酶 Q10）：有清除自由基，保护心肌的作用。

（3）1,6- 二磷酸果糖：改善心肌细胞代谢。

（4）中药：常规治疗基础上加用丹参或黄芪等。

3. 肾上腺皮质激素的应用　改善心肌功能、减轻心肌炎性反应和抗休克作用。

4. 丙种球蛋白　用于重症病例，缓慢静脉滴注，2g/kg。

5. 控制心力衰竭　常用地高辛、毛花苷 C 等强心药，一般用有效剂量的 2/3 即可。重症患儿使用利尿药时，应注意电解质平衡，以免引起心律失常。

6. 防治心源性休克

7. 预后　病死率不高，多数预后良好。

（五）护理措施

1. 休息　**急性期卧床休息，至体温稳定后 3 ～ 4 周，基本恢复正常时逐渐增加活动量。恢复期继续限制活动量，一般总休息时间不少于 6 个月。**重症患儿心脏扩大者、有心力衰竭者，应延长卧床时间，待心力衰竭控制、心脏情况好转后再逐渐开始活动。

2. 严密观察病情，及时发现和处理并发症

（1）密切观察和记录患儿精神状态、面色、心率、心律、呼吸、体温和血压变化。

（2）气促、胸闷、心悸时应休息，必要时吸氧。烦躁不安者可给予镇静药。有心力衰竭时取半卧位，保持安静，静脉给药应注意滴速不要过快，以免加重心脏负担。

（3）心源性休克使用血管活性药时，要准确控制滴速，避免血压过大的波动。

3. 健康教育　介绍本病的治疗过程和预后，减少焦虑和恐惧心理；强调休息对心肌炎恢复的重要性，使其自觉配合治疗；告知预防呼吸道、消化道感染的知识；带抗心律失常药出院的患儿，应使其了解药名、用法、剂量及副作用；嘱咐患儿出院后定期到门诊复查。

# 第 11 单元　血液系统疾病患儿的护理

【复习指南】本单元历年常考的内容包括小儿贫血的诊断标准；缺铁性贫血的病因、临床表现、辅助检查及口服铁剂时的注意事项；巨幼细胞贫血的临床表现；特发性血小板减少性紫癜是一种自身免疫性疾病，它的临床表现、护理措施；血友病最常受累的关节、止血治疗时凝血因子的选择。

## 一、小儿造血和血液特点

### （一）小儿造血特点

可分两个阶段：胚胎期造血和出生后造血。

1. 胚胎期造血　开始于卵黄囊，然后在肝、脾、胸腺和淋巴结，最后在骨髓。胚胎期造血又分为 3 个时期：中胚叶造血期、肝造血期、骨髓造血期。

2. 出生后造血　主要是骨髓造血，特殊情况下出现髓外造血。

（1）骨髓造血：婴幼儿期骨髓均为红骨髓，全部参与造血。黄骨髓具有造血潜能，当造血需要增加时黄骨髓可转变为红骨髓而造血。婴幼儿由于缺少黄骨髓，造血代偿能力低，当造血需要增加时，就会出现髓外造血的可能。

（2）髓外造血：当溶血性贫血、严重感染等需要增加造血时，肝、淋巴结、脾恢复造血状态，表现为肿大，外周血中可见有核红细胞和（或）幼稚粒细胞。

### （二）小儿血液特点

1. 红细胞数与血红蛋白量　胎儿期红细胞数及血红蛋白量较高。出生后红细胞数和血红蛋白量逐渐降低。出生后 2 ～ 3 个月时，血红蛋白量降至 100g/L 左右，红细胞数降至 $3.0\times10^{12}$/L，出现轻度贫血，称为“生理性贫血”。“生理性贫血”呈自限性经过。约至 12 岁时红细胞数与血红蛋白量达成人水平。

2. 白细胞数与分类　出生后 4 ～ 6 天时中性粒细胞与淋巴细胞比例约相等；以后中性粒细胞约占 35%，淋巴细胞约占 60%，至 4 ～ 6 岁时两者又相等。

3. 血小板数　为（150 ～ 250）$\times10^{9}$/L，与成人差别不大。

4. 血红蛋白种类　出生时，以胎儿血红蛋白为主，约占 70%；出生后成人血红蛋白取代胎儿血红蛋白，2 岁时达成人水平。

5. 血容量　小儿血容量相对较成人多。新生儿血容量约占体重的 10%，平均 300ml；儿童占 8% ～ 10%；成人占 6% ～ 8%。

## 二、小儿贫血

### （一）概述

贫血是指单位容积末梢血中血红蛋白量或红细胞数低于正常。我国小儿贫血的诊断标准：**新生儿期血红蛋白（Hb）＜ 145g/L，1 ～ 4 个月时 Hb ＜ 90g/L，4 ～ 6 个月时 Hb ＜ 100g/L**；6 个月以上按 WHO 标准：6 个月至 6 岁 Hb ＜ 110g/L，6 ～ 14 岁 Hb ＜ 120g/L 为贫血。海拔每升高 1000m，Hb 上升 4%。

1. 程度　见表 4-12。

表 4-12 外周血血红蛋白含量（g/L）

| 年龄段 | 轻 度 | 中 度 | 重 度 | 极重度 |
|---|---|---|---|---|
| 新生儿 | 120 ～ 144 | 90 ～ 120 | 60 ～ 90 | ＜ 60 |
| 儿童 | 90 ～ 120 | 60 ～ 90 | 30 ～ 60 | ＜ 30 |

2. 分类 按病因可分为红细胞和血红蛋白生成不足、溶血性贫血、失血性贫血。

3. 临床表现 突出表现为皮肤、黏膜苍白，甲床苍白；严重贫血面色蜡黄或苍黄；肝、脾、淋巴结肿大；疲乏无力，不愿活动；慢性贫血可表现为生长发育迟缓、毛发干枯、营养低下等；呼吸增快、心率增快；食欲缺乏、恶心、呕吐、腹胀或便秘；烦躁不安或精神不振、易激动、注意力不集中，年长儿可有耳鸣、头晕、眼前发黑等。

（二）缺铁性贫血

为小儿贫血中最常见的类型，以 6 个月至 2 岁发病率最高。是由于体内铁缺乏致血红蛋白合成减少引起的一种小细胞低色素性贫血。

1. 病因

（1）先天储铁不足：足月新生儿从母体所获得的铁量足以满足其出生后 4 ～ 5 个月的造血所需。

（2）铁摄入不足：**食物铁供应不足**是缺铁性贫血的主要原因。**婴儿未及时添加换乳期食物，年长儿偏食、挑食等饮食习惯可导致铁摄入量不足**。

（3）生长发育快。

（4）铁丢失过多。

（5）铁吸收减少。

2. 发病机制

（1）对造血的影响：铁是合成血红蛋白的原料。铁缺乏时，生成血红素不足，合成血红蛋白减少，细胞质较少，细胞变小；而缺铁对细胞的分裂、增殖影响较小，所以血红蛋白量减少比红细胞数量减少的程度明显，从而形成小细胞低色素性贫血。

（2）对非造血的影响：铁缺乏可影响肌红蛋白的合成。当铁缺乏时，体内许多酶活性下降，细胞功能紊乱而出现一系列非血液系统的表现。

3. 临床表现 6 个月至 2 岁最多。

（1）一般表现：皮肤黏膜逐渐苍白，以唇、口腔黏膜和甲床最明显；不爱活动，易疲乏；体重不增或增长缓慢。

（2）髓外造血表现：肝、脾轻度肿大；年龄越小、病程越长、贫血越重，肝脾大越明显。

（3）非造血系统表现

①消化系统：食欲缺乏、呕吐、腹泻，少数有异食癖，重者可出现萎缩性胃炎或吸收不良综合征等。

②心血管系统：明显贫血时心率加快、心脏扩大，重者可发生心力衰竭。

③神经系统：精神不振或烦躁不安、易激惹、记忆力减退、注意力不集中、成绩下降、智能低于同龄儿。

④其他：毛发枯黄易脱落、皮肤干燥、反甲，常合并感染等。

4. 辅助检查

（1）血常规：**血红蛋白量降低较红细胞数减少更明显，呈小细胞低色素性贫血**。红细胞以小细胞为多，中央淡染区扩大。网织红细胞数正常或轻度减少。

（2）骨髓象：幼红细胞增生活跃，以中、晚幼红细胞增生为主。

（3）铁代谢的检查：血清铁蛋白测定值＜ 12μg/L 提示缺铁；红细胞内游离原卟啉＞ 0.9μmol/L 提示红细胞内缺铁；血清铁＜ 10.7μmol/L，运铁蛋白饱和度＜ 15%，总铁结合力＞ 62.7μmol/L，这三项反映血浆中铁的含量。

5. 治疗　祛除病因、铁剂治疗。

（1）去除病因：合理喂养，及时添加含铁食物，纠正饮食上的不良习惯；积极治疗原发病。

（2）铁剂治疗：多采用口服，剂量以元素铁计算，每次剂量不超过 1.5 ～ 2mg/kg，分 3 次服用，每天 4 ～ 6mg/kg。血红蛋白达正常水平后继续服用 6 ～ 8 周。口服不能耐受或吸收不良、胃肠疾病、胃肠手术不能口服者可注射铁剂，如右旋糖酐铁。

（3）输血治疗：为尽快改善重度贫血者的贫血症状可输注红细胞制剂。

6. 常见护理诊断 / 问题

（1）活动无耐力　与贫血导致组织器官缺氧有关。

（2）营养失调：低于机体的需要量，与铁的供应不足、丢失过多或消耗增加、吸收不良有关。

（3）知识缺乏：患儿及家长缺乏疾病的防护知识及营养知识。

7. 护理措施

（1）合理安排休息与活动：轻度贫血者应避免剧烈运动，生活规律，做适合自身的运动，睡眠充足；严重贫血者的活动，以不感到累为宜。

（2）合理安排饮食：合理搭配患儿饮食；纠正不良饮食习惯；婴儿提倡母乳喂养，6 个月后逐渐增加含铁丰富的食物，按时添加含铁丰富的辅食或补充铁强化食品。

（3）指导正确应用铁剂，观察疗效与不良反应：教会家长掌握口服铁剂的疗程和正确剂量，不能将药物放在患儿可触及的地方。口服铁剂可致恶心、呕吐、食欲缺乏、胃部不适及疼痛、腹泻或便秘等胃肠道反应，宜从小剂量开始，**两餐间服用，减少对胃肠道的刺激，有利于铁的吸收**。液体铁剂可用吸管或滴管服之，以防牙齿染黑。**服用铁剂后，粪便变黑或呈柏油样，停药后恢复**，应向家长及年长儿说明，消除紧张心理。果汁、维生素 C 与铁剂同服，利于铁的吸收；**忌与抑制铁吸收的食物同服**。

注射铁剂可致局部疼痛、静脉炎、静脉痉挛等，应深部肌内注射，每次更换注射部位，减少局部刺激。

疗效的观察：服用铁剂后 12 ～ 24 小时临床症状好转，36 ～ 48 小时开始出现红细胞系统增生现象。2 ～ 3 天后网织红细胞开始升高，5 ～ 7 天达高峰，以后逐渐下降，2 ～ 3 周后降至正常。1 ～ 2 周后血红蛋白开始上升，3 ～ 4 周后达正常。若 3 ～ 4 周仍无效，应查找原因。

（4）健康教育：讲解疾病的有关知识和护理要点；提倡母乳喂养，指导合理喂养，及时添加吸收率高且含铁丰富的辅食；正确用药。纠正贫血后，仍要合理安排饮食，培养良好的饮食习惯，是保证正常生长发育及防止复发的关键。

（三）巨幼细胞贫血

巨幼细胞贫血是由于维生素 $B_{12}$ 和（或）叶酸缺乏所引起的一种大细胞性贫血。

1. 病因

（1）维生素 $B_{12}$ 缺乏的原因：储存不足、摄入量不足、吸收和运输障碍、需要量增加。

（2）叶酸缺乏的原因：摄入量不足、吸收不良、药物作用、代谢障碍。

2. 发病机制　在二氢叶酸还原酶的还原作用和维生素 $B_{12}$ 的催化作用下叶酸转变成合成 DNA 必需的四氢叶酸。维生素 $B_{12}$ 和叶酸缺乏，DNA 合成障碍，红细胞的分裂延迟，细胞核的发育落后于胞质发育，红细胞变大，骨髓中巨幼红细胞增生而出现巨幼细胞贫血。粒细胞核也因 DNA 不足而胞体增大，出现巨大幼稚粒细胞和中性粒细胞分叶过多现象。叶酸缺乏主要引起情感改变，偶有深感觉障碍。维生素 $B_{12}$ 与神经髓鞘中脂蛋白的形成有关，能保持有髓鞘的神经纤维的完整功能，缺乏时可致中枢和外周神经髓鞘受损，出现神经精神症状；使巨噬细胞和中性粒细胞作用减退而易感染。

3. 临床表现　以 6 个月至 2 岁多见。

（1）一般表现：虚胖或伴轻度水肿，毛发细、黄、稀。

（2）贫血表现：皮肤常呈蜡黄色，口唇、结膜、指甲苍白及乏力，常有肝脾大。

（3）精神神经症状：易怒、烦躁。维生素 $B_{12}$ 缺乏的患儿动作及智力发育落后、反应迟钝、表情呆滞、少哭不笑；严重的出现头部、肢体、躯干或全身震颤，甚至抽搐、踝阵挛、共济失调及感觉异常。叶酸缺乏者可导致神经精神异常。

（4）消化道症状：常有食欲缺乏、舌炎、口腔及舌下溃疡、恶心、呕吐、腹泻等。

（5）其他：易发生感染，可有出血点或瘀斑。重症者心脏扩大或心力衰竭。

4. 辅助检查

（1）血常规：呈大细胞性贫血，红细胞数的减少比血红蛋白量的减少更为明显。中性粒细胞变大并有分叶过多现象。

（2）骨髓象：增生明显活跃，红细胞系统增生为主，粒、红细胞系均巨幼变，中性粒细胞和巨核细胞核分叶过多。

（3）叶酸和血清维生素 $B_{12}$ 测定：叶酸 $< 3\mu g/L$，血清维生素 $B_{12}$ $< 100ng/L$。

5. 治疗

（1）加强营养，及时添加辅食；预防感染。

（2）祛除病因。

（3）叶酸和维生素 $B_{12}$ 治疗。

（4）其他：肌肉震颤可给镇静药，重度贫血可输注红细胞制剂。

6. 护理措施

（1）注意休息与活动：一般不需卧床休息，严重的患儿适当限制活动，协助其满足日常生活需要。烦躁、震颤、抽搐者遵医嘱用镇静药。

（2）指导喂养：给哺乳母亲增加营养；及时添加换乳辅食；合理搭配食物，养成良好的饮食习惯。

（3）监测生长发育：评估患儿的智力、运动、体格发育情况，对发育落后者加强教育和训练。

（4）观察疗效。

（5）健康教育：提供有关营养方面的知识，强调预防的重要性；积极祛除和治疗影响叶酸和维生素 $B_{12}$ 吸收的因素；遵医嘱合理用药。

## 三、特发性血小板减少性紫癜

又称自身免疫性血小板减少性紫癜，是小儿最常见的出血性疾病。临床上以皮肤、黏膜自发性出血，血小板减少，出血时间延长，血块收缩不良，束臂试验阳性为特征。

### （一）病因及发病机制

目前认为是一种**自身免疫病**，急性病例发病前 1 ～ 3 周通常有呼吸道感染史。因外来抗原或自身免疫过程缺陷的作用，机体产生血小板相关抗体，它与血小板结合，或抗原 - 抗体复合物附着于血小板表面，导致单核 - 吞噬细胞系统对血小板的破坏、吞噬增加，血小板寿命缩短，而引起血小板减少；此外，血小板相关抗体与巨噬细胞结合，抑制血小板生成。导致出血的主要原因是血小板数量减少；毛细血管通透性和脆性增加，是出血的促进因素。

### （二）临床表现

本病分为急性和慢性两型。

1. 急性型　多见于婴幼儿，约占 90%。发病前 1 ～ 3 周常有急性病毒感染史，偶见于疫苗接种后。起病急，常有发热。以自发性皮肤、黏膜出血为突出表现，遍布全身，以四肢较多。多为针尖大小出血点，或紫癜、瘀斑；常有齿龈出血、鼻出血；可见呕血、血尿、便血；颅内出血少见，预后不良。肝脾偶见轻度肿大。

2. 慢性型　病程＞ 6 个月，学龄儿童多见。主要为皮肤、黏膜出血，少数患儿因反复发作而出现贫血和脾轻度肿大。

### （三）辅助检查

1. 血常规　血小板计数＜ $100\times10^9$/L，急性发作期血小板计数＜ $20\times10^9$/L。

2. 骨髓象　巨核细胞数正常或增多，以小型巨核细胞为主；幼稚巨核细胞增多，核分叶减少。

3. 血小板相关抗体测定　含量增高。

4. 其他　出血时间延长，血块收缩不良。血清凝血酶原消耗不良。

### （四）治疗

1. 预防创伤出血　急性期患儿卧床休息，避免外伤；忌用抑制血小板功能的药物。

2. **肾上腺皮质激素　宜早期、大量、短程应用**。常用泼尼松，1.5 ～ 2mg/（kg·d），分 3 次口服。严重出血者可用冲击疗法：地塞米松 1 ～ 2mg/（kg·d），静脉滴注 7 天左右改为口服；或甲泼尼龙 20 ～ 40mg/（kg·d），连用 3 天，症状缓解后改泼尼松口服。2 ～ 3 周后逐渐减量停药，**一般不超过 4 周**。停药后如复发，可再用肾上腺皮质激素治疗。

3. 大剂量静脉注射丙种球蛋白

4. 静脉滴注血小板和红细胞　严重出血危及生命时可输注血小板，但尽量少输，因为血液中含有大量血小板相关抗体，输入的血小板很快会被破坏；反复静脉滴注还可产生抗血小板抗体。因出血导致贫血的可输浓缩红细胞。

### （五）护理措施

1. 止血　口、鼻黏膜出血可用浸有 0.1% 肾上腺素或 1% 麻黄碱的纱条、棉球或吸收性明胶海绵局部压迫止血，必要时请耳鼻喉科医师进行油纱条填塞，48～72小时后更换。遵医嘱给止血药。

2. 避免损伤

（1）急性期应减少活动，避免受伤；有明显出血时应卧床休息。

（2）禁食多刺、坚硬的食物。

（3）尽量减少肌内注射或深静脉穿刺，延长压迫时间，防止深部血肿。

（4）保持大便通畅，防止用力排便时腹压增高而诱发颅内出血。

（5）忌玩锐利玩具，床头、家具的尖角用软垫子包扎，限制剧烈运动，以免刺伤、碰伤或摔伤而出血。

3. 预防感染　与感染患儿分室居住，严格无菌技术操作，注意个人卫生，保持出血部位清洁。

4. 密切观察病情变化

（1）观察皮肤出血点或瘀斑的变化，监测血小板数量变化，对血小板极低者要严密观察有无其他出血情况。

（2）观察神志、面色，监测生命体征，记录出血量。若面色苍白加重、出汗、脉搏增快、呼吸增快、血压下降提示可能出现失血性休克；若患儿嗜睡、烦躁、头痛、呕吐，甚至惊厥、昏迷等提示可能出现颅内出血；若呼吸不规则或变慢，双侧瞳孔不等大，对光反应迟钝或消失，提示可能合并脑疝；如有腹痛、便血等，提示可能出现消化道出血。

5. 消除恐惧心理　要关心、安慰患儿，讲明道理，取得患儿的合作。

6. 健康教育

（1）预防损伤的措施：不使用锐利工具，不玩尖利的玩具，不做剧烈运动，选用软毛牙刷，勤剪指甲等。

（2）指导患儿进行自我保护，忌服抑制血小板功能的药物；去公共场所时衣着适度，戴口罩，避免感冒；减少与感染患儿的接触。

（3）教会家长识别出血征象，学会压迫止血的方法，一旦发生出血，立即到医院。

（4）脾切除的患儿易患呼吸道和皮肤化脓性感染，且易发展为败血症。术后2年内定期随诊，遵医嘱应用丙种球蛋白和抗生素，增强抵抗力。

## 四、血友病

血友病是一组遗传性凝血功能障碍的出血性疾病，包括血友病A，即因子Ⅷ缺乏症；血友病B，即因子Ⅸ缺乏症；血友病C，即因子Ⅺ缺乏症。血友病A最常见，占75%～85%。共同特点为终生轻微损伤后发生长时间的出血。

### （一）病因及发病机制

为遗传疾病。血友病A、B为X－连锁隐性遗传，女性传递，男性发病，多数有家族史；血友病丙为常染色体不完全性隐性遗传，双亲均可传递，两性均可发病。因子Ⅷ、Ⅸ、Ⅺ缺乏，使凝血过程第一阶段中的凝血活酶生成减少，引起血液凝固障碍，导致出血倾向。

### （二）临床表现

主要表现为出血症状，终生于轻微损伤后长时间出血。血友病A、B出血程度重，血友病C出血症状一般较轻。患儿大多在1岁左右发病，发病后终生易出血。常有黏膜出血、皮肤瘀斑和关节腔出血、积血，以及皮下、肌肉血肿。颅内出血少见，但常危及生命。关节出血以**膝、踝关节**最常受累，且在同一部位反复发生。

（三）辅助检查

1. 初筛试验　出血时间、血小板计数及凝血酶原时间正常；凝血时间延长，凝血酶原消耗不良，部分凝血活酶时间延长。

2. 凝血因子活性测定　测定凝血因子Ⅷ活性（FⅧ：C），活性降低。

3. 基因诊断　有助于诊断和胎儿基因诊断。

（四）治疗

预防出血、局部止血和尽快补充凝血因子。

1. 止血

（1）尽快输注凝血因子：血友病 A 应用**因子Ⅷ浓缩制剂**，血友病 B 应用因子Ⅸ制剂。

（2）止血药的应用：1- 脱氧 -8- 精氨酸加压素，可提高血浆内因子Ⅷ活性和抗利尿作用，常用于轻型血友病 A 患者的治疗，需要与 6- 氨基己酸或氨甲环酸联用。雄性化激素达那唑和女性避孕药复方炔诺酮均有减少血友病 A 患儿出血的作用。

（3）局部止血：加压包扎、压迫止血、局部冷敷等。

2. 基因治疗

3. 预防出血　减少和避免损伤出血。

（五）护理措施

1. 防治出血

（1）预防出血：自幼养成安静的生活习惯；尽可能避免肌内注射，深部组织穿刺；需手术治疗的，应注意在术前、术中和术后补充所缺乏的凝血因子。

（2）尽快静脉滴注凝血因子。

（3）局部止血：对表面创伤、鼻或口腔出血可局部压迫止血；早期关节出血者，宜卧床休息，并用弹性绷带缠扎固定肢体，放于功能位置，可用局部冷敷。

2. 病情观察　患儿的神志、生命体征、水肿消退及皮肤黏膜瘀斑增减情况；记录出血量，及时发现颅内出血及内脏出血，及时抢救。

3. 减轻疼痛　疼痛一般发生在出血的关节和肌肉部位，可采用冰敷、抬高肢体并制动。

4. 预防致残

5. 心理支持　维护患儿自尊，鼓励其表达自己的想法，提供适龄的游戏活动。

6. 健康教育

（1）指导家长采取预防性措施，减少或避免损伤出血。

（2）教会家长及年长患儿必要的局部止血等的应急护理措施。

（3）是指导患儿进行适度、规律的运动和锻炼。

（4）使家长了解本病的遗传规律和筛查基因携带者的重要性。产前基因诊断确定为血友病胎儿的，可及时终止妊娠。

## 五、急性白血病

（一）病因及发病机制

1. 病因　尚不清楚，可能与下列因素有关。

（1）逆转录病毒感染。

（2）理化因素刺激：电离辐射、核辐射及细胞毒性药物激发、诱导。

（3）遗传素质：虽不是遗传病，但与遗传有关。

2. 发病机制　可能与细胞凋亡受抑制（起重要作用）、原癌基因转化为肿瘤基因、抑癌基因突变有关。

（二）分类和分型

根据增生的白细胞种类不同可分为急性淋巴细胞白血病（ALL）和急性非淋巴细胞白血病（ANLL）。小儿以**急性淋巴细胞白血病**居多，占 75% ～ 80%。

（三）临床表现

各型白血病的临床表现大致相同。主要表现为发热、贫血、出血和白血病细胞浸润所致的肝、脾、淋巴结肿大和骨、关节疼痛等。

1. 起病　少数患儿以发热和骨、关节疼痛为首发症状。多数患儿早期可有面色苍白、精神不振、鼻出血和（或）齿龈出血等症状。

2. 发热　多伴有发热且热型不定，抗生素治疗无效。合并感染时表现为持续高热。

3. 贫血　骨髓造血干细胞受抑制所致。较早出现，进行性加重，表现为虚弱无力、活动后气促等。

4. 出血　以皮肤、黏膜出血多见，由于血小板减少所致。表现为皮肤紫癜、鼻或齿龈出血、血尿等。偶见颅内出血（死亡主要原因之一）。

5. 白血病细胞浸润的表现

（1）肝、脾、全身淋巴结肿大，有压痛。有时可表现为压迫症状，如纵隔淋巴结肿大可出现呛咳、呼吸困难和静脉回流受阻等症状。

（2）骨、关节浸润：骨痛主要与骨髓腔内白血病细胞大量增生、压迫和破坏邻近骨质及浸润骨膜有关，如胸骨压痛。部分患儿以骨关节疼痛为首发症状。

（3）中枢神经系统浸润：白血病细胞侵犯脑实质和（或）脑膜时引发**中枢神经系统白血病**，患儿因颅内压增高表现为头痛、呕吐、视神经盘水肿、嗜睡甚至昏迷、脑膜刺激征等；脊髓浸润可引起横贯性损害而致截瘫，脑脊液中发现白血病细胞可确诊。

（4）其他器官浸润：白血病细胞侵犯睾丸时引起睾丸白血病，表现为局部肿痛，阴囊皮肤呈红黑色；浸润眶骨、颅骨、胸骨、肋骨或肝、肾、肌肉等，在局部形成绿色瘤；也可浸润皮肤、肾、心等出现相应的症状、体征。

（四）辅助检查

1. 外周血常规　红细胞、血红蛋白均减少，大多为正细胞正色素性贫血，网织红细胞数多降低，血小板减少。白细胞增高者占 50% 以上，以原始细胞和幼稚细胞为主。

2. 骨髓象　骨髓检查是确立诊断和评定疗效的重要依据。原始及幼稚细胞极度增生，幼红细胞和巨核细胞减少。

3. 组织化学染色和溶菌酶检查　协助鉴别细胞类型。

（五）治疗

主要是以化疗为主的综合治疗。以早诊断、早治疗、严格分型、按型选取方案、尽快完全缓解为原则；以联合（3 ～ 5 种化疗药）、足量、间歇、交替、长期为治疗方针；同期注意中枢神经系统白血病和睾丸白血病的预防及支持疗法等。有条件者可在第一次化疗完全缓解后进行造血干细胞移植。

（六）护理措施

1. 维持正常体温　病室保持适宜的温湿度，注意监测患儿体温及热型变化。高热者物理或遵医嘱进行药物降温，但忌用乙醇擦浴和安乃近（降低白细胞、增加出血倾向）；观察降温效果，鼓励饮水，防止虚脱，防治感染。

2. 加强营养　给予高蛋白、高热量、高维生素清洁饮食，食具需消毒；无法进食者，可静脉补充；化疗期间胃肠道反应明显者可遵医嘱给予镇吐药。

3. 防治感染　感染是患儿最常见也是最危险的并发症，是最主要死亡原因之一。

（1）保护性隔离：病室每日消毒，严格限制探视人数、次数，探视者穿隔离衣并认真洗手消毒；不同病种患儿分室居住，预防交叉感染；粒细胞数极低和免疫功能明显低下患儿单独居住。

（2）患儿个人卫生：保持口腔及皮肤清洁，避免损伤皮肤及黏膜以预防继发感染。如进食前后以温开水漱口，用软毛牙刷刷牙，每日沐浴等。

（3）严格执行无菌操作规程及正确输血制度。

（4）免疫功能低下患儿，避免预防接种以防发病。

（5）观察感染早期征象：监测体温；观察有无牙龈肿痛、咽部充血、吞咽不适等；观察皮肤有无破损、红肿，肛周有无脓肿、溃烂等。发现感染征兆，立即通知医生并及时处理。

4. 防治出血　出血是白血病患儿死亡的又一主要原因，因此须警惕失血性休克、颅内出血、消化道出血等出血征象。

5. 化疗的护理

（1）正确给药：①化疗药物多为静脉给药，刺激性强，应避免药液渗漏导致的局部红肿、疼痛，甚至坏死。注射前须确认静脉通路通畅，输注过程中发现渗漏应立即停止输液，局部用 25% 硫酸镁热敷或局部封闭。②光照可使某些药物如依托泊苷、替尼泊苷等分解，应避光输注。③某些药如门冬酰胺酶可导致过敏反应，用药前需询问用药史及过敏史。④需鞘内注射时，缓慢推入药物，且浓度不宜过大、药量不宜过多，术后平卧 4～6 小时。⑤护士操作中注意自我防护。

（2）观察及处理药物不良反应：①骨髓抑制。监测血象，防治感染，观察是否有出血倾向和贫血。②消化道症状：恶心、呕吐，症状严重者可于用药前半小时给镇吐药。③口腔黏膜损害。加强口腔护理，有溃疡者，给予清淡、易消化的流质或半流质饮食；疼痛影响进食者，可给局部麻酸药或敷以溃疡膜、溃疡糊剂等。④泌尿系损害。环磷酰胺可致出血性膀胱炎，应鼓励患儿多饮水，可给予碳酸氢钠碱化尿液。⑤脱发。可于化疗前剃发或备假发、帽子或围巾。⑥糖皮质激素长期应用可致库欣综合征及高血压等，应告知家长及年长儿停药后可消失，多关心患儿心理变化，勿嘲笑、讥讽。

6. 心理护理及健康教育　给予患儿及家长情感支持和心理疏导，消除恐惧心理，增强治愈信心。讲解疾病相关知识，指导观察和预防感染及出血征象，强调坚持定期化疗和随访的重要性。鼓励患儿酌情参加学习及社会活动。

# 第 12 单元　泌尿系统疾病患儿的护理

【复习指南】本单元历年常考的内容包括小儿正常尿量及少尿的标准；急性肾小球肾炎的致病菌、发病机制、临床表现、护理诊断 / 问题、治疗用药的选择及饮食的护理，活动的注意事项，合并严重循环充血的临床表现、饮食及护理；肾病综合征的四大临床表现、病理生理、糖皮质激素的选择及疗效的评价；尿路感染的致病菌、发病机制、辅助检查、抗菌药物的选择及护理措施。

## 一、小儿泌尿系统解剖、生理特点

### （一）解剖特点

1. 肾　位于腹膜后脊柱两侧，形似蚕豆，左右各一。

2. 输尿管　婴幼儿输尿管长而弯曲，管壁肌肉及弹力纤维发育不全。

3. 膀胱　婴儿膀胱位置相对较高，随年龄增长，逐渐下降至骨盆内。

4. 尿道　女婴尿道较短，外口暴露，且接近肛门，易受粪便污染而发生上行感染。男婴尿道较长，但常有包茎，污垢积聚时也可致上行性细菌感染。

### （二）生理特点

肾有许多重要的功能：调节水、电解质、酸碱平衡以维持内环境的相对稳定，排泄体内代谢终末产物，内分泌功能。肾完成其生理功能主要通过肾小球的滤过和肾小管的重吸收、分泌、排泄。

### （三）排尿及尿液特点

1. 排尿次数　93% 新生儿在生后 24 小时内开始排尿，99% 在 48 小时内排尿。出生后最初几天排尿仅 4 ～ 5 次 / 天；1 周后增至 20 ～ 25 次 / 天；1 岁时 15 ～ 16 次 / 天；幼儿 10 次 / 天；学龄前和学龄期 6 ～ 7 次 / 天。

2. 尿量

（1）正常尿量：新生儿为每小时 1 ～ 3ml/kg，婴儿为 400 ～ 500ml/d，幼儿为 500 ～ 600ml/d，**学龄前期为 600 ～ 800ml/d**，学龄期为 800 ～ 1400ml/d。

（2）少尿：新生儿每小时尿量＜ **1.0ml/kg，婴幼儿＜ 200ml/d，学龄前期＜ 300ml/d**，学龄期＜ 400ml/d，或其他任何年龄每天尿量＜ 250ml 均为少尿。

（3）无尿：新生儿尿量每小时＜ 0.5ml/kg，其他年龄小儿每天尿量＜ 30 ～ 50ml 均为无尿。

3. 排尿控制　婴儿期由脊髓反射完成，以后建立脑干 – 大脑皮质控制。3 岁左右小儿已能控制排尿。

4. 小儿尿液特点

（1）尿色及酸碱度：正常小儿尿色淡黄色、透明，pH 为 5 ～ 7。

（2）尿渗透压和尿比重：1 岁以后接近成人水平，儿童尿比重范围通常为 1.011 ～ 1.025，尿渗透压通常为 500 ～ 800mmol/L。

（3）尿蛋白：正常仅含微量蛋白，定量＜ 100mg/d，定性试验阴性；24 小时尿蛋白定量＞ 150 ～ 200mg，定性为阳性则为异常。

（4）细胞和管型：正常小儿新鲜尿沉渣镜检，白细胞＜ 5 个 /HP，红细胞＜ 3 个 /HP，管型不出现 ；12 小时尿沉渣计数白细胞＜ 100 万个，红细胞＜ 50 万个，管型＜ 5000 个，蛋白质＜ 50mg。

## 二、急性肾小球肾炎

急性肾小球肾炎（简称急性肾炎）是感染后免疫反应引起的急性弥漫性肾小球炎性病变，男女比例为 2 ∶ 1，多见于 5 ～ 14 岁儿童，特别是 6 ～ 7 岁小儿。主要临床表现为急性起病，多有前驱感染，水肿、血尿、蛋白尿和高血压。本病在小儿常呈良性自限过程，预后良好。

### （一）病因及发病机制

本病多由 A 组 β - **溶血性链球菌**中的致肾炎菌株感染后引起的免疫复合物性肾炎，继发于呼吸道和皮肤感染。其他如肺炎链球菌、金黄色葡萄球菌和革兰阴性杆菌等也可致病。此外，乙型肝炎病毒、柯萨奇病毒 $B_4$ 和埃可病毒 9 型、腮腺炎病毒、肺炎支原体、真菌、钩端螺旋体、流行性感冒病毒、立克次体和疟原虫等也可致病。

机体对链球菌的某些抗原成分产生抗体，抗原抗体结合形成免疫复合物，其不易被吞噬清除，随血流抵达肾，引起炎症和免疫反应，损伤基底膜，血液成分从毛细血管漏出，尿中出现蛋白、白细胞、红细胞及各种管型。细胞因子刺激肾小球内皮和系膜细胞增生、肿胀，肾小球滤过率降低，出现少尿、无尿，严重者发生急性肾衰竭；因滤过率降低，水钠潴留，血容量和细胞外液增多，出现不同程度的水肿、循环充血和高血压，严重者可出现高血压脑病。

### （二）临床表现

轻者无明显症状，仅于尿检时发生异常；重者在两周内出现循环充血、急性肾衰竭、高血压脑病而危及生命。

1. 前驱感染　每年秋、冬季是发病高峰，发病前多有呼吸道或皮肤链球菌前驱感染史。

2. 典型表现　起病时可有低热、头晕、疲倦、乏力、食欲缺乏、腰部钝痛等非特异症状。主要症状如下。

（1）水肿：为最早出现和最常见的症状。70% 患儿有非压凹性水肿，初期眼睑及颜面部水肿，渐及躯干、四肢，甚至全身水肿。一般为轻、中度水肿。水肿主要是由于**肾小球滤过率降低，导致尿少和水、钠潴留**引起。

（2）少尿：早期尿色深、尿量明显减少，严重者可出现无尿。

（3）血尿：几乎都有。轻者镜下血尿，30% ～ 70% 患儿有肉眼血尿。肉眼血尿多在 1 ～ 2 周消失转为镜下血尿，少数可持续 3 ～ 4 周，镜下血尿一般持续数月。

（4）蛋白尿。

（5）高血压。

3. 严重表现

（1）**严重循环充血**：表现为明显气急、两肺布满湿啰音、端坐呼吸、咳嗽、咳泡沫痰甚至带粉红色，心率增快，心脏扩大，有时可出现奔马律，肝大而硬，水肿加重可出现胸腔积液和腹水等。

（2）高血压脑病。

（3）急性肾衰竭。

### （三）辅助检查

1. 尿液检查　尿蛋白 + ～ +++，镜下大量红细胞，可见颗粒、透明或红细胞管型。

2. 血液检查

（1）红细胞沉降率增快。

（2）血清抗链球菌抗体升高，是诊断链球菌感染后肾炎的依据。

（3）血清总补体及 C3 在病程早期下降，6 ～ 8 周恢复正常。

（4）少尿期有轻度氮质血症，肌酐、尿素氮暂时升高。

（四）治疗

本病是自限性疾病。主要是清除残留感染灶，对症处理，注意观察和防止急性期并发症，保护肾功能，加强护理。

1. 休息　急性期卧床休息，直至水肿消退、肉眼血尿消失、血压正常。

2. 饮食　水肿、高血压者限制钠盐的摄入；有尿少、循环充血者限制水的入量；有氮质血症者限制蛋白的入量。

3. 控制链球菌感染和清除病灶

4. 对症治疗

（1）利尿：在控制水、盐的入量后仍有水肿、高血压或少尿者给予利尿药。一般忌用保钾利尿药和渗透性利尿药。

（2）降压：抗高血压药首选硝苯地平口服或舌下给药。

（3）高血压脑病：首选硝普钠，此药滴入应严密监测血压，随时调节滴速。同时，给予地西泮止痉镇静及呋塞米利尿、脱水等。

（4）严重循环充血：应严格限制钠、水入量和用**强利尿药（如呋塞米）**促进液体排出；发生肺水肿可用硝普钠扩血管降压；上述处理无效时可采用血液滤过治疗或腹膜透析。

（5）急性肾衰竭：维持水、电解质平衡，及时处理水、电解质紊乱，必要时透析治疗。

（五）常见护理问题

1. **体液过多**　与肾小球滤过率下降有关。

2. 活动无耐力　与血压升高、水肿有关。

3. 知识缺乏　患儿及家长缺乏本病的护理知识。

4. 潜在并发症　严重循环充血、急性肾衰竭、高血压脑病。

（六）护理措施

1. 休息、控制水盐摄入、利尿

（1）休息：一般**起病 2 周内应卧床休息**，待肉眼血尿消失、水肿消退、血压降至正常后，可下床轻微活动或户外散步；1 ～ 2 个月内活动量宜加限制，**3 个月内避免剧烈活动**；红细胞沉降率正常、尿内红细胞减少可上学，但要避免体育活动；Addis 计数正常后恢复正常生活。

（2）饮食管理：有**氮质血症**时应**限制蛋白质的入量，每日 0.5g/kg**；水肿、少尿时期，限制钠盐摄入；除非严重循环充血或少尿，一般不严格限水；在血压正常、尿量增加、水肿消退后，可恢复正常饮食。

（3）利尿、降压：凡经限制水盐入量后有高血压或少尿、水肿仍很明显、全身循环充血者，遵医嘱给予利尿药、抗高血压药。

2. 观察病情变化

（1）观察尿量、尿色，准确记录 24 小时出入水量。患儿肉眼血尿消失，尿量增加，提示病情好转。但要警惕急性肾衰竭、氮质血症及高钾血症。

（2）观察血压变化，若出现血压突然升高、剧烈头痛、呕吐、眼花等，提示高血压脑病，除降压外需镇静，脑水肿时给脱水药。

（3）密切观察呼吸、脉搏、心率，警惕严重循环充血的发生。如发生**循环充血，**将患儿安置于**半卧位、吸氧，**遵医嘱给药。

3. 健康教育　本病是自限性疾病，限制患儿活动是控制病情进展的重要措施，前 2 周最关键。本病的预后良好，增强体质、锻炼身体、减少或避免上呼吸道感染是预防本病的关键，一旦发生了上呼吸道或皮肤感染，应及早抗生素治疗。

## 三、肾病综合征

是多种原因所致肾小球基底膜通透性增高，导致大量血浆蛋白自尿丢失引起的一种临床症候群。**4 大临床特点：①蛋白尿；②低蛋白血症；③水肿；④高胆固醇血症**。

### （一）病因及发病机制

病因尚不十分清楚。单纯性肾病的发病与 T 细胞免疫功能紊乱有关；肾炎性肾病的肾病变中常可发现补体和免疫球蛋白成分沉积；先天性肾病与遗传有关。

### （二）病理生理

1. 蛋白尿　是本病最根本和最重要的病理生理改变，是导致肾病综合征其他三大临床特点的基本原因。

2. 低蛋白血症　是病理生理改变中的关键环节。

3. 水肿

（1）低蛋白血症使血浆胶体渗透压降低，水由血管内渗到组织间隙。当血浆白蛋白＜ 25g/L 时，液体主要潴留在间质区，＜ 15g/L 时形成腹水和胸腔积液。

（2）水由血管内渗到组织间隙，有效循环血量减少，远端肾小管对水、钠的重吸收增多，引起水钠潴留。

（3）低血容量增强了交感神经的兴奋性，近端肾小管钠的重吸收增加。

4. 高胆固醇血症　又称高脂血症 。持续高脂血症可促进肾小球硬化和间质纤维化。

### （三）临床表现

1. 单纯性肾病　水肿最常见，呈压凹性，开始于眼睑、面部，渐及四肢全身，重者可出现胸腔积液、腹水、心包积液，男孩常有阴囊显著水肿。病初患儿一般状况尚好，继之出现面色苍白、疲倦、食欲缺乏，水肿严重者可有少尿，一般**无血尿及高血压**。

2. 肾炎性肾病　多在学龄期发病。水肿不严重，除具备四大特征外，有明显血尿、血清补体下降、不同程度氮质血症、高血压。

3. 并发症

（1）感染：是本病最常见的并发症，又是病情反复和加重的诱因。

（2）低血容量、电解质紊乱：低蛋白血症使血浆胶体渗透压降低，有效循环血量不足，易出现低血容量性休克；常见的电解质紊乱有低钠血症、低钙血症、低钾血症。

（3）高凝状态和血栓形成。

（4）急性肾衰竭。

（5）生长延迟。

（四）辅助检查

1. 尿液检查　尿蛋白定性为 +++ ～ ++++，大多可见颗粒管型和透明管型，肾炎性肾病尿红细胞增多。24 小时尿蛋白定量≥ 50mg/（kg · d），或晨尿或随机尿蛋白 / 肌酐（mg/mg）≥ 2.0。

2. 血液检查　血浆白蛋白及总蛋白明显减少，血浆白蛋白＜ 25g/L，白球比倒置；红细胞沉降率增快；胆固醇＞ 5.7mmol/L；肾炎性肾病者可有血清补体降低；不同程度的氮质血症。

（五）治疗

1. 一般治疗

（1）休息：严重水肿、低血容量、高血压患儿需卧床休息，但应经常变换体位。一般患儿不需要严格限制活动。

（2）饮食：水肿患儿要限制盐的摄入，每天一般为 1 ～ 2g，严重高血压、水肿要无盐饮食，病情缓解后不必继续限盐，氮质血症患儿给予优质蛋白 2g/（kg · d）。

（3）补充维生素及矿物质。

（4）防治感染。

2. 利尿

3. 糖皮质激素　有使尿蛋白消失或减少及利尿的作用，为**治疗肾病综合征较有效的首选药物**。

（1）短程疗法：全疗程共 8 周。短程疗法易于复发，国内少用。

（2）中、长程疗法：分为诱导缓解阶段，巩固维持阶段。6 个月为中程疗法，9 个月为长程疗法。

（3）疗效判断：泼尼松 2mg/（kg · d）治疗 8 周进行评价。①激素敏感：8 周内水肿消退，尿蛋白转阴。②**激素部分敏感：治疗 8 周内水肿消退，尿蛋白 + ～ ++**。③激素耐药：治疗满 8 周，尿蛋白 ++ 以上。④激素依赖：对激素敏感，但减量或停药 2 周内复发，恢复用量或再次用药后尿蛋白又转阴，重复 2 次以上者（除外感染或其他因素）。⑤复发或反复：尿蛋白已转阴，停用激素 4 周以上，尿蛋白又≥ ++ 为复发；如在激素用药过程中出现上述变化为反复。⑥频繁复发或反复：指半年内复发或反复≥ 2 次，1 年内≥ 3 次。

4. 免疫抑制药　适用于激素部分敏感、依赖、耐药及复发的病例。

5. 抗凝　防治血栓。

6. 其他　如免疫调节药、中医中药、血管紧张素转化酶抑制药治疗等。

（六）护理措施

1. 适当休息　一般不需要严格限制活动，严重水肿、低血容量、高血压患儿需卧床休息，但需常换体位，以防血管栓塞等并发症。

2. 营养管理　饮食上要易消化、高维生素、足量碳水化合物、少脂肪，补充维生素及微量元素。

3. 预防感染　避免到公共场所，做好保护性隔离，加强皮肤护理，做好会阴清洁，严重水肿者尽量避免肌内注射，注意监测体温、血常规等。

4. 观察药物疗效及不良反应

（1）激素治疗时，应注意每日尿蛋白变化、尿量、血浆蛋白恢复等情况，注意观察激素的副作用，如**库欣综合征、消化性溃疡、骨质疏松、高血压**等。及时补充维生素 D 及钙质，以免发生手足搐搦症。

（2）用利尿药时，观察尿量，定期查血钠、血钾。

（3）使用免疫抑制药时，注意脱发、白细胞计数下降、胃肠道反应及出血性膀胱炎等。用药期间多饮水，定期查血常规。

（4）在使用抗凝和溶栓疗法中，注意监测凝血时间及凝血酶原时间。

5. 健康教育与心理支持　关心、爱护患儿；讲解激素治疗对本病的重要性，坚持按计划用药；感染是本病最常见的并发症及复发的诱因，采取有效措施预防感染至关重要；指导家长做好出院后的家庭护理；教会家长或较大儿童学会用试纸监测尿蛋白的变化。

## 四、尿路感染

### （一）病因

尿路感染多数由细菌引起，以革兰阴性杆菌为主，最常见的为**大肠埃希菌**，占首次感染的 60%～80%，其次为变形杆菌、副大肠埃希菌、克雷伯杆菌。

### （二）发病机制

1. 感染途径

（1）**上行感染**：致病菌从尿道口上行进入膀胱，再经输尿管移行至肾脏，引起肾盂肾炎，**是小儿最主要的感染途径**。

（2）血源性感染：主要见于新生儿和小婴儿，金黄色葡萄球菌是经血源途径侵袭尿路的主要致病菌。

（3）淋巴感染和直接蔓延。

2. 易感因素

（1）与小儿解剖生理特点有关：女孩尿道短，尿道口接近肛门，易被粪便污染；男孩包皮较长、包茎，易于积垢而**上行感染**。

（2）小儿泌尿系统畸形。

（3）膀胱输尿管反流。

（4）其他：泌尿道器械检查、不及时更换尿布、蛲虫症、留置导尿管、机体防御能力低下、肾病综合征等均是易致感染的原因。

3. 细菌毒力　感染微生物的毒力是决定细菌能否引起上行感染的主要因素。

### （三）临床表现

1. 急性尿路感染　不同年龄组症状不同，病程在 6 个月以内。

（1）**新生儿期**：多由**血行感染**引起。以全身症状为主，可有发热、黄疸、体重不增、拒奶、腹泻、嗜睡和惊厥等。

（2）**婴幼儿期**：仍以**全身症状为主**，局部症状轻微或缺如。主要表现为发热、呕吐、腹泻、腹痛等，部分可有尿路刺激症状。

（3）儿童期：上尿路感染多有寒战、发热、腰痛、肾区叩击痛，有时也伴有尿路刺激症状；下尿路感染以膀胱刺激症状为主，全身症状轻微。

2. 慢性尿路感染　病程多在6个月以上。反复发作者可有乏力、腰痛、贫血、生长发育迟缓，重症者肾实质损害，出现高血压及肾功能不全。

3. 无症状性菌尿　无任何尿路感染症状，但在常规的尿过筛检查中，可以发现菌尿。

（四）辅助检查

1. 尿常规　清洁中段尿离心沉渣镜检中**白细胞＞10个/HP**，即可怀疑为尿路感染，血尿也很常见。

2. 尿细菌检查

（1）清洁中段尿细菌培养：菌落计数少于$10^4$/ml或多种杂菌生长时，尿液污染的可能性大；菌落计数在$10^4$～$10^5$/ml为可疑；菌落计数超过$10^5$/ml即可确诊。

（2）尿涂片找细菌：取1滴混匀的新鲜尿液置玻片上烘干，革兰染色，每油镜视野≥1个，有诊断意义。

（3）尿白细胞酯酶检测、亚硝酸盐试纸条试验。

3. 影像学检查　检查泌尿系有无先天性或获得性畸形，辅助急性尿路感染定位，了解慢性肾损害或瘢痕进展情况。

（五）治疗

1. 一般治疗　急性期卧床休息，多饮水、勤排尿；女童注意外阴清洁；加强营养，增强机体抵抗力；对症治疗；尿路刺激症状明显的，可用抗胆碱药，如阿托品治疗，也可口服碳酸氢钠碱化尿液，减轻尿路刺激症状。

2. 抗菌治疗　宜及早开始抗菌药物治疗。**婴幼儿难以区分感染部位、且有全身症状者均按上尿路感染用药**。选用原则如下。

（1）选用对肾功能损害小的药物。

（2）感染部位：对膀胱炎应选择尿浓度高的药物，对肾盂肾炎应选择血浓度高的药物。

（3）根据尿培养及药敏试验结果，结合临床疗效选用抗生素。

（4）药物在肾组织、血液、尿液中都应有较高的浓度。

（5）选用的药物抗菌谱广，抗菌能力强，且不易产生耐药菌株的。

（6）没有药敏试验结果的，对上尿路感染或急性肾盂肾炎推荐使用**二代以上头孢菌素**、氨苄西林/棒酸盐复合物。

上尿路感染/急性肾盂肾炎：常用的抗生素为氨苄西林、头孢噻肟钠、头孢曲松钠等，**疗程共10～14天**。

**下尿路感染：首选复方磺胺甲噁唑**，对大肠埃希菌有较强抑制作用，尿中溶解度高，价格便宜。

复发治疗：尿细菌培养后，选用两种抗菌药物，疗程为10～14天，以后以小剂量维持，以防再发。

（六）护理措施

1. 维持体温正常

（1）休息：急性期卧床休息，大量饮水，多排尿起到冲洗尿道作用，促进细菌和菌毒素排出。

（2）饮食：发热患儿给予流质或半流质饮食。进食易消化，含足够热量，富含蛋白质和维生素的食物，增加抵抗力。

（3）降温：监测体温变化，高热者给予物理降温或遵医嘱药物降温。

2. 减轻排尿异常

（1）保持会阴部清洁，便后清洁外阴，婴儿勤换尿布，尿布用开水烫洗晒干。

（2）婴幼儿哭闹、尿道刺激症状明显的，用抗胆碱药。

（3）遵医嘱应用抗生素，观察药物的不良反应。

（4）定期复查尿常规，进行尿培养。

3. 健康教育

（1）本病的**护理要点及预防知识**：为婴儿**勤换尿布，便后洗净臀部**，保持清洁；幼儿不**穿开裆裤；女孩清洗外阴时从前向后，使用单独洁具**，防止肠道细菌污染尿道导致上行性感染；**及时发现男孩包茎、女孩处女膜伞、蛲虫前行尿道等情况，并及时处理**。

（2）按时服药，定期复查，防止再感染与复发。

## 第 13 单元　内分泌系统疾病患儿的护理

【复习指南】需要熟练掌握的内容为先天性甲状腺功能减退症的临床表现及护理措施；儿童糖尿病的临床表现及护理措施。需要掌握的内容为生长激素缺乏症的临床表现及护理措施；先天性甲状腺功能减退症的治疗原则；儿童糖尿病的病因及发病机制、治疗原则。需要了解的内容为生长激素缺乏症的病因及治疗原则；先天性甲状腺功能减退症的病因及发病机制、辅助检查；儿童糖尿病的辅助检查。护理历年常考的内容包括先天性甲状腺功能减退症的病因、辅助检查、口服左甲状腺素钠治疗开始的时间及注意事项；儿童糖尿病的发病机制、临床表现，低血糖的临床表现及健康教育，合并糖尿病酮症酸中毒的诱因、临床表现及胰岛素的使用注意事项。

### 一、生长激素缺乏症

（一）病因

1. 原发性　遗传性生长激素缺乏，特发性下丘脑、垂体功能障碍，发育异常。

2. 继发性　产伤是国内生长激素缺乏症最主要的病因。

3. 暂时性　暂时性生长激素分泌功能低下，在消除外界不良因素或治疗原发疾病后即可恢复。

（二）临床表现

1. 原发性生长激素缺乏症　生长障碍，骨成熟延迟，青春发育期推迟，智力正常。

2. 继发性生长激素缺乏症

（三）治疗　采用激素替代治疗。

1. 生长激素替代疗法　基因重组人生长激素替代治疗已被广泛应用。

2. 生长激素释放激素治疗

3. 性激素治疗　同时有性腺轴功能障碍的生长激素缺乏症患儿，骨龄达 12 岁时可开始用性激素治疗。

（四）护理措施

1. 指导正确用药，促进生长发育。

2. 为患儿及其家庭提供支持。

## 二、先天性甲状腺功能减退症

（一）病因及发病机制

1. 散发性先天性甲状腺功能减退症（甲减）

（1）**甲状腺不发育、发育不全或异位**：是先天性甲减**最主要的原因**，约占 90%，多见于女孩。

（2）甲状腺激素合成障碍。

（3）促甲状腺素、促甲状腺激素释放激素缺乏。

（4）甲状腺或靶器官反应低下。

（5）母亲因素（暂时性甲减）：通常可在 3 个月内好转。

2. 地方性先天性甲减　多因孕妇饮食缺碘，致使胎儿在胚胎期即因碘缺乏而甲状腺功能低下。

（二）临床表现

甲状腺发育不良者常在出生后 3 ～ 6 个月时出现症状。患儿的主要临床特征包括智能落后、生长发育迟缓和生理功能低下。

1. 新生儿甲减　前囟大、后囟未闭，生理性黄疸期延长至 2 周以上，反应迟钝、喂养困难、哭声低、声音嘶哑、便秘、腹胀、末梢循环差、皮肤硬肿等现象。

2. 婴幼儿甲减　特殊面容、生长发育迟缓、心血管功能低下、消化道功能紊乱、神经系统功能障碍。

3. 地方性甲减　神经性综合征、黏液水肿性综合征。

（三）辅助检查

1. 新生儿筛查。

2. **血清 $T_4$、$T_3$、TSH 测定**，如 $T_4$ 降低、TSH 明显升高即可确诊。

3. TRH 刺激试验。

4. 骨龄测定。

5. 基础代谢率测定。

6. 甲状腺扫描。

（四）治疗

本病在生命**早期对神经系统功能损害严重，因此早诊断、早治疗至关重要**。

（1）一旦确诊，立即治疗。

（2）甲状腺发育异常导致的，需终身治疗。

（3）新生儿筛查时发现的先天性甲减，治疗剂量应该一次足量。

（五）护理措施

1. 保暖　注意室内温度，及时增减衣服，避免受凉。

2. 营养供给　供给高维生素、高蛋白质、富含钙及铁剂的易消化食物，保证生长发育需要。

3. 加强训练，提高自理能力

4. 指导用药　对家长和患儿进行指导，使其了解终身用药必要性，以坚持用药治疗，并掌握药物服用方法及疗效观察。

5. 保持大便通畅

6. 宣传新生儿筛查的重要性　在内分泌代谢性疾病中本病的发病率最高，早期诊断至关重要。一经确诊，在生后 1 ～ 2 个月即开始治疗者，可避免遗留神经系统功能损害。

## 三、儿童糖尿病

由于胰岛素缺乏所造成的糖、蛋白质、脂肪代谢紊乱，使血糖、尿糖增高的病症。分为 1 型糖尿病（胰岛素依赖性）和 2 型糖尿病（非胰岛素依赖性）。98% 的儿童糖尿病为 1 型糖尿病，2 型糖尿病儿童发病少。

### （一）病因

（1）遗传易感性。

（2）环境因素。

（3）自身免疫因素。

### （二）发病机制

人体有 6 种涉及能量代谢的激素：胰岛素、肾上腺素、去甲肾上腺素、胰高血糖素、生长激素和皮质醇。其中唯有胰岛素是促进能量储存的激素。正常情况下，胰岛素可促进细胞内葡萄糖的转运，促进糖的利用和蛋白质的合成，抑制肝糖原和脂肪的分解。糖尿病患儿的胰岛素分泌不足或缺如，葡萄糖的利用减少，反调节激素增高，从而又促进了葡萄糖异生和肝糖原分解作用，蛋白质和脂肪分解加速，造成血糖和细胞外液渗透压增高，导致渗透性利尿，临床出现**多尿症状**，造成电解质紊乱和慢性脱水。由于机体的代偿，患儿呈现**渴感增强、饮水增多**；因为组织不能利用葡萄糖，能量不足而产生饥饿感，引起多食。

### （三）临床表现

典型症状为“三多一少”，即多饮、多食、多尿和体重下降。约 40% 糖尿病患儿在就诊时即处于酮症酸中毒状态，这类患儿常因**过食、急性感染、诊断延误、突然中断胰岛素治疗等因素诱发**。多表现为起病急，脉搏细速、血压下降、体温不升、进食减少、恶心、呕吐、皮肤黏膜干燥、呼吸深长、呼气中带有酮味、腹痛、关节或肌肉疼痛，甚至嗜睡、淡漠、昏迷。

### （四）辅助检查

1. 尿液检查　尿糖阳性，尿蛋白阳性提示可能有肾继发损害，有酮症酸中毒时尿酮体呈阳性。

2. 血糖　任意时刻血糖 ≥ 11.1mmol/L，空腹血浆血糖 ≥ 7.8mmol/L 或全血血糖 ≥ 6.7mmol/L，可诊断为糖尿病。

3. 糖耐量试验

4. 糖化血红蛋白检测　可作为患儿在以往 2 ～ 3 个月血糖是否得到满意控制的指标。

5. 血气分析　pH ＜ 7.30，$HCO_3^-$ ＜ 15mmol/L 时，即有代谢性酸中毒存在。

6. 其他　胰岛细胞抗体阳性，胆固醇、游离脂肪酸及三酰甘油均增高。

### （五）治疗

包括胰岛素替代、饮食管理、运动及精神心理治疗。治疗目的：消除临床症状；积极预防并及时纠正酮症酸中毒；避免发生低血糖；纠正情绪障碍；早期诊断和治疗并发症；防治慢性并发症的发生和发展；使患儿正常生长发育，保证其正常的生活活动；防止肥胖。

1. 胰岛素治疗　胰岛素是治疗 1 型糖尿病最主要的药物。

2. 饮食控制　患儿**饮食控制必须与胰岛素治疗同步进行，以维持正常血糖和保持理想体重**。

3. 运动治疗

4. 糖尿病酮症酸中毒的治疗

（1）液体治疗：液体治疗主要针对脱水、酸中毒和电解质紊乱。

（2）胰岛素治疗：多采用小剂量胰岛素静脉滴注治疗。每小时检测血糖一次，防止血糖下降过快。

（六）护理措施

1. 饮食控制　每日进食应**定时、定量，勿吃额外食物**。饮食控制以能**保持正常体重，减少血糖波动**，维持血脂正常为原则。

2. 指导胰岛素的使用　包括胰岛素的注射，血糖、尿糖的监测及使用胰岛素的注意事项。

3. 运动锻炼　每天做适当运动。运动时间在进餐 1 小时后，2 ～ 3 小时以内为宜，不在空腹时运动，运动后有低血糖症状时可加餐。

4. 防治酮症酸中毒

（1）密切观察病情。

（2）保证出入量平衡，纠正水、电解质、酸碱平衡的紊乱。

（3）协助胰岛素治疗，严密监测血糖波动。

（4）糖尿病酮症酸中毒是儿童糖尿病急症死亡的主要原因，在抢救此类患儿时要立即建立 2 条静脉通路，一路为纠正脱水、酸中毒快速输液用，另一路输入**小剂量胰岛素**降血糖，最好采用微量输液泵调整滴速，保证**胰岛素均匀滴入**。在补液、排尿后应立即补钾。静脉输液速度及用量需根据小儿年龄及需要调节，并详细记录出入水量，防止因脑水肿、低血糖、低血钾、心力衰竭而突发死亡。

5. 低血糖的护理　注射胰岛素过量或注射后进食过少可引起低血糖，表现为突发饥饿感、心悸、脉速、多汗，严重者出现惊厥、昏迷、休克，甚至死亡。一旦发生，立即将患儿平卧，进食糖水或糖块，必要时静脉注射 50% 葡萄糖。

6. 预防感染　保持良好的卫生习惯，坚持定期检查身体。

7. 预防并发症　按时测定血糖、尿糖，及时调整胰岛素的注射剂量、运动量及饮食量。

8. 心理支持及健康教育　帮助患儿保持良好的营养状态、适度的运动、建立良好的人际关系，增强战胜疾病的自信心。

## 第 14 单元　神经系统疾病患儿的护理

【复习指南】在本单元中，需要熟练掌握小儿神经系统解剖、生理特点，小儿神经系统检查；化脓性脑膜炎的病因及发病机制、临床表现及护理措施；病毒性脑膜炎、脑炎的病因及发病机制、临床表现及护理措施；急性感染性多发性神经根神经炎的临床表现及护理措施；脑性瘫痪的临床表现及护理措施；注意缺陷障碍的临床表现及护理措施。

护理历年常考的内容包括脊髓的解剖生理特点；腰穿后去枕平卧的目的，出生时已存在以后逐渐消失的反射；化脓性脑膜炎是最常见的中枢神经系统感染疾病，其常见病因、发病机制、临床表现、辅助检查、抗生素的选择及高热的护理；病毒性脑炎的致病菌、临床表现、辅助检查及对症治疗时药物的选择；急性感染性多发性神经根神经炎的高发季节、主要临床表现、辅助检查、药物的应用及护理措施。

## 一、小儿神经系统解剖及生理特点

（一）脑

脑是中枢神经系统的核心。小儿 1 岁时完成脑发育的 50%，3 岁时完成脑发育的 75%，6 岁时完成脑发育的 90%。小儿对缺氧的耐受性较成人差。

（二）脊髓

脊髓是脑部神经冲动上传下递的通道。新生儿脊髓下端在第 2 腰椎下缘，4 岁时达到第 1、2 腰椎之间。所以婴幼儿时期行腰椎穿刺的位置要低，以免损伤脊髓，常以**第 4、第 5 腰椎间隙**为宜，4 岁以后应以第 3、4 腰椎间隙为宜。腰椎穿刺后的患儿要**去枕平卧 4～6 小时，**其目的是**防止因颅内压降低引起头痛的发生**。

（三）脑脊液

正常小儿脑脊液的量和压力随着年龄的增长和脑室的发育逐渐增加。

（四）神经反射

1. 生理反射

（1）出生时已存在，终身不消失的反射：瞳孔对光反射、角膜反射、吞咽反射、结膜反射。

（2）出生时已存在，以后逐渐消失的反射：觅食反射、握持反射及拥抱反射（生后 3～4 个月消失），**颈肢反射（生后 5～6 个月消失）**，吸吮反射（1 岁左右完全消失）。

（3）出生时不存在，以后逐渐出现并终身不消失的反射：腱反射、提睾反射、腹壁反射。

2. 病理反射　巴宾斯基征、奥本海姆征、戈登征等。正常 2 岁以下婴儿可呈现巴宾斯基征阳性。

## 二、化脓性脑膜炎

**化脓性脑膜炎**（简称化脑）是小儿，尤其婴幼儿时期常见的中枢神经系统感染性疾病。临床以急性发热、惊厥、意识障碍、颅内压增高、脑膜刺激征及脑脊液脓性改变为特征。

（一）病因

1. 致病菌的侵袭　**2 个月以下患儿**，易发生肠道革兰阴性杆菌（**大肠埃希菌最多见**）和金黄色葡萄球菌脑膜炎；**3 个月至 3 岁多以流感嗜血杆菌感染**为主；5 岁以上患儿主要以脑膜炎奈瑟菌及肺炎链球菌感染为主，**脑膜炎奈瑟菌**是导致**暴发型化脑的最主要的致病菌**。

2. 机体免疫状态　儿童机体免疫力弱，血脑屏障功能较差，致病菌容易侵入机体引起本病。

（二）发病机制

（1）最常见的途径是致病菌通过体内感染灶，**通过血流传播，抵达脑膜微血管**。当小儿免疫防御功能降低时，细菌通过血脑屏障到达脑膜，导致发病。致病菌大多由上呼吸道入侵血流，新生儿的皮肤、胃肠道黏膜或脐部也常是感染的侵入门户。

（2）邻近组织器官感染的局部扩散所致。

（三）临床表现

90% 的化脑为 5 岁以下儿童，婴儿期是患病高峰期。

1. 典型表现

（1）**感染中毒及急性脑功能障碍症状**：发热、烦躁不安和进行性加重的意识障碍。

（2）**颅内压增高表现**：头痛、呕吐，婴儿前囟饱满与张力增高、头围增大等。合并脑疝时，则有呼吸不规则、两侧瞳孔不等大、对反射减弱或消失等体征。

（3）脑膜刺激征：以颈强直最常见，其他如克尼格征和布鲁津斯基征阳性。

2. 非典型表现　年龄小于 3 个月的患儿表现多不典型，体温可高可低，甚至体温不升；颅内压增高表现不明显，惊厥发作不典型；脑膜刺激征不明显。

3. 并发症

（1）硬脑膜下积液：经 48 ～ 72 小时治疗发热不退或退后复升，病情不见好转或反复者，应首先考虑可能合并硬脑膜下积液。

（2）脑室管膜炎：前囟饱满、惊厥频繁、高热不退、呼吸衰竭等症状，病死率和致残率高。

（3）脑积液：少有“落日眼”“破壶音”。

（四）辅助检查

1. 脑脊液检查　**脑脊液检查是确诊本病的重要依据**。典型病例表现为压力增高，**外观浑浊或呈乳白色**，白细胞≥ $1000 \times 10^6$/L，中性粒细胞为主。糖和氯化物含量常有明显降低，蛋白显著增高。

2. 血液检查

（1）血常规：外周血中白细胞明显增多，分类以中性粒细胞增多为主。

（2）血培养：未使用抗生素的病程早期，血培养阳性率高，可帮助确定致病菌。

3. 头颅 CT 检查　可确定脑水肿、脑室扩大、硬脑膜下积液、脑膜炎等病理改变。

（五）治疗

1. 抗生素治疗　化脑预后严重，应力求用药 24 小时内杀灭脑脊液中致病菌，故应选择对病原菌敏感且能较高浓度透过血脑屏障、毒性低的药物。做到用药早、剂量足和疗程够。

2. 肾上腺皮质激素治疗　降低血管通透性、减轻脑水肿及颅内高压症状。

3. 对症及支持治疗　颅内高压使用 20% 甘露醇降颅压，高热使用解热药，惊厥发作使用止惊、镇静药物。

4. 并发症的治疗

（1）硬膜下积液：少量积液无须处理。如积液多引起颅内压增高症状时，应做硬膜下穿刺放出积液，每侧每次不超过 15ml。

（2）脑室管膜炎：进行侧脑室穿刺引流，以缓解症状。

（3）脑积水：主要手术治疗。

（六）护理措施

1. 维持正常体温　保持病室内空气清新，每日定时开窗通风，及时更换汗湿的衣物，鼓励患儿多饮水。高热患儿卧床休息，体温**＞ 38.5℃给予物理降温或药物降温**，应在 **30 分钟内**使体温**降至正常水平**，以减少大脑氧的消耗防止惊厥发生。遵医嘱及时给予退热及抗生素等药物。

2. 密切观察病情　观察患儿生命体征的变化，做好并发症的观察，随时做好各种急救的准备工作。

3. 防止外伤及意外　惊厥发作时头偏向一侧，给予口腔保护以免舌咬伤，拉好床档等；及时清理呕吐物，保持呼吸道通畅防止误吸；护理操作动作轻柔，集中进行；做好生活护理。

4. 保证营养供应　高蛋白、高热量、高维生素、清淡、易消化的流质或半流质饮食，意识障碍者必要时给予静脉高营养或鼻饲。

5. 心理护理　关心爱护患儿，安慰家长，消除恐惧、焦虑等心理，使其积极配合，增强战胜疾病的信心。

6. 健康教育　宣传预防知识，积极治疗感染性疾病，与家长一起制订有效的功能训练计划，指导家长具体的护理方法，促进机体康复。

## 三、病毒性脑膜炎、脑炎

多种病毒感染引起的颅内急性炎症。若病变主要累及脑膜，为病毒性脑膜炎；若病变主要影响脑实质，则为病毒性脑炎。若脑膜和脑实质同时受累，此时称为病毒性脑膜脑炎。大多数病程呈自限性。

### （一）病因

**80% 为肠道病毒**，其次为单纯疱疹病毒、虫媒病毒、腺病毒、腮腺炎病毒和其他病毒等。

### （二）发病机制

病毒经肠道或呼吸道进入淋巴系统繁殖，然后经血流感染颅外某些脏器，形成病毒血症，病毒进一步繁殖，通过血脑屏障入侵脑实质及脑膜，出现中枢神经症状。

### （三）临床表现

多呈急性起病，病变受累的部位决定病情的轻重程度。病毒性脑炎的临床症状较脑膜炎严重，重症脑炎更易发生急性期死亡或后遗症。

1. 病毒性脑膜炎　急性起病，先有消化道或上呼吸道感染，主要表现为发热、恶心、呕吐，年长儿会诉头痛，婴儿则烦躁不安，易激惹。很少有严重意识障碍和惊厥，可有颈强直等脑膜刺激征，但无局限性神经系统体征。病程在 1 ～ 2 周内。

2. 病毒性脑炎　病程一般 2 ～ 3 周，多数可完全恢复。

（1）前驱症状：发热、头痛、呕吐、腹泻等急性全身感染症状。

（2）中枢神经系统症状：惊厥、意识障碍、颅内压增高、运动功能障碍、神经情绪异常。

### （四）辅助检查

1. 脑电图检查　病程早期以弥漫性或局限性异常慢波背景活动为特征。

2. 脑脊液检查　外观清亮，压力正常或增加。白细胞计数正常或轻度增多。

3. 病毒学检查　恢复期血清特异性抗体滴度高于急性期 **4 倍以上**有诊断价值。

### （五）治疗

急性期的支持与对症治疗，是保证病情顺利恢复、降低病死率和致残率的关键。

（1）卧床休息，维持水、电解质平衡，合理营养供给。

（2）严格限制液体入量，控制颅内高压和脑水肿。

（3）**控制惊厥发作，可给予抗惊厥药如地西泮、苯妥英钠等**。

（4）应用抗病毒药。

（5）抗生素的应用。

（六）护理措施

1. 及时给予降温处理　保持环境安静，监测体温、热型及伴随症状。

2. 专人守护，注意安全

3. 昏迷的护理　患儿侧卧位，定时翻身、按摩受压处皮肤，拍背促进痰液的排出。

4. 积极促进机体功能的恢复

（1）恢复脑功能：创造良好环境，对有精神症状患儿采取保护措施。

（2）恢复肢体功能：保持功能体位，尽早进行功能训练。

5. 密切观察病情变化，及时发现问题并处理

（1）观察意识变化：患儿如果出现意识障碍、烦躁不安，要注意是否存在脑水肿。

（2）观察瞳孔及呼吸变化：保持呼吸道通畅，及早发现脑疝及呼吸衰竭。

6. 健康教育　介绍病情、用药及护理方法，做好心理护理，坚持瘫痪肢体的功能锻炼和智力训练。

## 四、急性感染性多发性神经根神经炎

本病是目前我国和多数国家小儿最常见的急性周围神经病，**易发于夏、秋季节**。该病以**肢体对称性弛缓性瘫痪为主要临床特征。本病病程自限**，大多在数周内完全恢复，但严重者急性期可死于呼吸肌麻痹。

（一）病因

多数学者认为本病是一种急性免疫性周围神经病，感染是启动免疫反应的首要因素。最主要的感染因子是空肠弯曲菌、EB 病毒、巨细胞病毒等。

（二）临床表现

1. 运动障碍　是本病的主要临床表现。

2. 脑神经麻痹　面神经受损引起的面瘫最常见。

3. 感觉障碍　年长儿可表现为手套或袜套状分布感觉减退。

4. 自主神经功能障碍　可出现多汗、面色潮红、视物不清、便秘等。

（三）辅助检查

1. 脑脊液检查　80%～90% 的患儿出现脑脊液特征性表现：蛋白－细胞分离现象。

2. 神经肌电检查　以髓鞘脱失为主者，神经传导速度明显减慢；以轴索变性为主要病变者，运动神经反应电位波幅显著减低，传导速度基本正常。

（四）治疗

1. 支持治疗　足量的水分、热量和电解质供应。

2. 保持呼吸功能

3. 药物应用　**静脉注射大剂量免疫球蛋白**，能降低呼吸肌麻痹的发生率，明显缩短病程，改善预后。

（五）护理措施

1. 促进肢体功能恢复　肢体保持功能位，尽早对瘫痪肌群康复训练，防止肌萎缩，促进恢复。患儿如长期卧床易致肢体失用性萎缩，故瘫痪期间要**定时翻身拍背、进行肢体被动活动**。

加强自理生活能力的训练。

2. 改善呼吸功能　**呼吸肌麻痹是本病死亡的主要原因**。保持呼吸道通畅，及时清理分泌物，做好呼吸道管理。

3. 维持足够营养　高能量、高维生素、高蛋白、易消化的饮食，少量多餐。

4. 皮肤护理　保持床单干净整洁，衣服无皱褶，保持皮肤清洁，定时翻身。

5. 健康教育　解释疾病的特点；教会家长训练的方法；指导家长对卧床患儿更换体位、定时翻身、按摩受压部位；鼓励患儿坚持肢体的主动锻炼，定期复查。

## 五、脑性瘫痪

脑性瘫痪是一种非进行性脑损伤，临床以中枢性运动障碍和姿势异常为主要特征。

### （一）病因及发病机制

胚胎早期阶段发育异常可能是造成脑瘫的重要原因。

### （二）临床表现

1. 运动障碍　包括肌张力、姿势及神经反射异常，运动发育落后。

（1）痉挛型：病变在锥体系，临床最多见。表现为肌张力增高，下肢伸直，扶立时足尖着地，足跟悬空，上肢屈曲内收。

（2）手足徐动型：病变在锥体外系。静止时手足出现缓慢的、无目的、不能自控的动作，睡眠时不自觉动作消失。

（3）强直型：较少见，全身僵硬，肌张力显著增高。

（4）肌张力低下型：见于婴幼儿期，肌张力显著降低而呈软瘫。

（5）震颤型：静止性震颤。

（6）共济失调型：病变主要在小脑，稳定性及协调性差，步态蹒跚。

（7）混合型：痉挛型和手足徐动型共存多见。

2. 伴随症状　语言、听力、视力障碍，智力低下，认知和行为异常。

### （三）辅助检查

CT 检查可见脑室扩大和大脑皮质萎缩、脑积水、钙化灶等。

### （四）治疗

（1）早期发现，早期功能训练。

（2）纠正异常运动和姿势，促进正常运动发育。

（3）全面多样化的综合治疗和持之以恒的功能训练。

### （五）护理措施

1. 培养自理能力　根据年龄训练适当的日常生活动作。

2. 克服进食困难　进食姿势：头肩稍前倾，脊柱伸直，下颌贴近胸部。下颌运动：进行口唇闭合锻炼，定时做舌的上下运动。咀嚼肌训练：饭前轻轻按摩或热敷面部两侧咬肌处。进食高蛋白、高热量、易消化、富含维生素的食物。

3. 坚持功能训练　教会身体活动的方法，使其掌握正常运动功能。

4. 健康教育　主要以家庭教育为主。针对不同年龄段的患儿进行有重点的训练，把握最佳训练时机，促进患儿心理健康。

## 六、注意缺陷障碍

注意缺陷障碍又称儿童多动症，是指与年龄不相称的活动过多、任性、易冲动、注意力不集中、参与事件能力差，但智力基本正常的一种行为障碍。

（一）病因

1. 遗传因素。

2. 脑损伤。

3. 不良的家庭和社会环境、心理障碍、微量元素缺乏等。

（二）临床表现

1. 注意缺陷　是必备表现之一，患儿注意力短暂，不能控制自己的行为，做事情时常心不在焉，有始无终，对各方面的刺激都起反应。

2. 活动过多　异常地多动，好跑动，上课时小动作不断，扰乱课堂秩序，干扰他人。

3. 行为冲动　缺乏自控力，情绪易激动，甚至出现攻击行为。

4. 学习困难

5. 神经系统发育异常　语言发育迟缓、智力偏低、精细协调动作笨拙等。

（三）治疗

早期干预，心理治疗，使用精神兴奋药，6 岁以下及青春期以后原则上不用药。

（四）护理措施

1. 合理教育　家长、教师要协助医护人员治疗，尽可能地寻找、祛除致病因素；对患儿的不良行为要严加制止，但不能采取歧视、辱骂等不良刺激；发现优点，多给予表扬。

2. 督促服药　对需要服药者，应让家长和患儿理解药物治疗的好处和可能的不良反应，消除顾虑，配合治疗。

3. 生活指导　鼓励多参加文娱和体育活动，改善亲子关系及伙伴关系，培养其做事要一心一意和持之以恒的好习惯。

# 第 15 单元　免疫缺陷病和结缔组织病患儿的护理

【复习指南】本单元要求熟练掌握各项常见病的护理措施，风湿热为重点掌握内容。风湿热除病因及发病机制为掌握内容外，临床表现、治疗原则、护理措施均为熟练掌握内容，应重点复习。掌握儿童类风湿病、皮肤黏膜淋巴结综合征临床表现，过敏性紫癜治疗原则。过敏性紫癜临床表现为熟练掌握内容。

## 一、小儿免疫特点

（一）非特异性免疫

1. 屏障防御机制　作用差，随年龄增长而逐步发育健全。

2. 细胞吞噬系统　血液中具有吞噬功能的细胞主要是单核 - 巨噬细胞和中性粒细胞。新生儿的各种吞噬细胞功能可呈暂时性低下。

3. 补体系统　生后 3 ～ 6 个月接近成人水平。

（二）特异性免疫

为后天获得性免疫，反应不健全。

## 二、风湿热

### （一）病因及发病机制

风湿热是 A 组乙型溶血性链球菌感染后的自身免疫性疾病。

### （二）临床表现

1. *一般表现*　发热且热型不规则，有面色苍白、疲倦、腹痛等症状。

2. *心肌炎*　是本病最严重的表现，以心肌炎及心内膜炎多见，也可发生全心炎。

3. *关节炎*　年长儿多见，以游走性和多发性为特点，主要累及膝、踝、肘、腕等大关节，局部以红、肿、热、痛和功能障碍表现为主，治疗后关节可无强直或畸形。

4. *舞蹈病*　又称 Sydenham 舞蹈病。女童多于男童，因累及锥体外系，表现以奇异面容和颜面肌肉抽动、耸肩等动作为主的轻重不一、不自主、不协调、无目的地快速运动，且在兴奋或注意力集中时加剧，入睡后消失。

5. *皮下小结*　常见于复发病例，好发于大关节的无痛性结节，可自然消失。

6. *皮肤红斑*　以环形红斑最多见，常出现于风湿热后期。结节性或多形性红斑较少。

### （三）治疗

1. *一般治疗*　卧床休息、加强营养，补充维生素 A、维生素 C 等。

2. *抗链球菌感染治疗*　大剂量青霉素静脉滴注 2 ～ 3 周，青霉素过敏者可改用红霉素。

3. *抗风湿热治疗*　以水杨酸盐或肾上腺皮质激素为主要药物，心肌炎早期使用糖皮质激素 8 ～ 12 周，无心肌炎者使用阿司匹林 4 ～ 8 周。

4. *支持和对症治疗*　舞蹈病时可用镇静药，关节肿痛时给予制动。有充血性心力衰竭时用小剂量地高辛，并加用卡托普利、呋塞米和螺内酯。

### （四）护理措施

1. *预防严重的心功能损害*

（1）密切监测病情：注意观察患儿面色、呼吸、心率、心律及心音的变化，有心力衰竭的表现及时处理。

（2）限制活动：急性期无心肌炎患儿卧床休息 2 周，有心肌炎无心力衰竭者绝对卧床 4 周，重者卧床 6 ～ 12 周，至急性症状完全消失，红细胞沉降率接近正常值时方可下床活动，伴心力衰竭患儿待心功能恢复后仍需卧床 3 ～ 4 周。活动量恢复至正常所需时间一般是无心脏受累患儿 1 个月，轻度心脏受累患儿 2 ～ 3 个月，严重心肌炎伴心力衰竭患儿 6 个月。

（3）加强饮食护理：给予营养丰富、易消化饮食，少量多餐。伴心力衰竭患儿适当限制盐和水，并详细记录出入量，保持大便通畅。

（4）遵医嘱抗风湿治疗：有心力衰竭者加用洋地黄制剂，同时配合吸氧、利尿、维持电解质平衡等措施。

2. *减轻关节疼痛*　关节疼痛时，可使患儿保持舒适卧位，避免患肢受压，移动时动作轻柔，必要时可热敷局部关节镇痛。同时注意患肢保暖，做好皮肤护理。

3. *正确用药，观察药物作用*　阿司匹林的胃肠道反应、肝功能损害和出血，可饭后服用或遵医嘱服用氢氧化铝以减少对胃黏膜的刺激，并可用维生素 K 防止出血；使用肾上腺皮质激素可引起向心性肥胖、消化性溃疡、血压增高、抑制免疫等；发生心肌炎时易出现洋地黄中毒，应注意观察有无恶心呕吐、心律失常、心动过缓等不良反应，并注意补钾。

4. 观察病情　观察患儿体温变化，高热及时处理。关心爱护患儿，及时解除疾病带来的不适，如疼痛、发热、出汗等，以利于安抚患儿及家长情绪，增强其配合治疗及战胜疾病的信心。

5. 健康教育　指导家长合理安排患儿的日常活动及身体锻炼，避免剧烈的活动、防止受凉及复发；有风湿性心脏病者，宜终身预防性用药。

## 三、儿童类风湿病

### （一）病因

病因不清，一般认为与感染、自身免疫、遗传因素有关。

### （二）临床表现

1. 全身型　多见于 2 ～ 4 岁幼儿。以发热和皮疹为典型症状，呈弛张热，发热期常伴一过性红斑样皮疹，胸部和四肢多见。关节痛或关节炎在发热时加剧，热退后缓解。胸膜、心包或心肌可受累。肝、脾、淋巴结常有不同程度的肿大。

2. 多关节型　多见于学龄期女童。5 个或 5 个以上关节受累，其特点是进行性多发性关节炎，随后伴关节破坏，本型的特点是晨僵。

3. 少关节型　多见于较大女童。全身症状较轻，常侵犯单个或 4 个以内关节，且以膝、踝、肘大关节为主，多无严重关节活动障碍。

### （三）辅助检查

1. 血液检查　活动期可有轻度或中度贫血，多数患儿的白细胞计数增高，其中以中性粒细胞增高为主；红细胞沉降率加快，C 反应蛋白、黏蛋白大多增高。

2. 免疫检测　IgG、IgM、IgA 均有增高。

3. X 线检查　早期 X 线显示关节附近软组织肿胀；晚期可见关节面骨破坏，以手腕关节多见。

### （四）治疗

1. 一般治疗　除急性发热期卧床休息外，鼓励患儿参加适当的运动，尽可能像正常儿童一样生活。定期进行裂隙灯检查以发现虹膜睫状体炎。

2. 药物治疗　应用非甾体抗炎药，如阿司匹林、萘普生、布洛芬等；缓解病情的抗风湿药（又称慢作用抗风湿药）羟氯喹、柳氮磺胺吡啶、肾上腺皮质激素与免疫抑制药等进行治疗。

### （五）护理措施

1. 降低体温　密切监测患儿体温变化，注意热型；观察是否有皮疹、眼部受损、心功能不全及脱水体征；高热时采用物理降温法（有皮疹者忌用乙醇擦浴），注意皮肤清洁护理，防止受凉并遵医嘱给予抗炎药物进行病因治疗；同时给予患儿高热量、高蛋白、高维生素、易消化饮食以保证摄入充足的水分和能量。

2. 维护关节的正常功能，减轻关节疼痛　急性期卧床休息，观察关节炎症状及有无晨僵、胀痛、运动障碍、畸形。可利用夹板、沙袋等固定患肢于舒适的功能位或用支被架保护患肢不受压等，也可指导患儿放松、分散注意力或局部湿热敷以缓解疼痛。急性期后应尽早指导家长帮助患儿做关节的康复治疗，做被动关节运动和按摩，经常变换体位，鼓励患儿独立。

3. 观察药物不良反应　非甾体抗炎药常见的副作用有胃肠道反应，此外对凝血功能、肝、肾和中枢神经系统也有影响。故长期用药应每 2 ～ 3 个月检查血常规和肝肾功能；使用免疫抑制药应注意是否有白细胞数降低等。

4. 心理护理与健康教育 多与患儿及家长沟通，给予心理支持；指导患儿及家长做好受损关节的功能锻炼，帮助患儿克服因慢性病或残疾造成的自卑心理；鼓励父母不过度保护患儿，奖赏其独立性。

## 四、过敏性紫癜

### （一）病因及发病机制

病因不清，目前认为与某种致敏因素引起的自身免疫反应有关。

### （二）临床表现

多为急性起病，病前 1 ～ 3 周常有上呼吸道感染史。约半数患儿伴有低热、乏力、精神萎靡、食欲缺乏等全身症状。

1. 皮肤紫癜 常为首发症状，反复出现且多见于下肢和臀部，以下肢伸面为多，对称分布。

2. 消化道症状 阵发性剧烈腹痛为主，常位于脐周或下腹部，可伴呕吐，但呕血少见，部分患儿可有黑粪或血便，偶见并发肠套叠、肠梗阻或肠穿孔。此型临床称为“腹型”。

3. 关节症状 约 1/3 患儿出现膝、踝、肘、腕等大关节肿痛，活动受限，可在数日内消失而不遗留关节畸形。此型临床称为“关节型”。

4. 肾脏症状 多发生于病程 1 个月内，多数患儿出现血尿、蛋白尿及管型尿，伴血压增高和水肿，称为紫癜性肾炎；少数呈肾病综合征表现。此型临床称为“肾型”。

5. 其他 偶可发生颅内出血，导致惊厥、瘫痪、昏迷、失语；出血倾向包括鼻出血、牙龈出血、咯血、睾丸出血等；偶尔累及循环系统发生心肌炎和心包炎；累及呼吸系统发生喉头水肿、哮喘、肺出血等。以上症状单发或同时存在，后者称为“混合型”。

### （三）辅助检查

1. 白细胞计数正常或增加，中性粒细胞和嗜酸性粒细胞可增高，一般无贫血。血小板计数正常或升高，出凝血时间正常。血块退缩试验正常，部分患儿毛细血管脆性试验阳性，血清 IgA 浓度升高。

2. 尿常规 检查可见红细胞、蛋白、管型尿，重症有肉眼血尿。

3. 粪便隐血试验阳性。

### （四）治疗

（1）无特效疗法，急性期卧床休息，控制感染，积极寻找并避免过敏原。

（2）糖皮质激素和免疫抑制药对急性期腹痛和关节痛可予以缓解，但不能预防肾损害。重症过敏性紫癜肾炎可加用免疫抑制药，如环磷酰胺、硫唑嘌呤等。

（3）止血、抗凝、脱敏等对症治疗。

### （五）护理措施

1. 促进皮肤恢复正常形态和功能

（1）观察皮疹的形态、颜色、数量、分布，是否反复出现，每日详细记录皮疹变化情况。

（2）保持皮肤清洁，防止擦伤和抓伤，避免破溃、感染。衣着应宽松、柔软，保持清洁、干燥。

（3）避免接触可能的各种致敏原，同时遵医嘱使用止血药、脱敏药等。

2. 缓解关节疼痛 观察患儿关节疼痛及肿胀情况，保持患肢功能位，根据病情给予热敷；

按医嘱使用肾上腺皮质激素。

3. 观察病情

（1）密切观察有无腹痛、便血，注意腹部体征。有消化道出血时，卧床休息、限制饮食，给予无渣流食，出血量多者考虑输血并禁食，经静脉补充营养。

（2）观察尿色、尿量及性状改变，定时做尿常规检查，若有血尿和蛋白尿，提示紫癜性肾炎。

4. 健康教育　预防感染、防止受凉。避免接触各种可能的过敏原及定期去医院复查。

## 五、皮肤黏膜淋巴结综合征（川崎病）

（一）病因

病因不明，可能与多种病原体感染有关，但均未能证实。

（二）临床表现

1. 主要表现

（1）发热　最早出现，体温 38 ～ 40℃，呈稽留热或弛张热，抗生素治疗无效。

（2）皮肤黏膜表现：皮疹呈向心性、多形性，在发热或发热后出现，最常见的是遍布全身的荨麻疹样皮疹，无疱疹及结痂。手足皮肤硬性水肿，指（趾）关节梭形肿胀，手掌和脚底早期出现潮红，恢复期指（趾）端膜状脱皮，重者指（趾）甲也可脱落，此为本病典型临床特点。双眼球结膜充血、口咽部黏膜充血，杨梅舌为黏膜表现。

（3）颈淋巴结肿大：单侧或双侧，质硬，轻压痛。

2. 心血管表现　急性发热期表现为心脏杂音、心律失常、心力衰竭等，亚急性期和恢复期可因心肌梗死和巨大冠状动脉瘤破裂致心源性休克甚至猝死。是川崎病最严重表现。

3. 其他　可伴随间质性肺炎、无菌性脑膜炎、关节疼痛和肿胀、消化系统症状。

（三）辅助检查

1. 血液检查　轻度贫血，外周白细胞计数升高，红细胞沉降率增快，C 反应蛋白、免疫球蛋白增高，为炎症活动指标。

2. 影像学检查　胸部 X 线可见肺纹理增多，模糊或片状阴影，心影可扩大。

3. 心血管系统检查　心脏受损患儿可见心电图和超声心动图改变。

（四）治疗

（1）阿司匹林为首选药，早期与丙种球蛋白联合应用可明显降低急性期冠状动脉病变的发生率，对已形成冠状动脉瘤者可使其早期退缩。

（2）糖皮质激素在静脉注射丙种球蛋白无效者时应用，也可与阿司匹林和双嘧达莫合并使用。

（3）其他对症支持治疗。

（五）护理措施

1. 降低体温

（1）急性期患儿应绝对卧床，病室保持适当的温、湿度。监测体温变化、热型。

（2）给予清淡、高热量、高维生素、高蛋白质的流质或半流质饮食，鼓励患儿多饮水或静脉补液。

（3）遵医嘱用药，密切注意阿司匹林的出血倾向和丙种球蛋白的过敏反应并及时处理。

2. *皮肤护理*　保持皮肤清洁干燥，对半脱的痂皮用干净剪刀剪除，防止出血和继发感染。

3. *口腔黏膜及眼部护理*　每日晨起、睡前、餐前后漱口，以保持口腔清洁，防止继发感染，增进食欲，口唇干裂者可涂唇油。每日用生理盐水洗眼 1～2 次，也可涂眼膏，以保持眼的清洁。

4. *监测病情*　密切监测患儿有无心血管损害的症状，如心率、心律、心音及心电图异常，一经发现立即行心电监护，对症处理。

5. *心理支持健康教育*　及时向家长交代病情，积极解释取得配合，减少不良刺激。指导无冠状动脉病变患儿家长定期带患儿复查，于出院后 1 个月、3 个月、半年及 1 年全面检查 1 次；有冠状动脉损害者密切随访。

# 第 16 单元　遗传性疾病患儿的护理

【复习指南】本单元苯丙酮尿症为重点复习内容，要求熟练掌握苯丙酮尿症的护理措施，并掌握其临床表现及治疗原则。其余部分均为了解内容。

## 一、概论

### （一）遗传的物质基础

遗传是指子代与亲代之间在形态结构、生理和生化等功能特点方面的相似。每种生物都有一定数目、形态稳定的染色体作为遗传信息的载体。基因是遗传的基本功能单位，是 DNA 双螺旋链上的一段负载一定遗传信息，并在特定条件下表达，产生特定生理功能的 DNA 片段。当 DNA 分子中的碱基顺序发生变异导致组成蛋白质的氨基酸发生改变，就有可能出现遗传性疾病。

### （二）遗传性疾病的分类

根据遗传物质的结构和功能改变的不同，可将遗传性疾病分为以下 5 类。

1. *染色体病*　是指染色体数目或结构异常，造成许多基因物质的丢失而引起的疾病。已经明确的染色体畸变综合征有 100 多种。

2. *单基因遗传病*　是由一对主基因突变造成的疾病。疾病种类极多，可进一步分为常染色体显性、常染色体隐性、X 连锁显性和隐性遗传病、Y 连锁显性遗传病。

3. *多基因遗传病*　多对基因的累积效应总和加上环境因素影响所致的遗传病。

4. *线粒体病*　细胞质内线粒体 DNA 突变，为一组较为独特的遗传病。

5. *基因组印记*　基因根据来源亲代的不同而有不同的表达，活性随亲源而改变，两条染色体如皆来自父源则有不同的表现形式。

### （三）遗传性疾病的预防

遗传病多数无法治疗，做好三级预防是关键。

1. *一级预防*　遗传咨询，防止遗传病的发生。

2. *二级预防*　产前诊断，减少遗传病患儿出生。

3. *三级预防*　新生儿筛查，遗传病出生后的治疗。

## 二、21- 三体综合征

### （一）临床表现

主要临床特征为特殊面容、智能低下和生长发育迟缓，并可伴有多种畸形。患儿表情呆滞，眼裂小、眼距宽、双眼外眦上斜、鼻梁低平等；智能低下是本病最突出、最严重的临床表现，随年龄增长日益明显；多数伴有先天性心脏病、消化道畸形。

（二）护理措施

1. 加强生活护理，培养自理能力　保持患儿皮肤清洁干燥，制订合适训练方案，使患儿逐步达到生活自理。

2. 预防感染　保持空气新鲜，温湿度适宜，避免接触感染源。

3. 健康教育　告知遗传咨询和产前诊断的重要性，给予患儿家庭情感及知识支持。

## 三、苯丙酮尿症（PKU）

（一）病因及发病机制

根据缺乏酶不同分为典型苯丙酮尿症和非典型苯丙酮尿症两种。

1. 典型苯丙酮尿症　病例占绝大多数，因患儿肝细胞缺乏苯丙氨酸羟化酶，不能将苯丙氨酸转化为酪氨酸，导致其在血、脑脊液、各组织中浓度极高，代谢产生大量苯丙酮酸、苯乙酸、苯乳酸和对羟基苯乙酸，因而导致脑损伤；由于酪氨酸生成减少，导致黑色素合成不足，患儿皮肤苍白、毛发发黄。

2. 非典型苯丙酮尿症　患儿缺乏四氢生物蝶呤，使苯丙氨酸不能氧化成酪氨酸，造成多巴胺等神经递质缺乏导致神经系统的功能损害。

（二）临床表现

典型苯丙酮尿症：智力低下是最主要临床症状，患儿于新生儿期正常，3～6个月时开始出现症状且逐渐加重，1岁时症状明显。

1. 神经系统表现　智能发育落后最为突出，语言障碍最明显。有行为异常，可有癫痫小发作，少数呈肌张力增高和腱反射亢进。

2. 皮肤苍白干燥，毛发枯黄

3. 体味　由于尿和汗液中排出较多苯乙酸，可有明显鼠尿臭味。

非典型苯丙酮尿症与典型苯丙酮尿症症状相似，但神经系统症状明显。

（三）辅助检查

1. 新生儿疾病筛查　新生儿哺乳3天后，针刺足跟采集外周血，滴于专用采血滤纸上，晾干后即寄送至筛查实验室，进行苯丙氨酸浓度测定。如苯丙氨酸浓度大于切割值，应进一步检查和确诊。

2. 尿三氯化铁试验　若尿中苯丙氨酸浓度高，则出现绿色（阳性），特异性欠佳；2，4-二硝基苯肼试验（DNPH）则为黄色沉淀（阳性）。

3. 尿蝶呤图谱分析　主要用于PKU的鉴别诊断。

4. 基因诊断　可用DNA分析方法进行基因突变检测和产前诊断。

（四）治疗

本病是少数可治性遗传代谢病之一，早期诊断、及时治疗，可有效避免神经系统的不可逆损害。监测血浆苯丙氨酸水平，饮食疗法为主要治疗措施，治疗越早，预后越好。

（五）护理措施

1. 饮食控制，尽量避免神经损害　于患儿生后3个月内开始饮食控制，1岁后开始虽可改善症状，但智力低下是不可逆转的。鼓励母乳或**低苯丙氨酸蛋白饮食**，定期测定血苯丙氨酸浓度，使血浆中苯丙氨酸浓度维持在 0.12 ～ 0.6mmol/L（2 ～ 10mg/dl）。随年龄增长，可以淀粉、蔬菜、水果等低蛋白食物为主，如大米、小米、白菜等。饮食治疗至少持续到青春期，终身治疗对患者更有益。

2. 皮肤护理　保持皮肤及衣物清洁干燥，有湿疹时应及时治疗。

3. 健康教育　指导饮食治疗，提供遗传咨询，给予情感支持。

## 第 17 单元　常见传染病患儿的护理

【复习指南】本单元为重点复习章节，历年必考。要求了解各常见传染病的辅助检查，掌握其治疗原则，其余均为熟练掌握内容。

### 一、概述

（一）传染过程

传染过程是指病原体侵入人体后人体与病原体相互作用、斗争的过程。可产生以下 5 种不同结局：①病原体已清除；②隐性感染；③潜伏性感染；④病原携带状态；⑤显性感染。

（二）传染病的基本特征

病原体、传染性（主要特征）、免疫性、流行性、季节性、地方性。

（三）传染病流行的 3 个环节

1. 传染源　患者、隐性感染者或病毒携带者、受感染的动物。

2. 传播途径　空气飞沫、水、食物、接触、虫媒、血液、土壤及母婴传播。

3. 易感人群　易感者在特定人群的比例。

（四）影响流行过程的因素

包括自然因素和社会因素。

（五）传染病的临床特点

分为潜伏期、前驱期、症状明显期和恢复期。

（六）传染病的预防

1. 管理传染源　对传染病病人管理做到“五早”，即早发现、早诊断、早报告、早隔离、早治疗。

根据《传染病防治法规定》，传染病分为 3 类。

（1）甲类传染病：鼠疫、霍乱 2 种。要求城镇 2 小时上报，农村不超过 6 小时。

（2）乙类传染病：传染性非典型肺炎、艾滋病、人感染高致病性禽流感等 26 种。要求城镇 12 小时内上报，农村不超过 24 小时。

（3）丙类传染病：流行性感冒、流行性腮腺炎、手足口病等 11 种。

对乙类传染病中传染性非典型肺炎，炭疽中的肺炭疽和人感染高致病性禽流感，甲型 H1N1 流感采取甲类传染病的预防、控制措施。

2. 接触者管理　对接触者采取的防疫措施称检疫。检疫期限是从最后接触之日计算，相当于该病的最长潜伏期。

3. 切断传播途径　经呼吸道传播的有麻疹、水痘、腮腺炎等，经虫媒传播的有流行性乙型脑炎，经消化道传播的有细菌性痢疾、脊髓灰质炎、肝炎等。消化道传染病采取“三管二灭”（管理水源、饮食、粪，灭苍蝇、蟑螂）；呼吸道传染病采取房间保持通风，必要时进行空气消毒。

（七）小儿传染病的护理管理

1. 建立预检分诊制度　传染病门诊与普通门诊分开。患儿预诊后按不同病种分别在指定的诊室进行诊治，诊治完毕后由指定出口离院或入院。

2. 严格执行消毒隔离制度　采用物理或化学消毒方法清除或杀灭体表及其周围环境中的病原体。

3. 疫情报告　护理工作人员是传染病的法定报告人之一。发现传染病后应按国家规定的时间向防疫部门报告。

4. 密切观察病情　观察病情变化，做出正确护理诊断，采取有效护理措施，做好各种抢救工作。

5. 卫生宣教　护理人员应针对各类传染病的流行特点向患儿家属进行卫生知识的宣教，提高其传染病预防知识水平，以便积极配合医护人员的治疗和护理。

## 二、麻疹

（一）病因及发病机制

麻疹病毒通过鼻咽部进入人体，在呼吸道上皮细胞和局部淋巴组织中繁殖并侵入血液，形成第一次病毒血症。此后病毒被单核－巨噬细胞系统吞噬并大量繁殖后再次侵入血流，形成第二次病毒血症。

（二）流行病学

麻疹病人是唯一的传染源。主要通过呼吸、咳嗽、喷嚏等经**呼吸道传播**，密切接触者可经污染病毒的手传播。出疹前后的5天均有传染性，有并发症的患儿可延长至出疹后10天。本病普遍易感，病后获持久免疫，四季均可发病，以冬、春季多见。

（三）临床表现

1. 潜伏期　6～18天，平均10天，接受免疫者可延长至3～4周。此期末可伴低热和全身不适。

2. 前驱期（出疹前期）　持续3～4天，以发热、上呼吸道炎症及**科氏斑**（具有早期诊断价值）为主要临床表现。以结膜充血、畏光流泪、眼睑水肿为主要特点。

3. 出疹期　体温骤升至40～40.5℃，皮疹初现于耳后、发际，渐及额、面、颈部，自上而下蔓延至躯干、四肢，最后达掌心、足底。皮疹初为充血性红色斑丘疹，疹间皮肤正常，无痒感。以后部分融合成片，色加深呈暗红。此期肺部可闻干、湿啰音，X线检查可见肺纹理增多或轻重不等弥漫性肺部浸润。

4. 恢复期　出疹后3～5天。体温降低，皮疹按出疹顺序消退，可有棕色色素沉着伴糠麸样脱屑，一般7～10天痊愈。

5. 常见并发症　肺炎（最常见），占死因90%以上。其他包括喉炎、心肌炎、麻疹脑炎、亚急性硬化性全脑炎。

（四）辅助检查

1. 血常规　白细胞总数减少，淋巴细胞相对增多。

2. 涂片检查　于出疹前2天至出疹后1天，取患儿鼻、咽分泌物或尿沉渣涂片，瑞氏染色后直接镜检，可见多核巨细胞或包涵体细胞，阳性率较高。

3. 血清学检查　多采用酶联免疫吸附试验（ELISA 法）进行麻疹病毒特异性 IgM 抗体检测，出疹早期即为阳性。

（五）治疗

加强护理、对症治疗、预防及治疗并发症。

（六）护理措施

1. 降低体温及饮食护理　卧床休息至皮疹消退、体温正常，处理高热兼顾透疹，不宜强行降温。**禁用冷敷及乙醇擦浴**，体温高于 40℃时，可用小剂量解热药或温水擦浴。保持室内空气清新及适宜温湿度，给予清淡、易消化、营养丰富的流质或半流质饮食，少量多餐。鼓励饮水。恢复期给予高蛋白、高能量及富含维生素饮食。

2. 皮肤黏膜护理　保持皮肤清洁、干燥，剪短指甲，避免抓伤继发感染。经常漱口，眼部避免强光刺激，用生理盐水洗净，再滴抗生素滴眼液或眼膏。

3. 观察病情预防并发症

4. 预防传播

（1）隔离患儿，对接触者隔离观察 3 周。

（2）切断传播途径：室内通风，空气消毒，衣物玩具暴晒消毒。

（3）保护易感人群：超过 8 月龄且未患过麻疹者接种麻疹疫苗，易感儿接触麻疹患儿后，及早注射免疫血清球蛋白。

## 三、水痘

（一）病因及发病机制

病毒经上呼吸道或眼结膜侵入人体，在局部黏膜和淋巴组织繁殖 2 ～ 3 天后进入血液，形成第一次病毒血症。若患儿免疫力不能清除病毒，则病毒可到达单核 - 巨噬细胞系统内再次增殖后入血，引起第二次病毒血症，导致各器官病变。主要损害在皮肤和黏膜，偶尔累及内脏。分批出现的皮疹与间隙性病毒血症有关。皮疹出现 1 ～ 4 天后，产生特异性细胞免疫和抗体，病毒血症消失，症状也可缓解。

（二）流行病学

水痘患儿为唯一传染源，上呼吸道鼻、咽分泌物及疱疹液中均含有病毒，可通过空气飞沫和接触患者疱疹浆液感染。出疹前 1 ～ 2 天至结痂均有传染性。人群普遍易感，2 ～ 6 岁儿童多见，四季均可发病，以冬、春季居多。

（三）临床表现

1. 潜伏期　平均为 14 天。

2. 前驱期　出现全身不适、低热、食欲缺乏等，皮疹于次日出现。

3. 出疹顺序　依次是头面部—躯干—四肢，呈向心性分布。皮疹依次为红色斑丘疹，清亮、椭圆形水疱；疱液透明转为浑浊，且出现脐凹现象；水疱极易破溃，2 ～ 3 天结痂，一般不留瘢痕。轻型水痘为自限性疾病，10 天左右痊愈。

4. 并发症　皮肤继发感染为最常见并发症，甚至可导致败血症。

（四）治疗

1. 对症治疗　保持空气流通，加强皮肤护理，减少继发感染，可用炉甘石洗剂减轻皮肤瘙痒，必要时可给少量镇静药。

2. 抗病毒药治疗　阿昔洛韦为首选药，尽早使用（皮疹出现24小时内给药），轻者口服，重症静脉给药。

（五）护理措施

1. 皮肤护理　保持室内温湿度适宜，衣被清洁，不宜过厚。剪短指甲，避免搔抓继发感染。未破溃疱疹可涂炉甘石洗剂或5%碳酸氢钠溶液；疱疹破溃有继发感染患儿，局部应用抗生素软膏或遵医嘱口服抗生素。

2. 观察病情，预防并发症　监测体温变化，高热时遵医嘱给予小剂量解热药，及早发现并发症先兆及时处理。

3. 预防传播　无并发症轻型水痘患儿隔离至结痂后1周；托幼机构应保持室内空气新鲜，做好空气消毒以保护易感儿。对使用大量激素、免疫功能受损、恶性疾病患儿接触水痘72小时内肌内注射水痘－带状疱疹免疫球蛋白。

## 四、猩红热

（一）病因及发病机制

A组乙型溶血性链球菌从呼吸道侵入人体，引起咽峡及扁桃体炎，血行播散后形成典型猩红热皮疹。恢复期脱皮、杨梅舌，重型患儿全身淋巴结、肝、脾等网状内皮组织增生，心肌发生中毒性退行性变。

（二）流行病学

病人和带菌者是主要传染源，经由空气飞沫传播，也可经由皮肤伤口或产道感染。人群普遍易感，但发病多见于5～15岁儿童，冬、春季多见。

（三）临床表现

1. 潜伏期　通常为2～3天。

2. 前驱期　骤起畏寒、高热、头痛、恶心、咽痛。

3. 出疹期　多见于发病后1～2天，皮疹从耳后、颈及上胸部，迅速波及躯干、上肢、下肢。

猩红热三大特点：全身皮肤弥漫性发红，其上有粗糙点状皮疹，压之褪色，有痒感，疹间无正常皮肤，手按压后红色消退数秒出现苍白的手印，称为贫血性皮肤划痕；腋下、肘窝、腹股沟等皮肤皱褶处，皮疹密集成线，称帕氏线；前驱期或出疹初期，舌质淡红，覆灰白色苔，2～3天后舌苔由边缘消退，舌面呈深红色，舌乳头红肿突起，称为“杨梅”舌。

4. 恢复期　皮疹于3～5天后按出疹先后顺序脱皮，轻症者呈细屑状，重症者有时大片脱皮，以指（趾）部最为明显。

（四）辅助检查

血白细胞总数增高，以中性粒细胞为主；咽拭子或其他病灶分泌物培养可有溶血性链球菌生长；用免疫荧光法检查咽拭子涂片可进行快速诊断。

（五）治疗

急性期应卧床休息；吃稀软、清淡食物，多喝水，保持口腔及皮肤清洁卫生，预防继发感染，年长儿可用生理盐水漱口。青霉素是治疗猩红热和一切链球菌感染的常选药物，早期应用可缩短病程、减少并发症，过敏者可选用红霉素。

（六）护理措施

1. 发热护理　急性期绝对卧床2～3周以减少并发症。高热时给予适当物理降温，但忌用冷水或乙醇擦浴。给予营养丰富的高维生素、易消化的流质或半流质饮食，恢复期给软食，鼓励并帮助患儿进食。提供充足的水分，以利散热及排泄毒素。遵医嘱及早使用青霉素 G，并给溶菌酶含片或用生理盐水，稀释 2 ～ 5 倍的复方硼砂溶液（朵贝尔液）漱口，每天 4 ～ 6 次。

2. 皮肤护理　观察皮疹及脱皮情况，保持皮肤清洁，可用温水清洗皮肤（禁用肥皂水），剪短患儿指甲，避免抓破皮肤。脱皮时勿用手撕扯，可用消毒剪刀修剪，以防感染。

3. 预防并发症　注意观察血压变化，有无眼睑水肿、尿量减少及血尿等。每周送尿常规检查 2 次。

4. 预防感染的传播

（1）隔离患儿：呼吸道隔离至症状消失后 1 周，连续咽拭子培养 3 次阴性后即解除隔离。有化脓性并发症者应隔离至治愈为止。

（2）切断传播途径：室内通风换气或用紫外线照射进行消毒，患儿鼻、咽分泌物须以 2% ～ 3% 氯胺或漂白粉澄清液消毒，被患儿分泌物所污染的物品，如食具、玩具、书籍、衣被褥等，可分别采用消毒液浸泡、擦拭、蒸煮或日光暴晒等。

（3）保护易感人群：对密切接触者需医学观察 7 天，并可口服磺胺类药或红霉素 3 ～ 5 天以预防疾病发生。

### 五、百日咳

#### （一）病因及发病机制

百日咳是由百日咳鲍特菌（百日咳杆菌）引起的急性呼吸道传染病。百日咳杆菌侵入呼吸道后，局部繁殖并产生多种毒素，引起广泛炎症，引起连续、剧烈的痉挛性咳嗽，痉挛停止时吸入大量气体快速通过痉挛的声门发出高调鸡鸣样吼声。百日咳杆菌日光暴晒 1 小时即死亡，对一般消毒试剂敏感。

#### （二）流行病学

百日咳患儿、隐性感染者及带菌者为传染源，潜伏期末到病后 2 ～ 3 周传染性最强。百日咳经呼吸道飞沫传播，5 岁以下小儿易感性最高，小儿预防注射 10 年后百日咳感染率与未接种者无区别。冬、春季多见，病后可获得持久免疫力。

#### （三）临床表现

潜伏期平均 7 ～ 10 天。

1. 痉挛前期（卡他期）　咳嗽、流涕、低热等上呼吸道感染症状。

2. 痉咳期　表现为突发数十声急促的咳嗽，咳后伴一次鸡鸣样长吸气。患儿咳嗽日轻夜重，常因冷空气刺激、进食、烟熏而诱发。痉咳频繁者出现颜面水肿、球结膜下出血、舌系带溃疡等百日咳面容。

3. 恢复期　咳嗽发作次数减少，程度减轻。

#### （四）辅助检查

白细胞数可达（20 ～ 40）$\times 10^9$/L，淋巴细胞占 60% ～ 80%。血清学检测 IgM 有利于早期确诊。可用鼻咽拭子进行细菌培养。

#### （五）治疗

卡他期应用抗生素可减轻痉咳，缩短病程；痉咳期可选用红霉素、氨苄西林等抗生素；

重症幼婴可用泼尼松，亦可用高价免疫球蛋白。

（六）护理措施

1. *痉咳患儿对症护理* 减少痉咳诱发因素，发作时协助侧卧、坐起或抱起，轻拍背部，及时拭去口鼻分泌物；伴窒息、抽搐者由专人守护，及时吸痰、吸氧；痰液黏稠者用雾化吸入，必要时可遵医嘱给予镇静药帮助入睡。

2. *饮食护理* 须给予营养丰富、易消化、不刺激、较黏稠的饮食，于痉咳后进食，食后少动。

3. *观察并发症* 若出现持续高热、气促、肺部啰音，阵发性痉咳停止，提示肺炎；出现意识障碍、反复惊厥、瞳孔改变，则提示百日咳脑病。

4. *预防疾病传播* 呼吸道隔离至痉咳后 3 周，呼吸道分泌物、呕吐物及其污染的物品须消毒，衣被暴晒。对接触者医学观察 21 天，百白破三联疫苗预防接种。

## 六、流行性腮腺炎

（一）病因及发病机制

由腮腺炎病毒引起的急性呼吸道传染病，具有自限性，人为该病毒唯一宿主。此病毒仅一个血清型，室温 2 ～ 3 天可失去传染性，加热 55 ～ 60℃ 20 分钟就失去活性，紫外线照射可迅速灭活。

（二）流行病学

传染源为腮腺炎病人和隐性感染者，腮腺肿大前 6 天至发病后 5 天或更长的时间均有传染性。主要为呼吸道飞沫传播，也可直接接触经唾液污染的食具和玩具传播。本病好发于 5 ～ 15 岁学龄儿童，四季均可发病，冬、春季多见。

（三）临床表现

1. 潜伏期平均 18 天。大多无前驱期症状，常以腮腺肿大为首发体征。起病大多较急，有发热、畏寒、头痛、肌痛、咽痛、恶心、全身不适等症状。腮腺肿痛以耳垂为中心，向前、后、下发展，状如梨形，边缘不清；局部皮肤发亮但不发红，触之坚韧有弹性，有轻触痛，张口、咀嚼（尤其进酸性饮食）时刺激唾液分泌，导致疼痛加剧；通常一侧腮腺肿胀后 1 ～ 4 天累及对侧，双侧肿胀者约占 75%。

2. *脑膜脑炎为常见并发症*，常于腮腺炎高峰时出现，表现为头痛、呕吐、颈强直等，脑脊液呈无菌性脑膜炎样改变，大多预后良好；睾丸炎为男孩常见并发症，多为单侧睾丸肿胀有触痛；卵巢炎多出现下腹痛，一般不影响受孕；胰腺炎表现为上腹部剧痛，伴发热、寒战、呕吐等。

（四）辅助检查

发病早期血清和尿淀粉酶有轻至中度增高，2 周左右恢复正常。血脂肪酶增高有助于胰腺炎的诊断。血清中腮腺炎病毒特异性 IgM 抗体阳性提示近期有感染。发病早期取患儿唾液、尿液、脑脊液或血液标本，其中分离出病毒，有助于诊断。

（五）治疗

发病早期可用利巴韦林及板蓝根等抗病毒治疗。发生脑膜炎者可短期使用肾上腺皮质激素及脱水药。

（六）护理措施

1. *减轻疼痛* 给予清淡、易消化的半流质或软食，忌酸、辣、硬等刺激性食物，肿胀处可局部冷敷或中药湿敷。

2. 降低体温　发热伴有并发症者卧床休息至体温正常，高热者物理或药物降温。

3. 观察病情　注意有无并发症征象，及时进行相应治疗和护理。如睾丸炎患儿可用丁字带托起阴囊，局部间歇冷敷以减轻疼痛。

4. 预防疾病传播　病室应空气流通，对患儿口、鼻分泌物及污染物应进行消毒。隔离患儿至腮腺肿大消退后 3 天。易感儿接触后医学观察 3 周。易感儿接种腮腺炎减毒活疫苗，流行期间应加强托幼机构的晨检。

## 七、中毒型细菌性痢疾

### （一）病因及发病机制

病原体为痢疾杆菌，属肠杆菌的志贺菌属。我国以福氏志贺菌感染多见。志贺菌进入人体后，产生大量内毒素经肠壁吸收入血，引起发热、毒血症及微循环障碍。神经毒素引起抽搐，血中血管活性物质增加使全身小血管痉挛引发急性循环衰竭等。

### （二）流行病学

痢疾病人及带菌者是主要传染源，通过消化道传播，2 ～ 7 岁体格健壮的儿童易感。夏、秋季多见。

### （三）临床表现

潜伏期 1 ～ 2 天，起病急骤，高热，迅速发生呼吸和循环衰竭。根据其主要表现分为以下 3 型。

1. 休克型（皮肤、内脏微循环障碍型）　主要表现为感染性休克。出现面色苍白，四肢湿冷，血压下降，可伴有多器官功能不全。

2. 脑型（脑微循环障碍型）　因脑缺氧、水肿、颅内压增高、脑疝而发生一系列临床表现。早期嗜睡、呕吐、头痛、心率相对缓慢，很快进入昏迷、频繁或持续惊厥，继之瞳孔大小不等、对光反应消失，呼吸深浅不匀、节律不整，甚至呼吸停止，病死率高。

3. 肺型（肺微循环障碍型）　又称呼吸窘迫综合征，以肺微循环障碍为主。

以上两型或三型同时或先后出现为混合型，是最为凶险的一种，病死率极高。

### （四）辅助检查

血白细胞总数和中性粒细胞增高，黏液脓血便。**粪便中培养出痢疾杆菌为确诊依据**。标本选取黏液脓血部分及时送检。

### （五）治疗

1. 控制感染　敏感的抗生素联合静脉滴注，病情好转后可口服。

2. 控制高热与惊厥　退热可用物理降温或酌情加解热药，必要时亚冬眠疗法。

3. 循环衰竭的治疗　扩充血容量，纠正酸中毒，维持水、电解质酸碱平衡，强心，应用血管活性药及糖皮质激素。

4. 防治脑水肿与呼吸衰竭　保持呼吸道通畅，吸氧。首选 20% 甘露醇降低颅内压，反复惊厥者应用地西泮止惊。

### （六）护理措施

1. 高热护理　高热时综合使用物理和药物降温，必要时亚冬眠疗法。

2. 饮食护理　给予营养丰富、易消化的流质或半流质饮食，多饮水。禁食易引起胀气、多渣及刺激性食物。

3. 其他对症护理　保持呼吸道通畅，必要时应用呼吸机；腹泻患儿记录大便次数、性状、量，标本及时送检；休克患儿建立有效静脉通路补充血容量，取中凹卧位，注意保暖，严密监测生命体征及记录出入量。

4. 预防感染传播　隔离患儿至症状消失后1周或连续3次粪便培养阴性。定期对饮食行业和托幼机构员工进行粪便培养，及早发现带菌者，采取消化道隔离并给予治疗。搞好环境卫生，加强水源、饮食及粪便管理，积极灭蝇等。

## 第18单元　结核病患儿的护理

【复习指南】本单元为重点章节，要求掌握概述和急性粟粒型肺结核的诊断检查和治疗原则，其余均为熟练掌握内容。

### 一、概述

（一）病因及发病机制

人型结核分枝杆菌为主要病原体，以原发型肺结核最常见。结核性脑膜炎是死亡主要原因。结核分枝杆菌的抵抗力较强，对湿热敏感，65℃仅30分钟灭活，或干热100℃，20分钟灭活。

小儿初次接触结核分枝杆菌后是否发展为结核病主要依据小儿免疫力的强弱，结核病是通过致敏的T细胞介导的迟发型变态反应，在发生的同时会产生一定免疫力，将结核菌杀灭或局限病灶。因此免疫力强可不发病。

（二）流行病学

开放性肺结核患儿为主要传染源，主要传播途径为呼吸道传播，少数通过消化道传播。新生儿易感。

（三）诊断检查

1. 结核菌素试验。　结核感染4～8周后即呈阳性反应。

（1）试验方法：常用的结核菌素试验为皮内注射0.1ml（5个结核菌素单位）于左前臂掌侧面中下1/3交界处，使之形成直径为6～10mm的皮丘。48～72小时观察结果，记录硬结直径，以毫米为单位先测横径，再测纵径，取平均值判断反应强度。若患儿患疱疹性结膜炎、结节性红斑或一过性多发性结核过敏性关节炎等，宜用1个结核菌素单位的PPD试验，以防局部的过度反应及可能的病灶反应。

（2）临床意义：阳性反应见于①接种卡介苗后；② 3岁以下，尤其是1岁内小儿未接种过卡介苗者，提示有结核感染灶；③无明显临床症状，年长儿仅呈一般阳性反应者，表示曾经感染过结核分枝杆菌；④强阳性和极强阳性反应者，表示体内有活动性结核感染灶；⑤由阴性反应转为阳性反应或反应强度由原来＜10mm增至＞10mm，且增幅＞6mm，表示有新近感染。

阴性反应见于①未受结核感染过；②结核迟发型变态反应前期（初次感染4～8周内）；③假阴性反应，机体免疫功能受抑制或低下所致；④技术误差或结核菌素失效所致。

2. 从痰、胃液、脑脊液、浆膜腔液中找到结核分枝杆菌是重要的确诊手段。

（四）预防

1. 控制传染源　结核菌涂片阳性患儿是小儿结核病的主要传染源，早期发现、合理治疗结核菌涂片阳性患儿，是预防传播的重要措施。

2. 卡介苗接种　是预防小儿结核病的有效措施。

3. 预防性抗结核治疗

（五）治疗

1. 一般治疗　有明显结核中毒症状及高度衰弱者应卧床休息，给予高蛋白和富含维生素的饮食，避免接触其他传染病。

2. 抗结核药物治疗　**原则：早期、联合、全程、规律、适量**。常用的药物可分为两类：杀菌药物（全效杀菌药物 / 半效杀菌药物）和抑菌药物。

## 二、原发型肺结核

（一）发病机制及病理改变

结核分枝杆菌通过呼吸入肺，常在右侧肺部形成原发灶。基本病变为渗出、增殖、坏死。结核性炎症的主要特征是上皮样细胞结节及朗格汉斯细胞。典型的原发复合征呈“双极”病变，即一端为原发病灶，一端为肿大的肺门淋巴结。原发型肺结核的病理转归可为吸收好转、进展或恶化，其中以吸收好转最常见。

（二）临床表现

少数患儿症状不明显或无症状。大多起病缓慢，可伴低热、食欲缺乏、乏力、盗汗等**结核中毒症状**。干咳和轻度呼吸困难是婴幼儿最常见的症状，婴儿可表现为体重不增或生长发育障碍。部分小儿可出现疱疹性结膜炎，皮肤结节性红斑及多发性一过性关节炎。当胸内淋巴结高度肿大时，可出现喘鸣、声嘶、胸部静脉怒张、类似百日咳样痉挛性咳嗽等。体检可见周围淋巴结不同程度肿大。

（三）辅助检查

1. 结核菌素试验　呈强阳性或由阴性转为阳性者需做进一步检查。

2. 胸部 X 线检查　局部炎性淋巴结相对较大而肺部的初染灶相对较小是原发型肺结核的特征。典型哑铃双极影已少见。

（四）治疗

一般治疗及治疗原则见概述。抗结核药物的应用如下：

（1）无明显症状的原发型肺结核用标准疗法，以异烟肼为主，配合利福平和乙胺丁醇。

（2）活动性原发型肺结核宜采用直接督导下短程化疗。

（五）护理措施

1. 一般护理　保持居室空气流通，阳光充足；保证充足的睡眠及适量的户外活动。

2. 观察病情　定时测量体温，高热及时处理；保持皮肤清洁干燥，及时更换汗湿衣物。

3. 饮食护理　适当饮水，鼓励进食高热量、高蛋白、高维生素、含钙高食物。

4. 消毒隔离　结核病活动期应进行呼吸道隔离，对患儿呼吸道分泌物、痰杯、餐具等进行消毒处理；积极防治各种急性传染病，避免受凉引起上呼吸道感染；避免与其他急性传染病病人、开放性结核病病人接触，以免加重病情。

5. 用药护理　观察药物副作用，包括胃肠道反应、耳鸣、视力减退、有无皮疹等。

6. 健康教育　向家长宣教相关知识，指导患儿生活护理，给予心理支持，树立信心。

## 三、急性粟粒型肺结核

### （一）病因及发病机制

本病是原发型肺结核综合征发展的结果，原发病灶或胸腔内淋巴结干酪坏死病变破坏血管，致大量结核分枝杆菌进入肺动脉引起，进入肺静脉经血行、淋巴播散全身。

### （二）临床表现

起病急骤，伴高热和严重中毒症状，少数患儿咳嗽、气促、发绀，多数患儿同时伴有结核性脑膜炎症状。6个月以下患儿病情重而不典型，体格检查无明显体征，偶有肺部湿啰音伴全身淋巴结及肝、脾肿大，少数患儿可见皮肤粟粒疹。

### （三）辅助检查

胸部X线在诊断中起决定作用，起病2～3周可见大小、密度一致，分布均匀粟粒状阴影。重症患儿结核菌素试验呈假阴性。痰液和胃液中可查到结核分枝杆菌，粟粒疹和眼底检查见结核结节有诊断意义。

### （四）治疗

目前主张分两阶段进行抗结核治疗：在强化治疗阶段，即给予强有力的四联杀菌药物；伴严重中毒症状、呼吸困难和结核性脑膜炎时，可加用肾上腺皮质激素。

### （五）护理措施

（1）观察体温变化，给予降温处理。

（2）卧床休息，保持病室安静，保持呼吸道畅通，必要时吸氧。

（3）供给充足的营养。

（4）定时测体温、呼吸、脉搏及观察神志变化，若出现烦躁不安、头痛、嗜睡、惊厥等脑膜炎症状及时通知医生，并配合抢救。

## 四、结核性脑膜炎

### （一）病因及发病机制

结核性脑膜炎（简称结脑）是小儿肺结核中最严重的一种，婴幼儿多见。因其中枢神经系统发育不成熟，血-脑脊液屏障功能不完善，免疫功能低下，致结核分枝杆菌经血行入侵。

### （二）临床表现

**1. 早期（前驱期）** 1～2周，主要症状为小儿性格改变，如少言、凝视、烦躁、易怒等。可伴发热、食欲缺乏、消瘦、呕吐、便秘等。年长儿可自诉头痛，多轻微或非持续性；婴幼儿表现为蹙眉皱额、嗜睡、凝视等。

**2. 中期（脑膜刺激期）** 1～2周，因颅内压增高致剧烈头痛、喷射性呕吐、嗜睡或惊厥等。最常见主要体征为**脑膜刺激征**，幼婴表现为前囟膨隆。此期也可出现脑神经障碍，面神经瘫痪最常见，其次为动眼神经、外展神经瘫痪。

**3. 晚期（昏迷期）** 1～3周，上述症状逐渐加重，由意识模糊、半昏迷进入昏迷状态。阵挛性或强直性惊厥频繁发作。最终因颅内压急剧增高导致脑疝致使呼吸及心血管运动中枢麻痹而死亡。

### （三）辅助检查

**1. 脑脊液检查** 对本病的诊断极为重要，表现为脑脊液压力增高，外观无色透明或呈磨玻璃样，蛛网膜下隙阻塞时，可呈黄色，静置12～24小时后，脑脊液中可有蜘蛛网状薄膜形成，取之涂片，可检出结核分枝杆菌。白细胞计数多为（50～500）$\times 10^6$/L，分类以淋巴细胞为主，糖和氯化物均降低为结核性脑膜炎的**典型改变**。蛋白量增高，一般多为1.0～3.0g/L。

2. X线检查　85%的结核性脑膜炎患儿的胸片有结核病改变，其中90%的为活动性病变。胸片证明有血行播散型结核病对确诊结核性脑膜炎很有意义。

3. 结核菌抗原检测　是敏感、快速诊断结核性脑膜炎的辅助方法。

4. 结核菌素试验　约50%的患儿可呈阴性反应。

（四）治疗

（1）一般治疗。卧床休息，给予足够营养，经常变换体位。

（2）抗结核药物分阶段治疗。

（3）应用脱水、利尿药、糖皮质激素等降低颅压。

（4）对症治疗。

（五）护理诊断/问题

1. 潜在并发症　颅内压增高及水电解质紊乱等。

2. 营养失调：低于机体需要量　与消耗增多、摄入不足有关。

3. 有皮肤完整性受损风险　与长期卧床、分泌物及排泄物刺激有关。

4. 焦虑　与病情重、病程长、预后差有关。

（六）护理措施

1. 一般护理　保持室内安静，避免不必要的刺激，治疗、护理操作集中完成。惊厥发作时，在上、下磨牙之间安置牙垫，防止舌咬伤；放置床栏，移开患儿周围易致受伤的物品；保持呼吸道通畅，吸氧，必要时吸痰或行人工辅助呼吸。

2. 密切观察病情及生命体征变化　密切观察体温、呼吸、脉搏、血压、神志、双侧瞳孔大小及对光反射等情况，早期发现颅内高压或脑疝，遵医嘱给予脱水、利尿药，肾上腺皮质激素、抗结核药物等，注意给药速度及副作用。行腰椎穿刺术后去枕平卧位4～6小时。

3. 加强营养　给予高热量、富含蛋白质及维生素，易消化饮食。少量多餐，耐心喂养。对昏迷患儿鼻饲和静脉补液。

4. 皮肤黏膜护理　保持皮肤清洁干燥，被褥整洁。昏迷和瘫痪患儿，每2小时翻身、拍背一次，骨隆突处垫气垫或海绵垫。昏迷眼睑不能闭合患儿，可涂眼膏且用纱布覆盖，每日口腔护理2～3次。

5. 健康教育　指导患儿家长坚持合理用药及观察药物副作用；解释加强营养、预防各类急性传染病及定期复查的重要性；对有后遗症的患儿，指导家长对瘫痪肢体进行针灸、理疗、被动活动等功能锻炼，对失语和智力损害者，进行语言训练和适当教育。

## 第19单元　寄生虫病患儿的护理

【复习指南】本单元要求熟练掌握各寄生虫疾病的病因及流行病学、临床表现、护理措施，掌握辅助检查，了解治疗原则。

### 一、蛔虫病

（一）病因及流行病学

蛔虫病为发病率最高的小儿寄生虫病，是蛔虫寄生于人体导致的。蛔虫病患儿是主要的传染源，粪－口途径传播，感染率农村高于城市，儿童高于成人。

（二）临床表现

1. *幼虫移行至肺引起蛔蚴性肺炎或Lofer综合征* 表现为咳嗽、胸闷、血丝痰或哮喘样症状；血嗜酸性粒细胞增多，肺部体征不明显，X线胸片可见肺部小片状灶性阴影，但病灶易变或很快消失。幼虫侵入脑、肝、脾、肾、甲状腺和眼，引起脑膜炎、癫痫等。

2. *成虫寄生于肠道* 轻者无症状，重者可引起食欲缺乏或多食易饥、异食癖及脐周痛、喜按。

3. *常见并发症* 胆道蛔虫病（最常见）、蛔虫性肠梗阻、肠穿孔及腹膜炎。

（三）辅助检查

粪便中有蛔虫卵，血常规检查、X线检查等。

（四）治疗

1. *药物驱虫治疗* 首选药物为甲苯达唑。

2. *并发症治疗* 胆道蛔虫病治疗原则为解痉、镇痛、驱虫、控制感染及纠正脱水、电解质及酸碱平衡紊乱，必要时手术；不完全性肠梗阻先进行禁食、胃肠减压、解痉、镇痛等处理，疼痛缓解后驱虫治疗；完全性肠梗阻、蛔虫性阑尾炎或腹膜炎一经确诊立即手术治疗。

（五）护理措施

1. *观察病情，减轻疼痛* 监测病情变化，预防并发症，及时发现配合处理。可按揉或热敷以缓解疼痛或遵医嘱使用镇痛、解痉药。

2. *饮食护理* 加强营养，给予营养丰富、易消化饮食。

3. *健康教育* 普及卫生知识，注意饮食卫生和个人卫生，做好粪便管理。

## 二、蛲虫病

（一）病因及流行病学

蛲虫的成虫呈细小乳白色线头状，*主要寄生于盲肠、结肠及回肠下段*。夜间移行至肛门皱褶处排卵，6小时即可发育成为感染性虫卵，虫卵在室内可存活3周。*蛲虫患者是唯一传染源*，肛门—手—口为患儿自身重复感染途径。

（二）临床表现

最常见症状为肛门和会阴皮肤强烈瘙痒和睡眠不安，局部皮肤可因搔抓损伤而发生皮炎和继发感染。全身症状有胃肠激惹现象，还可见焦虑不安、失眠、夜惊等精神症状。偶可见异位寄生所致炎性感染。

（三）辅助检查

夜间患儿熟睡后可于肛门处发现成虫或镜检发现虫卵。血常规嗜酸性粒细胞增多。

（四）治疗

*蛲虫寿命一般为20～30天，避免重复感染可自愈*。

1. *药物驱虫治疗* 恩波吡维铵为首选药物。

2. *局部治疗* 每晚睡前清洗会阴和肛周，涂擦蛲虫软膏或用噻嘧啶栓剂塞肛3～5日。

（五）护理措施

1. *用药护理* 遵医嘱用药治疗，观察驱虫效果。

2. *健康教育* 普及疾病相关知识，指导家长进行病情观察，培养患儿良好的卫生习惯。

连续 10 日将患儿内衣裤、被褥等煮沸消毒后阳光暴晒以彻底杀灭虫卵。

# 第 20 单元　急性中毒和常见急症患儿的护理

【复习指南】本单元为重点考查章节，要求掌握急性肾衰竭病因及发病机制和治疗原则，其余内容需熟练掌握。

## 一、急性中毒

### （一）常见原因

小儿中毒主要原因是年幼无知、缺乏生活经验，不能辨识毒物而误食，家长疏忽及药物管理不善等。一般幼儿时期常为误服药物中毒；学龄前期主要为有毒物质中毒。

### （二）临床表现

小儿急性中毒首发症状多为腹痛、腹泻、呕吐、惊厥或昏迷，严重者可出现多器官衰竭。家庭或儿童集体机构中数人同时发病应考虑为中毒。采集患儿呕吐物、血、尿、粪或可疑的含毒物质进行毒物鉴定，是诊断中毒最可靠方法。其中有机磷中毒：蒜臭味；一氧化碳中毒：口唇樱桃红；乙醇中毒：欣快、易激惹、共济失调、昏迷；巴比妥类中毒：深昏迷，呼吸浅慢至停止。

### （三）治疗及急救处理

立即中断毒物与机体的接触，对中毒原因尚未明确者，先进行一般急救处理，以排除和减少吸收毒物为首要措施。维持呼吸和循环等生命器官功能。明确毒物后，立即用特效解毒药。

### （四）护理措施

1. 口服中毒者尽快清除毒物

（1）催吐：一般在中毒后 4 ～ 6 小时内进行，适用于年龄较大、神志清醒并合作的患儿。可用手指、筷子、压舌板刺激咽部引起反射性呕吐，催吐越早效果越好。但有严重心脏病、昏迷或惊厥患儿、强酸或强碱中毒、油剂等中毒及婴幼儿不能采用催吐。

（2）洗胃：插入胃管后，首次抽出物送毒物鉴定。常用的洗胃液有温水、鞣酸、高锰酸钾（1 ∶ 10000）、碳酸氢钠（2% ～ 5%）、生理盐水或 0.45% 氯化钠溶液。**强酸或强碱中毒**可导致胃穿孔，切忌洗胃，可用弱酸或弱碱中和法，牛奶亦可起中和作用，同时可在胃内形成保护膜，减少刺激。可将活性炭加水，在洗胃后灌入或吞服，以迅速吸附毒物。

（3）导泻：可在活性炭应用后进行，使活性炭 - 毒物复合物排出速度加快，减少毒物吸收。常用的泻药有硫酸镁，每次 0.25g/kg，配成 25% 的溶液，可口服或由胃管灌入。在较小的儿童，应注意防治脱水和电解质紊乱。

（4）全肠灌洗：中毒时间＞ 4 小时，常用 1% 温盐水或清水，也可加入活性炭，应注意水、电解质平衡。

（5）皮肤、黏膜的毒物清除：接触中毒时立即脱去衣服并用大量清水冲洗接触部位至少 10 分钟以上，或用中和法中和毒物。

（6）吸入中毒：立即将患儿移离现场，清理呼吸道分泌物，吸入新鲜空气或吸氧。

（7）止血带应用：注射或有毒动物咬伤可在肢体近心端扎止血带，阻止毒物经静脉或淋巴弥散，注意应每 10 ～ 30 分钟松解 1 次止血带。

2. 促进已吸收毒物的排除

（1）利尿：大多数毒物经由肾排泄，故利尿是加速毒物排出的重要措施。静脉滴注葡萄糖溶液或大量饮水；应用大量利尿药时应注意适当补钾。

（2）碱化或酸化尿液：常采用碳酸氢钠溶液碱化尿液，维生素C溶液静脉滴注也可获得酸性尿。

（3）血液净化方法：透析疗法、血液灌流法、换血疗法、血浆置换。

（4）高压氧舱：可用于一氧化碳、硫化氢、氰化物、氨气等中毒。一氧化碳中毒时，可以促使一氧化碳与血红蛋白分离。

3. 特异性解毒药　如有机磷中毒用解磷定，亚硝酸盐中毒用亚甲蓝等。

4. 其他对症治疗　及时处理各种中毒所致的严重症状，如惊厥、呼吸困难、循环衰竭等，否则可危及生命。在中毒原因不明或无特效治疗时，对症治疗尤为重要。

## 二、小儿惊厥

### （一）病因及发病机制

1. 感染性病因

（1）颅内感染：如由细菌、病毒、寄生虫、真菌引起的脑膜炎或脑炎。

（2）颅外感染：热性惊厥（是儿科最常见的急性惊厥）、感染中毒性脑病。

2. 非感染性病因

（1）颅内疾病：颅脑损伤与出血、先天发育畸形、颅内占位性病变。

（2）颅外疾病：缺氧缺血性脑病、代谢性疾病。

### （二）临床表现

1. 惊厥　典型表现为突然意识丧失，面部及四肢肌肉呈强直性或阵挛性收缩，眼球固定、上翻或斜视，牙关紧闭等，持续时间为数秒钟至数分钟。

2. 惊厥持续状态　惊厥持续30分钟以上，或2次发作间歇期意识不能完全恢复者。

3. 热性惊厥　多发于急性上呼吸道感染初期，急骤高热12小时内。6个月至3岁小儿多见，发作时间短，绝大多数5岁后不再发作。

### （三）治疗

1. 控制惊厥发作，预防惊厥复发

（1）首选药为地西泮。

（2）苯巴比妥钠：是新生儿惊厥首选药物，但新生儿破伤风应首选地西泮。

（3）10%水合氯醛。

（4）苯妥英钠：癫痫持续状态、地西泮治疗无效时使用。

2. 对症及支持治疗

3. 病因治疗

### （四）护理措施

1. 防止窒息　惊厥发作时将患儿平卧就地抢救，头偏向一侧，松解衣领，清除口鼻分泌物保持呼吸道通畅。将舌轻轻向外牵拉，防止舌后坠阻塞呼吸道。遵医嘱用药，配合抢救。

2. 预防受伤　出牙患儿上下磨牙之间垫牙垫或纱布，防止舌咬伤。患儿手中、腋下放置纱布防止摩擦引发皮肤损伤，勿强力按压或牵拉患儿肢体，以免骨折或脱位。床边放置床挡，对可能发生惊厥患儿专人守护，以防发作时受伤。

3. *密切观察病情* 保持安静，避免刺激。观察生命体征、意识及瞳孔变化。发现脑水肿早期症状即刻通知医生，并遵医嘱用脱水药，惊厥较重或时间较长患儿吸氧。

4. *健康教育* 告知家长惊厥诱发因素，讲解急救措施及防止复发注意事项。有后遗症患儿指导进行康复锻炼。

## 三、急性颅内压增高

### （一）病因及发病机制

颅内感染、占位性病变、颅外感染、缺氧缺血性脑病、脑脊液循环异常等均可引起。

### （二）临床表现

与发病原因、发展速度及病变所在部位密切相关。

1. *头痛* 婴儿表现为前囟隆起、烦躁不安、哭闹、拍头等。

2. *呕吐* 为喷射性。

3. *脑神经麻痹* 产生复视、斜视、落日眼（上视丘受压）、偏盲（视交叉受压）等，眼底检查可见小动脉痉挛、静脉扩张和视盘水肿。

4. *生命体征改变* 血压先升高，脉率变慢，呼吸变慢且不规则。若治疗不及时可发生脑疝。小脑幕切迹疝表现为四肢肌张力增高，意识障碍加深，两侧瞳孔不等大是早期诊断小脑幕切迹疝的依据。枕骨大孔疝表现为颈强直、四肢强直性抽搐、中枢性呼吸衰竭或呼吸骤停，双侧瞳孔先缩小后扩大，昏迷加深。

### （三）护理措施

1. *防止颅内压增高* 保持安静，避免一切刺激，护理和治疗操作尽量集中进行，动作轻柔。抬高床头 25°～30°，头部正中位便于颅内血液回流，脑疝患儿需平卧，保持呼吸道通畅。

2. *预防脑疝* 遵医嘱应用降颅压药物。使用甘露醇注意事项：①用药前检查有无结晶，若有结晶需热水浸泡至结晶消失；②不可与其他药物混合；③快速滴注以保证药效；④防止药液渗漏血管外，一旦发生药液外渗立即用 25%～50% 硫酸镁局部湿敷。

3. *监测病情* 严密观察患儿生命体征、意识状态及瞳孔变化，每 15～30 分钟记录一次。出现脑疝先兆，即刻通知医生，准备好抢救物品。

4. *健康指导* 向家长讲解疾病相关知识，给予心理支持，鼓励增强战胜疾病的信心。指导后遗症患儿家属肢体被动训练及按摩方法及重要性。

## 四、急性呼吸衰竭

### （一）病因及发病机制

1. *中枢性呼吸衰竭* 常见于颅内感染、出血、脑损伤等，呼吸器官可正常，多因呼吸驱动障碍引发。

2. *周围性呼吸衰竭* 常见于急性喉炎、肺炎等，因呼吸器官或呼吸肌的病变引起。

二者均会导致机体缺氧、二氧化碳潴留和呼吸性酸中毒，进而引起脑水肿、心肌收缩无力等。

（二）临床表现

1. 呼吸系统症状

（1）中枢性呼吸衰竭：表现为呼吸节律和频率改变。

（2）周围性呼吸衰竭：呼吸困难为主要表现。新生儿呼气时出现呻吟，婴儿呼吸衰竭早期表现为呼吸增快，儿童三凹征明显。

2. 低氧血症临床表现

（1）发绀：正常情况下 $SaO_2 < 80\%$ 时出现，为缺氧典型表现。休克时末梢循环差，$SaO_2 > 80\%$ 也可出现；严重贫血、血红蛋白< 50g/L 时，可无发绀。

（2）中枢神经系统：因低氧和高碳酸血症，可出现头痛、神志模糊、嗜睡、易激惹和焦虑等。

（3）心血管系统：早期表现为心率和心排血量的增加，心律失常。严重时可导致心排血量降低和肺血管阻力增加。

（4）泌尿系统：水、钠排出减少。表现为尿中有蛋白、红细胞、白细胞、管型，少尿或无尿。

（5）消化系统：出现腹胀、食欲缺乏，甚至肠麻痹。肝受累时肝小叶中心坏死。

3. 高碳酸血症临床表现　早期表现为出现烦躁不安、皮肤潮红、血压升高、脉搏细速等，加重表现为意识障碍变深、心率降低、惊厥、视盘水肿等。

（三）辅助检查

**血气分析**测定判断呼吸衰竭的类型及酸碱平衡紊乱程度。早期或轻型（Ⅰ型，即低氧血症）$PaO_2 \leqslant 50mmHg$，$PaCO_2$ 正常；晚期或重症（Ⅱ型，即低氧血症合并高碳酸血症）$PaO_2 \leqslant 50mmHg$，$PaCO_2 \geqslant 50mmHg$。

（四）治疗

恢复正常的气体交换，降低并发症到最小限度是呼吸衰竭的治疗目标。

1. 一般治疗　将急性呼吸衰竭小儿置于舒适体位，重症呼吸衰竭需呼吸支持，将患儿置于俯卧位。可辅以翻身、叩背、吸痰等胸部物理治疗保持呼吸道通畅。

2. 原发疾病治疗　如先天性心脏病、心力衰竭、肺水肿所致呼吸功能不全应采用强心药及利尿药；哮喘持续状态，采用抗炎、解除呼吸道痉挛等措施。

3. 氧疗及呼吸支持　呼吸衰竭早期给予吸氧，严重呼吸衰竭给予机械通气，常规呼吸支持无效可给予体外膜氧合、液体通气、高频通气、NO 吸入治疗等特殊呼吸支持。

（五）护理措施

1. 一般护理　患儿取舒适体位，给予高蛋白质、高热量、富含维生素易消化饮食，危重患儿可通过鼻饲喂食。

2. 改善呼吸功能

（1）保持患儿呼吸道通畅，定时翻身、叩背帮助患儿排痰。

（2）痰液黏稠不易咳出者，可于超声雾化时加入化痰、解痉药物湿化气道。

（3）昏迷或气管切开患儿及时吸痰，注意吸痰前取仰卧位，充分给氧后按口、鼻、咽部、气管部位顺序吸痰，时间不宜过长且要动作轻柔。

（4）一般采用鼻导管给氧，氧流量 0.5 ～ 1L/min，氧浓度< 40%；缺氧明显者可面罩

给氧，氧流量 2 ～ 4L/min，氧浓度 50% ～ 60%；严重缺氧或抢救时可用 60% ～ 100% 纯氧，但持续时间不超过 6 小时。

3. 人工辅助呼吸，维持有效通气

（1）应用指征：患儿经治疗精神症状仍加重，急性 $CO_2$ 潴留，虽高浓度吸氧，$PaO_2$ 仍低于 60mmHg，呼吸过慢、呼吸暂停频繁或暂停＞ 10 秒，呼吸骤停或即将停止。

（2）禁用指征：肺大疱；肺部广泛病变，超过 3 叶；严重先天性心脏病；全身衰竭、恶病质。

（3）机械通气方式：间歇正压呼吸（最常见方法），呼吸末正压呼吸，持续正压呼吸（仅于患儿有自主呼吸时），间歇指令通气（撤机前锻炼自主呼吸能力）。

（4）停用指征：病情好转，呼吸及循环功能稳定；持续自主呼吸可达 2 ～ 3 小时无异常；吸氧浓度 50% 时，$PaO_2$ ＞ 50mmHg，$PaCO_2$ ＜ 50mmHg。

4. 加强病情和用药疗效观察　监测呼吸、血压、心律、皮肤颜色、尿量和意识变化，若有异常立即通知医生；此外，昏迷患儿还应注意腱反射、瞳孔、压疮及有无感染征象等；遵医嘱使用强心药、利尿药、血管活性药等，观察疗效及副作用。

## 五、充血性心力衰竭

### （一）病因及发病机制

1. 心血管疾病　1 岁以内小儿心力衰竭发病率最高，最常见病因为先天性心脏病，也可见于病毒性心肌炎、川崎病。儿童时期则以风湿性心脏病和急性肾炎所致的心力衰竭最为多见。

2. 非心血管疾病　因心脏负荷过重引起的继发性心肌收缩力下降引发，如支气管哮喘、甲状腺功能亢进症、婴儿期严重电解质紊乱、急性肾炎、维生素 $B_1$ 缺乏、脓毒血症、败血症等。

3. 常见诱因　主要是急性感染、输血或输液过量、过快及体力活动过度等。

### （二）临床表现

（1）年长儿心力衰竭表现与成人相似，主要表现为乏力、活动后气促、食欲缺乏、腹痛和咳嗽等心排血量不足表现。

（2）安静时心率增快，呼吸浅表、增速，颈静脉怒张，肝增大、有压痛，肝颈反流试验阳性等体循环淤血表现。

（3）病情较重者尚有端坐呼吸、肺底部可听到湿啰音，并出现水肿，尿量明显减少，心脏听诊除原有疾病产生的心脏杂音和异常心音外，常可听到心尖区第一心音减低和奔马律，为肺静脉淤血表现。

（4）婴幼儿心力衰竭的临床表现有一定特点。常见症状为呼吸快速、表浅、频率可达 50 ～ 100 次 / 分，喂养困难、体重增长缓慢、烦躁多汗、哭声低弱、肺部可闻及干啰音或哮鸣音。水肿首先见于颜面、眼睑等部位，严重时鼻唇三角区呈现青紫。

### （三）治疗

1. 一般治疗　给予容易消化及富有营养的低钠饮食，保证充分的休息和睡眠以减轻心脏负担，避免患儿哭闹，必要时可适当应用镇静药，如苯巴比妥、吗啡皮下或肌内注射，但需警惕呼吸抑制。必要时给予氧气吸入。及时纠正新生儿酸中毒、低血糖和低血钙等。

2. 洋地黄制剂　洋地黄是最常用的增强心肌收缩力药物。地高辛为儿童最常用的洋地黄制剂，特点为起效快、排泄快，血药浓度过高时需及时处理。儿童心力衰竭治疗先洋地黄化，再维持量治疗。

3. 血管扩张药和利尿药　使用卡托普利等血管扩张药扩张小动脉、静脉减轻心脏负荷。合理利用利尿药是治疗心力衰竭的一项重要措施，常用利尿药有依他尼酸、呋塞米、氢氯噻嗪、螺内酯等。

（四）护理措施

1. 一般护理　半卧位休息，以减少机体耗氧、降低机体代谢率。保持环境安静舒适，避免刺激和患儿哭闹，必要时遵医嘱使用镇静药。**心功能Ⅱ级者，可起床在室内做轻微体力活动；Ⅲ级应限制活动；Ⅳ级需绝对卧床休息**。

2. 饮食护理　给予低盐或无盐饮食，少食多餐。喂奶时避免患儿呛咳或吸吮费力，必要时可用滴管或鼻饲喂养。鼓励患儿多吃蔬菜水果，保持大便通畅，便秘可用开塞露。使用利尿药时鼓励患儿多食含钾丰富食物，如柑橘、菠菜、豆类等。

3. 病情观察　密切观察患儿生命体征、精神状态等，严格控制液体入量及速度（＜5ml/kg为宜），准确记录出入量。呼吸困难患儿给予氧气吸入，急性肺水肿吸入乙醇湿化氧气。

4. 用药护理　注意常用药物给药方法、剂量，密切观察用药后反应。①当出现**婴儿脉率＜90次/分或年长儿脉率＜70次/分**、心律失常、黄绿视、食欲缺乏、头晕等洋地黄中毒症状时需暂停用药，并通知医生处理。②利尿药尽量在清晨或上午给药，以免影响睡眠，监测体重、水肿、尿量变化。出现四肢无力、心音低钝、腹胀等**低血钾表现**需及时处理。③血管扩张药使用时观察血压、心率变化，避免外渗；硝普钠需现用现配、避光。

5. 健康教育

## 六、急性肾衰竭

（一）病因及发病机制

1. 肾前性　血容量减少，导致肾血流下降，肾小球滤过率降低，如脱水、大量失血、烧伤等。肾实质无器质性病变。

2. 肾性　儿科最常见的肾衰竭原因，包括肾小球、肾小管、肾间质等肾实质损害。

3. 肾后性　各种原因引起的尿路梗阻引起，多可逆。

（二）临床表现

1. 少尿型肾衰竭　表现为急性肾衰竭伴少尿或无尿。

（1）少尿期：持续1～2周。表现为：①水钠潴留。全身水肿、高血压、肺水肿等。②电解质紊乱。常表现为高钾、高镁、高磷、低钠、低钙和低氯血症。③代谢性酸中毒。表现为嗜睡、呼吸深快、口唇樱桃红等。④尿毒症。全身各系统中毒症状，消化系统表现为食欲缺乏、恶心、呕吐和腹泻等；神经系统表现为意识障碍、抽搐、自主神经功能紊乱等；心血管系统表现为高血压、心力衰竭、心律失常等；血液系统表现为贫血和出血倾向。⑤感染。急性肾衰竭是最常见并发症。

（2）利尿期：由于大量排尿，可出现脱水、低钠和低钾血症。

（3）恢复期：肾功能逐渐恢复，血尿素氮及肌酐逐渐恢复正常。

2. 非少尿型肾衰竭　血尿素氮、血肌酐迅速升高，不伴有少尿表现。

（三）治疗

1. 少尿期治疗

（1）祛除病因、治疗原发病为本期重点，严格控制水和钠入量。

（2）给予高碳水化合物、低蛋白、富含维生素、足够热量饮食。

（3）纠正代谢性酸中毒及电解质紊乱。

（4）必要时透析。

2. 利尿期治疗　监测血压、尿量和电解质变化，及时纠正水、电解质紊乱。

3. 恢复期治疗　控制感染，注意休息，加强营养。

4. 透析治疗

（四）护理措施

1. 维持体液平衡

（1）准确记录 24 小时出入量，遵循“量入为出”的原则，控制液体入量。每日液量＝尿量＋不显性失水－内生水，无发热患儿每日不显性失水约为 300ml/m$^2$，体温上升 1℃不显性失水增加 75ml/m$^2$，内生水在非高分解状态为 250 ～ 350ml/m$^2$。

（2）每日测量体重。

2. 营养均衡

（1）少尿期需限制水、钠、钾、磷及蛋白质的入量，提供足够的能量，早期只给予糖类。

（2）蛋白质控制在每日 0.5 ～ 1.0g/kg 优质蛋白，因透析治疗时大量蛋白丢失，故无须控制蛋白入量。

（3）不能进食患儿可静脉补充营养。

3. 病情观察　患儿于少尿期、利尿期卧床休息，恢复期逐渐增加活动量。监测生命体征、尿量等变化，及时发现心力衰竭、感染、水电解质紊乱等为主要致死并发症的早期征象。血钾＞ 6.5mmol/L 时需紧急治疗，用 5% 碳酸氢钠静脉注射，10% 葡萄糖酸钙 10ml 静脉滴注，同时给予高渗葡萄糖和胰岛素，必要时给予透析治疗，血液透析在 1 ～ 2 小时内使血钾降至正常，腹膜透析则需 4 ～ 6 小时。

4. 预防感染　感染是少尿期死亡的主要原因，因此需保持环境清洁，严格无菌操作，加强患儿皮肤黏膜护理，定时翻身、叩背等。

5. 心理支持　急性肾衰竭是儿童时期危重病症之一，患儿及家长均有恐惧的心理，应做好心理护理，给予患儿和家长精神支持。

6. 健康教育　介绍疾病特点及各期护理要点，给予心理护理以便消除恐惧心理，积极配合治疗。

## 七、感染性休克

（一）病因及发病机制

多种病原微生物感染均可引起感染性休克，以革兰阴性球菌最多见。小儿疾病中以中毒型痢疾、重症脑炎、流行性脑脊髓膜炎等多见。

细菌及内毒素侵入人体，刺激机体细胞产生多种促感染和抗感染介质，产生全身炎症反应综合征；机体的神经内分泌和体液因子的调节紊乱，造成周围血管痉挛、扩张、麻痹，导致有效循环血量减少。

（二）临床表现

除有原发病的临床表现及感染中毒症状外，还有休克特有表现。

临床以面色苍白、意识障碍、呼吸急促、发绀、血压降低、脉搏细速、尿少等为特征；婴儿可表现双眼凝视，面色发灰，无反应或哭闹，体温骤升或不升；年长儿可有发绀，皮肤湿冷，而肛温高达40℃左右，眼窝凹陷，精神萎靡等特点。

（三）治疗

（1）迅速扩充血容量，纠正代谢紊乱。

（2）积极控制感染，清除病灶。

（3）调整微血管收缩功能。

（4）维护重要脏器功能。

（四）护理措施

1. 维持有效循环，增加组织灌注量

（1）迅速扩容：分3阶段进行。①快速输液阶段：补2∶1等张含钠液20ml/kg，30～60分钟内静脉注射或快速滴入，总量不超过300ml。疑有血液高凝状态者可用右旋糖酐-40 10ml/kg。②继续输液阶段：用1/2～2/3张含钠液30～60ml/kg，在6～8小时内输入，直到休克基本纠正为止。③维持输液阶段：最初24小时给1/5张含钾维持液50～80ml/kg。

（2）调整微血管的收缩功能：遵医嘱用血管扩张药和血管收缩药。

2. 积极控制感染　遵医嘱应用抗生素；按时雾化吸入排痰；做好皮肤、口腔护理，防止继发感染。

3. 密切观察病情变化　需专人护理，监测血压、心率、呼吸和体温，观察意识状态，注意皮肤颜色及肢端温度，详细记录出入量，酌情调节输液速度及量。遵医嘱应用维持重要脏器功能的药物，必要时进行氧疗和各种方式的机械通气。

## 八、心搏、呼吸骤停

（一）病因

引起小儿心搏、呼吸骤停的原因甚多，如新生儿窒息、气管异物、喉痉挛、严重肺炎及呼吸衰竭、各种意外损伤等。其危险因素如下。

（1）心血管系统状态不稳定，如难治性心力衰竭、反复发作的心律失常和低血压。

（2）急速进展的肺部疾病，如喉炎、严重的哮喘、肺透明膜病等。

（3）外科术后早期。

（4）人工气道患儿气管插管脱出或堵塞。

（5）神经系统疾病急剧恶化。

（6）对于高危因素患儿能触发心搏、呼吸骤停的临床操作，包括气道吸引、不适当的胸部物理治疗、呼吸支持的撤离等。

（二）病理生理

1. 缺氧　缺氧导致心肌劳损、收缩力减弱，严重时心率减慢、心排血量降低、血压下降、心律失常和代谢性酸中毒，从而抑制心肌收缩力，可使心脏出现心室颤动而致心搏骤停。心搏、呼吸停止4～6分钟可导致脑细胞死亡。

2. $CO_2$ 潴留　一旦心搏、呼吸骤停，体内即出现 $CO_2$ 潴留，$CO_2$ 浓度增高可抑制窦房结的传导，导致心动过缓和心律不齐，并直接抑制心肌收缩力。$CO_2$ 潴留可引起脑血管扩张，导致脑水肿。

（三）临床表现

1. 意识突然丧失，出现昏迷、抽搐。

2. 大动脉搏动消失，血压测不出。

3. 心搏、呼吸相继停止，心音消失。

4. 瞳孔散大，对光反射消失，面色苍白迅速转为发绀。

5. 心电图显示多为心搏徐缓、心室停搏。

（四）治疗

争分夺秒，就地抢救。包括基础生命支持阶段 CABD（C 胸外心脏按压，A 气道通畅，B 建立呼吸，D 除颤和复苏药物），高级生命支持阶段（药物和电技术）和持续生命支持阶段，即抢救后进行脑复苏，并对原发病、继发病及并发症进行救治。

（五）护理措施

1. 心肺复苏步骤

（1）确定患儿无意识、无脉搏后立即给予胸外心脏按压。单人操作首先进行 30 次胸外心脏按压，双人操作给予 15 次胸外心脏按压，然后打开气道，进行 2 次人工呼吸。

（2）儿童胸外心脏按压使用单手或双手按压法，掌根按压胸骨 1/2（中指位于双乳头连接线中点）；婴儿胸外心脏按压单人使用双指按压法，双指位于乳头连线中点下；双人使用环抱法，拇指置于双乳头连线中点。年长儿（＞ 8 岁）胸部心脏按压方法与成人相同。胸外心脏按压**频率**至少 100 次 / 分；按压深度至少达到胸廓前后径的 1/3（婴儿大约 4cm，儿童大约 5cm）。按压后 2 分钟判断有无改善，观察颈动脉、股动脉搏动，瞳孔大小及皮肤颜色等。

（3）开放气道：清除口腔及呼吸道内的分泌物、异物或呕吐物，有条件者给予上气道吸引。将患儿头向后仰，抬高下颌，一只手置于患儿的前额，将头向背部倾斜，用另一只手的手指放在颏下，提起下颌骨向外上方，注意不要阻塞气道；淹溺者迅速取仰卧位，救治者用手托起胃部，使头低腰高将水压迫排出。

（4）人工呼吸：采用口对口人工呼吸，吹气时先迅速连续的吹气 2 次；口对鼻人工呼吸法适用于牙关紧闭而不能张口或口腔内有严重损伤者；口对口鼻人工呼吸法主要适用于抢救婴幼儿。吹气量以胸廓上抬为准。人工呼吸的频率，儿童为 18 ～ 20 次 / 分，婴儿可稍加快。

（5）除颤：对心室颤动者选用胸外直流电除颤，发现心室颤动或心搏骤停 2 分钟内可立即除颤；或心搏骤停未及时发现者，必须在基础生命支持 2 分钟后进行除颤，以 2J/kg 的电功率除颤。

（6）遵医嘱使用复苏药物：静脉穿刺部位首选肘前静脉。气管内给药仅限于应用肾上腺素、利多卡因、阿托品等。心腔内注射原则上只在不得已时才使用。促进心肺复跳首选药物是肾上腺素；其次是利多卡因，是治疗心室颤动或心室颤动反复发作的首选药物。

2. 心肺复苏成功标志　①扪到颈、肱、股大动脉搏动，血压＞ 60mmHg；②听到心音，心律失常转为窦性心律；③瞳孔缩小（氧供给量和组织灌流量充足的最早特征）；④口唇、甲床颜色转红。

出现以下指征且进行 30 分钟以上心肺复苏者可考虑停止心肺复苏：①深昏迷，对疼痛等刺激无任何反应；②瞳孔散大且固定；③脑干反射全部或大部分消失；④无自主呼吸；⑤无心跳、脉搏。

3. 脑复苏　①氧疗：6小时内可用纯氧，6小时后氧疗浓度不得超过60%。②人工冬眠疗法：因亚低温可有效保护脑细胞，并在5分钟内（最晚不超过30分钟）给患儿头部置冰帽，冰敷大血管走行处来配合人工冬眠药物，使最初24小时内肛温低于30～32℃，24小时后维持在33～35℃，对不能立即复苏者应持续低温3～5天，待听力开始恢复时逐渐复温。③应用降低颅内压及促进脑细胞代谢药物。

4. 心肺复苏后的护理　①监测生命体征、血氧饱和度、血容量及电解质的变化；②注意神志、瞳孔及末梢循环的变化并记录；③加强呼吸管理，定时翻身、拍背、湿化呼吸道，及时吸痰，保持呼吸道通畅，预防感染；④维持有效循环及水电解质平衡，准确记录出入量，保证热量供给；⑤维持正常体温，高热时给予物理或药物降温，体温过低适当保温；⑥做好口腔、鼻、眼部黏膜及皮肤护理，防止继发感染；⑦急救用品处于良好备用状态；⑧做好患儿家长的心理护理，消除恐惧心理。

# 第 5 部分

## 社区护理学

# 第1单元　社区护理概论

【复习指南】本单元内容难度不大，但历年必考，应作为重点复习。社区的概念应熟练掌握，功能应掌握，社区的分类方式和健康社区应了解。社区卫生服务的概念应熟练掌握，发展状况应掌握。社区护理的概念和社区护士的能力要求应熟练掌握，社区护理的发展过程应了解，社区护士的角色应掌握。

一、社区

（一）社区的概念

我国将社区定义为若干社会群体或社会组织聚集在某一个地域里所形成的一个生活相互关联的大集体。**人群性**和**地域性**是构成社区的基本要素。

（二）社区的分类方式：

社区一般按人群的特点分为3种类型：

1. 地域性社区　是以地域来划分的社区。地域性社区有利于社区健康的评估研究，有利于实施健康教育，能够以社区的需求为导向，组织和动员群体实施预防和干预措施，能够得到地域内权威人士的支持，并充分利用现有的资源来开展健康促进活动。

2. 具有共同兴趣或目标的社区　因共同的兴趣或目标把分散在不同地域的人群联系在一起，称为共同兴趣的社区。社区人群可以分散居住，但未来某些共同兴趣或目标，在特定时间聚集在一起，共同分享其功能或利益，如学会、大型工厂等。

3. 具有某些共同问题的社区　具有共同、急需解决问题的人聚在一起形成一个社区，聚在一起交流应对共同问题的各种经验。

（三）社区的功能

社区具有满足居民需要和管理的功能。社区功能的充分发挥有助于挖掘社区资源和开展社区卫生服务。其功能可概括为以下5个方面。

1. 生产、消费、分配、协调和利用资源　社区居民消费物资，社区也可能从事生产和分配某些物资，以满足居民需要。

2. 社会化　个体在社区生长发育到社会化，相互影响，形成本社区的风土人情价值，而这些特有的文化又影响社区的居民。

3. 社会控制　是为了保护社区居民的各种行为规范和规章制度，如社区成立物业管理系统。

4. 社会参与　社区设立各种组织、团体，举办活动，如社区活动中心、老年人协会等，使居民间互动，参与社会活动，以此凝聚社区力量，并产生相应的归属感。

5. 相互支援　当社区的居民处于疾病或困难时，社区给予帮助和支援。社区可根据本社区居民的需要与当地民政部门或相关医疗机构联系，解决其困难。

（四）健康社区

社区健康是限定的地域内，以需求为导向，维持和促进群体和社区的健康，具有相对性和动态性，注重作为服务对象的个人、家庭、群体和社区的健康。家庭是社区的基本单位，而家庭是由个体组成的，个体健康直接影响家庭健康。除了个体外，文化、宗教等很多因素均影响家庭健康和家庭对健康的认识。作为护理服务对象的个体、家庭和社区之间相互影响，其所处的环境的变化直接影响着护理对象的健康活动，如一个家庭的优势、拥有的资源和潜在能力可促进家庭健康，而健康的社区环境是保障社区每一个家庭健康的基础。因此，有必要及时、持续实施社区健康评估，调动社区自身力量和社区居民对健康相关决策的积极参与，及时杜绝社区健康问题，促进社区的健康发展。影响社区健康的因素有社区的社会因素、社区组织、社区人口、社区环境和社区卫生保健机构等，这些因素会影响社区的整体健康。

## 二、社区卫生服务

### （一）概念

社区卫生服务是社区服务中的一种基本的、普遍的卫生服务。“在政府领导、社会参与、上级卫生机构指导下，以卫生机构为主体、全科医师为骨干，合理使用卫生资源和适宜技术，**以人的健康为中心，家庭为单位**，社区为范围，需求为导向，**以妇女、儿童、老年人、慢性病病人、残疾人、贫困居民等为重点**，以解决社区主要卫生问题、**满足基本卫生服务需求为目的**，融预防、医疗、保健、康复、健康教育和计划生育技术服务功能为一体的，有效、经济、方便、综合、连续的基层卫生服务。”

### （二）发展现状

在国家一系列相关政策的推动下，社区卫生服务在我国迅速发展，形成了一个稳定的管理模式和服务体系。但作为一个人口众多的发展中国家，社区卫生服务体系改革仍然面临许多问题。

## 三、社区护理

### （一）社区护理的概念

社区护理是社区卫生服务工作中必不可少的一部分。根据我国社区卫生服务发展的特点，社区护理可定义为“综合应用护理学和公共卫生学的理论与技术，以社区为基础、以人群为对象、以服务为中心，将医疗、预防、保健、康复、健康教育、计划生育等融于护理学中，并以**促进和维护人民群众健康**为最终目的，提供连续性的、动态性的和综合护理服务”。

### （二）社区护理的发展过程

社区护理起源于西方国家，是由家庭护理、地段护理及公共卫生护理逐步发展、演变而成的。追溯社区护理的发展历史，可将其发展过程划分为4个阶段：家庭护理阶段、地段护理阶段、公共卫生护理阶段和社区护理阶段。

### （三）社区护士的角色

社区护士是指在社区卫生服务机构及其他有关医疗机构从事社区护理工作的护理专业人员。

### （四）社区护士的能力要求

人际交往和沟通能力，综合护理能力，独立判断、解决问题能力，预见能力，基本的组织、管理能力，手机信息和处理信息的基本能力，应对社区急性事件的基本能力，不断获取与本专业发展有关的新知识，培养促进自身与专业发展的能力、自我防护能力。

# 第2单元　社区护理基本工作方法

【复习指南】本单元内容难度不大，但历年必考，应作为重点复习。社区护理评估应熟练掌握，计划和实施应掌握。社区健康教育的方法应熟练掌握，概念和步骤应掌握。社区健康档案的管理原则应掌握，建立社区健康档案的目的应掌握。流行病学的概念应掌握，常用的统计学指标应熟练掌握。社区护理研究确立问题查阅文献，护理科研设计内容需要掌握，收集资料方法应熟练掌握，测定研究工具，研究资料的统计学分析需了解。

## 一、社区护理程序

### （一）社区护理评估

社区护理评估是社区护理程序的第一步，主要收集社区整体健康状况相关的资料，并对资料进行整理和分析。其目的是**发现社区健康问题**，并找出导致这些问题的相关因素，为社区护理诊断和计划提供依据。

### （二）社区护理诊断

社区护理诊断是对收集的社区资料进行分析，推断社区现存的或潜在的健康问题的过程，社区护理诊断的特点是把重点放在社区整体的健康上。

### （三）社区护理计划

社区护理计划的制订应鼓励社区居民参与，是整个社区护理计划能够针对社区居民的健康需求，为社区居民提供连续的高质量护理。其目的是明确护理目标、确定护理要点、提供评价标准、设计实施方案。社区护理计划是一种**合作性的、有顺序的、循环的**程序，以达到预期的目标。

### （四）社区护理实施

社区护理计划实施是指建立社区护理计划以后，社区护士根据计划的要求和具体测试开展护理实践活动。在社区护理实施过程中，社区居民不仅是被动护理服务的接受者，而且是护理计划实施过程中的主动参与者。社区护理计划实施成功与否，与护理人员的**领导、决策和沟通能力**有很大关系。

### （五）社区护理评价

社区护理评价是护理程序的最后一步，主要评价实施护理活动后的效果，将护理对象的实际状态与护理目标作比较，确定达标的程度。评价并不意味着护理程序的终止，如果目标达到，说明通过护理措施解决了护理问题；如果目标未达到，则要对原因进行分析，应重新评估，从而形成护理程序新循环。因此，社区护理干预的有效性依赖于**对社区健康的连续性评估**，以及根据实际情况的变化对护理计划的不断修改和实施。

## 二、社区健康教育

### （一）社区健康教育的概念

社区健康教育是指以社区为单位，以社区人群为教育对象，以促进社区居民健康为目标，有组织、有计划的健康教育活动。其特点是**注重行为改变效果**，其目的是发动和引导社区人民树立健康意识，关心自身、家庭和社区的健康问题，积极参与社区健康教育与健康促进规划的制订和实施，养成良好的卫生行为和生活方式，以提高自我保健能力和群体健康水平。社区健康教育的特点是以健康为中心，这是社区健康教育与医院健康教育的最根本区别。

### （二）社区健康教育的方法

社区健康教育的方法包括语言教育法、文字教育法、形象教育法、电化教育法、综合教育法。

（三）社区健康教育的步骤

社区健康教育的步骤包括社区健康教育计划的制订、实施、评价，健康教育的研究及健康教育论文的撰写。

## 三、社区健康档案的建立与管理

（一）建立社区健康档案的目的

建立完整的居民健康档案，即建立包括以问题为导向的病史记录和健康检查记录、以预防为主的保健卡，以及个体、家庭和社区与健康有关的各种完整的记录，目的是使社区医护人员通过社区健康档案较全面地认识社区居民的健康状况、社区家庭问题和卫生资源的利用状况，有的放矢地提供社区卫生服务。

（二）社区健康档案的内容

社区健康档案可以分为个人健康档案、家庭健康档案和社区健康档案 3 个类型。

1. 个人健康档案　包括以问题为导向的健康记录和以预防为导向的记录方式。通常把影响居民健康的任何问题称为健康问题。以问题为导向，健康问题目录常分为主要问题目录和暂时性问题目录。主要问题目录：主要记录**慢性健康问题**、健康危险因素及尚未解决的健康问题。**暂时性问题**目录：主要记录**急性、短期或自限性健康问题**。暂时性健康问题的记录有助于全科医师和社区护士及时发现可能的重要线索。健康问题描述：是指对健康问题目录中所列的问题依据问题编号采用“SOAP”的形式进行逐一描述。SOAP 是以问题为导向的健康档案的核心部分，主要包括主观资料（subjective data）、客观资料（objective data）、对健康问题的评估（assessment）及健康问题的处理计划（plan）。以预防为导向的健康记录主要包括周期性健康检查记录表和免疫接种记录表。以预防为导向的健康记录体现了社区护理**以健康为中心**，从生物 - 心理 - 社会医学模式全方位考虑的工作特点，以达到早期发现病患及危险因素、及时进行干预的目的。

2. 家庭健康档案　是以家庭为单位，对病人家庭相关资料、家庭主要健康问题进行记录而形成的系统资料。

3. 社区健康档案　是记录社区健康问题、评估社区特征及健康需求的系统性资料。社区健康档案将社区看作服务主体，通过记录社区卫生资源、社区主要健康问题及社区居民健康状况，实现以社区为导向，为社区居民提供整体性、协调性的医疗卫生服务的目的。

（三）社区健康档案的管理原则

在进行健康档案的管理过程中应注意逐步完善健康档案、前瞻性收集资料，基础资料保持**连续、动态性**，并加快推进以电子健康档案为基础的卫生信息化平台建设，推动电子化健康档案工作，实现与基本医疗、公共卫生、医疗保险等居民健康和医疗服务信息衔接，通过互联网方便居民查询，同时提高了医疗卫生机构的工作效率。

## 四、流行病学统计方法及常用指标

（一）流行病学的概念

流行病学是研究人类疾病频率、分布及其决定因素的科学。我国学者在多年实践的基础上，提炼出来的流行病学定义：流行病学是研究疾病和健康状态在人群中的分布及其影响因素，以及制订和评价预防、控制和消灭疾病及促进健康的策略与措施的科学。该定义的基本内涵有 4

点：①研究对象是人群；②研究内容包括健康状态和各种疾病；③重点是研究疾病和健康状态的分布及其影响因素；④终极目标是为控制和消灭疾病及促进健康提供科学的决策依据。

（二）流行病学的研究方法

1. 描述性研究（因素与效应同时观察）　是医学研究中一种基础性方法，描述自然现象，揭示自然规律，通过描述可以发现问题，是卫生决策的基础；发现特征是假设的基础，发现规律是进一步研究的基础。主要特点：观察性因果并存探索性。

2. 病例对照研究（先果后因的观察）　特性：观察性、分析性、回顾性。

（三）常用的统计学指标

1. 率　率亦称频率指标，常用来说明某现象发生的频率或强度，可用百分率、千分率、万分率或十万分率表示。

2. 构成比　构成比又称构成指标，常用来说明一事物内部各组成部分所占的比重或分布，常用百分数表示。同一事物各构成部分的构成比总和一定等于1或100%。

3. 比　比亦称相对比，是指两个有关的指标之比，常说明两者相互对比的水平，可以倍数或百分数表示。所对比的两指标可以是相对数，也可以是平均数或率。

## 五、社区护理研究的基本方法

1. 确立研究问题

2. 查阅文献

3. 护理科研设计　包括确定研究对象的样本大小、确定抽样方法、设立适当的对照、确定研究的期限、明确调查时间与步骤、事先考虑好资料处理方法、明确组织领导及职责分工。

4. 收集资料的方法　常用的方法有自陈法、观察法和生物医学测量法。

5. 测定研究工具　对研究工具和自设问卷等信度和效度的测定。

6. 研究资料的统计学分析　包括两独立样本 $t$ 检验或单因素 $F$ 检验；配对样本比较 Wilcoxon 秩检验；重复测量方差分析等分析方法。

# 第3单元　社区家庭护理

【复习指南】本单元内容难度不大，但历年必考，应作为重点复习。家庭类型、功能与结构、家庭资源与家庭危机应掌握，家庭对健康的影响应熟练掌握。家庭访视程序应掌握，访视护士安全管理应熟练掌握。居家护理目的及特点、家庭生活周期与护理应掌握，社区护士在居家护理中的作用应熟练掌握。家庭常用护理技术中消毒灭菌、注射（输液）、导尿、管喂饮食应熟练掌握，隔离、换药、造口护理应掌握。

## 一、概述

（一）家庭定义

传统的家庭是以婚姻和血缘关系为纽带的社会生活组织形式，而随着社会的发展，家庭的概念也在发生改变。现代的家庭指的是有两个或多个成员组成，具有血缘、婚姻、情感、经济供养关系，是家庭成员共同生活与相互依赖的场所。家庭是个人和社会之间的缓冲的地带，家庭健康与个人生理、心理健康发展紧密相关。

（二）家庭类型

1. 核心家庭　是指由夫妇及其婚生或领养的子女组成的家庭，也包括仅有夫妇两人的家庭。由夫妇两人组成的无子女家庭又称为丁克家庭。核心家庭已成为我国主要的家庭类型，其特点是家庭人员少，结构简单、关系单纯，家庭成员间容易沟通，只有一个权力与活动中心。

2. 直系家庭　又称为主干家庭，是由父母、已婚子女及第三代人组成的家庭。

3. 旁系家庭　又称为联合家庭，是指由两对或两对以上的同代夫妇及其未婚子女组成的家庭。

4. 单亲家庭　是指由离异、丧偶或未婚的单身父亲或母亲及其子女或领养子女组成的家庭。

5. 其他　如同性恋家庭等。

（三）家庭功能与结构

1. 家庭功能　是指家庭成员在家庭生产和社会生活中所发挥的有效作用。其主要功能是通过满足家庭成员的需求，维护家庭的完整性，实现社会对家庭的期望。随着社会飞速发展，家庭功能不断地分解和转变。包括①**情感功能**：是指家庭成员以血缘和情感为纽带，通过彼此相互理解、关爱和支持，满足爱与被爱的需要。情感功能是形成和维持家庭的重要基础，是家庭基本功能之一。②**经济功能**：指维系家庭生活需要的经济资源，包括物质、空间及金钱等以满足家庭成员的衣、食、住、行、教育、医疗、娱乐等方面的需要。③**生殖养育功能**：指家庭具有繁衍和养育下一代、赡养老人的功能。④**社会化功能**：主要指家庭有培养其年幼成员走向社会的责任与义务，为其提供适应社会的教育，帮助其适应社会；帮助年幼成员学习语言、知识、社会规范，使其具有正确的人生观、价值观和健康观。⑤**健康照顾功能**：指家庭成员间的相互照顾、保护、促进家庭成员的健康，为患病家庭成员提供各种照顾与支持的功能。其主要内容有提供合理饮食，保持有益于健康的环境，提供适宜衣物，提供保持健康的卫生资源与配合社区整体健康工作等。

2. 家庭结构　是指家庭的组织结构和家庭成员间的相互关系。分为家庭外部结构和家庭内部结构。家庭外部结构是指家庭人口结构及家庭的类型；家庭的内部结构是指家庭成员间的互动行为，包括**家庭角色、家庭权力、沟通类型与家庭价值观 4 个因素**。家庭角色指家庭成员在家庭中所占有的特定地位。家庭权力指家庭成员对家庭的影响力、控制权和支配权。可分为传统独裁型，情况权威型、分享权威型 3 种。其中现代社会推崇的类型是**分享权威型**。**沟通类型**指家庭成员间在情感、愿望、需求、意见、信息与价值观等方面进行交换的过程，最能反映家庭成员的相互关系，家庭成员间良好的沟通能化解家庭矛盾、解决家庭问题，促进家庭成员间的关系，是**评价家庭功能的重要指标**。家庭价值观是指家庭成员对家庭活动的行为准则及生活目标的思想、态度和信念。

（四）家庭资源与家庭危机

家庭资源是指为了维持家庭的基本功能、应对家庭压力事件或危机状态，家庭所必需的物质和精神上的支持。一个家庭可利用的资源越充足，则越有利于家庭及其成员的健康发展。家庭资源一般可分为内资源和外资源。家庭危机是指个人、家庭在生活的某个阶段出现的、用以往的方法不能解决的困难或障碍，使均衡状态向不均衡状态发展。如果一个家庭处于危机状态，亦表示家庭有压力发生。压力事件是指可导致成人心理失衡的刺激性事件。家庭作为一个系统，无论个体还是家庭的压力事件均会影响到整个家庭。

（五）家庭对健康的影响

家庭对其每一位成员健康及疾病的影响远远超过其他任何社会关系的影响。家庭主要从以下四个方面影响着每一位成员的健康或疾病。①遗传：生物遗传是影响人类健康与疾病的重要因素之一。人的身高、体型、性格、心理状态等均受遗传因素的影响。一些疾病，如高血压、冠心病、糖尿病、乳腺癌等，也与遗传因素有密切的关系。②生长发育：作为儿童生长的基本环境，家庭通过喂养、教育、行为培养等方式直接或间接地影响着儿童生理、心理的生长发育。③疾病发生、发展及传播：家庭的健康观念、防病意识、就医和遵医行为、生活和卫生习惯直接影响疾病在家庭中的发生、发展及传播。④康复与死亡：家庭中某一成员患病后，其他成员对其重视、关心、照顾及经济支持的程度将影响这一成员身体的康复或疾病的加重，甚至死亡。

## 二、家庭访视

（一）家庭访视概念

家庭访视是指在服务对象家庭里，为了维持和促进健康而对服务对象所提供的有目的的交往活动。家庭访视是家庭护理的重要工作方法，是为服务对象提供的主要服务形式。

（二）家庭访视程序

1. 访视前准备　**选择访视对象**及优先顺序；**确定访视目的；准备访视用物；联络被访家庭；安排访视路线**；社区护士根据具体情况安排一天的家庭访视路线，可由远而近，或由近而远，并在访视机构留下访视目的、出发时间、预订回归时间和被访家庭的住址、路线和联络方式，以备有特殊情况时，与访视机构护士取得联系。

2. 访视中的工作　访视分为初次访视和连续性访视。初次访视的主要目的是建立关系，获取基本资料，确定主要健康问题，初次访视由于社区护士接触的是一个陌生环境，访视工作相对困难。连续性访视是社区护士对上次访视计划进行评价和修订后，制订下次的访视计划并按新计划进行护理，同时不断收集资料，为进一步访视提供依据。

3. 访视后的工作　消毒及物品的补充，记录和总结，修改护理计划，协调合作。

（三）访视护士安全管理

1. 家访时如果遇到一些有敌意，发怒、情绪反复无常的服务对象或对周围的环境陌生，提供急需护理后立即离开现场。

2. 尽量要求护理对象的家属在场，访视家庭是单独的异性时，应考虑是否需要一个陪同者同行。

3. 家访路程经过一些偏僻的场所，护士有权要求有陪同人员同行。

4. 在访视对象家中看到一些，如打架、酗酒、吸毒、有武器等不安全因素，可立即离开，并与有关部门联系。

## 三、居家护理

（一）居家护理定义

居家护理（home care）是社区护士直接到病人家中，向居住在家庭的病人、残疾人、精神障碍者，提供连续的、系统的基本医疗护理服务。病人在家中不仅能享受到专业人员的照顾，还能享有正常的家庭生活，能减少家属照顾的来回奔波，节省医疗和护理费用。我国最早开展居家护理的城市是**天津**。

（二）居家护理目的及特点

1. 目的

（1）病人方面：提供连续性治疗与护理；有利于方便生活，增强自我照顾意识与能力；缩短住院时间；控制并发症，降低疾病复发率及再住院率。

（2）家庭方面：增强家庭照顾病人的意识；提供病人护理相关知识与技能；减少家庭经济负担。

（3）专业方面：可增加医院病床利用率，降低医疗费用；扩展护理专业的工作领域，促进护理专业的发展。

2. 特点　居家护理工作特点是以**个案管理的方式**提供服务，即由居家护理人员提供个案所需的各项保健照顾服务，并负责长期照顾系统的工作，以减少社区卫生服务机构的风险与成本。

（三）家庭生活周期与护理

家庭生活周期是指从夫妇组成家庭开始，经过子女出生、成长、工作、相继结婚自组家庭而离去过程，夫妇又回到二人相处的局面，最后因夫妇相继去世而消失。家庭在家庭生活周期的不同阶段其发展任务亦不同。目前健康领域多用美国 Duvall 的家庭生活周期理论，Duvall 认为，就像人的生命那样，家庭也有生命周期和不同发展阶段上的各种任务。而家庭作为一个单位要继续生存，需要满足不同阶段的需求，包括生理需求、文化规范、人的愿望和价值观。

## 四、家庭常用护理技术

（一）消毒灭菌

经常消毒可以有效地防止疾病传播和交叉感染，特别是在流感的高发季节更为重要。以下是几种常用的家庭消毒灭菌方法。

1. 天然消毒法　①日光暴晒法：将需要消毒的物品直接放到阳光下暴晒，可以起到很好的杀菌效果；②通风法：定时打开门、窗、换气扇，有利于室内空气流通，减少疾病传播。

2. 物理灭菌法　①燃烧法：将被病毒或细菌污染的物品、衣服、被褥可以直接焚烧；②煮沸法：可用于餐具、毛巾等不怕湿且耐高温的物品消毒，经济方便，比较常用；③高压蒸汽灭菌法：杀菌力最强，但一般来说家庭用得比较少。

3. 化学消毒灭菌法　①擦拭法：最常用的 84 消毒液擦拭地板、家具、物品等；②浸泡法：用漂白粉或 84 消毒液浸泡毛巾、抹布等；③熏蒸法：食醋加水煮沸用于空气消毒，熏蒸时关闭门窗，熏蒸结束后打开门窗通风换气。

以上几种均为家用消毒法，用法最普及的莫过于暴晒和煮沸两种方法。

（二）隔离

将处于传染期内的病人、可疑传染病病人或病原携带者，安置在指定的地点或特殊环境中，与其他病人或健康者分开，防止病人排出的病原体直接或间接传播给他人；口罩为一次性使用，遮盖住口鼻部，勿挂在颈部反复使用，若潮湿应立即更换；病人使用的体温计应专人专用，病人解除隔离后，将体温计浸泡在 0.1% ～ 0.5% 过氧乙酸溶液中 30 分钟后，用清水冲洗并拭干备用；血压计应固定使用，解除隔离后，袖带应直接去除销毁；病人用过的餐具应先消毒再灭菌，可用煮沸或浸泡消毒灭菌法处理，处理时戴手套；病人的脸盆、便盆均应固定使用，每周用 0.1% ～ 0.5% 过氧乙酸浸泡消毒 2 小时后洗净再用。

（三）换药

在整个换药过程中，室内必须保持清洁，家人尽量少走动，以免灰尘飞扬。同时，操作者要准确、利索，以减少伤口暴露时间，防止污染。两把镊子中的一把，应尽可能地保持相对的清洁，以用来夹取换药碗中的纱布等物，另一把则用于接触伤口。需要强调的是，切勿在伤口上挤脓，以免压迫脓液进入周围组织，扩散到血液内，引起毒血症。

（四）注射（输液）

社区护士在家庭内为病人进行输液时，保持病室相对清洁干净，按照操作流程进行规范输液等操作，并做好宣教等工作。

（五）导尿

留置导尿操作步骤是将导尿管插入适当深度（女性 4 ～ 6cm，男性 20 ～ 22cm），见尿液流出后，再插入 1 ～ 2cm。然后固定导尿管，接上引流袋。在操作中变更操作步骤（先连接引流袋），取得更好效果，具体步骤如下。①在铺导尿盘时，将一次性引流袋及气囊导尿管一起放入导尿盘内；②在行导尿操作时，先将一次性引流袋与气囊导尿管连接，再将导尿管插入尿道，见尿液后，再插入 2 ～ 3cm；③妥善固定。优点：①可以避免因为病人不配合而致尿液溢出污染床单；②能在最短的时间内固定导尿管，防止滑出；③有利于尿液的综合处理，如肝炎、肿瘤等病人的尿液直接导入一次性引流袋内，便于集中处理，防止医源性交叉感染的发生。

（六）管喂饮食

管喂饮食在医学上通常称为鼻饲，是通过鼻饲管由鼻经咽插入食管及胃，这样便于固定在鼻腔外，或经食管直接入胃或肠。管喂饮食肯定是流食，又分混合奶及流质饮食两种。适应证：①昏迷病人或不能经口进食者，如口腔疾病、口腔手术后的病人；②不能张口的病人，如破伤风病人；③拒绝进食的病人，如精神病病人；④早产儿及病情危重的病人。

（七）造口护理

造瘘口开放前，用凡士林纱布或生理盐水纱布外敷结肠造口处，观察造口处周围肠黏膜的血运情况，造口处肠管有无回缩、出血坏死，保持造口处皮肤清洁，用生理盐水进行清洗，保持造口处皮肤周围干燥，在周围皮肤上涂氧化锌软膏等，防止肠内容物直接与皮肤接触、刺激皮肤，防止局部皮肤炎症、糜烂、发生造口周围皮肤炎，同时观察造口周围皮肤有无湿疹、充血、水疱、破溃等。指导病人及家属正确使用造口袋，根据病人情况及造口大小选择适宜的造口袋。

## 第 4 单元　社区重点人群保健

### 一、社区儿童保健

（一）儿童期特点

儿童的生长发育是一个连续渐进的动态过程，根据小儿的发育阶段，一般可分为新生儿期、婴儿期、幼儿期、学龄前期、学龄期和青春期。

小儿各期特点见“儿科护理学部分第3单元小儿保健。

（二）常见健康问题

1. 新生儿期常见健康问题　①体重不增，黄疸不退或加重，脐带感染；②易出现新生儿窒息；③免疫力低，应与皮肤病、消化系统疾病、呼吸系统疾病或其他传染病病人避免接触。

2. 婴儿期常见健康问题　①意外事故是新生儿期第一死亡原因，包括吸入异物、窒息、烧伤、烫伤等；②因喂养不当引起的营养障碍性疾病；③婴儿腹泻、营养物过敏、湿疹、尿布性皮炎和脂溢性皮炎等。

3. 幼儿期常见健康问题　① 18 个月左右出现生理性厌食；②因不能自行刷牙，易发生龋齿；③意外伤害事故。

4. 学龄前期常见健康问题　①爱模仿，易发生意外事故；②防病能力增加，但易患急性肾炎、风湿病等免疫性疾病；③常见的心理行为等问题，如吮拇指、咬指甲、遗尿、手淫、攻击性和破坏性行为等。

5. 学龄期常见健康问题　①偏食、吃零食、营养不均衡；②近视及龋齿；③意外事故发生，如车祸、溺水、擦伤等。

（三）护理与保健措施

小儿各期护理与保健措施见“儿科护理学部分第3单元小儿保健。

## 二、社区青少年保健

（一）青少年期特点

见“儿科护理学部分第3单元小儿保健。

（二）青春期常见健康问题

1. 性健康问题　出现性早熟或性发育迟缓。

2. 遗精　是一种自动射精现象，每月遗精 2 ～ 3 次属正常，发生频繁遗精与生活学习过度紧张、手淫、语言和声像刺激有关。

3. 手淫　是一种不正常的满足性要求的手段。频繁手淫的危害有神经疲劳，影响睡眠和休息；心理上的自我挫伤，易产生恐惧、悔恨、自责自罪的心理状态。

4. 痤疮　又称粉刺或青春痘，易发生在皮脂腺发达的面部、上胸部和背部。

5. 意外伤害　青少年时意外伤害的高发人群，多见的意外伤害有自杀、暴力、交通事故等。

（三）青春期护理与保健措施

见“儿科护理学部分第3单元小儿保健。

## 三、社区妇女保健

（一）围婚期妇女保健与护理

围婚期保健是指围绕结婚前后，为保障婚配双方及其后代健康所进行的一系列保健服务措施，包括婚前医学检查、围婚期健康教育及婚前卫生咨询。

1. 配偶的选择　择偶不仅要有感情和性爱的基础和科学的态度，还要考虑遗传因素、健康因素和适宜年龄等其他因素的影响。

2. 婚前检查　婚前医学检查是对结婚前男女双方可能患有的影响结婚和生育的疾病进行

的医学检查。婚前检查主要包括询问健康史、体格检查、实验室检查。

婚前检查应注意：①对未婚女性的检查须取得受检者的同意，一般只做直肠腹部双合检查；②对男女双方有关性方面的问题，如处女膜是否完整等应当保密；③对已怀孕者应视对象的年龄、健康等具体情况区别对待；④婚前检查发现有影响婚育的疾病时应慎重处理，根据具体情况进行指导。

3. 选择最佳生育年龄　我国婚姻法规定的结婚年龄是男性 22 岁，女性 20 岁。从医学角度看，女性最佳生育年龄为 25 ～ 29 周岁，配偶年龄为 25 ～ 35 周岁。

4. 选择适宜受孕时机

（1）良好的身体状况：新婚夫妇最好延缓到婚后 3 ～ 6 个月受孕。

（2）避免有害物质：注意怀孕前避免接触放射线、化学物质、致畸或致突变的药物等。

（3）怀孕时节：受孕的最佳时间应是夏末初秋的 7 ～ 9 月。

5. 计划生育的咨询与指导　计划生育是控制人口数量，提高人口素质，使人口增长与经济、资源和社会发展相适应的有效措施。计划生育措施主要包括避孕、绝育及避孕失败的补救措施。

（1）避孕：是一种积极的预防生育方式，用科学的方法使妇女暂时不受孕。主要包括工具避孕法、药物避孕法、安全期避孕法、紧急避孕法等。

屏障避孕法：阴茎套、阴道隔膜、外用避孕药、女用避孕套。

宫内节育器：是一种安全、有效、简便、经济、可逆且易于接受的节育器具。①放置时间为月经干净后 3 ～ 7 天无性交；产后 42 天子宫恢复正常大小，恶露干净，会阴切口已愈合；剖宫产术后半年，哺乳期排除早孕；人工流产术后，子宫腔深度应＜ 10cm。②放置后应注意：术后休息 3 天，避免重体力劳动 1 周；术后 2 周内禁止性生活及盆浴，并保持外阴清洁；术后 3 个月每次行经时注意有无节育器脱落；节育器放置后 3 个月、6 个月、12 个月各复查 1 次，早期发现宫内节育器的脱落及移位。出血多者随时可取出，取出节育器时间以月经干净 3 ～ 7 天为宜。

药物避孕法：包括短效及长效口服避孕药、长效避孕针、缓释系统避孕药和避孕贴剂。

安全期避孕法：也称自然避孕法，是指根据妇女的自然生理规律，选择在月经周期中不易受孕期内进行性交而达到避孕目的。

紧急避孕法：指在无保护性生活或避孕失败后的 3 天内，妇女为防止非意愿妊娠而采取的避孕方法。该方法只能一次性起保护，1 个月经周期只能用 1 次。

（2）绝育：是指通过手术或药物，达到永久不育的目的，女性绝育方法主要有经腹输卵管结扎术、经腹腔镜输卵管绝育术和经阴道穹窿输卵管绝育术。

（3）避孕失败补救：因避孕失败所致的意外妊娠，可在妊娠早期采取措施终止妊娠。早期妊娠可采用药物流产和手术流产，中期妊娠可采用引产术。

（二）妊娠期妇女保健与护理

妊娠是指胎儿在母体内发育成长的过程，从卵子受精开始至胎儿自母体娩出为止，共 40 周。针对妊娠期不同阶段的妇女，提供相应的健康指导，减少妊娠期并发症，消除影响胎儿发育的有害因素，提高孕妇及新生儿的健康水平，是妊娠期保健的重要内容。

1. 妊娠期妇女的生理和心理变化

（1）妊娠期妇女的生理变化

①生殖系统 子宫体增大变软，妊娠12周时超出盆腔，妊娠晚期子宫多呈不同程度的右旋。自妊娠12～14周起，子宫出现不规则的无痛性收缩。卵巢略有增大，阴道分泌物增多，阴道pH降低。外阴皮肤增厚，大小阴唇色素沉着。

②乳房：乳头及乳晕变大并着色，形成蒙氏结节，妊娠晚期尤其接近分娩期时挤压乳房时可有少量淡黄色稀薄液体溢出，称为初乳。

③呼吸系统：妊娠期耗氧量增加，呼吸方式由腹式呼吸转变为胸腹式呼吸，呼吸道黏膜充血水肿，孕妇常感到呼吸困难。

④循环及血液系统：妊娠期心脏向左、上、前移位，妊娠晚期心率每分钟增加10～15次，血容量增加35%，易出现妊娠生理性贫血。

⑤消化系统：约半数孕妇在早期有恶心、呕吐等消化道症状，在妊娠3个月时自行消失，胃肠蠕动减慢，引起上腹饱满感、腹胀和便秘。

⑥泌尿系统：妊娠期肾略增大，肾血流量及肾小球滤过率于整个妊娠期均维持高水平，孕妇仰卧位时尿量增加，故夜尿量多于日尿量。

⑦其他：妊娠期垂体分泌促黑素细胞激素增加，孕妇面颊、乳头、乳晕、腹白线、外阴等处出现色素沉着。随着妊娠子宫增大，腹壁皮肤弹力纤维断裂，腹壁皮肤出现紫色或淡红色妊娠纹。

（2）妊娠期妇女的心理变化：妊娠期妇女常见的心理反应有惊讶、接受、情绪波动和身体形象改变。社区护士应及时评估孕妇的心理状态，给予适时的指导，让孕妇适应并调整妊娠期的心理变化，顺利度过妊娠期。

2. 孕产妇的健康管理

（1）建立围生期保健手册：社区护士应在妊娠12周前为孕妇建立《孕产妇保健手册》，并进行第1次产前随访。

（2）产前检查与产前健康教育：评估孕妇的生理、心理、社会状况，根据孕妇不同妊娠阶段的特点，提供有关妊娠、胎儿教育、分娩及产后的有关知识及注意事项。

（3）产前检查的时间：产前检查应从确诊为怀孕开始。妊娠期应该知道检查5次。其中妊娠早期至少进行1次，妊娠中期至少2次（建议分别在妊娠16～20周、妊娠21～24周各进行1次），妊娠晚期至少2次（其中至少在妊娠36周后进行1次），发现异常者应当酌情增加检查次数。

（4）产前检查的主要内容

①首次产前检查：询问既往史、家族史、个人史等，观察体态、精神等，并进行一般体检、妇科检查和血常规、尿常规、血型、肝功能、肾功能、乙型肝炎检查，有条件的地区建议进行血糖、阴道分泌物、梅毒血清学试验、HIV抗体检测等实验室检查。根据检查结果填写第1次产前随访服务记录表，对具有妊娠危险因素和可能有妊娠禁忌证或严重并发症的孕妇，及时转诊到上级医疗卫生机构，并在2周内随访转诊结果。

②复诊产前检查：妊娠16～20周、21～24周各进行1次随访，对孕妇的健康状况和胎儿的生长发育情况进行评估和指导。

③产前健康教育：社区应设立孕妇培训学校，通过讲课、座谈、录像、幻灯片、图片及科普宣传等方式讲解有关妊娠、胎儿教育、分娩、产后保健的知识及注意事项。

3. 社区妊娠期保健指导

（1）生理卫生指导

①清洁与舒适：妊娠期养成良好的口腔卫生习惯，经常洗澡，促进血液循环。妊娠期有阴道出血现象及妊娠 28 周以后，禁止盆浴，防止逆行感染，可行淋浴或擦浴。保持会阴清洁，经常更换内裤。孕妇衣服应宽松、柔软、舒适。妊娠期避免穿高跟鞋。

②休息与活动：妊娠期妇女可以适当安排自己的生活和工作，但应避免重体力劳动和从事有害工种。保证充足的睡眠，夜间睡眠时间不得少于 8 小时，午睡 1 ～ 2 小时。睡眠时宜采取左侧卧位，可以减少增大的子宫对腹主动脉及下腔静脉的压迫，增加回心血量，减轻下肢水肿。孕妇进行适量的运动，可促进血液循环，增进食欲和睡眠。

③口腔保健：妊娠期应保持良好的口腔卫生。

④乳房护理：在妊娠期间，要注意乳房的检查和保健，嘱孕妇穿着宽松舒适、棉质、罩杯大小能覆盖整个乳房的胸罩，避免压迫乳房组织，保证乳房血液循环通畅。保持乳房的清洁，指导孕妇沐浴时用清水擦洗，禁止使用肥皂等洗涤用品。

⑤性生活指导：妊娠期间并不绝对禁止性生活，但是妊娠 12 周之前及妊娠最后 2 个月，应尽量避免性生活。

（2）心理卫生指导：及时了解孕妇在妊娠不同时期的心理需要，并给予适当的支持和帮助，使其心情舒畅。

①妊娠早期：社区护士应使孕妇了解，矛盾的心情与身体的不适均为正常现象，使其尽快适应妊娠。

②妊娠中期：社区护士多给孕妇提供有关妊娠和分娩的知识及与胎儿有关的信息，并分享孕妇对胎儿的想法与感受，解释其疑惑的问题，依孕妇的不同需要给予适当的指导。

③妊娠晚期：妊娠晚期是身心压力较大的时期，需社区护士鼓励孕妇表达自己的内心感受，有针对性地进行心理护理，帮助孕妇顺利度过这一段时间。

（3）用药指导：妊娠早期要在医生指导下用药，切不可随意滥用药物。

（4）营养与体重管理指导

①营养指导：对孕妇的饮食指导应注意以下原则。注意食品的多样化和适当搭配，保证合理全面的营养；保证优质蛋白的供给；适当增加热量的摄入；保证无机盐、维生素的供给；多食蔬菜、瓜果等植物性食物；禁止或尽量少喝含乙醇、刺激性的饮料；出现水肿时，适当限制盐的摄入，以每日不超过 4g 为宜。但也要注意避免营养过剩。

热量：妊娠期间每日至少应增加 0.42 ～ 1.26MJ 热量，热量主要来源于食物，如谷物、薯类等。

蛋白质：在妊娠 4 ～ 6 个月期间，孕妇进食蛋白质每日应增加 15g，在妊娠 7 ～ 9 个月期间，每日应增加 25g，优质蛋白质主要来源于动物，如牛肉、牛奶、鸡蛋、鸡肉、鱼等。

脂肪：每天 60 ～ 70g，其中每天可以提供 7.5 ～ 15g 植物油。

糖类：孕妇主食中糖类主要是淀粉，妊娠期每日进主食 0.4 ～ 0.5kg，即可满足需求。

微量元素：除铁外，几乎所有的微量元素均可在平时的食物中得到补充。a. 铁：妊娠 4

个月后，孕妇每日膳食中的铁的供给量为28g。b. 钙：妊娠全过程中均需补钙，自孕16周每日摄入钙1000mg，于妊娠晚期增至1500mg。c. 锌：孕3个月后，每日从食物中补充20mg，其主要存在于动物蛋白和谷物中。d. 碘：在整个妊娠期，每日膳食中碘的供给量为175μg。

维生素：主要是从食物中获取，分为水溶性（维生素B族、维生素C）和脂溶性（维生素A、维生素D、维生素E、维生素K）两类。

②体重管理：在妊娠早期（1～3个月），孕妇体重每个月增加0.5kg左右；妊娠中期（4～6个月），体重每周增加0.25～0.35kg；妊娠晚期，体重每周增加0.5kg左右。足月妊娠时体重共增加12kg。

（5）孕妇自我检测的指导：嘱孕妇每日早、中、晚各数胎动1小时，将3个小时的胎动计数相加再乘以4，以此作为12小时的胎动数。若12小时的胎动计数累计小于10次，视为胎儿出现宫内缺氧，应及时到医院就诊。

4. 妊娠各期常见症状的管理指导

（1）恶心和呕吐：约半数孕妇在妊娠6周左右出现早孕反应，12周左右消失。如妊娠12周以后仍继续呕吐，甚至影响孕妇营养时，应考虑妊娠剧吐的可能，须住院治疗，纠正水、电解质紊乱。

（2）尿频、尿急：向孕妇说明妊娠早期出现尿频、尿急属于正常现象，不必为此担心。

（3）水肿：孕妇在妊娠晚期易发生下肢水肿，经休息后可消退，属正常现象。出现压凹性水肿或经休息后仍不消退，应警惕合并其他疾病，查明病因后给予及时治疗。社区护士应指导孕妇睡眠时取左侧卧位，下肢垫高15°，改善下肢血液回流。

（4）静脉曲张：指导已出现症状的孕妇避免长时间站立或行走，并注意经常抬高下肢，促进下肢血液回流；会阴部分有静脉曲张者，可于臀下垫枕，抬高髋部休息。

（5）便秘：指导孕妇养成定时排便的习惯，多吃水果、蔬菜等含纤维素多的食物，同时增加每日饮水量，注意适当的活动。

（6）腰背痛：指导孕妇在日常生活中注意保持良好的姿势，避免过度疲倦。

（7）下肢肌肉痉挛：孕妇饮食中增加钙的摄入，必要时按医嘱补钙。告知孕妇预防及减轻症状的方法：①避免穿高跟鞋，以减少腿部肌肉的紧张度；②避免腿部疲劳、受凉；③发生下肢肌肉痉挛时，孕妇应背屈肢体或站立前倾以伸展痉挛的肌肉，或局部热敷按摩。

5. 分娩的准备指导

（1）确定分娩地点：社区护士应在产前协助产妇及早选定合适的分娩地点，并尽可能了解其情况。

（2）识别产兆：帮助孕妇及家属了解分娩先兆，做好分娩准备。

①假临产：孕妇在分娩发动前，常会出现假临产，其特点为不规律子宫收缩，子宫收缩的强度不加强，常在夜间出现，白天消失。

②胎儿下降感：随着胎先露下降入盆，子宫底随之下降，多数孕妇会感觉上腹部变得舒适，呼吸轻快，常出现尿频症状。

③见红：在分娩开始前24～48小时，经阴道排出少量血液，即见红，是分娩即将开始较为可靠的征象。

（3）分娩准备

①精神准备：指导产妇从精神上和身体上做好迎接新生儿诞生的准备。

②身体准备：分娩时体力消耗较大，因此分娩前须保证充足的睡眠时间，同时指导孕妇做好入院前的身体清洁。

③物质准备：分娩时所需要的物品，妊娠期间都要准备好。

（4）分娩相关知识介绍：向孕妇介绍有关分娩的过程，便于孕妇正确看待分娩的全过程和加强应对分娩过程的信心。

（三）产褥期妇女保健与护理

产褥期是指从胎盘娩出至产妇全身各器官除乳腺外，恢复或接近正常未孕状态的一段时间，一般为 6 周。

1. 产褥期妇女的生理和心理变化

（1）产褥期妇女的生理变化

①生殖系统：子宫复旧需 6 周，包括子宫体的复旧、子宫内膜的再生和子宫颈的复原。分娩后阴道壁肌张力逐渐恢复，但仍不能恢复至未孕时的紧张度。盆底肌及其筋膜常伴有肌纤维部分断裂。

②乳房：主要变化是泌乳。乳汁的分泌量与婴儿吸吮的频率密切相关，也与产妇的营养、睡眠、情绪及健康状况相关。

③循环及血液系统：产后 72 小时内，产妇循环血容量增加 15% ～ 25%，应注意预防心力衰竭的发生。产褥早期血液处于高凝状态，有利于胎盘剥离面形成血栓，减少产后出血量。

④消化系统：妊娠期胃肠道肌张力及蠕动减弱，产妇胃液中胃酸分泌减少，产后需 1 ～ 2 周恢复。产后 1 ～ 2 天内产妇常感口渴。另外，产褥期容易发生便秘。

⑤泌尿系统：产后 1 周内尿量增加。在产褥期，膀胱肌张力降低，加之外阴切口疼痛、不习惯卧床排尿等原因，易导致尿潴留的发生。

⑥内分泌系统：月经复潮与恢复排卵的时间受哺乳的影响，不哺乳产妇一般在产后 6 ～ 10 周月经复潮，哺乳产妇月经复潮延迟，平均在产后 4 ～ 6 个月恢复排卵。产后较晚月经复潮者，首次月经来潮前多数有排卵，因此哺乳期产妇月经虽未复潮，却有受孕的可能。

⑦腹部：产后产妇腹壁明显松弛，其紧张度需产后 6 ～ 8 周恢复。

（2）产褥期妇女的心理变化：经过分娩的母亲，将要经历不同的心理感受，表现为高涨的热情、希望、高兴、满足感、幸福感，同时有失眠、失望、抑郁等情绪不稳定表现。产后抑郁症是分娩后常见的一种心理障碍，一般在产后第 1 天至第 6 周发生，而产后第 1 ～ 10 天被认为是发生产后抑郁症的危险期。

2. 产褥期家庭访视

（1）访视频率和时间：在产褥期，社区护士一般进行家庭访视 2 ～ 3 次，分别于出院后 3 天、产后 14 天和产后 28 天进行。

（2）访视前准备：访视前社区护士通过电话或面谈等形式与产妇家庭建立联系，了解其确切的休养地点及路径，确定访视对象和访视时间；简要了解产妇的一般状况，准备访视用物。

（3）访视内容

①产妇：测量生命体征，了解产妇的精神、睡眠、心理社会状态、饮食和大小便等情况；检查子宫收缩情况、恶露的性状、腹部或会阴部伤口的愈合情况、乳房有无肿胀及乳汁分泌情况，如发现异常及时处理。

②新生儿：询问新生儿哺乳、睡眠、大小便情况；检查新生儿面色，皮肤有无黄疸、脓疱，脐带有无感染；指导产妇为新生儿进行口腔、脐带、臀部和皮肤护理；检查新生儿觅食、拥抱和握持等生理反射、肌张力、视力、听力等情况。

每次访视后均应记录访视内容及指导意见。产后42天，产妇应到医院做产后健康检查，了解生殖器官恢复情况，同时应带婴儿到医院进行一次全面检查。

3. 产褥期妇女的保健指导

（1）日常生活指导

①清洁与舒适：产后休养环境要做到安静、舒适，室内保持良好的通风，空气清新，防止过多的探视。室内温度保持在22～24℃，相对湿度保持在50%～60%。

a. 外阴的清洁卫生：指导产妇每日冲洗外阴，用消毒会阴垫，保持会阴部清洁，预防感染。

b. 注意个人卫生：产后1周内皮肤排泄功能旺盛，排除大量汗液，称为褥汗，以夜间睡眠和初醒时更为明显。应每天用温水擦浴并漱口、软毛刷刷牙。

②合理的饮食与营养：保证产妇足够的热量，促进恢复健康。哺乳的产妇应多吃富含蛋白质的汤汁食物，少食多餐，同时适当补充维生素和铁剂。

③休息与睡眠：产妇学会与婴儿同步休息，每天保证8小时睡眠，生活要有规律。

（2）心理指导：根据不同的需求给予产妇心理及社会等方面相应的护理措施。

（3）活动与运动：经阴道分娩的产妇，产后6～12小时内即可起床轻微活动，于产后第2天可在室内随意走动。行会阴侧切或剖宫产术的产妇，可适当推迟活动时间。产后2周开始做膝胸卧位运动，可预防和纠正子宫后倾。社区护士应根据产妇的情况，运动量由小到大，指导产妇由弱到强循序渐进练习。一般在产后第2天开始，每1～2天增加1节，每节做8～16次。

第1节——仰卧，深吸气，收腹部，然后呼气。

第2节——仰卧，两臂直放于身旁，进行缩肛与放松动作。

第3节——仰卧，两臂直放于身旁，双腿轮流上举与并举，与身体呈直角。

第4节——仰卧，髋与腿放松，分开稍屈，脚底放在床上，尽力抬高臀部与背部。

第5节——仰卧起坐。

第6节——跪姿，双膝分开，肩轴垂直，双手平放床上，腰部进行左右旋转动作。

第7节——全身运动，跪姿，双臂支撑在床上，左右腿交替向背后高举。

指导产妇在进行产后运动时应注意：①由简单的项目开始，依个人的耐受程度逐渐增加活动量，避免过于劳累；②持之以恒，肌张力的恢复需2～3个月；③运动时有出血或不适感，应立即停止；④剖宫产术后可先执行促进血液循环的项目，如深呼吸运动，其他项目待伤口愈合后再逐渐进行。

（4）乳房护理

①一般护理：乳房应保持清洁干燥。推荐母乳喂养，按需哺乳，早接触，早吸吮。

②平坦或凹陷乳头：可指导产妇做如下练习。乳头伸展练习；乳头牵拉练习。此外，指导产妇改变喂哺姿势，以利婴儿含住乳头和乳晕，也可利用负压吸引的作用使乳头突出。

③乳房胀痛：可指导产妇于产后 30 分钟尽早开乳，哺乳前热敷或按摩乳房。

④催乳：对于出现乳汁分泌不足的产妇，应指导其正确的哺乳方法，按需哺乳，调节饮食，同时鼓励产妇树立信心。可结合中药或针刺合谷、外关、少泽等穴位进行护理。

⑤退乳：产妇因病不能哺乳，应尽早退乳。最简单的方法是停止哺乳，少进汤汁类食物。出现乳房胀痛者，可用芒硝 250g 分装两纱布袋内，敷于两乳房并包扎，湿硬时更换。

⑥乳头皲裂：轻者可继续哺乳。如果皲裂严重时暂停哺乳，可将乳汁挤出或用吸乳器吸出后用小杯或小匙喂养婴儿。

（5）母乳喂养指导：母乳中所含的营养物质最适合婴儿的消化吸收，生物利用率高；母乳中含有丰富的免疫蛋白和免疫细胞，可提高婴儿的免疫功能，明显降低腹泻、呼吸道和皮肤感染率；母乳喂养有利于促进母婴间情感交流，对婴儿建立和谐、健康的心理有重要作用；母乳喂养可以有效防止产后出血，降低母亲患乳腺癌和卵巢癌的危险性。喂养方法的指导内容有如下几个方面。

①哺乳时间：原则是按需哺乳。产妇于产后 30 分钟内开始哺乳，哺乳时间为 30 分钟以上，母乳喂养的时间一般以 10 个月至 1 年为宜。

②哺乳方法：哺乳前，应洗手并将乳房、乳头用温开水清洗。哺乳时，母亲和新生儿均应选择最舒适的位置，一手拇指放在乳房上方，其余四指放在乳房下方，将乳头和乳晕大部分放入新生儿口中，用手扶托乳房，防止乳房堵住新生儿鼻孔。哺乳后，挤出少许乳汁涂在乳头。

③注意事项：每次哺乳后应将新生儿抱起轻拍背部 1～2 分钟，排出胃内空气，以防呕吐；哺乳的产妇服用药物，必须事先咨询医护人员，以确定是否会对婴儿造成伤害；哺乳母亲上班期间应注意摄入足够的水分和营养，可于上班前挤出乳汁存于冰箱内，婴儿需要时由他人哺喂，下班后坚持自己喂养。

（6）家庭的适应与协调：社区护士可通过家庭访视，增强产妇照顾新生儿的信心；指导丈夫做好接纳新成员的心理准备和行为准备，确立父亲的角色，在日常生活中表现出对妻子的体贴、关心和爱护；产妇也不要忽略丈夫的感情需要，以免使丈夫感到失落。

*4. 产褥期妇女常见健康问题的护理*

（1）乳腺炎：产妇产后身体抵抗力下降，若乳汁淤积，会促进细菌的生长繁殖，如乳头破损或皲裂，使细菌侵入易造成感染。

①预防

a. 保持乳头和乳晕的清洁：妊娠期应在沐浴时用温水清洗，产后每次哺乳前后均应温水清洗，保持局部清洁干燥。

b. 养成按需哺乳的习惯：避免乳汁淤积，每次哺乳应吸净乳汁，如有淤积可用吸乳器或按摩乳房帮助乳汁排空。

c. 保持婴儿口腔卫生：及时治疗婴儿口腔炎，婴儿不可含乳头入睡，乳头有破损或皲裂及时治疗。

d. 纠正乳头内陷。

e. 摄入清淡富含营养的食物，多饮水，忌食辛辣、刺激、油腻食物。

②护理措施

a. 炎症初期：可进行哺乳。在哺乳前，湿热敷乳房 3 ～ 5 分钟，并按摩乳房，哺乳时先哺患侧乳房。每次哺乳时注意吸空乳汁，在哺乳的同时按摩患侧乳房，避免乳汁淤积，并保证充分的休息。

b. 炎症期：停止哺乳，定时用吸乳器吸净或手法按摩排空乳汁，用宽松的乳罩托起乳房，以减轻疼痛和肿胀，给予局部热敷、药物外敷或理疗，以促进局部血液循环和炎症的消散，并根据医嘱早期使用抗菌药物。

c. 脓肿形成期：行脓肿切开引流术，切口应符合美容要求并防止损伤乳管，保持引流通畅，切口定时更换敷料，保持清洁干燥。

（2）产后尿失禁：指导产妇保持会阴及尿道口清洁，鼓励多饮水，防止尿路感染。坚持做盆底肌锻炼，为预防产后尿失禁，产妇在身体尚未复原之前，不宜过早的剧烈运动。

（3）产后抑郁：引起产后抑郁的病因主要有分娩因素、内分泌因素、社会因素、遗传因素、心理因素等，最主要的是产妇的个性特征。主要预防和护理措施：①倾听产妇诉说心理问题，做好产妇心理疏导工作，解除不良的社会心理因素、减轻心理负担和躯体不适应症状；②对于有不良个性的产妇，给予相应的心理指导，减少或避免精神刺激，减轻生活中的应激压力；③促进和帮助产妇适应母亲的角色，指导产妇与婴儿进行交流和接触，使其逐渐参与到护理孩子的日常生活中，逐步建立亲子依附关系；④发挥社会支持系统的作用，改善家庭关系，合理进行家庭任务分工，避免产妇劳累。

（四）围绝经期妇女保健与护理

围绝经期是指围绕妇女绝经前后的一段时间，包括从接近绝经出现与绝经有关的内分泌、生物学和临床特征起至最后 1 次月经后 1 年。世界卫生组织将卵巢功能衰退直至绝经后 1 年内的时期称为围绝经期。绝经分为自然绝经和人工绝经。

1. 围绝经期妇女的生理和心理社会变化

（1）生理变化

①月经紊乱：是绝经过渡期的常见症状，表现为月经周期不规则、经期持续时间长及经血增多或减少。与卵巢、下丘脑和垂体功能状态的波动有关，尤其是卵巢渐趋停止排卵，激素的分泌相应减少。

②心血管系统：绝经后妇女动脉硬化、冠状动脉粥样硬化性心脏病（简称冠心病）较绝经前明显增加。可能与雄激素低下和雄激素活性增强有关。

③泌尿生殖道退行性改变：主要表现为泌尿生殖道萎缩症状，出现阴道干燥、性交困难和反复阴道感染，排尿困难、尿痛、尿急及反复发生的尿路感染。

④骨质疏松：绝经后妇女雄激素分泌减少，使骨质吸收增加，导致骨量快速丢失而出现骨质疏松。50 岁以上妇女半数以上会发生绝经后骨质疏松，一般发生在绝经后 5 ～ 10 年，通常发生在椎体。

⑤其他：潮热、出汗为雄激素降低的典型症状。其特点为反复出现的短暂的面部、颈部及胸部皮肤发红，伴有潮热，继之出汗，持续时间长短不一。严重者可影响妇女的工作、生活和睡眠。此外，还常出现心悸、眩晕、头痛、失眠、耳鸣等自主神经失调的症状。

（2）心理社会变化：由于围绝经期妇女内分泌环境改变，自主神经功能紊乱，加之家庭和社会环境的变化，情绪、记忆及认知功能发生改变，常感觉烦躁易怒、易激动，焦虑不安或情绪低落、精神抑郁、记忆力减退等。

2. 围绝经期妇女的保健指导

（1）提供信息：开展围绝经期科学知识讲座，让妇女了解围绝经期的正常生理、心理特点，掌握必要的卫生保健常识，正确对待围绝经期，消除绝经变化产生的恐惧心理；同时学会并加强自我监测能力，定期进行自我监测并做记录。

（2）心理调整：可通过多种途径，介绍有关围绝经期的知识，让围绝经期妇女认识到围绝经期症状的出现是人体生理变化的一种自然过渡，是暂时的症状，经过一段时间机体的自行调整，这些症状大多会自然消失。

（3）合理饮食：平衡膳食，限制摄入高脂肪、高胆固醇食物，多食富含维生素的水果蔬菜，避免过多高糖食物，适量补充钙剂，适当控制饮用量，防止肥胖。

（4）活动与运动：运动是减缓身体各种组织器官衰老的重要条件。社区护士应指导围绝经期妇女参加各种体育活动，根据个人爱好及具体情况选择运动方式，使运动成为经常的项目，以每周 3 ～ 4 次为宜。

（5）性生活指导：绝经后随着雌激素逐渐下降，最普遍遇到的问题是阴道黏膜萎缩，分泌物减少，阴道润滑度减弱，造成性生活困难。指导其保持每月 1 ～ 2 次性生活，有助于保持生殖器官的良好状态。

（6）定期进行健康检查

①常见疾病普查：根据普查结果，制定切实可行的妇女疾病防治目标与对策，促进和维护其身体健康。

②恶性肿瘤的普查：开展肿瘤防治宣传教育是控制或消除致癌因素、预防肿瘤发生的重要措施之一。通过社区护士宣传教育，使围绝经期妇女了解恶性肿瘤的主要危险因素，改变不良的生活方式，增强自我保健意识，让其了解各种常见肿瘤的早期症状，及时发现异常，早期诊断提高治疗效果和生存率。建议围绝经期妇女每年进行 1 次体检，及早发现病变。

乳腺癌是危害妇女健康的主要恶性肿瘤之一。对 20 岁以上妇女，特别是伴有危险因素的女性，每月自我检查乳房 1 次，是早期发现乳腺肿块的有效措施。自查乳房最好选择在月经结束后 4 ～ 7 天进行，此时乳房最松弛，病变容易被检出。

3. 围绝经期妇女常见健康问题的护理

（1）骨质疏松：是以低骨量、骨微细结构异常并导致骨脆性增加，易骨折为特征的一种全身代谢疾病。围绝经期过程中约 25% 的妇女患有骨质疏松。主要健康指导内容有如下几点。

①注意合理补充营养素：其中钙、维生素 D、蛋白质是主要的营养素。应及早增加并长期补充含钙质丰富的食物，如牛奶、排骨、豆类等。必要时可服用钙片。

②良好的生活习惯：根据个人身体状况选择适宜的运动项目，如慢跑、快速步行等小负荷锻炼，避免吸烟、酗酒、过量饮用咖啡、跌倒等。

③及早就医，规范治疗：必要时及时就医，接受治疗。

（2）功能失调性子宫出血：主要健康指导内容如下。

①加强营养，改善全身情况：可补充铁剂、维生素 C 和蛋白质。推荐含铁较多的食物，如猪肝、豆角、蛋黄、胡萝卜、葡萄干等。按照饮食习惯，制订合适的饮食计划。

②预防感染：保持会阴清洁。出血量较多者，嘱其卧床休息，避免过度疲劳和剧烈运动。

③指导用药：帮助病人了解用药目的、药物剂量、适应证、禁忌证及用药可能出现的反应。激素替代治疗需在专业医师指导下进行，不得随意停服和漏服，用药期间注意观察，定期随访，如出现子宫不规则出血应做妇科检查，并做诊断性刮宫，排除子宫内膜病变。

## 四、社区老年保健

老化是指随着年龄的增长而产生的一系列人体结构和功能上的进行性、衰退性的变化。

①生理性老化：因增龄所致的功能结构退化倾向及表现。

②病理性老化：因增龄所致的危害健康因素未得到控制进而出现的发病倾向及表现。

老龄化社会的划分标准：老年人指发达国家中大于等于 **65 岁**的人群或发展中国家大于或等于 **60 岁**的人群。老龄化社会指发达国家 65 岁以上人口占总人口比例大于或等于 **7%** 的社会，或发展中国家 60 岁以上人口占总人口比例大于或等于 **10%** 的社会。

健康老龄化的特点：①健康老龄化的目标是老年人口群体的大多数人健康长寿，体现在健康的预期寿命的提高；②健康老龄化不仅体现为寿命长度，更重要的是**寿命质量**的提高；③人类年龄结构向老龄化转变，一方面要求有相应的“健康转变”来适应，另一方面要求把健康的概念引申到社会、经济和文化诸方面。

### （一）老年期特点

根据中华医学会老年医学学会 1982 年的规定，45 ～ 59 岁为老年前期，**60 ～ 89 岁为老年期**，90 岁以上为长寿期。

**1. 生理变化特点**

（1）形体的变化：身高下降、体重减轻；须发变白、脱落；皮下脂肪和弹力纤维减少，皮肤变薄、松弛、失去光泽，皱纹加深，眼睑下垂，眼球凹陷，皮肤色素沉着；牙龈萎缩，牙齿松动脱落；关节活动不灵活。

（2）生理功能的变化：突出表现为**器官功能的下降**，如视力和听力的下降、嗅觉减退，味觉敏感性降低，皮肤感觉迟钝，呼吸功能减低，心搏出量减少，血管弹性调节作用降低，消化吸收不良，药物代谢速度减慢，代谢功能降低，肾清除功能减弱，生育功能与性功能下降，脑组织萎缩、骨质疏松，免疫功能下降，防御能力低下等。

**2. 心理变化特点**

（1）记忆与思维的改变：回忆、机械记忆能力下降，而逻辑记忆能力没有明显下降；思维迟钝、强制性思维及逻辑障碍。

（2）感情趋于平稳，一旦激动难以平复。常出现不安、无能为力感。

（3）人格：不同性质的行为障碍（过于谨慎、固执、多疑、保守），孤独感，焦虑不安，怀旧和发牢骚。

**3. 社会生活改变特点** ①生活方式的改变。②不幸生活事件发生。

（二）常见健康问题

1. 疼痛

（1）疼痛评估：目前常用的疼痛强度评估工具有“0 ～ 10”数字**疼痛强度评估量表、目测模拟疼痛评估量表、疼痛影响面容量表、主诉疼痛程度分级法**。评估的内容包括**疼痛的一般情况；疼痛对病人功能活动的影响；疼痛对病人心理情绪的影响；病人对疼痛治疗的态度和治疗依从性；社会家庭支持系统在疼痛控制中的作用**。

（2）药物治疗。

（3）非药物治疗。

2. 恶心、呕吐

（1）记录**恶心、呕吐次数，呕吐物的性质、颜色和量**。

（2）了解引起晚期癌症病人恶心、呕吐的常见原因。

（3）指导使用阿片类药物镇痛的病人正确服用缓泻药。

（4）评估**肠梗阻病人的排气、排便情况**。

（5）留置鼻胃管病人，做好鼻腔、口腔护理，定时冲洗鼻胃管，保证引流通畅，记录每日引流液的颜色、性状和量。

（6）呕吐严重的病人不可经口进任何液体和药物，可改用其他途径给药。

（7）监测血压、脉搏及体重变化，记录每日液体出入量，监测血电解质变化情况，及时调整补液的速度和量。

（8）终末期病人卧床，头偏一侧，以免呕吐时发生吸入性肺炎，观察病人有无呼吸频率加快、心动过速、发热、咳嗽、痰多的症状和体征，及时报告医生进行进一步处置。

3. 躁动

（1）评估有无尿潴留、便秘、缺氧、代谢紊乱等原因及相关症状及体征。

（2）做好治疗相关的护理。

（3）允许专人陪护，病床加床档，提供安静、安全的治疗环境。

（4）护理人员相对固定，给病人安全感。

（5）评估病人的意识状态及焦虑或情绪障碍的程度，及时给予心理咨询和干预。

4. 呼吸道分泌物过多

（1）评估病人的意识状态和自主清除呼吸道分泌物的能力，教会病人正确咳嗽的方法。

（2）正确给药。

（3）吸痰操作要轻柔，间歇给氧，监测血氧饱和度。

（4）评估病人的焦虑程度，提供非药物的护理措施。

5. 排尿异常

（1）评估病人的症状和体征，及时发现尿潴留。

（2）了解引起尿潴留的相关因素，及时处理。

（3）留置导尿的护理。

（4）尿失禁病人的护理。

6. 便秘

（1）评估病人的排便情况：病人以往正常的排便习惯，最后 1 次排便时间、颜色及量，有无排气、有无出血、有无排便困难，有无腹部不适、痉挛、恶心、呕吐、气体过多、直肠胀满，是否使用缓泻药，饮食形态，液体摄入量，服用哪些药物等。

（2）指导服用阿片类药物的病人按时服用缓泻药预防便秘。

（3）在病人排便前 1.5 小时提供温热水，轻轻按摩腹部。

（4）排便时提供安静和隐秘的环境，为卧床病人提供床旁便盆。

（5）必要时正确实施直肠灌肠或结肠灌洗。

7. 压疮

（1）评估病人出现压疮的**危险因素**，定时翻身是预防的关键，协助病人变换合适的体位，在骶尾部、骨隆突处及其他受压部位使用减压用品，长期卧床无多骨破坏的病人可使用气垫床，改善局部血液循环，有效预防压疮。

（2）**保持皮肤清洁干燥**及**改善病人的营养状态**对预防压疮也非常重要。

（三）护理与保健措施

1. 娱乐与运动

（1）可根据年龄、性别、体质状况、锻炼基础、兴趣爱好和周围环境等因素选择老年人进行适宜的娱乐和健康活动。卧床的老年人，可在床上做肢体屈伸、翻身、梳头、洗脸等活动，争取坐起、下床、辅助行走。

（2）运动时注意事项：①空腹及饱餐后不宜立即运动；②注意病情、气候变化；③运动量不宜过大；④活动动作应柔和；⑤合理安排运动时间；⑥选择合适的运动场地；⑦自我监测运动强度。

2. 营养与饮食

（1）营养平衡与饮食搭配：结合老年人活动量减少的情况，每天适当控制热量摄入，避免高糖、高脂肪食物的摄入，应多食蔬菜、水果等。应适当增加钙质丰富的食物摄入，鼓励老年人多饮水，**每天饮水量在 1500ml 左右为宜**。

（2）烹调要求：时间不宜过长，尽量避免油炸、过黏和过于油腻的食物。

（3）进餐准备：老年人的居室先通风换气，排除异味，尽量取坐位或半坐位。

（4）进餐方式：有自理能力的老年人，应鼓励其自己进食，尽量维持老年人进餐的能力，喂食速度不宜过快。

（5）注意事项：注意饮食卫生，适当多食含纤维素丰富的食物，定时定量、少量多餐、不宜过饱。不偏食、细嚼慢咽、不暴饮暴食、不食过冷过热和辛辣刺激的食物。

3. 休息与睡眠

（1）休息：从事某种活动时间不宜过长，注意变换体位，应防止直立性低血压或跌倒等意外的发生。

（2）睡眠：老年人每日睡眠时间为 **6 小时**，合理安排老年人的日常生活，劳逸结合，提高睡眠质量，改善老年人健康状态。

4. 安全与防护

（1）预防跌倒：①光线充足；②居室布置合理；③穿着合体；④地面平整防滑；⑤变换体位动作要慢，对于行动不便者，应有人搀扶或使用拐杖；⑥注意外出安全。

（2）预防坠床。

（3）预防呛噎。

（4）用药安全：①遵守医疗原则。先就医后用药，用药种类和数量宜少，用药时间宜短，药性宜温和。②注意服药安全。③足量温水服药。④观察药物的不良反应。

## 第 5 单元　社区常见慢性疾病的护理与管理

【复习指南】本单元为重点单元，需要了解各种社区常见慢性病的发病机制；重点掌握社区常见慢性病的临床表现及治疗原则；熟练掌握各种社区常见慢性病的护理与管理措施。

### 一、慢性疾病概述

（一）概念

慢性疾病是慢性非传染性疾病（NCD）的简称，是对一类起病隐匿、病程长且迁延不愈、缺乏明确的传染性生物病因证据、病因复杂或病因未完全确认的疾病的概括性总称。

1. 分类

（1）按国际疾病系统分类法（ICD-10）分类：将慢性疾病分为以下几种。①精神和行为障碍：阿尔茨海默病（又称老年性痴呆）、抑郁等；②呼吸系统疾病：慢性阻塞性肺疾病（COPD）等；③循环系统疾病：高血压、冠心病、脑血管病等；④消化系统疾病：脂肪肝等；⑤内分泌、营养代谢疾病：血脂异常、糖尿病等；⑥肌肉骨骼系统和结缔组织疾病：骨关节病、骨质疏松；⑦恶性肿瘤：肺癌等。

（2）按影响程度分类：根据慢性疾病对病人产生影响的程度不同，可将慢性疾病分为 3 类，即致命性慢性疾病、可能威胁生命的慢性疾病、非致命性慢性疾病。每一类慢性疾病又按起病情况分为急发性和渐发性两种。

2. 危险因素　慢性疾病的种类很多，发生的原因也相当复杂。常见的慢性疾病危险因素有以下几个方面。

（1）不良的生活方式：常见的不良生活方式主要包括**不合理的膳食，缺乏身体活动，吸烟和过量饮酒等**。

①不合理膳食：不合理膳食具体表现为饮食结构不合理、烹饪方法不当、不良饮食习惯等。膳食结构不合理包括高胆固醇、高热量饮食、高盐、低纤维素饮食；不当的烹饪方法如腌制和烟熏等；不良饮食习惯体现在暴饮暴食、进食时间无规律等。

②缺乏身体活动：由于现代生活节奏快和交通工具便利，人们常常以车代步，活动范围小，运动量不足。缺乏运动是造成超重和肥胖的重要原因，也是许多慢性疾病的危险因素。

③使用烟草：**吸烟是恶性肿瘤、慢性阻塞性肺疾病、冠心病、脑卒中等慢性疾病的重要危险因素**。WHO 将烟草流行作为全球最严重的公共卫生问题列入重点控制领域。

（2）自然环境和社会环境：自然环境中空气污染、噪声污染、水源土壤污染等；社会环境中健全的社会组织、教育程度的普及、医疗保健服务体系等都会影响人群的健康水平。

（3）个人的遗传、生物及家庭因素：年龄越大发生慢性疾病的概率也越大。家庭对个体健康行为和生活方式的影响较大，这可能与遗传因素或家庭共同的生活习惯有关。

（4）精神心理因素：长期处于精神压力下，可使血压升高、血中胆固醇增加，降低机体的免疫功能，增加慢性病发病的可能。

3. 特点　从慢性疾病的发生过程看，其具体有以下几个方面的特点：

（1）一果多因，一因多果：一果多因是指一种慢性疾病可以由多种因素共同作用所导致。一因多果是指同一个病因可导致多种疾病。

（2）发病隐匿，潜伏期长：慢性疾病的早期症状容易被忽视，器官损伤逐步积累，较为严重时才发现。

（3）病程长：大多数慢性疾病的病程长，甚至是终生患病。

（4）可预防，不可治愈：大多数慢性疾病的病因复杂或不明，故无法进行病因治疗。

（5）对生活质量影响大。

（二）慢性疾病的流行特点

1. 慢性疾病的危险因素日益流行　**慢性疾病主要的危险因素的暴露水平有新变化：①吸烟率下降；②经常饮酒率下降；③主动参加体育锻炼的人数增加；④超重和肥胖者增加；⑤血脂异常患病率上升；⑥城市居民膳食结构不尽合理**；⑦其他变化（城市化明显、人口老龄化突出等）。

2. 慢性疾病相关的医疗费用上升　慢性疾病的卫生服务需求与利用的增加直接导致我国医疗费用迅速上升，其上升速度已经超过国民经济和居民收入的增长，带来整个家庭和社会的经济负担。慢性疾病带来的经济负担约占高收入国家疾病负担的92%，中等和低收入国家及地区疾病负担的63%。慢性疾病发病年龄也似乎有提前的趋势，影响劳动力人口健康。

（三）慢性疾病的护理与管理原则

1. 社区卫生服务机构开展慢性疾病管理的意义

（1）有利于利用慢性疾病的自身特点，提高治疗效果。社区卫生服务机构对慢性疾病病人进行健康管理，可以改变病人的生活方式，改变导致慢性疾病危险因素，可以从根本上提高慢性疾病治疗效果。

（2）有利于降低成本，增强社区居民的健康。对社区居民进行群体健康管理，针对全体人群和不同疾病的高危人群，预防和控制一组慢性疾病的共同危险因素，是一种低投入、高效益的慢性疾病防治措施。

（3）有利于发挥社区卫生服务机构的优势，更好地利用卫生资源。慢性疾病病人居住距离社区卫生机构近，社区卫生服务机构价格较低廉，有利于对疾病的持续、稳定的治疗，也有利于分流病人，达到合理利用卫生资源的目的。

（4）有利于减小医疗费用。社区健康管理的投资小，效益高，可以缓解国家不断增长的医疗费用，减轻慢性疾病病人及其家庭的经济负担。

2. 社区慢性疾病管理原则和策略

（1）原则：WHO 防治慢性疾病的行动框架中，强调个人在慢性疾病防治中的责任，建立伙伴关系。

①强调在社区及家庭水平上降低最常见慢性疾病的共同危险因素，进行生命全程预防。

②三级预防并重：采取以健康教育、健康促进为主要手段的综合措施，把慢性疾病作为一类疾病来进行共同防治。

③全人群策略和高危人群策略并重。

（2）策略：①环境层次，通过政策和监管干预措施；②共同和中间危险因素的层次，通过对全人群（筛查）、高危个体（改变危险因素）和病人（临床管理）进行临床干预。

3. *慢性疾病社区管理的工作任务与模式*　慢性疾病社区管理的工作任务主要由健康调查、健康评价和健康干预 3 部分组成。健康调查即调查社区居民的健康资料；健康评价即根据所调查的健康信息对居民的健康状况及危险因素进行评估、分析；健康干预即针对居民的健康改善和危险因素，制订实施合理的健康改善计划，以达到控制危险因素、促进健康的目的。目前，社区卫生服务机构进行慢性疾病病人社区管理多采用全科团队的模式，由全科医师、社区护士、公共卫生医师等组成专业团队，为一定数量的社区居民提供服务。

（1）一专多能的综合服务能力满足社区居民多方面需求：既要对重点病人进行身心整体护理，又能针对重点人群进行公共卫生指导；既要指导病人进行恢复期康复锻炼，又能开展健康教育；既要开展社区卫生防疫，又能协助管理慢性疾病病人。

（2）在社区卫生服务中心、社区居委会与社区居民中起到桥梁和纽带作用：与社区居委会建立良好的合作关系，定期深入每一个家庭，及时将各种信息进行传递和反馈，为深入开展社区卫生服务工作做好准备。

## 二、社区高血压病人的护理与管理

高血压是指在未用抗高血压药情况下，收缩压≥ 140mmHg 和（或）舒张压≥ 90mmHg。

### （一）病因

病因包括肥胖、盐摄入量过多、过量饮酒、遗传因素、不健康的生活方式、不良情绪。

### （二）临床表现

1. *一般表现*　早期多无明显自觉症状，头痛、头晕、嗜睡或失眠，伴有耳鸣、眼花、肢体酸痛麻木、烦躁、健忘、易乏力、口干、尿多、鼻出血等。

2. *并发症*　包括冠心病、心肌缺血、心绞痛、心肌梗死、心律失常、心力衰竭；脑缺血、脑出血；肾功能不全、肾动脉硬化、肾衰竭；眼底动脉痉挛、硬化、狭窄出血，视盘水肿，视力下降甚至失明。

3. *高血压危重症*

（1）高血压危象：血压显著增高（以收缩压为主）。头痛、头晕、烦躁、气短、心悸、恶心、呕吐、视物模糊等，可伴心绞痛、肺水肿，症状发作短暂，血压控制后可迅速缓解。

（2）高血压脑病：血压急剧增高同时伴有脑水肿和颅内压增高症状，表现为严重头痛、呕吐，甚至抽搐、昏迷。

（3）老年人高血压：年龄超过 60 岁而达到高血压诊断标准者为老年人高血压。多数以收缩压升高为主，并发**心、脑、肾**损害的较多见。

### （三）治疗

1. *治疗目的*　控制血压，预防（逆转）靶器官损害，减低致残率和死亡率。降压目标：普通高血压病人血压降至＜ 140/90mmHg，年轻人或糖尿病及肾病病人降至＜ 130/80mmHg，老年人收缩压降至＜ 150mmHg。

2. *治疗方法*

（1）非药物治疗：健康生活方式，改变不良行为和习惯。①减重：控制总热量，多运动，**BMI ＜ 24**。②限制钠盐摄入：低于 **6g/d**。③合理膳食：素食为主，适量优质蛋白，少脂肪；多吃蔬菜和水果，控烟限酒，注意补充钾和钙。④增加体力活动：规律运动。

（2）药物治疗。

（四）护理与管理措施

1. 病情观察　神志、头痛、头晕、心悸、恶心、呕吐、肢体活动障碍等症状。

2. 休息　避免过度劳累，起居规律，不熬夜，充足睡眠。症状明显者卧床休息，避免精神紧张，减少活动，防止意外发生。

3. 合理膳食　低盐（＜6g/d）、低脂、低胆固醇、清淡易消化。少吃肥甘厚腻、动物脂肪和内脏，多吃蔬果，勿过饱，戒烟限酒，睡前忌饮浓茶和咖啡。注意补充钾和钙（绿叶菜，鲜奶，豆制品等）。

4. 适量运动　根据自身条件选择运动的种类、强度、频度和持续时间。步行、慢跑、太极拳等。强度因人而异（运动时最大心率＝170－年龄），每周3～5次，每次20～60分钟。

5. 坚持服药　严格遵医嘱，定时定量，不随意添药减药，切忌时服时停。睡前2小时服药，服药期间不饮酒。

6. 自我监测血压　服药后2～6小时测血压。血压稳定者每周测1次，波动者每周2～3次，必要时每天测量。

7. 心理支持。

8. 预防　①普及高血压知识，提高保健意识，提倡健康生活，注意监测血压，早发现、早诊断、早治疗；②定期筛查、建立健康档案，对高危人群、患病人群开展健康教育；③提供舒适的环境，保证充足的睡眠，避免不良刺激，保持情绪稳定，多锻炼；④定期预约与随访。

## 三、社区脑卒中病人的护理与管理

（一）脑梗死

1. 脑血栓形成

（1）病因与发病机制：①**脑动脉粥样硬化**。为脑血栓形成**最常见**和基本的病因。②**脑动脉炎**。导致脑血管管腔**狭窄或闭塞**。③其他。**真性红细胞增多症、血小板增多症**等。

（2）临床表现：根据起病形式和病程可分为以下临床类型。

①完全型：起病后**6小时**内病情达高峰，病情重，表现为一侧肢体完全瘫痪，甚至昏迷。

②进展型：发病后症状在**48小时**内逐渐进展或呈阶梯式加重。

③缓慢进展型：起病**2周以后**症状仍逐渐发展。

④可逆性缺血性神经功能缺失：症状和体征持续时间超过**24小时**，但在**1～3周**内完全恢复，不留任何后遗症。

（3）实验室及其他检查：①血液检查。血常规、血流变、血糖、血脂、肾功能、凝血功能等，有助于发现**脑梗死的危险因素并对其病因进行鉴别**。②影像学检查。**头颅**CT是**最常用**的检查。脑梗死发病24小时后梗死区呈**低密度影像**，MRI可以发现**脑干、小脑梗死及小灶梗死**。DSA是脑血管病变检查的**金标准**。③TCD。对评估**颅内外血管狭窄、闭塞、血管痉挛或侧支循环建立**的程度有帮助。

（4）治疗：治疗应遵循**超早期、个体化和整体化**的原则。

①急性期治疗：早期溶栓，在发病后**6小时**以内进行溶栓使血管再通，是目前**最重要**的恢复血流措施；调整血压，急性期应维持病人血压于较平时**稍高水平**，以保证脑部灌注；防治脑水肿，脑水肿常于发病后**3～5天达高峰**，多见于大面积梗死；控制血糖，当血糖＞11.1mmol/L时，应立即给予普通胰岛素治疗，控制血糖在**8.3mmol/L以下**，当血

糖＜2.7mmol/L 时，给予 10%～20% 葡萄糖口服或静脉注射；**抗血小板聚集**；抗凝治疗；脑保护治疗；高压氧舱治疗；中医中药治疗；外科或介入治疗。

②早期康复治疗：如加强卧床病人体位的管理，进行良肢位的摆放、加强呼吸道管理和皮肤的管理预防感染和压疮，进行肢体被动或主动运动预防关节挛缩和肌肉萎缩等。

③恢复期治疗：恢复期病人的患侧肢体由迟缓性瘫痪逐渐进入痉挛性瘫痪，康复治疗是重要的治疗手段。

（5）护理与管理措施：①生活、安全及康复护理。②饮食护理，评估病人吞咽功能，防止窒息。③心理护理。④用药护理，包括以下两种方法。a. **溶栓和抗凝药物**：应严格掌握药物剂量，监测出凝血时间和凝血酶原时间，观察有无黑粪、牙龈出血及皮肤瘀点、瘀斑等出血表现，以及有无栓子脱落所致其他部位栓塞的表现。b. **甘露醇**：注意观察用药后病人的**尿量**和**尿液颜色**，准确记录 24 小时出入量；定时复查尿常规、血生化和肾功能，观察有无药物结晶阻塞肾小管所致少尿、血尿、蛋白尿及血尿素氮升高等急性肾衰竭的表现；观察有无脱水速度过快所致头痛、呕吐、意识障碍等颅内压低综合征的表现，并注意与颅内压高进行鉴别。

2. 脑栓塞

（1）病因与发病机制：根据栓子来源分为 3 类。心源性为脑栓塞**最常见**病因。①**心房颤动**最常见；②心脏瓣膜病；③心肌梗死；④二尖瓣脱垂。非心源性：①动脉粥样硬化斑块脱落性栓塞；②脂肪栓塞；③空气栓塞；④癌栓塞；⑤感染性栓塞。

（2）临床表现：起病急，发病前多无明显诱因和前驱症状，症状常在**数秒至数分钟**内达高峰（是所有急性脑血管病中发病速度**最快**者），以**偏瘫**、**失语**等局灶定位症状为主要表现。

（3）实验室及其他检查：**头颅 CT** 显示在发病后 24～48 小时内病变部位呈**低密度**影像；脑脊液检查；超声心动图检查。

（4）治疗原则：原发病治疗（心脏瓣膜病的介入和手术治疗、感染性心内膜炎的抗生素治疗和控制心律失常等）、抗凝和抗血小板聚集治疗。

（5）护理与管理措施：同脑血栓形成。

（二）脑出血

1. 病因及发病机制　最常见病因为**高血压合并细、小动脉硬化**。高血压脑出血的发病部位以**基底节区**多见，基底节区出血占全部脑出血的 70%（以**壳核出血**最为常见）。

2. 临床表现　临床表现的轻重主要取决于**出血量**和**出血部位**。临床特点包括：①多见于 50 岁以上有高血压病史者，男性较女性多见，冬季发病率较高；②体力活动或情绪激动时发病，多无前驱症状；③起病较急，症状于**数分钟至数小时**达高峰；④**有肢体瘫痪**、**失语**等局灶定位症状和**剧烈头痛**、**喷射性呕吐**、**意识障碍**等全脑症状；⑤发病时血压明显**升高**。

（1）**壳核出血**：**最常见**，系豆纹动脉尤其是**外侧支破裂**所致，出血量大者（＞30ml）可有意识障碍，引起脑疝甚至死亡。

（2）丘脑出血：病人常有**“三偏征”**，通常感觉障碍重于运动障碍。

（3）脑干出血：绝大多数为**脑桥出血**（**脑干出血最常见部位**），常表现为突发**头痛**、**呕吐**、**眩晕**、**复视**、**交叉性瘫痪或偏瘫**、**四肢瘫等**。大量出血（血肿内血量＞5ml）者，病人立即昏迷、双侧瞳孔缩小如针尖样（交感神经纤维受损所致，对光反射存在）、呕吐咖啡色样胃内容物（应激性溃疡）、中枢性高热、中枢性呼吸衰竭和四肢瘫痪，多于48小时内死亡。

（4）小脑出血：发病突然，**眩晕**和**共济失调**明显，可伴频繁**呕吐**和**枕部疼痛**。

（5）脑室出血。

（6）脑叶出血。

3. 实验室及其他检查　①头颅CT是确诊脑出血的首选检查方法，发病后即刻出现边界清楚的高密度影像；②头颅MRI比CT更易发现脑血管畸形、肿瘤及血管瘤等病变；③脑脊液压力增高，血液破入脑室者脑脊液呈血性；④DSA可显示脑血管的位置、形态及分布等，易于发现脑动脉瘤、脑血管畸形等脑出血的病因；⑤其他检查包括血常规、血生化、凝血功能、心电图等，有助于了解病人的全身状态。

4. 治疗

（1）一般治疗。

（2）**脱水降低颅内压**。

（3）**调控血压**：当血压≥ **200/110mmHg** 时，应采取降压治疗，使血压维持在略高于发病前水平或180/105mmHg左右。脑出血恢复期应将血压控制在正常范围。

（4）止血和凝血治疗：仅用于并发消化道出血或有凝血障碍时。

（5）**外科治疗**：壳核出血量＞ **30ml**，小脑或丘脑出血量＞ **10ml**，或颅内压明显增高内科治疗无效者，可考虑行开颅血肿清除、脑室穿刺引流、经皮钻孔血肿穿刺抽吸等手术治疗。一般认为手术应在发病后 **6～24小时**内进行。

（6）亚低温疗法：局部亚低温治疗是脑出血的一种新的辅助治疗方法，可减轻脑水肿，减少自由基生成，促进神经功能缺损恢复，改善病人预后，且无不良反应，安全有效，越早应用亚低温越好。

（7）康复治疗：早期将患肢置于功能位，病人生命体征稳定、病情不再进展，应尽早进行肢体、语言功能和心理的康复治疗，以恢复其神经功能，提高生存质量。

5. 护理与管理措施

（1）休息与安全：绝对卧床休息 **2～4** 周，抬高床头 **15°～30°**，减轻脑水肿；病室环境安静，必要时约束；置病人平卧位，头偏向一侧或侧卧位，及时吸痰，清除口腔和鼻腔内分泌物，防止舌后坠阻塞呼吸道、误吸和窒息；避免各种引起颅内压增高的因素，如剧烈咳嗽、打喷嚏、屏气、用力排便、大量快速输液和躁动不安等。过度烦躁不安病人可遵医嘱适量应用镇静药，便秘者遵医嘱应用缓泻药。

（2）生活护理：给予高蛋白、高维生素、清淡、易消化、营养丰富的流质或半流质饮食，补充足够水分（每天液体入量不少于2500ml）和热量；昏迷或有吞咽困难者，发病第2—3天遵医嘱予鼻饲流食。食物应无刺激性，温度适宜，少量多餐；加强口腔、皮肤护理和大小便的护理，防止便秘；每天床上擦浴1次或2次，每2～3小时应协助病人变换体位1次，变换体位时尽量减少头部摆动幅度，以免加重出血；注意保持床单位整洁、干燥，有条件应使用气垫床或自动减压床，以预防压疮；将病人瘫痪侧肢体置于功能位置，指导和协助病人进行肢体的被动运动，预防关节僵硬和肢体挛缩畸形。

（3）病情观察：脑出血病人发生意识障碍，常提示出血量大、继续出血或脑疝形成，应密切监测生命体征、意识、瞳孔、肢体功能等变化，发现异常及时告知医生，并配合抢救。

观察病人有无恶心、上腹部疼痛、饱胀、呕血、黑粪、尿量减少等症状和体征。

（4）心理护理。

（5）用药护理：遵医嘱应用 $H_2$ 受体拮抗药，如雷尼替丁；质子泵抑制药，如奥美拉唑，减少胃酸分泌；冰盐水 + 去甲肾上腺素胃管注入止血；枸橼酸铋钾口服保护胃黏膜等。注意观察药物的疗效和不良反应，如奥美拉唑所致的转氨酶升高、枸橼酸铋钾所致的粪便发黑（注意与上消化道出血所致的黑粪鉴别）等。

（三）蛛网膜下腔出血（SAH）

1. 病因与发病机制

（1）**颅内动脉瘤**：最常见病因。

（2）脑血管畸形：主要是动静脉畸形（AVM），**青少年**多见。

（3）其他：脑底异常血管网病、夹层动脉瘤、血管炎、颅内肿瘤等。

2. 临床表现

（1）以青壮年多见，女性多于男性。

（2）多有剧烈运动、极度情绪激动、用力咳嗽和排便等明显诱因而无前驱症状。

（3）突发异常**剧烈的头部胀痛或爆裂样疼痛、呕吐、脑膜刺激征阳性**（是最具特征性的体征，以**颈强直**多见）。

3. 实验室及其他检查　①头颅 CT：是确诊 SAH 的**首选检查方法**，表现为蛛网膜下隙出现**高密度影像**。② DSA：是**确诊 SAH 病因**特别是颅内动脉瘤**最有价值**的检查方法。③脑脊液：是确诊 SAH **最具诊断价值和特征性**的检查。

4. 治疗

（1）一般治疗：脱水降颅压、控制脑水肿、调整血压、维持水电解质和酸碱平衡、预防感染。

（2）防治再出血

①安静休息：**绝对卧床 4 ～ 6 周**，避免一切可引起血压和颅内压增高的因素，烦躁不安者适当应用地西泮、苯巴比妥等镇痛、镇静药。

②调控血压：去除疼痛等诱因后，如平均动脉压 **＞ 120mmHg** 或收缩压 **＞ 180mmHg**，可在密切监测血压下应用短效抗高血压药，保持血压稳定于正常或起病前水平。避免突然将血压降得过低。

③应用抗纤溶药。

（3）防治脑血管痉挛：维持血容量和血压，避免过度脱水；应用钙通道阻滞药。

（4）防治脑积水。

（5）手术治疗：是防止动脉瘤性 **SAH 再出血**的最佳方法。

5. 护理与管理措施

（1）缓解疼痛：如缓慢深呼吸、听音乐、转移注意力等，必要时遵医嘱应用镇痛镇静药。

（2）用药护理：甘露醇应快速静脉滴注，注意观察尿量，记录 24 小时出入量，定期复查电解质；尼莫地平可致皮肤发红、多汗、心动过缓或过速、胃肠不适、血压下降等，应适当控制输液速度，密切观察有无不良反应发生。

（3）心理护理。

（4）活动与休息：绝对卧床4～6周并抬高床头15°～20°，经治疗护理1个月左右，病人症状好转、头部CT检查证实出血基本吸收或DSA检查没有发现颅内血管病变者，可遵医嘱逐渐抬高床头、床上坐位、下床站立和适当活动。

（5）避免诱因：告知病人和家属应避免导致血压和颅内压升高的因素，如**精神紧张、情绪激动、剧烈咳嗽、用力排便、屏气**等，必要时遵医嘱应用**镇静药、缓泻药**等。

（6）病情监测：密切观察病人有无再次**剧烈头痛、恶心、呕吐、意识障碍加重**。

四、社区冠心病病人的护理与管理

（一）病因与发病机制

1. 不可改变的因素　季节：冬、春；年龄：40岁以上；男＞女、北方＞南方、城市＞农村、有家族史者＞无家族史者。

2. 可改变的因素　包括高血压、高脂血症、糖尿病、肥胖、运动不足、吸烟、过量饮酒、精神压力等。

（二）分型

1. **无症状性心肌缺血**　无症状，心电图有心肌缺血表现。

2. **心绞痛性心肌缺血**　由一过性心肌供血不足引起。

3. **心肌梗死性心肌缺血**　冠状动脉闭塞致心肌急性缺血坏死。

4. **缺血性心肌病性心肌缺血**　长期心脏缺血，导致心肌纤维化，表现为心脏增大、心力衰竭、心律失常。

5. **猝死性心肌缺血**

（三）心绞痛

1. 临床表现

（1）诱因：体力劳动、激动、饱食、寒冷、吸烟、心动过速等。

（2）部位：胸骨后左胸前区，可放射至左手臂、颈部、下颌、上腹部。胸骨后疼痛为典型临床表现。

（3）疼痛性质：压迫、紧缩、发闷、堵塞、烧灼感。

（4）持续时间：休息后或含服硝酸甘油后3～5分钟缓解，一般不超过15～20分钟。

（5）体征：面色苍白、表情焦虑、血压升高、胸闷憋气、出汗、心律失常等。

2. 治疗

（1）急性期

①去除诱因：安静、卧床休息，吸氧，做心电图检查并查体。

②含服血管扩张药：舌下含硝酸甘油。

③缓解疼痛：严重持续胸痛可给予吗啡等。

（2）缓解期：预防为主，去除病因，改善冠状动脉循环，改善心肌缺血缺氧，减少胸痛的发生，控制危险因素，减慢斑块的进展。

（3）治疗注意事项

①长期综合治疗、终身治疗，遵医治疗。

②不要自行停药或换药。

③保持健康的生活方式，不要过分紧张。

（四）心肌梗死

心肌梗死是指供应心肌血流的冠状动脉持续性闭塞或狭窄，心肌供血急剧减少或中断，导致心肌坏死。

1. 临床表现

（1）先兆：无明显诱因心绞痛发作次数增加，症状加重、持续时间延长、硝酸甘油效果不佳等。

（2）剧烈胸痛：最突出，部位、性质似心绞痛，程度更重，伴呼吸困难、恶心、呕吐、大汗、烦躁、恐惧和濒死感。持续在 20 分钟以上，硝酸甘油治疗无效。

（3）全身症状：发热、白细胞增高、红细胞沉降率加快。

（4）心律失常：起病后 **24 小时内**最多见。前壁心肌梗死易发生室性心律失常，下壁心肌梗死易发生房室传导阻滞。

（5）休克。

（6）心力衰竭。

（7）体征：多数病人血压下降，心率增快，心尖部第一心音减弱，出现第四心音奔马律。

2. 治疗

（1）疑有心肌梗死者：①卧床休息，持续吸氧；②全导联心电图检查分析评估；③采集血标本进行心肌酶测定；④即刻联系转诊住院治疗，必要时遵医嘱给阿司匹林嚼服。

（2）确诊心肌梗死者：①卧床、吸氧、建立静脉通道、持续心电监测；②解除疼痛，遵医嘱给予吗啡；③溶栓治疗，持续胸痛超过 30 分钟，距发病 6 小时内、符合溶栓条件无禁忌证者尽早溶栓，越早越好。

（3）对症处理：①纠正心律失常。应用利多卡因纠正室性心律失常，发生心室颤动时及时应用电除颤。②治疗急性心力衰竭。应用吗啡、利尿药缓解症状，并使用血管扩张药减轻心脏前后负荷。③控制休克。补充血容量、维持血压、纠正酸中毒。

3. 护理与管理措施

（1）休息：急性期绝对卧床 1 ～ 3 天；4 天后协助床上洗漱、关节缓慢运动。第 2 周床边活动和洗漱。第 3 周卫生间洗漱、上厕所和楼道活动。

（2）吸氧：2 ～ 4L/min 持续吸入。

（3）观察病情：疼痛诱因、部位、性质、有无放射性、程度、持续时间、缓解时间、用药情况；及时心电图检查，持续心电监护；注意观察生命体征。

（4）心理支持。

（5）镇痛：舌下含服硝酸甘油，3 ～ 5 分钟不缓解，再服 1 片。效果不佳者可静脉滴注（注意滴速和血压）；剧烈疼痛可注射吗啡。

（6）溶栓护理：6 小时之内效果最佳，溶栓前检查血常规、血小板计数、出凝血时间和血型。

溶栓禁忌证：有出血史或出血倾向、肝肾功能不全、活动性溃疡、血压过高、新近手术或创口未愈者。

溶栓药物：肠溶阿司匹林、尿肌酶和肝素、链激酶。

溶栓有效指征：溶栓后 2 小时胸痛消失；心电图抬高的 ST 段回降≥ 50%；肌酸激酶同

工酶（CK-MB）峰值提前，在发病14小时内出现。

（7）饮食护理：清淡易消化、少量多餐。心肌梗死起病2～3天流食为主，宜低盐、低脂、易消化。

（8）排便护理：避免用力排便。

（9）增加运动：活动频率≥5次/周，每日≥30分钟。

## 五、社区糖尿病病人的护理与管理

糖尿病是由遗传和环境因素相互作用而引起的一组以慢性高血糖为特征的代谢异常综合征。因胰岛素分泌或作用缺陷，或者两者同时存在而引起糖类、蛋白质、脂肪、水和电解质等代谢紊乱。随着病程延长可出现眼、肾、神经、心脏、血管等多系统损害，引起功能缺陷及衰竭。重症或应激时可发生酮症酸中毒、高血糖高渗状态等急性代谢紊乱。

（一）病因与发病机制

1型糖尿病：绝大多数1型糖尿病主要病因是自身免疫性疾病。2型糖尿病：目前对2型糖尿病病因仍然认识不足，可能是一种特异性情况。遗传易感2型糖尿病发病有更明显的家族遗传基础，多呈隐性遗传。

（二）临床表现

1. 代谢紊乱症候群

（1）多尿、多饮、多食和体重减轻：由于血糖升高引起渗透性利尿导致尿量增多，而多尿导致失水，使病人口渴而多饮水。由于机体不能利用葡萄糖，且蛋白质和脂肪消耗增加，引起消瘦、疲乏、体重减轻。为补充糖分，维持机体活动，病人常易饥饿多食。故糖尿病的临床表现常被描述为**“三多一少”，即多饮、多食、多尿、体重减轻**。

（2）皮肤瘙痒：由于高血糖及末梢神经病变导致皮肤干燥和感觉异常，病人常有皮肤瘙痒，女性病人可因尿糖刺激局部皮肤，出现外阴瘙痒。

（3）其他症状：四肢酸痛、麻木、腰痛、性欲减退、月经失调、便秘、视物模糊等。

2. 并发症

（1）糖尿病急性并发症

①糖尿病酮症酸中毒（DKA）：糖尿病代谢紊乱加重时，脂肪分解生成大量乙酰乙酸、β-羟丁酸和丙酮，三者统称为酮体。血清酮体积聚超过正常水平，称酮血症，尿酮体排出增多称为酮尿，临床上统称为酮症。血酮继续升高，超过机体的处理能力时，便发生代谢性酸中毒，称为糖尿病酮症酸中毒。出现意识障碍时则称为糖尿病酮症酸中毒昏迷。a. 诱因：1型糖尿病病人常有自发糖尿病酮症酸中毒倾向。常见诱因有感染、胰岛素治疗不适当减量或治疗中断、饮食不当、妊娠、分娩、创伤、麻醉、手术、严重刺激引起应激状态等。b. 临床表现：多数病人在发生意识障碍前感到“三多一少”症状加重，疲乏、四肢无力；当出现**酸中毒时表现食欲缺乏、恶心、呕吐，常伴头痛、嗜睡、烦躁、呼吸深快有烂苹果味（丙酮味）**。随着病情进一步发展出现严重失水、尿量减少、皮肤弹性差、眼球下陷、脉搏细速、血压下降、四肢厥冷。晚期各种反射迟钝，甚至消失，病人出现昏迷。

②高血糖高渗状态：以严重高血糖、高血浆渗透压、脱水为特点，无明显酮症酸中毒，常有不同程度的意识障碍和昏迷。

③感染：疖、痈等皮肤化脓性感染，可致败血症或脓毒血症。足癣、甲癣、体癣等皮肤

真菌感染也较常见。感染常是糖尿病病人首次就医的原因。

④低血糖：一般将血糖≤ 2.8mmol/L 作为低血糖的诊断标准，低血糖有两种临床类型，即空腹低血糖和餐后（反应性）低血糖。临床表现可分为两类。a. 自主（交感）神经过度兴奋表现：多有肌肉震颤、心悸、出汗、饥饿感、软弱无力、紧张、焦虑、流涎、面色苍白、心率加快、四肢冰冷等。老年糖尿病病人特别应注意观察夜间低血糖症状的发生。b. 脑功能障碍表现：初期为精神不集中、思维和语言迟钝、头晕、嗜睡、视物不清、步态不稳，随后可有幻觉、躁动、易怒、性格改变、认知障碍，严重时发生抽搐、昏迷。

（2）糖尿病慢性并发症

①糖尿病大血管病变：是糖尿病最严重而突出并发症，主要表现为动脉粥样硬化。大、中动脉粥样硬化引起冠心病、缺血性或出血性脑血管病、肾动脉硬化、肢体外周动脉硬化等。肢体外周动脉粥样硬化常以下肢动脉病变为主，表现为下肢疼痛、感觉异常和间歇性跛行，严重供血不足可致肢体坏疽。糖尿病所引发的慢性心血管并发症是病人死亡的主要原因。

②糖尿病微血管病变：微血管病变是糖尿病的特异性并发症，主要发生在视网膜、肾、神经、心肌组织，尤以肾和视网膜病变最为重要。

a. 糖尿病肾病：是 1 型糖尿病病人的主要死亡原因。多见于糖尿病病程超过 10 年者，其发生发展分为 5 期，常与肾小球硬化和间质纤维化并存。临床表现可有蛋白尿、水肿、高血压、肾功能不全出现及尿毒症症状。

b. 糖尿病视网膜病变：多见于糖尿病病程超过 10 年者，是糖尿病病人失明的主要原因之一。眼底改变出现微血管瘤、出血、硬性渗出物，棉絮状软性渗出物、增殖性视网膜病变，出现新生毛细血管和玻璃体积血，最后视网膜脱离而失明。除视网膜病变外，糖尿病还可引起黄斑病、白内障、青光眼、屈光改变、虹膜睫状体病变等。

c. 其他：糖尿病心肌病，可诱发心力衰竭、心律失常、心源性休克和猝死。

③糖尿病神经病变：以周围神经病变最常见，通常为对称性，下肢较上肢严重，病情进展缓慢。

④糖尿病足：指与下肢远端神经异常和不同程度的周围血管病变相关的足部感染、溃疡和深层组织破坏。其主要临床表现为足部溃疡与坏疽，是糖尿病病人截肢、致残的主要原因。

（三）辅助检查

糖尿病辅助检查包括以下项目。①尿糖测定：尿糖阳性只提示血糖值超过肾糖阈，尿糖阴性不能排除糖尿病可能。②血糖测定：血糖是诊断糖尿病的主要依据，也是监测糖尿病病情变化和治疗效果的主要指标。血糖测定的方法有静脉血葡萄糖测定、毛细血管血葡萄糖测定和 24 小时动态血糖测定 3 种。前者用于诊断糖尿病，后两种仅用于糖尿病的监测。诊断糖尿病的血糖指标是空腹血糖≥ 8.0mmol/L、餐后血糖≥ 11.2mmol/L（正常值为空腹血糖 6.0mmol/L、餐后血糖 7.4mmol/L）。③葡萄糖耐量试验：当血糖值高于正常范围而又未达到诊断糖尿病标准或疑有糖尿病倾向者，需进行葡萄糖耐量试验。有口服葡萄糖耐量试验和静脉葡萄糖耐量试验两种。④糖化血红蛋白 A1 测定：其量与血糖浓度呈正相关，可反映取血前 8 ～ 12 周血糖的总水平，以补充空腹血糖只反映瞬时血糖值的不足，成为糖尿病病情控制的监测指标之一。⑤血浆胰岛素和 C- 肽测定：主要用于胰岛 B 细胞功能的评价。⑥其他：

糖尿病酮症酸中毒时血酮体升高，出现尿酮体也升高。

（四）治疗

糖尿病治疗强调早期、长期、综合治疗及治疗方法个体化的原则。综合治疗包括两个含义：糖尿病教育、饮食治疗、运动锻炼、药物治疗和自我监测5个方面；降血糖、降血压、调血脂和改变不良生活习惯4项措施。

1. 饮食治疗 **饮食治疗**是所有糖尿病治疗的基础，对重症和1型糖尿病病人更应严格执行饮食计划并长期坚持。饮食治疗的目的是维持理想体重，保证未成年人的正常生长发育，纠正已发生的代谢紊乱，使血糖、血脂达到或接近正常水平。

2. 运动疗法 适当的运动有利于减轻体重，提高胰岛素敏感性，改善血糖和血脂代谢紊乱，还可减轻病人的压力和紧张情绪。运动治疗的原则是适量、经常性和个体化。适宜的运动强度是达到最大耗氧量的50%～70%，运动时间选择餐后1小时可达较好降血糖效果，最好不要空腹运动，以免发生低血糖，外出运动时携带糖果。

3. 药物治疗 是糖尿病血糖控制的主要手段。

（1）口服药物治疗：主要包括促胰岛素分泌药（磺脲类和非磺脲类药物）、增加胰岛素敏感性药物（双胍类和胰岛素增敏药）和葡萄糖苷酶抑制药。

①促胰岛素分泌药

a. 磺脲类：常用的有格列本脲、格列吡嗪、格列齐特、格列喹酮、格列吡嗪控释片、格列美脲等。**治疗应从小剂量开始**，逐渐加量，根据空腹及餐后2小时血糖调节用药剂量。

b. 非磺脲类：如瑞格列奈（诺和龙）和那格列奈，主要用于控制餐后高血糖。较适合于2型糖尿病早期餐后高血糖阶段或以餐后高血糖为主的老年病人。禁忌证同磺脲类。于餐前或进餐时口服，不进餐不服药。

②增加胰岛素敏感性药物

a. 双胍类：可增加肌肉等外周组织对葡萄糖的摄取和利用，加速糖无氧酵解，抑制糖原异生及糖原分解，降低过高的肝糖原输出，并改善胰岛素敏感性，减轻胰岛素抵抗，是肥胖或超重的2型糖尿病病人第一线药，并可有助于延缓或改善糖尿病血管并发症，可单用或联合其他药物应用。

b. 格列酮类：主要作用是增强靶组织对胰岛素的敏感性，减轻胰岛素抵抗。近年发现它还可改善胰岛B细胞功能。可单独或与其他降血糖药合用治疗2型糖尿病病人，尤其是肥胖、胰岛素抵抗明显者。

③葡萄糖苷酶抑制药：降低餐后高血糖。饮食成分中有一定量糖类该药才发挥作用。可作为2型糖尿病一线药，尤其适用于空腹血糖正常（或偏高）而餐后血糖明显升高者。

（2）胰岛素治疗

①适应证：1型糖尿病，糖尿病伴急、慢性并发症者或处于应激状态，如急性感染、创伤、手术前后，妊娠合并糖尿病和消耗性疾病者；2型糖尿病病人经饮食、运动、口服降血糖药治疗血糖控制不满意者，胰岛B细胞功能明显减退者。

②制剂类型：一般为皮下或静脉注射液体，按作用快慢和维持作用时间长短，可分为速效、短效、中效、长效、预混胰岛素5类。速效和短效主要控制一餐后高血糖；中效胰岛素主要控制两餐后高血糖，以第二餐为主；长效胰岛素主要提供基础水平胰岛素；预混胰岛

素为速效或短效与中效胰岛素的混合制剂。

③使用原则和方法

a. 使用原则：胰岛素剂量取决于血糖水平、胰岛 B 细胞功能缺陷程度、胰岛素抵抗程度、饮食和运动状况等。一般从小剂量开始，根据血糖水平逐渐调整。

b. 使用方法：联合用药，胰岛素 + 磺脲类或双胍类或葡萄糖苷酶抑制药；常规胰岛素治疗，早餐和晚餐前各注射 1 次混合胰岛素或早餐前用混合胰岛素，睡前用中效胰岛素，常用于 2 型糖尿病病人；强化治疗，1 型糖尿病或新诊断的 2 型糖尿病或 2 型糖尿病后期病人提倡早期使用胰岛素强化治疗，在短时间内把血糖控制在正常范围，这样可以改善高血糖毒性，保护胰岛 B 细胞功能，但应注意低血糖反应。

4. 糖尿病急性并发症的治疗

（1）糖尿病酮症酸中毒的治疗

①补液：输液是抢救 DKA 的首要和关键措施。补液通常使用生理盐水，补液量和速度依失水程度而定。如治疗前已有低血压或休克，应输入胶体溶液并进行抗休克处理。

②小剂量胰岛素治疗：即每小时每千克体重 0.1U 的短效胰岛素加入生理盐水中持续静脉滴注或静脉泵入，以达到血糖快速、稳定下降而又不易发生低血糖反应的效果，同时还能抑制脂肪分解和酮体产生。根据血糖下降速度调节液体中胰岛素比例。

③纠正电解质及酸碱平衡失调：根据治疗前血钾水平及尿量决定补钾时机、补钾量及速度。

④防治诱因和处理并发症：包括休克、严重感染、心力衰竭、心律失常、肾衰竭、脑水肿、急性胃扩张等。

（2）高血糖高渗状态的治疗：治疗基本同 DKA。一般不补碱，并积极消除诱因和治疗各种并发症。病情稳定后根据病人血糖、尿糖及进食情况给予皮下注射胰岛素，然后转为常规治疗。

（3）**低血糖的治疗：**一旦确定病人发生低血糖，应尽快补充糖分，解除脑细胞缺糖症状。神志清醒者，可给予糖水、含糖饮料或饼干、面包等，葡萄糖为佳。如病情重，神志不清者，应立即给予静脉注射 50% 葡萄糖。昏迷病人清醒后，或血糖升至 3.9mmoL 以上，但距下次就餐时间在 1 小时以上者，应进食含淀粉或蛋白质食物，以防再度昏迷。并且应继续监测血糖 24 ～ 48 小时，同时注意低血糖诱发的心脑血管疾病等。

5. 糖尿病慢性并发症的治疗

（1）糖尿病足的治疗

①全身治疗：严格控制血糖、血压、血脂，改善全身营养状况和纠正水肿等。

②神经性足溃疡的治疗：处理的关键是彻底清创、引流、保湿、减轻压力、促进肉芽组织生长、促进上皮生长和创面愈合。

③缺血性病变的处理：对轻度缺血静脉输入扩血管和改善血液循环的药物。有严重的周围血管病变，应尽可能行血管重建手术，出现足部坏疽且病变广泛不能通过血管重建手术改善者，才考虑截肢。

④感染的治疗：有骨髓炎和深部脓肿者，必须早期切开排脓减压，彻底引流，切除坏死组织、不良肉芽、死骨等。

（2）其他糖尿病慢性并发症的治疗：定期进行各种慢性并发症的筛查，以便早期诊断处理。防治策略是全面控制危险因素，包括积极控制血糖、血压、血脂，抗血小板治疗，控制体重，戒烟和改善胰岛素敏感性等。

①糖尿病高血压、血脂紊乱和大血管病变：血压应控制在130/80mmHg以下；如24小时尿蛋白大于1g，血压控制应低于125/75mmHg。

②糖尿病肾病：早期筛查微量蛋白尿及评估GFR。尽早应用血管紧张素转化酶抑制药（ACEI）或血管紧张素Ⅱ受体阻滞药（ARB），减少蛋白质摄入量，同时应尽早给予促红细胞生成素纠正贫血，并尽早透析治疗，注意残余肾功能的保存。

③糖尿病视网膜病变：定期检查，尽早使用激光光凝治疗。

④糖尿病周围神经病变：采用多种维生素及对症治疗，可改善症状。

6. 妊娠糖尿病的治疗　一般妊娠糖尿病病人经严格的饮食及运动治疗，可使血糖得到满意控制，控制效果不佳者可采用短效和中效胰岛素治疗，忌用口服降血糖药。

（四）护理与管理措施

1. 营养失调　低于或高于机体需要量。

（1）饮食护理

①制订总热量：首先根据病人理想体重、工作性质、生活习惯计算每天所需总热量。在保持总热量不变的原则下，凡增加一种食物时应同时减去另一种食物，以保证饮食平衡。

②食物的组成和分配：总的原则是高糖、低脂肪、适量蛋白质和高纤维的膳食；病情稳定的2型糖尿病病人可按每天3餐1/5、2/5、2/5或各按1/3分配；对注射胰岛素或口服降血糖药且病情有波动的病人，可每天进食5～6餐，从3次正餐中匀出25～50g主食作为加餐用。

（2）运动锻炼

①运动锻炼的方式：有氧运动为主，如散步、慢跑、骑自行车、做广播操、太极拳、球类活动等。最佳运动时间是餐后1小时（以进食开始计时）。

②运动量的选择：合适的运动强度为活动时病人的心率达到个体60%的最大耗氧量，活动时间为30～40分钟，达到应有的运动强度后坚持20～30分钟的运动才能起到降血糖的作用，肥胖病人可适当增加活动次数；用胰岛素或口服降血糖药者最好每天定时活动；若有心、脑血管疾病或严重微血管病变者，应按具体情况选择运动方式。

③注意事项：运动前评估糖尿病的控制情况，根据病人具体情况决定运动方式、时间及所采用的运动量。运动不宜在空腹时进行，防止低血糖发生；运动中需注意补充水分，随身携带糖果，当出现低血糖症状时及时食用并暂停运动。在运动中若出现胸闷、胸痛、视物模糊等应立即停止运动，并及时处理。运动时随身携带糖尿病卡以备急需。运动后应做好运动日记，以便观察疗效和不良反应。

（3）口服用药的护理：护士应了解各类降血糖、降血压、降血脂药物的作用、剂量、用法、不良反应和注意事项，指导病人正确服用。

①磺脲类药物的护理：于早餐前半小时服用，最主要的不良反应是低血糖，常发生于老年病人、肝肾功能不全或营养不良者，作用时间长的药物较易发生，而且持续时间长，停药后可反复发生。少见有肠道反应、皮肤瘙痒、胆汁淤滞性黄疸、肝功能损害、再生障碍性贫血、

溶血性贫血、血小板减少等。

②双胍类药物的护理：不良反应有腹部不适、口中金属味、恶心、畏食、腹泻等，严重时发生乳酸血症，餐中或餐后服药或从小剂量开始可减轻不适症状。

③葡萄糖苷酶抑制药的护理：应与第一口饭同时服用，服用后常有腹部胀气、排气增多或腹泻等症状。

④噻唑烷二酮类药物的护理：密切观察有无水肿、体重增加等不良反应发生，缺血性心血管疾病的风险增高，一旦出现应立即停药。

（4）使用胰岛素的护理

①胰岛素的注射途径：包括静脉注射和皮下注射两种。

②使用胰岛素的注意事项有以下几点。a. 准确用药：熟悉各种胰岛素的名称、剂型及作用特点；准确执行医嘱，按时注射时应注意注射器与胰岛素浓度的匹配。b. 吸药顺序：长、短效或中、短效胰岛素混合使用时，应先抽吸短效胰岛素，再抽吸长效胰岛素，然后混匀，切不可反向操作，以免将长效胰岛素混入短效内，影响其速效性。c. 胰岛素的保存；未开封的胰岛素放于冰箱4～8℃冷藏保存，正在使用的胰岛素在常温下（不超过28℃）可使用28天，无须放入冰箱，应避免过冷、过热、太阳直晒，剧烈晃动等，否则可因蛋白质凝固变性而失效。d. 注射部位的选择与更换：胰岛素采用皮下注射时，宜选择皮肤疏松部位，如上臂三角肌下缘、大腿前侧和腹部等。腹部吸收最快，其次分别为上臂、大腿，如参加运动锻炼，不要选择在大腿、臂部等活动的部位。注射部位要经常更换，长期注射同一部位可能导致局部皮下脂肪萎缩或增生、局部硬结。e. 注意监测血糖：注射胰岛素病人一般常规监测血糖2～4天，如发现血糖波动过大或持续高血糖，应及时通知医生。f. 使用胰岛素泵时应定期更换导管和注射部位，避免感染及针头堵塞。使用胰岛素笔时要注意笔与笔芯相互匹配，每次注射前确认笔内是否有足够剂量，药液是否变质；另外，每次使用前均应更换针头，注射后将针头丢弃。

③胰岛素不良反应的观察及处理：a. 低血糖反应。b. 过敏反应，表现为注射部位瘙痒，继而出现荨麻疹样皮疹。c. 注射部位皮下脂肪萎缩或增生，采用多点、多部位皮下注射和及时更换针头可预防其发生。若发生则停止该部位注射，随后可缓慢自然恢复。d. 水肿，胰岛素治疗初期可因水钠潴留而发生轻度水肿，可自行缓解。e. 视物模糊，部分病人出现，多为晶状体屈光改变，于数周内自然恢复。

2. 有感染的危险　①生命体征及病情检测；②注意保暖，限制探视，预防交叉感染；③保持皮肤和外阴清洁，勤更衣，勤洗澡，内衣舒适宽松，避免抓挠皮肤。

3. 潜在并发症

（1）糖尿病足

①评估病人有无足溃疡的危险因素。

②观察足部皮肤有无颜色、温度改变及足背动脉搏动情况；注意检查趾甲、趾间、足底部皮肤有无损伤。

③保持足部清洁，避免感染，指导病人勤换鞋袜，每天清洗足，水温适宜，不能烫脚，洗完后用柔软的浅色毛巾擦干。

④采用多种方法促进肢体血液循环，如步行和腿部运动。

（2）低血糖反应（最常发生）

①加强预防：护士应充分了解病人使用的降血糖药，并告知病人和家属不能随意更改降血糖药及其剂量；活动量增加时，要减少胰岛素的用量并及时加餐。

②症状观察和血糖监测：观察病人有无低血糖的临床表现，尤其是服用胰岛素促泌药和注射胰岛素的病人。

③急救护理：一旦确定病人发生低血糖，应尽快给予糖分补充，解除脑细胞缺糖症状。同时了解低血糖发生的诱因，给予健康指导，避免再次发生。

（3）酮症酸中毒、高血糖高渗状态

①预防措施：定期监测血糖，应激状况时每天监测血糖。合理用药，不要随意减量或停用药物。保证充足的水分摄入，特别是发生呕吐、腹泻、严重感染时。

②病情监测：严密观察和记录病人的生命体征、神志、24 小时出入量等。遵医嘱定时监测血糖、血钠和渗透压的变化。

③急救配合与护理：立即开放两条静脉通路，准确执行医嘱，确保液体和胰岛素的输入；绝对卧床休息，注意保暖，给予持续低流量吸氧；加强生活护理，特别注意皮肤、口腔护理；昏迷者按昏迷常规护理。

4. 健康指导

（1）疾病预防指导：开展糖尿病社区预防，关键在于筛查人群，并进行干预性健康指导。

（2）疾病知识指导：采取多种方法，如讲解、播放录像、发放宣传资料等，让病人和家属了解糖尿病的病因、临床表现、诊断与治疗方法，加强有关糖尿病知识的教育，提高病人对治疗的依从性，教导病人外出时随身携带识别卡，以便发生紧急情况时及时处理，提高病人自我管理能力。

（3）病情监测：指导病人每 3 ～ 6 个月复检。常规复查项目有眼底、血压、血脂、肾功能。血脂异常者每 1 个月监测 1 次，体重每 1 ～ 3 个月测 1 次。每年全面体检 1 ～ 2 次，以尽早防治慢性并发症。指导病人学习和掌握监测血糖、血压、体重指数的方法，了解糖尿病的控制目标。

（4）用药与自我护理指导：①指导病人口服降血糖药及胰岛素的名称、剂量、给药时间和方法，教会其观察药物疗效和不良反应。使用胰岛素的病人，应教会病人或其家属掌握正确的注射方法。②指导病人掌握饮食、运动治疗具体实施及调整的原则和方法；教会病人生活规律，戒烟酒，注意个人卫生。③指导病人正确处理疾病所致的生活压力，树立起与糖尿病做长期斗争及战胜疾病的信心。④指导病人及家属掌握糖尿病常见急性并发症的主要临床表现、观察方法及处理措施。⑤指导病人掌握糖尿病足的预防和护理知识。

## 六、社区慢性阻塞性肺疾病病人的护理与管理

慢性阻塞性肺疾病（COPD）是一种具有气流受限特征的可以预防和治疗的疾病，**气流受限不完全可逆，呈进行性发展**。COPD 主要累及肺，也可引起肺外的不良反应。当慢性支气管炎和（或）肺气肿病人肺功能检查出现**气流受限**并且**不能完全可逆**时，则诊断为 COPD。

（一）病因与发病机制

确切的病因尚不清楚，COPD 的有关危险因素包括个体易感因素及环境因素，两者相互影响。

1. 吸烟　为重要的发病因素，吸烟时间越长，吸烟量越大，COPD 患病率越高。

2. 职业粉尘和化学物质

3. 空气污染

4. 感染因素　与慢性支气管炎类似，感染也是 COPD 发生、发展的重要因素之一。

5. 蛋白酶　抗蛋白酶失衡。

6. 氧化应激　许多研究表明，COPD 病人的氧化应激增加。

7. 炎症机制　呼吸道、肺实质及肺血管的慢性炎症是 COPD 的特征性改变。

8. 其他　如自主神经功能失调、营养不良、气温变化等都有可能参与 COPD 的发生、发展。

（二）临床表现

1. 症状　起病缓慢，病程较长，反复急性发作。

（1）慢性咳嗽：常晨间咳嗽明显，夜间有阵咳或伴有排痰。

（2）咳痰：清晨排痰较多，一般为白色黏液或浆液性泡沫痰，偶见血丝。急性发作期痰量增多，可有脓性痰。

（3）气短或呼吸困难：早期在劳累时出现，逐渐加重，是 COPD 的标志性症状。

（4）喘息和胸闷：重度病人或急性加重时可出现喘息。

（5）其他：晚期病人有体重下降，食欲缺乏等。

2. 体征　早期可无异常，随疾病进展出现以下体征。视诊有桶状胸，呼吸变浅、频率增快，严重者可有缩唇呼吸等。触诊语颤减弱。叩诊呈**过清音**，心浊音界缩小，肺下界和肝浊音界下降。听诊两肺呼吸音减弱、呼气延长，部分病人可闻及湿啰音和（或）干啰音。

3. COPD 的分级及分期

（1）分级：见表 5-1。

**表 5-1　COPD 的分级**

| 分级 | 标准 |
|---|---|
| Ⅰ级：轻度 | $FEV_1/FVC < 70\%$<br>$FEV_1 \geq 80\%$ 预计值 |
| Ⅱ级：中度 | $FEV_1/FVC < 70\%$<br>$50\% \leq FEV_1 < 80\%$ 预计值 |
| Ⅲ级：重度 | $FEV_1/FVC < 70\%$<br>$30\% \leq FEV_1 < 50\%$ 预计值 |
| Ⅳ级：极重度 | $FEV_1/FVC < 70\%$<br>$FEV_1 < 30\%$ 预计值<br>或 $FEV_1 < 50\%$ 预计值伴慢性呼吸衰竭 |

（2）分期：COPD 的病程可以根据病人的症状和体征的变化分为 2 期。①急性加重期：指在疾病发展过程中，短期内出现咳嗽、咳痰、气短和（或）喘息加重、痰量增多。②稳定期：指病人咳嗽、咳痰、气短等症状稳定或较轻。

（三）辅助检查

1. 肺功能检查　是判断气流受限的主要客观指标，对 COPD 诊断、严重程度评价、疾病进展、预后及治疗反应等有重要意义。① $FEV_1/FVC$ 与 $FEV_1$ 占预计值的百分数分别为评价气流受限的敏感指标和评估 COPD 严重程度的良好指标，吸入支气管舒张药后 $FEV_1/FVC$ < 70% 及 $FEV_1$ < 80% 预计值者，可确定为不能完全可逆的气流受限；②肺总量（TLC）、功能残气量（FRC）和残气量（RV）增高，肺活量（VC）减低，表明肺过度充气，有参考价值；③一氧化碳弥散量（$DL_{co}$）及其与肺泡通气量（VA）比值下降，对诊断有参考价值。

2. 胸部 X 线检查　胸部 X 线改变对 COPD 诊断特异性不高。COPD 早期胸部 X 线可无变化，以后可出现肺纹理增粗、紊乱等非特异性改变，也可出现肺气肿改变。

3. 血气检查　对确定低氧血症、高碳酸血症、酸碱平衡失调及判断呼吸衰竭的类型有重要价值。

4. 其他　COPD 并发细菌感染时，外周血白细胞增高，核左移。痰培养可能检出病原菌。

（四）诊断要点

不完全可逆的气流受限是 COPD 诊断的必备条件。主要根据存在高危因素（如吸烟等）、临床症状、体征及肺功能检查等综合分析确定。

（五）治疗

1. 稳定期治疗

（1）教育与管理：劝导吸烟的病人戒烟是减慢肺功能损害最有效的措施。

（2）支气管舒张药：短期按需应用以缓解症状，长期规律应用以减轻症状，如 $\beta_2$ 肾上腺素受体激动药、抗胆碱药、茶碱类。

（3）祛痰药。

（4）糖皮质激素：目前认为 $FEV_1$ < 50% 预计值并有并发症或反复加重的 COPD 病人可规律性吸入糖皮质激素治疗，有助于减少急性发作频率，提高生活质量。

（5）长期家庭氧疗：长期氧疗可以对伴有慢性呼吸衰竭的 COPD 病人的血流动力学产生有益影响，从而提高生存率。适用于Ⅲ级重度 COPD 病人，具体指征为 $PaO_2$ < 55mmHg 或 $SaO_2$ < 88%，有或没有高碳酸血症；$PaO_2$ 55 ～ 70mmHg 或 $SaO_2$ < 89%，并有肺动脉高压、心力衰竭、水肿或红细胞增多症。一般采用鼻导管方式吸氧，**氧流量为 1 ～ 2L/min**，吸氧持续时间每日 > **15 小时**，目的是使病人在海平面水平，静息状态下，达到 $PaO_2$ > 60mmHg 和（或）$SaO_2$ 达到 90%。

（6）夜间无创机械通气目前常用方法包括经鼻持续气道正压（CPAP）、经鼻间歇正压通气（IPPV）和经鼻 / 面罩双水平气道正压通气（BiPAP）。

2. 急性加重期治疗

（1）支气管舒张药：同稳定期治疗。

（2）**低流量吸氧**：一般吸入氧浓度为 25% ～ 29%，避免吸入氧浓度过高而引起二氧化碳麻醉现象，加重呼吸衰竭。

（3）控制感染：根据病原菌种类及药物敏感情况，给予 β 内酰胺类 /β 内酰胺酶抑制药、头孢菌素、大环内酯类或喹诺酮类抗生素治疗。

（4）糖皮质激素：对需住院治疗的急性加重期病人可口服泼尼松龙 30 ～ 40mg/d，或静脉给予甲泼尼龙 40 ～ 80mg/d，连续用药 5 ～ 7 天。

（5）祛痰药：溴己新 8 ～ 16mg，每天 3 次或盐酸氨溴索 30mg，每天 3 次。

（六）护理与管理措施

1. 气体交换受损　与气道阻塞、通气不足、呼吸肌疲劳、分泌物过多和肺泡呼吸面积减少有关。

（1）休息与活动：急性加重期病人应卧床休息，协助病人采取舒适体位，极重度病人宜采取身体前倾位。

（2）病情观察：观察咳嗽、咳痰及呼吸困难的程度，监测动脉血气分析和水、电解质、酸碱平衡情况。

（3）氧疗护理：呼吸困难伴低氧血症者，遵医嘱给予氧疗，提倡长期家庭氧疗。一般采用鼻导管持续低流量吸氧，氧流量 1 ～ 2L/min，应避免吸入氧浓度过高而引起二氧化碳潴留。

（4）用药护理：遵医嘱应用抗生素、支气管舒张药和祛痰药等，注意观察疗效及不良反应。

（5）呼吸功能锻炼：指导病人进行**缩唇呼吸、膈式或腹式呼吸**，以及吸气阻力器的使用等呼吸训练，加强胸、膈呼吸肌的肌力和耐力，改善呼吸功能。

2. 清理呼吸道无效　与分泌物增多而黏稠、气道湿度减低和无效咳嗽有关。

（1）保持呼吸道通畅：湿化气道、有效咳痰、协助排痰。

（2）用药护理：注意观察药物疗效和不良反应。喷托维林不良反应有口干、恶心、腹胀、头痛等；溴己新偶见恶心、转氨酶增高，消化性溃疡者慎用。

（3）病情观察：密切观察咳嗽、咳痰的情况，包括痰液的颜色、量及性状，以及咳痰是否顺畅。

3. 焦虑　与健康状况的改变、病情危重、经济状况有关。去除产生焦虑的原因、帮助病人树立信心，指导病人放松技巧如听轻音乐、下棋、做游戏等娱乐活动，以分散注意力，减轻焦虑。

4. 健康指导

（1）疾病预防指导：戒烟是预防 COPD 的重要措施，防治呼吸道感染对预防 COPD 也十分重要。对于患有慢性支气管炎的病人应指导其进行肺通气功能的监测，早发现并及时采取措施。

（2）疾病知识指导：教会病人和家属判断呼吸困难的严重程度，以便合理安排工作和生活。

（3）饮食指导：制订高热量、高蛋白、高维生素的饮食计划。

（4）心理指导：引导病人适应慢性疾病，并以积极的心态对待疾病。

（5）家庭氧疗指导：护士应指导病人和家属做到了解氧疗的目的、必要性及注意事项，注意用氧安全及消毒隔离工作。

5. 预后　COPD 预后与病情轻重和是否合理治疗有关，积极治疗可延缓病情进展。

## 七、社区消化性溃疡病人的护理与管理

（一）病因与发病机制

（1）幽门螺杆菌感染。

（2）非甾体抗炎药。

（3）胃酸和胃蛋白酶。

（4）其他因素：①吸烟；②遗传；③胃十二指肠运动异常；④应激。

（二）临床表现

1. 腹痛　上腹部疼痛是本病的主要症状，可为钝痛、灼痛、胀痛，甚至剧痛，或呈饥饿样不适感，疼痛部位多位于上腹中部、偏右或偏左，十二指肠溃疡表现为空腹痛即餐后2～4小时或（和）午夜痛，进食或服用抗酸药后可缓解；胃溃疡的疼痛多在餐后1小时内出现，经1～2小时后逐渐缓解，至下餐进食后再次出现疼痛，午夜痛也可发生。消化性溃疡除上腹疼痛外，尚可有反酸、嗳气、恶心、呕吐、食欲缺乏等消化不良症状，也可有失眠、多汗、脉缓等自主神经功能失调表现。

2. 体征　溃疡活动期可有上腹部固定而局限的轻压痛，十二指肠溃疡压痛点常偏右。

3. 并发症　①**消化道出血**是消化性溃疡最常见的并发症。②穿孔。③幽门梗阻：主要由十二指肠溃疡或幽门部溃疡引起。④癌变：少数胃溃疡可发生癌变，十二指肠溃疡则极少见，粪便隐血试验持续阳性者，应怀疑癌变。

（三）辅助检查

（1）**胃镜和胃黏膜活组织检查**：是确诊消化性溃疡的首选检查方法。

（2）X线钡餐检查：适用于对胃镜检查有禁忌或不愿接受胃镜检查者。溃疡的X线直接征象是龛影，对溃疡诊断有确诊价值。

（3）幽门螺杆菌检测：13C或14C尿素呼气试验检测幽门螺杆菌感染的敏感性及特异性均较高，常作为根除治疗后复查的首选方法。

（4）粪便隐血试验：隐血试验阳性提示溃疡有活动，如胃溃疡病人持续阳性，应怀疑有癌变的可能。

（四）治疗

1. 降低胃酸的药物　$H_2$受体拮抗药（$H_2RA$）和质子泵抑制药（PPI）两大类。$H_2$受体拮抗药常用药物有西咪替丁、雷尼替丁、法莫替丁。质子泵抑制药常用药物有奥美拉唑、兰索拉唑和泮托拉唑。

2. 保护胃黏膜药　硫糖铝和枸橼酸铋钾，宜在饭前服用。

3. 根除幽门螺杆菌治疗　三（四）联疗法。

4. 手术治疗

（五）护理与管理措施

1. 休息与活动　活动期，并发症时，应卧床休息；缓解期，鼓励适当活动，劳逸结合。

2. 饮食护理　定时定量、少食多餐、细嚼慢咽，选择营养丰富、搭配合理、清淡、易于消化的精细食物，如牛奶、鸡蛋、鱼等，避免浓茶、咖啡、辣椒等刺激性食物。

3. 病情观察　停用非甾体抗炎药，避免暴饮暴食和使用刺激性食物，戒烟酒。

4. 用药护理　详见内科护理学第4单元消化系统疾病病人的护理中消化性溃疡的护理。

5. 健康指导　规律生活，情绪乐观，慎用或勿用致溃疡药物，学会观察药物不良反应，注意定期复诊。

## 八、社区恶性肿瘤病人的护理与管理

（一）病因及发病机制

1. 外环境因素

（1）环境因素：空气污染、微生物感染、化学污染等。

（2）物理性因素：电离辐射、热辐射、紫外线等都能直接损伤人体细胞 DNA 结构。

（3）化学性因素：80% ～ 85% 的人类肿瘤与化学致癌物有关，能促使细胞过度增殖、变性、坏死，形成炎性肿块、息肉、白斑、溃疡等癌前病变。

（4）生物性因素：病毒、细菌和寄生虫等生物感染，会逐步形成炎性结节或肿块、息肉、白斑、溃疡等癌前病变。

（5）其他因素：少食食物纤维、不使用烟草等。

2. 内环境因素

（1）遗传因素：遗传与环境因素在肿瘤发生中起协同作用，环境因素更重要。

（2）内分泌失调：性激素平衡紊乱，过量激素的长期应用，可诱发癌症。

（3）免疫状态：无论是先天性免疫缺陷还是各种因素导致免疫力下降，都会造成肿瘤的发病率增高。

（4）心理因素：长期内心压抑、紧张、焦虑易怒、多疑善感及不稳定性的人恶性肿瘤发病率较高。

（二）症状表现

1. 局部表现

（1）肿块：常是病人就诊的主要原因，也是诊断肿瘤的重要依据。可在体表发现或在深部触及，也可发现器官或淋巴结肿大。

（2）疼痛、病理性分泌物产生、溃疡、出血、梗阻、胸腔积液腹水等。

2. 全身表现　乏力、消瘦、发热等全身症状，恶病质为晚期肿瘤病人全身衰竭表现。

3. 常见恶性肿瘤症状表现

（1）肺癌：典型症状是**干性咳嗽、痰中带血、低热、胸痛、气闷**等肺部表现，也有部分病人无明显症状。

（2）食管癌：早期无明显症状，逐渐出现哽噎感、胸骨后烧灼样、针刺样或牵拉摩擦样疼痛，中晚期出现**进行性吞咽困难**，先是难咽干硬食物，逐渐到只能进半流食、流食，最后滴水难进。病人逐渐消瘦、贫血、无力及营养不良。多有肿瘤扩散至锁骨上淋巴结，晚期出现恶病质。

（3）胃癌：早期无明显症状和体征，部分病人可有上腹隐痛、嗳气、反酸、食欲缺乏等症状。进展期上腹疼痛进行性加重，出现食欲缺乏、恶心、呕吐、消瘦、黑粪及发热等症状，可并发大出血，幽门或贲门梗阻及胃穿孔。晚期查体上腹部可触及肿块有压痛。

（4）肝癌：肝区痛是最常见和最主要的症状，多数为首发。消化道症状明显，如恶心、呕吐、食欲缺乏、腹泻等，出现进行性消瘦、发热，晚期可出现黄疸和腹水。肝癌的最特异性的肿瘤标志物是**甲胎蛋白**。

（5）直肠癌：早期仅有少量便血或排便习惯改变，继之可出现直肠刺激症状，如频繁便秘、里急后重、腹泻、肛门下坠感、黏液血便等。癌肿增大肠腔缩窄，出现慢性肠梗阻症状。当癌症发生远处脏器转移时，可出现相应的受累器官症状。

（6）乳腺癌：早期可在乳房外上象限发现无痛、单发、质硬、不光滑、不易推动的小肿块，晚期可出现肿块固定、卫星结节、皮肤破溃等现象。随病情进展逐渐侵犯周围组织可在皮肤毛囊处出现凹陷、乳头内陷及橘皮征等。**乳腺癌没有明显出血症状**，可出现淋巴转移、血行转移，伴有咳嗽、胸痛等器官受累症状。

（7）宫颈癌：**最早期表现多为接触性出血**，晚期明显症状为不规则阴道出血，阴道排液。

（8）子宫内膜癌：不规则阴道出血、阴道排液、疼痛等症状。

（9）肾癌：血尿、腰痛、肿块是肾癌三联症。间歇无痛肉眼血尿为常见症状。

（10）急性白血病：多数起病急，有突然高热和出血倾向，关节疼痛。表现为发热、感染、出血不止、贫血等症状和体征。

（三）治疗

肿瘤按照生长的特征和对人体组织器官的破坏程度，通常分为良性和恶性两大类。①**良性肿瘤通常生长缓慢，质地较软，与周围组织不粘连，有包膜或边界清楚，不浸润周围组织，多不转移，对机体影响小，能通过手术进行切除，术后不复发或少复发**；②**恶性肿瘤生长迅速，多成浸润性生长，可破坏周围组织，无包膜或仅有假包膜、边界不清楚，出血、坏死、感染多见，手术切除后易复发，且易转移，对机体影响大，死亡率高**。肿瘤转移有4种方式，包括**直接蔓延、淋巴转移、血行转移和种植转移**。

早期恶性肿瘤以手术治疗为主；中期恶性肿瘤以局部治疗为主，手术根除原发病灶或局部放疗，配合有效的全身化疗；晚期恶性肿瘤易采用综合治疗及对症处理。恶性肿瘤病人治疗方案是根据肿瘤的病理类型、分化程度、临床分期和病人的全身状态制订，原则是**早期发现，早期手术根治**。良性肿瘤和临界肿瘤以手术切除为主。

（四）护理与管理措施

1. *心理护理*　密切观察病情和心理变化，给予不同的疏导和心理支持。培养病人良好的情绪配合治疗，树立信心，度过否认期、愤怒期、妥协期、抑郁期和接受期。

2. *营养护理*　营养治疗是肿瘤病人治疗计划的一部分。鼓励病人摄取足够的营养，进食**高蛋白、高热量、高维生素、易消化**的饮食，饮食中所含的**微量元素锡具有抗癌变和抑癌的作用**。对放化疗后食欲较差进食困难者，宜少食多餐、少渣饮食，必要时给予肠内和静脉高营养支持。

3. *疼痛护理*　观察病人疼痛**部位、性质、持续时间和强度**，使用综合方法控制疼痛。分为药物镇痛和非药物镇痛两个方面。药物镇痛应及时足量，三级阶梯镇痛方案遵医嘱给药，根据具体情况应用，掌握药物的种类、剂量、给药途径和给药时间，并主要观察病人用药后的效果。

4. *术后护理*　观察记录生命体征变化，做好留置管、切口的护理，加强基础护理，预防感染。病情允许鼓励尽早下床活动。

5. *化疗护理*　化疗前做好化疗相关问题的评估及处理，掌握病史，了解病人各系统的功能状态，评估静脉条件，选择最佳的穿刺方法和部位，如有输液外渗现象，**立即更换注射部位并局部行普鲁卡因进行封闭**。化疗期间应注意预防感染、防止出血，并观察病人药物的毒性反应程度，给予相应的处理。

6. *放疗护理*　加强放疗病人皮肤反应和黏膜反应的护理，避免感染；加强放疗期间的营养支持；指导家人在放疗期间应减少病人活动，保证病人身心休息，**放疗前后病人应卧床休息30分钟**，观察局部器官的功能状态，预防继发感染的发生。

7. 预防感染 接受治疗后的癌症病人，白细胞减少，免疫力低下，故要保持病人房间安静整洁，做好口腔护理及皮肤清洁，增加营养，减少与外界相接触和会客，降低感染机会。

8. 临终关怀 为生命即将结束的病人提供全面的身心照护与支持，减少病人的痛苦、增加病人的舒适、提高生命质量、维护临终病人的尊严。

9. 健康教育

（1）加强心理护理：正确对待疾病，树立战胜疾病的信心，配合治疗和护理。

（2）营养支持：肿瘤病人多存在营养不良，向病人及照顾者讲解保证营养供给的重要性，想办法增进食欲，进食易消化、营养丰富、高维生素食物，少食多餐，保证热量的摄取。

（3）运动与康复：适度运动可以提高自然免疫力，因此要鼓励病人在医生的指导下根据病情和体质，选择适宜的运动项目、运动强度和运动时间，尽量以缓和的运动为主。

（4）定期复查：强调定期复诊检查的必要性和重要性，教育病人按期预约进行复诊。

10. 预防 世界卫生组织提出1/3的恶性肿瘤是可以预防的，1/3的恶性肿瘤如能早期发现并得到适合的治疗是可以治愈的，因此对恶性肿瘤有效的预防，可以减少其发病率、提高治愈率，降低死亡率。

（1）一级预防：就是消除各种致癌、促癌因素，让健康人不患肿瘤。包括①正确的饮食结构、加工方法和饮食习惯；保持平衡营养，摄入充足的新鲜水果和蔬菜，规律进食，忌暴饮暴食，细嚼慢咽，禁食霉变食物，免食烟熏食物等，均可降低癌症发病率。②戒烟酒等不良生活习惯，保持体重，建立健康的生活方式，保持适量的运动。③注意环境保护，注意工作职业防护、减少环境污染及药物对机体的作用。④注意自我检查，定期查体，发现异常肿块及时就诊。⑤通过注射疫苗进行疾病的预防，如注射乙肝疫苗预防肝癌；积极预防曼氏吸虫病感染预防肠癌；通过防止人乳头状瘤病毒感染预防宫颈癌。

（2）二级预防：目标是防止初发疾病的发展。做到早发现、早诊断、早治疗。其中乳腺癌就是可以通过自我检查，实现早期诊断的恶性肿瘤；可以通过每半年或1年做子宫颈涂片检查，开展宫颈癌二级预防。

（3）三级预防：目标是防止疾病恶化和残疾。采取多学科综合诊断和治疗，正确选择合理甚至最佳诊疗方案，尽早消灭癌症，尽快恢复功能，促进康复，提高生活质量。

## 第6单元 社区常见精神疾病病人的护理与管理

【复习指南】本单元内容历年必考，应作为重点复习，是考试的重点、难点，题量较大。其中，概述中家庭精神病病人意外事件的处理原则及精神病的三级预防要求熟练掌握。精神分裂症病人护理与管理、痴呆病人的护理与管理、脑血管病所致精神障碍病人的护理与管理、抑郁症病人的护理与管理、酒精依赖和酒精中毒性所致精神障碍病人的护理与管理几节中，其护理及管理措施要求重点掌握。

### 一、精神病学概述

#### （一）精神病学基本概念

精神病学是以研究各种精神疾病的病因、发病机制、临床病相、疾病的发展规律以及治疗和预防为目的的一门学科。

1. 精神健康水平的评价标准

（1）对环境的适应能力。

（2）精神活动的强度水平。

（3）精神活动的耐受力。

（4）精神活动的自控力。

（5）自信心。

（6）精神活动的周期节律性。

（7）意识水平的高低。

（8）社会交往状况。

（9）接受暗示的水平：易接受暗示的人，往往容易受周围环境中无关因素的影响，引起情绪波动和思维的动摇。**女性比男性更容易受暗示**。

（10）精神活动蒙受创伤后的复原能力。

（11）精神障碍。

（12）精神症状。

（13）精神病性症状。

（14）社会功能：包括自理生活的能力、人际交往能力和工作、学习或操持家务的能力，以及遵守社会行为规范的能力。

（15）精神痛苦：是主观体验。有社会价值的精神痛苦，是建设性的不影响本人的社会能力，不是病态的。而构成精神障碍、精神痛苦没有任何社会价值，如神经症的病人长期陷于精神痛苦中无所作为，这样的痛苦就是病态的，并导致病人的社会功能受损。

2. 精神病的预防　精神病的预防分为三级。一级预防：即**病因预防**，通过消除或减少病因或致病因素来防止或减少精神病的发生，属于最积极、最主动的预防措施。二级预防：重点是**早期发现、早期诊断、早期治疗**，并争取疾病缓解后有良好的预后，防止复发。由于许多精神障碍具有慢性或亚急性起病、症状隐匿、临床表现缺乏明确特征性等特点，往往失去及时干预的机会。因此，二级预防是精神障碍防治工作中极为重要的环节。三级预防：其要点是做好精神残疾者的**康复训练**，最大限度地促进病人社会功能的恢复，减少功能残疾，延缓疾病与衰退的进程，提高病人的生活质量。

（二）社区中精神病人的特点与护理特点

1. 社区精神病人的特点

（1）社区精神病病人以轻性精神障碍者居多，如神经症、人格障碍、适应障碍及发育障碍。

（2）社区精神病病人多为慢性疾病病人、精神残疾和智力残疾者。

2. 社区护理特点　系统的、持续的、全方位的护理服务，防治结合与健康教育为一体的护理服务，康复护理应贯穿于社区护理服务的全过程。做好管理工作，帮助病人享受社会生活，预防疾病复发，减轻医院及家庭负担。

（三）家庭精神病病人意外事件的处理原则

1. 自缢　当社区护士发现病人自缢时，首先立即紧紧抱住病人身体向上抬举，为病人脱开缢套，解除颈部受压迫状态；若病人低处勒缢，应立即剪断绳索，脱开缢套立即将病人放平，保持仰卧位，颈部伸直托起下颌，用舌钳拉出舌头，以防舌后坠堵塞气道，立即进行心肺复苏，直至自主呼吸恢复后再搬移病人，并与医生配合做进一步的复苏治疗处理。

2. 外伤　社区精神病较常见，严重的外伤为撞击伤、坠跌伤和切刺伤。当社区护士发现病人撞击时，应立即抱住病人阻止行动，或迅速用手保护病人头部以缓解撞击力度。一旦发生撞击应立即检查处理伤情，重点检查有无急性颅内血肿征兆。若病人出现呼吸加深、血压升高、脉搏缓慢、意识障碍、瞳孔不等大、偏瘫或头痛、喷射性呕吐等**颅内压增高**症状应立即送医院处理。坠跌伤常见于有自杀企图或企图外走的病人，一旦发现病人攀登高处，社区护士应耐心劝解病人从原路返回，或为病人搭放梯子，或组织人力从四面围拢病人，保护病人安全返回。注意不可威胁病人，恐吓、斥责病人，以免病人因紧张恐惧急促坠跌，一旦发生坠跌，应立即检查伤情，有无颅脑损伤、内出血、骨折等。若发生开放性骨折，社区护士应包扎、固定；若发生脊椎骨折，应将病人仰卧于硬板床上。病人以锐利器具切刺血管，可引起大出血，严重者可导致休克，应立即急救止血，尽快送医院处理。

3. 服毒　精神病病人有可能藏匿大量精神药物或大量镇静催眠药集中吞服，蓄意自杀。一旦发现，若条件许可，社区护士应迅速采取催吐、洗胃、导泻方法帮助病人排出毒物。为服用大量精神药物中毒者洗胃，可选用**温水**洗胃。

4. 噎食　当病人因吞咽困难发生噎食，大量食物阻塞气道或误入气管引起窒息，应立即停止病人进食，采取紧急措施，迅速恢复气道通畅。

（1）噎食早期：大量食物寄存口腔咽喉前部，立即清除口腔内积食，对意识清晰病人，可让其吐出食物或用手掏出口内积存的食物。

（2）窒息早期：食物卡在咽喉部位，病人有胸闷窒息感，又吐不出食物。此时可用竹筷、牙刷柄刺激咽喉部位引吐，或置病人侧卧位头低 45° 用手拍击胸背，协助病人吐出食物。

（3）若病人出现额头大汗，面色苍白，口唇发绀，昏倒在地，提示食物已误入气管不能取出，处于窒息状态，此时应将病人置仰卧位，肩下垫高，颈部伸直，使气管位置尽量接近于表面皮肤，立即用一粗针头迅速在环状软骨下方 1 ～ 2 cm 处刺入气管，暂时做初步处理，送医院做进一步处理。

（4）海姆利式：在病人背后以前弓步的姿势站稳，双臂环抱病人腹部，手掌向下握拳，将拳头扁平面向内，放在病人肚脐与剑突之间的部位，再用另一只手紧扣拳头，向内向上按压上腹部 5 下。

## 二、社区精神分裂症病人护理与管理

精神分裂症是一组病因未明的常见精神疾病，病人多为青壮年，常慢慢起病，可以引起感知觉、思维、情感、行为等多方面的精神活动障碍及精神活动本身不协调并与周围环境脱离。

### （一）病因及发病机制

1. 生物学因素　遗传因素在精神分裂症发病中有一定作用。

2. 个性与心理社会因素

3. 神经生化

### （二）临床表现

1. 前驱症状　精神症状不明显，有类似神经衰弱表现，可表现为**睡眠障碍**、个性改变、对人冷淡、与亲人疏远、行为异常、敏感多疑、对身体过分关注等。

2. 特征性症状　本病的临床症状复杂，不同类型、不同阶段可有很大区别，但有特征性的思维、情感、行为的不协调和脱离现实环境的特点。

（1）思维联想障碍：思维联想过程缺乏连贯性和逻辑性是精神分裂症最具有特征性的障碍。

（2）情感障碍：情感淡薄，情感反应与思维内容及外界刺激不配合，是精神分裂症的重要特征。

（3）意志行为障碍。

3. 其他常见症状

（1）幻觉和感知综合障碍。

（2）幻想：幻想是精神分裂症最常见的症状之一。内容以关系妄想、被害**妄想**、影响妄想最为常见。

（3）紧张综合征：表现为紧张性木僵，病人缄默、不动、违拗，或呈被动型服从，并有肌张力增高，出现空气枕头、蜡样屈曲。

4. 慢性精神分裂症主要症状　临床主要是思维贫乏、情感淡漠、意志缺乏、孤僻内向为主，又称为阴性症状。

（三）治疗

1. 抗精神病药治疗　有效控制精神症状。

（1）急性期系统药物治疗：首次发病或缓解后复发的病人，抗精神病药治疗力求系统和充分，疗程为 8 ～ 10 周。常用药物有氯丙嗪、奋乃静、氯氮平、舒必利、利培酮、奥氮平等，以及长效氟葵酯针剂等。

（2）继续治疗和维持治疗：继续治疗是在治疗剂量持续 1 个月左右，逐渐减量进行维持治疗，维持治疗的时间一般在症状缓解后不少于 2 年。

（3）合并治疗：原则上尽可能使用一种抗精神病药，必要时可低效价和高效价神经阻滞药合并使用，但以一种为主。

2. 心理治疗和心理社会康复　了解与发病有关的生活和工作中的应激，并给予支持性心理治疗。

（四）护理与管理措施

1. 基础护理

（1）维持正常的营养代谢；对暴饮暴食的病人，要严格限制入量；对**异食**病人，要**限制活动范围**；对拒食病人要耐心协助进食，必要时给予鼻饲维持营养；对老年病人、吞咽困难的病人，宜进半流食或容易消化的食物，并有专人守护；对**兴奋躁动**病人，宜**单独进食或喂食**，避免干扰。

（2）睡眠护理：睡眠障碍是分裂症初发、复发最常见的症状之一。首先要评估病人失眠的原因，并给予相应的处理。

（3）帮助病人建立自理模式：提示病人维持适当的衣着及个人卫生，必要时制订生活护理计划，保证病人按时洗漱、定时更衣、沐浴、必要时做口腔护理及皮肤护理。

（4）做好排泄护理。

2. 特殊症状的护理

（1）幻觉：评估病人幻觉出现的时间、次数和内容，以及引起的相应的情感和行为上的反应，加强安全护理。有意识组织病人参加娱乐活动，转移注意力。

（2）妄想：与病人接触尽量不触及妄想内容，防止加重妄想，在病人面前不可交头接耳，以免引起猜疑；不可从背后拍打病人，避免由此产生的冲动。

（3）兴奋躁动：尽量避免激惹病人，与他人分开以减少伤害事故；与病人接触时要和颜悦色，尽量满足病人的合理要求；配合医生应用抗精神病药控制症状，必要时给予约束。

（4）自伤、自杀、木僵病人的护理：密切观察病人的病情，当病人一再表示生命对他没有存在的意义，病人公然谈论自杀计划与想法，病人暗中收藏药物或锐器等可做自杀的工具，病人立遗嘱或馈赠物品给亲友，病人突然由抑郁转为开朗、话多、活动多，或极度萎缩、拒食行为时，应积极预防病人意外的发生，必要时可考虑送入专科医院治疗。对木僵病人要做好生活护理，维持水、电解质、能量代谢平衡，必要时给予鼻饲，预防并发症。

3. 心理护理

（1）鼓励病人说出对疾病和症状的认识及感受。

（2）耐心倾听病人的主诉，对诉说做适当的限制，不要与病人争辩，适时对其病态体验提出合理结束。

（3）对病情好转的病人，促进自知力恢复，纠正不良行为。

（4）对恢复期的病人，应耐心安慰病人，协助病人维持心身平衡。

4. 健康教育　指导病人掌握症状复发的先兆，预防复发及发现药物不良反应的方法，帮助病人明确坚持服药、定期门诊复查的必要性。教会家属为病人创造良好的家庭护理环境，改善病人在家庭环境中人际关系的方法。指导家属学会简单的观察、识别、判断症状复发的方法，同时督促病人服药，监护病人行为变化。

5. 预防　预防的重点应放在早期发现、早期治疗和预防复发上。

## 三、社区老年痴呆病人的护理与管理

阿尔茨海默病（AD）又称老年性痴呆，是一组原因不明的原发性退行性脑变性疾病，常起病于老年期或老年前期，多缓慢起病，以进行性智能缺损为主要临床表现，AD 的发病与年龄呈正相关，女性多于男性。

### （一）病因及发病机制

AD 脑部病理改变为弥漫性脑萎缩、脑室扩大、脑回增宽，神经元大量脱失，并可见老年斑，神经元纤维缠结和颗粒状空泡小体等。胆碱、乙酰胆碱含量明显减少。

### （二）临床表现

1. 记忆障碍　早期记忆障碍为突出症状，短期记忆和记忆保持障碍为主，表现为健忘和顺行性健忘。

2. 智能障碍　计算力、理解力、判断能力全面下降，一般知识的使用，以及学习新技术的能力障碍。

3. 定向力障碍　时间、地点、人物的定向能力发生障碍。记不清重大事件发生时间，说不出自己的经历和出生年月，不认识亲人。在熟悉的环境中迷路，找不到家门，走错房间等。

4. 情感障碍　淡漠、呆滞少语，也可表现为欣快、焦虑、抑郁和易激怒。

**5. 人格改变** 是最常见的表现。性情固执、偏激，自我中心，自私、多疑、孤僻、对人冷淡、易激怒，为小事大发脾气，无故打骂他人。缺乏羞耻感，随处大小便，乱收集废物视为珍宝等。

**6. 睡眠障碍** 表现为睡眠倒错，白天瞌睡打盹，夜晚不眠，到处乱走，乱翻东西，喊叫、干扰他人。

**7. 感知觉、思维障碍** 出现错构、虚构现象，在痴呆、记忆障碍基础上可伴有被偷窃妄想、关系妄想、被害妄想、嫉妒妄想等。

（三）治疗

治疗方案分为药物和非药物治疗。药物方面主要为对症治疗；非药物治疗主要是功能的训练、生活上的照顾和护理。

（四）护理与管理措施

**1. 生活护理** 首先应准确评估病人生活自理能力的程度，在积极鼓励病人自理的情况下再给予协助。

（1）穿衣：①把要穿着的衣服按顺序排列；②避免太多纽扣的衣服，可以用拉链或粘贴取代纽扣；③不要选择系带的鞋子；④耐心说服病人接受适合的衣服不要与其争辩。

（2）进食：①定时进食，最好与其他人一起进食；②如果病人不停地想吃东西，可以把用过的餐具放在洗涤盆中，以提醒病人在不久前才进餐完毕；③解释或示范进餐的步骤，必要时喂食；④食物要简单，最好切成小块，避免同一时间吞食固体及液体食物；一般宜低脂、低盐、易消化的软食为宜；⑤可食用一些特别设计的碗筷，减低病人使用上的困难；⑥每天定时喝水以保证病人的需求，要注意水温，多吃蔬菜水果，防发生便秘；⑦有假牙者每天清洗，并注意安装正确。

（3）梳洗和沐浴：①为病人制订一个固定的梳洗时间表，协助病人养成梳洗的习惯；②解释梳洗的每一个步骤，甚至做出示范；③吸引病人进行梳洗，如浴液的气味非常清香等；④病人沐浴时要有专人陪伴，最好在浴室安装扶手浴椅，以防发生意外。

（4）大小便的护理。

**2. 安全护理**

（1）防止跌倒和其他意外发生：衣服要合体，裤管不宜过长；把床放低或增加床档防止坠床；地面保持干爽及应用防滑垫；墙壁安装扶手；可能用以自伤的器具应妥善保管；服药及吃东西时要给予监护，避免误入气管。

（2）确保视野的清晰：室内应保证足够的照明，夜间可在床头放一盏小灯。

（3）预防病人走失：可安装较难开启的门锁，门锁可安装在门的底部；病人外出时应佩戴写有自己姓名和电话的名牌或手环。

**3. 异常行为问题的处理**

（1）暴力行为的应对：保持镇定，尝试引开病人的注意，找出导致暴力的原因，采取有效的措施，如果暴力表现频繁，及时就医，给予药物控制，千万不要以暴抑暴。

（2）不适当性举动的应对：①照顾者可能因病人的行为而感到尴尬，但如果你能向他人解释清楚问题所在，就会减少尴尬；②如果发现病人在公众场合狎玩性器官，不要大声责备，应该让他做其他事情，转移其注意力；③如果病人欲脱掉衣服或裸体，最好带他到另一间房，了解病人是否穿得太厚或感到不舒服才脱去衣服；④要记住这些不适当的性举动通常都不会引致严重的性侵犯。

（3）责备他人去偷东西的应对：①不要过分看重病人的指责，也不要和他们争执有没有人偷去了他们的东西。②看看病人有没有收藏物件的地方，如床褥下和旧鞋里面。③贵重物件、金钱和危险物品都应锁好；倾倒垃圾时先检查一下。

（4）晚间滋扰他人的应对：①在白天鼓励病人进行多些体力活动，以减少白天的睡眠时间；②病人半夜醒来时，照顾者可以给予轻声安慰，有助病人再次入睡；③如果病人以为是白天，切勿与之争辩，可陪伴病人一段时间，再劝服他入睡；④如果上述方法无效时，可带病人到医院就诊，给予药物治疗。

4. 认知训练　①在日常生活中要有固定的规律及减少家居环境的变化；居住的房间不宜过大；尽可能避免搬家。②在房间里挂上日历及时钟，以增强病人对时间的定向感。③在浴室、客厅、卧室等地方加上鲜明的标志，或将门漆上不同的颜色，以此来强化病人的辨别方向及事物的能力。④把家庭照片放大并摆放在显眼的地方，以帮助病人回忆。

5. 关注照护者的心理健康　①责任困难齐担当：家庭成员应共同分担照护的责任，分工合作；②熟悉照护技巧：照护者应学会照顾技巧，以增强信心和解决问题的能力；③片刻松弛：日日松弛片刻，心理健康可得；④懂得求助：照护者当能力不能应付或感到喘不过气，应向家人及专业人员寻求帮助。

6. 老年痴呆的警号　如果发现下列 10 大警号中的数个警号，则应尽快就诊：①记忆力日渐下降，影响工作能力；②执行熟悉的工作也感到困难；③语言表达或理解有困难；④时间、地点、人物混乱；⑤判断力减退；⑥思考 / 计算方面有困难；⑦随处乱放东西；⑧情绪 / 行为变化无常；⑨性格改变；⑩失去做事的主动性。

## 四、社区脑血管疾病所致精神障碍病人的护理与管理

脑血管疾病所致精神障碍是指脑血管疾病影响脑部血液供应引起的精神障碍。脑血管疾病主要是指在血管病变的基础上，发生**血液成分和血流动力学的改变**，造成缺血和出血性疾病。

### （一）病因及发病机制

1. 脑出血　最常见的病因是高血压、动脉硬化。

2. 脑梗死　由于脑供血障碍使脑组织缺血、缺氧而引起脑软化。

（1）脑血栓：常见的病因是脑动脉粥样硬化，常伴有高血压、高血脂或糖尿病，可加速动脉硬化的发展。

（2）脑栓塞：根据栓子的来源不同，分为心源性、非心源性及来源不明 3 种。

### （二）临床表现

1. 早期症状　潜伏期长，不易早期发现。

（1）脑衰弱综合征

①情感障碍：情绪不稳定、情感脆弱、易伤感、易激惹、易怒、克制情感表达能力减弱。

②躯体症状：头痛，以枕部、双颞部为主，转头、用力憋气时加重；头晕，突然左右转头部或后仰时出现眩晕，伴耳鸣及听力减退；肢体麻木，走路有向一侧倾倒感；眼花、肌肉震颤，睡眠障碍以失眠为主、入睡困难、少数白天昏昏欲睡。

③轻度注意力不集中：思维迟钝、工作效率下降、主动性下降、记忆力减退、学习新知

识困难、近事遗忘明显。

（2）轻度认知障碍：记忆损害、注意力障碍、推理和抽象思维能力减低、语言运用能力下降、视觉空间功能障碍。

2. 局灶性神经系统症状及体征

（1）左大脑半球病变出现失语、失用、失读、失写、失算；右大脑半球病变出现**视觉空间障碍**；神经核团及传导束病变出现相应的运动、感觉及锥体外系障碍，出现强制性哭笑、假性延髓麻痹，可伴有幻觉、自语、缄默和木僵等精神病性症状。

（2）Binswanger 型脑病出现假性延髓麻痹：动作迟缓、**共济失调**、语言不清伴抽搐及强制性哭笑等，轻度锥体外系征或小脑病变。

（3）大面积脑梗死抢救后遗有严重的神经症状和体征，如卧床不起、瘫痪、丧失生活自理能力、痴呆。脑血管疾病每次发作后，症状一次比一次加重，痴呆从局限性直至全面性痴呆。

3. 智能损害（痴呆） 早期表现为记忆障碍，近记忆障碍为主；晚期远记忆障碍；病理性赘述；流利型失语。

4. 精神病性症状 脑血管病的进展呈现明显的波动性，阶梯样病程，一部分病人可产生精神病性症状，如偏执症状、被害妄想、关系妄想及疑病妄想等。在记忆障碍的基础上可产生被偷窃妄想、贫穷妄想、嫉妒妄想、性欲的复苏。从早期情感脆弱、焦虑、抑郁等情感障碍发展为情感冷淡、无所谓、迟钝、欣快、情感失控、强制性哭笑等。行为和人格发生改变，自私、吝啬，收集废物，无目的徘徊，生活不能自理，大小便不能自理，不知冷暖，不会料理家务，不认识家人，不认识镜中的自我，问题行为。

（三）治疗

无法根治脑血管疾病所致精神障碍，治疗能延缓病情进展。

1. 大脑代谢调节药 改善认知功能。常用药有：双氯麦角碱（**喜德镇**）、吡拉西坦（脑复康）、茴拉西坦（三乐喜）、吡硫醇（脑复新）、**都可喜**、石杉碱甲、甲氯芬酯。

2. 血管扩张药 增加脑血流量。常用药有桂利嗪、环扁桃酯（抗栓丸）、适脑脉-30、盐酸氟桂利嗪（**西比灵**）。

3. 抗精神障碍治疗 ①脑衰弱及认知：苯二氮䓬类、劳拉西泮（罗拉）、奥沙西泮（舒宁）、阿普唑仑、氟哌噻吨美利曲率（黛安神，黛力新）；②失眠：苯二氮䓬类（几种药物交替使用，防止形成耐药性、依赖性）、酒石酸吡唑坦（思诺思）、依匹克隆、盐酸曲唑酮（美舒郁）；③重型精神病性症状：小剂量抗精神病药、抗抑郁药。

（四）护理与管理措施

1. 安全和生活护理

（1）提供安全舒适的居住环境，无危险物品，家具放置以方便病人行动为宜，日常用品放在固定处，便于使用。提供病人轻便、防滑、合脚的软底鞋。

（2）不要突然改变原有生活习惯，作息时间相对固定。

（3）鼓励病人自理生活，料理日常生活要给予充足的时间；自理困难者给予全面照顾。

（4）对表述困难者，要全面仔细观察病情变化，及时发现精神症状、记忆障碍、早期痴呆症状。

（5）保证营养的摄入，提供无骨刺、易吞咽、易消化、营养丰富的低盐**低脂饮食**；进餐时有专人观察；必要时给予鼻饲；禁止吸烟、饮酒。

（6）鼓励病人参加集体活动，满足兴趣爱好和合理要求。外出时佩戴身份识别卡（姓名、地址、联系人、电话等）一旦走失，便于寻找。

（7）养成良好的睡眠习惯；指导放松疗法，帮助入睡。

2. 心理护理

（1）尊重病人，耐心倾听病人诉说，如病人记忆减退，家属要不厌其烦，提供正确信息，谈话时声音要大，简短清晰，重复重点。

（2）帮助病人确认现实与环境的地点、人物、时间，以维持对现实的辨识能力。

（3）主动关心病人，家属要配合，给予精神和物质方面的支持，增强病人的信心。

（4）引导和帮助病人诉说引起焦虑、抑郁、愤怒的原因和内心感受，鼓励病人回忆往日的经历、成功的业绩，并表示赞誉和敬重。

3. 特殊护理

（1）对收藏废物的病人要经常检查；对有自杀、自伤或攻击的病人有专人守护，可给予暂时的约束。

（2）病人出现幻觉及妄想时，可设法转移病人的注意力，引导病人到感兴趣的现实事物上。

（3）帮助病人了解自己的病情，改善自知力和自控力。

（4）陪伴病人参加简便工娱疗、体育和老年康复活动；对各种失语和认知障碍者，应尽早进行语言、认知功能和肢体活动的康复训练。

4. 健康教育　①向病人和家属宣传、讲解预防外伤的措施；②注意调节饮食，以清淡、低脂、低胆固醇、低盐、低糖为宜，忌烟酒；③脑出血病人维持正常血压，避免情绪激动和不良刺激；④晨间睡醒时，最好安静 10 分钟后缓慢起床，以防直立性低血压。

5. 预防　①预防高血压、糖尿病、肥胖症、高脂血症；②重视血糖增高者，积极进行饮食控制是及早预防脑血管疾病的重要环节；③监测血清脂蛋白，及时发现高密度及低密度脂蛋白的变化，进行早期干预；④在青少年中严格控制吸烟，对吸烟者进行科普、疾病知识的宣传教育；⑤尽早发现脑血管疾病病人在记忆、智力方面的变化，及时诊断、及时治疗。

## 五、社区抑郁症病人的护理与管理

抑郁症是以明显而持久的心境低落为主的一组精神障碍，并有相应的思维和行为改变，病情重者可有精神性症状。抑郁症的患病率女性高于男性，但男性抑郁症自杀率高。平均年龄为 40 岁，但其起病年龄有趋于年轻的趋势。抑郁症发病多见于秋冬季，病程较长，一般预后较好，不留人格缺陷，少部分可有残留症状或转为慢性。

### （一）病因及发病机制

1. 遗传因素　通过家系研究发现本病具有精神病家族史者为 30% ～ 41.8%。一般血缘关系越近，患病概率越高，双相型和单相型在遗传上也有明显的联系。

2. 心理社会因素　研究发现心理社会因素对抑郁症的影响非常大，应激性生活事件主要是负性的生活事件等均可导致抑郁症的发生。女性应激能力低于男性，易患本病，经济状况差、社会层次低下者和老年人易患本病。

3. 生化因素　生化、生理的改变，可能仅仅是一种状态的标识和素质的标志，是否具有有病因子意义尚无定论。

（二）临床表现

1. 核心症状　心境或情绪低落、思维迟缓、意志减退，故称“三低症状”。

（1）心境或情绪低落：病人情绪低、愁眉不展、忧心忡忡、悲伤，在抑郁发作的基础上病人感到无望、无助、无用；心境有昼重夜轻的变化特点。

（2）思维迟缓：对问话反应迟钝，注意力集中困难，记忆力减退，联想困难。

（3）意志减退：活动减少，不与人交往，丧失兴趣，原有的兴趣爱好变得索然无味，享受不到生活的乐趣。

2. 心理症状群　可分为心理学伴随症状和精神运动性症状。

（1）焦虑：抑郁症主要症状之一，可伴发一些躯体症状，如胸闷、心动过速、尿频、出汗等，躯体症状可以掩盖主观的焦虑体验而成为临床主诉。

（2）自责自罪：在回想过去的时候，病人往往只考虑自己是否做错了什么、是否犯罪、是否给别人带来伤害；在考虑情况时，病人往往感到一无是处，病人对将来感觉很无望。

（3）精神病性症状：主要是妄想和幻觉，如罪恶妄想、无价值妄想、嘲弄性或谴责性听幻觉等、被害或援引观念、没有情感色彩的幻听等。妄想不具有精神分裂症妄想的特征如原发性、荒谬性。

（4）认知症状：注意力和记忆力减退，认知扭曲也是重要特征之一，如对各种事物均做出悲观的解释，将周围的一切看成灰色的。

（5）自杀观念和行为：抑郁症 50% 左右出现自杀观念，最终有 10% ～ 15% 死于自杀。偶尔出现“扩大性自杀”，病人可在杀死数人后再自杀。

（6）精神运动性呆滞或激越：多见于内源性抑郁病人。思维迟缓，动作缓慢，工作效率下降，严重者出现木僵；激越病人相反，反复思考无目的的事情，思维内容无条理，思维效率下降，烦躁不安、紧张激越，不能控制自己的动作。

（7）自知力：部分自知力完整，主动求治。明显自杀倾向者失去求治愿望。

3. 躯体症状群

（1）睡眠紊乱：早醒，少数病人可出现贪睡的情况。

（2）食欲缺乏：体重明显减轻。

（3）性功能减退：有些勉强维持有性行为，但无体验乐趣。

（4）精力丧失：无精打采，疲乏无力。

（5）非特异性躯体症状：各种自主神经功能紊乱，如头痛或全身疼痛，胃肠功能紊乱，心悸、气促及胸前区痛，尿频、尿急等。

4. 其他多种表现形式　①神经衰弱；②躯体疾病伴发的抑郁；③精神分裂症后抑郁；④药源性抑郁；⑤心境恶劣引发的抑郁；⑥隐匿性抑郁。

（三）治疗

1. 药物治疗

（1）抗抑郁药：阿米替林、氯丙咪嗪、马普替林等。新型抗抑郁药如氟西汀、帕罗西汀、舍曲林、西酞普兰等。起效时间 2 周左右，维持治疗首次发作半年到 1 年，反复发作维持时间更长。

（2）抗精神病药：伴精神病性症状的抑郁症可选择舒必利、氯普噻吨等。

2. 电休克治疗（无抽搐电痉挛）　适用于有强烈自杀观念、木僵状态的病人。

3. 心理治疗　包括认知、人际关系、行为、心理分析及家庭治疗。

（四）护理与管理措施

1. 环境适宜　提供安静舒适的居住环境，墙壁以明快色彩为主，辅以适量艳丽的小束花。

2. 保证安全

（1）病人生活的环境中杜绝危险物品的存留，生活设施应安全，不能成为自杀工具。

（2）药品必须有专人管理，每次服药后仔细检查口腔确认药物服下，严防病人藏药，一次大量吞服造成自杀。

3. 心理干预

（1）建立治疗性关系：在尊重、接纳、同情和支持的基础上，建立良好的治疗性的护患关系。

（2）心理支持：鼓励病人表达他的思想、情感，专心倾听，允许哭泣，对病人所表现的抑郁与痛苦心理给予理解和同情，设法帮病人找出宣泄压抑的途径，给予积极的心理支持，并注意尊重病人的隐私权。

4. 自杀行为的干预　严密观察病情变化及异常言行，病人有流露厌世的想法，警惕突然"症状好转"的消极病人伪装痊愈。

（1）评估抑郁症自杀的危险因素：①严重的抑郁情绪，顽固而持久的睡眠障碍；②伴有自罪妄想，严重自责及紧张激越；③家庭支持系统；④有抑郁和自杀家族史；⑤有强烈的自杀观念，或曾经有过自杀史。

（2）自杀迹象：①写遗书；②整理旧物；③突然关心他人；④了断社会关系；⑤收藏药品、刀、绳等。

（3）继续评估自杀危险：对有自杀计划的病人详细询问方法、地点、时间，如何获得自杀工具和发生自杀行为的可能性大小。

（4）一旦发生自杀、自伤，应立即隔离病人实施抢救。对自杀、自伤后的病人要做好自杀、自伤后的心理疏导。

5. 预防　①定期对重点人群寻访，了解其心理动态，有效减少负性思考；②对高危人群及早干预，提供心理援助，使其正视现实，处于良好的应激状态。

## 六、社区酒精依赖和酒精中毒性所致精神障碍病人的护理与管理

酒精中毒性精神障碍由饮酒引起。可在一次饮酒后发生，也可由长期饮酒成瘾后逐渐出现，或突然停饮后急剧产生症状。除精神障碍外，往往有躯体症状和体征。

（一）病因及发病机制

1. 乙醇代谢基因对酒精滥用和酒精依赖的影响　乙醇易在小肠吸收。乙醇脱氢酶（ADH）将乙醇转化为乙醛，乙醛脱氢酶（ALDH）将乙醛转化为乙酸。

2. 遗传因素影响酒精依赖形成　近年的研究证实，酒精依赖病人有血缘关系的家庭成员中酒精依赖的患病率高于一般人群。

3. 社会、文化、心理因素　社会因素包括社会环境、社会生活、社会文化、社会态度等，对物质依赖起着重要作用。心理因素则主要包括童年或青少年时的不愉快经历，生活或工作

压力大，以及具有某些人格特征，如过度敏感、易于冲动、适应能力差均可能对物质依赖发生重要作用。

（二）临床表现

1. 急性酒精中毒性精神障碍

（1）普通醉酒：是指由于一次大量饮酒出现的急性中毒状态，通常先出现兴奋期，可表现话多，欣快，对人无拘无束，继续饮酒则进入麻醉期，兴奋程度加重、吵闹、易激惹并常表现对不满事情的情绪发泄，也有人表现情绪抑郁，少语或悲泣。进一步醉酒则可出现意识障碍，包括意识清晰度下降和（或）意识范围狭窄，严重者可出现昏迷，甚至可发生死亡。普通醉酒时还常伴有吐字不清、步态不稳、共济失调、心率加快、面色潮红、呼吸急促等精神系统和躯体症状。一般普通醉酒可自行恢复，不留后遗症。

（2）病理性醉酒。

（3）复杂性醉酒。

2. 慢性酒精中毒性精神障碍

（1）酒精依赖：指长期反复大量饮酒引起的一种特殊心理状态，这一过程需要 5 ～ 10 年。临床**主要表现**为：①对饮酒的**强烈渴求**且无法控制；②晨饮或固定时间而不顾场合的饮酒；③饮酒成为一种活动的中心；④耐受性，即饮**酒量不断增加**；⑤一旦停饮可出现恶心、呕吐、出汗、静坐不能、肢体震颤等戒断症状，严重者可出现晕厥，意识混浊或震颤或谵妄，而恢复饮酒后戒断症状迅速消失；⑥经过一段时间戒断后，如重新饮酒则可迅速再现酒精依赖的全部症状。

（2）酒精中毒性幻觉症：幻觉是在意识清晰的状态下出现的，临床上以幻听、幻视为主，幻视则以原始性或各种小动物多见，在幻觉的基础上可继发妄想和相应情绪、行为障碍，病程一般不超过 6 个月。

①震颤谵妄：为长期饮酒后突然剧减或停饮而出现的短暂意识障碍状态，为酒精依赖的一种严重的戒断症状，少数也可由躯体疾病或精神刺激诱发，临床主要表现为意识障碍，也可出现大量的错觉、幻觉、片段被害妄想、惊恐、激动，甚至冲动行为，同时还可见四肢粗大的震颤、共济失调及大汗、发热、心动过速、血压升高、瞳孔散大等，严重者可危及生命。病人的发作时间不等，一般持续 3 ～ 5 天，恢复后对发病过程全部遗忘或部分遗忘。

②酒精中毒性妄想症：为长期饮酒引起的妄想状态，病人意识清晰，以嫉妒妄想或被害妄想为主，其病程大多迁延。

③柯萨可夫精神病：为长期饮酒引起的酒精中毒性脑病之一，临床以近记忆力障碍、遗忘、错构及定向力障碍为主，遗忘又主要为顺行性，此外病人表情欣快，行为幼稚，懒散，严重者智能减退，并常伴有周围神经炎症状和体征。

④酒精中毒性痴呆：长期大量饮酒引起的酒精中毒性脑病。临床表现为记忆、智能障碍，并最终发展为痴呆状态。

⑤酒精所致情感障碍：反复大量的饮酒可以引起严重的抑郁症状，称为酒精所致情感障碍。多在严重酒精依赖后出现情绪低落。睡眠障碍为入睡困难，病程短，停酒后症状多在短期内减轻或消失。酒精中毒所致自杀与抑郁症相通。

（三）治疗

1. *过量急性中毒*　无特异拮抗药，应积极急救处理，如洗胃、催吐等。

2. *戒酒治疗*　一般应住院治疗以脱离环境。使用一次性戒酒法，但对酒精依赖严重者、老年病人及伴有严重躯体中毒症状者可采用递减法戒酒。

3. *对症治疗*　对戒断症状可使用人工常温冬眠治疗或苯二氮䓬类抗焦虑药。对幻觉、妄想、抑郁、焦虑等症状则可给予相应的抗精神病药、抗抑郁药、抗焦虑药，从小量开始缓慢加量。失眠者使用催眠或苯二氮䓬类抗焦虑药；若出现癫痫发作应给予抗癫痫药治疗。

4. *营养支持治疗*　如促大脑代谢治疗，并应注意大量 B 族维生素等。

5. *行为治疗*　如厌恶治疗法，淡化对酒的渴求，可使用依米丁、阿普吗啡或戒酒硫等于酒后用催吐，并形成条件反射。

6. *心理治疗*　康复期应继续进行心理治疗，如支持性、认知性，以及个人、家庭、集体等心理治疗以巩固疗效。

7. *综合治疗*　常采用两种或两种以上的方法治疗，如采用断酒、支持疗法、对症治疗。

（四）护理与管理措施

1. *症状护理*

（1）急性醉酒：注意保暖，密切观察病情变化，若出现脉搏细数、呼吸过慢或不规则、发绀、大小便失禁，应进行急救处理，可诱导病人呕吐，或温水洗胃，以免酒精继续吸收。洗胃后，经胃管灌入浓茶，吸氧，补充液体。必要时，应用呼吸兴奋药。

（2）震颤妄想：首先要保护好病人的安全，设专人护理，环境要安静、言语温和、避免刺激。当病人意识障碍严重时，按昏迷护理常规进行护理；伴发热者给予物理降温或解热镇痛药；对恐惧紧张的病人可给予小剂量氟哌啶醇肌内注射，以控制兴奋症状。

（3）戒断状态：严密观察病情变化和戒酒反应，戒断症状严重者，要送往医院治疗。发现戒断症状时，可给予心理疏导。

（4）幻觉、妄想：护士要帮助病人认清这些症状是在戒酒或饮酒过程中出现的，随病情控制，症状便会消失，适时动摇病人对症状的坚信程度，切忌在病人面前窃窃私语，以免强化症状。同时要防止病人因受症状支配而出现冲动、伤人、毁物等行为，严重者可给予保护性约束。

（5）Wernicke 脑病：对病人态度要和蔼，指导和照顾生活，督促病人参与一些有益的文娱活动，避免激怒病人，严重者要有专人守护。

2. *心理保护*　帮助病人自我检讨，了解自己的行为及可能导致的恶果。正确对待和处理病人的心理防御机制，解决有关问题。对病人的无能或无用的方法不争辩，指导病人进行有效的情绪控制，倾听病人的叙述。

3. *健康教育*　向病人讲明形成中毒的原因、危害及病人所表现的戒断症状；说明戒酒治疗的具体过程，取得病人的合作是治疗成功的关键。帮助病人建立不饮酒的生活模式。教育家庭成员要理解酒精滥用是一种疾病，同时教会家属应对技巧，帮助其克服困难持续戒酒。

4. *预防*　重视和加强对饮酒危害的卫生宣传工作，特别是文明饮酒，不劝酒、不酗酒、不空腹饮酒、不喝闷酒；早期干预；加强对未成年人饮酒的控制和禁止，健全并加强有关法律的宣传和检查力度；及时治疗某些身体疾病或精神疾病，避免以酒代药所导致酒精依赖。

# 第7单元 社区常见传染病病人的护理与管理

【复习指南】本单元内容比较重要，有一定难度，但历年必考，应重点复习。

社区常见传染病的传染源、传播途径、护理与管理应熟练掌握。其中，社区病毒性肝炎、细菌性痢疾病人护理与管理历年必考，应重点复习。其临床表现、护理与管理措施应熟练掌握；治疗原则应掌握。

传染病的概述历年常考，传染病的防治和管理应熟练掌握；传染病流行过程及影响因素和传染病的分类与报告应掌握。

本单元编写时结合学科进展及既往考试的经验，对教材内容进行了适当的调整和拓展。

## 一、传染病概述

（一）传染病的定义

传染病也称传染性疾病，是由病原体（如细菌、病毒、立克次体、螺旋体、衣原体、支原体、真菌和寄生虫等）感染人体后引起的具有传染性、在一定条件下可流行的疾病。传染病的突出特点就是具有传染性和流行性。

（二）传染病流行过程及影响因素

1. 流行过程的基本条件

（1）传染源：指病原体已在体内生长繁殖并将其排出体外的人和动物，包括病人、隐性感染者、病原体携带者、受感染的动物。其中急性病人由于其症状促进病原体的播散，慢性病人长期污染环境、轻型病人症状不典型而不易被发现，在不同传染病中流行病学意义各不相同。隐性感染者由于无任何临床表现而不易被发现，传染病能够流行主要是因为**易感者接触隐性感染者**。病原体携带者（尤其是慢性病原体携带者）不出现症状而不易被识别，但长期排出病原体，在流行病学中有重要意义。

（2）传播途径：是指病原体离开传染源后，到达另一个易感染者所经过的途径，主要有以下5种。**空气传播**：主要经**飞沫**、**呼吸道传播**，见于**肺结核**、流行性脑脊髓膜炎、麻疹等；**粪口传播**：主要经**消化道传播**，如伤寒、**细菌性痢疾**、**甲型肝炎**、霍乱等；接触传播：又分为直接接触和间接接触两种方式，狂犬病为直接传播，间接传播可传播消化道传染病（如痢疾）、呼吸道传染病（如白喉）等；虫媒传播：主要是吸血节肢动物叮咬传播，如蚊传播流行性乙型脑炎、虱传播斑疹伤寒，也可通过机械携带病原体，污染食物、水源再使易感者感染，如苍蝇、蟑螂传播伤寒、痢疾等；**血液、血制品传播**：见于**乙型病毒性肝炎**、**丙型病毒性肝炎**、**艾滋病（AIDS）**等。母婴传播，如乙型病毒性肝炎、艾滋病、梅毒等。

（3）人群易感性：对传染病缺乏特异性免疫力的人称为易感者，易感者在某一特定人群中的比例决定该人群的易感性。人群对某种传染病易感性的高低明显影响该传染病的发生和传播。当易感者的比例在人群中达到一定水平，且存在传染源和适宜的传播途径，传染病很容易发生流行。

2. 影响流行过程的因素

（1）**自然因素**：主要包括**地理**、气候和生态环境等。寄生虫病、经虫媒传播的传染病受自然因素影响较为明显，传染病的地区性和季节性与自然因素密切相关。

（2）**社会因素**：包括社会制度，经济、文化水平，生产、**居住条件**，风俗习惯，宗教信仰等。

其中社会制度起主导作用。新中国成立后，我国贯彻以预防为主的原则全面开展卫生防疫工作，大搞爱国卫生运动，大力推行计划免疫等，使许多传染病被消灭或控制。

（三）传染病的分类与报告

1. 传染病的分类　目前《中华人民共和国传染病防治法》已将39种急性和慢性传染病列为法定管理的传染病，并根据其传播方式、速度及其对人类危害程度的不同，分为甲、乙、丙3类，实行分类管理。

（1）**甲类传染病2种**：包括**鼠疫**、**霍乱**。

（2）**乙类传染病26种**：包括传染性非典型肺炎、**艾滋病**、**病毒性肝炎**、脊髓灰质炎、人感染高致病性禽流感、麻疹、流行性出血热、狂犬病、流行性乙型脑炎、登革热、炭疽、细菌性和阿米巴性痢疾、肺结核、伤寒和副伤寒、流行性脑脊髓膜炎、百日咳、白喉、新生儿破伤风、猩红热、布鲁菌病、**淋病**、**梅毒**、钩端螺旋体病、血吸虫病、疟疾、甲型H1N1流感。其中传染性非典型肺炎、炭疽中的**肺炭疽**、人感染高致病性禽流感这3种传染病虽被纳入乙类，但可直接采取甲类传染病的预防、控制措施。

（3）丙类传染病11种：包括手足口病、流行性感冒、流行性腮腺炎、风疹、急性出血性结膜炎、麻风病、流行性和地方性斑疹伤寒、黑热病、包虫病、丝虫病，除霍乱、细菌性和阿米巴性痢疾、伤寒和副伤寒以外的感染性腹泻。

2. 传染病的报告

（1）传染病责任报告人：根据《传染病信息报告管理规范》，各级各类医疗机构、疾病预防控制机构、采供血机构均为责任报告单位；其执行职务的人员和乡村医生、个体开业医生均为责任疫情报告人。

（2）传染病报告程序：根据《传染病防治法》及其实施细则，甲类传染病属于强制管理传染病，发现甲类传染病和乙类传染病中的传染性非典型肺炎、**炭疽中的肺炭疽**、**艾滋病**、人感染高致病性禽流感和脊髓灰质炎病人或疑似病人，或发现其他传染病和不明原因暴发时，应于**2小时内**通过网络上报，未实行网络直报的责任报告单位应于2小时内以最快的通信方式（电话、传真）向上级疾控机构报告，并2小时内寄出传染病报告卡。对其他乙类、丙类传染病病人、疑似病人和规定报告的传染病传染源携带者应于诊断后24小时内网络直报，未实行网络直报的责任报告单位应于24小时内寄出传染病报告卡，县级疾控机构收到后应于2小时内通过网络直报。

（四）传染病的防治和管理

1. 传染病的疫情报告

2. 社区护士在传染病防治中的职责

（1）开展多种形式的健康教育，预防传染病的发生。

（2）督促疫苗的接种，降低社区人群易感性。

（3）加强传染病的病情监测，早期发现并开展流行病学调查。

（4）进行家庭访视，有效管理传染病病人和接触者。

3. 传染病疫情的预防与控制　预防是传染病管理的重点。

（1）传染病疫情出现前的预防：经常性预防措施是预防传染病的根本措施，包括宣传和切断传染病的传播途径。社区护士可结合传染病相关的日期如每年**3月24日世界防治结**

核病日、12月1日世界防治艾滋病日等有计划地广泛宣传常见传染病的临床表现、防护措施等。居民减少集会或在人口密集地方戴口罩，可以防止感染经呼吸道为传播途径的传染病；预防接种和计划免疫是防控传染病和消灭传染病的十分有效措施；同时加强餐饮、食品加工等服务行业管理可及时发现和调离病人和病原携带者；做好国境卫生检疫的目的是防止传染病传入和传出。

（2）传染病疫情出现后的防疫：管理传染源，对病人做到早发现、早诊断、早报告、早治疗、早隔离，医生接触到传染病病人应及时确诊可防止传染病蔓延，已确诊的传染病病人按《传染病防治法》分级管理，对病原携带者做好登记并进行管理，定期访视，经2～3次病原学检查阴性时可解除隔离，对食品、服务行业和幼托机构的从业者中的病原携带者应暂时调离原岗位，艾滋病、乙型肝炎、疟疾的病原携带者严禁献血；对人类危害较大的病畜和野生动物予以捕杀，如患狂犬病的犬、患炭疽的病畜，危害大且无经济价值的动物予以彻底消灭，如属危害不大且有经济价值的病畜，可予以隔离治疗；重视家畜、家禽的预防接种和检疫工作；对传染病接触者进行检疫、密切观察、预防接种。检疫期限由最后接触之日算起，至该病最长潜伏期。如对密切接触过传染性非典型肺炎（SARS）病人的非医护专业人员隔离观察的时间为14天。切断传播途径，主要包括隔离和消毒。隔离分为严密隔离、呼吸道隔离、消化道隔离、血液－体液隔离、接触隔离、保护性隔离。要针对传染病的传播途径给予最有效的预防措施，如在疟疾流行区，最有效地切断传播途径的方法是挂蚊帐和擦驱蚊剂防叮咬。消毒包括预防性消毒、疫源地消毒（随时消毒和终末消毒），正确的消毒可以切断传播途径，如对生活垃圾、污水等进行无害化处理宜采用生物消毒，对污染的食物、衣物、金属、玻璃等器械宜采用物理消毒，对污染的家具、地面，传染病人的分泌物、排泄物宜采用化学消毒。保护易感人群，指导人们提高免疫力，包括非特异性免疫和特异性免疫，注意饮食调节、体育锻炼及改善居住条件、养成良好的卫生习惯可以提高机体对传染病的非特异性免疫力；普遍推行人工自动免疫，可把易感者水平降到最低，使流行不再发生。预防接种是提高人群的特异性免疫力的措施。

（3）传染病的家庭访视。初访：核实诊断、调查传染病的来源、了解分析疫情并做好记录、采取适当防疫措施。复访：了解分析病情并做好记录、了解病人周围的继发情况，并对继发病人立案管理，检查防疫措施的实施情况，依据情况确定下次是否复访，如需复访，要确定下次复访时间。注意初访和复访内容的异同，社区护士对传染病病人初访时不需要检查防疫措施的实施情况，而复访时不需要核实诊断。

## 二、社区细菌性痢疾病人的护理与管理

### （一）病因与发病机制

1. 病因　细菌性痢疾简称菌痢，是由痢疾杆菌（志贺菌属）引起的以直肠、乙状结肠炎症与溃疡为主要病变的肠道传染病。痢疾杆菌属肠杆菌科志贺菌属，为革兰阴性杆菌。本菌在体外生存力较强，温度越低存活时间越长，但对理化因素的抵抗力较低，对各种化学消毒剂均敏感。传染源主要是急、慢性病人及带菌者；传播途径主要是经消化道传播。

2. 发病机制　痢疾杆菌初始足量、细菌致病力强或人体胃肠道局部抵抗力弱，细菌黏附并侵入乙状结肠与直肠黏膜上皮细胞和固有层中大量繁殖，产生内、外毒素，内毒素引起发热和毒血症症状，外毒素可使肠黏膜细胞坏死。中毒型菌痢是由于内毒素作用于机体，引起

血中儿茶酚胺等上升，导致全身小血管痉挛、微循环障碍，重者休克或脑病变（水肿、脑疝）。全年均可发生，但夏秋季多见，儿童易发，所以**夏秋季**需要特别注意预防小儿患细菌性痢疾。病后可获得一定的免疫力，但短暂而不稳定，且不同群、型之间无交叉保护性免疫，故易重复感染。

（二）临床表现

**细菌性痢疾的潜伏期**为几小时到 7 天，多数为 1 ～ 2 天。

1. 急性细菌性痢疾　主要表现为高热、腹痛、腹泻、里急后重、排便次数增多、量少，**典型粪便为黏液脓血便**。中毒型细菌性痢疾多见于 2 ～ 7 岁体质较好的儿童，以高热、惊厥、感染性休克、脑膜炎、颅内压增高、意识障碍、循环衰竭和呼吸衰竭，但消化道症状轻。

2. 慢性细菌性痢疾　都有急性细菌性痢疾史，病程超过 2 个月，急性发作时腹痛、腹泻、脓血便、没有发热，迁延型则长期腹痛、腹泻或腹泻与便秘交替、稀黏液便或脓血便、可伴营养不良、贫血、乏力等。

（三）治疗

1. 实行**消化道隔离**治疗　**至临床症状消失，粪便培养 2 次阴性**。粪便细菌培养阳性是细菌性痢疾确诊的主要依据。

2. 以病原菌治疗为主　目前对细菌性痢疾的病原菌最敏感的药物为喹诺酮类（如诺氟沙星等），是成人急性细菌性痢疾的首选用药。原则上疗程不短于 5 天；慢性细菌性痢疾可联合应用两种不同类型的抗菌药，10 ～ 14 天，重复 1 ～ 3 个疗程；中毒型细菌性痢疾给予沙星类或第三代头孢菌素或联合应用。

3. 对症治疗

（四）护理与管理措施

1. 了解病人病情　评估病人临床症状，常见症状有寒战、发热、腹痛、腹泻、里急后重及黏液脓血便。中毒型细菌性痢疾多见于儿童，多起病急骤、高热、惊厥、意识障碍，迅速发生循环、呼吸衰竭，但消化道症状轻，要引起高度重视。及时填写疫情报告卡和相关文件并存入健康档案。

2. 对病人及家庭成员的日常生活进行指导

（1）指导做好家庭隔离和消毒：细菌性痢疾应按肠道传染病隔离，**解除隔离的条件**是症状消失且连续 2 次粪便培养呈阴性者。如果病人是从事食品、水源工作及托幼保教的工作人员，发病后应立即调离原岗位，慢性病人不允许从事以上工作。

（2）养成良好的卫生习惯：注意饮食卫生，勤洗手。病人要有专用的便盆，其用具、食具等应单独使用并煮沸消毒，特别要注意防止水龙头的污染。

（3）痢疾病人还应做好粪便消毒：病人的粪便要排在便盆里，粪便可用 20% 的漂白粉或 10% 的优氯净消毒，消毒液要比粪便多 1 倍，搅拌均匀后放置 2 小时再倒掉，便盆及搅拌棒应用同样的消毒液浸泡、洗刷，被病人粪便污染的卫生纸要烧掉。

（4）高热、严重腹泻及软弱无力者应卧床休息：对细菌性痢疾高热病人首选的降温措施是**温水擦浴**。病人在急性期应以少渣、易消化的流质或半流质为宜，忌油腻及生冷食物，不宜饮牛奶以免加重腹胀，补充足量维生素，鼓励病人多饮水，病情好转后给予普食。

（5）每次排便后，要用软卫生纸轻擦，并用温水清洗，肛门周围涂抹凡士林油膏或抗生素油膏。

3. 对病人疾病治疗和复查的管理　按医嘱坚持服药，不可过早停药。

4. 对其家庭成员的健康管理　注意家庭饮食卫生，家庭其他成员与病人的用具要分开，不用同一个卫生间，帮助病人处理完排泄物，对手进行消毒，注重养成良好的卫生习惯。

## 三、社区病毒性肝炎病人护理与管理

### （一）病因与发病机制

1. 病因　病毒性肝炎简称肝炎，是由多种肝炎病毒引起的以肝功能损害为主的一组传染病。根据病原学可分为甲、乙、丙、丁及戊型病毒性肝炎，分别写作 HAV、HBV、HCV、HDV、HEV。除乙型肝炎病毒属于**DNA 病毒**外，其余均属于 RNA 病毒。社区常见的是甲、乙型肝炎，要求掌握 HAV、HBV 特性。甲型肝炎病毒：特点是对外界抵抗力较强，耐酸碱，室温下可生存 1 周，在贝壳类动物、污水、海水、泥土中可存活数月，但紫外线照射 1 分钟、1.5 ～ 2.5mg/L 含有效氯 15 分钟、3% 甲醛 5 分钟可灭活。**乙型肝炎病毒**：特点是**抵抗力很强不易杀灭**，能耐受一般浓度的消毒剂，在血清中存活时间长，30 ～ 32℃可保存 6 个月，-20℃可保存 15 年，但煮沸 10 分钟、高压蒸汽可使之失活。传染源：甲、戊型肝炎传染源是急性期病人和隐性感染者，乙、丙、丁型肝炎的传染源是急、慢性病人和病毒携带者。**传播途径：甲、戊**型肝炎的传播途径主要经**粪 – 口传播（消化道传播），乙、丙、**丁型**肝炎**的主要传播途径主要为**血液传播（经输血和血液制品传播）**。

2. 发病机制

（1）甲型肝炎：HAV 进入机体引起短暂的病毒血症，继续侵入肝细胞内增殖，可能通过免疫介导引起肝细胞损伤，如细胞毒性 T 细胞攻击感染病毒的肝细胞。

（2）乙型肝炎：HBV 进入人体后，主要由病毒诱导的免疫损伤作用造成肝细胞损伤，而乙型肝炎的慢性化机制可能与免疫耐受有关。

（3）丙型肝炎：HCV 引起肝细胞损伤的机制与其直接致病作用及免疫损伤有关。

（4）丁型肝炎：HDV 与 HBV 的发病机制类似，但一般认为 HDV 对肝细胞有直接致病性。

（5）戊型肝炎：HEV 引起肝细胞损伤主要与细胞免疫有关，同时病毒进入血液也可导致病毒血症。

### （二）临床表现

潜伏期：甲型肝炎 5 ～ 45 天，乙型肝炎 30 ～ 180 天，丙型肝炎 15 ～ 150 天，丁型肝炎 28 ～ 140 天，戊型肝炎 10 ～ 70 天。

1. 急性肝炎　典型临床表现为发热、疲乏、食欲缺乏、腹部不适、肝大（或伴脾大）、肝功能异常，部分病人出现黄疸。甲型和戊型肝炎主要表现为急性肝炎，两者的区别是流行季节不同，甲型肝炎以秋冬季为主，戊型肝炎多发生在雨季或洪水后；发病高峰年龄不同，甲型肝炎＞6 个月至学龄期儿童，戊型肝炎儿童发病少，成人发病多见。如**洪水**过后，一批病人短期发热、乏力、食欲缺乏，部分病人肝脾大、黄疸和肝功能受损（ALT 升高），这批病人最可能的诊断是**急性戊型病毒性肝炎**。

2. 慢性肝炎　乙、丙、丁型肝炎除了表现为急性肝炎外，更多表现为慢性肝炎。①轻度慢性肝炎：症状轻微，甚至多年没有任何临床症状和体征。多反复出现疲乏、食欲缺乏、厌油、肝区不适、肝大伴轻压痛，部分病人有轻度脾大。②中度慢性肝炎：症状、体征和实验室检查介于轻度和重度慢性肝炎之间。③重度慢性肝炎：有明显或持续出现的肝炎临床症状和体征，如疲乏、食欲缺乏、厌油、腹胀、腹泻、面色灰暗、蜘蛛痣、肝掌或肝脾大、肝功能持续异常。

3. 重型肝炎（肝衰竭）　是最严重的临床类型，各型肝炎均可引起肝衰竭，各型肝炎中病死率最高的为**重型肝炎**，高达 50% ～ 80%。临床表现为：①黄疸迅速加重，血清胆红素升高明显，＞ 171μmol/L；②肝进行性缩小、肝臭；③凝血酶原活动度（PTA）＜ 40%；④迅速出现腹水、中毒性鼓肠；⑤肝性脑病；⑥肝肾综合征。

（三）治疗

以足够的休息和营养为主，辅以适当保肝药物治疗，可尝试中医药治疗，避免使用损害肝的药物。治疗急性肝炎病人**重点是对症治疗**，急性甲、戊型肝炎和成人急性乙型肝炎大多数不需抗病毒药治疗。对伴有病毒复制的活动性慢性乙肝和慢性丙肝，采用抗病毒治疗。治疗肝炎的**常用药物**：具有促进肝解毒功能的葡醛内酯；具有降低病毒性肝炎病人血清丙氨酸转氨酶作用的联苯双酯；具有抗肝炎病毒作用的干扰素等。

（四）护理与管理措施

1. 了解病人病情　了解病人的传染源、病人目前的健康状况、有无并发症等，及时填写疫情报告卡和相关文件并存入健康档案。初访 1 周后第 1 次复访，慢性肝炎病人，社区护士应每年至少访视 2 次。

2. **对病人及家庭成员的日常生活进行指导**　①指导做好家庭隔离和消毒。甲、戊型肝炎给予消化道隔离，自发病之日起隔离 3 周，实行分餐制，病人饭前、便后应用流动水洗手，并注意保护自来水龙头及厕所水箱手柄。乙、丙、丁型肝炎给予血液、体液隔离，禁止献血，病人的剃须刀、牙刷、指甲刀和修脚刀等物品应为专用，或使用后消毒。由于**乙、丙、丁型**肝炎病程较长，一般 3 个月左右有的还可能转为慢性肝炎或病毒携带状态，因此**隔离时限**应根据具体情况，一般**直至 HBsAg 转为阴性**、肝功能恢复正常后方可解除隔离。肝炎病毒对含氯消毒液敏感，可用来消毒餐具、毛巾、衣物和排泄物等；**正确处理居家肝炎病人呕吐物、尿便等排泄物的方法：排入加盖的便器中，加漂白粉混匀浸泡 1 小时后倒入污水处理系统**，注意消毒剂的用量应为排泄物、呕吐物的 1 倍。病人痊愈后，应做 1 次全面消毒，病人接触过的一切用品都要消毒，并且还要用含氯消毒液擦拭室内地面、墙壁，做好终末消毒。②养成良好的卫生习惯，注意饮食卫生及手的清洁。切断病毒性肝炎传播途径的主要方法是与**病人接触后立即用肥皂和流动水洗手**。③病毒性肝炎病人如有明显的乏力、厌食、腹胀、肝区不适或疼痛时，应嘱其卧床休息，待肝功能正常后逐渐增加活动量，以不感到疲劳为宜。慢性肝炎病人回到原来岗位工作的条件是**症状消失、肝功能正常 3 个月后**。④病人饮食宜用高蛋白、高糖、高维生素、低脂肪、易消化的食物，少量多餐，禁烟酒。

3. 对病人疾病治疗和复查的管理　按医嘱坚持服药，正确应用保肝药，不可滥用药物，减少对肝的损害，督促病人到正规医疗机构复诊。注意评估病人的心理状态，给予相应护理措施。

4. 对其家庭成员的健康管理　对密切接触者，应督促到正规医疗机构检查，以确定是否感染或患病，病毒携带者指导自我保健，可正常工作但不可过度劳累，并通过锻炼身体等方式提高机体免疫力，禁烟酒；应让病人及时就医。指导检查家庭成员实施正确隔离消毒措施，养成良好的卫生生活习惯。

## 四、社区肺结核病人护理与管理

### （一）病因与发病机制

1. 病因　肺结核是由结核分枝杆菌引起的慢性肺部传染病。结核分枝杆菌对人类致病的主要是人型菌，属专性需氧菌，具有抗酸性，又称抗酸杆菌。该菌抵抗力强，对干燥、寒冷、酸、碱有较强的抵抗力，一般的化学消毒剂如除污剂或合成洗涤剂不能杀灭结核分枝杆菌；但对热、光、紫外线非常敏感，在烈日下暴晒2～7小时、煮沸5分钟、70%乙醇接触2分钟即可被杀灭；紫外线灯照射30分钟有明显杀菌作用；最简单的灭菌方法是燃烧。传染源主要是痰中带菌的肺结核病人。传播途径主要是**呼吸道传播（飞沫传播）**。

2. 发病机制　结核分枝杆菌主要致病物质是蛋白质、类脂质和多糖类。其中菌体蛋白质可诱发皮肤变态反应；类脂质与结核变态反应有关；多糖类参与免疫应答。结核分枝杆菌侵入机体后，能否导致机体发病取决于人体的免疫状态［个人年龄、是否接种卡介苗、既往是否有糖尿病、硅沉着病等病史］、变态反应和感染细菌的数量、毒力，只有受大量毒力强的结核菌入侵而人体的免疫力又低下时，才会发病。

### （二）临床表现

结核菌侵入人体后发生变态反应的时间是**4～8周后**。

1. 肺结核临床分型　包括：原发型肺结核、血行播散型肺结核、继发型肺结核（包括浸润型肺结核、空洞型肺结核、纤维空洞型肺结核、结核球和干酪样肺炎）。继发型肺结核最常见的类型是**浸润型肺结核**、结核性胸膜炎、其他肺外结核、菌阴肺结核。

2. 临床表现　①症状：咳嗽、咳痰、咯血、胸痛、低热、盗汗、乏力、体重减轻等。②体征：渗出多或干酪样坏死，表现为患侧呼吸运动减弱、语颤增强、叩诊浊音、听诊呼吸音减弱等肺实变体征，早期结核性胸膜炎有局限性胸膜摩擦音。③肺结核临床表现除以上共性外，各型还有个性表现，如大多数原发型肺结核病人的**症状不明显**，浸润型肺结核病人出现干酪样坏死时主要症状是高热。

3. 并发症　自发性气胸、脓气胸、支气管扩张症、慢性肺心病、迁徙病灶。

### （三）治疗

化学药物的治疗原则为早期、联合、适量、规律和全程，实施全程督导短程化学治疗。

### （四）护理与管理措施

1. 了解病人病情　调查传染源的来源、判断传播途径，了解病人目前疾病情况、发展阶段、有无并发症等，及时填写疫情报告卡和相关文件并存入健康档案，对于不需住院，转回社区卫生服务机构的肺结核病人，应在3天内初访，根据病情确定复访时间，一般需要长期随访。

2. 对病人及家庭成员的日常生活进行指导　①指导做好家庭隔离和消毒。判断肺结核是否具有传染性的最主要的依据是**痰结核菌检查阳性，痰抗酸菌检查阳性是**判断肺结核病人是否需要呼吸道隔离的主要依据。如需要隔离，病人住单独房间，保证通风良好。寝具、食具单独使用，定期暴晒、煮沸消毒。②养成良好的卫生习惯，咳嗽、打喷嚏要用纸遮住口鼻，吐痰要吐在纸中，用后的纸要焚烧处理，减少集会，外出时戴口罩，尤其到人口密集地方戴口罩，是预防以**呼吸道**为传播途径的传染病的有效方法。③禁烟酒，注意避免吸二手烟。④注意休息，加强营养，适当补充蛋白质和维生素类。

3. 对病人疾病治疗和复查的管理　①指导用药，对肺结核病人实施有效治疗管理，实行督导化疗是肺结核治疗的关键；②定期复查，了解治疗反应和病情变化，如肺结核病人在服用**异烟肼和利福平**进行抗结核治疗时，指导病人**每 3 个月进行肝功能检查**；应用链霉素要定期做听力和肾功能检查等；定期复查 X 线和痰查结核菌；指导正确留取痰标本。

4. 对其家庭成员的健康管理　注意养成良好的卫生习惯，告知家庭成员应定期体检，指导家庭内未接触结核菌的新生儿、儿童接种卡介苗，预防肺结核最有效的方法是**接种卡介苗**。

5. 社区管理　健康教育，让群众掌握结核病的防治方法、措施。对高危人群进行筛查，与肺结核病人密切接触者及结核病流行地区的人群属于肺结核病**高危人群**。有助于肺结核诊断、临床分型，了解病情变化情况的主要检查是 **X 线检查**。**结核菌检查**是确诊肺结核的主要依据（痰涂片检查是确诊肺结核最特异的方法）。对肺结核病人和疑似病人要早期发现、早期报告、早隔离、早治疗。

## 五、社区艾滋病病人护理与管理

### （一）病因与发病机制

1. 病因　艾滋病又称获得性免疫缺陷综合征（AIDS），是**由于人免疫缺陷病毒（HIV）**感染而引起的严重传染病。人免疫缺陷病毒为 **RNA 病毒**，其对外界的抵抗力不强，用于杀灭乙肝病毒的消毒剂完全可以杀灭艾滋病病毒，25% 以上浓度的乙醇、0.2% 次氯酸钠和漂白粉能将其灭活，对热较为敏感。传染源：艾滋病人和 HIV 无症状病毒携带者。传播途径：性接触、输血及血液制品和注射、母婴传播，其他如接受 HIV 感染者的器官移植、人工授精等。

2. 发病机制　HIV 侵入人体后，直接侵犯 T 淋巴细胞（$CD4^+T$ 淋巴细胞）和其他受 HIV 攻击的靶细胞，如自然杀伤细胞（NK 细胞）、单核 – 巨噬细胞或间接作用于 B 细胞等，多种免疫细胞破坏受损，导致人体免疫功能丧失，引发多种机会性感染和恶性肿瘤。

### （二）临床表现

潜伏期一般为 2 ～ 10 年或更长。

1. 分期　①急性感染期（Ⅰ期）：急性感染，部分病人出现血清病样症状。②无症状感染期（Ⅱ期）：无任何症状。③持续性全身淋巴结肿大期（Ⅲ期）：除腹股沟淋巴结外，全身其他部位两处或两处以上淋巴结肿大。④艾滋病期（Ⅳ期）：出现艾滋病相关综合征、神经系统症状、严重的机会感染、因免疫缺陷而继发肿瘤、继发其他疾病，如慢性淋巴性间质性肺炎等。

2. 临床表现　肺部以肺孢子虫肺炎多见；胃肠道系统以念珠菌、疱疹和巨细胞病毒感染多见；神经系统包括机会性感染、机会性肿瘤、HIV 直接感染中枢神经系统；皮肤黏膜表现为卡波西肉瘤等肿瘤性病变、口腔念珠菌感染、外阴疱疹病毒感染和尖锐湿疣等；眼部常见巨细胞病毒性视网膜炎等。

### （三）治疗

目前认为早期抗病毒治疗是治疗的关键。

1. 抗病毒治疗　至今无特效药，目前药物只能抑制病毒的复制，停药后病毒恢复复制。

2. 抗机会性感染及肿瘤治疗

3. 支持治疗　输血、营养支持疗法。

4. 预防性治疗　①结核菌素试验阳性者，应接受异烟肼治疗 1 个月；② $CD4^+T$ 淋巴细胞＜$0.2\times10^9$/L者，应接受肺孢子虫肺炎预防性治疗；③医务人员被污染针头刺伤或实验室意外者，在2小时内应进行ZDV等治疗；④HIV感染的孕妇应给予预防性治疗，以减少母婴传播。分娩方式**最好选择剖宫产术**。

（四）护理与管理措施

1. 了解病人病情　调查传染源的来源、判断传播途径，了解病人目前疾病情况，及时填写疫情报告卡和相关文件并存入健康档案，注意保护病人隐私权。

2. 对病人及家庭成员的日常生活进行指导　①指导做好家庭隔离和消毒。②进行艾滋病相关教育，告知艾滋病的**主要传播途径**是性接触传播，占成人3/4；**另外**输注HIV感染的血及血液制品，**药物滥用者共用针头或注射器**，被HIV污染的针头刺伤及或破损皮肤意外受感染等都**可传播艾滋病；感染HIV的孕妇**可通过胎盘、分娩过程及产后血性分泌物和**哺乳传给婴儿**。当怀孕妇女得知自己感染HIV时，最好选择**剖宫产**。HIV感染者禁止献血。指导家庭成员避免接触感染者的血液、体液，处理污染物及利器时应防止皮肤刺伤，处理污染物后一定要洗手，性生活时正确使用避孕套，女性病人行经期间应防止经血溅污室内设施，用过的纸巾等或被血液污染的废物应收放在塑料袋内，尽快焚烧。用于杀灭乙肝病毒的消毒剂完全可以杀灭艾滋病病毒。③养成良好的卫生习惯，注意口腔、皮肤的保护，禁烟限酒，吸毒者帮助戒毒，对短期戒毒困难者则不采用静脉注射方式吸毒。④注意休息，保证睡眠，避免劳累，给予心理支持及积极提供社会支持，鼓励正常社交，可介绍参加艾滋病团体。

3. 对病人疾病治疗和复查的管理　严格按医嘱坚持服药，对于居家艾滋病感染者，要定期家庭访视，一定注意保护其隐私。

4. 对其家庭成员的健康管理　进行艾滋病相关知识教育，告知HIV的传播途径，采取必要措施预防HIV感染，如戴手套、使用避孕套等。不要过分恐惧，与艾滋病病人拥抱、握手、礼节性接吻、共同进餐、共用浴具、共用马桶、蚊虫叮咬、共同乘车、一起工作、学习等日常生活接触**都不会**传染艾滋病。消除歧视，缓解压力。对疑似感染者建议早期到专业医疗机构进行检查，特别是性伴侣，尤其男性同性恋者、多个性伴侣者、静脉药瘾者和血知识制品使用者的高危人群。

## 六、社区性传播疾病病人护理与管理

（一）梅毒病人的护理与管理

1. 了解病人病情　调查疾病的来源、判断传播途径，了解病人目前健康情况、及时填写疫情报告卡和相关文件并存入健康档案，对于居家性传播疾病感染者，要定期家庭访视，一定要注意保护其隐私。

2. 对病人及家庭成员的日常生活进行指导　①指导做好家庭隔离和消毒。梅毒（获得性梅毒，也称后天梅毒）**主要传播途径**是性接触传播，约占95%，另外少量通过血液传播和间接传播。梅毒的早期传染性最强，晚期梅毒虽然传染性逐渐减弱，但也要小心防护，严密消毒隔离。避免接触感染者的血液、体液，皮损处，追踪病人的性伴侣，查找病人所有性接触者，进行预防检查，禁止献血，梅毒病人**未治愈前禁止性行为**。对患梅毒的孕妇，应及时给予有效治疗，防止母婴垂直传播。未婚感染梅毒者，最好治愈后再结婚。②养成良好的卫生习惯，保持皮肤黏膜破损处清洁、干燥，注意生活细节，防止传染他人，注意梅毒可通过接吻、握手传播。梅毒苍白螺旋体对外界环境抵抗力弱、**对寒冷抵抗力较强**、对热和含氯消毒剂敏感，病人污染的餐具可煮沸消毒，衣物、毛巾等用含氯消毒液浸泡消毒。对被血源性传播疾病病人污染的病床及家具等进行消毒处理时，均可使用 **0.5% 的含氯消毒剂**。③指导病人注意劳逸结合，保持心态良好。

3. 对病人疾病治疗和复查的管理　梅毒的治疗原则是**确诊后及时治疗（包括孕妇，绝不能等到产后），早期梅毒可以治愈**，帮助病人树立信心，严格按医嘱尽早、足量、规范服药。性伴侣需同时检查和治疗，观察用药后反应。早期梅毒**治疗后应定期随访 3** 年。

4. 对其家庭成员的健康管理　①采取一定的措施避免直接接触病人的血液、体液；梅毒病人在未治愈前应禁止性行为，如有发生则必须使用安全套。需要注意**梅毒**可以通过**握手、接吻而传播**，还要注意与皮损者接触隔离。②梅毒日常接触者，也应预防检查，如无感染梅毒则**不需预防性服用抗生素**。病人的所有性接触者均要进行预防检查，追踪观察并进行必要的治疗，未治愈前禁止性行为。③告知梅毒的临床表现和传播途径，识别梅毒，**典型表现：**一期获得性梅毒主要病变为硬下疳（硬**下疳为一期梅毒的标志性表现**）和硬化性淋巴结炎；二期常见皮肤损害有梅毒疹（**梅毒疹是二期梅毒的特征性表现**）、扁平湿疣、梅毒性脱发、黏膜损害；**三期**典型的皮肤黏膜损害结节性梅毒疹、**梅毒性树胶肿（多见）**。先天性梅毒早期临床表现相似于获得性梅毒分期中的**二期**。如疑似梅毒，应尽早到专业医疗机构检查确诊。④进行性病相关知识教育，加强对性传播疾病的自我防护，提倡安全性行为，不与他人共用剃须刀、不到消毒不彻底的理发店理发、不到消毒不彻底的医院和诊所拔牙、注射等。

（二）淋病病人的护理与管理

1. 了解病人病情　调查疾病的来源、判断传播途径，了解病人目前健康情况、及时填写疫情报告卡和相关文件并存入健康档案。

2. 对病人及家庭成员的日常生活进行指导　①指导做好家庭隔离和消毒。**成人淋病传染源**是病人（包括无症状者），主要传播途径是**性接触传播，少数可通过**接触病人分泌物污染的内衣裤、床单等床上用品、毛巾等洗浴用品、浴盆、坐便垫等传播及产道传播，应严密消毒隔离。淋球菌对外界环境抵抗力弱，最怕干燥，离体干燥环境下仅存活 1 ～ 2 小时，略潮湿的内衣、床单、毛巾中可存活 10 ～ 17 小时，厕所坐垫中可存活 18 小时，对热和一般消毒剂敏感。病人内衣裤、毛巾等洗漱用品要专用并煮沸消毒，病人用过的便器用含氯消毒液擦洗。接触污染物后要及时消毒双手，居家的淋病病人在治疗期间严禁性生活。②养成良好的卫生习惯，不与他人共用生活用品，避免使用公共厕所的坐式马桶等。③指导病人卧床休息，给予心理护理，保持心态良好。

3. 对病人疾病治疗和复查的管理　按医嘱尽早、足量、规范、全面治疗。强调坚持正规治疗，以免转为慢性。性伴侣需同时检查和治疗。淋病病人**未治愈前禁止性生活**。指导病人随访复查，判断疗效。病人治疗结束后 2 周，在无性接触史情况下符合下列标准为治愈：临床症状和体征全部消失；治疗结束后 4 ～ 7 日取子宫颈管分泌物做涂片及细菌培养，连续 3 次均为阴性。

4. 对其家庭成员的健康管理　①提倡安全性行为，固定性伴侣，正确使用安全套。性生活时向生殖器上涂抹消毒液**不能**有效预防淋病。②病人的性接触者应根据情况进行预防检查，追踪观察，必要时同时治疗。治疗期间避免性生活。③告知淋病的临床表现和传播途径，识别淋病，男性感染淋球菌后首先引起的问题是**尿道炎，**如未得到及时治疗，则可引起**膀胱炎**；

女性淋球菌感染者多症状轻微或没有症状，表现不典型。如疑似淋病，应尽早到专业医疗机构检查确定。如无感染则**不需要**预防性服用抗生素。④进行性病相关知识教育，加强对性传播疾病的自我防护，固定性伴侣，不与他人共用毛巾等生活用品，尽量避免使用公共厕所的坐式马桶，不到消毒不彻底的理发店理发、剃须，到重视消毒的医院和诊所拔牙、注射。

# 第8单元　社区急重症病人的急救和转诊

【复习指南】社区急救步骤；心搏骤停、昏迷、休克、出血、严重损伤、中毒、烧伤的社区急救、护理措施为重要的内容，应掌握。

## 一、社区急救概述

急重症病人的社区救护包括在医院外环境下现场初步诊治处理，基础生命支持，迅速转送病人到就近医疗机构，继续进行救治等全过程。社区救护的成功与否，直接影响到危重症病人的生命和预后。成功的社区救护可提高危重症病人的抢救成功率，减少伤残、死亡率，使损失降低到最低限度。社区医疗服务中心或服务站应有专业救护人员，并配置必要的抢救药品、器械。

（1）社区医疗服务中心**设有1～2名**经过专业急救知识和技能培训的医务人员。在社区医疗服务中心急救站需**2人以上24小时值班**。

（2）社区医疗服务中心或服务站配置必要的抢救药品和器械，主要药品有呼吸兴奋药、抗休克药、止血药、镇痛药及抗过敏药等，可制成急救药箱或急救包以便携带。同时，配置一定器械如氧气瓶或氧气袋、心电图机、复苏垫板、外伤固定器具、搬运器具，以及各种注射器、输液器和针头等无菌物品。

（3）社区医疗服务中心或服务站设立醒目的紧急救护标志，并通过媒体、网络等途径使社区人群能够了解社区紧急救护的地址及电话，以便发生紧急情况迅速联系。

### （一）社区急救的基本原则

社区急救的基本原则为先排险后施救，先重伤后轻伤，先施救后运送，急救与呼救并重，转送与监护急救相结合，紧密衔接、前后一致。

1. 先排险后施救　是指社区护士在社区中实施现场救护前应先进行环境评估，必要时，排险后再实施救护，比如，因有毒气体造成的中毒现象，应先将病人搬运出危险区再进行救护，以保证社区护士与伤病员的安全。

2. 先重伤后轻伤　是指优先抢救危重者，后抢救病情较轻者。但如果出现大批伤员，在社区有限的时间、人力、物力的情况下，社区护士在遵循“**先重后轻**”原则的同时，重点抢救有可能存活的伤病员。

3. 先施救后运送　是指对社区中垂危重伤病员，社区护士应当先进行现场初步的紧急处理后，才可在医疗严密监护下转运至医院。

4. 急救与呼救并重　是指有很多人在现场的情况下，救护与呼救同时进行，以尽快得到外援。当只有一个人的情况下，社区护士应当先施救后在短时间内进行电话呼救。

5. 转送与监护急救相结合　是指在转运途中要密切观察监护伤员的病情，必要时社区护士要协助专业急救人员进行相应的急救处理，如除颤、心肺复苏等，以便伤员安全到达目的地。

6. 紧密衔接，前后一致　是指社区护士应与医院医护人员做好病人的交接工作，以防抢救措施重复、遗漏或出现其他差错，确保急救工作完善。

（二）社区急救步骤

1. 评估现场，以确定威胁生命的情况，确保自身与伤病员的安全。社区护士通过看、听、闻及现场感受等对社区中紧急情况发生现场进行评估。

（1）社区护士、病人或旁观者受到伤害的可能性及其进入现场的安全性。在进行现场救护时，造成意外的原因可能会对参与救护的人员产生危险，如对一氧化碳气体中毒的病人现场救护，必须先将病人搬离充满毒气的房屋，将其转移到室外，然后才能采取救护等措施以保证安全。

（2）了解受伤者人数，确定是否有生命危险，将受伤者根据病情大致分类。

（3）引起各种疾病和损伤的原因。

（4）现场可以应用的资源及需要何种支援、可能采取的救护行动。

2. 现场救护

（1）判断病情，分清轻重缓急，先救命，后治伤，果断实施救护措施。首先确认病人的意识、气道、呼吸、循环、体征等，及时、正确地抢救。在社区发病现场及院外的环境中，几分钟、十几分钟是抢救危重病人最重要的时刻，即医学上所称的“救命的**黄金时刻**”。

（2）采取减轻病人痛苦的各项措施。在处理危及病人生命的全身症状后，再处理局部。对病人全身各部位进行检查，查看是否有出血的伤口、骨折部位和程度、脏器脱出等。不要随便移动病人，以避免造成进一步的损伤，需使用夹板固定骨折后方可移动受伤者。如有出血，要立即采取止血措施。

（3）充分利用可支配的人力、物力协助救护。社区护士可以利用电话呼救，及时与急救中心联系，打电话时要注意准确、扼要地报告病人姓名、性别、年龄、发病时间、地点、主要症状及目前对病人的处理措施，报告人姓名及联系电话，并在专业救护人员未到达之前根据自己的急救知识正确处理病人。

3. 协助转运

社区护士应当根据不同的运输工具特点和伤病员病情协助急救人员摆好伤病员的体位，如一般病人平卧，有恶心、呕吐者应当取侧卧位，下肢损伤病人应当适当抬高肢体15°～20°，以减轻肿胀及出血，颅脑损伤者应当垫高头部。同时，社区护士要与专业急救人员做好交接工作。

## 二、社区心搏骤停病人的急救

（一）原因及临床表现

心脏骤停也称心搏骤停，是指各种原因所致的心脏突然停止搏动，有效泵血功能丧失，血液循环中断，引起全身严重缺血、缺氧。一般认为心搏骤停**4～6分钟**内，脑细胞仍维持微弱代谢，如积极抢救，病人有可能复活，否则将发生不可逆损伤。

1. 心搏骤停的原因

（1）心源性心搏骤停：心脏本身病变，如冠心病、心肌病、心肌炎等。

（2）非心源性心搏骤停：因其他疾病或因素影响心脏所致。包括：①意外事故，如电击、溺水、严重创伤等；②严重电解质、酸碱平衡失调；③各种类型休克；④药物中毒、过敏；⑤麻醉和手术意外；⑥其他。

2. 心搏骤停的表现

（1）意识丧失或伴抽搐。

（2）颈动脉、股动脉等大动脉搏动消失。

（3）呼吸停止。

（4）瞳孔散大，皮肤苍白或发绀，伤口不出血等。

（二）社区急救护理措施

心肺脑复苏（CPCR）是对心搏骤停所致的全身血液循环中断、呼吸停止、意识丧失等采用人工方法建立和恢复循环、呼吸功能，同时积极保护大脑，最终使大脑功能完全恢复的一系列抢救措施。包括基础生命支持、进一步生命支持和延续生命支持。

1. 基础生命支持（BLS） 包括 CAB 三个步骤，即人工循环（C）、开放气道（A）、人工呼吸（B）。基础生命支持若能够在心搏骤停后**4 分钟**内实施，则可以使**40%**的病人获救。

（1）人工循环

①判断有无脉搏：救护人员可在病人的喉结旁触摸病人的颈动脉搏动。如病人有脉搏而无呼吸，继续人工呼吸；如病人没有脉搏，立即开始胸外心脏按压。

②胸外叩击法：救护人员对病人实施“**赤手空拳**”的胸外叩击救护措施。主要适用于心电监测有心室搏动过速、心室颤动的病人或被目击心搏骤停者，但婴幼儿禁用。

a. 定位：胸骨下 **1/2** 段。

b. 叩击法：术者右手握空心拳，小鱼际侧朝向病人胸壁，由 **20 ～ 25cm** 高的地方，垂直向下捶击 **1 ～ 2 次**，每次 **1 ～ 2 秒**，力量中等，若不成功，应立即行胸外心脏按压。

（2）开放气道

①判断病人有无意识丧失：大声呼叫并轻拍病人肩部，如病人无反应，则可判断为意识丧失。同时以手指触摸病人喉结再滑向一侧，颈动脉搏动触点即在此平面的胸锁乳突肌前缘的凹陷处。如病人意识丧失，同时颈动脉搏动消失，即可判断为心搏骤停。立即开始抢救，并高声呼救及打电话通知救援医疗服务系统，寻求帮助。

②安置心肺复苏体位：将病人水平仰卧在坚实的平面上，解开衣领及腰带。如果病人俯卧或侧卧，则应立即使其翻转成仰卧位。有颈椎外伤者，搬动病人时应整体搬动或整体翻转，防止颈部扭曲。救护人员选择病人一侧，将双腿自然分开与肩同宽跪于或立于病人的肩腰部。

③清除气道异物：救护人员戴上手套，或将两只手指缠上纱布或手帕，迅速清理病人口鼻内的可见污泥、土块、痰、呕吐物等异物，以利于呼吸道通畅。

④打开气道：病人呼吸、心跳停止后，全身肌肉松弛，舌肌松弛下坠至咽后壁而阻塞呼吸道。开放气道使舌根上提离开咽后壁。开放气道有 3 种方法。

a. 仰头抬额法：一只手的小鱼际部位放在病人前额并向下稍用力使其头后仰，另一只手示、中指置于下颏将下颌骨上提。此法操作时，注意手指不要深压颏下软组织，以免阻塞气道。

b. 托颈压额法：一只手置于颈部，另一只手的小鱼际部位放在病人前额并向下稍用力使其头后仰。此法适用于无颈部外伤的病人。

c. 托颌法：双手手指放在病人下颌角，向上方或向后方提下颌角。此法适用于颈椎外伤的病人。

（3）人工呼吸

①判断有无自主呼吸：一听、二看、三感觉。开放气道后，救护者侧头用耳听病人的口、鼻有无呼吸的气流声（一听），同时头转向病人的胸部，用眼看胸部或上腹部有无起伏（二看），用面颊感觉有无气流的吹拂感（三感觉）。如果胸部没有起伏，并且没有气体呼出，表明无呼吸，这一评估过程应 6 ～ 10 秒完成。若病人呼吸停止，则应开始实施人工呼吸。

②实施人工呼吸

a. 口对口人工呼吸法：在保持气道开放的同时，救护人用压于病人前额部手的拇指和示指捏紧病人鼻翼，另一手掰开病人的口。救护人员先深吸一口气，用双唇包严病人的口唇，然后缓慢而持续地将气体吹入，同时侧转头观察病人胸部起伏。吹气完毕，手指松开病人鼻翼，侧头吸入新鲜空气并观察病人胸部下降，听、感觉有无气流呼出，准备下一次操作。

人工呼吸的有效指标：吹气时，病人胸廓扩张上抬；被动呼气时，可听、感觉到有气体排出。

人工呼吸时的注意事项：吹气不要过快，首次连续吹气 2 次。吹气量不宜过大，成人每次吹气量 **500 ～ 600ml**，吹气过快或气量过大，可使咽部压力超过食管开放压，使气体进入胃部引起胃膨胀；吹气的同时不要按压胸部。

b. 口对鼻人工呼吸：一般适用于不适宜实施口对口人工呼吸法，如抢救婴幼儿时；病人牙关紧闭；抢救者口唇无法严密包绕病人口唇。采取口对鼻人工呼吸法时，救护人用举颏的手将病人双唇紧闭，深吸气后包严病人鼻孔并吹气。

c. 口对口鼻人工呼吸：一般适用于婴儿。采取口对口鼻人工呼吸时，救护人双唇包严婴儿口鼻。

（4）胸外心脏按压

①按压部位：胸部胸骨下切迹（胸部剑突处）。确定按压部位的方法有 3 种。a. 以救护人位于病人右侧为例，救护人站或跪在病人右侧，用其右手的示指和中指找到病人两肋引交点，将示指、中指并拢齐肋引交点放于胸骨上，手指的指向与胸骨垂直。救护人将其左手掌根齐右手示指上缘放于病人胸骨上，另一手掌根部压于此手背上，双手交叉抬起或双手指均后翘。b. 救护人的手掌放在病人的胸骨上并与胸骨平行，中指尖触摸胸骨上窝，以掌根为轴心，将手旋转 90°。c. 直接将掌根部置于两乳头之间的胸骨上。

②按压方法

a. 成人按压法：救护人两手掌根重叠放于病人胸骨上，两手手指交叉，掌根重叠，且下面手的手心翘起，手指抬离胸壁。救护人的上半身前倾，两肩位于双手的正上方，双臂伸直，借臂、肩和上半身的重量垂直向下用力按压，按压深度为 **5 ～ 6cm**，每次按压后要全部放松，使胸部恢复其正常位，但掌根不要离开病人胸壁。按压应平稳，有规律，按压频率为 **100 ～ 120** 次 / 分，下压时间与放松时间比为 **1 ∶ 2**。按压与吹气之比，无论是单人操作还是双人操作均为 30∶2。

b. 儿童按压法：适宜年龄 1 ～ 8 岁的病人。救护人一只手掌根放于病人胸骨上，手臂伸直，垂直向下用力，按压深度为 **3 ～ 4cm**。按压与吹气比单人抢救时为 **30 ∶ 2**，双人抢救时为 **15 ∶ 2**。

③胸外心脏按压的有效指标：a. 能触及大动脉的搏动，肱动脉收缩压＞ 60mmHg（8kPa）；b. 面色、口唇、甲床、皮肤等处色泽转红；c. 散大的瞳孔缩小；d. 有自主呼吸出现；e. 昏迷程度变浅，可出现反射或四肢活动。

④胸外心脏按压时的注意事项：a. 按压部位正确。太低损伤腹部脏器或胃内容物反流；太高损伤大血管；位置不在中线，可引起肋骨骨折。b. 按压时手指要抬离胸壁，以防肋骨骨折。c. 按压时，双臂伸直不弯曲，垂直向下用力。d. 观察并发症发生，包括胸骨、肋骨骨折，肝、脾破裂，血胸、气胸，心包积液等。e. 人工呼吸和胸外心脏按压必须同时进行。2005 年国际心肺复苏指南最新建议：对成人实施单人或双人抢救时按压通气比为 30 ∶ 2 进行；对儿童或婴儿实施单人抢救时给予按压通气比值为 30 ∶ 2；胸外心脏按压与人工呼吸以 30 ∶ 2 比率进行 5 个周期的循环，其中胸外心脏按压频率为 100 次 / 分；人工吹气每次要持续 1 秒以上。

2. 进一步生命支持

进一步生命支持是在 BLS 的基础上，应用辅助设备和特殊技术，建立、维持有效的呼吸和循环，并实施监测，包括以下内容。

（1）BLS：坚持心脏按压和人工呼吸是抢救的主要措施。

（2）采用各种辅助设备和特殊技术：简易呼吸器或呼吸机代替口对口人工呼吸，以建立和维持有效的通气和循环。

（3）心电监测与电击除颤：心室颤动是心搏骤停初期最常见的心律失常。据统计，发生心搏骤停的病人中，80% 左右为心室颤动，其自行转复者极少。而电击除颤是逆转这种致命性心律失常的最有效的手段。除颤即心脏复律术，是利用除颤器发出的高能量、短时限的脉冲电流通过心肌，使所有心肌细胞在瞬间内同时发生除极，因而消除折返激动、抑制异位心律，重建正常的窦性心律。对于由心室颤动引起的心搏骤停病人，尽早快速除颤是决定抢救成功与否的最主要的步骤。因为除颤每延迟 1 分钟，成功率将下降 7% ～ 10%。除颤方法如下。

①在两个电极板上均匀涂上导电糊（也可用盐水垫）。

②单向波除颤时首次及随后除颤能量为 300J，双向截断指数波首次除颤能量为 150 ～ 200J，直线双向波首次能量为 120J，其后能量可无增大或逐步增大。

③放置电极板：将一电极板放在左锁骨中线第 5 肋间（心尖部），另一电极板放在胸骨右缘第 2 肋间（心底部）。电极板与病人皮肤尽量紧贴，避免电阻过大灼伤皮肤。

④充电，然后大声叮嘱周围人员远离床旁，双手示指同时按压放电钮放电。

⑤除去电极板，观察示波器，判断病人心律是否转为窦性心律，如复律失败应立即进行第二次除颤。

（4）建立和维持静脉通路：一般首选上臂静脉、颈外和颈内静脉做穿刺插管，有条件时行中心静脉穿刺插管。

（5）应用药物：抢救心搏骤停的常用药物有以下几种。

①肾上腺素：能使周围血管收缩，增加心和脑的血流量，增强心肌收缩力，有助于恢复自主循环。常用量 1 ～ 2mg 静脉注射，可在 3 ～ 5 分钟重复给药。

②阿托品：能解除迷走神经对心脏的抑制作用，常用量 1 ～ 2mg 静脉注射，可重复使用。

③利多卡因：能抑制心脏异位节律及其应激性，为室性期前收缩、室性心动过速和心室颤动的首选药物。常用量 50 ～ 100mg 静脉注射。

（6）尽快明确心脏或呼吸停止的原因，对症治疗。

3. 延续生命支持

重点保护脑，积极进行脑复苏。降低脑温，降低颅内压，防治脑水肿，或冬眠药物、激素、能量合剂、高压氧等配合复苏治疗。严密监测重要脏器功能及电解质、酸碱平衡状况。

## 三、社区昏迷病人的急救

### （一）原因及临床表现

昏迷是脑功能严重障碍，由各种原因导致的中枢神经系统活动受到严重抑制引起意识障碍。引起昏迷的原因很多，包括全身性及颅内局部病变。

1. 全身性的原因　包括：①各种重症感染性的病变；②各种内分泌及代谢性的疾病，如糖尿病性昏迷、肝性昏迷、尿毒症性昏迷、甲状腺危象、低血糖昏迷等；③水、电解质紊乱；④各种意外事故，如中毒、中暑、触电、严重的创伤等。

2. 颅内局部病变　如脑血管病、颅内占位性病变、颅内感染、肺性脑病、脑外伤等。

昏迷病人意识完全丧失，感觉、运动及反射功能障碍，根据轻重程度的不同可以分为轻度、中度和深度昏迷。轻度昏迷时，呼唤无应答，对强烈的疼痛性刺激有反应，角膜及瞳孔对光反应存在；中度昏迷时，对各种刺激均无反应，对剧烈刺激出现防御反射，角膜反射微弱，瞳孔对光反应迟钝；深度昏迷时，病人意识完全丧失，对各种强烈刺激均无反应。

### （二）社区急救护理措施

社区护士是社区中较早发现、处理昏迷病人的医学专业人员。因此，社区护士一旦发现有昏迷病人，应当做到以下几方面。

（1）首先呼唤病人，判断病人昏迷的程度。

（2）让病人采取侧卧位或平卧位头偏向一侧，松开病人的衣领及领带，清除口腔中异物，去掉假牙，保持呼吸道通畅。

（3）及时评估及了解病人的意识状态、生命体征及瞳孔的变化，做好记录，并根据评估结果采取急救措施，同时，尽快联系专业急救人员，以获取帮助。

（4）及时处理病人的症状，如有伤口，应及时清创、止血、覆盖无菌敷料，固定伤肢。同时及时建立静脉通路，补充液体。

（5）收集病人病史资料。

（6）在病人病情允许的情况下，协助急救人员将病人立即送往医院。

## 四、社区休克病人的急救

### （一）原因及临床表现

休克是机体受到外在或内在有害刺激的强烈侵袭，使机体内环境失衡，有效循环血量锐减而出现的以**细胞及微循环障碍**为主要特征的急性循环功能衰竭。

（1）引起休克的原因很多，主要有血容量不足、创伤、感染、过敏、心源性因素、内分泌性因素、神经源性因素等。

（2）休克的症状及体征取决于不同原因所致的不同类型的休克及其严重程度。休克早期，胃肠道、肌肉及皮肤等非致命器官首先被累及。如继续发展至晚期，可致重要脏器如心、肝、脑、肺、肾等损害。休克代偿期，病人主要临床表现为烦躁、焦虑不安；皮肤及面色苍白、湿冷、呼吸浅快、脉搏无力、全身无力，有时可出现口渴。如得不到及时的救治，病情进一步发展到抑制期，病人则会出现意识淡漠，甚至昏迷，皮肤花纹，肢端发绀，脉搏细弱，血压下降，重要脏器受损的表现，如不及时治疗，病人常继发多器官功能衰竭而死亡。

（二）社区急救护理措施

社区护士在休克病人的急救中发挥重要的作用，首先要对病人做初步的急救处理，以挽救病人的生命为第一原则。

（1）病人去枕平卧，必要时可以将病人的双下肢抬高约 30°，以增加回心血量。

（2）如果有活动性出血，尽快处理活动性出血。

（3）松领口，保持呼吸道通畅，解除疼痛，并注意保暖。

（4）严密观察病人生命体征，如体温、血压、脉搏、呼吸、心率、瞳孔等情况，并及时观察病人的出血、尿量、皮肤和肢体温度及意识情况。

5. 在抢救的同时，询问家属病人的发病原因，如创伤、烧伤、药物使用等，病人的发病速度，有无心脏病、高血压、肝硬化、糖尿病等疾病，及时针对原发病因采取急救措施。

6. 待病人病情稳定后，社区护士要帮助病人家属立刻送病人去医院抢救，并且做好病人的交接工作。

## 五、社区出血病人的急救

（一）病因及临床表现

1. 病因　上消化道出血的病因很多，其中常见的有消化性溃疡、急性糜烂出血性胃炎、食管胃底静脉曲张破裂和胃癌，这些病因占上消化道出血的 80% ～ 90%。

2. 临床表现

（1）**呕血与黑便**：是上消化道出血的特征性表现。

（2）失血性周围循环衰竭：上消化道大量出血时，由于循环血容量急剧减少，静脉回心血量相应不足，导致心排血量降低，常发生急性周围循环衰竭，其程度轻重因出血量大小和失血速度快慢而异。当出血量达到 400 ～ 500ml 时，可出现全身症状。病人可出现头晕、心悸、乏力、出汗、口渴、晕厥等一系列组织缺血的表现。出血性休克早期体征有脉搏细速、脉压变小，血压可因机体代偿作用而正常，甚至一时偏高，此时应特别注意血压波动，并予以及时抢救，否则血压将迅速下降。呈现休克状态时，病人表现为面色苍白、口唇发绀、呼吸急促，皮肤湿冷，呈灰白色或紫灰花斑，施压后褪色经久不能恢复，体表静脉塌陷；精神萎靡、烦躁不安，重者反应迟钝、意识模糊。

（3）贫血及血常规变化：上消化道大量出血后，均有急性失血性贫血。白细胞计数在出血后 2 ～ 5 小时升高，可达（10 ～ 20）$\times 10^9$/L，血止后 2 ～ 3 天恢复正常。肝硬化脾功能亢进者白细胞计数可不升高。

（4）氮质血症：可分为肠源性、肾前性和肾性氮质血症。

（5）发热：大量出血后，多数病人在 24 小时内出现发热，一般不超过 38.5℃，可持续 3 ～ 5 天。发热机制可能与循环血容量减少，急性周围循环衰竭，导致体温调节中枢功能障碍有关，失血性贫血也为影响因素之一。

（二）社区急救护理措施

1. 严密监测病情变化　病人应平卧位休息，保持安静，保持呼吸道通畅，避免呕血使血液阻塞呼吸道而引起窒息。

2. 积极抗休克，尽快补充血容量　大出血时应立即配血。有输血指征，即脉搏＞110次/分，红细胞＜$3\times10^{12}$/L，血红蛋白＜70g/L，收缩压＜90mmHg应立即输血。在输血之前可先输入生理盐水、平衡液、葡萄糖酐或其他血浆代用品。输液速度和种类最好根据中心静脉压和每小时尿量来调整。

3. 控制出血　提高胃内pH，常用的药物有组胺$H_2$受体拮抗药，如雷尼替丁、法莫替丁、西咪替丁等，以及作用更强的质子泵抑制药，如奥美拉唑、泮托拉唑肠溶片等。

4. 局部止血措施

（1）胃内降温：10～14℃水反复灌洗胃腔，可使胃血管收缩，血流减少并使胃分泌和消化液受抑制，胃纤维蛋白溶解酶活力减弱，从而达到止血的目的。

（2）口服止血药：去甲肾上腺素8mg加生理盐水或冰盐水150ml，分次口服（老年人勿用）；凝血酶分次口服。

（3）内镜止血。

（4）三腔二囊管压迫止血：用于食管－胃底静脉曲张破裂出血。

（5）减少内脏血流量及门静脉压力的药物有生长抑素类（如奥曲肽、施他宁）、垂体后叶素和血管升压素。生长抑素对食管静脉曲张破裂出血有迅速止血作用，近期疗效与硬化剂注射、三腔二囊管压迫止血类似，并且不良反应较少，病人易于耐受，对三腔二囊管压迫止血及垂体后叶素治疗无效者也可以使用。

（6）手术治疗。

## 六、社区严重损伤病人的急救

（一）原因及临床表现

损伤是指各类致伤因素对人体组织器官造成的结构破坏和功能障碍。若由一种致伤因素同时引发多部位或脏器的损伤，称为多发性损伤。两种以上致伤因素对同一个体造成的伤害，称复合性损伤。平时多见的是机械性因素作用所致的损伤，又称创伤，如工伤事故、交通意外等导致的皮肤、软组织破损、骨折等。

损伤的临床表现如下。

1. 局部症状　主要有头痛、损伤局部肿胀、局部功能障碍。

2. 创伤处表现　不同原因所致损伤，创面会有不同的表现：如撕裂伤会出现伤口不规则，表浅和深部组织撕脱、断裂；擦伤表现为表皮及部分真皮被不规则地刮除等。

3. 全身症状　主要包括发热，生命体征的变化（如心率加速、血压稍高或偏低、呼吸深快等），其他表现包括失血、失眠、食欲缺乏等。

（二）社区急救护理措施

1. 保持呼吸道通畅和换气　如果病人损伤严重，出现昏迷，则应立即清除口腔异物，保持呼吸道通畅和换气。

2. 控制外出血　用压迫法、肢体加压包扎、止血带或器械迅速控制伤口大出血，以免失血过多而致休克或死亡。对大出血进行止血处理的同时应与救援服务系统联系。

3. 迅速补充血容量　立即建立静脉通道，输入平衡液或血浆代用品。

4. 包扎和封闭体腔伤口　为保护伤口、防止感染，应用清洁的水冲净创面，并用干净的软布或毛巾等盖住伤口，并包扎。如切伤或刺伤，创面规则，可挤出少量的血液，以排除伤口中的灰尘或细菌，再行包扎。

5. 有效固定骨折和脱位　骨、关节损伤时必须采取固定措施，以使其制动，避免骨折断端错位或刺伤周围组织、血管和神经。较严重的软组织损伤也将其局部固定，保护受伤肢体，减轻疼痛，便于转运。

简单地处理后，社区护士要将病人送至医院清创缝合，注射破伤风抗毒素等。头、胸、腹等部位受伤时，还应检查有无内脏器官损伤或发生内出血等。

## 七、社区中毒病人的急救

### （一）原因与临床表现

1. 病因　职业性中毒及生活性中毒。职业性中毒多因违反操作规程和防护制度而导致。生活性中毒多因误服、自杀、谋害等原因导致。

（1）毒物进入体内途径：毒物主要经过消化道、呼吸道、皮肤、黏膜和血管等途径进入人体。

（2）毒物的代谢：①分布。吸收后进入血液，分布于体液和组织中，达到一定的浓度后呈现毒性作用。②转化。体内代谢转化的场所主要在肝，通过氧化、还原及水解和结合等几种方式来完成。③排泄。大部分由肾和肠道排出，一部分以原形由呼吸道排出，还有少数毒物可经皮肤、汗腺、唾液腺、乳腺等排出。

（3）中毒机制：①局部刺激、腐蚀作用；②缺氧；③麻醉作用；④抑制酶的活力；⑤干扰细胞膜或细胞器的生理功能。

2. 临床表现

（1）皮肤黏膜：①皮肤烧灼，如硫酸灼伤呈黑色、硝酸灼伤呈黄色、过氧乙酸灼伤呈无色等；②发绀，如亚硝酸盐、磺胺、非那西丁、麻醉药等中毒会引起氧合血红蛋白不足引起发绀；③樱桃红色，如一氧化碳和氰化物中毒；④大汗、潮湿，见于有机磷、毒蘑菇等中毒；⑤皮肤无汗，见于阿托品、三环类抗抑郁药；⑥皮炎，见于沥青、灰菜等中毒。

（2）眼部：①瞳孔缩小。见于有机磷、吗啡、毒扁豆碱等中毒。②瞳孔扩大。见于阿托品、曼陀罗、毒草等中毒。③视力障碍。见于甲醇、有机磷、苯丙胺等中毒。

（3）呼吸系统：①刺激症状，如强酸雾、甲醛溶液等刺激性及腐蚀性气体可以直接引起呼吸道黏膜严重的刺激症状，表现为咳嗽、胸痛、呼吸困难，甚至呼吸衰竭；②呼吸气味，如酒味、大蒜味、氰化物中毒者，中毒早期呼气中有苦杏仁味；③呼吸加快，水杨酸、甲醇等可兴奋呼吸中枢使呼吸加快；④呼吸减慢，如安定药、催眠药、吗啡等中毒致呼吸中枢过度抑制，可引起呼吸麻痹。

（4）循环系统：①心律失常。洋地黄、拟肾上腺类、三环抗抑郁药、氨茶碱等中毒可引起心律失常。②休克。奎尼丁、亚硝酸盐类、各种抗高血压药等可引起血管源性休克；某些化学毒物引起低血容量性休克；青霉素引起变应性休克。③心搏骤停、中毒性心肌病变。见于洋地黄、奎尼丁等中毒。④血压升高。肾上腺类及拟肾上腺类、烟碱等。

（5）消化系统：①口腔炎。见于有机汞化合物、汞蒸汽的中毒。②呕吐、腹泻、腹痛，甚至胃肠穿孔和出血坏死性小肠炎。③呕吐物或洗胃液的颜色和气味。高锰酸钾中毒呈现红或紫色，有机磷中毒呈大蒜味。④口干。见于抗胆碱类药物、麻黄碱等。⑤肝功能损害。见于四氯化碳及某些抗癌药物中毒。

（6）神经系统：①中毒性脑病。表现为意识障碍、抽搐、精神症状和颅内压增高症候群。②中毒性周围神经病。脑神经麻痹及多发性神经炎等表现。

（7）泌尿系统：①肾小管坏死，见于四氯化碳及氨基糖苷类抗生素等中毒；②肾缺血；③肾小管堵塞，见于砷化氢及磺胺类药物等中毒。

（8）血液系统：①溶血性贫血。见于砷化氢及硝基苯等中毒。②白细胞减少或再生障碍性贫血。见于氯霉素及抗肿瘤药等的作用。③出血。见于阿司匹林、抗肿瘤药、肝素及水杨酸类中毒等。④高铁血红蛋白血症。见于苯的氨基或硝基化合物、亚甲蓝等。

3. 辅助检查

（1）毒物检测：确定中毒物质和估计中毒的严重程度。留取剩余毒物或可能含毒的标本。

（2）其他检查：用于鉴别诊断和判断病情的轻重程度。包括血液学检测、血气分析、血清电解质、肝功能、心电图等的检查。**全血脂胆碱酯酶（CHE）测定**是诊断有机磷中毒的特异性实验指标。

4. 急救治疗原则

（1）立即终止接触毒物，清除尚未吸收的毒物。

①吸入性中毒的急救：将病人搬离染毒区后，搬至上风和侧风方向，使其呼吸新鲜空气；病人取左侧卧位，及时清除呼吸道分泌物，保持呼吸道通畅，及早吸氧，一氧化碳中毒应当给予的吸氧要求是 100% 纯氧，防寒保暖。

②接触性中毒的急救：尽快将病人移离中毒现场，然后用大量清水或肥皂水冲洗体表，包括毛发、指甲、皮肤皱褶处。清洗时注意切忌用热水或用少量水擦洗。若眼部接触到毒物时，应采用清水或等渗盐水大量冲洗，冲洗时间不少于 5 分钟，并滴入相应中和剂。皮肤接触腐蚀性毒物时，冲洗时间应达到 15 ～ 30 分钟，并可选择相应的中和剂或解毒药冲洗。

③食入性中毒的急救：常用催吐、洗胃、导泻、灌肠和使用吸附药等方法以清除胃肠道尚未吸收的毒物和减少毒素吸收，应尽早进行。

a. 催吐：对于神志清且能合作的口服中毒病人只要胃内尚有毒物存留，就应催吐。催吐常在洗胃之前，可起到减少吸收、迅速清除毒物的作用。以下病人不宜使用催吐：误服强酸、强碱及其他腐蚀性毒物中毒，昏迷、惊厥状态，年老体弱、孕妇，原有高血压、冠心病、休克等疾病。

b. 洗胃：洗胃越早越好，一般在摄入 4 ～ 6 小时内洗胃效果最好。但如摄入毒物量大，毒物为固体颗粒或脂溶性不易吸收，有糖衣的药片或毒物吸收后部分仍由胃排出等情况时，超过 6 小时仍要进行洗胃。以下情况属洗胃禁忌证：服用强腐蚀性毒物、食管静脉曲张者、近期有上消化道出血或胃穿孔者、惊厥未控制者，以及患有严重的心脏疾病或主动脉瘤者。常用的洗胃液为 1 ∶ 5000 高锰酸钾和 2% ～ 4% 碳酸氢钠，紧急情况下或毒物不明时，通常应用清水或生理盐水；腐蚀性毒物中毒早期通常用蛋清或牛奶灌入后吸出；氰化物中毒病人洗胃时，应禁用活性炭；灭鼠药（磷化锌）中毒病人洗胃时，应选用硫酸铜；敌敌畏中毒病人洗胃时，应首选 2% ～ 4% 碳酸氢钠。

c. 已知毒物种类可直接选择适宜的洗胃液。导泻：洗胃完毕后由胃管内注入硫酸钠或硫酸镁15g溶于水由胃管注入，将毒物迅速从肠道排出体外。对于昏迷病人或心、肺、肾功能不全时不宜用硫酸镁进行导泻；脂溶性毒物中毒忌用油类（如橄榄油等），以免促进毒物吸收。

（2）促进已吸收毒物的排出。

①利尿：对于经由肾排泄的毒物，加强利尿可促进毒物排出。

②吸氧：高压氧治疗是一氧化碳中毒的特效方法。

③血液净化：血液透析、血液灌流、血液置换。

（3）应用解毒药：毒鼠强中毒后没有特效解毒药，治疗急性酒精中毒应选用的药物是纳洛酮，有机磷农药中毒应选用的药物是阿托品。

（二）社区急救护理措施

1. 即刻护理　保持呼吸道通畅，及时清除呼吸道分泌物，给氧，必要时气管插管。

2. 洗胃　严格掌握洗胃的原则：先出后入、快进快出、出入基本平衡。每次灌洗量为300～500ml，一般总量不超过5000～10 000ml。要及早、彻底、反复进行洗胃，直到洗出的胃液无农药味并澄清为止。对于不能确定杀虫药种类的则用清水或生理盐水洗胃。敌百虫中毒用清水洗胃，忌用碳酸氢钠溶液和肥皂水洗胃。

3. 严密观察病情　首次抽吸物留取标本做毒物鉴定。洗胃过程中防止误吸，有出血、窒息、抽搐等情况应停止洗胃，并查找原因。洗胃过程中密切观察生命体征的变化，发现呼吸停止、心搏骤停立即停止洗胃并进行急救。

4. 病情观察　及时发现是否出现新的烦躁、惊厥和昏迷等神志改变。密切观察生命体征和瞳孔的变化。维持水及电解质平衡，护士要密切观察病人的尿量、每日进食量、口渴及皮肤弹性情况，呕吐、腹泻情况，并及时给予适量补液。严重呕吐、腹泻者应详细记录呕吐物的颜色和量。有机磷农药中毒选用的药物是阿托品，会出现“阿托品化”，具体表现为瞳孔由小扩大后不再缩小，颜面潮红、口干、皮肤干燥、无汗、肺部啰音减少，心率增快100次/分，体温略高。

5. 一般护理

（1）急性中毒者应卧床休息、保暖。病情许可时，尽量鼓励病人进食，急性中毒病人饮食应为高蛋白、高糖、高维生素的无渣饮食，腐蚀性中毒者应早期给乳类等流质饮食。

（2）对症护理：昏迷病人要做好皮肤护理，防止压疮发生；如有皮肤溃疡及破损应及时处理，预防感染；吞服腐蚀性毒物者应特别注意口腔护理，密切关注口腔黏膜变化，如有溃疡及破损应及时处理；经常为病人做肢体的被动运动，防止肌肉僵直及静脉血栓形成；惊厥时避免病人受伤，应用抗惊厥药；高热者给予降温；尿潴留者给予导尿。

6. 健康教育　加强防毒宣传，结合实际情况向群众介绍有关中毒的预防和急救的相关知识；预防日常生活中毒，不食有毒或变质的动植物、死因不明的家禽；加强环境保护和药品、毒物管理。

## 八、社区烧（烫）伤病人的急救

（一）病因及临床表现

烧（烫）伤泛指各种热力、电能、化学腐蚀剂、放射线等因素所致，始于皮肤，由表及里的一种损伤。通常烧（烫）伤多指单纯因热力，如火焰、热液、热蒸汽、热金属物体等所致的组织损伤（表5-2、表5-3）。

**表5-2　烧伤的临床表现**

| 程度 | 症状 |
| --- | --- |
| 一度烧伤 | 红斑性烧伤：有红、肿、痛、热、感觉过敏，皮肤表面干燥，**无水疱** |
| 二度浅二度 | **水疱性烧伤**：剧痛、感觉过敏、**有水疱**；水疱皮剥脱后，看见创面均匀发红，水肿明显，感觉迟钝，有或无水疱，基底苍白，周围红色斑点，创面潮湿 |
| 烧伤深二度 | |
| 三度烧伤 | 疼痛消失，皮肤无弹性，干燥无水疱，呈皮革状、蜡状、焦黄或炭化，严重时可**伤及肌肉、神经、血管、骨骼和内脏** |

**表5-3　烧伤严重性评估**

| 严重程度 | 烧伤总面积（%） | 三度面积（%） | 并发症 |
| --- | --- | --- | --- |
| 轻度烧伤 | ≤9 | 0 | 无 |
| 中度烧伤 | 10～29 | ≤9 | 无 |
| 重度烧伤 | 30～49 | 10～19 | 休克、呼吸道烧伤、严重的复合伤 |
| 特重度烧伤 | ≥50 | ≥20 | 有严重并发症 |

（二）社区急救护理措施

1. 去除伤因，脱离环境

（1）火焰烧伤和热液烫伤：尽快离开火源，脱去着火的衣服或卧倒慢慢滚动灭火。也可用毯子、大衣、被子等覆盖着火处或用水浇，跳入水池灭火。切勿奔跑、呼叫或用手扑打，以免助长燃烧并引起头面、呼吸道及上肢烧伤。脱离致热源后，社区护士立即用冷水或冰水浸泡病人伤处，降低表面温度，以减轻疼痛和损失程度。

（2）化学物质烧伤迅速清除残留化学物质：被少量强酸、强碱烧伤，立即用**纸巾、毛巾等蘸吸**，并用大量流**动清水冲洗**烧伤局部。大量强酸、强碱烧伤，立即脱去被污染、浸渍的衣服，并用大量流动清水冲洗烧伤局部，冲洗时间应在**20分钟**以上，以达到除去残留物或稀释的目的。反复冲洗后用无菌敷料或清洁布单覆盖包扎，以保护创面，防止污染。

2. 保持呼吸道通畅　清除口、鼻腔分泌物和异物，注意有无呼吸道烧伤。呼吸困难者，尽快去除原因、给氧。

3. 补充液体　尽量避免口服补液。若病情平稳，口渴较重，在严密观察下，口服烧伤饮料（每升中含氯化钠0.3g，碳酸氢钠0.15g），**切忌喝白开水以免水中毒**。应尽早静脉输液。

4. 对症治疗　对剧烈疼痛病人给予镇静药，必要时用吗啡镇痛。但有呼吸功能障碍、合并颅脑损伤者及婴儿应禁用吗啡类镇痛药。注射抗生素和破伤风抗毒素，防治感染。

5. 观察生命体征　对于严重烧伤的病人，社区护士应当密切观察病人生命体征的变化，及时与救援医疗服务系统联系并转送到医院治疗，协助病人入院，做好交接记录。

# 第 9 单元　社区病残者的康复护理

【复习指南】本单元内容难度适中，康复相关内容较多。其中，社区康复护理概述中的概念了解即可，康复护理的目标及内容应掌握，康复护理技术应熟练掌握。社区全髋、膝关节置换术后病人的康复护理中，概念要求了解，护理与管理措施应熟练掌握。社区脊髓损伤病人的康复护理，概念应了解，护理与管理措施应熟练掌握。社区骨折病人的康复护理中的概念了解即可。护理与管理措施要求熟练掌握。

## 一、社区康复护理概述

### （一）概念

1. 定义

（1）康复：是指综合地应用各种措施，最大限度地恢复和发展病、伤、残者的身体、心理、社会、职业、娱乐、教育和周围环境相适应的潜能。康复包括医疗康复、教育康复、职业康复、社会康复 4 个方面。

（2）康复医学：是医学的一个重要分支，是促进伤、病、残者功能恢复，帮助其达到尽可能高的健康水平。

（3）社区康复护理：是护理人员应用整体护理服务理念，在康复治疗师的指导下，对社区内的伤、病、残者进行基础护理和各种专门的功能训练，帮助伤、病、残者恢复生理功能和生活能力，减少残疾，实现残疾人的全面康复和回归社会。

（4）社区康复的特点

①为所有社区伤残病人提供全面、连续和成功的康复服务，通过健康促进提供健康的环境、和谐的人际关系和心理社会支持。

②社区病人病因复杂、病程漫长，是一个长期的治疗和护理过程，需要个人、家庭、社会人员共同参与完成。

③社区康复设在辖区，依靠社区可利用的资源开展工作，可节省就医成本，降低治疗费用、提高治疗效果。

④社区康复可减少病人到医院就诊次数、减少院内感染机会，预防交叉感染。

2. 康复医学对象

（1）急性伤病后及手术后的病人：包括医院内和医院外所有存在功能障碍者。

（2）各类残疾者：残疾分为永久性和暂时性，**永久残疾**是把残疾状态持续 12 个月及以上者视为永久性残疾，反之则为暂时性残疾。WHO 将残疾依据功能障碍的不同水平分为残损、残能、残障 3 类。

①残损：是心理、生理、解剖结构或功能的任何丧失或异常，可能是暂时的或永久的。常包括畸形、缺损或丧失肢体、器官、组织或身体的其他结构，原则上它反映器官水平的失调。

②残能：是能力的任何受限或缺乏，使之不能以正常方式或在正常范围内进行活动，残

能是个体水平上的失调。

③残障：是由于残损或残能使一个人在适应社会能力上出现障碍，是社会水平上的障碍。

（3）慢性病病人：各种慢性病及并发症所造成的器官功能减退或功能障碍。

（4）老年人：由于组织器官随年龄的增长而功能逐渐衰退，老年人不同程度地需要康复医学的帮助。

（二）康复护理的目标及内容

1. 康复护理的目标

（1）维持健侧的身体功能：鼓励和指导病人利用健侧肢体进行日常活动，减少肢体、关节失用性残障，预防机械性损伤。

（2）患侧肢体康复训练：鼓励、协助病人主动参与康复训练，实施康复治疗。

（3）帮助照顾者掌握技能：通过健康教育使照顾者正确认识康复治疗的重要性，教会照顾者掌握帮助病人独立完成自我照顾的技巧、康复训练的正确方法及注意事项。

（4）帮助病人进行自我照顾。

2. 社区康复护理服务原则

（1）功能训练应贯穿全程：功能训练是康复护理的基本内容。

（2）注重与实际生活相结合。

（3）重视心理康复。

（4）提倡协作精神。

3. 康复护理程序　康复护理程序包括评定、计划、实施和评价 4 个阶段。

4. 康复护理内容

（1）预防残疾的发生：落实各项有关残疾预防的措施。

（2）进行社区残疾者的普查：在本社区范围内逐户进行调查。

（3）康复训练：在家庭或社区卫生服务中心的康复训练室对需要进行功能训练的残疾人开展必要的、可行的功能训练。

（4）教育康复：帮助残疾儿童解决上学问题，或在社区内举办残疾儿童的特殊教育学习班。

（5）职业康复：对个别残疾人，指导自谋生计的本领和方法。

（6）社会康复：组织残疾人与非残疾人一起开展文娱、体育和社会活动，以及组织残疾人自己的文体活动。

（7）独立生活指导：协助社区内残疾人组织“独立生活互助中心”，提供有关残疾人独立生活的咨询和服务。

（8）康复评定及常用方法

①测量评定法：主要是利用皮尺和量角器等工具测量关节活动程度、肢体长度和周径，通过与健侧比较，评定肢体残损情况。

②徒手肌力评定：主要是检查病人肌肉和肌群收缩活动，每一级还可用“+”和“－”进一步细分（表 5-4）。

表 5-4 常用肌力分级标准

| 级别 | 标准 | 相当于正常肌力的比例（%） |
|---|---|---|
| 0 | 无可测知的肌肉收缩 | 0 |
| 1 | 有轻微收缩，但不能引起关节活动 | 10 |
| 2 | 在减重状态下能做关节全范围运动 | 25 |
| 3 | 能抗重力做关节全范围活动，但不能抗阻力 | 50 |
| 4 | 能抗重力、抗一定阻力运动 | 75 |
| 5 | 能抗重力、抗充分阻力运动 | 100 |

③日常生活活动（ADL）能力评定：包括躯体的和工具性的。主要是对病人日常生活自理和依赖程度的评定，多采用 Barthel 指数评定。Barthel 计分法将总分大于 60 分为良；总分在 41 ～ 60 分为中，视为有功能障碍，稍依赖，生活需要帮助；总分小于 40 分为差，依赖明显且生活需较大帮助；20 分以下者生活完全需要帮助。而总分 40 分以上者康复治疗的效果最好。

（三）康复护理技术

1. 环境改造　无障碍设施是良好康复环境的最基本要求。社区环境中非机动车车行道的路宽一般不小于 2.5m，人行道应设置缘石坡道，宽度不小于 1.2m，公共卫生间应设有残疾人厕位，安装坐便器等。

2. 体位及体位变换　基本的体位有仰卧位、侧卧位、俯卧位、坐位和立位。体位变换主要包括翻身、移动、体位转换、手支撑位等。

（1）仰卧位：头枕合适枕头，患肩防肩后缩软垫垫起。上肢外展 90°，肘伸直或屈曲，腕伸直，手指间关节自然屈曲。保持伸髋、伸膝，防止关节挛缩和外旋。下肢双足蹬足底板，使踝背屈曲 90°，防止足下垂。

（2）侧卧位：仰卧位主要强化伸肌优势，健侧卧位强化患侧屈肌优势，患侧卧位强化患侧伸肌优势，偏瘫病人适宜健侧卧位。健侧卧位：上面的下肢屈髋、屈膝置于软枕上并隔开两个下肢，下面的上肢外展及外旋，上面的上肢向前伸展置于枕上。患侧卧位：注意防止患肢受压，躯干稍向后仰，后方垫枕，避免患肩直接受压，健侧上肢置于身体稍后方，不要压在身体上。变换体位可以增强肢体伸屈肌张力，预防肌肉挛缩、压疮。

（3）俯卧位：髋关节可充分伸展，但须在心、肺功能许可的条件下采取的卧位。

（4）坐位：早期可利用靠背支架、借上肢拉力坐起，并训练坐位平衡。

（5）立位：当下肢肌力允许时，可行站立训练，站立时注意保护病人，防止意外。偏瘫病人站立时可先将重心放在健侧，两脚分开 3cm，站稳后重心移向患肢，再做负重训练、转向训练，早期可用一些辅助器械协助。

（6）床上翻身：主动翻身训练是最基本的翻身训练方法之一，常用的方法主要有伸肘摆动翻身和向健侧翻身两种；被动翻身训练又可分为被动向健侧翻身和被动向患侧翻身两种。

（7）床上横向移动：病人完成困难时，护理人员可一手放于病人膝关节上方，一手抬起病人臀部，帮助其向一侧移动。

（8）坐位及坐位平衡训练：长期卧床病人坐起时，可能发生直立性低血压，宜先从半坐位开始，逐步过渡到坐位。坐稳后，可左右、前后轻推，训练其平衡力。

（9）立位及立位平衡训练：病人能够自行坐稳且下肢肌力允许时，可行起立动作及立位平衡训练。

3. 日常生活活动能力训练

（1）饮食训练：选择适宜的餐具和体位训练，将吃饭动作分解成多个简单动作训练，包括体位改变、抓握餐具、送食物入口、咀嚼和吞咽动作。对**吞咽困难者**训练时，须确定无误咽危险并能顺利喝水时，方可试行自己进食训练，食物从流质饮食逐渐过渡到半流质饮食、普食，从少量开始逐渐过渡到正常饮食。对患有面部偏瘫的病人，食物应送入口中健侧。

（2）更衣训练：活动受限病人应选择宽松、前面开合式衣服；手协调能力差者难以适应系、解衣扣、系带，可更换为按钮、拉链等便捷方式；偏瘫病人穿衣时应先穿患肢，后穿健肢；脱衣时先脱健肢，后脱患肢。

（3）个人卫生训练：根据病人功能障碍的情况，教会病人移位如厕、排便活动、洗漱、洗浴等活动，偏瘫病人可利用健侧手代替患侧手操作，训练患侧手操作时健侧手可以辅助患侧手操作，逐步过渡到患侧手独立完成。

（4）排泄功能训练

①排尿功能训练：保护肾与膀胱功能，达到恢复排尿反射，重建排尿规律，提高病人生活质量，增强其社会活动的独立性。适用于膀胱容量能持续4小时不导尿且无发热、感染和菌尿出现者。膀胱输尿管反流的病人、尿路感染和肾盂肾炎病人禁用。

a. 盆底肌肉训练：指导病人在不收缩下肢肌、腹肌及臀部肌肉的情况下，主动收缩耻骨、尾骨周围的肌肉（会阴及肛门括约肌）。此训练可减少漏尿的发生，适用于压力性尿失禁病人。

b. 排尿习惯训练：训练病人在特定时间排尿，适用于急迫性尿失禁病人。

c. 诱发排尿反射：定时对病人进行不同方法的刺激，以诱导反射排尿，如持续有节奏地轻叩耻骨上区、温水冲会阴等。适用于反射性尿失禁及尿潴留病人。

d. 屏气法：做一次深吸气，然后屏住呼吸，用力向膀胱及骨盆底部做排尿动作，促进尿液排出，直到没有尿液排出为止。适用于充盈性尿失禁病人。

e. 手压法：双手拇指置于髂嵴处，其余手指按在下腹部膀胱区，用力向盆腔压迫，协助排尿；也可用双手或单手握拳由脐部向耻骨方向滚动推压。适用于尿潴留病人。

②排便功能训练：消除或减少由于大便失禁造成的自卑心理，预防因便秘、腹泻等所导致的并发症。方法为合理地调整膳食结构，注意膳食纤维合理搭配，同时保证摄入足够的液体；建立规律排便，按损伤前定时规律排便，排便时间尽量安排在陪护人员在场的时间内，必要时对便秘者应用缓泻药，但避免长期应用；反射性直肠刺激排便，适用于直肠内有粪便不能排出的病人，可戴手套蘸润滑剂，伸至肛门做环形刺激；无反射性直肠排便

训练，适用于内、外括约肌功能丧失发生大便失禁的病人，训练时应用肛门栓剂顶住直肠壁20分钟，检查直肠发现有粪便，及时转移病人至坐便器上排出粪便，练习直至病人能自行控制排便为止。

（5）移动训练

①立位移动训练：行走训练通常利用平衡杠、拐杖、手杖在室内进行，顺序是平衡杠内步行、杠外持杖步行、弃杖步行，逐步达到独立行走的训练目的。扶持病人行走训练时，扶持者应站在病人**患侧**以保护病人。

②上下楼梯训练：偏瘫病人上楼梯时，健手扶栏，先将患肢伸向前，再健足踏上一级，带动患肢踏上与健肢并行；下楼时，健手扶栏，患足先下一级，健足再下与患足并行。借助拐杖上下楼梯时，先将手杖立在上一级台阶，再蹬上健足，然后跟上患足与健足并行；下楼梯时，先将手杖立在下一级台阶，然后健足下一级，患足再下与健足并行。

（6）床－椅转移

①从床移至轮椅：移轮椅至病人健侧并与床呈30°～45°，轮椅朝向床沿，关好椅闸，移开脚踏板。用健手支撑身体站立并将身体重心移向健腿，健手抓住轮椅远侧扶手并以健腿为轴心转身坐在轮椅上。调整位置，用健侧足抬起患侧足，用健手将患足放在脚踏板上，松开椅闸，轮椅后退离床。

②从轮椅移至床：轮椅朝向床头，关好椅闸，病人用健手抬起患足，移开脚踏板。病人躯干前倾并向下撑移至轮椅前缘，双足下垂，使健侧足略后于患足，抓住床扶手，前移并以健侧身体支撑体重而站立，转身坐到床边，推开轮椅，将双足收回床上。

4.增进关节活动范围训练

（1）主动训练：用于能完成自主运动的病人。多以关节屈伸活动为主的活动，增强关节活动范围，每天每个关节活动2～3次。

（2）被动运动：对不能进行主动运动的病人由他人进行关节活动训练，病人无主动肌肉收缩。操作者一手固定关节近端，一手固定关节远端，按照关节轴的方向活动，每次关节至少活动3回，每天运动2次。做被动运动时要动作平稳、力度缓和、强度和范围大小可以忍受的轻度酸胀或疼痛感觉为主，活动量要逐渐增加，禁止使用暴力引起剧痛或再损伤，待病情缓解后逐步改为辅助主动运动和主动运动。关节伤病急性早期、关节及周围组织有活动性出血、骨关节恶性肿瘤、关节骨性强直、关节伤口未愈合等症禁止被动活动。

（3）功能性牵引训练：可用于四肢大部分关节的系统性疗法。应用于因纤维性挛缩引起的关节活动障碍的早期病人，每天进行2次，每次持续时间10～20分钟。

（4）持续被动运动训练：多借助CPM机进行，用于关节松解术后、人工关节置换术后、关节软骨成形术后、骨折内固定术后、韧带损伤修复术后等，运动速度为每分钟1周期，每天2次。

5.肌力训练

（1）等张收缩：肌肉产生收缩时张力不变，是一种主动运动法，逐渐增加等张收缩的张力，可增加肌肉的耐力。对损伤早期和石膏固定的肢体禁用此法。

（2）等长收缩：训练时用近于全力使肌肉产生收缩而长度不变，持续5～10秒。适用于关节不能或不宜活动时的肌力练习。

## 二、社区全髋、膝关节置换术后病人的康复护理

（一）概念

人工关节是用手术方法将人工假体关节置换被疾病或损伤所破坏的关节面，其作用是切除病灶、解除疼痛、恢复关节活动和原有功能。目前应用较广泛的是人工髋关节和膝关节。

（二）护理与管理措施

1. 康复护理目标

（1）解除疼痛、无力，保持关节稳定性。

（2）改善置换关节活动范围，恢复关节自然功能。

（3）促进日常生活自理能力的恢复。

（4）预防并发症和废用综合征。

2. 康复护理措施

（1）髋关节置换康复

①功能体位：术后可平卧或半卧位，患髋屈曲＜45°，不侧卧，患肢外展 30° 并保持中立，两腿间放置外展架或厚枕，穿防旋鞋，严禁患肢内收、外旋，防假体脱位。

②肌力锻炼：术后 1 ～ 2 天在有效镇痛条件下进行下肢训练。等长收缩训练：距小腿关节背屈，绷紧腿部肌肉 10 秒后放松，再绷紧、放松，以此循环。等张收缩训练：做直腿抬高，足跟离床 20cm、空中停顿 5 ～ 10 秒后放松。小范围的屈膝、屈髋活动及小腿下垂床边的踢腿练习。

③关节活动范围训练：术后即日非手术关节进行全关节活动范围主动训练。术后第 3 天患侧髋关节、膝关节被动活动，应用 CPM 机进行髋关节渐进的被动屈曲运动。术后第 2 周进行主动患髋屈伸训练，患肢屈膝屈髋时，髋关节屈曲小于 90°，不可将患肢架在另一条腿上或盘腿；站立时患肢外展，6 个月内患肢避免内收及外旋动作。

④负重训练：术后负重训练时根据假体类型、固定方式、手术情况及个体自身情况而不同。骨水泥型假体术后 3 ～ 7 天开始负重训练，非骨水泥型假体一般术后 3 周开始部分负重训练，并逐渐增加负重程度。术后 3 个月能够平步无跛行，持续行走 1 千米无疼痛及疲惫感，可完成穿鞋、系鞋带等下蹲动作。6 个月达到完全负重。

⑤关节保护：术后 3 个月内患髋屈曲应小于 90°，禁忌侧身睡觉，防止关节过度内收、外旋。术后 6 个月患肢不过度内收、外旋，不做久蹲、盘腿、患肢叠架健腿动作，避免剧烈运动和重体力劳动。

（2）膝关节置换康复

①保持功能体位：保持患肢外展中立位，并抬高患肢，消除水肿，有绷带固定者，6 ～ 8 小时内拆除。协助病人翻身时，避免压迫患肢，保持床单元的清洁、平整，防止感染和压疮。

②受累关节活动：术后当天，麻醉恢复后开始踝关节主动伸屈活动，恢复小腿的肌肉收缩，促进局部血液循环。

③肌力训练：术后第 2 天协助病人进行患肢的伸直、膝关节屈伸训练。病人坐于床边，患腿自然下垂，患腿主动抬高伸直小腿，缓慢屈伸膝关节。膝关节屈伸训练对保持站立时膝

关节稳定性非常重要。

④术后 24 ～ 48 小时拔除引流管后即可开始利用 CPM 机进行患肢的被动活动，每天 2 ～ 3 次，每次 1 ～ 2 小时，由 40° 开始，根据病人情况每天增加 10°，术后 2 周达到 90°，频率为每分钟完成一个周期活动，锻炼期间应适当给予镇痛药并鼓励安慰病人，使其能够坚持锻炼，大约 2 周可停机。也可根据病人情况配合主动练习，效果更佳。

⑤术后 1 周，协助病人站立于床边，重心放在健侧保持 10 秒，再将重心移向患侧保持 10 秒，休息片刻，在病人可耐受的情况下，可扶其在床边行走 10 步左右，视病人身体状况可自由调节锻炼时间。

⑥术后 2 周后可进行扶物下蹲练习，增加肌肉力量，最大限度恢复关节活动。

3. 预防

（1）通过社区健康档案和社区中心双向转诊，建立康复档案，制订个体康复计划，协助和指导康复训练。

（2）鼓励病人树立康复信心，坚持锻炼，加强关节活动度，恢复生活功能，锻炼顺序可遵循：站立一坐一蹲，持之以恒，达到最佳效果。

（3）日常活动指导病人正确更衣、穿袜、穿鞋；注意合理调节饮食，保证营养，戒烟戒酒；拄拐杖时尽量不单独活动；弃拐杖外出时使用手杖，以防意外。进行一切活动时，应尽量减少患髋的负重度及各侧方应力。

（4）定期预约复诊：嘱病人分别在术后 1 个月、3 个月、6 个月、1 年进行复诊，如期间发生任何问题，应及时到院复查。

## 三、社区脊髓损伤病人的康复护理

（一）概念

1. 脊髓损伤　是由于外伤或疾病等因素引起的脊髓机构和功能的损害，导致损伤水平以下运动、感觉和自主神经功能障碍。

脊髓损伤病因：一类为外伤性脊髓损伤，如交通事故、高处坠落、意外损伤等；另一类为非外伤性脊髓损伤，包括先天性病因及获得性病因。

2. 主要功能障碍

（1）运动功能障碍：主要表现为肌力、肌张力和反射的改变。

（2）感觉功能障碍：感觉功能障碍主要表现为脊髓损伤平面以下感觉的减退、消失或感觉异常。

（3）括约肌功能障碍：脊髓损伤后神经源性膀胱分为两类，一类为痉挛性或反射性膀胱，另一类为无力性或非反射性膀胱。除了膀胱功能受损外，病人也可能出现肛门括约肌功能障碍，出现排便困难或大便失禁。

（4）自主神经功能障碍：表现为排汗功能和血管运动功能障碍，出现高热、心动过缓、直立性低血压等。

（5）并发症：尿路感染、异位骨化、深静脉血栓、关节挛缩、压疮及疼痛等。

3. 损伤评定　目前主要根据美国脊髓损伤学会（ASIA）的损伤分级（表 5-5）。

**表 5-5　ASIA 损伤分级**

| 级别 | 损伤程度 | 临床表现 |
|---|---|---|
| A | 完全损伤 | $S_{4\sim5}$ 无感觉和运动功能 |
| B | 不完全损伤 | 损伤水平以下有感觉功能，但无运动功能 |
| C | 不完全损伤 | 损伤平面以下存在运动功能，大部分关键肌肌力在 3 级以下 |
| D | 不完全损伤 | 损伤平面以下存在运动功能，大部分关键肌肌力在 3 级或以上 |
| E | 正常 | 感觉与运动功能正常 |

4. *运动功能评定*　根据神经支配选择体内 10 块关键肌肉运动功能评定，按肌力级别分为 0 ～ 5 分，以左右侧进行，总分 100 分，分数越高，运动功能越接近正常。

5. *感觉功能评定*　检查身体 28 个皮区关键点评定，每个点检查痛觉和轻触觉，每种感觉按缺失为 0 分、异常为 1 分和正常为 2 分计算，总分为 224 分，分数越高，感觉越接近正常。

6. *心理、社会功能评定*　可采用相应的量表评定病人及家属的焦虑、抑郁状态及社会支持程度。

7.ADL 评定截瘫病人可用改良 Barthel 指数评定，四肢瘫病人可用四肢瘫功能指数（QIF）评定。

（二）护理与管理措施

1. *康复护理目标*

（1）保持功能体位，维持脊柱稳定性。

（2）最大限度恢复运动、感觉功能。

（3）维持机体呼吸、循环，恢复生活能力。

（4）预防并发症发生。

2. *康复护理措施*

（1）急性期康复护理：主要以床边训练为主，目的是及时处理并发症，预防肌萎缩、骨质疏松等废用综合征的发生，为以后的康复治疗提供条件。主要有良肢位训练、关节被动运动、体位变换、呼吸及排痰训练、排泄处理。

（2）恢复期康复护理

①功能训练的护理包括：肌力训练：脊髓损伤病人要进行上肢支持力量训练、肱二头肌和肱三头肌训练及握力训练，*上下肢肌力小于 3 级要做被动训练，肌力大于 3 级鼓励病人做主动活动训练*，逐渐增加阻抗训练，从单关节到多关节，从单一方向到多方向，从近端到远端大关节练习。转移训练：训练病人床上横向或纵向转移、床与轮椅间转移。站立训练：在经过早期坐位训练且无直立性低血压等不良反应后，可进行站立训练。步行训练：在完成上述训练后，可借助平衡杠进行训练，先在平衡杠内站立，然后可进行行走训练，平稳后可移至杠外训练，用双拐代替平行杠。

② ADL 训练的护理：指导和协助病人进行床上活动、进餐、洗漱、更衣、排泄等日常生活活动。

③义肢、矫形器和辅助器具使用的护理：社区护士应熟练掌握其性能、使用方法和注意事项，监督和保护病人完成特定动作。

（3）并发症的护理

①下肢深静脉血栓：指导病人每天进行下肢被动运动，若血栓已形成则应禁止剧烈活动，以防止血栓脱落引起肺栓塞而猝死；起床活动时，应使用弹力绷带或穿弹力袜，适度压迫浅静脉，促进血液回流；经常测量肢体周径，观察有无肿胀及皮肤温度升高。

②异位骨化：指在软组织中形成骨组织，好发于髋、膝、肩、肘关节及脊柱。护理时应注意在关节被动运动时，不宜过度用力、过度屈伸和按压。

3. 预防

（1）脊髓损伤多是在生活、工作、运动中发生，所以做好预防可降低伤残发生。通过健康促进和健康教育，促进辖区公共设施改进，普及人群教育，宣传交通、施工、运动安全防护措施，避免或减少意外事故发生。

（2）通过中心医院转诊和辖区调查，建立伤残病人健康档案及康复档案，使病人及照顾者认识早期、长期康复治疗的意义；对病人进行有目的的、整体的全面康复；鼓励病人积极配合治疗，最大限度地恢复机体功能。

（3）在康复医师指导下，协助和指导病人进行康复作业训练，定时预约复诊评定和指导，预防并发症发生，延缓和减少残疾的发生发展，提高病人生活自理能力。

## 四、社区骨折病人的康复护理

（一）概念

骨折由于直接或间接暴力、肌牵拉力过大、积累劳损及骨骼疾病等原因导致骨的完整性或连续性中断称为骨折。多见于四肢骨骨折。功能锻炼在骨折复位固定后的早期开始施行。

（二）护理与管理措施

1. 护理目标

（1）减轻局部疼痛、肿胀，促进骨折愈合。

（2）防止肌萎缩、关节痉挛。

（3）恢复功能，预防并发症，减少残疾。

2. 康复护理措施

（1）愈合期：骨折未愈合，骨折固定解除以前称为愈合期。骨折处理 2 ～ 3 天，肿胀和疼痛减轻，无特殊禁忌，即可开始康复治疗。

①骨折处的近端和远端未被固定的关节进行所有活动轴位的运动，主要是主动运动和助力运动，注意上肢肩关节、掌指关节与拇外展的活动范围训练；下肢踝关节正常活动范围训练。

②等长收缩练习：骨折复位固定后，以不影响伤区稳定性为前提，进行有节律的肌肉等长收缩练习，可防止肌肉粘连、关节僵硬，促进骨折愈合。

③肢体骨折涉及关节面时，可每日定时取下固定物，做受累关节不负重的主动运动或采取 CPM 机进行持续被动运动，运动后再固定。

④骨折固定制动期间，注意维持正常肢体功能，避免因卧床引起并发症。

⑤物理治疗：高频电疗、超声波治疗有助于骨痂形成；红外线及各种热疗可促进局部血

液循环、消肿、镇痛。

（2）恢复期：骨折基本愈合，外固定解除后称为恢复期。

①肌力练习：依据个体情况制订练习计划，肌力≤ 3 级者，以助力练习、摆动练习、主动练习为主；肌力＞ 3 级者，以渐进的抗阻练习为主。

②改善关节活动度训练：可利用器械进行被动运动或徒手主动运动，以牵伸受累关节内外痉挛与粘连的组织为主，关节各轴位依次进行。

（3）预防

①通过健康促进教育人群安全生产、运动防护，改进安全设施，防止意外发生。

②耐心帮助骨折病人树立健康的心理，保持良好的情绪，积极参与治疗与机体康复锻炼。

③配合康复医师建立骨折病人康复训练档案，教育骨折病人掌握康复训练知识，提高生活自理能力及工作能力，尽最大可能恢复功能。

④指导病人遵医嘱完成康复作业训练，评价康复训练效果，调整康复训练计划，预防并发症，减少失用性残疾。

## 第 10 单元　社区临终病人关怀与护理

【复习指南】掌握临终的概念，熟练掌握临终关怀的概念及原则，熟练掌握临终病人的特点，熟练掌握临终病人的护理及家属的关怀。

### 一、临终关怀概述

1. 临终的概念　临终是指身体日趋恶化，特别是体力、食欲和知觉出现恶化，临近死亡的阶段。

2. 临终关怀的概念　是指通过控制症状，给病人提供**生理、心理、社会**的全面照顾，提高病人的生活质量，在有限的生存期内保持其舒适和尊严，并帮助他们平静地接受死亡。

3. 临终关怀的原则

（1）在护理过程中以病人和家属为单位，并强调**病人和家属的参与**。

（2）强调对终末期病人的全方位整体照顾。

（3）**有效地控制症状**是临终关怀的首要工作。

（4）临终关怀小组成员应连续评估病人和家属的需求并提供帮助。

### 二、临终病人的特点

（一）临终病人的生理特点

（1）**疼痛**。

（2）**呼吸困难**。

（3）**谵妄**。

（二）临终病人的心理特点

1. **否认期**　否认和不相信是人的一种心理防御机制，医护人员要充分理解。

2. **愤怒期**　当病人的诊断已经明确，必须面对时，他们会感到无助和绝望，从而表现出难以控制的焦虑、烦躁，并怨恨自己的命运和对周围人发怒。家属应给予理解和关怀，鼓励病人多与家属和朋友沟通。

3. 协议期　病人意识到并且可以面对自己目前的状况，但是仍想尽办法希望通过努力挽回，希望目前的状况可能改变。

4. 抑郁期　“讨价还价”没有结果，状况不能改善，病人感到焦虑、不安和悲哀，情绪低落，给病人表达自己情感和顾虑的机会，耐心给予解释，满足可能实现的愿望。

5. 接受期　病人能够平静地对待自己的疾病阶段或临近的死亡，为病人提供安静的环境，允许家人陪伴，鼓励他们表达对病人的爱和关怀。

## 三、临终病人及其家属的护理与关怀

### （一）临终病人的护理

（1）评估**病人对获知病情的愿望、实际想法和以前的应对危机的能力**之后，决定是否需要选择合适的时间和地点告诉临终病人实情，强调温和、理解和移情的重要性。

（2）**尊重病人的知情权、参与权和选择权**，理解病人的死亡观念和言行，针对不同心理阶段实施死亡教育，全面评估病人的意愿，根据病人情况告知信息，注意包括病人家属在内。

### （二）临终病人家属的关怀

在病人进入临终阶段，帮助家属面对即将到来的亲人死亡。

1. 重视家属的预感性悲伤　及时评估家属的悲伤程度，鼓励家属倾诉，适时提供关于疾病的治疗和转归，以及持续的病情变化信息，并及时提供心理情绪支持。

2. 全面评估病人及家属的文化背景和信仰　帮助病人完成心愿，安详地离开，有助于减轻家属丧亲后的悲伤。

3. 与家属保持连续性沟通　评估家属对病人的死亡存在的顾虑和担忧，对家属提出的具体问题应避免粗略回答或应付了事的态度，同时向家属表示医护人员将尽力让病人舒适地离开。

4. 对居丧期家属的护理

（1）**对急性悲伤期家属的护理**：护士应将处于急性悲伤期的家属安排到安静的房间，陪伴和安慰他们，在尸体料理过程中，允许逝者的家属或朋友参与，尽量遵照他们的习俗和意愿料理。

（2）**帮助家属顺利度过正常悲伤期**：护士应认真倾听家属讲述逝者生前的事情，并表示理解，护士应尽量满足家属的要求，以减轻其悲伤。

# 第 6 部分

## 护理健康教育学

# 第1单元　健康教育与健康促进

【复习指南】本单元重点内容：健康教育的概念，健康促进的定义。

## 一、健康教育的基本概念

1. 健康教育的概念　健康教育是通过信息传播和行为干预来帮助个人和群体掌握卫生保健知识，树立健康观念，合理利用资源，以采纳有利于健康行为和生活方式的活动过程。其目的是消除或减轻影响健康的危险因素、预防疾病、促进健康、提高生活质量。

2. 健康教育的研究领域

（1）按场所或目标人群：①学校健康教育；②职业人群健康教育；③医院健康教育；④社区健康教育。

（2）按教育的目的或内容：①防治疾病健康教育；②营养健康教育；③环境保护健康教育；④生殖健康教育。

## 二、健康促进的基本概念

1. 健康促进的定义　是指运用行政的或组织的手段，广泛协调社会各相关部门以及社区、家庭和个人，使其履行各自对健康的责任，共同维护和促进健康的一种社会行为和社会战略。

2. 健康促进的领域　制定促进健康的政策、创造健康支持环境、加强社区行动、发展个人技能、调整卫生服务对象。

3. 健康促进的基本策略　《渥太华宣言》中提出：倡导、赋权、协调为健康促进的3项基本策略。

# 第2单元　人类行为与健康相关行为

【复习指南】重点内容：行为的定义及要素、人类行为的分类、人类行为的发展过程、环境因素、促进健康的行为、危害健康的行为、知信行模式、健康信念模式应熟练掌握。需要了解的内容：人类的行为特征、人类行为的适应形式、影响行为的遗传因素。

## 一、人类行为的基本概念

1. 行为的定义及要素　行为是指有机体在外界环境刺激下引起的反应，包括内在心理和外在生理变化。

2. 人类行为的分类　本能行为和社会行为，其中本能行为是指由人的生物性所决定的，是人类的最基本行为，如睡眠、躲避行为等。社会行为是指由人的社会性所决定的，其来源于社会环境，是人们通过不断学习、模仿、受教育及与人交往等方式形成的。

3. 人类行为的特性　目的性、可塑性、差异性，其中目的性是人类行为最主要的特征。

4. 人类行为的适应形式　反射、自我控制、调试、顺应、应对、应激。

5. 人类行为的发展过程　共分为四个阶段：被动发展阶段、主动发展阶段、自主发展阶段、巩固发展阶段（表6-1）。

表 6-1 人类行为的发展过程

| 所处阶段 | 年龄 | 行为特点 |
| --- | --- | --- |
| 被动发展阶段 | 0 ～ 3 岁 | 靠遗传和本能的力量发展，如婴儿的啼哭、吸吮、抓握等行为 |
| 主动发展阶段 | 3 ～ 12 岁 | 有明显的主动性，爱研究、好攻击、易激怒，爱表现 |
| 自主发展阶段 | 12 岁至成年 | 通过对自己、他人、环境以及社会的综合认识，调节自己的行为 |
| 巩固发展阶段 | 成年后至终生 | 通过不断调节、完善和提高自己的行为，以适应环境、个人、社会的变化 |

## 二、影响行为的因素

影响行为的因素主要包括遗传因素、环境因素和学习因素。

（一）遗传因素

遗传因素可严重影响人类行为。

（二）环境因素

环境因素又分为自然环境因素和社会环境因素。

1. 自然环境对健康相关行为的影响

（1）人类行为对自然环境的适应：地域风情、种族信仰以及地方经济的差异对人的行为都有着很大影响。

（2）与人类行为有关的可得资源上：如勤洗澡、勤洗头有利于身体健康，但是在水资源缺乏的地区很难做到勤洗澡、勤洗头。

2. 社会环境对健康相关行为的影响　社会因素包括社会经济发展水平、社会制度、社会意识、社会道德、教育、大众传播。

（三）学习因素

（1）通过多种方式学习，提高健康行为意识，掌握健康行为的技能。

（2）通过学习社会行为规范，掌握健康相关行为的有关制度。

## 三、健康相关行为

（一）促进健康行为

促进健康行为的类型共有以下 5 种：

1. 日常健康行为　指日常中有益于健康的基本行为，如平衡膳食、积极休息、适量睡眠、适量运动。

2. 避开环境危害行为　指人们生活和工作的自然环境与心理社会环境中对健康有害的各种因素，如离开二手烟污染的环境、积极应对生活紧张事件等。

3. 戒除不良嗜好行为　指自觉抵制、戒除不良嗜好的行为，如戒烟、戒酒、戒毒、网络成瘾等。

4. 预警行为　指对可能发生的危害健康事件预防性行为及在事故发生后的正确处置行

为，如驾车使用安全带、事故后的自救和他救行为等。

5. 保健行为　指有效合理地利用卫生资源，维护自身健康的行为，如定期体检、预防接种、遵从医嘱等。

促进健康行为的特点：有利性、规律性、和谐型、适宜性、一致性。

（二）危害健康行为

危害健康行为的类型如下。

1. 日常危害健康行为　如吸烟、酗酒、缺乏体育锻炼或突然运动量过大等。

2. 致病性行为模式　如 A 型行为模式与高血压、冠心病的发生密切相关，C 型行为模式与肿瘤发生相关等。

3. 不良行为　如讳疾忌医、不遵医嘱、不接受科学合理的医学保健等。

4. 违规行为　如滥用药物、乱性等。

## 四、健康教育相关行为改变理论

（一）知信行模式

"知"指知识、学习，"信"指信念、态度，"行"指行为、行动。知信行模式认为：知识是基础，信念是动力，行为的产生和改变是目标。人类通过学习获得相关健康的知识和技能，进而形成健康的信念和态度，促成健康行为的产生。

（二）健康信念模式

健康信念模式是一种运用社会心理方法解释健康相关行为模式。人们采取某种促进健康的行为或戒除危害健康的行为，必须具备以下 3 个方面的认识。首先，认识到某种疾病或危险因素的严重性；其次，要认知采纳或戒除某种行为的困难和益处，包括缓解病痛、减少疾病产生的社会影响等；最后，要对自身采取或放弃某种行为的自信心，又称自我效能。

# 第 3 单元　健康传播的方法与技巧

【复习指南】重点内容：传播的定义、常用的人际传播形式、人际传播的技巧、小组讨论的步骤与技巧、影响健康传播效果的因素及其相应对策应熟练掌握，传播的要素和分类以及人际传播的特点应掌握。

## 一、健康传播的基本概念

1. 传播的定义　传播是一种社会性传递信息行为，是个人之间、集体之间，以及个人与集体之间交换、传递新闻、事实、意见的信息过程。

2. 传播的要素　包括传播者、受传者、信息与讯息、传播媒介、传播效果。

3. 传播的分类　按照传播的规模将传播分为 5 种类型，即人际传播、群体传播、大众传播、组织传播及自我传播。

4. 健康传播的定义及特点

（1）定义：健康传播是指通过各种渠道，运用各种传播媒介和方法，为维护和促进人类健康而进行收集、制作、传递、分享健康信息的过程。

（2）特点：①传播的信息健康；②传播的目的明确；③传播的过程复合；④对传播者有特殊素质要求。

## 二、人际传播

### （一）人际传播的特点

人际传播是指信息在个人之间的传播，主要形式是面对面传播，是建立人际关系的基础，是共享信息的最基本传播形式。

主要特点：全身心的传播，以个体化信息为主，反馈及时。

### （二）常用的人际传播形式

1. 劝服　针对教育对象存在的健康问题，说服其改变不正确的健康态度、信念及行为习惯的人际传播形式。

2. 咨询　针对前来咨询者的健康问题，答疑解惑，帮助其澄清观念，做出决策的人际传播形式。

3. 交谈　通过与教育对象面对面的直接交流，传递健康信息和知识以帮助其改变相关态度的人际传播形式。

4. 指导　通过向健康教育对象传授相关的知识和技术，使其学习、掌握自我保健的技能的人际传播形式。

### （三）人际传播的技巧

（1）谈话技巧：要求内容明确、重点突出、语速适当、注意反馈。

（2）提问技巧：①封闭式提问。提问的问题比较具体，这类问题比较简单、常规，涉及范围较小，对方可明确回答。如“是”“不是”“明白”“不明白”等。②开放式提问。提出的问题对方不能使用简单的“是”或“不是”来回答，而必须另加解释才能回答圆满。对方可以自由说出自己的认识和看法。③探索式提问。为探索究竟、追究原因，如“为什么这样做”，以了解对方对某一问题或行为产生的原因，适用于对某一问题深入了解。④诱导式提问。又称偏向式提问，通常提问者暗示对方做出自己想要知道的答案，如“您今天中午吃饭了吧”。⑤复合式提问。又称连串式提问，提出的问题通常为两种或两种以上类型结合在一起，如“你在过去的工作中出现过什么重大失误？如果有，是什么？”。

（3）倾听技巧：①消除外在与内在的干扰；②弄清楚各种暗示；③使用并观察肢体语言；④非必要时，避免打断他人的谈话；⑤暗中回顾，整理出重点，并提出自己的结论。

（4）反馈技巧：肯定性反馈、否定性反馈、模糊性反馈。

（5）非语言传播技巧：包括仪表形象、肢体语言、同类语言、时空语。①仪表形象：通过适当的仪表服饰、体态、姿势、表示举止稳重，有助于对方的信任、接近。②肢体语言：通过无言的动作传情达意，如以点头表示对对方的理解和同情，注视对方的眼神表示专心倾听等。③同类语言：通过适度地变化预期、语调、节奏和鼻音等辅助发音，以引起对方的注意或调节气氛。④时空语：在人际交往中利用时间、环境、设施和交往气氛所产生的语义来传递信息。

## 三、群体传播

### （一）群体传播的特点

1. 群体传播是一种双向性的直接传播。

2. 产生群体倾向，引导个别人的意见遵从大部分人的意见。

3. 群体中的“舆论领袖”可引导人们的认知和行为改变。

（二）小组讨论的技巧和步骤

1. 技巧　①热情接待，主持人应对小组成员的到来表示热烈欢迎；②说好开场白，主持人言简意赅地进行自我介绍，并说明讨论的目的和主题；③建立融洽关系，通过自我介绍增强成员之间的了解；④鼓励发言，对积极发言者给予表扬；⑤打破僵局，必要时主持人可以通过播放小视频、提出开放式的提问或者点名等方式打破僵局；⑥控制局面；⑦结束讨论，讨论结束时，主持人应对讨论问题的进行小结。

2. 步骤　①明确讨论主题，拟定讨论的目的、问题及预期目标；②组成小组，人数一般以6～10人为宜；③讨论时间在控制1小时左右；④讨论地点选择小组成员感觉舒适、方便的地方，座位选择要利于参与者面对面交谈。

## 四、影响健康传播效果的因素及其相应对策

1. 传播者　是健康信息传播的主体，具有收集、制作与传递健康信息，处理反馈信息、评价传播效果等多项职能。

2. 信息　健康信息指与人健康有关的信息。

应具有以下特点：①符号通用易懂；②科学性；③针对性；④指导性。

3. 传播途径　传播途径是指信息传递的方式和渠道，常用的途径包括口头传播、文字传播、形象传播、电子媒介传播。在选择传播途径时，应遵循四项原则：准确性、针对性、速度快、经济性。

4. 受者　受者是指信息通过传播途径所达到并被接受的个人或群体，大量的受者称为受众。受者在接触信息时，普遍存在“四求”心理，**求真、求新、求短、求近**。

5. 环境　健康传播的效果受活动发生的环境影响。包括自然环境和社会环境。

# 第4单元　健康教育的步骤

【复习指南】重点内容：健康教育诊断的概念、基本步骤；健康教育计划与干预确定优先项目、计划目标和干预方案；健康教育评价的目的、种类、内容和影响因素。

## 一、健康教育诊断

（一）健康教育诊断的概念

健康教育诊断是指在面对人群健康问题时，通过系统的调查、测量来收集各种有关实施的资料，并进行分析、归纳、推理、判断，确定或推测与此健康问题有关的行为和影响因素，以及获取健康教育资源的过程，可为确定健康教育干预目标、策略和措施提供基本依据。

（二）健康教育的基本步骤

其基本步骤主要包括**社会、流行病学、行为、环境、教育和管理与政策**6个方面。社会诊断包括社会环境和生活质量；流行病学诊断的主要任务是研究引起健康问题的各种因素，确定目标人群的主要健康问题；行为诊断的主要目的是确定导致目标人群疾病或健康问题发生的行为危险因素；环境诊断为确定干预的环境目标奠定基础；**教育诊断**分为倾向性因素、强化因素和促成因素；管理与政策诊断的核心内容是组织评估和资源评估。

## 二、健康教育计划与干预

（一）确定优先项目

1. 重要性原则　对人类健康威胁严重、对经济社会发展影响较大的健康问题应该优先考虑。

2. 有效性原则　通过健康教育干预能有效改善健康问题应优先考虑。

（二）确定计划目标

其目标可分为总体目标和具体目标。总体目标由3个“W”和2个“H”组成，即Who（对象）、What（实现什么变化）、**When**（什么时间实现变化）、**How much**（实现变化的程度）、How to measure（如何测量变化）。总体目标可以分解为不同方面、不同阶段、不同层次的具体目标。

（三）确定干预方案

## 三、健康教育评价

（一）评价的目的

①确定健康教育计划的先进性和合理性；②确定健康教育计划的执行情况；③确定健康教育预期目标的实现及持续性；④总结健康教育的成功与不足之处，提出进一步研究假设。

（二）评价的种类与内容

评价分为形成评价、过程评价、效应评价、结局评价及总结评价。

1. 形成评价　是通过文献、档案、资料的回顾、小组讨论等科学方法，使计划符合实际。

2. 过程评价　始于健康教育计划开始时，且一直贯穿于计划执行的整个过程。

3. 效应评价　对目标人群健康教育后，通过其相关行为及影响因素的变化程度来评价。主要包括倾向因素、促成因素、强化因素与健康相关行为4个方面内容。

4. 结局评价

5. 总结评价　能全面反映健康教育项目的成功或失败，为以后再制订计划和决策提供依据。

（三）评价的影响因素

常见的偏倚因素有以下5种：

1. 时间因素　是指在健康教育计划的执行和评价过程中发生重大的、可能对目标人群产生影响的事件。

2. 测试或观察因素　在评价过程中，测试者本身的态度、工作人员对相关知识的掌握程度、测量工具的有效性及准确性和目标人群的成熟性对评价结果的正确性均有不同影响。

3. 回归因素　个别被测试者在测试时由于偶然因素导致某种水平过高或过低，但在以后测试因素中又恢复到实际水平。通常可采用重复测量的方法来降低回归因素对正确评价结果的影响。

4. 选择因素　干预组和对照组的选择不均衡，可导致选择结果偏差，影响观察结果。可通过随机化配对等方法减少该影响。

5. 失访

# 第 5 单元　医院健康教育

【复习指南】本单元的重点内容：医院健康教育的概念、病人的健康教育的分类及内容、病人健康教育的实施程序。

## 一、医院健康教育的概念

1. 概念　以病人为中心，对到医院接受服务的个体及其家属所实施的有目的、有计划、有系统的健康教育活动，又称病人健康教育。

2. 意义　①提高病人依从性；②心理治疗；③消除致病因素；④密切医患关系；⑤降低医疗成本。

## 二、病人健康教育

1. 分类及内容　病人健康教育分为门诊教育和住院教育。

（1）门诊教育：门诊教育主要包括候诊教育、随诊教育、咨询教育、健康教育处方。

（2）住院教育：包括入院教育、病房教育、出院教育。

2. 实施程序　评估需求—确定目标—制订计划—实施计划—教育评价。

# 第 7 部分

## 医院感染护理学

# 第 1 单元　医院感染护理学绪论

【复习指南】医院感染的定义和医院感染的判断标准需要熟练掌握；医院感染的研究对象需要了解。外源性感染及其防制和内源性感染及其防制需要熟练掌握。

## 一、医院感染的基本概念

### （一）医院感染的定义

医院感染，又称医院获得性感染，是指住院病人在医院内获得的感染，包括在住院期间发生的感染和在医院内获得出院后发生的感染，但不包括入院前已开始或者入院时已处于潜伏期的感染。

### （二）医院感染的判断标准

1. 属于医院感染的情况　①无明确感染潜伏期，**入院 48 小时之后**发生的感染；有明确潜伏期，但自入院起超过平均潜伏期以后发生的感染。②本次感染与上次住院有直接关系。③在原有感染基础上出现其他部位新的感染或分离出与原感染不同的病原体。④新生儿在分娩过程中和产后获得的感染。⑤潜在性的感染，因诊疗措施而激活的感染。⑥医务人员在医院期间获得的感染。

2. 不属于医院感染的情况　①只有细菌定植而无炎症表现的皮肤黏膜开放性伤口。②新生儿经胎盘获得的感染，且在出生后 48 小时内发病。如水痘、乙型肝炎。③病人原有慢性感染在医院内急性发作。④由于创伤等因素刺激而产生的炎症表现。

### （三）医院感染的研究对象

医院感染的研究对象包括一切在医院活动的人群，如住院病人及家属和医院工作人员等。

## 二、医院感染的分类与防制

医院感染按其病原体的来源可分为内源性感染和外源性感染。

### （一）外源性感染及其防制

外源性感染又称**交叉感染**，病原体通常来自病人体外，通过他人而感染上病原体称为交叉感染。由于医疗器具等消毒灭菌不合格而导致的感染称为医源性感染，这类感染通过消毒、灭菌以及执行严格的无菌技术操作等可以预防，又称可预防性感染。

### （二）内源性感染及其防制

内源性感染又称**自身感染**，其病原体来自病人本身的正常菌群或条件致病菌。正常情况下该正常菌群或条件致病菌与宿主相互依存、相互制约，只有当病人抵抗力低下时，可引发感染。又称为不可预防或难预防性感染。

内源性感染可通过合理使用抗生素和免疫抑制药来降低感染的风险，对于风险高的病人必要时可采取保护性隔离。

# 第 2 单元　医院感染的微生物学原理

【复习指南】医源感染常见病原体的特点需要熟练掌握；人体正常菌群的分布、人体正常菌群的生理作用、微生态的平衡、微生态的失衡、医院感染中常见的细菌需要掌握；细菌定植的概念、定植的条件、定植抵抗力、去污染的概念、医院感染中常见的其他病原体需要了解。

## 一、人体正常菌群的分布和作用

### （一）人体正常菌群的分布

正常菌群主要分布在人体的皮肤、黏膜以及与外界相通的各个腔道，正常情况下对人体无害，与人体互相依存，互相制约，保持生态平衡。分为常居菌和暂居菌。

### （二）人体正常菌群的生理作用

①营养作用；②免疫调节作用；③定植抵抗力作用；④生物屏障作用；⑤其他作用，如部分菌群可起到降胆固醇、降血氨、抗衰老的作用。

## 二、微生态的平衡与失衡

### （一）微生态的平衡

微生态的平衡包括定位、定性、定量 3 个方面的平衡。

### （二）微生态失衡

因受外环境的影响，而导致正常微生物之间或正常微生物与宿主之间的平衡状态发生改变。包括**原位菌群失调和移位菌群失调**。

1. *原位菌群失调*　正常菌群在数量或种类的结构上发生了变化，从而对宿主产生不良影响。根据失调程度分为：①一度失调，又称可逆性失调。指某些正常菌群的结构和数量只是发生暂时性的变动，正常菌群在失调因素去除后可自然恢复。②二度失调，又称不可逆性失调或比例失调。正常菌群在失调因素去除后菌群仍处于失调状态，不易恢复。多表现为肠道功能紊乱、肠炎、阴道炎等。③三度失调，又称二重感染。因外界环境影响使原正常菌群大部分被抑制或消失，过路菌大量繁殖抢占优势，从而出现急重症的临床表现。

2. *移位菌群失调*　移位菌群失调又称**定位转移或易位**，如大肠中铜绿假单胞菌，大肠埃希菌转移到泌尿道或呼吸道定居。分为：①**横向转移**。如上呼吸道向下呼吸道转移，上泌尿道向下泌尿道转移。②**纵向转移**。如黏膜表层向深层转移。③**肠腔向腹腔转移**。

## 三、细菌定植与定植抵抗力

### （一）细菌定植的概念

各种微生物(细菌)经常从不同环境落到人体，并能在一定部位定居和不断生长、繁殖后代，这种现象通常称为细菌定植。定植的微生物必须依靠人体不断供给营养物质才能生长和繁殖，从而对人体产生影响。

### （二）定植的条件

（1）**必须具备黏着力。**

（2）**必须有适宜的环境。**

（3）**必须有相当的数量。**

### （三）定植抵抗力

定植抵抗力是指在人体特定部位定植的正常菌群具有抑制其他细菌再定植的能力。

### （四）去污染的概念

人为采用一定的方法将机体的已定植的细菌或正常菌群，全部或部分去除，以防感染。根据去除的多少分为全部去污染和选择性去污染。

## 四、医院感染中常见的病原体

（一）医院感染常见病原体的特点

医院感染中常见病原体包括真菌、细菌、病毒、衣原体、弓形虫等，其中**细菌**最为常见。

医院感染的病原体的特点：①大部分是条件致病菌或人体正常菌群的转移菌，如大肠埃希菌能够黏附在泌尿道的上皮细胞上，成为尿路感染的主要病原菌；②常为多重耐药菌株，有较强和较广的耐药性；③医院病人免疫功能低下，最易被侵犯。

（二）医院感染中常见的细菌

医院感染中常见的细菌见表 7-1。

**表 7-1　医院感染中常见的细菌**

| 常见的细菌名称 | 菌属 | 分布范围 | 传染途径、方式 | 特点 |
|---|---|---|---|---|
| 金黄色葡萄球菌 | 革兰阳性球菌 | 广泛分布于人、动物的皮肤与外界相通的腔道中 | 主要通过污染的手，导致交叉传播 | 是院内感染的主要感染源 |
| 铜绿假单胞菌 | 革兰阴性杆菌 | 分布在医院潮湿的地方或物品上 | 来自导尿管、尿壶、消毒液以及医务人员的手 | 对外界环境抵抗力较其他细菌强 |
| 大肠埃希菌 | 革兰阴性杆菌 | 分布于自然界的水和土壤中 | 病人之间、医务人员与病人之间、各种侵入性诊疗操作引起感染 | 是人和动物肠道的正常菌群，为条件致病菌 |
| 肺炎克雷伯菌 | 革兰阴性杆菌 | 分布于自然界的水和土壤中 | 可通过医护人员的手传播 | 是人和动物肠道及上呼吸道的正常菌群，属于条件致病菌，ICU 常见 |

（三）医院感染中常见的其他病原体

1. 真菌　常见有白念珠菌和曲霉菌。

2. 病毒　包括流感病毒、柯萨奇病毒、疱疹病毒、HIV 病毒、腺病毒等。

# 第 3 单元　医院感染监测

【复习指南】医院感染监测的类型中全面综合性监测和目标监测需要了解。医院感染监测方法中资料收集、资料整理、资料分析、资料报告需要掌握。医院感染暴发流行的调查中调查方法、医院感染流行暴发的报告、调查的分析、调查报告的形式需要了解。

## 一、医院感染监测的类型

分为**全面综合性监测**和**目标监测**。

（一）全面综合性监测

全面综合性监测主要是对医院感染发病率、感染部位发病率、高危人群、高危因素、医院感染暴发、抗生素使用的监测等。病床数在 100 张以下、100 ～ 500 张、500 张以上的医院感染发病率应分别低于 7%、8%、10%；Ⅰ类切口手术部位感染率应分别低于 1%、0.5%、0.5%。

（二）目标监测

根据医院感染发生的原因或找到存在的问题后，将有限的人力、物力用在最需要解决的问题上，为了达到预期结果而采取的特定监测。

## 二、医院感染监测方法

（一）资料收集

通过查房、查阅病例、填写医院感染病例报告卡、编号建档进行资料收集。

（二）资料整理

通过流行病学调查，计算出相应概率，常用的指标及统计方法如下。

1. 医院感染发生率　在一定时间和一定人群中新发生的医院感染的频率。

$$医院感染（例次）发生率=\frac{同期新发医院感染病例（例次）数}{同期处于危险的人数}\times 100\%$$

2. 医院感染罹患率　统计处于危险人群中新发生医院感染的频率，分母是易感人群数，分子是该人群的一部分，表示较短时间和小范围内感染的暴发或流行情况。

$$医院感染罹患率=\frac{观察期间医院感染病例数}{观察期间同期暴露于危险因素的人群人数}\times 100\%$$

3. 医院感染部位发生率　统计处于特定部位感染危险人群中新发生该部位医院感染的频率。

$$部位感染发生率=\frac{同期新发生特定部位感染的例数}{同期处于该部位医院感染危险的人数}\times 100\%$$

4. 医院感染患病率　指一定时间或时期内，在一定危险人群中现存感染例数所占百分比。

$$医院感染患病率=\frac{同期存在的新旧医院感染病例数}{调查期间病人数}\times 100\%$$

（三）资料分析

将医院感染资料汇总后认真进行分析，通过准确的分析，得出相应结论，为指导临床减少医院感染提供依据。

（四）资料报告

资料整理分析后，除绘制成图表外，还应总结并写出报告，交医院感染管理委员会（或组），讨论判明医院感染的来源、危险因素、传播途径和易感人群等，提出预防措施。

## 三、医院感染暴发流行的调查

医院感染暴发指在某医疗结构、某病区住院病人中，短时间内突然发生**3例以上同种同源**感染病例的现象。

（一）调查方法

采取边调查边采取措施的方法，阻止感染进一步蔓延。

（二）医院感染流行暴发的报告

医疗机构应在**12小时内**向所在地县政府卫生行政部门报告，并同时向所在地疾病预防控制机构报告。所在地县级人民政府卫生行政部门确认后，应当于24小时内逐级上报至省卫生行政部门；省卫生行政部门接到医院感染流行或暴发的报告后，应于24小时内上报国务院卫生行政部门。

（三）调查的分析

（四）调查报告的形式

## 第4单元　消毒与灭菌

【复习指南】消毒、灭菌的概念及原则需要熟练掌握。医用物品的危险性分类、选择消毒、灭菌方法的原则及常用的消毒、灭菌的方法需要熟练掌握；消毒作用水平需要掌握。化学消毒剂、压力蒸汽灭菌、环氧乙烷气体灭菌、紫外线消毒的效果监测需要掌握；内镜及血液净化系统的消毒灭菌效果监测需要了解。

### 一、消毒与灭菌的概念

（一）消毒

消毒是指杀灭或清除传播媒介物上的病原微生物，使其达到无害化水平。

（二）灭菌

灭菌是指清除或杀灭医疗器械、器具和物品上一切微生物的处理。一切微生物包括致病和非致病微生物，也包括细菌芽孢、真菌孢子。

（三）消毒灭菌的原则

（1）接触皮肤黏膜的器具和物品必须消毒；进入人体组织或器官的手术器械必须灭菌。

（2）重复使用的医疗器材或器具，应清洗，后消毒或灭菌；感染性病人用过的重复使用的医疗器械或器具应先消毒，后清洗，再消毒或灭菌。一次性物品严禁再次灭菌使用。

（3）根据物品的材质性质选用合适的方法进行消毒灭菌。

（4）根据物品污染后导致感染风险的高低选择相应的消毒、灭菌方法。

### 二、医用物品的消毒与灭菌

（一）消毒作用水平

1. 灭菌　是杀灭**一切微生物（包括细菌芽孢）**达到灭菌保证水平的方法。物理灭菌法包括热力灭菌、电离辐射灭菌、低温等离子体灭菌；化学灭菌的方法包括甲醛、戊二醛、环氧乙烷、过氧乙酸、过氧化氢等。

2. 高水平消毒法　可以杀灭各种微生物，对细菌芽孢杀灭达到消毒效果的方法。这类消毒方法应能杀灭一切细菌繁殖体（包括结核分枝杆菌）、病毒、真菌及其孢子和绝大多数细菌芽孢。包括热力、电离辐射、紫外线等以及含氯消毒剂、过氧乙酸、过氧化氢等。

3. 中水平消毒法　是可以杀灭和去除细菌芽孢以外的各种病原微生物的消毒方法，包括超声波、碘类消毒剂（碘伏、碘酊）、醇类、醇类和氯己定的复方、醇类和季铵盐（包括双链季铵盐）类化合物的复方、酚类等消毒剂进行消毒的方法。

4. 低水平消毒法　只能杀灭细菌繁殖体（分枝杆菌除外）和亲脂病毒的化学消毒剂及通风换气、冲洗等机械除菌法，如季铵盐、双胍类、金属离子消毒剂等消毒的方法。

（二）医用物品的危险性分类

1. 高度危险性物品　穿过皮肤或黏膜进入无菌组织或器官内部，或与破损的组织、皮肤黏膜密切接触的器械和用品，如手术器械、缝合针、无菌纱布、输血器、输液器、活检钳等。

2. 中度危险性物品　仅和皮肤黏膜相接触，不进入无菌组织内，如呼吸机、麻醉机管道、胃肠道内镜、气管镜、压舌板、喉镜、体温表等。

3. 低度危险性物品　微生物污染对人体无害，只有当受到一定量病原菌污染时才造成危害，如毛巾、痰盂、地面、便盆、餐具、墙面、被褥、听诊器、血压计袖带等。

（三）选择消毒、灭菌方法的原则

1. 根据物品污染后的危害程度　①高度危险的物品：必须**灭菌**处理；②中度危险性物品：可选用中水平或高水平消毒法；③低度危险性物品：用低水平消毒法，或只做常规清洁。

2. 根据物品上污染微生物的种类、数量和危害性　①受到细菌芽孢、真菌孢子、分枝杆菌和经血液传播病原体污染的物品选用高水平消毒法或灭菌法；②受到真菌、支原体和病原微生物污染物品选用中水平以上消毒法；③受到一般细菌污染物品选用中、低水平消毒法。

3. 根据消毒物品的性质　①耐高温，耐湿的物品和器械首选压力蒸汽灭菌；②耐高温的玻璃器材、油剂类和干粉类适用干热灭菌；③不耐热，不耐湿物品适用环氧乙烷或低温等离子灭菌；④物品表面消毒适用消毒液擦拭或紫外线近距离照射。

（四）常用的消毒、灭菌方法

1. 压力蒸汽灭菌　适用范围：耐热、耐湿的手术器械、器具。

2. 干热灭菌　适用范围：耐热、不耐湿、蒸汽或气体不能穿透物品的灭菌。

3. 紫外线消毒　适用范围：室内空气和物体表面的消毒。

4. 化学消毒剂　① 2% 戊二醛：灭菌剂，广谱，高效，对金属腐蚀性小。适用范围：内镜等不耐热的医疗器械和精密仪器等。②过氧乙酸：灭菌剂，广谱、高效，对金属及织物有腐蚀性。适用范围：耐腐蚀物品、环境及皮肤等。③过氧化氢：高效消毒剂，对金属及织物有腐蚀性。适用范围：不耐热的塑料制品、隐形眼镜、餐具、口腔含漱、外科伤口清洗。④含氯消毒剂：高效消毒剂，对金属有腐蚀性，对织物有漂白作用。适用范围：餐具、物体表面、水、疫源地等。⑤乙醇：中效消毒剂，对皮肤黏膜有刺激性、对金属无腐蚀性，易挥发。适用范围：皮肤、环境表面及医疗器械等。⑥碘伏：中效消毒剂。对皮肤黏膜无刺激，无黄染，对二价金属有腐蚀性。适用范围：皮肤，黏膜。⑦氯己定：低效消毒剂，对皮肤黏膜无刺激性，对金属和织物无腐蚀性。适用范围：外科洗手消毒、手术部位皮肤消毒、黏膜消毒等。⑧季铵盐类消毒剂。

## 三、消毒、灭菌效果监测

（一）化学消毒剂

1. 生物监测　消毒用消毒液细菌含量必须＜ 10cfu/ml，灭菌用消毒液不得检出致病菌；灭菌物品**不得检出任何微生物，消毒物品不得检出致病微生物**。

2. 化学监测　含氯消毒剂、过氧乙酸等应每天检测，戊二醛**每周不少于 1 次**。

（二）压力蒸汽灭菌

1. 物理监测　每锅进行详细记录灭菌参数。

2. 化学监测　每包均需进行包外化学指示带、包内化学指示卡监测。

3. 生物监测　每周进行。

4. B-D 测试　每日灭菌前均需进行，合格方可使用。

（三）环氧乙烷气体灭菌

1. 物理监测　每锅进行。

2. 化学监测　每包进行。

3. 生物监测　每月进行。

（四）紫外线消毒

（1）新灯管照射强度≥ 90 ～ 100μW/cm²。

（2）照射强度每半年监测 1 次。

（3）生物监测必要时进行。

（五）内镜

（1）各种消毒后的内镜，每季度监测，每件细菌数≤ 20cfu。

（2）各种灭菌后的内镜，每月监测，均不得检出任何微生物。

（六）血液净化系统

每月对入、出透析器的透析液进行监测标准值。

（1）透析器入口液的**细菌总数≤ 200cfu/ml**。

（2）出口液的细菌总数≤ 2000cfu/ml，不得检出致病微生物。

## 第 5 单元　手、皮肤的清洁和消毒

【复习指南】手卫生中洗手指征、洗手方法、手消毒需要熟练掌握；手部的微生物需要了解。皮肤消毒和黏膜消毒需要熟练掌握。

### 一、手卫生

（一）手部的微生物

手部皮肤细菌分暂住菌和常住菌。

（二）洗手设备

包括：①手术室、产房、血透室等重点科室应设非接触式流动水设施；②肥皂应保持清洁、干燥，有条件的医院可用液体皂；③应配备干手设施或物品；④不便于洗手时，应配备快速手消毒剂。

（三）洗手指征

包括：①接触病人前后，尤其是接触有破损的皮肤、黏膜和侵入性操作前后；②无菌技术操作前后，进入和离开隔离病房、母婴室、新生儿病房、烧伤病房、ICU、感染性疾病病房等部门时，戴口罩和穿脱隔离衣前后；③接触病人血液、液体和被污染的物品后；④脱手套后。

（四）洗手方法

洗手方法　用清洁剂揉搓掌心、手背、拇指、指尖、指腹、指缝、手指关节、腕部，认真揉搓双手至少 15 秒，用流动水洗净。

（五）手消毒

1. 手消毒指征　①进行无菌操作前；②进行介入性操作前后，即使戴无菌手套也应该进行手消毒；③诊治、护理免疫功能低下的病人之前；④进入和离开隔离病房、穿脱隔离衣前后；⑤接触血液、体液和被污染的物品后；⑥接触特殊感染病原体后。

2. 外科手消毒

在常规外科学洗手的基础上，取适量的手消毒剂揉搓至双手的每个部位、前臂和上臂下1/3，并认真揉搓 2 ～ 6 分钟，用流动水冲洗双手、前臂和上臂下 1/3，用无菌巾彻底擦干。

## 二、皮肤黏膜消毒

（一）皮肤消毒

1. 注射部位皮肤消毒

消毒方法：①用碘伏消毒液棉球或棉签局部擦拭 2 遍；②使用碘酊原液直接涂擦皮肤表面，待干后再用 75% 乙醇脱碘。

消毒范围：以注射或穿刺部位为中心，**由内向外**缓慢旋转，正时针和逆时针各涂擦 1 次，**面积≥ 5cm×5cm**。

2. 手术切口部位的皮肤消毒

消毒方法：按皮肤消毒方法在术野及其外 10cm 以上部位由内向外擦拭两遍。切口污染的手术消毒在术野外 10cm 以上部位由外向内涂擦两遍。

（二）黏膜消毒

1. 会阴部及阴道手术消毒　用碘伏棉球擦洗顺序依次是为大阴唇、小阴唇、两侧大腿内侧上 1/3、会阴及肛门周围，同样涂擦消毒两遍。

2. 口腔和咽部消毒　①含有效碘 500mg/L 的碘伏、1%过氧化氢和氧化电位水含漱消毒；②复方硼酸溶液、过氧化氢等漱口，硝酸银溶液局部涂抹。

3. 新生儿脐带消毒　碘酊和 75%乙醇或含 5000mg/L 有效碘的碘伏消毒。

# 第 6 单元　医院环境的消毒

【复习指南】医院环境的分类及空气卫生学标准需要熟练掌握；医院不同区域空气的消毒方法需要掌握；环境的清洁与消毒的原则和方法需要熟练掌握。

## 一、医院空气消毒

（一）医院环境的分类及空气卫生学标准

1. 医院环境分为四类区域　Ⅰ类环境：层流洁净手术室和层流洁净病房；Ⅱ类环境：普通手术室、助产室、婴儿室、早产儿室、普通保护性隔离室、供应室无菌区、烧伤病房、重症监护病房；Ⅲ类环境：儿科病房、妇产科诊查室、注射室、换药室、治疗室、供应室清洁区、急诊科、化验室、普通病室；Ⅳ类环境：传染科和病房。

2. 各区域的空气卫生学标准　消毒合格的标准：①细菌总数。**Ⅰ类环境≤ 10cfu/m³，Ⅱ类环境≤ 200cfu/m³，Ⅲ类环境≤ 500cfu/m³**。②未检出致病菌。

（二）医院不同区域空气的消毒方法

1. Ⅰ类环境　采用层流净化。

2. Ⅱ类环境　①紫外线空气消毒器；②静电吸附式空气消毒器。

3. Ⅲ类环境　①Ⅱ类环境使用的方法均可采用；②臭氧消毒；③紫外线消毒。

## 二、医院环境的清洁与消毒

环境的清洁与消毒的原则和方法如下：

（1）应根据环境表面和污染程度选择适宜的清洁剂。

（2）有明确病原体污染的环境表面，应根据病原体抗力选择有效的消毒剂。

（3）无明显污染时可采用消毒湿巾进行清洁与消毒。

（4）清洁病房或诊疗区域时，应有序进行，由上而下，由里到外，由轻度污染到重度污染。

（5）清洁工具应分区使用，实行颜色标记。

（6）宜使用微细纤维材料的擦拭布巾和地巾。

（7）在诊疗过程中发生患者体液、血液等污染时，应随时进行污点清洁与消毒。

（8）不应将使用后或污染的擦拭布巾或地巾重复浸泡至清洁用水、使用中清洁剂和消毒剂内。

## 第 7 单元　隔离与防护

【复习指南】隔离的基本原理需要熟练掌握；隔离技术需要掌握。隔离的种类和标准预防的原则和措施需要熟练掌握。特殊感染的预防需要掌握。

### 一、隔离的基本原理和技术

#### （一）隔离的基本原理

1. 定义　隔离是将传染病人及带菌者在传染期间安置在指定的地点与健康人群分开，便于治疗和护理。

2. 目的　**防止感染扩散并最终消灭或控制感染源**。

3. 分类　①一般隔离；②保护性隔离；③混合性隔离。

4. 感染链和控制方法　感染源、传播途径、易感人群是感染链的三要素，最有效的控制方法主要是控制感染源，通过隔离手段切断传播途径，保护易感人群。

#### （二）隔离技术

1. 隔离室区域的设立　应包括三区、二通道、二缓冲区，即**清洁区、半清洁区和污染区**，洁、污通道，两区之间设立缓冲区。各区域应用不同颜色的标识加以区分。如无单独房间，同类传染病人可住同一房间，床距保持**1m 以上**。

2. 防护用品的使用　①飞沫传播疾病应戴一次性口罩；②可能接触病人血液、体液、分泌物时应戴一次性手套；③衣服有可能被传染性的分泌物、渗出物污染时穿隔离衣。

3. 物品处理　①受到传染性病原体污染时，可重复使用物品须灭菌后方可使用，不可重复使用的物品，用后丢弃在黄色垃圾袋中，按照感染性废物处理；②体温计专人使用，用后经高水平消毒；③血压计、听诊器应一人一用，同病种病原体感染者可共用；④病历不准带进隔离室；⑤检验标本应放在有盖容器内，运送时在盒外再用 1 个袋子套好，并做标记。

4. 探视人员的管理　隔离室常规不接待探视。必要时需采取隔离措施后方可探视。

5. 隔离室的终末消毒　需严格按照终末处理要求实施。

### 二、隔离的种类和措施

#### （一）隔离的种类

1. **严密隔离**　具有高度传染性、死亡率高的烈性传染病需采用的隔离方式。如霍乱、鼠疫、天花等。

2. **接触隔离** 传染性强，经接触传播但不必严密隔离的感染采用的隔离方式。用于皮肤、白喉、多重耐药的金黄色葡萄球菌感染，大面积烧伤，破伤风，气性坏疽，脓疱病等。

3. **呼吸道隔离** 飞沫传播的感染性疾病隔离方式。用于肺结核、麻疹等。

4. **血液、体液隔离** 为防接触传染性血液、体液，经粪-口传播的感染。用于伤寒、甲型肝炎、脊髓灰质炎、感染性腹泻、细菌性痢疾等。

（二）标准预防的原则和措施

标准预防的原则：将病人的血液、体液、分泌物（不包括汗液）均视为具有传染性，接触这些物质以及病人黏膜和非完整皮肤时必须采取应对措施进行隔离预防，以降低医务人员和病人、病人和病人间的微生物传播的危险性。

具体措施包括以下内容：

（1）洗手。

（2）戴手套。

（3）适用面罩、护目镜和口罩。

（4）穿隔离衣。

（5）可重复使用的设备应确保消毒灭菌后方可给下一个病人使用。

（6）彻底清洁消毒地面、物体表面。

（7）锐器处理时须小心处理用过的尖锐物品，用后的针头及锐器应弃于锐器盒内。

## 三、特殊感染预防

1. 对经空气传播疾病的隔离预防 如结核、水痘、麻疹。

（1）房间每天都要进行适当通风。

（2）工作人员入室应戴高效口罩。

（3）病人不能离开病房。

2. 对经飞沫传播疾病的隔离预防 如细菌性脑膜炎、白喉、呼吸道合胞病毒感染等。

（1）工作人员入室应戴医用高效口罩。

（2）相同病因微生物感染相同发病期病人可同住一室。

（3）限制传染病人的活动范围。

# 第8单元 合理使用抗感染药物

【复习指南】抗感染药物的作用机制及细菌耐药机制需要了解。抗感染药物的管理和合理使用原则需要掌握。抗感染药物在外科的预防应用需要掌握。

## 一、抗感染药物的作用机制及细菌耐药机制

1. 抗感染药物的作用机制 ①干扰细菌细胞壁合成；②损伤细胞膜；③影响细菌蛋白质合成；④抑制细菌核酸合成。

2. 细菌耐药机制 细菌耐药性分天然耐药和获得性耐药。

## 二、抗感染药物的管理和合理使用原则

（一）抗感染药物应用的管理

合理使用抗菌药物是预防和控制医院感染的重要措施之一。

（二）抗感染药物合理应用的原则

1. 原则　①严格掌握适应证、禁忌证；②预防和减少副作用；③适宜的药物、剂量、疗程和给药方法，避免产生耐药菌株；④观察病人体内正常菌群，减少、避免抗感染药物相关性肠炎的发生；⑤根据药敏结果及药代动力学特征，严格选药和给药途径，降低抗感染药物费用支出；⑥病毒性感染一般不用抗生素。

2. 联合使用抗生素的指征　①单一药物难以控制的严重感染或混合感染和难治性感染；②**没有明确**病因的严重感染；③减少各抗菌药物单一使用的毒性反应；④长期应用抗菌药治疗，有可能产生细菌耐药者；⑤单一抗菌药物不能控制的需氧菌及厌氧菌混合感染，双重或双重以上病原菌感染。

3. 配伍禁忌及合理用药　① 2 种抗生素不宜置于同一溶液中静脉滴注。②静脉滴注的溶液，**首选生理盐水**。③ β- 内酰胺类抗生素静脉滴注时要间歇给药；大环内酯类及多烯抗生素应连续给药；氨基糖苷类抗生素间歇性给药或一日量一次性给药，分次静脉滴注，不宜静脉注射，也不宜与 β- 内酰胺类药物同瓶滴注。

三、抗感染药物在外科的预防应用

（一）术前预防性应用抗生素的原则

1. 清洁无菌手术　术野为人体无菌部位，局部无炎症、无损伤，也不涉及呼吸道、消化道、泌尿生殖道等人体与外界相通的器官。手术野无污染通常不需预防用抗菌药物。

2. 清洁 - 污染手术　呼吸道、消化道、泌尿生殖手术，或经以上器官的手术。由于手术部位存在大量人体寄殖菌群，手术时可能污染手术引起感染，故手术需预防用抗菌药物。如经阴道子宫切除术、经直肠前列腺手术。

3. 污染手术　由于胃肠道、尿道、胆道体液大量溢出或开放性创伤未经扩创等已造成手术野严重污染的手术。需预防用抗菌药物。

4. 用药指征　①污染手术，术后可能发生高度感染者；②发生感染将引起严重后果者；③各种人造物修补、置换或留置手术；④手术范围大、时间长的清洁手术。

（二）术前应用抗生素的方法

（1）有明确指征，应选择对特定手术可能引起手术部位感染最常见致病菌有效的药物。

（2）在术前 **30 ～ 60 分钟**通过静脉给予**一次足量**抗生素，总的预防用药时间不超过 24 小时。接受清洁 – 污染手术者的手术时预防用药时间亦为 24 小时，必要时延长至 48 小时。

（3）**万古霉素不作为常规药物**。

## 第 9 单元　医院感染与护理管理

【复习指南】血管相关性感染的预防需要熟练掌握；下呼吸道感染的预防需要掌握；抗菌药物相关性腹泻及手术部位感染的预防需要了解。ICU 病人的管理原则需要熟练掌握；老年病人及患病儿童的管理原则需要掌握。护理人员的自身职业防护需要掌握。

一、常见医院感染的预防和护理

（一）下呼吸道感染的预防

临床诊断：①病人出现咳嗽、痰液黏稠，肺部有湿啰音，并有下列情况之一：发热；白细胞总数和（或）嗜中性粒细胞比例增高；X 线示肺部有炎性浸润。②慢性气道疾病病人稳定期继发性急性感染，或X线胸片显示与入院时比较有明显改变或新病变。

（二）血管相关性感染的预防

临床诊断：①静脉穿刺部位有脓液排出，或蜂窝织炎；②除去理化因素外，沿导管的皮下走形出现疼痛性弥散性红斑；③经血管介入性操作，发热，体温＞38℃，局部压痛。

（三）抗菌药物相关性腹泻

临床诊断：近期曾用或正在用抗生素，出现腹泻，伴粪便性状如水样便、血便、黏液、脓血便或见斑块条索状假膜，并合并下列情况之一：①发热，体温≥38℃；②腹痛或腹部压痛、反跳痛；③白细胞升高。

（四）手术部位感染的预防

（1）表浅手术切口感染。

（2）深部手术切口感染。

（3）器官（或腔隙）感染。

## 二、医院高危人群和重点科室的感染管理

（一）老年病人的管理原则

基础护理管理：①加强生活护理；②适当增加肺活量锻炼；③诊疗器械用完须严格消毒；④严格执行手卫生制度、探视制度以及消毒隔离制度。

（二）患病儿童的管理原则

（1）针对小儿特点，制订护理和管理计划。

（2）加强基础护理，注意小儿皮肤清洁及饮食卫生。

（3）严格执行手卫生制度及消毒隔离制度。

（4）做好环境卫生监测，检查环境的温、湿度是否适宜。

（5）工作人员出现传染性疾病严重时应调离新生儿室。

（三）ICU病人的管理原则

（1）感染病人与非感染病人分开安置，特殊感染或高度耐药菌感染者单独安置。

（2）诊疗护理活动采取相应的消毒隔离措施，控制交叉感染。

（3）严格执行无菌技术操作规程和手卫生制度以及消毒隔离制度。

（4）注意病人各种留置管路的观察、局部护理与消毒，加强医院感染监测。

（5）加强抗菌药物应用的管理和细菌耐药性监测，防止病人发生菌群失调。

（6）严格探视制度，探视仅限制1人。特殊情况下，家属和非工作人员进入时要更衣、换鞋、戴帽子、口罩，与病人接触前、后要洗手。

## 三、护理人员的自身职业防护

（一）加强管理

（1）护理人员定期进行全面体检，建立健康档案。

（2）改善工作环境，更新防护设备、用品。

（3）制订相应的应急预案。

（二）提高意识

（1）医务人员操作时，常规实行适当的保护。

（2）预防皮肤、黏膜同病人血液及体液接触，操作应戴手套。

（3）当手或其他皮肤、黏膜表面被血液及体液污染时，应立即彻底冲洗，摘除手套后洗净双手。

（4）督促严格遵守操作规程，养成良好的操作行为。

（5）按照医疗废物管理条例的规定进行分类收集和存放及处理，正确使用锐器盒，设置危险品的警示标志(黄色)。

（三）做好教育

（1）加强临床护士的防护培训，改变护士的不安全行为。

（2）护理人员须养成良好卫生习惯，强化洗手的重要性。

（四）强化措施

（1）患有传染性疾病的护理人员，一定时间内调离直接治疗或护理病人的岗位。

（2）从事高危操作的工作人员应行接种乙肝抗体。

（3）加强针刺伤的应急处理。

## 第10单元 特殊病原菌的感染途径及消毒

【复习指南】甲型、乙型、丙型、丁型、戊型肝炎的概述和消毒方法需要掌握。艾滋病的概述和消毒方法需要掌握。淋病、梅毒、流行性出血热、炭疽、结核病的概述和消毒方法需要了解。

### 一、甲型肝炎和戊型肝炎

（一）概述

病原体分别为HAV和HEV，传播途径均为以**粪－口传播**为主。

（二）消毒方法

（1）室内地面、墙壁、家具表面用500mg/L有效氯浸泡30分钟，不耐热的衣物、被褥用过氧乙酸熏蒸消毒或压力蒸汽灭菌，病人排泄物、呕吐物及废弃物采用焚烧。

（2）手与皮肤用0.5%碘伏或0.5%氯己定醇消毒。

（3）同时开展防蝇及灭蟑工作。

### 二、乙型肝炎、丙型肝炎、丁型肝炎

（一）概述

病原体分别为HBV、HCV、HDV，传播方式主要包括**血液传播、体液传播、性传播**。

（二）消毒方法

（1）被病人污染的物表、地面用1000mg/L的含氯消毒剂消毒。

（2）手与皮肤用0.5%碘伏或0.5%氯己定醇消毒。

（3）用过的针头、注射器等锐器扔进锐器桶内，不可回收使用。

（4）接触过病人血液、体液的医用垃圾扔进黄色垃圾袋内，套双层塑料袋，彻底焚烧。

（三）注意事项

（1）患者的随身用物如衣服、食具、玩具、书报等须消毒处理后方可携带出去。

（2）室内家具、墙壁、地面分别用有效消毒液擦洗，进行彻底大扫除。

## 三、艾滋病

### （一）概述

病原体为 HIV，主要传播方式为**性接触和血液传播**。同桌共餐、握手、拥抱等日常生活接触不会感染。离体后的 HIV 抵抗力很弱，常规的消毒剂在短时间内均可将其杀灭。

### （二）消毒方法

（1）被病人污染的物表、地面用 1000mg/L 的含氯消毒剂消毒。

（2）用过的针头、注射器等锐器扔进锐器桶内，不可回收使用。

（3）接触过病人血液、体液的医用垃圾扔进黄色垃圾袋内，套双层塑料袋，彻底焚烧。

（4）排泄物容器用 1000mg/L 含氯消毒剂或 0.5% ～ 1% 过氧乙酸喷洒或浸泡 30 分钟。

### （三）注意事项

1. 产生的医用垃圾套双层垃圾袋，禁用手直接抓取或将手伸入垃圾袋中向下挤压废物。
2. 在运送阳性标本时，应携带消毒剂，以便意外时使用。
3. 向生殖器官喷涂消毒剂不能有效预防在性生活中感染艾滋病。

## 四、淋病和梅毒

### （一）概述

淋病的病原体为**淋病奈瑟球菌**。梅毒的病原体为**梅毒螺旋体**。对外界环境抵抗力均较弱，低效消毒剂即可将其杀灭。

### （二）消毒方法

（1）被病人污染的物表、地面用 1000mg/L 的含氯消毒剂消毒。

（2）排泄物容器用 1000mg/L 含氯消毒剂或 0.5% ～ 1% 过氧乙酸喷洒或浸泡 30 分钟。

（3）接触过病人血液、体液的医用垃圾扔进黄色垃圾袋内，套双层塑料袋，彻底焚烧。

## 五、流行性出血热

### （一）概述

我国流行性出血热主要病原体为**汉坦病毒**。

### （二）消毒方法

（1）发热期病人的排泄物、分泌物等用含氯消毒剂及过氧乙酸消毒。

（2）被鼠咬伤的伤口，用 0.5% 碘伏消毒。

（3）疫区开展杀虫、灭鼠，收集的鼠尸和染疫的实验动物，就近火焚，或掩埋地下。

## 六、炭疽

### （一）概述

病原体为炭疽杆菌，传染源是病畜和病人。

### （二）消毒方法

（1）居室地面、墙壁、门窗、衣物等用含氯消毒剂或过氧乙酸浸泡、喷洒消毒。

（2）产生的医疗垃圾全部焚烧。

（3）确诊的家畜整体焚烧，严禁解剖。

（4）严格控制处理生活污水。

（5）疫原地同时开展灭蝇、灭鼠工作。

## 七、结核病

### （一）概述

病原体为**结核分枝杆菌**，通过呼吸道、消化道等传播，以**呼吸道传播**最为常见。

### （二）消毒方法

（1）室内地面、墙壁、家具表面、衣物等含氯消毒剂及过氧乙酸浸泡方法消毒。

（2）痰及口鼻分泌物，用纸盒、纸袋盛装后焚烧。

（3）排泄物等生活污水，用含氯消毒剂消毒。

（4）结核分枝杆菌对消毒剂抵抗力强，只能用高、中效消毒剂。

# 第 8 部分

## 护理管理学

# 第 1 单元　绪论

【复习指南】掌握管理与管理学的概念、基本特征，管理的职能和护理管理的概念及任务。了解管理的对象、方法，护理管理的意义及特点和护理管理的发展趋势。

## 一、管理与管理学

### （一）管理与管理学的概念、基本特征

1. 管理的概念　管理者为实现组织目标，通过计划、组织、人事、领导、控制等各项职能工作，合理、有效地利用和协调各种资源取得最佳效益的过程。

2. 管理学的概念　是一门系统研究管理过程的普遍规律、基本原理和一般方法的科学。

3. 管理的基本特征　①**管理的二重性**，包括自然属性和社会属性；②**管理的科学性和艺术性，是辩证统一的**；③**管理的普遍性**；④**管理或管理人员任务的共同性**。

### （二）管理的对象、方法

1. 管理的对象　包括人、财、物、时间和信息五要素。

2. 管理的方法　①**行政方法**；②**经济方法**；③**教育方法**；④**法律方法**。

### （三）管理的职能

1. 管理职能　是指管理的职责和功能，是管理者在管理活动中应当承担的职能和任务，是管理活动内容的理论概括。

2. 管理的职能　①计划：是管理活动的最基本职能，包括选定组织的目标和实现目标的途径。②组织：是指为实现预定目标，根据计划设计和维持合理的组织结构。③人力资源管理：是管理者根据组织内部的人力情况而进行的人员选择、使用、培训、评价的活动过程。④领导：是对组织内成员的个人行为及集体行为进行引导运用各种手段和方法施加影响力的过程。⑤控制：是为了组织目标的实现，按照既定的目标和标准对组织生活的活动进行监督、检查、调整、规范的过程，贯穿整个活动的始终。

## 二、护理管理学概论

### （一）护理管理的概念和任务

1. 概念　护理管理是将管理的科学理论和方法在护理实践中的应用过程。

2. 任务　在结合护理工作的特点基础上，研究护理管理活动的规律性，对护理工作的各种要素进行科学合理的综合统筹，从而使护理系统达到最优运转，以提高护理工作的效率。

### （二）护理管理的意义和特点

1. 意义　良好的护理管理可以使护理系统得到最优运转，提高护理质量、护理管理的科学化。

2. 特点　①广泛性；②综合性和实践性；③独特性。

### （三）护理管理的发展趋势

包括：①管理思想的现代化；②管理人才的专业化；③管理理念的人性化；④管理方法的科学化；⑤管理手段的自动化；⑥管理实践全球化。

# 第2单元　管理理论在护理管理中的应用

【复习指南】熟练掌握系统原理与原则。掌握人本原理与原则和动态原理与原则。了解中国古代管理思想，西方管理理论及其应用和效益原理与原则。

## 一、中国古代管理思想及西方管理理论

### （一）中国古代管理思想

中国古代许多伟大建筑都体现了高超的管理水平，如举世闻名的长城、都江堰等，古代思想包括孔子管理思想、孟子管理思想等。

### （二）西方管理理论及其应用

1. 科学管理理论　其理论的基本出发点是提高劳动生产效率。

2. 管理过程理论　法国人法约尔提出管理活动包含5种职能：计划、组织、指挥、协调、控制。

管理过程理论在护理管理上的应用：①强调护理管理者必须承担各项工作的计划、组织、协调和控制等事宜；②医院设立正式的护理管理组织系统，明确职责；③权利与职责对等，并进行分工；④强调奖罚分明。

3. 行政组织理论　韦伯认为，行政组织体系是对人群控制的最理想手段。

行政组织理论在护理管理上的应用：①护理部采用层级结构的方式，每一层次分工明确，职责与权利对应；②奖罚处理有明文规定的程序；③晋升除了考虑学历、经历外，还参考工作表现和奖罚记录。

4. 行为科学管理理论　①人际关系学说；②人性管理理论；③群体力学理论。

## 二、现代管理原理与原则

### （一）系统原理与原则

1. 系统的概念　系统是由若干相互作用、相互联系的要素组成，具有特殊功能的统一整体。

2. 系统的特性　①整体性：系统是由各个要素组成的有机整体，通常理解为“整体大于部分之和”。②目的性：指系统在一定的环境下，必须具有达到最终状态的特性，贯穿于系统发展的全过程。③相关性：系统内容要素之间是相互联系，相互依存的，一个要素的变化会引起另一要素的变化，并引起系统的变化。④层次性：系统内各要素的排列有一定的层次，具备不同的作用。⑤环境适应性：系统随环境的改变而改变其结构和功能。

3. 系统原理在护理管理中的应用　管理的决策建立在系统分析基础之上，须注意以下3个方面：①以整体系统的观点统筹全局；②贯彻组织的整分合原则；③把握管理系统的结构优化。

### （二）人本原理与原则

1. 人本原理的概念　是指组织的一切管理活动，都应以调动和激发人的积极性、主动性和创造性为根本，让组织成员在实现组织目标的同时，自身得到全面发展。

2. 对应的原则　①能级原则；②动力原则。

### （三）动态原理与原则

1. 动态原理的概念　动态原理是管理对象、管理目标、管理手段和方法均在发展变化，

并在管理对象的运动变化之中，调节实现整体目标。

2. 对应的原则　①**弹性原则**；②**随机制宜原则**。

（四）效益原理与原则

1. 效益原理的概念　是指管理中讲究实效，以最小的消耗和代价获取最佳的经济效益和社会效益。

2. 对应的原则　①**价值原则**；②**成本原则**。

## 第 3 单元　计划

【复习指南】熟练掌握计划的步骤和时间管理的方法。掌握计划的概念和工作原则，掌握目标管理的概念、特点、基本程序和在护理管理中的运用，掌握时间管理的概念和基本程序，掌握决策的概念、类型和步骤。了解计划的类型和计划工作的重要性，了解时间管理策略和团体决策。

### 一、概述

（一）计划的概念

1. 概念　广义的工作计划包括制订计划、执行计划、检查计划执行情况。狭义的工作计划是指制订工作计划，通过科学的预测，提出在未来一定时期内组织所需达到的具体目标及实现目标的方法。

（二）计划工作的重要性

计划工作的重要性体现在：①增强管理的预见性，规避风险或失误；②有利于明确目标，统一思想行动；③有利于合理使用资源，提高效率；④有利于控制工作计划，及时纠偏。

（三）计划的类型

1. 按计划的时间跨度划分　长期计划、中期计划、短期计划。

2. 按计划的广度划分　战略性计划、战术性计划。

3. 按计划的内容划分　综合计划、专项计划。

4. 按计划的形式划分　宗旨、目的或任务、目标、策略、政策、规划、预算等类型。

（四）计划工作的原则

1. **系统性原则**　要进行统筹规划，从组织系统的整体出发，全面考虑系统中各构成部分的关系及它们与环境的关系。

2. **重点原则**　计划的制订既要考虑全局，又要分清主次，抓住关键及重点，着力解决影响全局的问题。

3. **创新原则**　计划是一个创造性的管理活动，要求充分发挥创造力，提出一些新思路，新方法，新措施。

4. **弹性原则**　制订计划时要留一定的调节余地，以预防及减少不确定因素对计划实施可能产生的冲击及影响，以确保计划目标的实现。

5. **可考核性原则**　计划工作必须始终坚持以目标为导向，目标应具体，可测量，可考核，作为在计划执行过程和评价过程的标准和尺度。

## 二、计划的步骤

1. 评估形势

2. 确定目标　目标应包括时间、空间、数量三要素。

3. 考虑制订方案的前提条件　通过用SWOT分析表示与组织密切相关的各种影响因素。

4. 拟订可选方案　根据前提条件，从不同发展角度拟订出多种方案，在备选方案的基础上，选出最有希望成功的方案。备选方案应考虑几个方面：

（1）方案与组织目标的相关程度。

（2）可预测的投入与效益之比。

（3）公众的接受程度。

（4）下属的接受程度。

（5）时间因素。

5. 比较各项方案　在方案比较阶段应先考察可选方案的优劣性，再按前提和目标权衡，选择消耗小、获益大的方案。

6. 确定方案　经过对多种方案的利弊权衡，选择最优的和最满意的方案，选择方案就是确定计划，即实质性决策。

7. 制订辅助计划　辅助计划扶持主体计划，支持总体计划的贯彻和落实。

8. 编制预算　将计划转化为预算，使之数字化。

## 三、目标管理

### （一）目标管理的概念、特点

1. 概念　又称成果管理，是指由组织中管理者与被管理者共同参与目标制定，在工作中实行自我控制并努力完成工作目标的一种管理思想和方法。它是一种通过科学的制定目标，实施目标，依据目标进行考核评价来实施组织管理任务的过程。

2. 特点　①员工参与管理；②以自我管理为中心；③强调自我评价；④重视成果。

### （二）目标管理的基本程序

1. 制订计划　①确定组织的整体管理目标，这是目标管理的第一步；②重新审议组织结构和职责分工；③确定下级和个人的分目标；④协议授权。

2. 执行计划　①咨询指导：帮助解决问题并提供支持。②调节平衡：对人力、财力、物力、信息技术等做横向协调，合理使用。③反馈控制：建立信息反馈制度，掌握目标实施情况，及时发现问题及偏差，实时对应处理。

3. 考核评价　①考评成果：预定期限达到后对照目标项目及目标值，及时检查评价。②奖惩兑现。③总结经验：对目标管理中的经验及教训进行总结，提出存在的问题，再制定新的目标，开始新的循环。

### （三）目标管理在护理工作中的运用

1. 有指导及咨询管理体系在制定好目标体系的同时，应建立一套完善的指导及管理体系使护理管理中的各层管理目标一致，并指导基层护理管理者做好目标管理。

2. 严格控制各级管理者应将目标层层分解，适当授权。做到权责一致，实施过程中，严格控制，层层把关，给予及时的指导和支持。

## 四、时间管理

### （一）时间管理的概念和基本程序

1. 概念　是指在同样的时间消耗下，为提高时间利用率和有效性而进行的一系列控制工作，包括对时间进行的计划和分配，保证重要工作的顺利完成，并留出足够的余地能及时处理突发事件或紧急变化。

2. 基本程序　①评估；②计划；③实施；④评价。

### （二）时间管理的方法

1. ABC 时间管理法　人们应该将各阶段目标分为：A、B、C 3 个等级，A 级为最重要，且必须完成的目标，B 级为较重要，很想完成的目标，C 级为不太重要，可以暂时搁置的目标。

ABC 时间管理的步骤如下：①列出目标。②目标分类。③排列顺序。根据工作的重要性、紧急程度确定 ABC 顺序。④分配时间。⑤实施。集中精力先完成 A 类工作，效果满意，再转向 B 类工作。对于 C 类工作在时间精力充沛的情况下，可自己完成。⑥记录。每一件事消耗的时间。⑦总结。

2. 四象限时间管理法　①紧急又重要，如将抢救病人，要马上处理；②重要但不紧急，如制定防范措施，需要好好规划后再处理；③紧急但不重要，可采取请人代办或集中处理；④不紧急也不重要，等有空再做。

### （三）时间管理的策略

1. 将每项工作按先后顺序及重要程度确定具体时间，并严格遵守。

2. 通过适当授权他人可增加自己的工作时间。

3. 应学会拒绝干扰自己正常工作的事。

4. 可根据体力和精力状况安排工作内容，充分利用自己的最佳时间。

## 五、决策

### （一）决策的概念、类型

1. 概念　决策是指组织或个人为了解决当前和未来可能发生的问题，从确定行动目标拟定论证，选择和实施方案的整个活动过程。

2. 类型　按决策的重要性划分为战略决策和战术决策。

### （二）决策的步骤

决策的步骤包括确立问题、确定目标、拟订方案、方案评估、方案选择、方案实施和追踪评价。

### （三）团体决策

1. 概念　团体决策是指有两个人以上的群体完成的决策方式。

2. 方法　包括头脑风暴法、名义集体决策、电子会议法。

# 第4单元　组织

【复习指南】掌握组织概念与类型和组织结构的基本类型。掌握组织设计的概念和步骤。掌握组织文化的概念与特点。了解组织设计的原则和要求，了解护理组织文化和临床护理组织方式。

## 一、概述

### （一）组织概念与类型

组织是指为了实现组织目标，按照一定的目的、程序和规律组成的人群集合体，是职、权、责、利四位一体的结构。分为正式组织和非正式组织。

### （二）组织结构的基本类型

1. **直线型组织结构**　又称单线型组织，上下级关系是直线关系。即命令与服从的关系。组织内部不设参谋部门。

2. **职能型组织结构**　又称多线型组织，将职能、职责交予各职能管理人员或部门，赋予一定职权。

3. **直线 - 职能参谋型组织结构**　又称复合型组织，是吸收上述两种结构的优点，将直线型和职能型结构有机结合。

## 二、组织设计

### （一）组织设计的概念

组织设计是指管理者将组织内各要素进行合理组合，建立和实施一种特定组织结构的过程。

### （二）组织设计的原则和要求

1. 原则　①统一指挥原则；②分工协作的原则；③管理层次与管理幅度适宜的原则；④责权一致的原则；⑤稳定性与适应性相结合的原则；⑥目标统一的原则；⑦集权与分权相结合的原则。

2. 要求　①精简组织机构；②明确组织具备必需的功能；③有利于发挥组织成员的能力；④组织之间协调良好；⑤组织应高效灵活；⑥有利于组织目标的实现。

### （三）组织设计的步骤

包括：①确定组织目标；②职务分析和设计；③提出组织结构的基本框架；④确定职责和权限；④设计组织的运作方式；⑥决定人员配备；⑦形成组织结构；⑧调整组织结构。

## 三、组织文化

### （一）组织文化的概念与特点

1. 概念　组织文化是一个组织在长期发展过程中所形成的价值观、群体意识、道德规范和工作作风的总和。

2. 特点　①**文化性**，是组织文化区别于组织其他内容的根本点；②**综合性**；③**自觉性**，是组织文化具有管理功能的前提条件；④实践性；⑤整合性；⑥独特性。

（二）护理组织文化

护理组织文化是在一定的社会文化基础上形成的具有护理专业自身特征的一种群体文化，它是被全体护理人员接受的价值观念和行为准则。

四、临床护理组织方式

1. **个案护理**　是由一名护理人员在值班期间承担一名病人的全部护理，是一对一的护理形式关系。

2. **功能制护理**　是以工作为中心的护理方式，管理者按照护理工作的内容分配护理人员，每 1 ～ 2 名护士负责其中一个特定任务，各班护士相互配合，共同完成病人所需的全部护理，护士长监督所有工作。

3. **小组护理**　是将护理人员分成若干小组，每组有一位管理能力和业务能力较强的护士任组长，在组长的策划和组员的参与下为一组病人提供护理服务。

4. **责任制护理**　是在生物－心理－社会医学模式影响下产生的一种新的临床护理模式，强调以病人为中心，由责任护士运用护理程序的工作方法对病人从入院到出院提供连续的、全面的、整体的护理组织方式。

5. **综合护理**

# 第 5 单元　护理人力资源管理

【复习指南】熟练掌握护理人员编设的计算法。掌握人员管理的基本原则，掌握护理人员编设的原则和护理人员的排班，掌握护理人才的培养。了解人员管理的概念及意义，了解影响护理人员编设的影响因素和护理人员的培训与继续教育。

一、人员管理概述

（一）人员管理的概念和意义

人员管理又称人力资源管理，是有效利用人力资源实现组织目标的过程。**人是最重要的财富和资源**，医院要生存和发展，必须重视对人的管理。

（二）人员管理的基本原则

人员管理的基本原则：①**职责明确原则；②责权利一致原则；③公平竞争原则；④用人之长原则；⑤系统化原则**。

二、护理人员编设与排班

（一）护理人员编设的原则

①**满足需要**。病人护理需要是编设护理人员数量与结构的主要依据。②**合理配置**。合理配置护士群体的结构比例。③**结构合理**。让不同年龄段、有特长的护理人员能够充分发挥个人潜能，做到各尽所长，优势互补。④**成本效率**。在设置编制时，应在保证优质高效的基础上减少人力成本的投入。⑤**动态调整**。

（二）影响护理人员编设的因素

包括：①工作量和工作质量；②人员素质；③人员结构和管理水平；④工作环境和社会因素；⑤政策法规。

（三）护理人员编设的计算法

1. 按实际工作量计算法　根据医院各科室工作岗位的实际工作量、员工的工作效率、工作班次和出勤率为依据确定人员编制的方法。在对每一项护理操作或任务项目测定基础上，还要根据目前我国按原型分类法将病人分为一级、二级、三级及特级护理。测定各级护理中每名病人在 24 小时内所需平均护理时数，依此计算工作量。卫生主管部门对医院护理人员编制的要求，一级医院的医护比为 1∶1，二级和三级医院的医护比为 1∶2。病房护理人员总数与实际床位比 0.4∶1，重症医学科护士与实际床位之比不低于 3∶1，手术室护士与手术间之比不低于 3∶1。

2. 比例定员计算法　根据服务者与被服务者的数量及比例或不同“职系”“职级”之间员工的比例确定人员编制的方法。

3. 护师以上专业技术职务的岗位设置及编设比例　依据 1985 年卫生部在试行专业技术职务聘任中的要求设置。

（四）护理人员的排班

1. 排班基本原则　①满足需求原则；②效率原则；③结构合理原则；④公平原则；⑤按职上岗原则。

2. 影响排班的因素　①医院政策；②护理人员素质；③护理分工方式；④部门特殊需求；⑤工作时段特点；⑥排班方法。

## 三、护理人员的培训与发展

（一）护理人员培训

1. 新护士岗前培训　培训方法有讲授、视听、练习、实地观察和临床带教。

2. 临床护士规范化培训　培训方式包括自学临床实践、专题讲座、读书报告会、短期培训班、科室轮转等院内培训方式和国内外进修、参观及各种形式的学术交流等院外培训方式。

（二）护理人员继续教育

护理人员继续教育是继护士规范化培训之后以学习新理论、新知识、新技术和新方法为主的一种终身性护理学教育。

（三）护理人才的培养

1. 护理人才　是指具有系统现代化护理学知识，较强专业才能和业务优势，并对护理事业做出贡献的护理人员。护理人才的类型主要有护理管理人才、临床护理专家、护理教育人才 3 种。

2. 护理人才的结构　①个体结构有品德结构、知识结构和智能结构；②群体结构有专业结构、能级结构、年龄结构和智能结构。

3. 护理人才的培养方法　①基础训练；②定向培养；③知识更新；④在实践中不断提高。

# 第6单元　领导

【复习指南】熟练掌握领导理论及应用。掌握领导的概念及作用和领导权力与影响力，掌握授权的概念及意义和授权的原则，掌握激励理论及应用。了解领导工作的原理与要求，授权的步骤和激励概述及激励艺术。

## 一、领导工作概述

### （一）领导的概念与作用

1. 领导　是指挥、带领、引导和鼓励下属为实现组织目标而努力的过程。有三要素：①领导必须有下属或追随者；②领导者拥有影响被领导者的能力和力量；③领导的目的是通过影响下属来达到组织目标。

2. 领导作用　①指挥作用；②协调作用；③激励作用；④沟通作用。

### （二）领导权力与影响力

1. 领导权力　包括职位权利和非职位权利。职位权利包括：①法定权，如任命权、罢免权；②奖罚权，如提薪、升职；③强制权。非职位权利包括专家权和参照权。

2. 领导影响力　影响力是指一个人在与他人交往中，影响和改变他人心理与行为的能力。

（1）权力性影响力：是指领导者掌握合法职权，强制下属服从的一种能力。这类影响力，对于被领导者具有强制性和不可抗性。权力影响力的核心是拥有权力，特点是对他人的影响具有强制性，以外推力的形式发挥作用。稳定性随地位的变化而改变。

（2）非权力影响力：是由领导者个人具有的品格、心理修养对下属产生的感召力。其产生的基础比权力影响力更广泛，作用较稳定持久，起到的是潜移默化的作用，被影响者主动随从或自觉服从，比较稳定，不随地位而变化。

### （三）领导工作的原理与要求

1. 领导工作的基本原理　①明确目标；②协调目标；③命令一致；④沟通联络；⑤激励。

2. 领导工作的要求　①不断鼓舞下属的士气；②了解下属的工作期望；③注意社会环境的影响；④合理安排；⑤综合运用经济、行政与法律方法。

### （四）领导理论及应用

1. 领导特质理论　领导理论学者认为成功领导者具有与生俱来的某些特征，并从领导者身体、能力、个性、社会等多个方面进行了研究，形成了特质理论。

2. 领导行为理论　研究领导者的风格和领导方式将领导者的行为划分为不同的类型，分析各类领导行为的特点与领导有效性的关系，并将各类领导行为和领导方式进行比较，以下为3种有代表性的理论。

（1）领导方式论：领导方式论以权力定位为基本变量，把领导者在领导过程中表现出来的行为特征分为3种类型：①独裁式领导；②民主式领导；③放任式领导。

（2）领导行为四分图理论：两类主要领导行为，分别是任务型领导和关心型领导。任务型领导：以工作任务为中心，注重利用各种组织资源实现组织目标。关心型领导：注意人际关系及下属的需要，乐于同下属建立相互信任，相互尊重的关系，关心并考虑员工的意见和情感，主动帮助员工解决个人问题，对员工一视同仁。

（3）管理方格理论：横坐标表示管理者对生产的关心程度，纵坐标表示对人的关心程度，纵横坐标共组成81个小方格，每一个方格代表一种领导风格。其中5种典型的领导风格是：①协作式管理；②中庸式管理；③俱乐部式管理；④权威式管理；⑤贫乏式管理。

3. 权变领导理论　权变理论家认为领导是一种动态的过程，领导的有效性依赖于领导行为与情景的匹配和协调一致，主要有以下 3 种理论：

（1）费德勒的权变理论。

（2）情境领导理论。

（3）路径 - 目标理论。

## 二、授权

### （一）授权的概念与意义

1. 授权　是指在不影响个人原来的工作责任的情形下，将自己的某些责任分配给另一个人并给予执行过程中所需要的职务上的权利。

2. 授权的意义

（1）对领导者的意义：①减轻工作负担，使其能够集中精力研究和解决组织中的重大问题；②激发下属工作热情，培养其工作能力；③密切上下级的关系，加强协作，团结共事。

（2）对下属的意义：①拥有完成工作的自主权、行动权、决策权；②发挥自身才干，增强责任感、义务感和成就感。

### （二）授权的原则

包括：**①合理授权；②充分信任；③量力授权；④明确责任；⑤授中有控；⑥勇担责任**。

### （三）授权步骤

包括：**①确定授权对象；②明确授权内容**；③培训被授权者；④明确沟通渠道；⑤评价授权效果。

## 三、激励

### （一）激励概述

1. 激励　是指通过外部刺激，达到激发人的行为动机的一个持续的心理过程。

2. 激励的作用　**工作绩效＝能力 × 激励**

这一公式表明在能力不变的条件下工作绩效大小取决于激励程度的高低，激励程度不断提高工作绩效就越来越大。激励程度低，工作绩效也会随之下降。

3. 激励的原则　①目标结合原则；②物质激励和精神激励相结合原则；③引导性原则；④合理性原则；⑤明确性原则；⑥时效性原则；⑦正激励和负激励相结合原则；⑧按需激励原则。

### （二）激励理论及应用

1. 内容型激励理论　主要理论有马斯洛的需求层次理论。马斯洛认为每个人都有 5 个层次的需要：①**生理需要**；②**安全需要**；③**爱与归属的需要**；④**尊重需要**；⑤**自我实现的需要**。

在护理管理中的应用：①分析护理人员的需要；②针对不同人员的不同层次需要，在采取激励措施时做到因人而异；③注重护理人员需要的序列和潜在性，先满足低等需要，再激发其高等需要。

**麦克利兰的成就需要理论**：心理学家麦克利兰认为每个人拥有 3 种需要，即权力的需要、情谊的需要和成就的需要。

在护理管理中的应用：①适当授权；②营造一个拥有良好人际关系的环境；③对于成就需要比较强的护理人员，让其承担具有一定挑战性的工作，并随时给予工作效果反馈，以确认其工作的进步与成就。

**赫茨伯格的双因素理论**：又称激励－保健理论，此理论提出影响人们行为的因素主要有保健因素和激励因素。①保健因素：能消除不满意，但不能起激励作用的因素；②激励因素：指能带来满意的因素。

在护理管理中的应用：①重视保健因素对护理人员情绪的影响；②利用激励因素引发护理人员内在动力；③建立合理的奖金分配制度。

2. 行为改造型理论

（1）**强化理论**：就是人们为了达到某种目的，都会采取一定的行为，这种行为将作用于环境。包括正强化、负强化和自然消退。

在护理管理中的应用：①因人制宜，采用不同的强化方式；②注意强化的时效性；③正强化和负强化都有激励作用，但应以正强化为主，采用负强化手段要慎重。

（2）**归因理论**：人们行为的发生，或多或少与自身内部环境和外界环境因素有关。美国心理学家维娜，将成功与失败归因为 4 种可能性：①能力；②努力；③任务的难度；④机遇。

在护理管理中的应用：①应注意不同人对行为的不同归因，掌握其态度与行为方向；②应帮助护理人员正确分析，避免负性效应；③管理者利用归因产生的情绪，加以引导，调动下属的主观能动性。

3. 过程型激励理论　此理论着重研究从动机产生到采取具体行动过程的激励理论，主要有期望理论和公平理论。

（1）**期望理论**：该理论认为，某一活动对某人的激励取决于他所能得到的成果的全部期望价值与他认为达到该成果的期望概率。用公式表示就是：$M = V \times E \times I$。公式中：$M$ 表示激励水平；$V$ 表示效价；$E$ 表示期望值；$I$ 表示关联性。

在护理管理中的应用：①管理者应当抓多数成员认为效价最大的激励措施；②设置激励目标时应尽可能地加大其效价的综合值；③适当控制期望概率与实际概率；④下属对报酬持有不同的价值观，应重视下属的个人效价。

（2）**公平理论**：也称社会比较理论。基本观点：当一个人做出了成绩并取得报酬，以后他不仅关心自己所得报酬的绝对量，而且关心自己所得报酬的相对量。

在护理管理中的应用：①影响激励效果的不仅有报酬的绝对值还有报酬的相对值。②激励时应力求客观上公平。尽管主观判断上有差异，也不致造成严重的不公平感。③激励过程要注意对被激励者的公平心理的引导，使其树立正确的公平观。④应当注意实际工作绩效与报酬之间的合理性，并注意留意对组织有特别贡献的护理人员的心理平衡。

（三）**激励艺术**

激励是一种艺术，是管理者常用的调动员工积极性的手段。

## 第 7 单元　组织沟通

【复习指南】熟练掌握沟通在护理管理中的应用；掌握沟通的定义及过程；掌握有效沟

通要求及法则。了解组织沟通的方式及作用，沟通障碍和有效沟通要求和策略。

## 一、组织沟通概述

### （一）沟通的定义、过程

1. 沟通　是指信息在两个或两个以上人群中传递和交换的过程。信息沟通必须具备 3 个关键环节：发送者、信息渠道、接收者。

2. 沟通的过程　是指信息从发送者通过一定的渠道传递到接收者的过程。包括信息源、编码、传递通道、解码、反馈等要素。

### （二）组织沟通的形式与作用

1. 组织沟通的形式　①正式沟通：是指通过组织明文规定的渠道进行的与工作相关的信息传递和交流，与组织结构息息相关。正式沟通的优点是效果较好，比较严肃，有较强的约束力，易于保密，可以使信息沟通保持权威性。重要和权威信息都应当采用这种沟通方式。其缺点是由于依靠组织系统层层传递速度较慢，比较刻板，不够灵活。②非正式沟通：是在正式沟通渠道之外的信息交流和传递，是以社会关系为基础的沟通方式，不受组织的监督，自由选择沟通渠道。它的重要作用表现在：可以满足职工情感方面的需要；可以弥补正式通道的不足；可以了解职工真实的心理倾向与需要；可以减轻管理者的沟通压力；可以防止管理者滥用正式通道，有效阻止正式沟通中的信息过滤现象。非正式沟通的缺点主要是信息的真实性和可靠性，有时甚至歪曲事实。

还包括语言和非语言沟通；单向和双向沟通；直接沟通和间接沟通等。

2. 组织沟通的作用　①联系与协调；②激励；③改善人际关系；④创新；⑤控制。

## 二、沟通障碍

沟通障碍是指在沟通过程中，由于某些原因和因素导致沟通失败或无法实现沟通的目的。沟通障碍主要包括以下 3 个方面：

1. 发送者的障碍　目的不明、表达模糊及沟通时间、地点等选择失误、言行不一致。

2. 接收者的障碍　过度加工、知觉偏差、心理障碍。

3. 沟通通道的障碍　多种媒体冲突、沟通环节过多。

## 三、有效沟通

1. 有效沟通的要求　①及时沟通是指沟通双方要在尽可能短的时间内进行沟通，并使信息发生效用。为此要做到传送及时，反馈及时和利用及时。②全面要求发送者在发送信息时完整、全面。③准确的信息，可充分反应，发送者的意愿使接收者正确理解信息。

2. 有效沟通应遵循的原则　①目的明确和事先计划原则；②准确的原则；③及时的原则；④组织结构完整性的原则；⑤非正式沟通的原则。

3. 有效沟通的方法

（1）创造良好的沟通环境：沟通时少用评价语言、判断性语言，多用描述性语言介绍情况，又探寻沟通情况。沟通绝不能企图控制和改造对方，坦诚相待，设身处地地为对方着想，认同对方的问题和处境，平等待人，不急于表态和下结论。保持实事求是的态度鼓励对方反馈，耐心听取对方的说明和解释。

（2）学会有效的聆听。

（3）强化沟通能力，关键点在于传达有效信息，上下言行一致和提高组织信任度。

（4）增强语言文字的感染力。

（5）韧性沟通。

（6）重视沟通细节。

4. 有效沟通的策略　①利用反馈机制；②使用恰当的沟通方式；③抓住重点；④学会主动倾听；⑤考虑接收者的观点和立场；⑥以行动强化语言；⑦避免一味说教。

## 四、沟通在护理管理中的应用

1. 谈话的技巧　①做好谈话计划；②善于激发员工的谈话愿望；③善于启发员工讲真话；④掌握发问技巧，善于抓住重要问题；⑤善于运用倾听技巧。

2. 训导的技巧　①以平等客观的态度面对下属；②当面指明问题所在；③批评对事不对人，不损害下属的尊严；④允许下属表达自己对问题的看法；⑤提出今后如何防范错误的建议并达成共识；⑥对于重复发生的错误，要逐步加重惩罚力度。

3. 组织会议的技巧　①提前做好计划工作；②善于主持会议，要处理好议题和安排好参会者；③做好会议的组织协调工作；④做好会议总结。

# 第 8 单元　冲突与协调

【复习指南】熟练掌握处理冲突的方法；掌握冲突的概述和协调的相关知识。了解冲突的过程。

## 一、冲突

1. 冲突概述

（1）冲突：是指群体内部主体与主体之间、个体与群体之间存在的互不相容、互相排斥的一种表现形式。

（2）冲突观念的演变：①传统观点；②人际关系观点；③相互作用观点。

（3）冲突的分类：①根据内容划分，可分为认识冲突、情感冲突、目标冲突、程序冲突；②根据影响划分，可分为**建设性冲突与非建设性冲突**。

2. 冲突过程

（1）**潜在对立阶段**：是冲突的萌生阶段，又称冲突的潜伏期。

（2）**认知和个性化阶段**：是冲突主体对冲突的条件和根源。

（3）**行为意向阶段**。

（4）**行为阶段**：又称冲突的公开表现阶段，是公开地试图实现冲突双方各自的愿望。

（5）**结果阶段**：结果有功能正常和功能失调两种可能。

3. 处理冲突的方法

（1）两维冲突处理模式：①**强制**。冲突一方一切以满足自身利益为出发点，不考虑给对方所造成的任何后果和影响，甚至不惜损人利己。②**合作**。当冲突双方都愿意在满足对方利益的共同前提下，通过协商寻求双方都有利的解决方案。③**回避**。是指既不合作，又不武断，既不满足自身利益又不满足对方利益的冲突管理策略。④**迁就**。又称克制策略或迎合策略，是指一种高度合作且武断程度较低，当事者主要考虑对方利益。⑤**妥协**。又称谈判策略，是适中的满足自己和他人的需求和利益。

（2）处理冲突的常用方法：①协商谈判；②仲裁解决；③行政干预；④思想教育；⑤转移目标；⑥推延。

## 二、协调

1. 协调的含义与作用

（1）协调的含义：协调本质在于解决各方面矛盾时，整个组织和谐一致，每一个部门、单位和组织成员工作同既定的组织目标一致。

（2）协调的作用：①减少内耗，增加效率的重要手段；②增强组织凝聚力的有效途径；③调动员工积极性的重要方法。

2. 协调的原则与要求

（1）协调的原则：**①目标导向；②勤于沟通；③利益一致；④整体优化；⑤原则性与灵活性相结合**。

（2）协调的基本要求：①及时协调与连续协调相结合；②从根本上解决问题，管理者必须深入了解问题，从内部找出产生问题的根源，对症下药；③调动当事者的积极性；④公平合理；⑤相互尊重。

# 第9单元　控制工作

【复习指南】熟练掌握有效控制的特征和控制的基本过程；掌握控制的类型及原则和基本方法。了解控制的概念及重要性和实施控制应注意的问题。

## 一、控制工作概述

（一）控制的概念与重要性

控制是对组织内部的管理活动及其效果进行衡量和校正，以确保实现组织目标的过程。

（二）控制的重要性

①在执行组织计划中起保障作用；②在管理职能中起关键作用。

（三）控制的类型

1. 按照控制点位置不同　可分为前馈控制、过程控制和反馈控制。①前馈控制，又称预防控制，是计划实施前采取预防措施，防止问题发生，而不是实施中出现问题后的补救；②同期控制，又称为过程控制，是在计划执行过程中控制；③反馈控制，又称事后控制，这类控制用在发生行动之后，主要将工作结果与控制标准相比较，对出现的偏差进行纠正，防止偏差的继续发展或再度发生。

2. 按照控制活动的性质不同　可分为预防性控制和更正性控制。

3. 按照控制手段不同　可分为直接控制和间接控制。

4. 按照控制来源不同　可分为内部控制和外部控制。

（四）有效控制的特征

1. **目的明确**　控制的目的是使组织实际活动与计划活动相一致，保证完成组织在计划中提出的任务和目标。

2. **信息准确**　不准确的信息会导致在行动时出现偏差。

3. 反馈及时

4. 经济性　即控制系统产生的效益应大于成本。

5. 灵活性

6. 适用性

7. 标准合理性　控制的标准必须是先进、合理且能达到的，标准太高或不合理将起不到激励作用。

8. 战略高度　控制的重点应放在容易出现偏差的地方和放在偏差造成危害很大的地方。

9. 强调例外　管控手段应顾及例外情况的发生。

10. 多重标准　不能用单一生活护理标准来衡量，还应包括专科疾病护理等应该用多重标准来衡量。

11. 纠正措施

（五）控制的原则

包括：①**与计划一致**；②**组织机构健全**；③**控制关键点**；④**直接控制原则**；⑤**例外控制原则**；⑥**追求卓越原则**。

## 二、控制的基本过程、方法

（一）控制的基本过程

1. 建立标准　标准是评定工作成绩的尺度，是控制的依据，确立标准是控制的首要环节。

2. 衡量绩效　是指用确定的标准衡量执行情况，把实际绩效与标准进行比较，对工作做出客观评价，以便从中发现偏差，并分析偏差产生的原因。

3. 纠正偏差　是控制的关键偏差由已发生的和将要发生的两种。在实际工作中，人们对已发生的偏差，根据其不同原因，可采取不同的纠正措施。

（二）控制的基本方法

①**预算控制**：对未来一定时期内预期取得的收入和支出所进行的计划工作；②**质量控制**：其基础是各类质量标准；③**进度控制**：对生产和工作的进程在时间上进行控制，使各项生产和作业能够在时间上相互衔接，从而使工作能有节奏地进行；④**目标控制**：把总目标分解成不同层次的分目标，并确定它们的考核标准输入被控系统，然后把被控系统的执行结果与预期的目标及标准进行对照检查，从而发现问题，采取纠偏措施。

（三）实施控制应注意的问题

应注意：①建立完整的护理质量控制系统；②强调系统控制，实行全程质量控制；③质量控制应标准化、数据化；④控制方法应具有科学性、实用性。

# 第10单元　护理质量管理

【复习指南】熟练掌握PDCA循环管理。掌握质量管理的概述相关知识，护理质量标准相关知识和护理质量控制的内容相关知识。了解QUACERS模式。

## 一、质量管理概述

（一）质量管理的概念

质量管理是指确定质量方针、目标和职责，并通过质量体系中的质量策划、质量控制、质量保证和质量改进来使其实现的所有管理过程。

质量管理的内容包括：①质量方针；②质量目标；③质量策划；④质量控制；⑤质量保证；⑥质量改进。

（二）全面质量管理

1. 全面质量管理　是一种由顾客需要和期望驱动的管理哲学，目标是建立在组织对持续改进的基础上。全面质量管理的基本理念就是强调“三全”管理，即全面的质量、全过程、全员参与。

2. 持续质量改进　是全面质量管理的重要组成部分，其本质是持续的、渐进的变革。

## 二、护理质量标准

（一）标准、标准化管理的概念

1. 标准　是衡量事物的准则，共同遵守的原则和规范，是对需要协调统一的技术和其他事务所做的统一规定。其特征包括：**①目的明确；②严谨科学；③特定对象和领域**。

2. 标准化　护理质量管理的标准化就是制订、修订并执行质量标准，并不断完善，最后达到标准化的过程。其主要表现形式主要有4个方面：①统一化；②规格化；③系列化；④规范化。

3. 标准化管理　是一种管理手段和方法，是以标准化原理为指导，将标准化贯彻于管理的全过程，以增强系统整体效能为宗旨，提高工作质量与工作效率为根本目的的一种科学管理方法。其基本特征：①所有活动均参照标准；②所有评价均以事实为依据。

（二）制订标准的原则与要求

1. 制订标准的原则　①标准明确；②预防为主，重视基础质量标准，防患于未然；③有理有据，有客观数据支撑；④民主管理，全员参与制订，共同确定质量标准。

2. 制订标准的要求　①科学；②准确；③简明；④统一。

（三）拟订标准的步骤

（1）调查研究，收集资料。

（2）拟定初稿，讨论验证。

（3）报批审定，公布实行。

## 三、护理质量管理模式

（一）PDCA循环管理

1. 概念　PDCA循环管理是全面质量管理最基本的工作程序，包括按照计划、执行、检查、处理4个阶段。

2. 步骤　①计划阶段。此阶段分4个步骤：调查分析质量状况；找出存在的问题；分析调查产生质量问题的原因；找出影响质量的主要因素；针对主要原因拟定对策、计划和措施。②执行阶段。按照拟定的质量目标、计划、措施具体组织实施和执行。③检查阶段。把执行结果与预定目标进行对比，检查计划目标执行情况。④处理阶段。总结经验教训，将成功经验形成标准，将失败教训进行总结和整理并记录在案，以防再次发生类似事件。将不成功和遗留的问题转入下一循环中去解决。

3. 特点　①大环套小环，互相促进；小环保大环，从而推动质量管理不断提高。②阶梯式运行，每转动一周就提高一步，PDCA 4个阶段周而复始的运转，使质量水平和管理水平呈阶梯式上升。

（二）QUACERS模式

该模式是护理质量管理的4个方向，并确保均衡发展：①做好病人照顾的质量保证；②有效掌握医疗、护理照顾的成本效益；③制订病人和工作人员的安全措施；④满足工作人员的需求。

## 四、护理质量控制内容

（一）基础护理管理

基础护理管理是对基础护理工作质量进行监督检查，协调和控制的方法。护理内容包括一般护理技术管理和常用抢救技术管理。主要措施包括：①加强教育，提高认识；②规范基础护理工作制度、基础护理操作规程，加强培训、考核和加强检查监督。

（二）专科护理管理

专科护理是指临床专科特有的基础护理知识和技术。护理内容包括疾病护理和专科一般诊疗技术护理。其特点是专业性强、操作复杂。

（三）新业务和新技术管理

护理新业务、新技术的开展，必须建立一整套严格的审批制度，开展前应进行查新和系统的论证，以保证其先进性。在开展新业务、新技术的过程中要不断总结经验，反复实践，在实践中创新。

（四）护理信息管理

1. *护理信息的特点*　**①来源广泛；②内容繁杂；③随机性大；④质量要求高；⑤流动性和连续性**。

2. *护理信息管理的内容*　①信息的收集；②信息的处理。

3. *护理信息管理的措施*　①护理部应组织学习护理信息管理相关知识，加强护理人员对其认识，自觉参与护理信息管理；②护理部应健全护理信息管理体制，实行护士—护士长—科护士长—护理部主任负责制；③加强护理人员的新业务、新技术的学习，提高护理人员对信息的收集、分析、判断和紧急处理的能力；④各级护理管理人员应及时传递反馈信息，经常检查和督促信息管理工作。

（五）预防护理缺陷的管理

1. *医疗事故*　是指医疗机构及其医务人员在医疗活动中，违反医疗卫生管理法律、行政法规、部门规章和诊疗护理规范、常规，过失造成病人人身损害的事故。**医疗事故分级：①一级医疗事故**。造成病人死亡，重度残疾的。**②二级医疗事故**。造成病人中度残疾，器官组织损伤导致严重功能障碍的。**③三级医疗事故**。造成病人轻度残疾，器官组织损伤导致一般功能障碍的。**④四级医疗事故**。造成病人明显人身损害其他后果的。

2. *护理缺陷*　一般只在护理活动中发生技术、服务、管理等方面的不完善和过失，它是影响医疗护理质量的重要因素。常见护理缺陷：①违反护理规范、常规；②执行医嘱不当；③工作不认真，缺乏责任感；④护理管理不善造成的缺陷。

3. *管理要点及防范措施*　①对护理人员加强护理人员的责任心教育；②发挥护理指挥系统的管理职能作用，建立分层质控和管理程序；③严格遵守各种规章制度和操作规范；④加强培养，提高护理人员业务能力和技术水平；⑤完善护理记录书写，加强病案保管；⑥建立护理缺陷登记报告制度，发生护理缺陷后，要积极采取补救措施以减少或消除由于护理缺陷所造成的影响及不良后果；⑦发生护理缺陷的各种有关记录、检验报告及造成事故的药品、器械等均应妥善保管，不得擅自涂改、销毁，准备鉴定；⑧护理缺陷出现后，要正确、及时处理，重在总结教训，避免再犯同样错误。

## 五、护理质量评价

### （一）护理质量评价内容

1. 护理人员的质量评价　包括：①基本素质评价；②行为过程评价；③行为结果评价；④综合评价。

2. 临床护理活动的质量评价

（1）**环节质量评价**：①开展整体护理情况；②心理护理及健康教育数量及质量；③医嘱执行准确率；④观察病情及治疗反应，是否动态的修改护理计划，表格记录情况；⑤是否以病人为中心，开展主动护理；⑥与后勤及医技部门的协调关系情况。常用评价指标：护理技术操作合格率；基础护理合格率；护理表格书写合格率；器械消毒灭菌合格率。

（2）**终末质量评价**：是评价护理活动的最终效果，每个病人最后的护理结果和成批病人的护理结果质量评价。

### （二）护理质量评价方法

（1）建立质量管理机构。

（2）加强信息管理。

（3）采用数理统计方法发现问题。

（4）常用评价方式。

（5）评价的时间。

### （三）常用的质量评价统计方法

（1）**分层法**。

（2）**调查表法**。

（3）**排列图法**。

（4）**因果分析图法**。

（5）**控制图法**。